AF597509

# ERGEBNISSE DER CHIRURGIE UND ORTHOPÄDIE

BEGRÜNDET VON

E. PAYR UND H. KÜTTNER

HERAUSGEGEBEN VON

KARL HEINRICH BAUER
HEIDELBERG

ALFRED BRUNNER
ZÜRICH

KURT LINDEMANN
HEIDELBERG

DREIUNDVIERZIGSTER BAND

REDIGIERT VON A. BRUNNER

MIT 294 ZUM TEIL FARBIGEN ABBILDUNGEN
IN 307 EINZELDARSTELLUNGEN

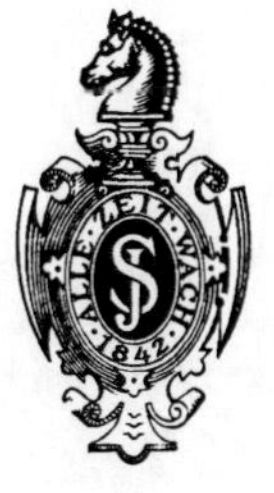

SPRINGER-VERLAG
BERLIN · GÖTTINGEN · HEIDELBERG
1961

ISBN-13: 978-3-642-94807-7 e-ISBN-13: 978-3-642-94806-0
DOI: 10.1007/978-3-642-94806-0


Softcover reprint of the hardcover 1st edition 1961

# Inhaltsverzeichnis

Aus der Chirurgischen Universitätsklinik Freiburg i. Br. (Direktor: Prof. Dr. H. KRAUSS)

# Die akuten Erkrankungen der Bauchspeicheldrüse, unter besonderer Berücksichtigung der leichteren Formen und ihrer Bedeutung für die Chirurgie

Von

ERNST KERN

Mit 22 Abbildungen

## Inhalt



## Literatur

Vorwiegend berücksichtigt ist die Literatur von 1950—1958. Bezüglich früherer Literatur sei auf die Monographien von HESS, SCHMIEDEN und SEBENING, GROSS u. GULEKE u. a. verwiesen.

ABRUZZO, J. L., M. HOMA, J. C. HOUCK and R. J. COFFEY: Significance of the serum amylase determination. Ann. Surg. **147**, 921—936 (1958).

AIRD, J., and J. BUCKWALTER: Pancreatic lithiasis and chronic pancreatitis. Treatment by lithotomy a tergo and retrograde pancreato-jejunostomy. Brit. J. Surg. **42**, 491—494 (1955).

ALBRINK, M. J., and G. KLATSKIN: Lactescence of serum following episodes of acute alcoholism and its probable relationship to acute pancreatitis. Amer. J. Med. **23**, 26—33 (1957).

Albritten, F. F.: Recurring pancreatitis and associated stenosis of the common bile duct. Arch. Surg. (Chicago) **67**, 779—789 (1953).
Almeida, A. L. de, and M. J. Grossman: Experimental production of pancreatitis with ethionine. Gastroenterology **20**, 554—577 (1952).
Altmann, H. W.: Über den Funktionsformwechsel des Kerns im exokrinen Gewebe des Pankreas. Z. Krebsforsch. **58**, 632—645 (1952).
—, u. R. Meny: Der Funktionswechsel des Zellkerns im exokrinen Pankreasgewebe. Naturwiss. **39**, 138—139 (1952).
Altvater, G., u. B. Karitzky: Pankreatitis und Pankreasnekrose. Bruns' Beitr. klin. Chir. **186**, 374—392 (1953).
Alvizouri, M., and S. Warren: Effects of dl-ethionine on the pancreas and other organs. Arch. Path. (Chicago) **57**, 130—137 (1954).
Ammon, R.: Fermentstörungen bei Gallenwegs- und Pankreaserkrankungen. Dtsch. med. J. **1955**, 609—613.
Andreasen, M., K. Jorgensen and J. Lindenberg: Local application of trypsin inhibitor in surgery of the pancreas. Acta chir. scand. **113**, 471—473 (1957).
Anglem, T. J., and W. F. Lee: Acute pancreatitis and its sequelae. Arch. Surg. (Chicago) **58**, 484—488 (1949).
Anlyan, W. G., I. K. Isley, A. P. Sanders, R. W. Postlethwait and H. M. Taylor: A study of some pathophysiological disturbances resulting from diffuse pancreatic duct obstruction. Surgery **42**, 29—42 (1957).
Annis, D.: Some effects of banthine on pancreatic secretion. Gastroenterology **17**, 560—567 (1951).
—, and G. A. Hallenbeck: The effects of partial gastrectomy on canine external pancreatic secretion. Surgery **31**, 517—527 (1952).
Ansimor, V. E.: Plötzlicher Tod durch akute hämorrhagische Pankreasnekrose [Russisch]. Sovetsk. Med. **18**, 39 (1954).
Aoustin, J.: Pancréatite oedemateuse et novocaine intraveneuse. Mém. Acad. Chir. **77**, 1022—1024 (1951).
Apetov, S. A.: Akute Pankreatitis im frühen Puerperium [Russisch]. Akuš. i Ginek. **33**, 109—110 (1957).
Appleby, L.: Non-malignant intrinsic stricture of the pancreatic duct. Arch. Surg. (Chicago) **63**, 115—118 (1951).
Archibald, E.: The experimental production of pancreatitis in animals as the result of the resistance of the common duct sphincter. Surg. Gynec. Obstet. **28**, 529—545 (1919).
— Acute edema of the pancreas. A clinical and experimental study. Ann. Surg. **90**, 803—816 (1929).
—, and E. L. Gibbons: Further data concerning the experimental production of pancreatitis. Ann. Surg. **74**, 426—433 (1921).
Aronsohn, H. G.: Pathogenesis of „white bile". Proc. Soc. exp. Biol. (N. Y.) **32**, 695—697 (1935).
Aufdermaur, M.: Über Pankreasnekrosen als Folge generalisierter Arteriitis. Gastroenterologia (Basel) **72**, 81—95 (1947).
Ayers, W. B., D. Stowens and A. Ochsner: Fibrocystic disease of the pancreas. J. Amer. med. Ass. **142**, 7—12 (1950).
Baar, H. S., and O. H. Wolff: Pancreatic necrosis in cortisone-treated children. Lancet **1957 I**, 812—815.
Babkin, P. B.: Die sekretorische Tätigkeit der Verdauungsdrüsen. In Handbuch der normalen und pathologischen Physiologie, Bd. III/2. Berlin: Springer 1927.
— Secretory mechanisms of digestive glands, 2nd edit. New York: Hoeber 1950.
Baeuerlein, T. C., and L. H. Stobbe: Acute pancreatitis simulating myocardial infarction with characteristic electrocardiographic changes. Gastroenterology **27**, 861—864 (1954).
Baggenstoss, A. H.: Pathogenesis of acute pancreatitis. Minn. Med. **41**, 599—606 (1958).
Bahner, F.: Gefäßversorgung von Pankreas und Nebenniere und Regulation des Kohlenhydratstoffwechsels. Schweiz. med. Wschr. **1950**, 281—285.
Baker, J. W., and T. Boles: Observations pertaining to the place of surgery in acute pancreatitis. Gastroenterology **28**, 536—549 (1955).
Ball, W. P., A. H. Baggenstoss and J. A. Bargen: Pancreatic lesions associated with chronic ulcerative colitis. Arch. Path. (Chicago) **50**, 347—358 (1950).
Balser, E., u. K. Werner: Zur Rhythmik der Fermentsekretion des exokrinen Pankreas. Acta med. scand. **152**, Suppl. 307, 124—131 (1955).
Bandiera, C., e S. Mayer: Su un caso di pancreatite acute dopo resezione gastrica. Rif. med. **71**, 1279—1284 (1957).
Barclay, S.: Operative relief of recurrent pancreatitis. N.Z. med. J. **49**, 419—423 (1950).
— The relief of chronic recurrent pancreatitis. Brit. med. J. **1955**, No 4935, 363—364.

Barnes, J., and F. O'Malley: Traumatic pancreatitis and hypercholesterinaemic xanthomatosis. J. Irish med. Ass. **42**, 64—66 (1958).
Baronofski, J. D., W. Walton and J. F. Noble: Occult injury to the pancreas following splenectomy. Surgery **29**, 852—857 (1951).
LaBarre, J., et P. Houssa: Bases physiologiques des altérations pathologiques des fonctions endocrines et exocrines du pancréas. Acta chir. belg. Suppl. **1**, 19—32 (1948).
Bartlett, M. K., and W. V. McDermott: Exploration of the pancreatic duct for pancreatitis. Surg. Gynec. Obstet. **104**, 377—379 (1957).
Baumann, J.: Experimentelle Untersuchungen zur Behandlung der akuten Pankreasnekrose mit trypsinhemmenden Mitteln. Dtsch. Z. Chir. **238**, 671—683 (1933).
Becker, V.: Ödemstudien am Pankreas. Verh. dtsch. Ges. Path. **1955**, 210—216.
— Sekretionsstudien am Pankreas. Stuttgart: Georg Thieme 1957.
— W. Doerr u. A. Becker: Zur Topographie der Oxydoreduktionsgebiete in der Bauchspeicheldrüse. Beitr. path. Anat. **115**, 57—89 (1955).
—, u. J. Schaefer: Die Bedeutung des Speichelödems für die Pankreasatrophie nach experimenteller Gangunterbindung. Virchows Arch. path. Anat. **330**, 243—266 (1957).
— H.: Pankreasfermente in den Gallenwegen. Diss. Gießen 1938.
— Entstehung der akuten Pankreasnekrose durch viscero-viscerale Reflexreaktion. Gastroenterologia (Basel) **81**, 30—44 (1953).
— W. F.: Traumatic pancreatitis. Amer. Surg. **20**, 525—532 (1954).
Bedacht, R.: Pankreatitisbehandlung mit einem Kallikrein-Inaktivator. Ärztl. Forsch. **12** (I), 376—380 (1958).
Bello, N. del, e F. Borrelli: Interpretazione e valore dei fenomeni di tipo allergico nella genesi della necrosi pancreatica acuta. Ann. ital. Chir. **30**, 195—212 (1953).
Bencosme, S. A., and S. D. Lazarus: The pancreas of cortisone-treated rabbits. Arch. Path. (Chicago) **62**, 285—295 (1956).
Bennet, J. C., T. C. Nation and J. F. Olley: Pancreatitis in methyl alcohol poisoning. J. Lab. clin. Med. **40**, 405—411 (1952).
Berblinger, W.: Die pathologisch-anatomischen Grundlagen der klinisch wichtigsten Pankreaserkrankungen. Gastroenterologia (Basel) **78**, 123—126 (1952).
Berg, H. H.: Pankreatitis nach Cholecystektomie. Verh. dtsch. Ges. Verdau.- u. Stoffwechselkr. **16**, 228—230 (1953).
Bergkvist, A., and S. J. Seldinger: Pancreatic reflux in operative cholangiography in relation to pre- and postoperative pancreatic affection. Acta chir. scand. **114**, 191—196 (1958).
Berk, J. E.: Management of acute pancreatitis. J. Amer. med. Ass. 152, 1—5 (1953).
— Acute pancreatitis. J. Mich. med. Soc. **56**, 489—493 (1957).
—, and L. W. Krumperman: The use of fractional epidural block in the management of acute pancreatitis. Amer. J. med. Sci. **334**, 507—513 (1952).
Berlinski, J. M.: Akute Pankreasnekrose bei einem Kind [Russisch]. Chirurgija **32**, 57—58 (1956).
Bernhard, F.: Die Beziehungen zwischen den Erkrankungen der Gallenwege und dem Auftreten der akuten Pankreatitis und Beobachtungen über die diagnostischen Hilfsmittel zur Erkennung der akuten Pankreatitis. Dtsch. Z. Chir. **231**, 1—30 (1931).
— Der Einfluß des Pankreas auf die Sterblichkeit nach Operationen an den Gallenwegen. Zbl. Chir. **62**, 920—927 (1935).
— Akute Pankreaserkrankungen trotz vorausgegangener und längere Zeit zurückliegender Behandlung des Gallensteinleidens. Bruns' Beitr. klin. Chir. **165**, 513—523 (1937).
Betzel, F.: Pankreasverletzungen. Mschr. Unfallheilk. **59**, 257—268 (1956).
Birnbaum, D., and F. Hollander: Inhibition of pancreatic secretion by carbonic anhydrase inhibitor. Proc. Soc. exper. Biol. (N. Y.) **81**, 23—24 (1952).
Blackwell, C. C.: Surgical management of pancreatitis. J. med. Ass. Ala. **20**, 118—128 (1950).
Blatherwick, N. H., and A. C. Pattison: Acute pancreatitis complicating choledochal sphincterotomy. Amer. J. Surg. 88, 129—135 (1954).
Bliss, W. R., B. Burch, M. M. Martin and R. M. Zollinger: Localisazion of reflex pancreatic pain induced by electric stimulation. Gastroenterology **16**, 317—326 (1950).
Block, M. A., K. G. Wakim and A. H. Baggenstoss: Experimental studies concerning factors in the pathogenesis of acute pancreatitis. Surg. Gynec. Obstet. **99**, 83—90 (1954).
Bloodworth, A. F., and S. L. Cohen: Cortisone in treatment of acute pancreatitis associated with mumps. U.S. armed Forces med. J. **7**, 285 (1956).
Blumensaat, C.: Über Pankreatitis nach Operationen am Gallensystem. Bruns' Beitr. klin. Chir. **181**, 233—256 (1950).
Blumenstock, D. A., J. Mithoefer and T. V. Santulli: Acute pancreatitis in children. Pediatrics **19**, 1002—1010 (1957).

Bockus, H. L., A. Bogoch and J. L. Roth: Acute pancreatitis, diagnosis and treatment. Sth. med. J. (Bgham, Ala.) **46**, 388—412 (1953).
— M. H. Kalser, J. L. Roth, A. L. Bogoch and G. Stein: Clinical features of acute inflammation of the pancreas. Arch. intern. Med. **96**, 308—321 (1955).
Bogoch, A. L., J. L. Roth and H. L. Bockus: The effect of morphine on serum amylase and lipase. Gastroenterology **26**, 697—708 (1954).
Boiki, J. G.: Die Rolle organischer Veränderungen am arteriellen System des Pankreas bei der Entstehung der akuten Pankreatitis [Russisch]. Vestn. Kir. **79**, 42—46 (1957).
Boles, E. T.: Postoperative pancreatitis. Arch. Surg. (Chicago) **73**, 710—718 (1956).
Boller, R.: Zur Diagnose und Therapie der entzündlichen Pankreaserkrankungen. Wien. med. Wschr. **1951**, 591—593.
Bond, W. R.: Surgical aspects of protein metabolism. J. int. Coll. Surg. **26**, 172—178 (1956).
Bowden, L.: The fallibility of pancreatic biopsy. Ann. Surg. **139**, 403—408 (1954).
Bowers, R. F.: Surgical therapy for chronic pancreatitis. Surgery **30**, 116—129 (1951).
— Choledochojejunostomy — its ability to control chronic recurring pancreatitis. Ann. Surg. **142**, 682—689 (1955).
— Diseases of the pancreas. Arch. Surg. (Chicago) **72**, 210—217 (1956).
—. and J. Greenfield,: Choledochojejunostomy, its role in the treatment of chronic pancreatitis. Ann. Surg. **134**, 99—103 (1951).
—. and A. G. Riley: Choledochojejunostomy: its succesful use in the treatment of persistent acute pancreatitis. Ann. Surg. **148**, 259—265 (1958).
Bowman, D. G.: Influence of bean trypsin inhibitors on thromboplastic properties of trypsin. Proc. Soc. exp. Biol. (N. Y.) **86**, 491—494 (1954).
Boyden, A. M.: Preoperative and postoperative management of patients having biliary tract operations. Surg. Clin. N. Amer. **1954**, 1375—1390.
Brancadoro, G., e G. Cecchi: A proposito degli interventi sul simpatico nel trattamento delle pancreatiti acute a croniche. Rich. sperimentale. Policlinico, Sez. chir. **60**, 162—176 (1953).
Braun, G., u. F. Thedering: Veränderungen des Kohlenhydratstoffwechsels beim Diabetes mellitus unter der Behandlung mit dem Carboanhydrasehemmstoff 6063. Medizinische **1956**, 830.
Bresnihan, P.: Experimente zur Pathogenese der akuten Pankreasnekrose. Zieglers Beitr. path. Anat. **102**, 424—442 (1939).
Brezina, Z.: Akute Pankreatitis bei einer Primipara [Tschechisch]. Čsl. Gynaek. **23**, 22—24 (1958).
O'Brien, J. J., and T. R. Thayer: Pancreatitis. New Engl. J. Med. **253**, 355—360 (1955).
Brockis, J. G., and E. T. Jones: Treatment of acute hemorrhagic pancreatitis with cortisone. Brit. med. J. **1956**, No 5008, 1524—1525.
Brooks, F. P., and J. E. Thomas: The effect of alcohol on canine external pancreatic secretion. Gastroenterology **23**, 36—39 (1953).
Brown, J. M.: Pancreatic fatalities of biliary tract operations. Amer. J. Surg. 88, 261—265 (1954).
Brütt, H., u. C. Mumme: Eigenartiger Verlauf einer Pankreopathie mit ungewöhnlicher Fermententgleisung. Münch. med. Wschr. **1956**, 641—643.
Brunschwig, A.: Pancreatic physiology in the light of recent surgical experiences. Surg. Gynec. Obstet. 88, 266—267 (1949).
Büchner, F.: Spezielle Pathologie, 2. Aufl. München: Urban & Schwarzenberg 1956.
Buckwalter, J. A.: Minimal focal pancreatitis: a cause of incapacitating abdominal pain. Surgery **38**, 748—752 (1955).
Burn, C. G.: The association of acute pancreatitis with acute coronary thrombosis. Amer. J. Path. **27**, 680—681 (1951).
Burnett, W., and T. D. Ness: Serum amylase and acute abdominal disease. Brit. med. J. **1955**, No 4942, 770—772.
Burton, C. C., W. G. Eckman and R. O. Turek: Acute postgastrectomy pancreatitis. Amer. J. Surg. **93**, 70—79 (1957).
Butcher, H. R.: Serum amylase response to prostigmine in experimental pancreatic obstruction. Gastroenterology **24**, 155—158 (1953).
Byrd, B. F., and O. A. Couch: Pancreatitis with rupture of spleen and hemorrhagic pleural effusion. J. Amer. med. Ass. **1955**, 1112—1113.
—, and J. L. Sawyers: The reflection of temporary pancreatic duct occlusion in serum amylase levels of the experimental animal. Surg. Gynec. Obstet. **105**, 287—288 (1957).
Calabrese, L.: Diastasemia, diastasuria e indice diastasico renale — pre- e postoperatorio: significato, modificazione. Giorn. Obst. e Ginec. **11**, 348—373 (1947).
Calandra, J. C., L. L. Hardt and E. S. Stanish: The effect of various compounds on trypsin activity. Gastroenterology **19**, 564—565 (1951).

CAMERON, A. L., and J. F. NOBLE: Reflux of bile up the duct of Wirsung caused by an impacted biliary calculus. J. Amer. med. Ass. **82**, 1410—1414 (1924).

CANNON, J. S.: Experience with ligation of the pancreatic ducts in the treatment of chronic relapsing pancreatitis. Amer. J. Surg. **90**, 266—280 (1955).

CAROLI, J., et J. NORA: L'hépato-choledoque dans les pancréatites. Sem. Hôp. Paris **1953**, 575—591.

CARONE, F. A., and A. A. LIEBOW: Acute pancreatic lesions in patients treated with ACTH and adrenal corticoids. New Engl. J. Med. **257**, 690—697 (1957).

CARPENTER, J. C., and W. B. CRANDALL: Common bile duct and major pancreatic duct injuries during operation on the stomach. Ann. Surg. **148**, 66—72 (1958).

CARTER, A. E.: Postoperative pancreatitis. Postgrad. med. J. **32**, 248—258 (1956).

CASSEL, W. J., and E. C. MALEWITS: Acute pancreatitis in pregnancy. J. Amer. med. Ass. **1950**, 1139—1140.

CASTRINI, G., e P. F. PAMPANINI: Consequence anatomopatologiche e funzionali delle iperpressioni endodottale pancreatiche. Chir. gen. (Perugia) **4**, 398—403 (1955).

CATTELL, R. B.: Anastomosis of duct of Wirsung. Surg. clin. N. Amer. **27**, 636—643 (1947).

— B. P. COLCOCK and J. L. POLLOCK: Stenosis of the sphincter of Oddi. New Engl. J. Med. **256**, 429—435 (1957).

CHALLIS, T. W., D. A. DAVIS, O. A. WAHL and J. W. HINTON: Clinical and experimental studies to determine the role of the pancreas in serum amylase formation. Amer. Surg. **23**, 43—49 (1957).

CHALNOT, GROSDIDIER et BÉRICHOUX: Le traitment chirurgical de la lithiase pancréatique. Rev. méd. Nancy **81**, 421—435 (1956).

CHAMBERLAIN, G. W., and I. IMBER: Pyelography for the diagnosis of lesions of the body and tail of the pancreas. Radiology **63**, 722—729 (1954).

CHAMPEAU, M., et P. PINEAU: Blessure du canal de Santorini au cours d'une gastrectomie; procédé réparation. Arch. Mal. Appar. dig. **43**, 9 0—966 (1954).

CHECHULIN, A. S., A. M. SAZANOV u. S. J. MASLOV: Pankreasnekrose nach Splenektomie [Russisch]. Vestn. Hir. **80**, 72—77 (1958).

CHRISTENSEN, L. K.: The significance of bile to proteolysis. Gastroenterology **18**, 235—243 (1951).

— and C. M. MCLEOD: Proteolytic enzymes of the serum characterization, activation and reaction with inhibitors. J. gen. Physiol. **28**, 559—583 (1945).

CHRISTMAN, F. E., and F. SCHAPOSNIK: Subtotal gastrectomy in the treatment of recurring pancreatitis. Rev. med. **9**, 428—437 (1951).

CICCANTELLI, J. M., W. B. GALLAGHER, F. C. SKEUP and P. C. DIEZT: Fatal pancreatic necrosis and adrenal necrosis after translumbar aortography. New Engl. J. Med. **258**, 433—435 (1958).

CLAIRMONT, P.: Zur Anatomie des Ductus Wirsungianus und Ductus Santorini. Dtsch. Z. Chir. **159**, 251—283 (1920).

CLAVEL, C.: Les pancréatites postoperatoires. Lyon chir. **50**, 712—717 (1955).

COFFEY, F. L., G. F. WOELFEL, K. J. DAVID and M. G. BURDETTE: Treatment of chronic relapsing pancreatitis. Amer. Surg. **21**, 569—576 (1955).

— R. J.: Unusual features of acute pancreatic disease. Ann. Surg. **135**, 715—720 (1952).

— The relationship of cholecystitis to acute pancreatitis. Sth. med. J. (Bgham, Ala.) **47**, 448—451 (1954).

COLOMBO, O.: Sindromi acute dell'alto addome e pancreatiti. Arch. ital. Chir. **77**, 117—144 1953).

COLP, R., and D. A. DREILING: The pancreas. In: Physiologic principles of surgery. New York: W. B. Saunders Company 1957.

COMFORT, M. W.: Treatment of pancreatitis. Arch. intern. Med. **95**, 735—738 (1955).

— E. E. GAMBILL and A. H. BAGGENSTOSS: Chronic relapsing pancreatitis: Study of 29 cases without associated diseases of biliary or gastrointestinal tract. Gastroenterology **6**, 239, 376 (1946).

CONRAD, V., u. R. LECLUYRE: EKG-Veränderungen bei akuter Pankreatitis [Vlämisch]. Belg. T. Geneesk. **11**, 589—594 (1955).

CONSTANTINI, H.: Reflux lipiodolé dans le canal du Wirsung. Afr. franç. chir. Algér. **5/6**, 324 bis 327 (1947).

COPE, O., P. J. CULVER, C. G. MIXTER and G. L. NARDI: Pancreatitis, a diagnostic clue to hypoparathyreoidism. Ann. Surg. **145**, 857—863 (1957).

COPPOLA, W.: Il test dell'amilasi plasmatica nella diagnosi di pancreatite acuta. Atti med.-chir. Perugia e Ann. Fac. Med. **54**, 327—336 (1953/54).

CORDIER, G., et M. ARSAC: Le canal de Wirsung: Quelques précisions sur sa topographie et les connexions bilio-pancréatiques. J. Chir. (Paris) **68**, 505—517 (1952).

Cosco-Montaldo, H.: Roux-type choledocho-jejunostomy in recurring pancreatitis. Bol. Soc. Cir. Uruguay **24**, 96—119 (1953).
— Mecanismo del pasaja a la sangre de las enzimas pancréatitas. Arch. urug. Med. **46**, 266—279 (1955).
— W. Taibo e B. N. Toledo: El factor venoso en la patogenia de las pancreatites. Arch. urug. Med. **48**, 262—283 (1956).
Creutzfeldt, W., F. Kümmerle u. E. Kern: Beobachtungen an 4 Patienten mit totaler Duodenopankreatektomie wegen eines Carcinoms des Pankreas. Dtsch. med. Wschr. **1959**, 541—549, 553—559.
—, u. R. Widmann: Untersuchungen über die Funktion des exokrinen Pankreas bei Leber- und Gallenwegserkrankungen mit Hilfe des Mecholyl-Äthertests. Klin. Wschr. **1956**, 968—974.
Crider, J. O., and J. E. Thomas: Secretion of pancreatic juice after cutting the extrinsic nerves. Amer. J. Physiol. **141**, 730—737 (1944).
Cross, K. R.: Accessory pancreatic ducts. Arch. Path. (Chicago) **61**, 434—440 (1956).
Cummins, A. J., and H. L. Bockus: Abnormal serum pancreatic enzymes in liver diseases. Gastroenterology **18**, 518—529 (1951).
Dale, W. A.: Splanchnic block in the treatment of acute pancreatitis. Surgery **32**, 605—619 (1952).
Dalgaard, J. B.: Pancreatitis as the cause of sudden death in alcoholics. Acta path. microbiol. scand. **39**, 185—194 (1956).
Dankner, A., and C. J. Heifetz: The interrelationship of blood and urine diastase during transient acute pancreatitis. Gastroenterology **18**, 207—217 (1951).
Dauphin, P., et J. Grosdidier: Le drainage du canal de Wirsung dans la pancréatite aigue. Mém. Acad. Chir. **84**, 304—312 (1958).
Davies, A.: A case of acute pancreatitis as a complication of the puerperium. Brit. J. Surg. **44**, 152—154 (1956).
Delcourt, A.: Phosphatase alcaline et function exocrine du pancréas. C. R. Soc. Biol. (Paris) **149**, 1069—1070 (1955).
Deucher, F.: Pancréatite mortelle après drainage transpapillaire du canal cholédoque. Gastroenterologia (Basel) **88**, 311—321 (1957).
Deutsch, E.: Blutgerinnungsfaktoren. Wien: Franz Deuticke 1955.
—, u. H. Frischauf: Untersuchungen über die Wirkung des Trypsins auf die Blutgerinnung. Acta haemat. (Basel) **13**, 161—176 (1955).
Dickson, J.: Acute pancreatitis following administration of isonicotinic acid hydrazide; report of a case. Brit. J. Tuberc. **50**, 277—278 (1956).
Dietz, H.: Das Verhalten der großen Kopfspeicheldrüsen nach Unterbindung des Ausführungsganges und nach Transplantation. Frankfurt. Z. Path. **66**, 416—425 (1955).
Diffenbaugh, W. O., and E. L. Strohl: Acute hemorrhagic pancreatitis following biliary tract surgical procedures. Arch. Surg. (Chicago) **72**, 931—941 (1954).
Dittler, E. L., and T. H. McGavack: Pancreatic necrosis associated with auricular fibrillation and flutter: Report of a case simulating coronary thrombosis. Amer. Heart J. **16**, 354—362 (1938).
Djokovič, J.: Akute hämorrhagische Pankreatitis beim Kind. Srp. Arch. Leharst. **48**, 454—456 (1950). Ref. Ber. allg. spez. Path. **10**, 24.
Dobberstein-Koch: Lehrbuch der vergleichenden Anatomie der Haustiere, Bd. II. Leipzig: S. Hirzel 1954.
Doerken, H.: Über das Verhalten der Serumdiastase nach Sialographie. Klin. Wschr. **1956**, 1032—1033.
Doerr, W.: Neuere Ergebnisse auf dem Gebiet der pathologischen Anatomie des Pankreas. Medizinische **1953**, 139—143, 155—157, 179—182.
— Indikatoruntersuchungen am Pankreas bei verschiedenen Funktionszuständen. Verh. dtsch. Ges. Path. **36**, 316—321 (1953).
— Fermententgleisung im Pankreas, pathologisch-anatomisch gesehen. Ärztl. Wschr. **1953**, 682—690.
— Pathologisch-anatomische Untersuchungen zum Problem der Fermententgleisung im Pankreas. Verh. dtsch. Ges. Path. **37**, 292—298 (1954).
Donhauser, J. L.: Acute pancreatitis. A review of 86 cases. Amer. J. Surg. **88**, 946—952 (1954).
Doremus, W. P.: Fatal hemorrhagic pancreatitis as a complication of biliary tract surgery. N. Y. St. J. Med. **56**, 413—414 (1956).
Doubilet, H.: The physiological basis for the surgical management of acute and chronic pancreatitis. Surg. Clin. N. Amer. **1958**, 565—582.
— Treatment of pancreatitis by sphincterotomy. Amer. Surg. **24**, 205—212 (1958).

DOUBILET, H.. and R. COLP: Differential bile acid analysis in various pathological conditions. Proc. Soc. exp. Biol. (N. Y.) **34**, 326—332 (1936).
—, and J. H. MULHOLLAND: The surgical treatment of recurrent acute pancreatitis by endocholedochal sphincterotomy. Surg. Gynec. Obstet. **86**, 295—306 (1948).
— — Surgical treatment of calcification of the pancreas. Ann. Surg. **132**, 786—797 (1950).
— — The results of sphincterotomy in pancreatitis. J. Mt Sinai Hosp. **17**, 458—462 (1951).
— — Intubation of the pancreatic duct in human. Proc. Soc. exp. Biol. (N. Y.) **76**, 113—114 (1951).
— — Operative contrast visualization of pancreatic diseases. Surg. Clin. N. Amer. **1956**, 385—403.
— — 8 year study of pancreatitis and sphincterotomy. J. Amer. med. Ass. **160**, 521—528 (1956).
— M. H. POPPEL and J. H. MULHOLLAND: Pancreatography. Technics, principles and observations. Radiology **64**, 325—339 (1956).
DRAGSTEDT, L. R.: Acute pancreatitis. Arch. Surg. (Chicago) **75**, 581—583 (1957).
— J. S. CLARKE, G. R. HLAVACEK and P. V. HARPER: Relation of the pancreas to the regulation of the blood lipids. Amer. J. Physiol. **179**, 439—450 (1954).
— H. E. HAYMOND and J. C. ELLIS: Pathogenesis of acute pancreatitis. Arch. Surg. (Chicago) **28**, 232, 291 (1934).
DREILING, D. A.: Studies in pancreatic function. III. The use of the secretin test in the diagnosis of patients with postcholecystectomy-syndrome. Gastroenterology **16**, 162—176 (1950).
— Studies in pancreatic function. V. The use of the secretin test in the diagnosis of acute and chronic pancreatitis. Gastroenterology **24**, 540—555 (1953).
— Experimental pancreatitis, a critical review. J. Mt. Sinai Hosp. **25**, 128—136 (1958).
— C. BLUM and W. SANDERS: Thrombophlebitis, blood coagulation and pancreatic diseases. Arch. intern. Med. **96**, 490—495 (1955).
— L. J. DRUCKERMAN and F. HOLLANDER: The effect of complete vagisection and vagal stimulation on pancreatic secretion in man. Gastroenterology **20**, 578—586 (1952).
— E. M. GREENSPAN and M. SANDERS: A correlative study of the enteral pancreatic secretion, the plasma antithrombin titer, the blood amylase concentration and the serum mucoprotein levels. Gastroenterology **27**, 755—765 (1954).
—, and H. D. JANOWITZ: Inhibation of human pancreatic secretion by diamox. Surg. Forum **7**, 414 (1954).
— — A review of modern concepts of pancreatic diseases. N. Y. St. med. J. **56**, 2992—3003, 3141—3147 (1956).
— — Exocrine pancreatic secretion effects of pancreatic diseases. Amer. J. Med. **21**, 98—116 (1956).
— — and M. HALPERN: The effect of a carbonic anhydrase inhibitor, diamox, on human pancreatic secretion. Gastroenterology **29**, 262—279 (1953).
— — and H. KOLBIN: Effect of ACTH and adrenorcortical steroids on external pancreatic secretion in man. New Engl. J. Med. **258**, 603—605 (1958).
—, and A. KLEIN: Studies in pancreatic function. IV: The use of secretin test in the diagnosis of tumors in and about the pancreas. Gastroenterology **18**, 184—196 (1951).
—, and I. H. PARNES: Observations on the etiology of acute pancreatitis. Gastroenterology **18**, 451—455 (1951).
—, and A. RICHMAN: Evaluation of provocative blood enzyme tests employed in diagnosis of pancreatic diseases. Arch. intern. Med. **94**, 197—212 (1954).
— — and N. F. FRADKIN: The role of alcohol in etiology of pancreatitis. Gastroenterology **20**, 636—646 (1952).
DROST, E.: Erfahrungen mit Blockaden des sympathischen Systems bei der akuten Pankreatitis. Zbl. Chir. **82**, 1563—1567.
DUNCAN, N. A.: Pancreatitis due to ascariasis. Brit. med. J. **1948 I**, No 4557, 905.
DUNPHY, J. E., J. R. BROOKS and F. ACHROYD: Acute postoperative pancreatitis. Trans. New Engl. Surg. Soc. **33**, 186—1206 (1952).
DUVAL, M. K.: Caudal pancreaticojejunostomy for chronic pancreatitis. Surg. Clin. N. Amer. **1956**, 831—839.
— Pancreaticojejunostomy for chronic pancreatitis. Surgery **41**, 1019—1028 (1957).
— The effect of chronic pancreatitis on pressure tolerance in the human pancreatic duct. Surgery **43**, 798—801 (1958).
EDLUND, Y.: Acute necrosis of the pancreas. Acta chir. scand. **99**, 497—517 (1950).
EDWARDS, L. J., and J. GARBER: A simple method for splitting the common bile duct into the duodenum of the rat. Gastroenterology **26**, 312—315 (1954).
EGDAHL, R. H.: Mechanism of blood enzyme changes following the production of experimental pancreatitis. Ann. Surg. **148**, 389—400 (1958).

Eichelter, G.: Allergie und Pankreatitis. Acta neuroveg. (Wien) **4**, 543—554 (1952).
Elliot, D. W., R. D. Williams and R. M. Zollinger: Alterations in the pancreatic resistance to bile in the pathogenesis of acute pancreatitis. Ann. Surg. **146**, 669—682 (1957).
— R. M. Zollinger, R. Moore and D. W. Ellison: The use of human serum albumin in the management of acute pancreatitis. Gastroenterology **28**, 563—587 (1955).
— D. W.: Treatment of acute pancreatitis with albumin and whoole blood. Arch. Surg. (Chicago) **75**, 573—579 (1957).
Elman, R.: Acute interstitial pancreatitis. Surg. Gynec. Obstet. **57**, 291—309 (1933).
— Acute pancreatitis and the laboratory. Surg. Gynec. Obstet. **100**, 241—242 (1955).
Ericson, S. M.: ACTH in the treatment of acute pancreatitis. Gastroenterology **87**, 380—383 (1957).
Eshbaugh, D. E.: Pathogenesis and pathology of pancreatitis. Chicago med. School Quart. **16**, 59—66 (1955).
Eskwith, J. S., V. A. Cacace and A. Sollosy: Acute hemorrhagic pancreatitis. Treatment with cortisone. New Engl. J. Med. **252**, 494—495 (1955).
Evans, B. P., and A. Ochsner: The gross anatomy of the lymphatics of the human pancreas. Surgery **36**, 177—191 (1954).
— S. S., J. F. Lubben and H. E. Whigham: Pancreatic pseudocyst of ascaris origin. Ann. Surg. **138**, 801—804 (1953).
Falconer, C. W. A., and E. Griffiths: The anatomy of the bloodvessels in the region of the pancreas. Brit. J. Surg. **37**, 334—344 (1950).
Fallis, L. S.: Acute pancreatitis. J. int. Coll. Surg. **16**, 337—341 (1951). — Amer. Surg. **17**, 1000—1008 (1951).
—, and J. Barron: Acute pancreatitis and diabetes. Ann. Surg. **132**, 1103—1110 (1951).
Farber, E., and H. Popper: Production of acute pancreatitis by ethionine. Proc. Soc. exper. Biol. (N. Y.) **74**, 838—841 (1950).
Fassio, M. E.: Le pancréas dans les lendemains de la cholécystectomie. Arch. Mal. Appar. dig. **39**, 54—57 (1950).
Favacchio, G.: Considerazioni patogenetiche e chirurgiche sulla pancreatite edematosa. Riv. Gastro-ent. **4**, 239—264 (1952).
Ferguson, D. J., and O. H. Wangensteen: Experimental anastomosis of the pancreatic duct. Ann. Surg. **132**, 1066—1074 (1950).
Ferris, D. O., T. E. Lynn, C. C. Cain and A. H. Baggenstoss: Fatal postoperative pancreatitis. Ann. Surg. **146**, 263—273 (1957).
Figarella, J.: Section des canaux cholédochien et pancréatique au cours d'une gastrectomie; raccord immédiat par deux prothèses; excellent résultats. Mém. Acad. Chir. **82**, 683—685 (1956).
Fischer, H. G.: Die Pankreaskolik nach Cholecystektomie. Zbl. Chir. **79**, 2146—2149 (1954).
Fisher, B., E. R. Fisher and R. Selker: Further observations of the role of bile in the pathogenesis of acute pancreatitis. Surg. Forum **4**, 406—412 (1953).
— E. R., and D. McCloy: Hepatic lesions of acute hemorrhagic pancreatitis. Surgery **37**, 213—219 (1955).
Fishman, L., and H. Doubilet: A rapid serum amylase test. J. Amer. med. Ass. **1955**, 908—909.
Fitz, R. H.: Acute pancreatitis. Med. Rec. **35**, 197 (1889), zit. nach Körte.
Flaschenträger, B., u. E. Lehnartz: Physiologische Chemie, Bd. II; darin: Pankreassaft, S. 155ff.
Floyd, C. N., and W. N. Christophersen: Experimental chronic pancreatitis. Arch. Surg. (Chicago) **73**, 701—709 (1956).
Flux, C.: Diss. Freiburg (noch unveröffentlicht).
Fogerson, V., and D. P. Shedd: A 13-year-study of acute pancreatitis. Surg. Gynec. Obstet. **101**, 578—584 (1955).
Foley, F. E., J. T. Kilpatrick and S. F. Crabtree: Chronic recurrent pancreatitis due to injury of the duct of Santorini, a complication of subtotal gastrectomy. Ann. Surg. **144**, 87—92 (1956).
Forell, M. M.: Zur Frage des Entstehungsmechanismus des Kreislaufkollapses bei der akuten Pankreasnekrose. Gastroenterologia (Basel) **84**, 225—251 (1955).
— R. Genewein u. E. Werle: Über die Bedeutung der Galle und des Trypsins für die Entstehung der akuten Pankreasnekrose. Z. ges. exp. Med. **125**, 532—539 (1955).
Forsgreen, E.: Mikroskopische Untersuchungen über die Gallenbildung in den Leberzellen. Z. Zellforsch. **1**, 647—661 (1928).
Forti, E.: Experimental demonstration of a anti-amylase in the dog. J. int. Coll. Surg. **18**, 853—857 (1952).
Foti, M., Z. Mester u. B. Juhasz: Oddi-Sphincter und Choledochus-Peristaltik. Naunyn-Schmiedeberg's Arch. exp. Path. Pharmak. **224**, 95—103 (1955).

FREY, E. K.: Über ein neues inneres Sekret des Pankreas, das Kreislaufhormon Kallikrein. Dtsch. Z. Chir. **233**, 481—516 (1931).
— H. KRAUT u. E. WERLE: Kallikrein-Padutin. Stuttgart: Ferdinand Enke 1950.
FREZZA, F.: Effetti della vagotomia sulla secrezione pancreatica. Gazz. int. Med. Chir. **61**, 2113—2117 (1956).
FRIEDEN, J. H.: Postoperative acute pancreatitis. Surg. Gynec. Obstet. **102**, 139—144 (1956).
FRITSCH, A.: Über differentialdiagnostische Schwierigkeiten im Gebiet des Pankreaskopfes. Wien. klin. Wschr. **1957**, 13—15.
— Die subakute Totalnekrose des Pankreas. Wien. klin. Wschr. **1957**, 430—433.
— Die allgemeine und lokale Cortisonbehandlung der akuten Pankreatitis. Wien. klin. Wschr. **1957**, 559—561.
— Die Röntgendarstellung des Pankreasganges — eine anatomische Studie. Chirurg **28**, 250—253 (1957).
— Intraoperative manometric study of the bile ducts. J. int. Coll. Surg. **28**, 557—562 (1957).
— Zur klinischen Auswertung der Pankreatographie. Zbl. Chir. **1958**, 1626—1632.
FUCHSIG, P., u. W. STERN: Über die akute Pankreatitis. Wien. med. Wschr. **1957**, 355—359.
GAMBASSI, G., u. L. DEL GATTO: Über die antagonistische Wirkung von Aethionin und Alloxan auf das Pankreas. Z. ges. exp. Med. **128**, 128—135 (1956).
GAMBILL, E. E., M. W. COMFORT and A. H. BAGGENSTOSS: Chronic relapsing pancreatitis. An analysis of 27 cases associated with disease of the biliary tract. Gastroenterology **11**, 1—22 (1948).
— J. M. WAUGH and M. B. DOCKHERTY: Persistent elevation of serum amylase and lipase. Gastroenterology **17**, 290—295 (1951).
GARDNER, C. E., and B. FAWCETT: Acute pancreatitis with hyperlipemia. Surgery **27**, 512—518 (1950).
GARGAS, B. L., and F. CHRISTOPHER: Fatal hemorrhagic pancreatitis following choledochotomy. Quart. Bull. Northw. Univ. med. Sch. **25**, 203—205 (1951).
GASTER, J., A. BLAIN and K. N. CAMPELL: Pathogenesis of acute pancreatitis. Arch. Surg. (Chicago) **60**, 473—490 (1950).
GEISSENDÖRFER, H.: Untersuchungen über die Wirkung von parenteral zugeführtem Bauchspeichel. Langenbecks Arch. klin. Chir. **198**, 321—360 (1940).
GIBBS, G. E., and A. C. IVY: Early histological changes following obstruction of pancreatic ducts in dog: Correlation with serum amylase. Proc. Soc. exp. Biol. (N. Y.) **77**, 251—254 (1951).
GIBSON, J. M., and J. M. GIBSON: Acute hemorrhagic pancreatitis in childhood. J. Pediat. **48**, 486—488 (1956).
GILBERT, M.: Evaluation of a rapid serum amylase test. J. Amer. med. Ass. **1955**, 775—776.
GILLETTE, L.: External sphincterotomy for pancreatitis. Ann. Surg. **138**, 24—32 (1955).
GIZELT, A.: Über den Einfluß des Alkohols auf die sekretorische Tätigkeit und die Verdauungsfermente der Bauchspeicheldrüse. Pflügers Arch. ges. Physiol. **111**, 620—627 (1906).
GLAZER, A.: Pancreatitis in electric shock. Arch. Path. (Chicago) **39**, 9—10 (1945).
GLENN, F., and D. M. HAYS: Causes of death following biliary tract surgery for non-malignant diseases. Surg. Gynec. Obstet. **94**, 283—296 (1952).
GOETZE, E., u. U. PIECHOWSKI: Der rhythmische Ablauf der äußeren Pankreassekretion. Z. ges. inn. Med. **7**, 1009—1012 (1952).
—, u. J. REUKER: Zur Methodik der fraktionierten Pankreasfermentbestimmung im Duodenalsaft. Z. ges. inn. Med. **4**, 692—697 (1949).
— — Die äußere Pankreassekretion bei Erkrankungen der Verdauungsorgane. Z. ges. inn. Med. **7**, 1135—1143 (1952).
GOLDBERG, R. C., J. L. CHAIKOFF and A. H. DODGE: Destruction of pancreatic acinar tissue by dl-ethionine. Proc. Soc. exp. Biol. (N. Y.) **74**, 869—872 (1950).
GOLOB, M.: Chronic diffuse suppurative pancreatitis. Amer. J. dig. Dis. **17**, 45—48 (1950).
GORELIK, A.: Pancréatite et cholécystite. Mém. Acad. Chir. **75**, 157—158 (1949).
GOTTESMAN, J., D. CASTEN and A. J. BELLER: Changes in the ECG induced by acute pancreatitis. J. Amer. med. Ass. **1943**, 892—894.
GREEN, N. M., and H. NEURATH: Proteolytic enzymes. In: The proteins, vol. II, part B. New York 1954.
GREENFIELD, H., L. H. SIEGEL and N. DE FRANCIS: Attempted visualization of the pancreatic ducts by ampullary reflux. Gastroenterology **29**, 280—284 (1955).
GREGORI, M. DE, e R. DE MARTINI: Influenza della vagotomia bilaterale sopradiafragmatica sulla pancreatite acuta sperimentale. Pathologica **47**, 25—31 (1955).
— G. SCIAINI e R. DE MARTINI: Pancreatite acuta e anuria di origine nervosa ritlessa. Pathologica **46**, 203—208 (1954).

Grewe, H. E.: Experimenteller Beitrag zur Frage der Therapie und der Todesursache bei der akuten hämorrhagischen Pankreasnekrose. Zbl. Chir. **75**, 1537—1542 (1950).
— Klinische Betrachtungen über die Wirkung von Pankreassekret auf die Gallenwege. Bruns' Beitr. klin. Chir. **191**, 474—485 (1955).
Grollmann, A. J., G. L. Baum, H. K. Moss and S. Goodman: Acute pancreatitis. Surgery **29**, 163—169 (1951).
— S. Goodman and A. Fine: Localized paralytic ileus in acute pancreatitis. Surg. Gynec. Obstet. **91**, 65—70 (1950).
Gross, F. S., F. L. Raffucci, E. L. Brackney and O. H. Wangensteen: Relationship of prolonged drainage of bile through pancreatic duct system to pancreatitis. Proc. Soc. exp. Biol. (N. Y.) **90**, 208—210 (1955).
— H.: Akute Pankreasnekrose bei einem dreijährigen Kind. Z. Kinderheilk. **61**, 142—145 (1939).
— J. B., and M. W. Comfort: Chronic pancreatitis. Amer. J. Med. **21**, 596—617 (1956).
— — and J. M. Waugh: Painless single stone in pancreatic duct. Gastroenterology **32**, 126—136 (1951).
— O., u. N. Guleke: Die Erkrankungen des Pankreas. Berlin: Springer 1924.
Grossman, M. J.: Experimental pancreatitis. Arch. intern. Med. **96**, 298—307 (1955).
—, and A. C. Ivy: Effect of alloxan upon the external secretion of the pancreas. Proc. Soc. exp. Biol. (N. Y.) **63**, 62—63 (1946).
— C. C. Wang and K. J. Wang: Alcaline phosphatase: Correlation of histochemical demonstrability in pancreatic tissue with presence in pancreatic juice. Proc. Soc. exp. Biol. (N. Y.) **78**, 310—313 (1951).
Gülzow, M.: Das akute Abdomen durch Pankreaserkrankungen. Medizinische **1953**, 1347 bis 1352.
Guleke, N.: Über die experimentelle Pankreasnekrose. Langenbecks Arch. klin. Chir. **78**, 845—895 (1906); **85**, 615—662 (1908).
— Die neueren Ergebnisse in der Lehre der akuten und chronischen Erkrankungen des Pankreas. Ergebn. Chir. Orthop. **4**, 408—507 (1912).
Guszich, A.: Hemipankreatektomie mit ungewöhnlicher operativer Lösung. Zbl. Chir. **1957**, 2315—2321.
Haffner, H. E., and E. G. Ramsay: Acute pancreatitis following subtotal gastrectomy. Missouri med. J. **54**, 29—33 (1957).
Hagen, H., u. E. Olters: Die Behandlung akuter und chronischer Pankreopathien mit Banthine. Dtsch. med. Wschr. **1956**, 1615—1616.
Haigh, E.: Acute pancreatitis in childhood. Arch. Dis. Childh. **31**, 273—275 (1956).
Hallenbeck, G. A., G. L. Jordan and A. H. Kelly: The effect of experimentally produced pancreatitis on canine external pancreatic secretion. Surg. Gynec. Obstet. **96**, 714—723 (1953).
Hálmos, L., u. J. Pilaszanovich: Akute Pankreatitis bei Kindern [Ungarisch]. Orv. Hetil. **98**, 993—994 (1957).
Hamelmann, H., u. W. Grill: Zur Therapie subcutaner Pankreasverletzungen. Bruns' Beitr. klin. Chir. **196**, 240—248 (1958).
Hara, M., B. W. Thompsen, L. H. Hudson and H. H. Marvin: Observations on the treatment of a sterile, lethal form of experimental pancreatitis. Amer. Surg. **24**, 57—63 (1958).
Hardy, J. D., and J. W. Bowlin: Some complications of pancreatic diseases. Ann. Surg. **145**, 848—856 (1957).
Harms, E.: Über Druckmessungen im Gallen- und Pankreasgangsystem. Langenbecks Arch. klin. Chir. **147**, 637—654 (1927).
Harper, A. A., and H. S. Raper: Pancreozymin, a stimulant of the secretion of the pancreatic enzymes in extracts of the small intestine. J. Physiol. (Lond.) **102**, 115—125 (1943).
Hartiala, K. J. V.: Der Einfluß der Sauerstoffmangelatmung auf die humoral stimulierte Pankreassekretion. Ann. Acad. Sci. fenn. **25**, 1—66 (1951).
Harvey, B., and M. A. Butcher: Serum amylase response to prostigmine in experimental duct obstruction. Gastroenterology **24**, 155—161 (1953).
Hasche, E.: Die akute Pankreasnekrose als postoperative Komplikation. Bruns' Beitr. klin. Chir. **195**, 129—152 (1957).
—, u. H. J. Dieminger: Zur operativen Behandlung von Pankreascysten. Bruns' Beitr. klin. Chir. **195**, 401—421 (1957).
Hay, L. J., and F. Owens: Transplantation of duct of Wirsung in chronic pancreatitis. Minn. Med. **38**, 411—413 (1955).
Hayes, M. A.: Disturbance in calcium metabolism leading to tetany occuring early in acute pancreatitis. Ann. Surg. **142**, 346—350 (1955).
Healey, R. J., J. F. Sullivan and W. A. Knight: Fatal pancreatitis. Sth. med. J. (Bgham, Ala.) **48**, 838—844 (1955).

Hecht, G.: Röntgenkontrastmittel. In Handbuch der experimentellen Pharmakologie, Erg.-Bd. 8, S. 79—175. 1939.
Heilmann, P.: Über die Pathogenese der akuten Pankreasnekrose. Zbl. allg. Path. path. Anat. **88**, 369—372 (1952).
Heilmeyer, L.: Die Hochspannungselektrophorese und ihre klinische Bedeutung. In: Vorträge aus dem Gebiet der klinischen Chemie und Cardiologie. Stuttgart: Georg Thieme 1956.
— Die Klinik der Entzündungsreaktion und ihre Beeinflussung. Verh. dtsch. Ges. inn. Med. **1956**, 227—253.
— R. Clotten, J. Sano, A. Sturm u. A. Lipp: Analyse des Reststickstoffs mit Hilfe des Hochspannungspherogramms. Klin. Wschr. **1954**, 831—837.
Heinkel, K.: Die Ratte als Versuchstier in der experimentellen Pankreasdiagnostik. Klin. Wschr. **1953**, 815.
— Eine einfache titrimetrische Blut- und Serumlipasebestimmung. Ärztl. Lab. **2**, 61—64 (1956).
—, u. W. Lai: Zur Laboratoriumsdiagnostik der Pankreaserkrankungen I. Ärztl. Lab. **2**, 82—88 (1956).
Heinsen, H. A.: Über die chronische Pankreopathie. Dtsch. med. Wschr. **1952**, 70—75.
— Die subakuten und chronischen Pankreopathien. Medizinische **1953**, 1219—1223.
— Die Pankreopathien. Vortr. prakt. Med. Nr 31. Stuttgart: Ferdinand Enke 1953.
Heinz, L.: The significance of an associated hypertension to acute pancreatitis. Aust. N.Z. J. Surg. **21**, 283—288 (1952).
Henning, N., u. K. Heinkel: Untersuchungen über die Aethioninpankreatitis der Ratte. Z. ges. exp. Med. **120**, 221—235 (1951).
— — Die Ratte als Versuchstier in der experimentellen Pankreasdiagnostik. Klin. Wschr. **1952**, 564—565.
— — Entstehung, Erkennung und Behandlung der Pankreaserkrankungen. Dtsch. med. Wschr. **1953**, 519—523.
Hepp, J.: Pancréatographie et maladie kystique du pancréas. Rev. int. Hépatol. **5**, 931—940 (1955).
Hershey, J. E., and F. J. Hillman: Fatal pancreatic necrosis following choledochotomy and cholangiography. Arch. Surg. (Chicago) **71**, 885—889 (1955).
Hess, W.: Chirurgie des Pankreas. Basel: Benno Schwabe & Co. 1950.
— Fragen und Ergebnisse der Pankreaschirurgie. Gastroenterologia **78**, 127—151 (1952).
— Fortschritte der Pankreaschirurgie. Verh. dtsch. Ges. Verdau.- u. Stoffwechselkr. **1952**, 180—185.
— Die chronisch-rezidivierende Pankreatitis und ihre chirurgischen Indikationen. Med. Klin. **1953**, 1659—1662.
— Zur Therapie der Pankreaserkrankungen. Therapiewoche **4**, 307—310 (1954).
— Die chirurgische Behandlung der Pankreaserkrankungen. Vortr. prakt. Chir. Nr. 36. Stuttgart: Ferdinand Enke 1954.
— Die primäre stenosierende Papillitis. Helv. chir. Acta **21**, 433—437 (1954).
— Chirurgische Behandlung der akuten und chronischen Pankreopathie. Dtsch. med. J. **6**, 360—364 (1955).
— Operative Cholangiographie. Stuttgart: Georg Thieme 1955.
— Die stenosierende Papillitis. Chir. Praxis **1957**, 23—38.
Hicken, N. F., and A. J. McAllister: Is the reflux of bile into the pancreatic ducts a normal or abnormal physiologic process? Amer. J. Surg. **83**, 781—786 (1952).
Hildes, J. A., M. H. Ferguson and L. C. Bartlett: The water and electrolyte excretion of the human pancreas. Gastroenterology **21**, 64—70 (1952).
Hill, R. L., C. B. Judd, W. R. Shaw and W. T. Boyer: Pancreatic ductal decompression in chronic pancreatitis. Arch. Surg. (Chicago) **71**, 710—711 (1955).
Hillenbrand, H. J.: Die Frage der Beteiligung von Leber und Bauchspeicheldrüse bei der Endangitis obliterans. Ärztl. Wschr. **1957**, 326—329.
Hinsberg, K., u. F. Bruns: Pankreassaft. In Handbuch der physiologischen und pathologisch-chemischen Analyse, 10. Aufl., Bd. 5. Berlin: Springer 1953.
Hinshaw, D. B., and C. Edwards: Hemorrhagic pancreatitis following common bile duct exploration. West. J. Surg. **65**, 241—243 (1957).
Hjorth, F.: Contribution to the knowledge of pancreatic reflux as an etiologic factor in chronic affections of the gallbladder. Acta chir. scand. Suppl. **134** (1947).
Hoar, C. S., u. R. Gorlin: Hyperparathyreoidism and acute pancreatitis. New Engl. J. Med. **258**, 1052—1054 (1958).
Hoesch, K.: Über den primären Trypsinangriff im Pankreas, in den Gallenwegen und in der Leber. Z. klin. Med. **110**, 735—747 (1929).

Hoffman, H. L., J. Jacobs and S. D. Freedlander: Use of crystalline soybean trypsin inhibitor in acute hemorrhagic pancreatitis in dogs. Arch. Surg. (Chicago) **66**, 617—623 (1953).
Hoffmeister, W., u. F. Krück: Die Diurese durch Carboanhydrasehemmstoffe. Ärztl. Wschr. **12**, 51—81 (1957).
Holt, R. L.: Some aspects of pancreatitis. Ann. roy. Coll. Surg. Engl. **15**, 34—45 (1954).
Holzapfel, R.: Die Mündung von Gallen- und Pankreasgang beim Menschen. Anat. Anz. **69**, 449—453 (1930).
Horsters, H.: Physiologie und Pathologie der Galle. Ergebn. Physiol. **34**, 494—582 (1932).
Hosie, R. T., and S. E. Ziffren: The relationship of collagenase to pancreatitis. Surgery **40**, 185—190 (1956).
Howard, J., and R. Jones: The anatomy of the pancreatic ducts. Amer. J. med. Sci. **214**, 617—622 (1947).
— J. M., S. S. Evans and C. L. James: Effects of banthine on external pancreatic secretion. Ann. Surg. **135**, 91—93 (1953).
— I. P. Frawlay and C. P. Artz: A study of plasma amylase activity in the combat casualty. Ann. Surg. **141**, 337—341 (1955).
— A. K. Smith and J. J. Peters: Acute pancreatitis: Pathways of enzyme into the blood-stream. Surgery **26**, 161—166 (1949).
Howell, C. W., and G. S. Bergh: Pancreatic ducts filling during cholangiography: Its effect upon serum amylase levels. Gastroenterology **16**, 309—316 (1950).
Hranilovich, G. T., and A. H. Baggenstoss: Lesions of the pancreas and malignant hypertension. Arch. Path. (Chicago) **55**, 443—456 (1953).
Hughes, E. R. S., and H. R. Kernutt: The terminal portion of the common bile duct and the pancreatic duct of Wirsung. Aust. N.Z. J. Surg. **23**, 223—235 (1954).
— H.: Abnormalities of the pancreatic duct system as a cause of pancreatitis. Surgery **37**, 263—266 (1955).
Innerfield, J., A. A. Angrist and J. W. Benjamin: Plasma antithrombin patterns in disturbances of the pancreas. Gastroenterology **19**, 843—854 (1951).
— — — Antithrombin titer in acute pancreatitis. Amer. J. Med. **21**, 24—32 (1952).
— — — Studies on trypsin: The anticoagulant action of trypsin. Gastroenterology **20**, 630—636 (1952).
— — and A. Schwarz: Parenteral administration of trypsin: Clinical effects in 538 patients. J. Amer. med. Ass. **1953**, 597—605.
Ivy, A. C., and G. E. Gibbs: Pancreatitis: A review. Surgery **31**, 614—642 (1952).
Jackson, C. E.: Hereditary hyperparathyreoidism associated with recurrent pancreatitis. Ann. intern. Med. **49**, 829—836 (1958).
Jacobs, E.: Contribution à l'étude des modifications de la composition suc pancréatique sous l'influence de changements dans la composition plasmatique. Bull. Acad. roy. Méd. Belg. **1955**, 577—583.
— W. M., and E. K. Sanders: Acute pancreatitis during pregnancy; report of a case. Obstet. and Gynec. **7**, 47—49 (1956).
Jacobsson, K.: Studies on the trypsin and plasmin inhibitors in human blood serum. Scand. J. clin. Lab. Invest. **7**, Suppl. **14**, 55—107 (1955).
Jenke, M.: Über den Stoffwechsel der Gallensäuren. Naunyn-Schmiedebergs Arch. exp. Path. Pharmak. **163**, 175—218 (1932).
Johnson, R. B., and H. W. Baker: Solitary calculosis of the duct of Wirsung. Gastroenterology **27**, 849—850 (1954).
— W. M.: Subtotal gastrectomy in the treatment of chronic recurring pancreatitis. Gastroenterology **14**, 590 (1950).
Jones, C. A.: Medical management of pancreatitis. Arch. intern. Med. **96**, 332—341 (1956).
— S. A., and L. L. Smith: Transduodenal sphincterotomy for recurrent pancreatitis. Ann. Surg. **136**, 937—942 (1952).
Jordan, G. L., and G. A. Hallenbeck: Effect of increased secretory pressure on canine pancreatic secretion. Amer. J. Physiol. **170**, 211—216 (1952).
—, and J. M. Howard: Caudal pancreaticojejunostomy in the management of chronic relapsing pancreatitis. Surgery **44**, 303—311 (1958).
Jorns, G.: Die Chirurgie des Pankreas. Berlin: W. de Gruyter & Co. 1951.
— Die exkretorische Pankreasfunktion in ihrer Bedeutung für die Entstehung, Erkennung und Behandlung der akuten Pankreaserkrankungen. Z. ärztl. Fortbild. **51**, 546—550 (1957).
Jorpes, E., and V. Mutt: Secretin, pancreozymin and cholecystokinin their physiology and clinical application. Nord. Med. **56**, 1511—1517 (1956).
Joshi, R. A., J. G. Probstein and H. Blumenthal: A survey of experiences with 300 clinical and 108 autopsy cases of acute pancreatitis. Amer. Surg. **23**, 34—42 (1957).

JOSKE, R. A.: Pancreatitis following pregnancy. Brit. med. J. **1955 I**, No 4906, 124—128.
— Aetiological factors in the pancreatitis syndrome. Brit. med. J. **1955 II**, 1477—1481.
JURE, S.: Fall einer eitrigen Pankreasnekrose bei einem 3jährigen Kind [Serbisch]. Med. arb. Serajevo **8**, 117—120 (1954).
KABAY, L. A.: Acute necrosis of the pancreas due to ascaris. Arv. Lapj. **4**, 1055—1057 (1955) [Ungarisch].
KADEN, G., and J. M. HOWARD: Clinical studies of the natural history of acute pancreatitis. Arch. Surg. (Chicago) **73**, 269—271 (1956).
— — and L. C. DOUBLEDAY: Cholecystographic studies during and immediately following acute pancreatitis. Surgery **38**, 1082—1086 (1955).
KAEMMERLING, F. K.: Bile and contrast medium reflux into the pancreatic duct. Amer. J. Surg. **85**, 752 (1953).
KALSER, M. H., and M. J. GROSSMAN: Pancreatic secretion in dogs with ethionine-induced pancreatitis. Gastroenterology **26**, 189—197 (1954).
— — Secretion of trypsin inhibitor in pancreatic juice. Gastroenterology **29**, 35—45 (1955).
— J. L. A. ROTH and H. L. BOCKUS: Relapsing pancreatitis with pseudocyst of the pancreas and enzyme-containing pleural effusion. Gastroenterology **28**, 842—850 (1955).
KAPLAN, M. H.: Steroid therapy in acute pancreatitis. Amer. J. dig. Dis. **2**, 696—702 (1957).
KATSCH, G., u. M. GÜLZOW: Die Krankheiten der Bauchspeicheldrüse. In Handbuch der inneren Medizin, Bd. III/2, S. 340ff. Berlin: Springer 1953.
KEITH, J. M., R. M. ZOLLINGER and R. S. MCCLEERY: Peritoneal fluid amylase determination as an aid in diagnosis of acute pancreatitis. Arch. Surg. (Chicago) **61**, 930—936 (1950).
— J. E. BARNESS and F. R. DENKEWALTER: Experimental study of interstitial injection of trypsin and trypsinogen into the pancreas. Arch. Surg. (Chicago) **77**, 416—420 (1958).
KELSEY, J. R., and E. F. BEARD: Common bile duct pressures. Gastroenterology **32**, 1122 bis 1130 (1957).
KENWELL, H. N., and P. B. WELLS: Acute hemorrhagic pancreatitis. Report of 11 consecutive cases treated with human serum albumin. Surg. Gynec. Obstet. **96**, 169—170 (1953).
KEPES, J. D., G. A. LORD, E. FRENCH and R. J. VAMDERLINDE: External pancreatic secretion. Gastroenterology **31**, 190—197 (1956).
KERN, E.: [*1*] Die Begleitpankreatitis nach Oberbauchoperationen. Langenbecks Arch. klin. Chir. **281**, 255—272 (1955).
— [*2*] Möglichkeiten und Grenzen der Fermentdiagnostik chirurgischer Pankreaserkrankungen. Langenbecks Arch. klin. Chir. **282**, 565—568 (1955).
— [*3*] Der heutige Stand der Chirurgie der Pankreascysten. Ergebn. Chir. Orthop. **39**, 450 bis 492 (1955).
— [*4*] Die chronische Pankreatitis. Dtsch. med. Wschr. **1958**, 379—383.
—, [*5*] u. W. HUWE: Die Einwanderung von Fremdkörpern in die Gallen- und Pankreasgänge. Langenbecks Arch. klin. Chir. **286**, 301—321 (1957).
— [*6*] H. W. LO, C. FLUX, H. SCHIMMELPFENNIG u. U. BILLMANN: Die photometrische Serumdiastasebestimmung nach Smith und Roe in klinischer Anwendung. Klin. Wschr. **1957**, 572—576.
— [*7*] E. WAGNER u. E. MARDERSTEIG: Die Bedeutung der Serumtributyrinasebestimmung für die chirurgische Diagnostik. Langenbecks Arch. klin. Chir. **281**, 454—464 (1956).
KERSCHNER, F.: Diskuss.bemerkung. Chirurg **1**, 515 (1929).
KHEDROO, L. G.: Acute hemorrhagic pancreatitis. Arch. Surg. (Chicago) **74**, 220—224 (1957).
KICKHÖFEN, B., u. O. WESTPHAL: Über eine einfache Kombination von Papierelektrophorese und Papierchromatographie. Z. Naturforsch. **7**, 659—660 (1952).
KIRBY, C. K., J. R. SENIOR, J. M. HOWARD and J. E. RHOADS: Death due to delayed hemorrhage in acute pancreatitis. Surg. Gynec. Obstet. **100**, 458—462 (1955).
KIRK, A.: Acute pancreatitis due to ascariasis. J. trop. Med. Hyg. **61**, 51—52 (1958).
KIRTLAND, H. B.: A safe method of pancreatic biopsy. Amer. J. Surg. **82**, 451—457 (1951).
KLEITSCH, W. P.: Anatomy of the pancreas. Arch. Surg. (Chicago) **71**, 795—802 (1955).
KLUMPP, K.: Die konservative Behandlung der akuten Pankreasnekrose durch Novocainblockaden. Zbl. Chir. **1952**, 1249—1260.
KMENT, O.: Klinische Auswertung tierexperimenteller Untersuchungen nerval bedingter Durchblutungsstörungen des Pankreas. Zbl. Chir. **1953**, 797—807.
KÖRTE, W.: Die chirurgischen Krankheiten und die Verletzungen des Pankreas. Stuttgart: Ferdinand Enke 1898.
KORB, E.: Beitrag zur Behandlung der Pankreasruptur. Zbl. Chir. **83**, 67—72 (1958).
KOSLOWSKI, L.: Autolysekrankheiten in der Chirurgie. Stuttgart: Georg Thieme 1959.
KOURIAS, B.: Deux cas de pancréaticojejunostomie pour pancréatite chronique. Mém. Acad. Chir. **82**, 686—691 (1956).
KREBS, H.: Zur Pathogenese der Cholelithiasis mit Pankreasbeteiligung im frühen Kindesalter. Mschr. Kinderheilk. **102**, 327—330 (1954).

Kroboth, F. J., and G. A. Hallenbeck: Some effects of ethionine in the dog with particular reference to external pancreatic secretion. Gastroenterology **27**, 743—754 (1954).

Kudinskii, J. G.: Pankreasnekrose infolge Verlegung des Pankreasganges durch Askaris [Russisch]. Chirurgija **34**, 130—131 (1958).

Kühn, H. A.: Über die Leberlymphe und die Bedeutung des Lymphweges für die Entstehung des Resorptionsicterus. Habil.schr. Freiburg 1951.

— Die Pathologie der Ausscheidung der Leber. In Handbuch der allgemeinen Pathologie. Bd. V/2, S. 390—485. Berlin: Springer 1959.

Kühne, E.: Haben die Pankreasnekrosen zugenommen? Med. Klin. **1957**, 2117—2118.

Kup, J.: Die Wirkung der Mästung auf die Bauchspeicheldrüse. Beitr. path. Anat. **83**, 641 bis 648 (1930).

Kyle, G. C., T. E. Machella, S. H. Lorber, J. T. Hilsman, J. G. Reinhold and J. C. Brown: The use of urecholine as a stimulant of the external secretion of the pancreas. Gastroenterology **16**, 285—293 (1950).

Kyrle, P.: Über Behandlungserfolge bei der akuten Pankreatitis mit intravenös verabreichten Lokalanaesthetica. Verh. dtsch. Ges. inn. Med. **1954**, 29—34.

Lagerlöf, H.: Pancreatic physiology. Nord. Med. **56**, 1189—1190 (1956).

— H. O.: Pancreatic function and pancreatic diseases. Stockholm: Nordsted & Soner 1942.

Lampson, R. S., B. V. White and R. N. Davie: Acute pancreatitis. Conn. med. J. **15**. 894—896 (1951).

Langmade, C. F., and H. A. Edmondson: Acute pancreatitis during pregnancy. Surg. Gynec. Obstet. **92**, 43—52 (1951).

Larsson, Y.: Morphology of the pancreas and glucose tolerance in biliary fistula, in common bile duct obstruction and after ligation of pancreatic duct. Acta paediat. (Uppsala) **45**, Suppl. 106, 9—271 (1956).

Lazarus, S. S., and S. A. Bencosme: Development and regression of cortisone-induced lesions in rabbit pancreas. Amer. J. clin. Path. **26**, 1146—1156 (1956).

Léger, L.: L'exploration radio-manometrique du pancréas et le drainage transpapillaire du canal de Wirsung. J. Chir. (Paris) **68**, 518—523 (1952).

— Surgical contrast visualization of the pancreatic ducts with a study of external pancreatic secretion. J. int. Coll. Surg. **16**, 285—288 (1951). — Amer. J. dig. Dis. **20**, 8—12 (1953).

— G. Albot et R. Dupuy: Dilatation kystique du segment képhalique du Wirsung; Traitement par pancréaticojejunostomie. Deux observations. Arch. Mal. Appar. dig. **46**. 201—209 (1957).

—, et N. Arvay: Pancréatographie peropératoire. Presse méd. **59**, 735—736 (1951).

—, et J. Bréhant: Chirurgie du pancréas. Paris: Masson & Cie. 1956.

—, et J. Lataste: Le drainage du canal de Wirsung dans la pancréatite aigue. Presse méd. **61**, 445—448 (1953).

— — Lithiase du pancréas. J. Chir. (Paris) **71**, 813—851 (1955).

— J. Zerolo et J. Lataste: Enseignements à tirer de l'opification per-opératoire du canal de Wirsung, de son drainage et de l'étude du suc pancréatique. Arch. Mal. Appar. dig. **41**, 257—267 (1952).

Lémaire, A., J. Loeper, R. Messimy, E. Housse et P. Bertrand: Maladie hypertensive avec infarctes multiples et détermination pancréatique prédominante. Presse méd. **1954**, 105.

Leo, F. de: Amylase in blood and urine in the diagnosis of acute pancreatitis. Policlinico. Sez. prat. **61**, 1173—1179 (1954).

Lériche, R.: Image lipiodolée du canal de Wirsung sur le vivant. Bull. Soc. nat. Chir. **50**. 1316 (1930).

Lesperance, P.: Le diamox dans la pancréatite aigue. Uni. méd. Can. **87**, 143—148 (1958).

Leuthardt, F.: Lehrbuch der physiologischen Chemie, 13. Aufl. Berlin: W. de Gruyter & Co. 1957.

Lévy, A.: Le retentissement coronaro-myocardique des affections pancréatiques aigues. Arch. Mal. Cœur **51**, 61—67 (1958).

Lewis, J. F., and J. H. Ferguson: Studies by proteolytic enzyme system of the blood. V. Activation of profibrinolysin by trypsin. Amer. J. Physiol. **170**, 636—641 (1952).

—, and O. H. Wangensteen: Antibiotics in the treatment of experimental hemorrhagic pancreatitis. Proc. Soc. exp. Biol. (N. Y.) **74**, 453—459 (1950).

Lichtenstein, S. L.: The treatment of chronic pancreatitis. Gastroenterology **33**, 641—648 (1957).

Liebermann, J. S., A. Taylor and J. S. Whright: The effect of intravenous trypsin on the electrocardiogram of the rabbit. Circulation **10**, 338—342 (1954).

Ligdas, E.: Die vorkommenden Pankreasverletzungen nach Magenresektionen. Bruns Beitr. klin. Chir. **183**, 287—293 (1951).

LILJEKVIST, R. E.: Hypocalcemia and the diagnosis of acute pancreatitis. Acta chir. scand. **115**, 433—446 (1958).

LIUM, R., N. H. PORTSMOUTH and S. MADDOCK: Etiology of acute pancreatitis. An experimental study. Surgery **24**, 593—604 (1948).

LODENKÄMPER, H.: Über die Bakteriologie der Gallenwege. Verh. dtsch. Ges. Verdau.- u. Stoffwechselkr. **1954**, 250—263.

LOEFFLER, L.: Über die vermeintlichen Wechselbeziehungen zwischen Krankheiten des Pankreas und der Gallenwege. Z. klin. Med. **110**, 748—759 (1929).

LOGAN, V. W.: A note on Turners sign in acute pancreatitis. Gastroenterology **29**, 134 (1955).

LONGMIRE, W. P., and J. D. BRIGGS: The surgical treatment of pancreatitis. Amer. Surg. **18**, 554—564 (1952).

— P. H. JORDAN and J. D. BRIGGS: Experience with resection of the pancreas in the treatment of chronic relapsing pancreatitis. Ann. Surg. **144**, 681—695 (1956).

LONGO, O. F.: L-Unité physio-pathogénique de l'apoplexie ou infarctus intestino-mésenterique inexpliqué et les pancréopathies aigues. Lyon. chir. **47**, 575—582 (1952).

— Résultats du traitement médical des pancréatites aigues. Arch. Mal. Appar. dig. **44**, 158—180 (1955).

—, et C. SOSA-GALLARDO: Contribution à la pathogénie des pancréatites aigues. Lyon chir. **45**, 297—306 (1950).

— — Contribution au traitement des pancréatites aigues. Lyon chir. **46**, 821—832 (1951).

— — El factor neurogeno en la pathogenide las pancréatites aigues. Cirurg. **19**, 631—652 (1957).

— — and O. N. JESSAT: Pathogenesis of acute pancreatitis, experimental and cytochemical study. Amer. J. dig. Dis. **21**, 100—102 (1954).

LOPUSNIAK, M. S., and H. L. BOCKUS: A study of pancreatic serum enzymes following secretion injection in pancreatic affections. Gastroenterology **16**, 294—308 (1950).

LOQUVAM, G. S., and W. O. RUSSELL: Accessory pancreatic ducts of the major duodenal papilla. Amer. J. clin. Path. **20**, 305—313 (1955).

LOUBATIÈRES, A. L.: Relations entre les fonctions internes et externes du pancréas. Rev. int. Hépat. **5**, 173—214 (1955).

LOVING, W. E., and L. J. HARTLEY: The destructive effect of dl-ethionine on the pancreas, stomach and sub maxillary glands. Amer. J. Path. **31**, 521—533 (1955).

LOYGUE, J., M. GADBAY, HEUGUET et E. LEVY: Corticothérapie dans la pancréatite aigue hemorrhagique. J. Chir. (Paris) **76**, 231—240 (1958).

LUNDQUIST, V. J.: Pancreatitis complicating common duct surgery. Mississippi V. med. J. **36**, 167—169 (1953).

LUNT, P. L.: Acute pancreatitis simulating intrapelvic bleeding in pregnancy. J. Obstet. Gynaec. **64**, 437—438 (1957).

LUTZEYER, W.: Invaginationsileus durch Nebenpankreas. Ärztl. Wschr. **1950**, 175—178.

LUZZATTO, A.: I fattore patogenetici della pancreatite acuta emorragica. Gazz. int. Med. Chir. **61**, 1726—1767 (1956).

LYNCH, M. J.: Nephrosis and fat embolism in acute hemorrhagic pancreatitis. Arch. intern. Med. **94**, 709—717 (1954).

MAHAFFEY, J. H., and B. W. HAYNES: Observations on pancreatic juice in a case of external fistula in man. Amer. Surg. **1953**, 174—181.

—, and J. M. HOWARD: The incedence of postoperative pancreatitis. Arch. Surg. (Chicago) **70**, 348—352 (1955).

MAINTZ, G.: Erfahrungen bei den akuten Erkrankungen der Bauchspeicheldrüse. Langenbecks Arch. klin. Chir. **272**, 345—358 (1952).

MAJOR, J. W., and E. J. OTTENHEIMER: Follow-up report on transduodenal sphincterotomy for relapsing pancreatitis. Surgery **43**, 866—867 (1958).

MALINOWSKI, T. S.: Clinical value of serum amylase determination. J. Amer. med. Ass. **1952**, 1380—1385.

MALLET-GUY, P.: Sphincterotomy and splanchnicectomy in the treatment of chronic relapsing pancreatitis. Arch. Surg. (Chicago) **72**, 366—370 (1956).

—, et J. DESCOTES: Indications et résultats des opérations de vagotomie dans les syndromes d'hypertonie du sphincter d'Oddi. Lyon chir. **48**, 55—67 (1953).

—, et L. DURANT: Documents pour la justification de la splanchnicectomie droite dans les états d'hypotonie des voies biliaires. Lyon chir. **46**, 791—804 (1951).

— — R. VIDIL et P. MOUNET: L'éxploration functionelle manométrique et radiographique expérimentale du canal de Wirsung. Lyon chir. **51**, 395—410 (1956).

—, et J. FEROLDI: Bases pathologiques, expérimentales et cliniques de la splanchnicectomie gauche dans le traitement des pancréatites chroniques recidivantes. Presse méd. **1953**, 99—101.

MALLET-GUY, P., J. FEROLDI, L. DURAND et D. R. ALMESQUE: Le syndrome douloureux functionel du canal de Wirsung dystonies du sphincter pancréatique. Lyon chir. **46**, 411—430 (1951).
— — et M. GANGOLPHÉ: Pancréatites chroniques expérimentales. Lyon chir. **51**, 322—332 (1956).
— — et E. REBOUL: Recherches expérimentales sur la pathogénie des pancréatites aigues. Lyon chir. **44**, 281—301 (1949).
—, et F. GIURIA: Reflux wirsungien et pancréatitis. Analyse d'une deuxième série de 400 cas de reflux cholangiographique dans le canal de Wirsung. Lyon chir. **53**, 481—496 (1957).
— E. GUILLET et L. DURAND: Le reflux dans le canal de Wirsung au cours des cholangiographies. Lyon chir. **43**, 653—676 (1948).
—, et R. JEANJEAN: Précisions apportées par le controle manometrique et radiologique préoperatoire au problème des pancréatites chroniques. Lyon chir. **41**, 301—325 (1946).
—, et A. RICHARD: La significance pathologique de la présence d'amylase dans les voies biliaires. Arch. Mal. Appar. dig. **42**, 158—162 (1953).
MANCUSO, M., e A. CECCHI: Conferme sperimentale all-ipotesi della genesi allergica della necrosi acuta del pancreas. Policlinico, Sez. chir. **61**, 337—362 (1954).
—, u. E. NATALINI: Die äußere Pankreassekretion, studiert am Enzymgehalt des Bauchspeichels nach Anwendung verschiedener Medikamente und Zusammensetzung der Nahrung an einem Patienten mit einer Pankreasfistel. Ann. ital. Chir. **32**, 84—93 (1955).
MANN, F. C., and A. S. GIORDANO: The bile factor in pancreatitis. Arch. Surg. (Chicago) **6**, 1—30 (1923).
MARAGLIANO, C.: Sulla genesi allergica della necrosi acute del pancreas. G. Batt. Immun. **38**, 129—140 (1948).
MARCENAC, L., A. DE FERRON, P. GUYET et L. LÉGER: Le rôle d'hypertension intraductale dans les pancréatites aigues: Étude expérimentale. J. Chir. (Paris) **74**, 325—341 (1957).
MARIEN, B., D. R. WEBSTER and C. J. TIDMARSH: The effect of bentyl-hydrochloride on morphin-induced spasm of the sphincter of Oddi in man. Gastroenterology **24**, 200—203 (1953).
MCCLEERY, R. S., J. E. KESTERTON and W. R. SCHAFFARZICK: The effect of vagotomy on recurrent acute pancreatitis. Surgery **30**, 130—147 (1951).
MCCOLLUM, K.: Surgical and biochemical aspects of pancreatitis. Brit. med. J. **1955 I**, No 4954, 1482—1484.
MCDERMOTT, W. V., M. K. BARTLETT and P. J. CULVER: Acute pancreatitis after prolonged fast and subsequent surfeit. New Engl. J. Med. **254**, 379—388 (1956).
MCKAY, J. W., A. H. BAGGENSTOSS and E. E. WOLLAEGER: Infarcts of the pancreas. Gastroenterology **35**, 256—264 (1958).
MCKENZIE, W. C.: Acute pancreatitis. Ann. Roy. Coll. Surg. **15**, 220—235 (1954).
MCNAB, J.: Subacute pancreatitis. Brit. med. J. **1949 I**, No 4604, 568—571.
MEHNEN, H.: Die Bedeutung der Mündungsverhältnisse von Gallen- und Pankreasgang für die Entstehung der Gallensteine. Langenbecks Arch. klin. Chir. **192**, 559—571 (1938).
MENGUY, R. B., G. A. HALLENBECK, J. L. BOLLMANN and J. H. GRINDLAY: Pancreatic and biliary intraductal pressures. Surg. Forum **6**, 359—363 (1956).
— — — — Ducta and vascular factors in etiology of experimentally induced acute pancreatitis. Arch. Surg. (Chicago) **74**, 881—889 (1957).
MERCADIER, M.: Les syndromes retentionnels du pancréas et leur traitement par la wirsungojejunostomie latéro-latérale associée à la déviation biliaire. Sem. Hôp. (Paris) **1957**, 707—716.
—, et J. HEPP: Radio-chirurgie dans les pancréatites aigues. Sem. Hôp. (Paris) **1956**, 1083 bis 1092.
MÉTHENYI, D., and V. O. LUNDMARK: Postoperative pancreatitis. Northw. med. J. **48**, 765—771 (1949).
METTENLEITNER, M. W.: Angina pectoris simulated by chronic peripancreatitis and pancreatitis. Amer. J. dig. Dis. **17**, 11—15 (1950).
MEYER, M. W.: Eindringen von Galle in die Pankreasgänge. Virchows Arch. path. Anat. **318**, 432—444 (1950).
MIALARET, J., et G. EDELMANN: A propos de la pancréatico-jéjunostomie et de ses résultats. Mém. Acad. Chir. **83**, 330—331 (1957).
MICHEL-BÉCHET, R., et C. CRANIER: Pancréatite aigue hémorrhagique; traitement par ACTH et la cortisone. Marseille chir. **8**, 371—372 (1956).
MICHL, H.: Über Papierionophorese bei Spannungsgefällen von 50 Volt/cm. Mh. Chemie **82**, 489—493 (1951).
MILLBOURN, E.: Wie entsteht in der Regel die akute Pankreasnekrose bei Choledochussteinbildung? Chirurg **15**, 289—296 (1943).

MILLBOURN, E.: On acute pancreatic affections following gastric resection. Acta chir. scand. **98**, 1—21 (1949).
— On the excretory ducts of the pancreas in man, with special reference to their relations to each other, to the common bile duct and to the duodenum. Acta anat. (Basel) **9**, 1—34 (1950).
MILLEN, R. S., E. M. RUSS, H. A. EDER and D. P. BARR: Pregnancy complicated by hyperlipemia. Amer. J. Obstet. Gynec. **71**, 326—330 (1956).
MIXTER, G., J. W. HINTON and R. B. PFEFFER: Pancreatitis in association with hyperparathyreoidism. N. Y. St. J. Med. **58**, 3470—3474 (1958).
MOGENA, H. G., y O. L. CANTARELLI: Examen de la fonction exocrine del pancreas con la prueba de la secretina. Rev. esp. Enferm. Apar. dig. **11**, 846—859 (1952).
MONTANT, R., G. CHANAL et M. DEMOLE: Sequelles chirurgicales des pancréatites aigues et leur traitement. Rev. int. Hépat. **5**, 941—949 (1955).
MORRIS, F. J., and L. DUNCAN: Pancreatitis following subtotal gastrectomy. Irish J. med. Sci. **363**, 106—114 (1956).
— W. R.: Pancreatic fat necrosis following subtotal thyreoidectomy. J. Amer. med. Ass. **1953**, 1953.
MORSE, L. J., and S. ACHS: Acute pancreatitis. Ann. Surg. **130**, 1044—1058 (1949).
MOSELEY, V., W. M. MCCORD, M. B. BAROODY, W. H. WEEKS and M. E. IVESTER: Effect of acetazoleamide (diamox) on glucose tolerance. Proc. Soc. exp. Biol. (N. Y.) **86**, 498—500 (1954).
MOSZKOWICZ, L.: Choledocho-Duodenostomie bei Pancreatitis acuta. Wien. med. Wschr. **1924**, H. 4.
MOUCHET, A., et C. ALBAHARY: Pancréatite aigue hémorrhagique et hormones corticotropes. Presse méd. **1955**, 706—707.
MOULONGUET, P., J. M. VERNE et M. FOUCHER: Splanchnicectomie et pancréatites. Mém. Acad. Chir. **78**, 907—918 (1952).
NÄÄTÄNEN, E.: Über die Pankreasgänge mit besonderer Berücksichtigung des Vorkommens eines D. Santorini. Z. Anat. Entwickl.-Gesch. **111**, 355—364 (1941).
— Über die gegenseitigen Beziehungen zwischen den Pankreas- und Gallengängen. Z. Anat. Entwickl.-Gesch. **111**, 348—354 (1941).
NARDI, C., et J. LATASTE: La pancréatographie per-opératoire directe dans les rétentions pancréatiques. Presse méd. **1955**, 957—968.
— G. L.: Phospholipid synthesis in patients with pancreatic diseases. Arch. Surg. (Chicago) **69**, 726—731 (1954).
NEMIR, P., and D. L. DRABKIN: The pathogenesis of acute pancreatitis. Surgery **40**, 171—184 (1956).
NETTER, H., u. H. NOLL: Der Einfluß von Gallensäuren und ähnlich wirkenden Substanzen auf die Trypsinverdauung. Naturwiss. **39**, 262 (1952).
NEWMAN, E. A.: Observations on a patient with pancreatic fistula. Gastroenterology **13**, 528—535 (1949).
NIEDNER, F. F.: Neuere Gesichtspunkte über Entstehung und Behandlung der Pankreatitis. Mkurse ärztl. Fortbild. **1957**, 560—565.
NOLL, H.: Der Einfluß von Gallensäuren auf die tryptische Verdauung. Biochem. Z. **324**, 6—18 (1953).
NOSKIN, E. A., H. L. POPPER and H. NECHELES: Attemps to prevent pancreatic fat necrosis. Gastroenterology **19**, 731—739 (1952).
NOSSEL, H. L.: The effect of morphine on the serum and urinary amylase. Gastroenterology **29**, 409—416 (1955).
NOTHMAN, M. M.: Effect of ligation of pancreatic ducts on the serum phosphatase. Proc. Soc. exp. Biol. (N. Y.) **57**, 15—20 (1944).
— T. D. PRATT and J. BENOTTI: The effect of the ligation of the pancreatic ducts and of pancreatectomy after duct ligation on serum lipase. J. Lab. clin. Med. **33**, 833—840 (1948).
NUSSELT, H.: Die klinische Bedeutung der Harndiastase für die Erkennung der Gallenwegserkrankungen und deren Behandlung. Bruns' Beitr. klin. Chir. **177**, 1—50 (1948).
OLANDER, G. A., E. E. GLENN, G. MAY and C. B. PUESTOW: Persistent elevation of serum amylase in acute pancreatitis. Surg. Gynec. Obstet. **94**, 334—336 (1952).
OLIVEIRA, L. DE, W. BLOISE u. A. G. LOPES: Hyperaktivität der Speicheldrüsen als Ursache der Hyperamylaseämie [Spanisch]. Rev. paul. Med. **41**, 238—345 (1952).
OLSEN, L. L., and R. T. WOODBURNE: The vascular relations of the pancreas. Surg. Gynec. Obstet. **99**, 713—719 (1954).
OPIE, E. L.: Etiology of acute hemorrhagic pancreatitis. Bull. Johns Hopk. Hosp. **12**, 182—188 (1901).
— The relationship of cholelithiasis to diseases of the pancreas and to fat necrosis. Amer. J. med. Sci. **121**, 27 (1901).

ORR, R. B., and K. W. WARREN: Continuous epidural block in acute pancreatitis. Lahey clin. Bull. **6**, 204—210 (1950).
OTTO, E.: Diskuss.bem. Langenbecks Arch. klin. Chir. **292**, 893 (1959).
OWENS, F. M., et L. HAY: La transplantation du canal de Wirsung pour pancréatite chronique. Presse méd. **1954**, 745.
PAMPANINI, F., e G. IRACI: Lesioni del pancreas e di altri organi addominali da stimolazione elettrica dello splanchnico. Chir. gen. (Perugia) **4**, 49—71 (1955).
PAPARTRAT, C. J., and J. M. MILLER: Treatment of external pancreatic fistula with diamox. Amer. J. dig. Dis. **3**, 399—407 (1958).
PAPAYANNOPOULOS, G.: Blutdiastase und seröse Entzündung des Pankreas. Schweiz. med. Wschr. **1948**, 638—639.
PARISH, F. M., and J. B. RICHARDSON: Acute pancreatitis during pregnancy, with report of a case. Amer. J. Obstet. Gynec. **72**, 906—909 (1956).
PARRY, E. W., G. A. HALLENBECK and J. H. GRINDLAY: Pressures in the pancreatic and common bile duct. Arch. Surg. (Chicago) **70**, 757—765 (1955).
PARTINGTON, P. F.: Chronic pancreatitis treated by Roux type jejunal anastomosis to the biliary tract. Arch. Surg. (Chicago) **65**, 532—539 (1952).
PATEL, J., et J. LATASTE: L-intérêt de la ducto-pancréatographie pour établir la distinction entre pancréatite et cancer. Presse méd. **1954**, 652—654.
PAXTON, J. R., and J. H. PAYNE: Acute pancreatitis. Surg. Gynec. Obstet. **86**, 69—75 (1948).
PENDER, B. W.: Acute pancreatitis in a child aged 3 years. Lancet **1957 I**, No 6964, 409—410.
PERRYMAN, R. G., and S. C. HOERR: Observations on postoperative pancreatitis. Amer. J. Surg. 88, 417—420 (1954).
PERSKY, L., F. B. SCHWEINBURG, S. JACOB and J. FINE: Aureomycin in experimental acute pancreatitis. Surgery **30**, 652—656 (1951).
PFEFFER, B. B., H. E. STEPHENSON and J. W. HINTON: The effect of thoracolumbar sympathectomy and vagus resection on pancreatic function in man. Trans. Amer. Ass. **70**, 60—69 (1953).
— — — The effect of morphine, demerol and codeine on serum amylase values in man. Gastroenterology **23**, 482—486 (1953).
— R. B., G. MIXTER and J. W. HINTON: Acute hemorrhagic pancreatitis. A safe effective technique for diagnostic paracentesis. Surgery **43**, 550—554 (1958).
PLEHN, M.: Pankreasfettnekrose bei karpfenartigen Fischen. Virchows Arch. path. Anat. **302**, 9—33 (1938).
POLLOCK, A. V.: Antitryptic substances in experimental acute pancreatitis. Surg. Gynec. Obstet. **102**, 483—486 (1956).
—, and C. A. BERTRAND: ECG-changes in acute pancreatitis. Surgery **40**, 951—960 (1956).
POPPER, H. L.: Zum Mechanismus des Auftretens von Pankreasfermenten in der Galle. Zbl. Chir. **57**, 1590—1592 (1930).
— Enzyme studies in edema of the pancreas and acute pancreatitis. Surgery **7**, 566—570 (1940).
— Diffusion of pancreatic enzymes through the intestinal wall in ileus. Surgery **7**, 571—573 (1940).
— Pathways of enzymes into the blood in acute damage of the pancreas. Proc. Soc. exp. Biol. (N. Y.) **43**, 220—222 (1940).
— Consequences of section of the pancreatic duct. Surg. Gynec. Obstet. 88, 254—258 (1949).
—, and H. A. NECHELES: A new test for pancreatic function. Surg. Gynec. Obstet. **74**, 123—125 (1942).
— — Pancreatic injury, an experimental study. Surg. Gynec. Obstet. **93**, 621—624 (1951).
— — The cause of fat necrosis following excision of the pancreatic duct from the duodenum. Amer. J. dig. Dis. **18**, 293—294 (1951).
— — Prevention of pancreatic fat necrosis by enzyme inhibitors. III. Quinine. Surgery **33**, 896—897 (1953).
— — Prevention of pancreatic fat necrosis by enzyme inhibitors. Surg. Gynec. Obstet. **96**, 299—300 (1953).
— — Prevention of pancreatic fat necrosis. VI. Dextran. Surg. Gynec. Obstet. **105**, 103—104 (1957).
— — and K. C. RUSSELL: Transition of pancreatic edema into pancreatic necrosis. Surg. Gynec. Obstet. 87, 79—82 (1948).
—, u. A. SELINGER: Zum Nachweis von Pankreasfermenten in der Galle. Z. klin. Med. **113**, 389—394 (1930).
— J. SPORN, M. LEVINSON and H. NECHELES: Prevention of pancreatic fat necrosis. IV. Experiments with carbonic anhydrase inhibitor (diamox). Amer. J. Physiol. **180**, 191—192 (1955).

Popper, H. L., J. Sporn and H. A. Necheles: Pancreatic fat necrosis. V. Attempts of therapy. Amer. J. Gastroent. **26**, 555—557 (1956).

Poth, E. J., and S. M. Fromm: The relation of pancreatic secretion to peptic ulcer formation. Gastroenterology **16**, 490—494 (1950).

— J. E., and F. J. Wolma: The treatment of recurring acute pancreatitis by decompression of the biliary tract. Amer. Surg. **20**, 270—281 (1954).

Powers, S. R., H. R. Brown and A. Stein: The pathogenesis of acute and chronic pancreatitis. Ann. Surg. **142**, 690—697 (1955).

Preibisch, W.: Pankreasfunktionsprüfung mit vereinfachter Fermentbestimmung. Gastroenterolog. **81**, 208—225 (1954).

Probstein, J. G.: Acute pancreatitis. J. int. Coll. Surg. **15**, 147—151 (1951).

— S. H. Gray, L. A. Sachar and W. J. Rindskopf: Surgical implications of acute pancreatitis. Arch. Surg. (Chicago) **59**, 189—198 (1949).

— R. A. Joshi and H. T. Blumenthal: Atheromatous embolization, an etiology of acute pancreatitis. Arch. Surg. (Chicago) **75**, 566—571 (1957).

Puestow, C. B., and N. J. Gillesby: Retrograde surgical drainage of pancreas for chronic relapsing pancreatitis. Arch. Surg. (Chicago) **76**, 898—907 (1958).

Radakowich, M., H. E. Pearse and W. Strain: Study of etiology of acute pancreatitis. Surg. Gynec. Obstet. **94**, 749—754 (1952).

Radl, A., u. C. Walzel: Akute hämorrhagische Pankreatitis bei Masern. Kinderärztl. Prax. **25**, 264—266 (1957).

Radvan, J.: Contribution à l'étude des abscès du pancréas. Arch. Mal. Appar. dig. **36**, 163—175 (1947).

Raffensperger, E. C.: Elevated serum pancreatic enzyme levels without primary pancreatic disease. Ann. intern. Med. **35**, 342—351 (1951).

Raker, J. W., and M. K. Bartlett: Acute pancreatitis. The fate of the patients surviving one or more acute attacks. New Engl. J. Med. **249**, 751—757 (1953).

Rehn, J.: Tierexperimentelle Untersuchungen zur Pathogenese der Verbrennungskrankheit. Arzneimittel-Forsch. **7**, 637—649 (1957).

Reid, S. E., and J. M. Dorsay: Fate of patients with acute pancreatitis. Arch. Surg. (Chicago) **76**, 895—897 (1958).

— S. J.: Effect of pancreatic juice on the gallbladder. Surg. Gynec. Obstet. **89**, 160—164 (1949).

Reynolds, J. T., and B. G. Lary: The indications, hazards and contraindications for division of the sphincter of Oddi. Surg. Clin. N. Amer. **35**, 129—149 (1955).

Rich, A. R., and G. L. Duff: Experimental and pathological studies on the pathogenesis of acute hemorrhagic pancreatitis. Bull. Johns Hopk. Hosp. **58**, 212—259 (1936).

Richman, A., and R. Colp: Chronic relapsing pancreatitis: Treatment by subtotal gastrectomy and vagotomy. Ann. Surg. **131**, 145—158 (1950).

— L. J. Lester, F. Hollander and D. A. Dreiling: The effect of subtotal gastrectomy upon external pancreatic secretion in dogs. Gastroenterology **26**, 211—220 (1954).

Rigler, L. G., and H. W. Mixter: Cholangiography and biliary regurgitation. Radiology **48**, 483—490 (1947).

Rijsfeldt, O.: Diagnosis of acute pancreatitis in absence of diastasuria. Nord. Med. **43**, 577—581 (1950).

— Mortality and prognosis in acute pancreatitis. Nord. Med. **43**, 573—577 (1950).

Ringdal, R.: Einige Untersuchungen über die Reaktion des Pankreas auf Magen- und Gallenoperationen. Norsk. Mag. Laegevidensk. **91**, 1317—1334 (1930).

Rini, J. M.: Traumatic pancreatitis. Amer. Surg. **18**, 596—602 (1953).

Ritter, U.: Bewegungsmechanismus der Papilla Vateri. Z. ges. exp. Med. **126**, 444—449 (1955).

— Studien der Funktion und des Schließungsdruckes des Sphincter Oddi. Klin. Wschr. **1956**, 756—759.

— Zum Postcholecystektomiesyndrom. Medizinische **1957**, 616—618.

Roberts, N. J., A. H. Baggenstoss and M. W. Comfort: Acute pancreatic necrosis. Amer. J. clin. Path. **20**, 742—764 (1950).

Robinson, A. S.: Acute pancreatitis following translumbar aortography. Arch. Surg. (Chicago) **72**, 290—294 (1956).

Roe, J. H., B. W. Smith and C. R. Treadwell: Blood, urine and tissue amylase in depancreatized rats. Proc. Soc. exp. Biol. (N. Y.) **87**, 79—81 (1954).

Rogers, N. C., A. O. Wilson, M. I. Meynell and W. T. Cooke: Treatment of acute pancreatitis with cortisone. Lancet **1956 I**, 651—652.

Rosati, I., e E. Nevarrini: Contributo alla studio del metabolismo calcico nella necrosi acuta del pancreas. Boll. Soc. Chir. **12**, 257—264 (1951).

Rosenthal, F., M. v. Falkenhausen u. H. Freund: Über das Phänomen der Umkehr der Gallensäurerelationen in der Galle von Leberkranken. Naunyn-Schmiedeberg's Arch. exp. Path. Pharmak. **111**, 170—181 (1926).

Rost: Über instrumentelle Erweiterung der Papilla Vateri und Naht des Choledochus nach Choledochotomie. Zbl. Chir. **1927**, 20.

Rougemont, J. de: Pancréatites après gastrectomie. Lyon chir. **45**, 380—382 (1950).

Rousselot, L. M., R. Sanchez-Ubeda and S. Giannelli: Choledochoenterostomy in chronic relapsing pancreatitis. New Engl. J. Med. **250**, 267—282 (1954).

Routley, E. F., F. C. Mann, J. L. Billivan and J. H. Grindlay: Effects of vagotomy on pancreatic secretion. Proc. Mayo Clin. **25**, 218—222 (1952).

— — — — and E. V. Flock: Effects of vagotomy on pancreatic secretion in dogs with chronic pancreatic fistula. Surg. Gynec. Obstet. **95**, 528—536 (1952).

Roux, M.: Sur les dangers de la pancréatographie peropératoire. Mém. Acad. Chir. **77**, 442—445 (1951).

Royer, M., P. Mazure and S. Kohan: Biliary diskinesia studies by mean of peritoneoscopic cholangiography. Gastroenterology **16**, 83—90 (1950).

Rozkov, A. T.: Komplikationen seitens des Pankreas nach Magenresektionen [Russisch]. Chirurgija **1954**, 23.

Rudowski, W.: Pankreasverletzung bei Splenektomie [Polnisch]. Pol. Przegl. chir. **27**, 1027—1030 (1955).

Rumore, P. C., G. A. Olander and C. Puestow: Excretion of antibiotics, dyes, and radioactive substances through external pancreatic fistula. Surgery **34**, 735—741 (1953).

Rush, B., and E. E. Cliffton: The role of trypsin in the pathogenesis of acute hemorrhagic pancreatitis and the effect of antitryptic agent in treatment. Surgery **31**, 349—360 (1952).

Saccon, C., and M. de Gregori: Contribution to the nervous pathogenesis of acute pancreatitis. Rass. ital. Chir. Med. **3**, 261—275 (1954).

Sachar, A. L., and J. G. Probstein: Terminal acute pancreatitis: An incidental finding at autopsy. Amer. J. dig. Dis. **21**, 52—63 (1954).

— — and J. M. Wittico: The effect of pancreatic stimulants on blood diastase. Gastroenterology **18**, 104—113 (1951).

— and R. Weinhaus: Misinterpretation of elevated blood diastase due to impaired renal clearance. Arch. Surg. (Chicago) **73**, 305—308 (1956).

Sachs, M. D., and P. F. Partington: Cholangiographic diagnosis of pancreatitis. Amer. J. Roentgenol. **76**, 32—38 (1956).

Saint, E. G.: Acute pancreatitis. Med. J. Aust. **11**, 536—543 (1954).

—, and S. Weiden: Studies on pancreatitis. Brit. med. J. **1953** I, No 4850, 1335—1340.

Saphir, W.: Acute hemorrhagic pancreatitis. Amer. J. dig. Dis. **17**, 409—410 (1950).

Sarasin, R., L. Léger et B. Thommen: L'exploration radiologique dans les pancréatites. Rev. int. Hépat. **5**, 255—272 (1955).

Sarles, H., et C. Guigon: Pancréatites et papillitides chroniques primitives. Sem. Hôp. Paris **27**, 3266—3276 (1952).

Scarpelli, D. G.: Fat necrosis of bone marrow in acute pancreatitis. Amer. J. Path. **32**, 1077—1087 (1956).

Schaffarzick, W. R.: The problem of pancreatitis, surgical aspect. St. Louis Sch. med. J. **108**, 377—381 (1956).

— H. H. Ferran and R. S. McCleery: A study of the effect of vagotomy on experimental pancreatitis. Surg. Gynec. Obstet. **93**, 9—15 (1951).

Schettler, G.: Störungen der äußeren Pankreassekretion. Mkurse ärztl. Fortbild. **1955**, 117—122.

Schmid, P.: Beitrag zur kompletten Pankreasruptur. Zbl. Chir. **1957**, 1622—1626.

Schmieden, V., u. W. Sebening: Chirurgie des Pankreas. Langenbecks Arch. klin. Chir. **148**, 319—379 (1927).

Schneider, G., u. L. Hoffmann: Die akute Pankreasnekrose. Frankfurt. Z. Path. **67**, 406—416 (1956).

Schöndube, W.: Pankreopathie und Gallenwegsdyskinesie. Verh. dtsch. Ges. Verdau.- u. Stoffwechselkr. **16**, 230—232 (1952).

— Gallenwegsdyskinesie und Pankreopathie. Münch. med. Wschr. **1954**, 911—913.

Scholz, O., u. W. Kothe: Erfolge und Mißerfolge innerer Anastomosen-Operationen bei Pankreascysten. Chirurg **28**, 401—406 (1957).

Schweinburg, F., S. Jacob, L. Parshy and J. Fine: Further studies on the role of bacteria in death from acute pancreatitis in dogs. Surgery **33**, 367—369 (1953).

Scott, O. B., and H. N. Harkins: Pancreatic enzyme activity of peritoneal exsudate collected by sump drainage. West. J. Surg. **59**, 619—621 (1951).

SEIFERT, G.: Zur Pathologie des kindlichen Pankreas bei akuten und chronischen Ernährungsstörungen. Beitr. path. Anat. **114**, 1—47 (1954).
— Die Pathologie des kindlichen Pankreas. Stuttgart: Georg Thieme 1956.
SELESNIK, S.: Recurrent jaundice in chronic relapsing pancreatitis. Gastroenterology **21**, 230—237 (1952).
SENSENIG, M. D., and R. F. BOWERS: Retrograde pancreaticoenterostomy in experimental pancreatitis. Surgery **38**, 113—121 u. 130—133 (1955).
SHAY, H., S. A. KOMAROV, H. SIPLET and S. LORBER: Effect of pancreatic duct ligation and induced acute pancreatitis on serum alkaline phosphatase in dogs. Gastroenterology **23**, 460—469 (1953).
SHINGLETON, W. W., W. G. ANLYAN and A. K. DAVID: Treatment of experimental acute pancreatitis with banthine. Surgery **31**, 490—494 (1952).
— — and D. HART: The diagnosis of pancreatic disorders by certain laboratory procedures. Trans. Amer. surg. Ass. **70**, 53—59 (1953). — Ann. Surg. **136**, 578—584 (1953).
— B. FAWCETT and J. S. VETTER: Pancreatic secretion and response to secretin after vagotomy and sympathectomy. Surg. Forum **1951**, 155—161.
— M. H. WELLS, G. J. BAYLIN and J. M. RUFFIN: The use of radioactive-labelled protein and fat in the evaluation of pancreatic disorders. Surgery **38**, 134—142 (1955).
SHULMAN, R. N.: Studies on the inhibition of proteolytic enzymes by serum. J. exp. Med. **95**, 593—603 (1952).
SIGMUND, W. J., and W. B. SHELLEY: Cutaneous manifestations of acute pancreatitis. New Engl. J. Med. **251**, 851—853 (1954).
SILER, V. W., and J. H. WULSIN: Acute pancreatitis. J. Amer. med. Ass. **1950**, 78—84.
— — Present concepts in the diagnosis and treatment of acute pancreatitis. Ohio St. med. J. **46**, 437—445 (1950).
— — Consideration of the lethal factors in acute pancreatitis. Arch. Surg. (Chicago) **63**, 496—504 (1951).
— — and B. N. CARTER: Important clinical factors of acute pancreatitis. Surg. Gynec. Obstet. **100**, 357—365 (1955).
SILVANI, H. L., and H. J. MCCORKLE: Temporary failure of gallbladder visualisation by cholecystography in acute pancreatitis. Ann. Surg. **127**, 1207—1211 (1948).
SIMONS, M.: Les postopératoires pancréatites. Acta chir. belg. **56**, 166—188 (1957).
SINCLAIR, J. S. R.: Observations on a case of external pancreatic fistula in man. Brit. J. Surg. **64**, 256—262 (1956).
SJÖBERG, S.: The role of diseases of the liver and the biliary tracts in the development of pancreatitis. Gastroenterologia (Basel) **80**, 263—282 (1955).
SKOOG, T.: Diastaseuntersuchungen im Harn bei akuten Erkrankungen der Bauchhöhle. Acta chir. scand. **65**, Suppl. 14 (1929). — Chirurg **1**, 305—312 (1929).
SMANIO, T.: Technic of approach to the major pancreatic duct. J. int. Coll. Surg. **24**, 331—336 (1955).
SMITH, B. W., and I. H. ROE: A photometric method for the determination of amylase in blood and urine, with use of starch-jodine color. J. biol. Chem. **179**, 53—59 (1949).
— E. B.: Acute pancreatitis coincident with intestinal obstruction and followed by adrenal insufficiency. Gastroenterology **27**, 865—888 (1954).
— S. W., W. F. BARKER and L. KAPLAN: Acute pancreatitis following transampullary biliary drainage. Surgery **30**, 695—700 (1951).
SOKAL, G.: Epreuves fonctionelles du pancréas. Publ. Etud. Fac. Med. Louvain **12**, 101—124 (1953).
SOKOL, S.: Duodenaldivertikel als Ursache einer akuten Pankreatitis. (Poln.) Pol. Przegl. chir. **27**, 11—17 (1955).
SOKONIE, K., and K. S. AMBE: Crystalline inhibitors of trypsin from potato. Nature (Lond.) **176**, 972 (1955).
SOLEM, J. H., O. KNUTRUD and K. ANDRESEN: Treatment of acute pancreatitis with corticodepot. Acta chir. scand. **109**, 415—420 (1955).
SOMOGYI, M.: Micromethods for the estimation of diastase. J. biol. Chem. **125**, 399—414 (1938).
SOUPAULT, R.: Drainages et dérivations des voies pancréatiques. Rev. méd. Suisse rom. **76**, 614—624 (1956).
— Pancréatite aigue méconnue. Rev. méd.-chir. Mal. Foie **32**, 53—62 (1957).
SOURDILLE, J., L. SOURDILLE, M. AUGEREAU et J. P. KERNEIS: Pancréatites chroniques avec dilatation kystique du Wirsung, traité par anastomose pancréato-jéjunale. Mém. Acad. Chir. **81**, 766—770 (1955).
STARR, K. W.: Obstructive and pancreatic problems following choledochotomy. Arch. Surg. (Chicago) **66**, 398—399 (1953).
— The modern approach to pancreatitis. West. J. Surg. **63**, 501—502 (1955).

STEIN, A. A., and S. R. POWERS: Terminal pancreatitis. Arch. Path. (Chicago) **65**, 445—448 (1958).
— — and H. H. BROWN: Experimental hemorrhagic pancreatitis. Ann. Surg. **143**, 508—516 (1956).
STENGEL, W.: Kontrastdarstellung des Pankreasausführungsganges bei Magenresektion. Chirurg **27**, 5—8 (1956).
STENSON, J. C., A. H. BAGGENSTOSS and C. G. MORLOCK: Pancreatic lesions associated with cirrhosis of the liver. Amer. J. clin. Path. **22**, 117—125 (1952).
STEPHENSON, H. E., R. B. PFEFFER and G. M. SEYPOL: Acute hemorrhagic pancreatitis. Report of a case with cortisone treatment. Arch. Surg. (Chicago) **65**, 307—308 (1952).
STERNBERG, S. S., D. A. CLARKE and S. F. PHILIPS: Gastric ulcers and pancreatitis in rats, given 2-chloroadenosine or adenosine. Cancer (Philad.) **7**, 291—301 (1954).
STICKLER, G. B., and R. H. YONEMOTO: Acute pancreatitis in children. J. Dis. Childr. **95**, 206—213 (1958).
STIPA, S., e F. COCCO: La fusizionalità renala nella necrosi pancreatica sperimentale. Ann. ital. Chir. **33**, 417—430 (1956).
STORER, J., and P. KAZDAN: The relation of the pancreas to blood coagulation. Surgery **33**, 683—689 (1953).
STRÖMBECK, J. P.: Increased amylase concentration in urine as a sign of choledocholithiasis and acute pancreatic diseases. Acta med. scand. Suppl. **196**, 411—418 (1947).
STUCKE, K.: Zur Chirurgie des Pankreas. Vortrag Bayer. Chirurgenkongr. 1958 München (Juli 1958).
STUMPF, H. H., S. L. WILENS and J. G. SOMOZA: Pancreatic lesions and peripancreatic fat necrosis in cortisone-treated rabbits. J. Lab. Invest. **5**, 224—235 (1956).
SUBENKO-GABUZOVA, J. N.: Hypertonie mit überwiegend pankreatitischen Erscheinungen [Russisch]. Sovetsk. Med. **19**, 17—21 (1955).
SULLENS, W. E., and M. E. LICHTENSTEIN: Acute pancreatitis, diagnosis and treatment. Ann. Surg. **134**, 853—862 (1951).
TAKATS, G. DE, C. E. WALTERS and J. LASNER: Splanchnic nerve section for pancreatic pain. Ann. Surg. **131**, 44—75 (1950).
TANKEL, H. J., and F. HOLLANDER: The relation between pancreatic secretion and local blood flow. Gastroenterology **32**, 633—641 (1957).
TAYLOR, A.: The etiology, pathology, diagnosis and treatment of acute pancreatitis. Ann. roy. Coll. Surg. Engl. **5**, 213—239 (1949).
—, and J. S. WRIGHT: Intravenous trypsin. Circulation **10**, 331—337 (1954).
TEJERINA-FOTHERINGHAM, W.: Acute pancreatitis. Pathophysiology and treatment. Gastroenterology **20**, 687—696 (1949).
TEXTER, E. C., and C. J. BARBORKA: Effect of a carbonic anhydrase inhibitor, acetazoleamide, upon gastric secretion in man. Gastroenterology **28**, 517—530 (1955).
THAL, A.: Studies on pancreatitis. II. Acute pancreatic necrosis produced experimentally by the arthus sensitization reaction. Surgery **37**, 911—917 (1955).
—, and E. L. BRACKNEY: Acute hemorrhagic pancreatic necrosis, produced by a local swartzman reaction. J. Amer. med. Ass. **1954**, 569—574.
— P. TANSATHITAYA and W. EGNER: An experimental study of bacterial pancreatitis. Surg. Gynec. Obstet. **103**, 459—468 (1956).
THISTLETHWAITE, J. R.: The effect of banthine, vagotomy and subtotal gastrectomy upon the secretion of the pancreas. Surg. Gynec. Obstet. **93**, 616—620 (1951).
—, and R. P. HILL: Serum amylase levels in experimental pancreatitis. Surgery **31**, 495—501 (1952).
THOMAS, J. E.: The external secretion of the pancreas. Springfield: C. C. Thomas 1950.
—, and J. O. CRIDER: A quantitative study of acid in the intestine as a stimulant for pancreas. Amer. J. Physiol. **131**, 349 (1940).
THOMPSON, J. A., J. M. HOWARD and K. D. VOWLES: Acute pancreatitis following choledochotomy. Surg. Gynec. Obstet. **105**, 706—710 (1957).
THOREK, P.: Inflammatory diseases of the pancreas. Amer. J. Gastroent. **26**, 328—334 (1956).
TON-THAT-THUNG, HOANG-SU, NGUYEN-VAN, HSANG-KIM-TENN: L'ascaridiose des voies biliaires. J. Chir. (Paris) **73**, 506—523 (1957).
—, u. A. K. SCHMAUSS: Die akute postoperative Pankreatitis nach Resektion von Magen-Zwölffingerdarmgeschwüren. Chirurg **29**, 413—423 (1958).
TOOLE, H., et P. CHRYSOPATHIS: L'action préventive de la splanchnicectomie gauche sur la production de la pancréatite aigue experimentale. J. int. Coll. Surg. **24**, 755—762 (1955).
TREADWELL, C. R., and I. H. ROE: Technic for complete pancreatectomy in the rat. Proc. Soc. exp. Biol. (N. Y.) **86**, 878—881 (1954).
TROFIMOVA, T. A.: The role of irritation of the gastric interoceptors and of vascular disorders in the pathogenesis of pancreatitis [Russisch]. Vestn. Hir. **77**, 82—88 (1955).

TROLL, W., and H. DOUBILET: The determination of proteolytic enzymes and proenzymes in human pancreatic juice. Gastroenterology **19**, 326—329 (1951).
TUBA, J., and H. J. HOARE: Human serum tributyrinase. J. Lab. clin. Med. **38**, 308—312 (1951).
TURNER, G. G.: Local dislocation of the abdominal wall as a sign of acute pancreatitis. Brit. J. Surg. **7**, 394 (1919).
TURNER-WARWICK, R. T.: Hypocalcaemia in acute pancreatitis. Lancet **1956 I**, No 6941, 546—547.
UNGER, K.: Tierexperimentelle Studien zur Frage der Pankreassaftschäden an den Gallenwegen. Langenbecks Arch. klin. Chir. **286**, 218—248 (1957).
VARAY, A.: Retentissement rénal des pancréatites aigues. Acta gastro-ent. belg. **20**, 865—869 (1957).
VEGHÉLYI, P. V., T. T. KEMÉNYI, J. PSZONYI and J. SÓS: Dietary lesions of the pancreas. Amer. J. Dis. Child. **76**, 658—678 (1950).
VEJDA, A.: Die Bedeutung des paravertebralen Blocks für die Pankreatitis acuta. Wien. klin. Wschr. **1948**, 491—492.
— Die therapeutische Bedeutung des paravertebralen Novocainblocks für die Pancreatitis acuta. Wien. klin. Wschr. **1949**, 501—502.
VIER, H. J. F.: Acute hemorrhagic pancreatitis complicating biliary tract surgery. Amer. J. Gastroent. **26**, 322—327 (1956).
VOLK, B. W., and S. S. LAZARUS: The effect of various diabetogenic hormons on the structure of the rabbit pancreas. Amer. J. Path. **34**, 121—135 (1958).
VONK, H. J., P. A. ROELOFSEN u. L. ROMIJA: Der Einfluß von Galle auf die Trypsinverdauung in vitro. Hoppe-Seylers Z. physiol. Chem. **218**, 33—51 (1933).
—, u. H. P. WOLVEKAMP: Faktoren, welche die Trypsinverdauung im Darm beeinflussen. Hoppe-Seylers Z. physiol. Chem. **182**, 175—200 (1929).
VOSSSCHULTE, K.: Probleme der Pankreaschirurgie. Langenbecks Arch. klin. Chir. **282**, 544—554 (1955).
VUORI, E. E.: Vier Fälle von akuter Pankreatitis bei vorher cholecystektomierten Patienten. Acta chir. scand. 88, 220—225 (1943).
— Presentday therapy of acute pancreatitis. Duodecim (Helsinki) **71**, 17—22 (1955).
WACHSTEIN, M., and E. MEISEL: Nephrotoxic action of dl-ethionine. Proc. Soc. exp. Biol. (N. Y.) **77**, 648—669 (1951).
WAINWHRIGHT, C. W.: Intrapancreatic obstruction. New Engl. J. Med. **244**, 161—170 (1951).
WALKER, F.: Anastomose zwischen Ductus pancreaticus und Magen. Krebsarzt **10**, 83—84 (1955).
—, and W. E. PEMBLETON: Continuous epidural block in the treatment of pancreatitis. Anesthesiology **14**, 33—37 (1953).
WALLENSTEN, S.: Acute pancreatitis and hyperdiastasuria after partial gastrectomy. Acta chir. scand. **115**, 182—188 (1958).
WALTERS, W.: Postcholecystectomy dyskinesia with pancreatitis. J. Amer. med. Ass. **1956**, 425—431.
WALZEL, P.: Über postoperative Reaktionen des Pankreas nach Operationen an seinen Nachbarorganen. Langenbecks Arch. klin. Chir. **137**, 513—548 (1925).
WANG, C. C., and M. J. GROSSMAN: Physiological determination of release of secretin and pancreozymin from intestine of dogs with transplanted pancreas. Amer. J. Physiol. **164**, 527—545 (1951).
— K. J. WANG and M. J. GROSSMAN: Effects of ligation of the pancreatic ducts upon the action of secretin and pancreozymin in rabbits. Amer. J. Physiol. **160**, 115—121 (1950).
WANNAGAT, L.: Vortrag Lebersymposion Bad Bertrich, Sept. 1957.
WAPSHAW, H.: Radiographic and other studies of the biliary and pancreatic ducts. Brit. J. Surg. **43**, 132—141 (1955).
— The pathogenesis of acute pancreatitis. Glasg. med. J. **36**, 76—101 (1955).
— Postoperative pancreatitis. J. roy. Coll. Surg. Edinb. **2**, 61—68 (1956).
WARREN, K. W.: Acute pancreatitis following subtotal gastrectomy. Surgery **29**, 643—657 (1951).
— L. S. FALLIS and J. BARRON: Acute pancreatitis and diabetes. Ann. Surg. **132**, 1103—1110 (1950).
WATMAN, R. N.: The inhibition of human pancreatic secretion by carbonic anhydrase inhibitor. Surgery **39**, 337—339 (1956).
WEBER, H.: Zur Behandlung der Pankreasverletzungen und Pankreascysten. Bruns' Beitr. klin. Chir. **190**, 215—221 (1955).
WEISS, S.: Pancreatitis. Amer. J. Gastroent. **29**, 425—427 (1958).
WELLS, C. A., and D. ANNIS: Experimental pancreatico-gastrostomy. Lancet **1949 I**, 97—99.
WENER, J., M. A. SIMON and H. E. HOFF: Production of acute pancreatitis in dogs by the administration of mecholyl. Gastroenterology **15**, 125—130 (1950).

Werle, E.: Diskuss.bem. Langenbecks Arch. klin. Chir. **282**, 572—573 (1955).
— M. M. Forell u. L. Maier: Zum Mechanismus der Blutdruckwirkung des Trypsins. Naturwiss. **40**, 627—628 (1953).
— — — Zur Kenntnis der blutdrucksenkenden Wirkung des Trypsins. Naunyn-Schmiedeberg's Arch. exp. Path. Pharmak. **225**, 369—380 (1955).
— R. Tauber, W. Hartenbach u. M. M. Forell: Zur Frage der akuten Pankreatitis. Münch. med. Wschr. **1958**, 1265—1267.
Werner, G., u. O. Westphal: Stofftrennungen durch Hochspannungselektrophorese. Angew. Chem. **67**, 251—256 (1955).
Werthemann, A., E. Grogg u. W. Frey: Zur Pathogenese der cystischen Pankreasfibrose. Virchows Arch. path. Anat. **321**, 411—457 (1951).
Weyer, A. G.: Zur Differentialdiagnose akuter Pankreaserkrankungen. Langenbecks Arch. klin. Chir. **279**, 831—838 (1954).
Wharton, G. K., and L. E. Sloan: Pancreatitis. Amer. J. Gastroent. **29**, 245—279 (1958).
White, T. T.: The common passageway and pancreatitis. Northw. Med. (Seattle) **55**, 786—787 (1956).
Whitrock, R. M., D. Hine, J. Crane and H. J. McCorkle: The effect of bile flow through the pancreas. Surgery **38**, 122—133 (1955).
Wildegans, H.: Zur Entstehung, Diagnose und Behandlung der akuten Pankreasnekrose. Dtsch. med. Wschr. **1951**, 1458—1461.
— Die akute Pankreasnekrose und ihre Folgezustände. Chirurg **26**, 52—55 (1955).
Wilkey, J. L., E. Nora, F. A. Lagario and L. C. Borson: Acute necrotizing pancreatitis and lower nephron syndrome following transurethral prostata resection. J. int. Coll. Surg. **19**, 322—326 (1933).
Williams, G.: Acute pancreatitis as a cause of sudden death. Brit. med. J. **1954 I**, No 4872, 1184—1185.
Wilson, N. D., and B. Seabreck: The clinical significance of the serum amylase tests. West. J. Surg. **61**, 456—458 (1953).
Wirts, C. W., and W. J. Snape: Evaluation of pancreatic function tests. J. Amer. med. Ass. **1951**, 876—879.
Wolter, D. F., and R. R. de Alvarez: Acute pancreatitis complicating pregnancy and puerperium. Amer. J. Obstet. Gynec. **75**, 1270—1278 (1958).
Wulsin, J. H., and V. E. Siler: Intraductal secretory pressure of the pancreas. Surgery **34**, 1—9 (1953).
Wurma, W.: Zur Diagnose der akuten Pankreatitis. Dtsch. med. Wschr. **1957**, 457—480.
Yoshida, T.: The pigment excreting function of the liver in experimental disturbances of the pancreas. Jap. J. Gastroent. **10**, 25—30 (1958).
Young, J. N., and S. J. Fogelson: Extrahepatic portal obstruction. Surg. Clin. N. Amer. **1956**, 541—546.
Zanaboni, A., P. Ferraboschi, O. Landri e G. Bianchi: Importance dell'innervazione splancnica sulla insolvenca della necrosi acuta sperimentale del pancreas. Med. sper. **28**, 125—131 (1956).
Zaslow, J.: Acute pancreatitis associated with necrosis and perforation of the common bile duct. Arch. Surg. (Chicago) **67**, 47—51 (1953).
Zech, R. L.: Acute pancreatitis following cholangiography. West. J. Surg. **57**, 295—296 (1949).
Zelman, S.: Blood diastase in mumps and mumps pancreatitis. Amer. J. med. Sci. **207**, 461 (1944).
Zoepffel, H.: Vorstufen der akuten Pankreasnekrose. Klin. Wschr. **1**, 1203—1204 (1922).
— Das akute Pankreasödem, eine Vorstufe der akuten Pankreasnekrose. Dtsch. Z. Chir. **175**, 301—312 (1922).
Zollinger, R. M., L. M. Keith and E. H. Ellison: Pancreatitis. New Engl. J. Med. **251**. 497—502 (1954).
Zurholt, R.: Fermententgleisungen nach Röntgenuntersuchungen der Gallenwege und des oberen Abdomens. Diss. Freiburg 1958.

# A. Allgemeiner Teil

## 1. Einleitung

Meilensteine der Pankreatitisforschung sind die Monographie von Körte (1898), die Arbeiten Opies (1901) und Gulekes (1912), die Monographie von Gross und Guleke (1924), ferner die Arbeiten von Archibald (1919), von Dragstedt, Haymond und Ellis (1934), von Rich und Duff (1936) und in neuester Zeit die Monographien über die Chirurgie des Pankreas von HESS (1950), von CATTELL und WARREN (1953) und von LEGER und BREHANT (1956). In den letzten Jahrzehnten haben sich außerdem mehrere Arbeitsgruppen mit diesem Gebiet beschäftigt und zahlreiche Publikationen vorgelegt. Erwähnt seien hier nur die Arbeitskreise von KATSCH, von POPPER, von MALLET-GUY und von GROSSMAN sowie die team-works der Mayo-Klinik (COMFORT, GAMBILL u. a.) und verschiedener New Yorker Kliniken (DOUBILET u. Mitarb., DREILING u. Mitarb. u. a.).

GULEKE schrieb 1912: „Die Entstehung der akuten Pankreasnekrose ist trotz vielfacher Erfahrung am Krankenbett und trotz einer außerordentlich vielseitigen experimentellen Bearbeitung noch nicht geklärt. Wir kennen zwar eine Reihe von disponierenden Momenten sowie eine Reihe von Entstehungsmöglichkeiten, doch ist das letzte Glied in der Kette der Beweisführung nicht geschlossen." Obwohl in den seither vergangenen fast 50 Jahren eine Fülle von Einzelbeobachtungen und neuen Erkenntnissen hinzugekommen ist, gilt letzten Endes diese Feststellung noch immer. Erneute Aktualität hat das Problem gewonnen, seit nach dem deutlichen Rückgang der Gallenwegs- und Pankreaserkrankungen in den Kriegs- und ersten Nachkriegsjahren ein starker Anstieg in der darauffolgenden „Wiederauffütterungsperiode" zu verzeichnen war (ALTVATER und KARITZKY, WILDEGANS, MAINTZ, KÜHNE u. a.), ähnlich wie auch schon nach dem ersten Weltkrieg.

Von jeher hat sich das Interesse von Klinik und Forschung auf die akute Pankreasnekrose konzentriert, also auf die schwerste, aber auch seltenste Form der Bauchspeicheldrüsenerkrankungen. Dies hat mehrere Gründe: Nur dieses katastrophenartig ablaufende Krankheitsbild wird so gut wie immer im Krankenhaus behandelt; nur diese Fälle kommen bei der hohen Mortalität der Erkrankung häufig in die Hand des Pathologen, zumal die akute Pankreasnekrose auch als Ursache plötzlicher, ungeklärter Todesfälle in Betracht kommt, worauf kürzlich WILLIAMS, ANSIMOR, DALGAARD u. a. hinwiesen, und schließlich ist auch im Tierexperiment eine akute Pankreasnekrose relativ leicht zu erzeugen, während die subakuten Pankreatitisformen schwieriger nachzuahmen sind.

Dabei sind die leichteren Pankreasaffektionen schon wegen ihrer Häufigkeit (HEINSEN), aber auch wegen der ernsten Prognose bei rezidivierendem Auftreten (HESS) von großer klinischer Bedeutung, denn sie können im Einzelfall sowohl in eine akute Pankreasnekrose ausmünden, als auch bei mehrfacher Wiederholung das schwere Bild der chronischen Pankreatitis verursachen. Die besondere Problematik liegt darin, daß die Bauchspeicheldrüse auf äußere Reize (Trauma, Bakterieninvasion u. dgl.) einmal wie jedes andere parenchymatöse Organ mit einer unspezifischen Entzündung reagieren kann, daß sie aber unter bestimmten Voraussetzungen in einer für sie allein spezifischen Form derartige Reize mit einer autolytischen Nekrose zu beantworten vermag.

Die heutigen Kenntnisse über die Entstehung der akuten Pankreaserkrankungen darzustellen und dabei die leichteren Pankreatitisformen besonders zu berücksichtigen und auch klinisch und experimentell zu untersuchen, war das Ziel der vorliegenden Arbeit.

## 2. Klinische Fragestellungen

Nicht nur auf experimentellem, sondern auch auf klinischem Gebiet ist manches, was bereits als lange gesicherter Wissensbesitz erschien, wieder fraglich geworden. Um mit dem Wichtigsten zu beginnen: Die kausale Bedeutung der Gallenwegserkrankungen für die akuten Pankreasaffektionen ist heute nicht mehr so unbestritten wie vor wenigen Jahrzehnten. Einmal wurde inzwischen eine Anzahl Fälle beschrieben, bei denen weder klinisch noch autoptisch eine Gallenwegserkrankung als Ursache der Pankreasnekrose nachgewiesen werden konnte (COMFORT, GAMBILL und BAGGENSTOSS, SELESNIK), zum anderen wird sogar anhand pathologisch-anatomischer Statistiken eine solche Beziehung bestritten (SCHNEIDER und HOFFMANN). Vor allem aber gibt zu denken, daß die operative Sanierung der Gallenwege nicht vor einem neuen pankreatitischen Anfall zu schützen vermag (BERNHARD, HESS, RAKER und BARTLETT, KERSCHNER, VUORI u. a.). Daß andererseits das sog. „Postcholecystektomiesyndrom" nicht selten einer gleichzeitigen, nicht diagnostizierten Bauchspeicheldrüsenerkrankung entspricht, haben SCHÖNDUBE, BERG, FISCHER, MALLET-GUY, FASSIO u. a. herausgestellt.

Erfahrene Pathologen wie BÜCHNER weisen darauf hin, daß sich in den allermeisten Fällen von akuter Pankreasnekrose Choledochusverschlußsteine nachweisen bzw. bei sorgfältiger Untersuchung noch im Darminhalt finden lassen. Andererseits zeigt die klinische Erfahrung, daß nur in einem kleinen Prozentsatz der Steinverschlüsse des Gallenwegssystems eine akute Pankreaserkrankung oder gar -nekrose auftritt. Es kann also mindestens nicht der Papillenverschluß *allein* sein, der zur Pankreasnekrose führt. Hier verdient der Befund von MILLBOURN Aufmerksamkeit, der mit statistisch gesicherten Zahlen nachwies, daß bei Choledocholithiasis eine akute Pankreaskomplikation häufiger bei Patienten auftritt, bei denen Konkremente abgegangen waren, als bei solchen, bei denen Steine sich noch im Choledochus oder in der Papille fanden.

Dies könnte dadurch bedingt sein, daß nach dem Abgang eines Papillensteines der Sphincter Oddi atonisch klafft und Duodenalsaft zurückfließen kann, wobei dann eine Trypsinaktivierung mit nachfolgender Selbstandauung denkbar wäre. Auf die weiteren Konsequenzen dieser Beobachtung wird in Abschnitt 5 und 6 eingegangen.

Auch hinsichtlich des Gallenrefluxes, dem früher die wichtigste Rolle bei der Entstehung der akuten Pankreasnekrose zugeschrieben wurde, haben sich die Anschauungen gewandelt. Die operative Cholangiographie, auf die im klinischen Teil näher eingegangen wird, hat gezeigt, daß in etwa $^1/_3$ aller Fälle ein Reflux aus dem Gallenweg- in das Pankreasgangsystem schon unter physiologischen Druckverhältnissen auftritt (HESS, HICKEN und MCALLISTER), ohne daß dies zu klinisch erkennbaren Störungen führen würde. Selbst ein sehr hochgradiger Gallenübertritt in das gesamte Pankreasgangsystem muß keine schwere Beeinträchtigung der Bauchspeicheldrüse zur Folge haben (MEYER). Auch sorgfältig analysierte Fälle von gemeinsamer Ausmündung beider Gangsysteme, Papillenverschluß durch einen Stein und völlig intakter Bauchspeicheldrüse einerseits (DREILING und PARNES) und von völlig getrennter Ausmündung beider Gangsysteme und trotzdem eingetretener akuter Pankreasnekrose andererseits (HUGHES, HOESCH) beweisen, daß der Gallenreflux nicht an und für sich, sondern höchstens unter bestimmten Voraussetzungen eine akute Pankreasnekrose hervorrufen kann, und daß er keine conditio sine qua non darstellt.

Trifft es schon für die „canaliculäre" Entstehung der Pankreasnekrose zu, daß sie nur einen Teil der klinischen Fälle mit Sicherheit erklären kann, so gilt dies erst recht von den anderen Entstehungstheorien, der allergisch-toxisch-entzündlichen (vgl. Abschnitt 7) und der vasculären. Letztere scheint aber neuerdings wieder an Bedeutung zu gewinnen.

So konnten kürzlich HRANILOVICH und BAGGENSTOSS an einem größeren Sektionsgut ein signifikant häufigeres Vorkommen von Pankreasnekrosen bei maligner Hypertonie nachweisen. Ähnliche Befunde erhoben HEINZ, SUBENKO-GABUZOVA, LEMAIRE u. Mitarb., AUFDERMAUR, BOIKI, PROBSTEIN u. Mitarb. u. a.

Auch interessante Einzelbeobachtungen sind hier erwähnenswert, so der von MCKENZIE beobachtete Fall einer tödlichen Pankreasnekrose nach isolierter Embolie des Tripus Halleri oder die von ROBINSON, von OTTO sowie von CICCANTELLI u. Mitarb. mitgeteilten Beobachtungen von akuter Pankreasnekrose kurz nach lumbaler Aortographie.

HEILMANN wies kürzlich darauf hin, daß der Chirurg bei diagnostischer Laparotomie gelegentlich schon bei Frühfällen Blutungen zu sehen bekommt, die nur als primäre Gefäßläsion gedeutet werden könnten. Daß die eigentliche Todesursache bei der akuten Pankreasnekrose nicht selten die foudroyante Blutung ist, wurde vor kurzem von KIRBY u. Mitarb. erneut herausgestellt.

Die Vorgänge, die einerseits zu einer Aktivierung des intraglandulären Pankreassekrets führen können und andererseits die notwendigen Voraussetzungen für dessen Angriff auf das Gewebe liefern, werden in den folgenden Abschnitten dargestellt. Dagegen erübrigt sich eine ausführliche Besprechung der bisherigen Entstehungstheorien der akuten Pankreasnekrose; diesbezüglich sei auf die Monographie von HESS verwiesen.

Nicht nur hinsichtlich der Ätiologie und der Pathogenese, sondern auch bezüglich der Diagnostik sind noch viele Fragen zu lösen. Der wichtigste diagnostische Faktor, die „Fermententgleisung" in die Blutbahn (KATSCH), läßt sich dank verfeinerter Labormethoden heute genauer erfassen als noch vor kurzem. Auch dieser Frage ist ein eigener Abschnitt gewidmet (Abschnitt 10).

Vor allem im Beginn einer Pankreaserkrankung besteht keine Parallele zwischen dem Umfang der morphologisch faßbaren Organschädigung und den klinischen Symptomen (COLOMBO). Auf die differentialdiagnostische Bedeutung der nach links ausstrahlenden Oberbauchschmerzen haben vor allem KATSCH und seine Schüler aufmerksam gemacht.

In interessanten, wenn auch heroisch zu nennenden Versuchen haben BLISS u. Mitarb. diesen Linksschmerz objektiviert, indem sie bei 15 Patienten nach Gallenwegseingriffen Elektroden in verschiedene Stellen der Bauchspeicheldrüse implantierten und nach deren Einheilung mittels elektrischer Reizung entsprechend lokalisierte Schmerzsensationen erzielen konnten. Auch durch kleine, engbegrenzte Prozesse in der Drüse können schwerste therapieresistente Schmerzzustände auftreten (BUCKWALTER). Einen Hinweis auf die Ausdehnung des Krankheitsherdes geben die Schmerzen nicht.

Nach dem oft frühzeitigen Verschwinden der entgleisten Fermente aus dem Blut und dem Urin scheint die Untersuchung des Peritonealexsudates in diagnostisch unklaren Fällen an Bedeutung zu gewinnen (SCOTT und HARKINS; KEITH u. Mitarb.), da sich hier die Fermente länger nachweisen lassen und ihr Vorhandensein beweisend für eine Pankreaserkrankung ist. Nach Abklingen des akuten Stadiums läßt sich eine verminderte Leistung der Drüse durch andere Tests nachweisen. Genannt seien nur der Sekretintest (LAGERLÖF; DREILING u. a.), die fraktionierte Duodenalsaftuntersuchung nach Stimulation der Drüse (CREUTZFELDT und WIDMANN), die Bestimmung des Gesamtcholesterins im Blutserum nach enteraler Fettbelastung (SCHETTLER), die Blutzuckerbestimmung nach Glucosebelastung und andere Stoffwechseluntersuchungen (SHINGLETON u. Mitarb.).

Weiterhin ist für die Differentialdiagnose der Erkrankung von Interesse, daß herzinfarktähnliche Bilder und entsprechende EKG-Veränderungen bei der akuten Pankreasnekrose nicht selten beobachtet werden, wobei in der Regel autoptisch am Herzen kein Substrat gefunden wird (GOTTESMAN u. Mitarb., BURN, DITTLER und MCGAVACK, METTENLEITNER, CONRAD und LECLUYRE, LEVY, MORSE und ACHS u. a.). Nach POLLOCK und BERTRAND sind auch bei Hundeversuchen in etwa der Hälfte der Fälle EKG-Veränderungen ohne entsprechenden morphologischen Befund am Herzen nachweisbar. BAEUERLEIN und STOBBE konnten als Ursache dieser Erscheinung sowohl den Kreislaufschock als auch Verschiebungen des Serum-Kaliumspiegels ausschließen, während LIEBERMAN und TAYLOR zeigen konnten, daß sich derartige EKG-Veränderungen auch durch intravenöse Trypsininjektionen erzeugen lassen. Möglicherweise sind kleinste

Nekrosen im Herzmuskel oder im Reizleitungssystem infolge der Trypsineinschwemmung in die Blutbahn als Ursache anzuschuldigen (vgl. Abschnitt 5).

Hinsichtlich der Therapie besteht heute allgemeine Übereinstimmung darüber, daß zu Beginn der Erkrankung ausschließlich konservativ behandelt werden sollte. Wird unter einer Fehldiagnose die Bauchhöhle eröffnet, so sollte sie höchstens drainiert, im übrigen aber unverzüglich wieder geschlossen werden. Dagegen tritt nach einigen Tagen der operative Eingriff („delayed operation“) in sein Recht, wenn das Weiterbestehen der Krankheitserscheinungen eine Revision notwendig macht, und besonders dann, wenn Komplikationen (Cysten, Abscesse, Fisteln) auftreten. Auch bei sorgfältigster konservativer Behandlung sind Spätkomplikationen nicht immer vermeidbar [Fritsch (2)]; der richtige Zeitpunkt für das operative Eingreifen darf daher nicht versäumt werden.

Einen wichtigen Platz nehmen in der Therapie neben der Schmerz- und Infektionsbekämpfung, neben der enteralen Dauerabsaugung und der Kreislaufstabilisierung einerseits sekretionshemmende Pharmaka (Abschnitt 4), andererseits fermentinaktivierende Medikamente (Abschnitt 5) ein. Dagegen scheint die Behandlung mit Cortison und ACTH noch umstritten zu sein: Während verschiedentlich über sehr gute Erfahrungen berichtet wurde, allerdings meist nur an wenigen Patienten [Kaplan, Bloodworth und Cohen, Brockis und Jones, Ericson, Eskwith u. Mitarb., Fritsch (2), Mouchet und Albahary, Rogers u. Mitarb., Solem u. Mitarb., Stephenson u. Mitarb. Michel-Bechet und Cranier], liegen andererseits klinische (Baar und Wolff, Carone und Liebow, Dreiling u. Mitarb.) wie auch tierexperimentelle (Stumpf u. Mitarb., Lazarus u. Mitarb., Boncosme, Volk) Befunde vor, nach denen eine Cortisongabe die akute oder chronische Pankreasaffektion erst hervorrufen kann.

Eine Lösung dieses scheinbaren Widerspruches dürfte darin zu suchen sein, daß die zellschützende und entzündungshemmende Eigenschaft des Cortison und ACTH (Heilmeyer) bei dem katastrophenartig ablaufenden Bild der akuten Pankreasnekrose zweifellos von Nutzen ist, daß aber die gleichen Agentien bei längerer Anwendung durch ihre Begünstigung einer latenten Infektion, durch ihre eiweißkatabole Wirkung und vielleicht auch durch Steigerung der Neutralfette im Blutserum (Stumpf u. Mitarb.) eine erhöhte Anfälligkeit der Bauchspeicheldrüse bedingen, zumal das Pankreas als das Organ des Körpers mit dem größten Eiweißumsatz gegen katabole Wirkungen sehr empfindlich sein dürfte.

Man wird daher, unter Berücksichtigung der bis heute bekannten Befunde, bei schweren Fällen und im Beginn der Erkrankung eine kurz dauernde Behandlung mit Cortison und ACTH befürworten, dagegen ist von einer länger dauernden Behandlung mit diesen Medikamenten abzuraten.

Erfahrene Kliniker (Hess; Starr) betonen die günstige Wirkung von Ganglienblockern wie Hexamethonium und Pendiomid auf den klinischen Ablauf der Pankreasnekrose.

Kreislaufmechanisch können diese empirischen Befunde kaum erklärt werden, wirken doch die bei der Pankreasnekrose frei werdenden Stoffe (Kallikrein, Trypsin) ihrerseits schon blutdrucksenkend, so daß nicht einzusehen ist, inwiefern hier blutdrucksenkende Medikamente eine günstige Wirkung haben könnten. Doch ist auch an Nebenwirkungen der Ganglienblocker zu denken, etwa an eine nervöse Beeinflussung des Prozesses und vor allem der Schmerzen (vgl. Abschnitt 7).

Gegenüber der akuten Pankreasnekrose fanden die leichteren pankreatitischen Affektionen bisher in Diagnostik und Therapie nur wenig Berücksichtigung. Wie häufig Pankreasveränderungen auch bei makroskopisch unveränderter Drüse histologisch gefunden werden, konnte Doerr kürzlich zeigen. Hierzu steht nicht im Widerspruch, daß auch nach hochakuten abgelaufenen Pankreaserkrankungen nach Strömbeck wie nach eigenen Erfahrungen intra operationem oft makroskopisch an der Drüse kein Befund erhoben werden kann. Auch klinisch imponieren die Anfangsstadien des Leidens meist als rasch vergessene Episoden leichter

Oberbauchbeschwerden, als Magenverstimmungen oder als Unverträglichkeit gewisser Speisen, die subjektiv mehr als Unannehmlichkeit wie als Krankheit empfunden werden (HEINSEN). In einem nicht geringen Prozentsatz der Fälle geht aber aus diesen leichten Beschwerden die akute Pankreasnekrose oder aber eine chronische Pankreatitis hervor. Da es leichter ist, initiale Krankheitsbilder zu behandeln als voll ausgebildete und schwere, sollte diesen Zuständen mehr Aufmerksamkeit geschenkt werden und auch hier die prophylaktische Medizin in ihr Recht treten.

## 3. Anatomische Bedingungen

Die anatomischen Verhältnisse der distalen Gallen- und Pankreasausführungsgänge bilden eine wichtige Grundlage für das Verständnis krankhafter Vorgänge an der Bauchspeicheldrüse. Schon aus der Ontogenese ergibt sich die enge Beziehung beider Gangsysteme: Die paarige ventrale Pankreasanlage entsproßt bei den Säugetieren aus der Leberanlage (DOBBERSTEIN-KOCH).

Tabelle 1. *Zusammenstellung von 2347 Sektionsbefunden hinsichtlich der Ausmündungsverhältnisse von Pankreas- und Gallenwegsystem* (Autoren teilweise zitiert nach MILLBOURN)

| Untersucher und Jahr | Fallzahl | Gemeinsame Ausmündung | Getrennte Ausmündung |
|---|---|---|---|
| BALDWIN 1911 | 76 | 49 | 27 |
| v. BÜNGNER 1903 | 58 | 57 | 1 |
| CAMERON u. NOBLE 1924 | 100 | 74 | 26 |
| CHODKOWSKI 1936 | 322 | 258 | 64 |
| FRITSCH 1957 | 100 | 67 | 33 |
| HJORTH 1947 | 100 | 86 | 14 |
| HOLZAPFEL 1930 | 50 | 10 | 40 |
| HOWARD u. JONES 1947 | 150 | 109 | 41 |
| LÉTULE u. Mitarb. 1898 | 21 | 7 | 14 |
| LOQUVAM u. RUSSELL 1955 | 100 | 77 | 23 |
| MANN u. GIORDANO 1923 | 200 | 130 | 70 |
| MEHNEN 1938 | 449 | 275 | 174 |
| MILLBOURN 1950 | 200 | 171 | 29 |
| NÄÄTÄNEN 1941 | 100 | 67 | 33 |
| NAGAI u. SAWADA 1925 | 58 | 52 | 6 |
| NUBOER 1931 | 75 | 61 | 14 |
| RUGE 1908 | 43 | 32 | 11 |
| SCHIRMER 1893 | 47 | 24 | 23 |
| WERTHEMANN 1931 | 48 | 24 | 24 |
| WÖHRMANN u. WESTPHAL 1929 | 50 | 37 | 13 |
| Insgesamt | 2347 | 1667 | 680 |
| In Prozent | 100 | 71 | 29 |

Bei manchen Säugern, z. B. bei der Ratte, existiert nur ein Hauptgallengang, in den die Ductuli pancreatici fiederförmig einmünden. Bei den meisten Säugetieren sind jedoch wie beim Menschen getrennte Gangsysteme und 2 Pankreasgänge vorhanden, wobei der Ductus Wirsungianus die beiden ventralen, der Ductus Santorini das Sekret der dorsalen Pankreasanlage aufnimmt. Während beim Hund und bei der Katze anatomisch ähnliche Verhältnisse vorliegen wie beim Menschen — Ausmündung des einen Ganges zusammen mit dem Gallengang, des anderen getrennt davon —, sind bei anderen Säugern (Rind, Schwein, Kaninchen) völlig getrennte Gangsysteme angelegt, die weitab voneinander ausmünden. Bei der Ziege mündet der einzige Pankreasgang weit proximal seitlich in den Hauptgallengang ein. Ebenso unterschiedlich wie die Verhältnisse am Pankreasgangsystem sind auch die anatomischen Bedingungen der Gallenwege. Bei vielen Säugern fehlt z. B. die Gallenblase (Pferd, Reh, Elefant, Ratte und viele andere Nager). So sind tierexperimentelle Befunde stets nur mit Vorsicht und nur unter Berücksichtigung der Vergleichbarkeit auch der anatomischen Verhältnisse auf den Menschen übertragbar.

Bezüglich der anatomischen Varianten beim Menschen liegen recht unterschiedliche Angaben vor. Für die vorliegende Problemstellung interessieren vor allem 2 Fragen: Einmal die Häufigkeit einer gemeinsamen Ausmündung des Gallen- und Pankreasganges, wodurch die Möglichkeit eines Refluxes nach beiden Seiten gegeben ist, und zum anderen, wie oft der Ductus Santorini der *alleinige* Ausführungsgang der Bauchspeicheldrüse ist, da er bei Operationen, vor allem bei Magenresektionen, leicht verletzt werden kann. Ein solches Ereignis ist aber dann besonders folgenschwer, wenn die Verletzung oder Unterbindung den *einzigen* Ausführungsgang der Drüse trifft (Foley u. Mitarb.).

Über das größte Untersuchungsgut zu diesen Fragen verfügt bis jetzt Mehnen, der 449 Leichen hinsichtlich der Mündungsverhältnisse von Gallen- und Pankreasgang untersuchte. Darüber hinaus erscheint es nicht uninteressant, anhand einer Sammelstatistik eine Durchschnittsprozentzahl zu errechnen. Auf eine weitergehende Differenzierung der anatomischen Varianten mußte dabei verzichtet werden, da bei der sehr unterschiedlichen Methodik und Deutungsweise der einzelnen Untersucher die Zahlen sonst überhaupt nicht vergleichbar gewesen wären (Tabelle 1).

Tabelle 2. *Zusammenstellung von 1833 Sektionsbefunden hinsichtlich des Hauptausführungsganges der Bauchspeicheldrüse* (Autoren teilweise zit. nach Millbourn sowie Clairmont)

| Untersucher und Jahr | Fallzahl | Hauptausführungsgang | |
|---|---|---|---|
| | | Ductus Wirsungianus | Ductus Santorini |
| Baldwin 1911 | 76 | 64 | 12 |
| v. Büngner 1903 | 58 | 57 | 1 |
| Clairmont 1920 | 50 | 46 | 4 |
| Cordier u. Arsac 1952 | 44 | 43 | 1 |
| Fritsch 1957 | 100 | 92 | 8 |
| Helly 1898 | 150 | 149 | 1 |
| Holzapfel 1930 | 50 | 40 | 10 |
| Keyl 1926 | 114 | 107 | 7 |
| Kleitsch 1955 | 33 | 30 | 3 |
| Mann u. Giordano 1923 | 200 | 192 | 8 |
| Mehnen 1938 | 449 | 445 | 4 |
| Näätänen 1941 | 100 | 93 | 7 |
| Nagai u. Sawada 1925 | 58 | 57 | 1 |
| Opie 1910 | 100 | 88 | 12 |
| Schirmer 1893 | 104 | 100 | 4 |
| Schmieden u. Sebening 1927 | 35 | 34 | 1 |
| Schwarz 1926 | 64 | 60 | 4 |
| Werthemann 1931 | 48 | 39 | 9 |
| Insgesamt | 1833 | 1736 | 97 |
| In Prozent | 100 | 94,7 | 5,3 |

Nicht in allen erwähnten Arbeiten wird auf die Pankreasgangverhältnisse im einzelnen eingegangen. Tabelle 2 zeigt aus den verwertbaren Arbeiten die Anzahl und Prozentzahl derjenigen Fälle, bei denen der Ductus Santorini der Hauptausführungsgang der Drüse war.

Ist also schon in mehr als $^2/_3$ aller Fälle anatomisch die Möglichkeit eines Refluxes nach beiden Seiten gegeben, und ist in mehr als 5% aller Fälle zu erwarten, daß der Ductus Santorini der einzige Ausführungsgang der Bauchspeicheldrüse ist, so haben überdies Untersuchungen von Gross gezeigt, daß nahezu immer kleinste, akzessorische Pankreasgänge in den distalen, intrapankreatisch liegenden Teil des Choledochus einmünden. Es dürfte also nahezu bei jedem Menschen irgendwie ein Übertritt von Galle und Bauchspeichel in das andere Gangsystem anatomisch möglich sein.

Wenn auch eine teleologische Betrachtungsweise im allgemeinen nicht zulässig ist, so darf doch gesagt werden, daß, wenn der Pankreassaft allein durch die Galle aktiviert werden könnte, schon in den anatomischen Gegebenheiten die Möglichkeit einer Selbstandauung der Bauchspeicheldrüse und damit einer Selbstzerstörung des Organismus dauernd gegeben wäre. Dies erscheint sehr unwahrscheinlich und wäre auch mit der klinischen Erfahrung der Seltenheit einer akuten Pankreasnekrose kaum in Einklang zu bringen.

## 4. Stimulation und Hemmung der exkretorischen Pankreassekretion

Sowohl für die Therapie der klinisch manifesten Pankreaserkrankungen als auch für die experimentelle Pankreatitisforschung ist die Kenntnis sekretionshemmender und -fördernder Einflüsse von Bedeutung. Ein Vagusreiz bedingt eine kräftige Ausschüttung fermenthaltigen Bauchspeichels; dabei handelt es sich nicht um einen vasomotorischen, sondern um einen sekretomimetischen

Effekt, der durch Atropin voll unterdrückbar ist (BABKIN). Vor allem bei der Sekretabgabe ins Duodenum spielt der Vagusreiz eine wichtige Rolle: Der Bauchspeichel kann durch Verschluß des Sphincter Oddi „gehortet" werden, bis eine humorale Saftlockung hinzutritt und dann die Entleerung ins Duodenum erfolgt. Über Faktoren, die einen pathologischen Verschluß des Sphincter Oddi herbeiführen, wird in Abschnitt 9 berichtet. Eine Splanchnicusreizung wirkt wesentlich schwächer, und ihr Effekt soll hauptsächlich durch eine Durchblutungsänderung bewirkt werden.

TANKEL und HOLLANDER haben kürzlich die diesbezüglichen Experimente überprüft und festgestellt, daß es offenbar bis jetzt im physiologischen Bereich keinen Beweis dafür gibt, daß das Ausmaß der Pankreassekretion von der jeweiligen Blutversorgung der Drüse abhängig wäre. Daß entzündliche Vorgänge trotz Hyperämie zu einem Rückgang der Sekretion führen (HALLENBECK u. Mitarb.), ist einleuchtend, und ebenso, daß eine Hypoxydose zu einem Erliegen der sekretorischen Funktion führt (HARTIALA).

Die humorale Auslösung der Sekretion erfolgt einmal durch die Salzsäure im Magen und Duodenum: Das Sekretin (BAYLISS und STARLING 1902) ruft einen stark wasser- und bicarbonathaltigen, das Pankreozymin (HARPER und RAPERS 1943) einen dicken, fermenthaltigen Bauchspeichel hervor. Ersteres wird als die hydrokinetische, letzteres als die ekbolische Funktion der Drüse bezeichnet. Demgemäß ist nach Säurereiz der Bauchspeichel stark wasser- und alkalireich, dagegen eiweiß- und fermentarm, da Salzsäureproduktion und Sekretinausschüttung gekoppelt sind.

Die Wasser- und Bicarbonatproduktion soll durch die Epithelien der intralobulären Pankreasgänge erfolgen. Dies wird aus folgenden Beobachtungen geschlossen: Beim Alloxandiabetes kommt es zu einer Degeneration der genannten Gangepithelien, während die Acinuszellen intakt bleiben. Bei einer Testung des alloxandiabetischen Hundes mit Sekretin und Pankreozymin (GROSSMAN und IVY) wird letzteres mit normaler Fermentproduktion, ersteres dagegen erst nach 10—20fach höherer Dosierung als normal mit Wasser- und Bicarbonatausscheidung beantwortet.

Sehr eingehend haben sich neuerdings mit den Beziehungen zwischen den funktionellen Stadien der Sekretion und dem morphologischen Substrat ALTMANN sowie V. BECKER befaßt, auf deren Arbeiten verwiesen sei.

Der stärkste Reiz für die Bauchspeicheldrüse wird durch Nahrungszufuhr bewirkt, vor allem durch Fett- und Eiweißdarreichung sowie durch das Volumen und den $p_H$-Wert. Der Gesamtreiz der Nahrungszufuhr ist stärker wirksam als alle nervösen oder humoralen Einzelreize.

Einen wichtigen Einfluß auf die Zusammensetzung des Bauchspeichels hat außerdem die Zusammensetzung des Blutplasmas: Innerhalb weniger Minuten lassen sich z. B. Ionenverschiebungen des Plasmas auch im Bauchspeichel nachweisen (JACOBS, Lit. bei BECKER). Während P- und Na-Isotopen schon nach 2 bzw. 3 min im Pankreassaft nachzuweisen sind, treten Aminosäuren erst nach etwa einer Stunde über. Daß der Ort dieser Diffusion und damit auch in umgekehrter Richtung der Fermententgleisung die Isthmusabschnitte der Pankreasgänge sind, konnten DOERR und seine Schüler mit Hilfe des Reduktionsindicators Triphenyltetrazoliumchlorid zeigen.

Aus den vielfältigen Untersuchungen, die über die exkretorische Pankreassekretion existieren, seien nur noch einige Punkte herausgegriffen: Eine ausgesprochene Tagesrhythmik der Sekretion wurde von BALSER und WERNER sowie von GOETZE und PIECHOWSKI festgestellt. Die Einwirkungen einer akuten Pankreaserkrankung einerseits und eines Druckanstieges im Pankreasgang andererseits auf die äußere Pankreassekretion untersuchten HALLENBECK u. Mitarb. BOND wies darauf hin, daß die Pankreassekretion eng mit der Gesamtsituation des Kreislaufs verknüpft ist. Auch SCHETTLER, KYLE u. Mitarb. sowie WANG u. Mitarb. untersuchten die Pankreassekretion unter verschiedenen Bedingungen.

Besonders wertvoll sind Befunde, die am Menschen bei Bestehen einer äußeren Pankreasfistel gewonnen wurden. Neuere Beobachtungen liegen hier vor von

Mahaffey und Haynes, Mancuso und Natalini, Newman, Rumore u. Mitarb., Sinclair u. a. Hierauf ist im speziellen Teil noch zurückzukommen.

Erwähnenswert ist noch, daß auch eine Hyperglykämie, wie sie oft im Anfangsstadium der Erkrankung auftritt, sekretionsfördernd wirkt (McKenzie), so daß eine genügende Insulinzufuhr auch aus diesem Grunde angezeigt erscheint.

Für eine medikamentöse Stimulierung kommen neben den Hormonen Sekretin und Pankreozymin — beide in reiner Form dargestellt, aber in Deutschland noch nicht erhältlich — Medikamente wie Pilocarpin, Doryl, Prostigmin bzw. Physostigmin, das synthetische Mecholyl (Metacholin-chlorid) und Urecholin (Urethan des $\beta$-Methylcholinchlorids) in Betracht. Außerdem wird seit langem der Äther als duodenaler Saftlocker in der Klinik benützt (Katsch). Mit Mecholyl wird ganz vorwiegend die ekbolische, mit Äther fast ausschließlich die hydrokinetische Funktion angeregt; dies wurde von Creutzfeldt und Widmann für die klinische Diagnostik nutzbar gemacht, indem sie zeigen konnten, daß durch diese kombinierte Stimulation sehr genaue Pankreasfunktionsprüfungen möglich sind.

Die Möglichkeit, im Tierexperiment allein durch Stimulation akute Pankreasaffektionen zu erzeugen, ist nach der Art der Versuchstiere verschieden. Während Werner u. Mitarb. beim Hund durch fortgesetzte Mecholylgaben akute Pankreasnekrosen erzeugen konnten, gelang dies Becker bei Ratten und Katzen nicht. Dagegen erzeugten Mallet-Guy u. Mitarb. an Nagetieren alle Stadien der akuten Erkrankungen durch elektrische Splanchnicusreizung, was wiederum an Hunden nicht möglich zu sein scheint (Pampanini und Iraci). Auch allein durch Mästung, also ebenfalls durch ständige unphysiologische Stimulation der Drüse, kann am Tier eine Pankreatitis erzeugt werden (Kup, Plehn u. a.).

In der menschlichen Pathologie sind die Hinweise, daß allein durch übermäßige Stimulation der Drüse eine akute Pankreasnekrose ausgelöst werden kann, spärlich. Als zusätzlicher auslösender Faktor (Auftreten von Pankreasnekrose nach starken Mahlzeiten oder Alkoholexzessen, bevorzugter Befall adipöser Menschen) spielt dies jedoch sicher eine wichtige Rolle, zumal bei Überfütterung nach langem Fasten (McDermott und Bartlett). Ein interessanter Befund von Glazer sei hier erwähnt, der eine akute Pankreasnekrose nach einem elektrischen Unfall beobachtete, wobei an eine übermäßige nervöse Reizung der Drüse zu denken war.

An sekretionshemmenden Medikamenten sind neben dem Atropin und Ephedrin vor allem Banthine und ähnliche Drogen zu nennen, z. B. das Benthylchlorid (Marien u. Mitarb., Annis, Howard u. Mitarb., Shingleton u. Mitarb., Thistlethwaite). Banthine soll den Trypsingehalt und das Volumen des Bauchspeichels reduzieren, doch sind ebenso wie beim Atropin Nebenwirkungen vorhanden, wenn die Dosierung ausreichend ist (Tachykardie, Trockenheit im Mund, Pupillendilatation). Von Hildes u. Mitarb. wird auf Grund von Erfahrungen an einer menschlichen Pankreasfistel die volumensenkende Eigenschaft von Banthine bestritten. Neue Gesichtspunkte haben sich ergeben, seit bekannt wurde, daß Carboanhydrasehemmstoffe eine spezifisch pankreassekretionshemmende Wirkung ausüben (Watman, Dreiling, Janowitz und Halpern, Birnbaum u. Hollander, Lesperance, Papartrat u. Miller, Popper, Sporn, Levinson u. Necheles), wie z. B. das Diamox.

Das Ferment Carboanhydrase katalysiert den Vorgang $CO_2 + H_2O \rightleftharpoons H_2CO_3$. Die Toxicität des Diamox, dessen Wirkung im übrigen vorwiegend eine diuretische ist, entspricht etwa derjenigen von Kochsalz; die Dos. let. 50 liegt bei 3—6 g/kg im Tierversuch. Zu den pharmakologischen Eigenschaften der Carboanhydrasehemmstoffe haben kürzlich Hoffmeister und Krück eingehend Stellung genommen.

Bemerkenswert erscheint, daß die Hemmung durch Diamox sich nur auf die hydrokinetische Funktion der Drüse bezieht, die Proteochylie bleibt unbeeinflußt.

Da durch entsprechende Dosen auch die Salzsäureproduktion des Magens weitgehend unterdrückt wird (TEXTOR u. BARBORKA), erhebt sich die Frage, inwieweit die Hemmung der Pankreassekretion eine Folge der verminderten Sekretinproduktion ist. Diese Zusammenhänge sind noch nicht genügend geklärt, doch erscheint gerade bei Pankreaserkrankungen auch die Hemmung der Magensaftsekretion durchaus erwünscht. Ob es sich bei den Wirkungen der Carboanhydrasehemmstoffe auf den Kohlenhydratstoffwechsel (BRAUN und THEDERING, MOSELEY u. Mitarb.) um eine pankreatogene Wirkung handelt, ist gleichfalls noch strittig.

BECKER und SCHAEFER haben kürzlich darauf aufmerksam gemacht, daß ein Mangel an Stimulation bei Urämie, Lebercirrhose und ähnlichen Erkrankungen dieselben Auswirkungen haben kann wie eine mechanische Gangstauung: Infolge des Sekretinmangels kommt es zu einer ungenügenden Durchwässerung der Drüse, zu einer Austrocknung des Bauchspeichels und zur Acinusdilatation infolge Sekreteindickung.

Auch in anderer Weise wurde die Ausschaltung der Sekretinproduktion schon therapeutisch nutzbar gemacht: Vor allem bei chronischer Pankreatitis wird die Magenresektion unter dieser Vorstellung ausgeführt (CHRISTMAN und SCHAPOSNIK, RICHMAN und COLP, JOHNSON u. a.). Auch experimentell wurden die Auswirkungen der Magenresektion auf die äußere Pankreassekretion untersucht: Während RICHMAN u. Mitarb. einen sicheren Einfluß nicht nachweisen konnten, zeigten ANNIS und HALLENBECK einen Rückgang der Sekretion, wobei jedoch später eingebrachte Salzsäure oder die Injektion von Sekretin die normale Wirkung beibehält.

Nicht nur der Magen, sondern auch andere Abdominalorgane haben enge Beziehungen zur Bauchspeicheldrüse. So sind bei akuten Pankreaserkrankungen häufig lokalisierte Ileuserscheinungen zu beobachten (GROLLMAN und GOODMAN, SMITH u. a.).

LUTZEYER zeigte, daß Pankreasextrakte eine spezifisch motilitätssteigernde Wirkung auf den Darm haben, so daß die Darmatonie vielleicht mit auf einen Ausfall der Pankreasfermente zu beziehen ist. Auch das gleichzeitige Vorkommen von Pankreaserkrankungen und Colitis ulcerosa (BALL u. Mitarb.) ist hier zu nennen. GÖTZE hat dem Verhalten der äußeren Pankreassekretion bei verschiedenen Abdominalerkrankungen eine Studie gewidmet.

Gegenseitige Beeinflussungen des Pankreas und des Nieren-Harnleitersystems erklären sich einmal aus der nahen topographischen Beziehung (CHAMBERLAIN und IMBER), ihre Häufigkeit wurde erst kürzlich von GÜLZOW betont. Doch sind auch biochemische Wechselwirkungen nicht ausgeschlossen; so beobachteten DE GREGORI u. Mitarb. ebenso wie WILKEY u. Mitarb. akute Pankreasnekrosen im Anschluß an endovesicale urologische Eingriffe. Daß die Niere durch eine akute Pankreasnekrose schwer geschädigt werden kann, wahrscheinlich infolge der Trypsineinschwemmung, vielleicht auch durch die Lipase, ist seit langem bekannt (LYNCH, STIPA u. COCCO, GREWE, VARAY u. a.).

Erstaunlich wenig ist noch über die Beziehungen zwischen Pankreas und Leber bekannt. Daß bei Pankreasnekrose mit ihrer Stoffwechselstörung auch schwere Leberschäden auftreten können, liegt auf der Hand (FISHER u. McCLOY). Für die chronische Pankreatitis versuchte SEIFERT an einem Sektionsmaterial zu zeigen, daß die Pankreasstörungen nicht der Fibrose bei Lebercirrhose, sondern der portalen Hypertension parallel gehen, was jedoch CREUTZFELDT u. WIDMANN bei klinischen Untersuchungen nicht bestätigen konnten. YOUNG u. FOGELSON sowie WANNAGAT zeigten eindrucksvoll im Splenoportogramm, daß akute und subakute pankreatitische Schübe zu einer extrahepatischen portalen Obstruktion führen können; möglicherweise ergeben sich hier zusätzliche diagnostische Möglichkeiten.

In letzter Zeit ist die cystische Pankreasfibrose in das Interesse der Kliniker und Pathologen gerückt.

Aus mehreren Arbeiten (Werthemann u. Mitarb., Ayers u. Mitarb.) geht hervor, daß doch in einem erheblichen Prozentsatz mit kongenitalen Mißbildungen am Pankreas gerechnet werden muß, so daß auch im späteren Leben auftretende Pankreaserkrankungen mindestens zum Teil ihre Ursache in solchen Bildungsfehlern haben können. Außerdem kann es so zu gleichzeitigen Gallenwegs- und Pankreaserkrankungen kommen, die demnach nicht nach-, sondern gleichgeordnet erscheinen. Interessant ist die Beobachtung von Ayers u. Mitarb., daß bei cystischer Pankreasfibrose das Trypsin im Bauchspeichel fehlt, nach Splanchnicusblockade jedoch sofort im Sekret erscheint.

In diesem Zusammenhang ist auch das nicht so seltene Auftreten schwerer pankreatitischer Affektionen im frühen Jugendalter erwähnenswert. Meist handelt es sich um Einzelbeobachtungen, die sich jedoch in letzter Zeit zu häufen scheinen (Krebs, Pender, Haigh, Stickler u. Yonemoto, Halmos u. Pilaszanovich, Gibson u. Gibson, Jure, Berlinski, Blumenstock u. Mitarb. u. a.).

Neuerdings werden enge Beziehungen zum Stoffwechsel der Nebenschilddrüsen (Hoar u. Gorlin, Hayes, Jackson, Roberts u. Mitarb., Cope u. Mitarb., Mixter, Hinton u. Pfeffer, Liljekvist, Turner-Warwick u. a.) diskutiert und sind möglicherweise diagnostisch verwertbar. Auch zum Fett- und Cholesterinstoffwechsel bestehen zweifellos enge Beziehungen (Albrink u. Klatskin, Probstein, Joshi u. Blumenthal, Barnes u. Malley, Millen u. Mitarb. u. a.), doch führen diese Stoffwechselprobleme im einzelnen über den Rahmen der vorliegenden Arbeit hinaus.

## 5. Aktivierung und Inaktivierung der Pankreasfermente

Das kohlenhydratspaltende Ferment, die Diastase, wird im Pankreassaft in voll aktiver Form sezerniert (lediglich die Anwesenheit von Chlorionen scheint für seine Wirksamkeit unerläßlich), und auch die Lipase, das fettspaltende Ferment, erfährt keine eigentliche Aktivierung, sondern nur eine Wirkungssteigerung auf das Vielfache durch die Anwesenheit von Galle und Calciumseifen, wobei es sich um Emulgierungs- und Adsorptionsvorgänge handelt. Dagegen werden die proteolytischen Fermente des Pankreassaftes in inaktiver Form sezerniert. Es können daher Fettgewebsnekrosen, z. B. bei Ausfließen von inaktivem Pankreassaft in die Bauchhöhle, auch ohne hämorrhagische, trypsinverursachte Gewebsnekrosen auftreten (Grossmann). Die entscheidende Rolle des aktiven Trypsins für die Entstehung der akuten Pankreasnekrose war schon im vorigen Jahrhundert bekannt.

Was die älteren Forscher als Trypsin bezeichneten, ist ein Gemisch proteolytischer Fermente, von denen bis jetzt 8 (Trypsin, Chymotrypsin, Protaminase, Carboxypeptidase, Aminopolypeptidase, Dipeptidase, Elastase und Prolinase) und 3 Vorstufen (Trypsinogen, Chymotrypsinogen und Prokinase) sowie eine Inhibitorsubstanz isoliert werden konnten. Dabei wird das Trypsin zusammen mit dem Trypsininaktivator unter Bildung des komplexen inaktiven Trypsinogens sezerniert.

Die Aktivierung des Trypsins (= Abspaltung des Trypsins vom Trypsininaktivator, der Vorgang ist heute bis ins einzelne chemisch analysiert, vgl. Green u. Neurath) erfolgt physiologischerweise im Dünndarm durch die Enterokinase, die ebenfalls als inaktive Vorstufe (Prokinase) mit dem Pankreassaft sezerniert und in und an der Darmschleimhaut aktiviert wird. Die Fermentnatur der Enterokinase wurde früher bestritten, ist aber heute sichergestellt. Vor allem aber wird das Trypsinogen durch den Zusatz schon kleinster Mengen aktiven Trypsins zu Trypsin umgewandelt, es handelt sich hier um einen autokatalytischen Vorgang. Auch das Chymotrypsinogen wird durch aktives Trypsin in Chymotrypsin verwandelt, wogegen das Chymotrypsin weder das eine noch das andere der Profermente zu aktivieren vermag. Es liegt also bei der Chymotrypsinbildung kein autokatalytischer Vorgang vor; auch die Enterokinase aktiviert das Chymotrypsinogen nicht.

Die Aktivierung der proteolytischen Pankreasfermente verläuft demnach so, daß durch die Enterokinase (oder im Fall der akuten Pankreasnekrose durch Gewebsfermente) ein kleiner Teil des vorhandenen Trypsinogens in Trypsin verwandelt wird. Hierdurch werden weitere katalytische und autokatalytische Vorgänge als Kettenreaktion in Gang gesetzt, so daß in kurzer Zeit alle Profermente in Fermente umgewandelt sind. Die zentrale Stellung des Trypsins ist sowohl bei der physiologischen Fermentaktivierung als auch bei der Entstehung der akuten Pankreasnekrose nicht zu bezweifeln.

Einer *Selbstandauung* durch die proteolytischen Fermente stehen unter normalen Bedingungen verschiedene Prinzipien entgegen: Einmal werden lebende, morphologisch und funktionell intakte Zellen auch von aktivem Trypsin nicht angedaut, wie schon vor Jahrzehnten bekannt war (HOESCH, LOEFFLER). Zum anderen sind in den Geweben und auch im Blutserum genügend antitryptisch wirksame Fermente vorhanden, die eine Trypsinwirkung auffangen können. Die Entstehung von Blutungen bei der akuten Pankreasnekrose wurde von manchen Autoren geradezu als Schutzwall gegen die weitere Andauung angesehen.

Während nun die physiologischen Vorgänge bei der Trypsinaktivierung heute gut zu übersehen sind, gilt dies von der pathologischen Aktivierung mit nachfolgender Autodigestion der Drüse noch keineswegs. Nach HOSIE u. ZIFFREN ist ein weiteres, vom Trypsin unterscheidbares Ferment im Pankreassaft enthalten, die Kollagenase (identisch mit der Elastase ?). Gelangt Pankreassaft mit dem Interstitium der Drüse, z. B. nach einer Epithelläsion, in Berührung, so findet eine initiale Andauung durch die Kollagenase statt, wodurch wiederum Cytokinasen freigesetzt werden, die ihrerseits zu einer Aktivierung des Trypsins führen und die oben beschriebene Kettenreaktion auslösen. NEMIR und DRABKIN konnten nachweisen, daß bei Zusammentritt von Pankreassaft und Blut eine besonders toxische Substanz entsteht, die chemisch einem Hämin entspricht und die ihrerseits wieder zu einer weiteren Gewebsschädigung führt und damit dem Trypsinangriff den weiteren Weg bereitet. Bei dem raschen Fortschreiten der Fermentforschung darf mit der baldigen Aufdeckung weiterer Einzelheiten gerechnet werden.

Die Ergebnisse aller älteren und neueren einschlägigen Arbeiten stimmen jedoch darin überein, daß es zwar das Trypsin ist, das die proteolytische Selbstandauung der Drüse bedingt, *daß aber dem Trypsinangriff eine primäre Gewebsschädigung vorausgehen muß*. Auch hier gilt die Feststellung GULEKEs aus dem Jahr 1912 zu Recht, wenn er schrieb: „Außer der Aktivierung des Pankreassaftes muß noch eine Schädigung der Pankreaszellen hinzukommen, damit die Autodigestion in Gang kommt . . . Erst das Zusammenwirken von Gewebsschädigung und Aktivierung des Pankreassekrets führt zu so ausgedehnten Nekrosen, wie wir sie bei der menschlichen Erkrankung gewöhnlich sehen."

Eine weitere Beobachtung von GULEKE, vor über 50 Jahren publiziert, daß nämlich die akute Nekrose nur im Verdauungsstadium auf dem Höhepunkt der Drüsensekretion einzutreten pflegt, findet eine wertvolle Ergänzung durch die Befunde von KALSER und GROSSMAN, die nachweisen konnten, daß bei übermäßiger Stimulation der Drüse die Relation Trypsininaktivator:Trypsin sich zugunsten des letzteren verschiebt, daß also die Inaktivatorsekretion mit der Trypsinsekretion nicht mehr Schritt hält. Unter diesen Umständen können Läsionen, die normalerweise durch antitryptische Faktoren und Inaktivatorsubstanzen aufgefangen werden, zur autokatalytischen Trypsinaktivierung und zur Autodigestion führen.

Unter normalen Bedingungen baut sich das Trypsin, ebenso wie es sich autokatalytisch aktiviert, innerhalb weniger Stunden auch selbst wieder ab. Diese Selbstverdauung wird durch die Anwesenheit von Calcium-Ionen in niedrigen Konzentrationen ($10^{-4}$ bis $10^{-6}$), wie sie physiologischerweise vorkommt, weitgehend gehemmt, so daß eine Stabilisierung des Trypsins resultiert. Inwieweit auch dieser Vorgang unter pathologischen Bedingungen eine Rolle spielt, ist noch nicht bekannt (GREEN und NEURATH).

Von besonderem Interesse ist die Einschwemmung der Pankreasfermente in die Blutbahn. Während der Diastase hier keine pathologische Bedeutung beigemessen wird (vgl. Abb. 1), kann die Lipase auf dem Blutweg zu subcutanen Fettgewebsnekrosen, gelegentlich sogar zu Fettgewebsnekrosen im Knochenmark (SCARPELLI) führen, doch hat auch dies nur geringe nosologische Bedeutung. Eine entscheidende Rolle spielt hier nur das Trypsin.

Trypsin hat einen wesentlichen Einfluß auf die Blutgerinnung (INNERFIELD u. Mitarb., BOWMAN, LEWIS u. FERGUSON, STORER u. KAZDAN u. a.). Dabei verursachen geringe Mengen Trypsin eine Beschleunigung der Thrombinbildung, hohe Dosen jedoch eine Hemmung der Gerinnung durch Fibrinogenolyse. Dies erklärt die Tatsache, daß Pankreasaffektionen einmal zu einer Thromboseneigung im Sinne einer Thrombophlebitis migrans, das andere Mal zu einer hämorrhagischen Diathese vom Typ der Afibrinogenämie führen können, je nach der Menge des in die Blutbahn eingeschwemmten Trypsins (DEUTSCH). Auch der Thrombocytenzerfall durch das Trypsin kann bei der Gerinnungsbeschleunigung eine Rolle spielen (DEUTSCH u. FRISCHAUF). Die therapeutische intravenöse Trypsinanwendung wurde zur Auflösung von Thromben schon versucht (INNERFIELD u. Mitarb.), doch sind Nebenwirkungen in Form von Kreislaufschädigungen und EKG-Veränderungen (vgl. Abschnitt 2!) nicht zu vermeiden (TAYLOR u. WHRIGHT).

Klinisch imponiert der oft mit der Pankreasnekrose einhergehende Kreislaufkollaps. Seine Auslösung durch das Trypsin hat man sich nach WERLE u. Mitarb. so vorzustellen, daß das aktive Trypsin in der Blutbahn aus dem Bradykininogen, einem $\alpha$-2-Globulin des Blutplasmas, das blutdrucksenkende Polypeptid Bradykinin freisetzt. Ferner bildet es aus dem im Blut in großer Menge kreisenden Kallikreinogen das blutdrucksenkende Kallikrein, ein körpereigenes Hormon, das von FREY entdeckt wurde. Das Kallikrein setzt seinerseits aus dem Kallidinogen, ebenfalls einem $\alpha$-2-Globulin des Plasmas, das blutdrucksenkende Kallidin frei. Auch die Freilegung von Histamin und ähnlich wirkenden Stoffen durch das Trypsin spielt wahrscheinlich eine Rolle. Die Bedeutung des Kreislaufversagens als Todesursache der akuten Pankreasnekrose wurde erst kürzlich von FUCHSIG und STERN sowie von HARDY u. BOWLIN betont.

Bei POWERS u. Mitarb. finden sich Ansätze für eine Trypsin- und Trypsinogenbestimmung im Blut, die bisher an prinzipiellen Schwierigkeiten scheiterte; sie basiert auf einer Hitzeinaktivierung der übrigen proteolytischen Fermente des Blutserums, das Trypsin ist hitzestabil. Möglicherweise ergibt sich hier ein empfindlicher differentialdiagnostischer Test zur Unterscheidung der akuten Pankreasnekrose von den leichteren pankreatitischen Erkrankungsformen, der bisher noch fehlt. Vorerst ist die genannte Methode für die klinische Routinediagnostik allerdings noch zu schwierig.

Von den gleichen Autoren wird die Hypothese aufgestellt, daß eine Trypsinogenaktivierung auf dem Blutweg durch Freisetzung proteolytischer Fermente z. B. bei Herz- und Milzinfarkten eine akute Pankreasnekrose sozusagen retrograd verursachen könnte. Von WILKEY u. Mitarb. wurden ähnliche Gedanken geäußert. LUZZATTO gibt an, daß die i.v. Infusion einer 5%igen Diastaselösung gesetzmäßig eine Pankreasnekrose erzeugen würde. Vorerst stehen diese Hypothesen vereinzelt da und die Versuche bedürfen einer genauen Nachprüfung.

Die Inaktivierung des bereits in der Blutbahn kreisenden Trypsins wurde schon 1933 durch BAUMANN, neuerdings von CALANDRA u. Mitarb. und von CHRISTENSEN u. McLEOD mit verschiedenen chemischen Verbindungen untersucht. Besonderes Interesse hat heute die Verwendung biologischer Trypsininaktivatoren, die sowohl aus Kartoffeln (SOKONIE u. AMBE), aus Sojabohnen (HOFFMAN u. Mitarb., RUSH u. CLIFFTON u. a.) und anderen Leguminosen, als auch aus tierischem

Gewebe (WERLE u. Mitarb.) gewonnen werden können. Besonders eingehend untersucht wurde der Sojabohneninhibitor; es handelt sich um ein Globulin, das beim Kochen zerstört wird (DEUTSCH).

Unter der Vorstellung, daß im normalen menschlichen Serum genügend Antifermente vorhanden sind (JACOBSSON), wurde verschiedentlich die Verwendung von Serum und Humanalbumin bei der Pankreasnekrose empfohlen (POPPER u. Mitarb., KENWELL u. WELLS, ELLIOT u. Mitarb. u. a.). Eindeutige tierexperimentelle Befunde wurden bis jetzt nicht erhoben (POLLOCK), so daß die guten klinischen Erfahrungen vielleicht mehr auf der Kreislaufwirkung und Volumensubstitution beruhen. Dagegen erscheinen im deutschen Schrifttum zunehmend Mitteilungen, die über gute klinische Erfahrungen mit einem neuen biologischen Trypsin- und Kallikreininaktivator (Bayer A 128, jetzt als „Trasylol" im Handel) berichten (BEDACHT, WERLE u. Mitarb., FORELL u. a.).

## 6. Die Bedeutung der Galle für die Entstehung akuter Pankreaserkrankungen

Wenn früher eine Aktivierung des Trypsins allein durch die Galle angenommen wurde, so haben genauere enzymologische Untersuchungen gezeigt, daß die Verhältnisse sehr kompliziert liegen. VONK u. Mitarb. wiesen nach, daß innerhalb des $p_H$-Optimums der Trypsinwirkung von $p_H$ 7,5—8 keine Wirkung der Galle auf das Trypsin festzustellen ist, bei einem $p_H$ von 8,75 sogar eine Hemmung. Dagegen verdoppelt die Galle die Wirkung des Trypsins auf Fibrin bei einem $p_H$ von 6,2. FLASCHENTRÄGER u. LEHNARTZ formulieren den Sachverhalt folgendermaßen: „Die Galle wirkt nicht als Aktivator oder Schutz für das Trypsin, sondern sie erhöht die Dispersität des Darminhalts und vergrößert dadurch die Oberfläche der zu verdauenden Eiweißkörper." Auf diese Weise wird die Angriffsfläche sowohl für die Lipase wie auch für das Trypsin erhöht.

CHRISTENSEN vermutet, daß die Gallensalze eine Denaturierung der Proteine verursachen und daß auf diese Weise dem Trypsinangriff der Weg geebnet wird. Die auffallend große Wirkungssteigerung von Trypsin auf das Hämoglobin in Anwesenheit von Galle hängt nach NETTER u. NOLL wohl nicht mit einer Denaturierung, sondern mit chemischen Vorgängen zusammen.

Selbst bei zerstörtem Pankreasgewebe führt Galle keine Gefäßnekrosen herbei (RICH u. DUFF). Ebenso ruft die Galle bei direkter Injektion in das Drüsenparenchym keine Pankreasnekrose hervor (THISTLETHWHAITE u. HILL), wohl aber bei Injektion eines genügend großen Volumens in die Pankreasgänge. Auch dies spricht gegen eine spezifische Wirkung der Galle. In vitro konnte die Aktivierung von Trypsinogen zu Trypsin durch Galle nie beobachtet werden.

Bei der Interpretation der zahlreichen zu dieser Frage vorliegenden Tierexperimente wurde die Verschiedenheit nicht nur der anatomischen, sondern auch der physiologischen und biochemischen Gegebenheiten bei den einzelnen Tierarten nicht immer genügend berücksichtigt. Von Bedeutung scheint vor allem der verschiedene prozentuale Anteil der einzelnen Gallensäuren in der Galle der Versuchstiere zu sein.

Beim Menschen verhält sich die Taurochol- zur Glykocholsäure wie 1:3 bis 1:5 (BABKIN). Demgegenüber enthält z. B. die Schweinegalle nur Glykocholsäure, die Schaf- und Hundegalle und die Galle anderer Carnivoren nur oder vorwiegend Taurocholsäure (FORSGREEN). Ungekoppelte Gallensäuren kommen in der Menschengalle, im Gegensatz zur Hundegalle, nur in sehr geringer Menge vor (JENKE), wobei die ungekoppelten Gallensäuren wesentlich toxischer sind als die gekoppelten (HORSTERS, DOUBILET u. COLP). Ebenso sind die Taurocholsäuren wesentlich toxischer als die Glykocholsäure, am giftigsten wirkt die Desoxycholsäure. Diese toxische Wirkung äußert sich auch im Gewebe durch Cytolyse, was beispielsweise für die Entstehung der Leberzellnekrosen beim Gallengangsverschluß von Bedeutung sein dürfte (Kühn).

Hund und Mensch sind zwar hinsichtlich der Art der Gallensekretion (relativ geringe Sekretion, Gallenblase mit großer physiologischer Kapazität, hohe Konzentrationsfähigkeit der Galle) und auch bezüglich der anatomischen Gangverhältnisse vergleichbar, nicht aber hinsichtlich der Gallenzusammensetzung. Die Hundegalle ist wesentlich cytotoxischer als normale Menschengalle (Tejerina-Fotheringham). Wenn also beim Hund häufig nach Gallenübertritt in den Pankreasgang eine autolytische Nekrose beobachtet wird, so muß dies zunächst auf die hohe cytotoxische Eigenschaft der Hundegalle bezogen werden, während eine Übertragung derartiger tierexperimenteller Befunde auf den Menschen nicht ohne weiteres statthaft ist.

Andererseits ist eine unterschiedliche Zusammensetzung der menschlichen Galle, insbesondere bei leberpathologischen Fällen, als Ursache für die Entstehung von Pankreaserkrankungen bis jetzt noch kaum diskutiert worden. So wurde von Rosenthal u. Mitarb. eine Umkehr der normalen Relation von Glyko- zu Taurocholsäure kurze Zeit nach Aufhebung eines Gallengangverschlusses beim Menschen beobachtet! Das normale Verhältnis von Chol- zu Desoxycholsäure beträgt etwa 8:1. Es besteht keine strenge Parallelität der Gallenfarbstoff- und Gallensäureausscheidung beim Menschen (Lit. bei Kühn). Dagegen kommt es nach den Untersuchungen von Kühn zu einem raschen Absinken der Gallensäurekonzentration in der menschlichen Galle beim Icterus, das etwa umgekehrt proportional dem Bilirubinanstieg im Serum geht. Vor allem bei extrahepatischen Gallengangsverschlüssen ist dieses Absinken der Gallensäuren zu beobachten.

Vielleicht liegt in diesen bis jetzt noch spärlichen Beobachtungen der Schlüssel für die bisher ungeklärte Tatsache, daß bei *lang*dauernden Verschlüssen der Gallenwege eine akute Pankreasaffektion nur sehr selten beobachtet wird, obwohl nach den anatomischen Gegebenheiten ein Reflux sicher sehr oft zustandekommt. Andererseits scheint es nach den bereits erwähnten Beobachtungen von Büchner und Millbourn recht häufig vorzukommen, daß der die akute Pankreasnekrose verursachende Verschlußstein bei der Sektion bzw. bei der klinischen Untersuchung bereits abgegangen ist, daß es sich also nur um einen *kurz*dauernden Papillenverschluß gehandelt hat. Beim Menschen wurde nach Lösung eines lange Zeit bestehenden kompletten Gallengangverschlusses ein vollständiges Sistieren der Cholerese beobachtet (Aronsohn).

Auf die zur Diskussion stehenden Fragen übertragen, würde das besagen, daß bei einem *kurz*dauernden Papillenverschluß ein sehr erheblicher Anstieg des Sekretionsdruckes auftreten muß, vor allem dann, wenn die Gallenblase als Druckregulator ausgefallen bzw. wenn sie exstirpiert ist (Poth u. Wolma). Hieraus erklärt sich auch zum Teil, weswegen die Cholecystektomie keinen sicheren Schutz gegen ein Wiederaufflackern pankreatitischer Prozesse bietet. Daneben kann es beim kurzdauernden Verschluß zu einer Umkehr der Gallensäurerelationen und damit zu einer normalerweise nicht vorkommenden cytotoxischen Aggression kommen. Demgegenüber wird bei länger bestehendem Gallengangsverschluß die Möglichkeit und Wahrscheinlichkeit einer Invasion von cytotoxischen Gallensäuren in den Pankreasgang immer geringer, da einerseits der Sekretionsdruck infolge der Schädigung der Parenchymzellen nachläßt, andererseits der Gehalt an Gallensäuren rasch abnimmt. Auch die normale Peristaltik des Choledochus sistiert während und noch einige Tage nach einer Okklusion (Foti u. Mitarb.). Dies alles würde mit den klinischen Erfahrungen gut übereinstimmen und viele empirische Befunde erklären können.

ELLIOT u. Mitarb. legten kürzlich Befunde vor, nach denen ein für 24 Std bei Körpertemperatur inkubiertes Gemisch von Galle und Pankreassaft im Verhältnis 1:1 ganz wesentlich toxischer wirkt als Galle oder Pankreassaft allein oder als ein Gemisch, das nicht inkubiert wurde. Es bleibt abzuwarten, inwieweit sich dies bestätigt und zur Erklärung mancher klinischer Befunde beitragen kann.

Von POPPER u. Mitarb. wurden eingehende Untersuchungen auch zur Lipase-Inaktivierung im Blutserum und zur Verhütung von Fettgewebsnekrosen vorgenommen. Fettembolien durch ausgedehnte Fettgewebsnekrosen werden sowohl für die bei Pankreasnekrose oft zu beobachtende Cyanose wie auch für die häufigen Nierenschädigungen (Verstopfung der Nierencapillaren) verantwortlich gemacht (LYNCH).

Auch die Experimente von FORELL u. Mitarb. lassen zwar den Schluß zu, daß das Trypsin die letzte Ursache der proteolytischen Pankreasnekrose ist, aber nur, wenn eine Gewebsschädigung vorausging. Die von den Autoren verwendeten Konzentrationen von taurocholsaurem Natrium zur Erzeugung einer Gewebsschädigung liegen weit oberhalb des Bereiches der physiologischen Möglichkeiten beim Menschen, so daß auch hier die Übertragung der tierexperimentellen Befunde auf den Menschen nur mit Reserve möglich ist.

Interessant ist der Nachweis, daß nach Ölinjektion in den Pankreasgang cholerese-hemmende Stoffe gebildet werden (YOSHIDA). Möglicherweise bestehen biologische Schutzmechanismen, die den weiteren Nachschub von Galle verhindern, wenn die Pankreasautolyse bereits in Gang gekommen ist.

Zusammenfassend läßt sich sagen, daß beim Menschen unter normalen Bedingungen die Galle eine Aktivierung des Bauchspeichels nicht bewirken kann, daß es aber unter besonderen Umständen beim Gallenreflux durch Umkehr der Gallensäurerelationen, durch Stase und Erhöhung des Sekretionsdruckes zu einer Gewebs- bzw. Gangepithelschädigung kommen kann, die in manchen Fällen der akuten Pankreasnekrose den Weg bereiten dürfte.

## 7. Toxische, allergische und neurovasculäre Faktoren

Nachdem bisher die Bedingungen besprochen wurden, die zu einer Aktivierung des Pankreassekretes führen, und unter denen die Autodigestion der Drüse ihren Anfang nehmen kann, sollen nunmehr die Faktoren dargelegt werden, die eine *direkte* Zellschädigung und damit eine Pankreasnekrose gewissermaßen von innen her verursachen können.

In erster Linie sind hier die Pankreasnekrosen infolge von Vergiftungen durch toxische Substanzen zu erwähnen wie Methylalkohol (BENNET u. Mitarb.), Tetrachlorkohlenstoff (VEGHELYI u. Mitarb.), Glyoxal (DOERR), Isonicotinsäurehydrazid (DICKSON) und andere Medikamente. Mehrfach wurde vermutet, daß auch die während Schwangerschaft und Puerperium nicht ganz selten auftretende Pankreasnekrose (DAVIES, BREZINA, CASSEL u. MALEWITS, JOSKE, LANGMADE u. EDMONDSON, LUNT, APETOV, JACOBS u. SANDERS, PARISH u. RICHARDSON, WOLTER u. DE ALVAREZ u. a.) durch toxische Stoffwechselprodukte hervorgerufen wird, doch steht der letzte Beweis hierfür noch aus. Nach neueren Untersuchungen muß hier auch der Hyperlipämie des Serums in diesem Stadium Beachtung geschenkt werden.

Als Modellversuch für diese Art der Schädigung kann die Einwirkung von Äthionin, der äthylhomologen Aminosäure des Methionins, auf die Bauchspeicheldrüse angesehen werden. Die Wirkung dieser Droge ist an sich nicht pankreasspezifisch, sie ist vielmehr an die eiweißumsetzende Eigenschaft der Zelle gebunden, wie BECKER an Versuchen mit fetalen Ratten eindrucksvoll zeigen konnte. Sie wirkt sich jedoch vor allem in den Anfangsstadien so stark auf die Bauchspeicheldrüse aus, weil diese das Organ des Körpers mit dem größten Eiweißumsatz ist. Hier erfolgt daher die Verdrängung des Methionins, die wahrscheinlich das Wesen der Schädigung ausmacht, besonders rasch. Nach GROSSMAN ist es ganz allgemein die Geschwindigkeit, mit der die Acinuszellen zugrunde gehen, die es bestimmt, ob es zur hämorrhagischen Nekrose des Organs oder zur langsamen Atrophie des Drüsengewebes kommt, was im Falle des Äthionins demnach direkt von der Dosierung abhängt.

Im Gegensatz zur canaliculären Entstehung der Pankreasnekrose beginnt die Äthioninpankreatitis mit einem intracellulären Anfangsstadium. Erst nach dem funktionellen „Leckwerden" der Zellen, wenn diese unkontrolliert Zellbestandteile nach außen hin entlassen, ist die Fermententgleisung im Blut nachweisbar. Auch in dieser Hinsicht ist diese Form der Pankreasschädigung der canaliculären Form genau entgegengesetzt. Experimentell läßt sich zeigen, daß im Anfangsstadium ein Fermentabfall im Blut zu beobachten ist (Henning u. Heinkel, vgl. auch Experimenteller Teil). Die nachfolgende Parenchymnekrose geht ohne Schädigung der Inseln, der Pankreasgänge und der Blutgefäße einher, ganz im Gegensatz zur canaliculär oder vasculär entstandenen Form.

Die Erhöhung der Diastaseaktivität im Blutserum geht weitgehend dem Ausmaß des Zelluntergangs parallel, wie vergleichende fermentchemische und histologische Untersuchungen ergaben (Kalser u. Grossman).

Für die Schwere der Allgemeinschädigung ist außerdem die Ernährung maßgebend: Bei gleichen Dosen Äthionin ist die Pankreasschädigung unter eiweißarmer Kost weit schwerer als unter Normalkost (Wachstein u. Meisel). Eine antagonistische Wirkung zwischen Äthionin und Alloxan, wobei wahrscheinlich beide Pharmaka am Eiweißumsatz, jedoch in entgegengesetzter Richtung angreifen, wurde von Gambassi u. Del Gatto festgestellt. Auch andere äthioninähnlich wirkende Substanzen wurden schon verwendet, so das 3-chloro-Adenosin (Sternberg u. Mitarb.). Entsprechend dem großen theoretischen Interesse dieses Schädigungsmodus haben sich in letzter Zeit zahlreiche Untersucher mit diesem Thema auseinandergesetzt (De Almeida u. Grossman, Alvizouri u. Warren, Farber u. Popper, Goldberg u. Mitarb., Kroboth u. Hallenbeck, Loving u. Hartley u. a.). Wesentlich erscheint, daß auch bei Äthioninvergiftung die Trypsin-Trypsininaktivatorrelation im Bauchspeichel abnimmt (Kalser u. Grossman). Möglicherweise handelt es sich hier um dieselben Veränderungen, wie sie auch beim Kwashiorkor, einer Eiweißmangelerkrankung vorwiegend der tropischen Gegenden und der Kinder (Veghelyi u. Mitarb.), aber auch bei Colitis ulcerosa (Ball u. Mitarb.) und auch bei Potatoren infolge eines Eiweißmangels gesehen werden.

Daß Alkoholiker in signifikanter Häufigkeit von akuten und chronischen Pankreaserkrankungen befallen werden, hat wahrscheinlich zu Unrecht zu dem Schluß geführt, daß der Alkohol eine direkt schädigende Wirkung auf die Bauchspeicheldrüse ausübe. Nach neueren Befunden (Brooks u. Thomas, Dreiling u. Mitarb.) läßt sich nur ein sehr geringer Einfluß enteral oder parenteral zugeführten Alkohols auf die exkretorische Pankreasfunktion nachweisen. Wenn auch eine direkte toxische Wirkung noch nicht mit völliger Sicherheit auszuschließen ist, so werden doch vorwiegend andere Noxen angeschuldigt, so neben der bereits erwähnten Eiweißmangelkomponente die übermäßige Sekretinproduktion der durch den Alkohol chronisch gereizten Magenschleimhaut. Gleichzeitig kommt es durch übermäßige Alkoholzufuhr zu Spasmen des Sphincter Oddi, was zusammen mit der übermäßigen Drüsenstimulation pathogenetisch wirken kann.

Bei der Bedeutung, die der nervösen Beeinflussung der Bauchspeicheldrüse zukommt, ist es verständlich, daß auch Eingriffe am vegetativen Nervensystem therapeutisch empfohlen werden. Während, entsprechend den in Abschnitt 4 dargestellten Grundlagen, die Vagotomie von nur bedingtem (Dreiling u. Mitarb., McCleery u. Mitarb., Frezza, Khedroo, Routley u. Mitarb., Schaffarzick u. Mitarb., Thistlethwaite u. Hill) und die Sympathektomie von fraglichem Wert ist, zudem auch in der Form des meist ausgeführten thorakolumbalen Eingriffs eine sehr eingreifende Operation darstellt (Pfeffer u. Mitarb., Brancadoro und CECCHI), erscheint die (vor allem die linksseitige) Splanchnicektomie nach den Untersuchungen von MALLET-GUY und seiner Schule sowie von MOULONGUET u. Mitarb., DE TAKATS u. Mitarb., TOOLE u. CHRYSOPATHIS, ZANABONI u. a. als gut begründet und in ihren Erfolgen bei chronischen Schmerzzuständen weitgehend gesichert. Im hochakuten Krankheitsstadium kommt vor allem die wiederholte peri- und epidurale Blockade in Betracht (DALE, BERK u. KRUMPERMAN, DROST, WALKER u. PEMBLETON u. a.). Von BERK wurde das Einlegen eines feinen Katheters in den epiduralen Raum und die Dauerinfusion von Procainlösung empfohlen. Auch der vielfach bestätigte günstige Einfluß der intravenösen Procainapplikation (AOUSTIN, GREWE, KLUMPP, KYRLE, VEJDA u. a.) ist wohl hauptsächlich auf nervösem Wege zu erklären.

Während nur einzelne Autoren (KMENT, BECKER) eine neurovasculäre Genese der akuten Pankreasnekrose oder ihre Entstehung aus viscero-visceralen Reflexen für gesichert halten, ist ihre Entstehung auf rein allergischer Grundlage mindestens im Tierexperiment gesichert (EICHELTER, DEL BELLO u. BORELLI, MANCUSO u. CECCHI, MARAGLIANO) und wurde besonders von THAL u. Mitarb. in eindrucksvollen Experimenten reproduziert. Daß an diese Entstehungsmöglichkeit auch bei der nicht seltenen Invasion von Ascariden in die Pankreasgänge gedacht werden muß (BELIAEV, KUDINSKII, KIRK, TON-THAT-THUNG u. Mitarb., weitere Lit. bei KERN u. HUWE), wurde kürzlich diskutiert (KERN u. HUWE).

Daß es sich bei der akuten Pankreasnekrose keineswegs immer um eine primär aseptische Autodigestion handeln muß, sondern daß auch eine bakterielle Invasion die primäre Ursache sein kann, wurde neuerdings von THAL u. Mitarb., SCHWEINBURG u. Mitarb. und RADVAN betont. RAKER u. BARTLETT wiesen darauf hin, daß seit Einsetzen der antibiotischen Therapie eine wesentliche Senkung der Erkrankung eintrat. Eine Verhinderung der Sekundärinfektion nekrotisch gewordener Drüsenbezirke bewirkt nicht nur eine Senkung der primären Mortalität, sondern auch eine Verminderung der Spätkomplikationen wie Abscesse, Cysten und Fisteln.

Daß SILER u. WULSIN keine eindeutige Senkung der Mortalität durch Penicillin sahen, mag damit zusammenhängen, daß auf die hier vorkommenden Erreger, vorwiegend Colistämme, Breitspektrumantibiotica sicherer einwirken als Penicillin.

Auch auf die Bedeutung infizierter Galle wurde immer wieder hingewiesen, so von TEJERINA-FOTHERINGHAM. HOLT betrachtet den Gallenreflux unter dem Gesichtspunkt, daß die Galle indirekt als Vehikel für Krankheitserreger pathogenetisch wirken könne.

## 8. Das Zusammentreten des Bauchspeichels mit anderen Verdauungssäften

Unter normalen Bedingungen geben Papille und Sphincter Oddi der Galle und dem Pankreassaft nur gerichtet den Weg ins Duodenum frei und verhindern zusammen mit dem Sekretionsdruck der Drüsen einen Reflux von Duodenalsaft. Durch die zunehmende Zahl von Anastomosenoperationen in der Abdominalchirurgie, die vielfach unphysiologische Verhältnisse schaffen, sind in neuerer Zeit Probleme entstanden, die unter natürlichen Bedingungen kaum je, allenfalls durch eine spontane innere Fistelbildung, vorkommen.

Der älteste und am häufigsten ausgeführte Eingriff dieser Art ist die Choledochoduodenostomie. Da sich die Indikation hierzu meist aus dem Vorhandensein unüberwindlicher Hindernisse im Papillengebiet (Tumoren, Steine) ergibt, wird in der Regel ein Reflux von Duodenalsaft in die Pankreasgänge nicht stattfinden, höchstens in den seltenen Fällen, wo entweder infolge einer Anomalie ein Pankreasgang weit proximal in den Choledochus einmündet oder aber das Hindernis so weit distal sitzt, daß zwar die Papille verlegt ist, ein Reflux aber oberhalb noch stattfinden kann. Bereits 1924 wurde von Moszkowicz die Choledochoduodenostomie zur Dekompression der Gallen- und Pankreasgänge mit gutem Erfolg ausgeführt.

Inzwischen ist die Choledochoduodeno-, vor allem aber -jejunostomie zur Dekompression vor allem bei chronischer Pankreatitis und in Form der Y-Anastomose nach Roux vielfach angewendet worden (Albritten, Barclay, Bowers u. Mitarb., Chalnot u. Mitarb., Cosco-Montaldo, Hill u. Mitarb., Partington, Poth u. Wolma, Rousselot u. Mitarb. u. a.). Ähnliche Verhältnisse ergeben sich nach Ausführung einer transduodenalen Sphincterotomie (Albritten, Gillette, Hess, Hughes u. Kernutt, Reynolds u. Lary, Major u. Ottenheimer u. a.); Doubilet und Mulholland konnten die Methode bereits an über 500 Kranken mit chronischer Pankreatitis erproben. Zweifellos hat bei stenosierenden Prozessen im Papillenbereich dieses Verfahren den Vorzug, daß unter Sicht zunächst ein freier Abfluß ins Duodenum geschaffen wird. Doch ist die Gefahr von Komplikationen nicht gering (vgl. Abschnitt 11), und auch die Spätergebnisse scheinen nicht voll zu befriedigen, weil erneute narbige Veränderungen und Strikturen nicht sicher vermieden werden können. Erfahrene Chirurgen wie Mallet-Guy konnten sich nicht entschließen, der weiten Indikationsstellung von Doubilet und Mulholland zu diesem Eingriff zu folgen.

Kann nach einer Choledochusanastomose oder nach Sphincterotomie der Weg des Pankreassaftes als noch einigermaßen den physiologischen Verhältnissen entsprechend bezeichnet werden, so gilt dies bei der Einleitung des Pankreassaftes in den Magen nicht mehr ohne weiteres. Dabei ist die Anastomosierung von Pankreascysten oder -fisteln mit dem Magen sehr beliebt, bis jetzt sind weit über 100 derartige Operationen publiziert worden (Hasche u. Dieminger). Daneben kommt die operative Einpflanzung des Pankreasganges, vor allem des Ductus Santorini, in den Magen in Frage, wenn dessen Verletzung oder Durchtrennung während einer Operation erkannt wird. Hess konnte 20 derartige Fälle sammeln, entsprechende Beobachtungen wurden neuerdings von Stengel, von Walker und von Champeau u. Pineau mitgeteilt. Während sonst die Gefahr derartiger Anastomosen darin besteht, daß eine unzeitige Aktivierung des Pankreassaftes eintritt, liegen hier die Verhältnisse umgekehrt: Das saure Milieu des Magensaftes ist nicht geeignet, die Aktivierung des Bauchspeichels zu fördern. Wohl aber kann der saure Magensaft die Anastomose andauen, anscheinend vor allem dann, wenn keine starke Sekretion des alkalischen Pankreassaftes vorliegt. Dies läßt sich im Einzelfall aber nicht voraussehen.

Demgemäß ist die häufigste Komplikation nach Cysto- oder Pancreaticogastrostomie die schwere, oft tödliche Arrosionsblutung, wogegen Pankreasnekrosen nach pankreato-gastrischen Anastomosen nur relativ selten beschrieben wurden (Scholz u. Kothe).

Es sollte daher von Anastomosen zwischen Pankreas und Magen nach Möglichkeit Abstand genommen werden, um derartige Komplikationen zu vermeiden. In einer großen Zahl von Fällen lassen allerdings die topographischen Verhältnisse eine andere operative Lösung nicht zu, z. B. bei enger Verwachsung einer Pankreascyste mit dem Magen.

Auch die Gallenblase wurde schon als Anastomoseorgan verwendet, vor allem zur inneren Drainage von Pankreascysten. Hier erhebt sich die Frage nach einer Schädigung der Gallenwege durch den Pankreassaft, worüber umfangreiche Untersuchungen existieren. Unger gab vor kurzem eine kritische Würdigung dieses Fragenkomplexes, vor allem auch hinsichtlich der Fehlerquellen der bisherigen Experimente. Es gelang ihm, unter exakten Bedingungen körpereigenen Pankreassaft mit und ohne Stauung in die Gallenwege einzuleiten, ohne daß schwere Allgemeinschäden (Infektion, Peritonitis, Leberschäden) die Auswertung der Versuche beeinträchtigten. UNGER fand ebenso wie früher REID, daß selbst unter Stauungsbedingungen keine Ulcerationen oder gar Nekrosen der Gallenblasenwand auftraten, ebensowenig war eine Aktivierung des Pankreassaftes in den Gallenwegen festzustellen.

Wenn durch diese Untersuchungen — gewissermaßen die Umkehr der noch zu besprechenden Galledurchleitung durch das Pankreas — auch eine primäre Schädigung der Gallenwege durch körpereigenen Pankreassaft unwahrscheinlich gemacht wird, so ist doch die Gallenblase als Anastomoseorgan abzulehnen: Schon aus mechanischen Gründen ist die Möglichkeit einer Abknickung, einer Stauung oder einer nachträglichen Obliteration der Anastomose zu groß.

Eine Ableitung in das Colon oder in die Harnwege kommt wegen der Infektionsgefahr und der Möglichkeit einer Andauung keinesfalls in Frage, wenn auch die Natur ein solches Experiment gelegentlich unternimmt (BRÜTT u. MUMME).

Während bis jetzt nur von einer Implantation des distalen Pankreasganges oder von einer Anastomosierung von Cysten oder Fisteln die Rede war, gewinnt in jüngster Zeit die *caudale* Pancreaticojejunostomie mehr und mehr an Bedeutung. Es erscheint einleuchtend, daß bei Hindernissen im Bereich des Pankreaskopfes und der Papille mit mechanischer Stauung des Bauchspeichels eine Dekompression am einfachsten und sichersten dadurch zu erreichen ist, daß ein Teil des Pankreasschwanzes reseziert und der proximale Drüsenstumpf in den Darm implantiert wird, am besten in Form einer Y-Anastomose nach ROUX in das Jejunum (DUVAL, SENSENIG u. BOWERS, AIRD u. BUCKWALTER, PUESTOW u. GILLESBY, JORDAN u. HOWARD u. a.). Auch die seitliche Anastomosierung des bei chronischer Pankreatitis meist stark dilatierten Pankreasganges in das Jejunum wurde vielfach ausgeführt (CHALNOT u. Mitarb., MERCADIER u. a.). Sogar die Einpflanzung des Pankreasschwanzes in das Jejunum bei gleichzeitig intaktem Abfluß in das Duodenum wurde schon vorgenommen, so daß das Gangsystem der Drüse nach beiden Seiten hin mit dem Darm in Verbindung steht (GUSZICH).

Das umgekehrte Vorgehen muß nach der Duodenopankreatektomie angewendet werden wenn der Pankreasschwanz belassen werden konnte. Hier muß der verbliebene *distale* Drüsenrest in das Jejunum implantiert werden.

Eingehend wurde auch die Wirkung des Gallendurchflusses auf die Bauchspeicheldrüse untersucht, vor allem vom Wangensteenschen Arbeitskreis. WHITHROCK u. Mitarb. verwendeten für diese Versuche Ziegen, die auf Grund ihrer anatomischen Gangverhältnisse (vgl. Abschnitt 3) hierfür besonders geeignet erscheinen.

Alle Untersucher kommen zu demselben Ergebnis: Ein Durchfluß von Galle durch das Pankreasgangsystem bewirkt, sofern ein unzulässiger Druckanstieg vermieden wird, keine wesentliche Schädigung der Bauchspeicheldrüse.

BRESNIHAN zeigte, daß eine direkte geschlossene Verbindung zwischen Gallen- und Pankreasgangsystem beim Hund regelmäßig zu einer akuten Pankreasnekrose führt. Die oben angeführten Versuche sind eine Bestätigung und Ergänzung der Versuche BRESNIHANs, indem sie zeigten, daß die gleichzeitige Anlegung einer caudalen Pancreaticojejunostomie vor der Ausbildung einer Pankreasnekrose unter sonst gleichen Bedingungen zu schützen vermag. Es ist also nicht, wie BRESNIHAN noch annahm, die Aktivierung des Pankreassaftes durch die Galle, sondern der im geschlossenen Gangsystem unaufhaltsam steigende Druck, der das pathogenetische Prinzip darstellt und die Pankreasnekrose hervorruft.

## 9. Pankreasgangdruck, Pankreatographie, Pankreasgangunterbindung

Hiermit ist schon die Frage nach der Bedeutung des Pankreasgang- und Gallenwegdruckes für die Entstehung der akuten Pankreaserkrankungen aufgeworfen.

Vergleichende Druckmessungen in beiden Gangsystemen wurden schon vor langer Zeit vorgenommen (Harms u. a.). Neuere Untersuchungen mit verfeinerten Methoden, wobei der Mechanismus des Sphincter Oddi unangetastet bleibt (Parry u. Mitarb., Menguy u. Mitarb., Kelsey u. Beard, Wulsin u. Siler) ergaben, daß bei transpapillärer Intubation der Gänge regelmäßig zu hohe Druckwerte gemessen werden. Die schon früher bekannte Tatsache, daß im Pankreasgangsystem normalerweise ein höherer Druck herrscht als im Gallenwegsystem wurde aber voll bestätigt.

Im Nüchternzustand schwanken beim Hund die Druckwerte im Pankreasgang zwischen 80—108, im Gallengang zwischen 32—64 mm $H_2O$; nach Nahrungsaufnahme liegen die Werte zwischen 110—190 bzw. 90—155 mm $H_2O$. Weitere ganz erhebliche Drucksteigerungen treten bei der Anwendung von Medikamenten, speziell von Morphinderivaten auf, wobei der Druck im Gallenwegsystem vor allem dann stark ansteigt, wenn keine Gallenblase mehr vorhanden ist und keinen Druckausgleich mehr bewirken kann.

Nach Sphincterotomie sind die Drucke im Nüchternzustand deutlich herabgesetzt, nach Nahrungsaufnahme sind sie jedoch dieselben wie beim gesunden Tier (Parry u. Mitarb.). Die Gallenblase kann sich nach Sphincterotomie nicht mehr füllen, daher sollte sie in jedem Falle mit entfernt werden (Doubilet u. Mulholland).

Über die Druckmessung im menschlichen Gallenwegsystem — im Pankreasgangsystem wurden bis jetzt noch kaum Druckmessungen vorgenommen — existieren zahlreiche Angaben. Während die intraoperative cholangiomanometrische Druckmessung in ihrem Wert von manchen Autoren (Fritsch) nur gering eingeschätzt wird, halten sie viele erfahrene Chirurgen (Hess, Mallet-Guy) für eine wichtige und ergiebige diagnostische Maßnahme.

Daß ein Anstieg des hydrostatischen Druckes im Pankreasgangsystem sehr rasch zu einer Fermententgleisung in die Blutbahn führt, ist seit langem bekannt. Viel Mühe wurde darauf verwendet, die Gabe von pankreasstimulierenden Medikamenten und gleichzeitig von Morphinderivaten unter fortlaufender Bestimmung der Blutfermentwerte zu einem klinisch brauchbaren Pankreasfunktionstest auszubauen. Diese Versuche müssen heute als gescheitert betrachtet werden (Sachar und Probstein, Dreiling u. Richman). Dies erscheint auch einleuchtend, wenn man sich überlegt, daß der Pankreasgangdruck eine Resultante aus so variablen Größen wie dem Spiel des Sphincter Oddi, den anatomischen Gegebenheiten an der Papille, dem Sekretionszustand der Drüse und weiteren, unübersichtlichen Faktoren ist. Über das Spiel des Sphincter Oddi hat Ritter eingehende Untersuchungen angestellt, während Hess immer wieder auf die klinische Bedeutung der primären und sekundären stenosierenden Papillitis hingewiesen hat.

Praktische Bedeutung hat die künstlich herbeigeführte Steigerung des Pankreasgangdruckes heute bei der operativen Pankreatographie, die vielerorts bereits als Routinemethode geübt wird. Dabei ist zu bedenken, daß die Injektion beliebiger Flüssigkeiten in den Pankreasgang unter hohem Druck bzw. mit genügend großem Volumen nach wie vor die sicherste Methode ist, um eine akute Pankreasnekrose zu erzeugen, wie experimentell hinlänglich bekannt ist. Um dieser Gefahr auszuweichen, besteht einmal die Möglichkeit, das Kontrastmittel unter geringem, ständig kontrollierten Druck zu instillieren.

Daß dies allein keinen genügenden Schutz gegen akute Pankreasaffektionen bietet, haben kürzlich Elliot u. Mitarb. gezeigt, indem sie nachwiesen, daß auch unter physiologischen Drucken, sofern sie nur lange genug einwirken, sehr große Flüssigkeitsvolumina in die Pankreasgänge eintreten und schwerste Schädigungen verursachen können.

Als Forderung für die Pankreatographie bleibt demnach, daß in jedem Fall nur eine kleine, streng begrenzte Menge Kontrastmittel zu verwenden und langsam zu instillieren ist. Von erfahrenen Autoren wie Leger werden Mengen von 2 ml genannt; Doubilet u. Mulholland sahen allerdings, bei Erfahrung an mehr als 100 Fällen, bei Mengen bis zu 12 ml insgesamt keine Schäden. Bei akuten

Pankreaserkrankungen sollte die Pankreatographie unbedingt unterlassen werden (MERCADIER u. HEPP).

Weniger gefährlich als die transpapilläre, ascendierende Pankreatographie ist die descendierende Füllung des Pankreasganges, die durch seitliche Punktion des vor allem bei chronischer Pankreatitis meist sehr stark dilatierten Pankreasganges ausgeführt wird (NARDI u. LATASTE, SOUPAULT, HEPP, BARTLETT u. McDERMOTT, PATEL und LATASTE, SMANIO, WAPSHAW u. a.).

GREENFIELD u. Mitarb. gaben eine weitere Methode der Pankreasgangdarstellung an; sie legen eine Doppelballonsonde in das Duodenum ein und instillieren Kontrastmittel unter Druck. Dieses soll dann auch in den Pankreasgang eindringen. Ein normaler Papillenschluß pflegt allerdings einen Reflux aus dem Duodenum zu verhindern (KERN u. HUWE).

Am häufigsten ereignet sich die — an sich unbeabsichtigte — Pankreasgangdarstellung während der operativen Cholangiographie, bei der sich der Ductus Wirsungianus je nach der verwendeten Technik in einem unterschiedlichen Prozentsatz mit füllt. Als erster beobachtete LERICHE 1930 einen solchen Reflux (zit. nach HESS). Viele Autoren (HICKEN u. McALLISTER, LEGER u. BREHANT, LONGO, TEJERINA-FOTHERINGHAM) halten den Reflux des Kontrastmittels bzw. der Galle für einen physiologischen Vorgang, der auch unter normalen Druckbedingungen vorkommt. Nur selten wurde dieser Meinung widersprochen (KAEMMERLING) und der Reflux ausschließlich auf die operativen Manipulationen bezogen.

LEGER und LATASTE weisen in diesem Zusammenhang darauf hin, daß häufig in Pankreassteinen Gallenpigment gefunden wird, was unzweifelhaft auf einen Reflux von Galle hindeutet. Daß andererseits der Übertritt von Pankreassaft in die Gallenwege häufig vorkommt, wurde durch den Nachweis von Pankreasfermenten in der Galle vielfach bewiesen (POPPER, BECKER, GREWE u. a.).

Die engen funktionellen Beziehungen zwischen Gallenweg- und Pankreasgangsystem werden auch dadurch demonstriert, daß während des Bestehens einer akuten Pankreaserkrankung regelmäßig das Cholecystogramm negativ ausfällt, auch wenn an den Gallenwegen kein pathologischer Befund zu erheben ist (KADEN u. Mitarb., SACHS u. PARTINGTON, SARASIN u. Mitarb., SILVANI u. McCORKLE). In einem hohen Prozentsatz der Fälle wird nach Abklingen des akuten Schubes das Cholecystogramm wieder positiv. Ähnlich kann sich auch das Splenoportogramm verhalten, das während akuter pankreatitischer Schübe schwere Stauungen im Bereich des Pankreaskopfes nachweisen läßt, später aber wieder völlig normal werden kann (YOUNG u. FOGELSON, WANNAGAT).

Die Unterbindung des Pankreasganges wurde von jeher als experimentelles Modell zum Studium der akuten Pankreasaffektionen verwendet und ist zweifellos geeignet, viele pathophysiologische und pathologisch-anatomische Vorgänge zu beleuchten. Jedoch gilt auch hier, was im Abschnitt über die anatomischen Verhältnisse bereits erwähnt wurde: Die Reaktion der einzelnen Tierarten ist sehr verschieden, auch auf diesen Eingriff, und Rückschlüsse auf die menschliche Pathologie sind daher nur mit Zurückhaltung erlaubt.

Im allgemeinen verursacht ein Pankreasgangverschluß eine starke Fermententgleisung in die Blutbahn, wohl allein durch Erhöhung des Ganginnendruckes. Bereits GULEKE bewies schlüssig, daß die Unterbindung nur dann eine stärkere Schädigung des Drüsenparenchyms verursacht, wenn die Drüse sich gerade auf dem Höhepunkt der Verdauungsphase befindet. Das Verdienst POPPERs und seiner Schule ist es, gezeigt zu haben, daß ein durch einen Gangverschluß erzeugtes interstitielles Bauchspeichelödem nur dann in eine Pankreasnekrose mit Autodigestion übergeht, wenn Gefäßläsionen auch nur kurzer Dauer hinzutreten, mit anderen Worten, wenn hypoxische Zellschädigungen dazukommen. GASTER u. Mitarb. sowie SAPHIR bestätigen diese am Hund erhobenen Befunde.

Auch an der Ratte führt weder die Gangunterbindung allein noch die gleichzeitige Instillation von Galle und Pankreassaft in den Pankreasgang zur Pankreasnekrose, sofern sich der Instillationsdruck und das Volumen der instillierten Flüssigkeit in physiologischen Grenzen hält (Block, Wakim u. Baggenstoss, Forell u. Mitarb.). Erst eine Drucksteigerung oder aber eine hinzutretende Gefäßläsion vermag die Pankreasnekrose zu erzeugen.

Mit diesen experimentellen Befunden steht die klinische Erfahrung in Einklang, daß ein Pankreasgangverschluß im allgemeinen nicht zu einer Pankreasnekrose, sondern zu mehr oder weniger raschen fibrösen Untergang des exkretorischen Drüsenparenchyms führt. Die häufigste Form der Striktur beim Menschen ist das Pankreaskopfcarcinom, doch kommen auch gutartige Strikturen in Form von Steinen (Johnson u. Baker, Leger u. Lataste u. a.), von primären oder sekundären stenosierenden Papillitiden (Hess) oder von gutartigen, weit distal sitzenden Stenosen des Pankreasganges auf hereditärer Grundlage (Appleby) vor. Auch andere Prozesse können in Betracht kommen, so beschrieb Bowers 2 Fälle von Pankreasgangkompression durch Aneurysmen der A. pancreaticoduodenalis. Nicht selten verursachen Duodenaldivertikel Pankreasgangstrikturen, worauf schon Schmieden u. Sebening hinwiesen; seither wurden zahlreiche derartige Fälle beschrieben. Eine besondere Stellung nehmen die Pankreasgangverschlüsse durch Ascariden ein (vgl. Abschnitt 7).

Daß eine Ascarideninvasion selbst mit völligem Verschluß des Ductus Wirsungianus nicht unbedingt zu einer akuten Pankreasaffektion führen muß, beweist der von Evans u. Mitarb. mitgeteilte Fall, wo es zur Ausbildung einer Pankreasretentionscyste im Gefolge eines solchen Ereignisses kam. Auch Wildegans sah Ascariden in den Pankreasgängen, ohne daß schwere Störungen aufgetreten wären.

Cannon zeigte, daß die Pankreasgangunterbindung auch beim Menschen gefahrlos ist; er führte diesen Eingriff bei mehreren Patienten mit klinisch gutem Erfolg bei chronischer Pankreatitis aus, um durch die Verödung des exkretorischen Drüsenanteils die Ursache der anders nicht zu beseitigenden Schmerzzustände kausal zu behandeln.

Dieselbe Diastaseentgleisung wie bei Unterbindung des Pankreasganges bzw. bei Erhöhung des Gangdruckes kann auch durch die Unterbindung bzw. Obstruktion des Ausführungsganges der großen Mundspeicheldrüsen erzeugt werden. Doerken fand nach Sialographie ganz ähnliche Blutdiastasekurven, wie sie in eigenen Untersuchungen nach Oberbauchoperationen gefunden wurden (Kern [*1*]).

Eine partielle Gangobstruktion verursacht auf lange Sicht dieselben morphologischen Erscheinungen wie eine akute Unterbindung, nämlich das Bild der chronischen Pankreatitis (Floyd u. Christophersen). Epithelmetaplasien wurden im Pankreasgang häufig gefunden, doch können sie ebenso Folge wie Ursache eines Gangverschlusses sein (V. Becker). Daß auch ein Mangel an stimulierenden Einflüssen zur Sekreteindickung und auf diese Weise zur Gangobstruktion führen kann, wurde bereits besprochen (vgl. Abschnitt 4). Hieraus resultiert die Notwendigkeit einer ausreichenden Salzsäuresubstitution nach Magenresektionen, um die Sekretinproduktion genügend anzuregen.

Andererseits können zu hohe Salzsäurekonzentrationen im Duodenum einen Spasmus des Sphincter Oddi verursachen (Reynolds u. Lary), der ähnlich wie der Morphinspasmus (Nossel) zu einer Fermententgleisung führen kann. Dies erschwert die Diagnostik akuter Pankreasaffektionen, wenn analgetische Medikamente oder Morphinpräparate verwendet wurden, und ist ein Grund mehr, die Verwendung derartiger Pharmaka bei akuten Abdominalerkrankungen zu unterlassen.

Es bleibt noch die Frage zu erörtern, auf welchem Wege die Fermententgleisung vor sich geht. Während einzelne Forscher (Cosco-Montaldo) die Meinung vertreten, daß die Fermente zunächst in die Bauchhöhle übertreten und erst sekundär von dort aus in die Blutbahn gelangen, oder auch der Lymphweg angeschuldigt wurde, konnten Popper und seine Schule sowie Howard u. Mitarb. zeigen, daß die Fermententgleisung direkt in die Blutbahn erfolgt. Doerr machte es auf

Grund von Untersuchungen mit dem Reduktionsindikator Triphenyltetrazoliumchlorid wahrscheinlich, daß die Fermententgleisung an den platten, wenig differenzierten Isthmusepithelien vor sich geht, die er in Anlehnung an einen Ausdruck von ASCHOFF als die „Achillesferse" der Drüse bezeichnet. Nach DOERR kann hier bei morphologisch intakter Drüse durch Veränderungen der Permeabilität bestimmter, morphologisch definierter Gangabschnitte der Übertritt der Pankreasfermente in die Blutbahn zustande kommen.

## 10. Die Fermententgleisung; diagnostische und methodische Probleme

Hinsichtlich der Fermententgleisung bleiben noch die diagnostischen Konsequenzen zu besprechen, denn mit dem Nachweis dieser „entgleisten" Pankreasfermente in den Körperflüssigkeiten steht und fällt auch heute noch die Diagnose mindestens der akuten Pankreaserkrankungen. Während in den Anfangsstadien akuter Pankreasaffektionen eine Diastasevermehrung im Blut und damit auch im Urin fast gesetzmäßig auftritt, ist dies in den späteren Stadien auch der akuten Pankreasnekrose nicht mehr der Fall.

Eine Diastaseerhöhung kann auch bei Begleitpankreatitiden, gelegentlich auch bei ganz andersartigen Erkrankungen auftreten und ist daher differentialdiagnostisch nur im Zusammenhang mit dem klinischen Bild verwertbar. Bei den chronischen Pankreaserkrankungen ist das Verhalten der Blutfermente ganz uneinheitlich, auch nach Stimulation der Drüse (BOGOCH u. Mitarb., BUTCHER, LOPUSNIAK u. BOCKUS, MCCOLLUM). Es wurde bereits erwähnt, daß aus den Stimulationstests eindeutige Schlüsse nicht gezogen werden können.

Allerdings ist bis jetzt nie exakt bewiesen worden, daß eine Diastaseerhöhung im Blut *ganz ohne* Beteiligung der Bauchspeicheldrüse zustande kommen kann. Möglich erscheint dies bei Affektionen der großen Mundspeicheldrüsen (DOERKEN, DE OLIVEIRA u. Mitarb.) oder nach Unterbindung von Speicheldrüsenausführungsgängen. Auch eine schwere Nierenschädigung kann möglicherweise zu Veränderungen der Blutdiastasewerte führen (SACHAR u. WEINHAUS, ABRUZZO u. Mitarb.). Bei allen anderen, zumal abdominalen Erkrankungen dürfte ein Diastaseanstieg im Blut doch mindestens für eine Beteiligung der Bauchspeicheldrüse am Krankheitsgeschehen sprechen.

Über die physiologische Bedeutung der Diastase im Blut ist noch so gut wie nichts bekannt, obwohl der Spiegel dieses Ferments im Blut erstaunlich konstant bleibt. Es erscheint möglich, daß die Diastase lediglich als Exkret und „Überlaufprodukt", ähnlich wie etwa das Bilirubin, im Blut erscheint, und daß ihr eine physiologische Bedeutung hier nicht zukommt. Auch bei anderen Blutfermenten wie etwa den Transaminasen ist dies ja der Fall. Im Gewebs- und Zellstoffwechsel jedenfalls erfolgt der Auf- und Abbau des Glykogens nicht mit Hilfe der Diastase, sondern durch die völlig anders gearteten Phosphorylierungsvorgänge; lediglich im Darm hat die Diastase eine unentbehrliche Funktion.

Die älteste Methode der Diastasebestimmung im Blut und im Urin, die Wohlgemuthsche Probe, hat sich bis jetzt im klinischen Gebrauch gehalten. Als Nachteil haftet ihr allerdings eine erhebliche Umständlichkeit und eine große Ungenauigkeit vor allem bei höheren Werten an, daneben fehlt eine eindeutige Grenze zwischen normalen und pathologischen Werten. Verfahren, die auf einer Bestimmung des durch die Diastase reduzierten Zuckers beruhen (SOMOGYI, OTTENSTEIN u. a.), sind zwar genauer, aber auch sehr viel komplizierter. Neuerdings werden Methoden bevorzugt, die wie die Wohlgemuthsche Probe nach dem Prinzip der Jodstärkereaktion arbeiten, bei denen der Farbwert jedoch nicht durch eine Verdünnungsreihe, sondern auf photometrischem Wege ermittelt wird. Sie sind im Routinegebrauch einfach und sehr genau. Auch für die eigenen Untersuchungen wurde daher eine derartige Methode, und zwar die von SMITH und ROE, verwendet (KERN [*6*]).

Während die Bestimmung der Serumdiastase für den klinischen Gebrauch meist ausreicht, ist die Ermittlung der Urindiastase in den bisher gebräuchlichen

Formen mit weiteren Fehlerquellen behaftet, da hier auch die Nierenfunktion eine entscheidende Rolle spielt und Menge und spezifisches Gewicht des Urins berücksichtigt werden müssen. Zahlreiche Untersuchungen wurden in den letzten Jahren diesen Fragen gewidmet (NUSSELT, DANKNER u. HEIFETZ, COPPOLA, ELMAN, DE LEO, EGDAHL u. a.). Wegweisend dürften die Befunde von HEINKEL und LAI sein, die nachwiesen, daß nicht die einmalige Bestimmung der zufälligen Diastase konzentration im Urin, sondern nur die Ermittlung der Gesamtstunden- bzw. -tagesmenge der Diastase im Urin Rückschlüsse erlaubt, daß also Bilanzen aufgestellt werden müssen, um einigermaßen übersehbare Größen zu erhalten.

Derartige Untersuchungen sind zeitraubend und in ihrer Auswertung noch nicht genügend erprobt. So kann im ganzen die Bestimmung der Urindiastase nur als orientierende Methode bei Verdacht auf eine akute Pankreasnekrose — wo auch die Harndiastase immer extrem erhöht ist — empfohlen werden, ist aber im übrigen für die Klinik nur von geringem Wert.

Nur in Ausnahmefällen kann aus der Relation Serum/Urindiastase direkt ein differentialdiagnostischer Schluß gezogen werden, wie etwa in dem Fall von BRÜTT u. MUMME, wo es durch den Einbruch einer Pankreascyste in das linke Nierenhohlsystem zu extrem hohen Urindiastasewerten bei völlig normaler Serumdiastase kam.

Eine große Erleichterung und einen wesentlichen Fortschritt für die klinische Pankreasdiagnostik würde es bedeuten, wenn Diastase-Schnellbestimmungen, wie sie vor kurzem von FISHMAN u. DOUBILET sowie GILBERT angegeben wurden, sich im Routinegebrauch bewähren würden. Eigene Erfahrungen oder Berichte in der deutschsprachigen Literatur liegen hierüber noch nicht vor. Eine Bestimmung soll nach dieser Methode nur noch etwa 5 min in Anspruch nehmen!

Eine bleibende Erhöhung der Serumdiastase nach dem Abklingen einer akuten Pankreasaffektion läßt vermuten, daß Komplikationen aufgetreten sind, etwa Cysten, Abscesse u. dgl. (OLANDER u. Mitarb., KERN [*1*]). Interessante Aspekte eröffnen die Arbeiten von HOWARD, der zeigte, daß nach starken Stress-Einwirkungen auch auf pankreasferne Körpergebiete die Serumdiastase stark abfällt. Er sieht daher im Diastaseabfall eine Antwort des Körpers auf eine äußere Belastung. FORTI konnte eine Anti-Amylase im Serum nachweisen. Die pathophysiologischen Konsequenzen dieser Befunde, die vorerst noch vereinzelt dastehen, sind noch nicht voll abzusehen.

Gegenüber der Diastasebestimmung konnten sich die Bestimmungen der anderen Pankreasfermente im Blut oder Urin bisher nicht durchsetzen, teils wegen der technischen Schwierigkeiten (hinsichtlich des Trypsins vgl. Abschnitt 5), teils wegen der Umständlichkeit der Methoden und der unsicheren Ergebnisse (hinsichtlich der Lipase vgl. KERN [*7*]).

Inwieweit die Fermententgleisung bei akuten Pankreasaffektionen außer den 3 Pankreasfermenten auch noch andere Stoffwechselprodukte betrifft, ist noch nicht ausreichend geklärt. In letzter Zeit wurde dem Verhalten der Serumphosphatase vermehrte Aufmerksamkeit geschenkt (GROSSMAN, WANG u. WANG, DELCOURT, SHAY u. Mitarb.). Nach diesen Autoren ist der initiale, bereits am ersten Tag nach einer experimentellen Gangunterbindung auftretende Anstieg der Serumphosphatase pankreatogen, während spätere Anstiege hepatogen (Pericholecystitis, Leberverfettung) sein sollen. Über das Kallikrein, ein körpereigenes Hormon mit vorwiegendem Vorkommen im Pankreas, wurde bereits berichtet (Abschnitt 5). Für die Diagnostik sind derartige Stoffe vorerst noch nicht verwertbar, da sie nur biologisch ausgetestet werden können.

Ein interessanter Gesichtspunkt für die Fermententgleisung ist, daß das Pankreas als einzige inkretorische Drüse des Körpers direkt an den großen Kreislauf angeschlossen und stark durchblutet, gleichzeitig aber in ihrem venösen Abfluß der Leber vorgeschaltet ist (BAHNER). Die sicher nicht zu unterschätzende Bedeutung der Leber für alle die genannten Vorgänge ist noch nicht ausreichend erforscht.

## 11. Traumatische Faktoren und postoperative Pankreasstörungen

Für die Chirurgie spielen die Pankreasaffektionen, die nicht spontan, sondern nach einem operativen Eingriff als Zweiterkrankung auftreten, eine besondere Rolle. Bereits aus älteren Statistiken (SCHMIEDEN u. SEBENING) geht hervor, daß Pankreasnekrosen, die nach anderweitigen Operationen auftreten, sich durch ganz besonders bösartige Verläufe auszeichnen. Naturgemäß treten solche Ereignisse bevorzugt nach Oberbauchoperationen ein, so nach Magenresektionen (WARREN, HASCHE, BANDIERA u. MAYER, BURTON u. Mitarb., DUNPHY u. Mitarb., FRIEDEN, LIGDAS, MILLBOURN, MORRIS u. DUNCAN, DE ROUGEMONT, TON THAT THUNG u. Mitarb., WALLENSTEN u. a.), nach Eingriffen am Gallenwegssystem (BOLES, COFFEY, BLUMENSAAT, CLAVEL, DOREMUS, FERRIS u. Mitarb., HINSHAW u. EDWARDS, VIER u. a.) und nach Milzexstirpationen (BARONOFSKI u. Mitarb., RUDOWSKI, CHECHULIN u. Mitarb. u. a.).

Aus den meisten Zusammenstellungen geht hervor, daß die Pankreaskomplikationen nach Magenoperationen ungleich häufiger sind als nach anderen Oberbauchoperationen. Dies ist auch leicht einzusehen, denn eine Verletzung atypisch liegender oder akzessorischer Pankreasgänge, vor allem aber eine Läsion der Gefäßversorgung der Bauchspeicheldrüse ist nach Magenresektionen viel leichter möglich als etwa bei Gallenwegsoperationen. Bei letzteren sind die Einwirkungen auf die Bauchspeicheldrüse fast nur bei Manipulationen im Papillengebiet zu befürchten, wobei auch der Pankreasgang lädiert werden kann, und bei grobem Druck und unvorsichtigem Manipulieren mit der versteckt liegenden Drüse.

Am interessantesten für die hier besprochenen Zusammenhänge sind die postoperativen Pankreasaffektionen, die nach Gallengangseröffnung, nach Gallenwegsdrainage und vor allem nach Sphincterotomie und nach peroperativer Cholangiographie auftreten. Über Komplikationen nach Choledochotomie, besonders dann, wenn auch die Papille bougiert wurde, wobei ja immer die Gefahr des Abweichens eines Bougies in den Pankreasgang besteht, wurde schon frühzeitig berichtet (ROST u. a.). Neuerdings sind mehrfach akute Pankreasnekrosen nach T-Drainage des Choledochus beschrieben worden (SMITH u. Mitarb., GARGAS u. CHRISTOPHER, THOMPSON u. Mitarb., BROWN u. a.). Nach Sphincterotomie sahen BOYDEN, BLATHERWICK und PATTISON, SIMONS, WARREN, nach transpapillärer Choledochusdrainage DEUCHER, nach operativer Cholangiographie ZECH, LUNDQVIST, HERSHEY und HILLMAN akute, fast ausnahmslos tödlich verlaufende Pankreasnekrosen. DIFFENBAUGH und STROHL stellten 147 Fälle von akuter Pankreasnekrose nach Gallenwegseingriffen aller Art aus der Literatur zusammen.

Verglichen mit der Häufigkeit, mit der Gallenwegsoperationen heute vorgenommen werden, erscheint die Zahl der Pankreaskomplikationen dennoch vergleichsweise gering. Es erhebt sich jedoch die Frage, ob nicht angenommen werden muß, daß zwar die schweren tödlich verlaufenden Pankreasnekrosen als postoperative Komplikation selten sind, daß aber leichtere und daher klinisch nicht diagnostizierte Störungen weit häufiger sein dürften. Tatsächlich haben alle Untersucher, die sich bisher mit diesem Problem beschäftigten, in einem erheblichen Prozentsatz aller Oberbauchoperationen Befunde erhoben, die auf eine sehr häufige leichtere Pankreasbeteiligung schließen lassen. So fanden PERRYMAN und HOERR in 32% der untersuchten Oberbauchoperationen Diastaseanstiege im Blutserum, ähnliche Zahlen werden von MAHAFFEY und HOWARD genannt. HOWELL und BERGH konnten zeigen, daß bei operativer Cholangiographie in denjenigen Fällen, bei denen sich eine Mitfüllung des Ductus pancreaticus ergibt, auch ein postoperativer Diastaseanstieg festzustellen war.

Die Beurteilung, die derartige Befunde erfahren, ist unterschiedlich. Mehrfach wird erwähnt, daß ein solcher, klinisch zunächst symptomlos verlaufender, Diastaseanstieg das Erstsymptom einer akuten Pankreasnekrose sein kann (Nusselt, Bernhard). Auch Zoepffel, der das Pankreasödem als intraoperativen Befund erstmals beschrieb, faßte es als Vorstadium der akuten Nekrose auf. Wenn auch heute hinlänglich bewiesen ist, daß das Ödemstadium keinesfalls in eine Autodigestionsnekrose übergehen *muß*, so *kann* dies doch der Fall sein, und die Entwicklung ist im Einzelfall nie vorauszusehen. Demgemäß wird von den meisten Klinikern die ,,funktionelle Diastasämie bzw. Diastasurie" als ein ernster Zustand bewertet.

Demgegenüber sind die direkten traumatischen Schädigungen der Bauchspeicheldrüse durch Unfälle relativ selten. Nur wenn das Trauma die Drüse auf dem Höhepunkt der Verdauungsphase trifft, besteht die Wahrscheinlichkeit einer Entstehung einer Autodigestionsnekrose, was entsprechend selten beobachtet wird. Unter den stumpfen Bauchverletzungen machen die Pankreasläsionen nur wenige Prozent aller Fälle aus; besonders selten sind sie isoliert und ohne gleichzeitige Verletzung auch anderer Abdominalorgane. Relativ häufig werden dagegen Kinder betroffen (rund $^1/_3$ aller Fälle von Pankreasverletzungen!). Demgemäß sind im Kindesalter auch die Pankreascysten nicht ganz selten, die meist eine traumatische Genese aufweisen.

Nach Art der Verletzung sind zu unterscheiden: Pankreaskontusion, Pankreasruptur ohne Kapseldurchtrennung, Ruptur mit Kapseldurchtrennung, aber erhaltenem Pankreasgang, und schließlich der totale Abriß mit Durchtrennung auch des Hauptausführungsganges. Wegen seiner Elastizität und seines geschlängelten Verlaufes bleibt letzterer relativ oft erhalten; typisch ist die quere Durchtrennung des Drüsenkörpers über der Wirbelsäule, nicht selten ist nur die Hinterwand der Drüsenkapsel zerrissen.

Muß laparotomiert werden, so ist der Zustand des Ductus Wirsungianus das Kriterium für das operative Vorgehen: Ist er abgerissen, so ist im allgemeinen die Exstirpation des distalen Drüsenteiles notwendig, da dieser keine exkretorische Funktion mehr ausüben kann, andererseits aber die Gefahr der Cysten- und Absceßbildung besteht. Blieb der Gang erhalten, so ist die Naht des Drüsenparenchyms statthaft (Becker, Betzel, Stucke, Hamelmann und Grill). Wenn der Pankreasgang im Kopfteil der Drüse abgerissen ist, kann seine Wiedervereinigung über einem als Prothese eingeführten Ureterenkatheter versucht werden, wie dies Korb kürzlich erfolgreich gelang.

In den meisten Fällen von traumatischer Schädigung der Drüse halten sich auch die Diastaseanstiege im Blut in mäßigen Grenzen, wie dies an eigenen Fällen vor kurzem gezeigt werden konnte (Kern [1]). Dagegen sind Spätkomplikationen auch nach klinisch blanden Pankreaskontusionen häufig: Abrisse kleiner Pankreasgänge, Blutextravasate u. dgl. führen zur Ausbildung traumatischer Pseudocysten, die einen nicht geringen Prozentsatz aller in Erscheinung tretenden Pankreascysten ausmachen und in der Regel zu einem späteren operativen Eingriff führen.

## 12. Schlußfolgerungen; klinische und experimentelle Fragestellungen

Nach den in den vorausgegangenen Abschnitten dargestellten Grundlagen ist der Schluß erlaubt, daß heute die vieldiskutierten Theorien der canaliculären, der toxisch-allergischen und einer vasculären Entstehung der akuten Pankreaserkrankungen keine Widersprüche gegeneinander mehr enthalten. Fragt man sich, was das gemeinsame pathogenetische Prinzip dieser verschiedenen Vorstellungen ist, von denen im Einzelfall auch jede für sich allein zutreffen kann, so liegt die gemeinsame Stufe, die immer durchlaufen werden muß, einmal in der Gewebsschädigung, sei diese nun vasculär-hypoxisch, mechanisch-traumatisch oder biochemisch verursacht, und zum anderen in dem Zusammentreffen des Pankreassaftes mit dem Interstitium der Drüse, was wiederum traumatisch, entzündlich oder durch eine sonstige Gewebsläsion erreicht werden kann. Die Gewebsfermente — Collagenase, Cytokinase — können dann eine Aktivierung des Trypsins bewirken, vor allem wenn sich die Relation zwischen Trypsin und Trypsininaktivator im Bauchspeichel zugunsten des ersteren verschoben hat.

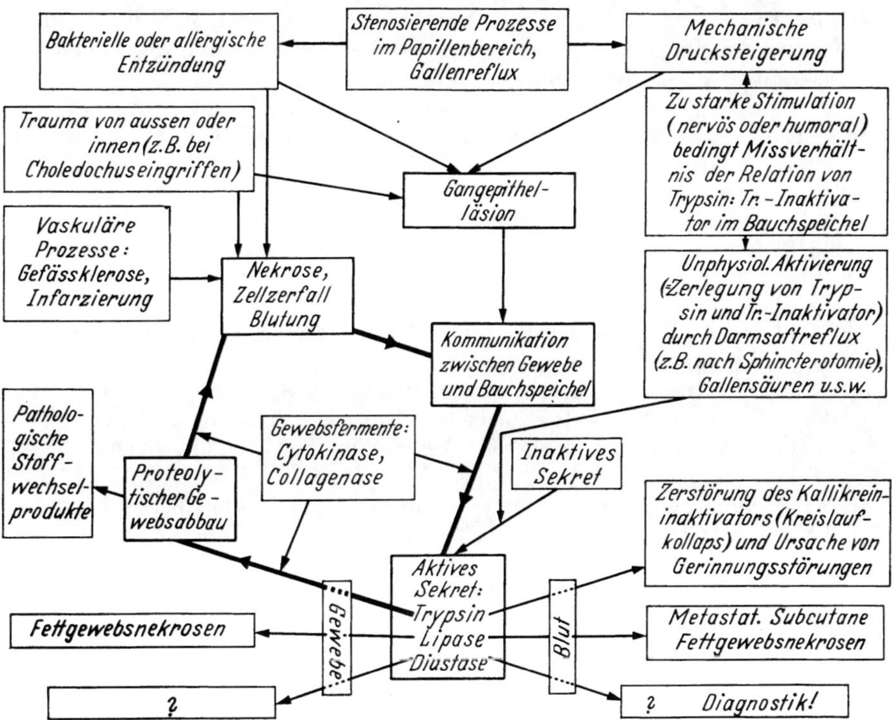


Abb. 1. Schematische Darstellung der verschiedenen Faktoren, die zur Entstehung der Pankreas-Autodigestionsnekrose beitragen

Hier liegt die besondere Bedeutung der Drüsenstimulation als Conditio sine qua non für die Entstehung der akuten Pankreasnekrose.

Über weitere Vorgänge biochemischer Art, die Autolyse des Organs mit allen Folgen für den Gesamtorganismus, soll hier nicht weiter gesprochen werden. Koslowski hat diesen Vorgängen kürzlich eine Studie gewidmet, die sie in das volle Licht ihrer klinischen Bedeutung rücken.

Es sei versucht, die Ergebnisse der bisherigen Darlegungen in einem Schema zusammenzufassen, das die verschiedenen Faktoren aufzeigt, die in ihrem Zusammenwirken zur Entstehung der akuten Pankreasaffektionen führen können. Das eigentlich Gefährliche ist die autokatalytische Trypsinaktivierung: Hat dieser Prozeß erst einmal seinen Anfang genommen und reichen die inaktivierenden Prinzipien nicht mehr aus, ihn wieder zum Erlöschen zu bringen, so kommt es zu dem im Schema herausgestellten Circulus vitiosus und zu dem bekannten lawinenartigen Verlauf. Durch die Blutung, die Gefäßläsionen und die fortschreitende entzündliche und hypoxische Zellschädigung wird dem weiteren

Trypsinangriff der Weg bereitet. Mit der zunehmenden Selbstzerstörung der Drüse kommt es dann zu deletären Auswirkungen auf den Gesamtorganismus, die schließlich den Tod des Individuums zur Folge haben können (Abb. 1).

Während nun die Kenntnisse über Entstehung, Verlauf, Klinik und Therapie der schweren, hochakuten Pankreaserkrankungen heute weit fortgeschritten sind, stellt sich hinsichtlich der leichteren Formen der Erkrankung in der Chirurgie dasselbe Problem, wie es eingangs für den Bereich der Inneren Medizin und der gesamten Klinik aufgezeigt wurde. Es muß als wahrscheinlich angenommen werden, daß die Zahl der leichten, klinisch kaum oder nicht in Erscheinung tretenden Pankreasstörungen weit größer ist als die der akuten und klinisch nicht zu übersehenden Erkrankungen — und auch diese werden häufig genug erst auf dem Sektionstisch richtig diagnostiziert (Hess u. a.).

In der Chirurgie werden derartige Zustände, soweit sie überhaupt klinische Symptome verursachen, als Gallenkoliken, Cholecystopathie, als besonders starke postoperative Wundschmerzen oder Allgemeinbeschwerden, als gastroenteritische Reizungen verkannt und abgetan. Fermentstudien in dieser Richtung, die bereits in großer Zahl vorliegen, kranken in der Regel daran, daß die ersten Untersuchungen frühestens 24 Std post operationem durchgeführt werden. Bei der raschen Reaktionsfähigkeit der Bauchspeicheldrüse — nach Popper ist z. B. das Ödem bereits 15 min nach einer Gangunterbindung manifest! — und bei dem raschen, auch aus der Klinik bekannten Abklingen pankreatitischer Reizungen erschien es sinnvoll, Fermentuntersuchungen gerade in den ersten 24 Std post operationem anzustellen. Eigene erste Untersuchungen wurden bereits früher publiziert (Kern [1, 2, 6]). Im folgenden klinischen Teil der Arbeit werden Untersuchungen an einem größeren Beobachtungsgut zusammengefaßt und näher analysiert.

Darüber hinaus wurden auch tierexperimentelle Untersuchungen angestellt, einmal um die klinischen Befunde nach Möglichkeit auch am Versuchstier zu reproduzieren, zum anderen, um auch therapeutische Möglichkeiten, z. B. sekretionshemmende Pharmaka, untersuchen zu können. Hierüber wird im nachfolgenden experimentellen Teil der Arbeit berichtet.

## B. Klinischer Teil

### 1. Methodik und Krankengut

Zur Bestimmung der Diastase im Blutserum kam die photometrische Methode nach Smith und Roe, für die in mehreren Fällen zusätzlich durchgeführte Lipasebestimmung das titrimetrische Verfahren von Tuba und Hoare zur Anwendung. Da in eigenen vorausgegangenen Arbeiten (Kern [2, 6, 7]) diese Methoden auch hinsichtlich ihrer Fehlerquellen und Grenzen eingehend dargestellt wurden, kann auf ihre Schilderung hier verzichtet werden.

Der Normbereich der Diastasewerte im Blutserum nach der genannten Methode hat nach Literaturangaben, die durch die eigenen Untersuchungen bestätigt wurden, seine obere Grenze bei etwa 150 Einheiten pro 100 ml Serum. Um Fehler, die durch methodische Ungenauigkeiten verursacht sein könnten, sicher auszuschließen, wurden erst Werte von über 200 Einheiten als sicher pathologisch angesehen. Werte zwischen 150 und 200 Einheiten wurden dem Normbereich zugerechnet, sie waren im ganzen selten.

In einigen Fällen fanden sich abnorm niedrige Diastasespiegel (unter 10 Diastase-Einheiten pro 100 ml Serum). Über die Bedeutung solcher Befunde kann noch nichts gesagt werden, zumal sich derart niedrige Werte auch bei normalen Versuchspersonen fanden; aus diesem Grunde kann auch eine Stress-Reaktion im Sinne der oben erwähnten Untersuchungen von Howard, Frawley und Artz nicht ohne weiteres angenommen werden. Da sich einigemale sehr niedrige Werte bei Patienten mit Lebercirrhose fanden, wäre eine Beeinflussung durch die Leber als möglich anzusehen.

Postoperative Serumdiastasebestimmungen wurden an insgesamt 193 Patienten ausgeführt. Hierbei wurden die Bestimmungen unmittelbar vor und nach der Operation, nach 3, 6 und 24 Std und, falls die Fermentwerte zu diesem Zeitpunkt noch nicht zur Norm zurückgekehrt waren, auch noch für längere Zeit in 24stündigen Abständen vorgenommen, bis wieder Normalwerte eingetreten waren. Über die Art der an den untersuchten Patienten durchgeführten Operationen unterrichtet Tabelle 3. Da Krankengeschichtenwiedergaben und die Darstellung der Diastasekurven im einzelnen zu weit führen würde, werden die Fälle im folgenden je nach Eingriff und Befund in Gruppen aufgeteilt und besprochen, und nur besonders interessante Befunde werden im Detail reproduziert.

Tabelle 3. *Aufschlüsselung der postoperativ untersuchten Fälle nach Art der durchgeführten Operationen und Ausfall der Serumdiastasewerte*

| Art der Operation | Diastasewerte | | Gesamtzahl |
|---|---|---|---|
| | unter 200 | über 200 | |
| Eingriffe am Gallenwegssystem | 89 | 35 | 124 |
| Magen- und Kardiaresektionen | 21 | 5 | 26 |
| Milzexstirpationen | 5 | — | 5 |
| Sonstige abdominale Eingriffe | 3 | 2 | 5 |
| Thoraxoperationen | 10 | 1 | 11 |
| Urologische Eingriffe | 6 | 1 | 7 |
| Unfallchirurgische Operationen | 11 | — | 11 |
| Mamma-Amputationen | 4 | — | 4 |
| Insgesamt | 149 | 44 | 193 |

## 2. Eingriffe am Gallenwegssystem

Unter den 124 Operationen am Gallenwegssystem wurde 64mal nur cholecystektomiert; bei 54 Patienten mußte der Choledochus eröffnet, Steine entfernt und in den meisten Fällen auch die Papille bougiert werden. In den restlichen Fällen wurden Gallenwegsanastomosen angelegt, meist wegen inoperablem Pankreaskopfcarcinom, bei 2 Kranken mit Carcinomen der Gallenwege selbst war auch dies nicht möglich, so daß es bei der Probelaparotomie bleiben mußte.

Hierbei wurden bei alleiniger Cholecystektomie 11mal, also in etwa 17% der Fälle, nach Eingriffen mit Eröffnung des Choledochus 20mal, also in rund 37% der Fälle unmittelbar postoperativ Diastaseanstiege im Blutserum beobachtet. Es fanden sich Fermententgleisungen also mehr als doppelt so häufig nach Eröffnung des Choledochus und Manipulationen im Papillengebiet als nach Entfernung der Gallenblase allein.

Diese Beobachtungen sind an sich interessant und es wurde früher bereits auf einige der vorliegenden Befunde eingegangen (Kern [1, 6]). Eine endgültige Deutung ist jedoch nur möglich unter Berücksichtigung auch des jeweiligen cholangiographischen Befundes. Die früher mitgeteilten Befunde erstreckten sich auf Patienten, bei denen die operative Cholangiographie noch nicht zur Anwendung gekommen war; nur dieser zusätzliche diagnostische Eingriff gibt aber Aufschluß über Zustand, Weite und Passageverhältnisse der Gallenwege und über die anatomischen Gegebenheiten im Papillenbereich, ganz besonders dann, wenn eine Mitfüllung des Pankreasganges eintritt. Über die Aufteilung des Krankengutes in dieser Hinsicht gibt Tabelle 4 Aufschluß.

Die Angaben über die Häufigkeit einer Mitfüllung des Pankreasganges bei der Cholangiographie in der Literatur sind sehr unterschiedlich. Von Hess werden in einer Übersicht Zahlen von 7—46,7% aufgeführt. Wie Hess eingehend darlegte, sind diese Unterschiede im wesentlichen durch die von den einzelnen Operateuren verwendete Technik bedingt; bei vergleichbarer Technik entsprechen sich auch die Resultate weitgehend.

Die Cholangiographien am eigenen Krankengut wurden genau nach den Richtlinien von Hess ausgeführt, es wurden demnach bei den Patienten der Passage- und der Residualdruck im Choledochus gemessen und 3 Röntgenbilder angefertigt (bei Passage- und Residualdruck sowie bei Hyperpression mit 40 cm Wasser). Je höhere Drucke bei der Hyperpression zur Anwendung kommen, desto häufiger füllt sich der Pankreasgang mit.

Bei 104 an der Chirurg. Universitätsklinik Freiburg ausgeführten operativen Cholangiographien fand sich 33mal, also in rund $^1/_3$ der Fälle, ein Übertritt des Kontrastmittels auch in den Pankreasgang. Dies steht mit den von Hess angegebenen Zahlen bei identischer Technik weitgehend in Übereinstimmung.

Unter den nicht cholangiographierten Patienten, bei denen nur die Gallenblase exstirpiert wurde, fand sich 3mal, also in 7% der Fälle, ein Diastaseanstieg auf über 200 Einheiten (vgl. Abb. 2); es handelte sich um Frauen im Alter von 25—52 Jahren. Zweimal wurde die Cholecystektomie wegen Steinleidens, einmal wegen der Dauerausscheidung von Typhusbacillen ausgeführt. Ganz ähnlich verlaufende Kurven fanden sich bei 8 Patienten, bei denen Eingriffe am Gallengang selbst durchgeführt wurden (5 Choledochotomien mit Papillenbougierung, 1 T-Drainage des Choledochus, 2 Gallen-

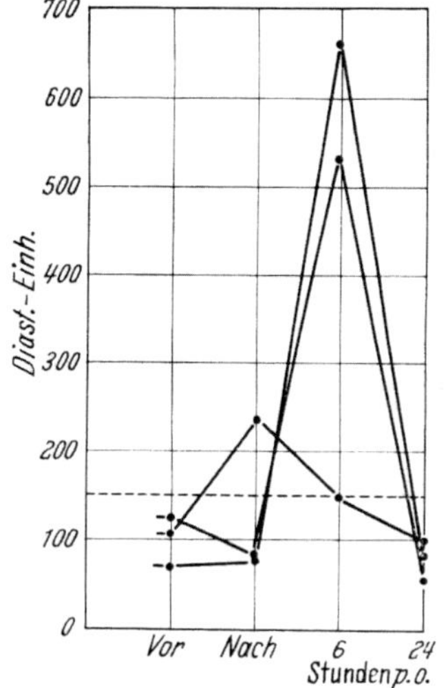


Abb. 2. Postoperative Diastasewerte von 3 Fällen von Cholecystektomie (s. Text)

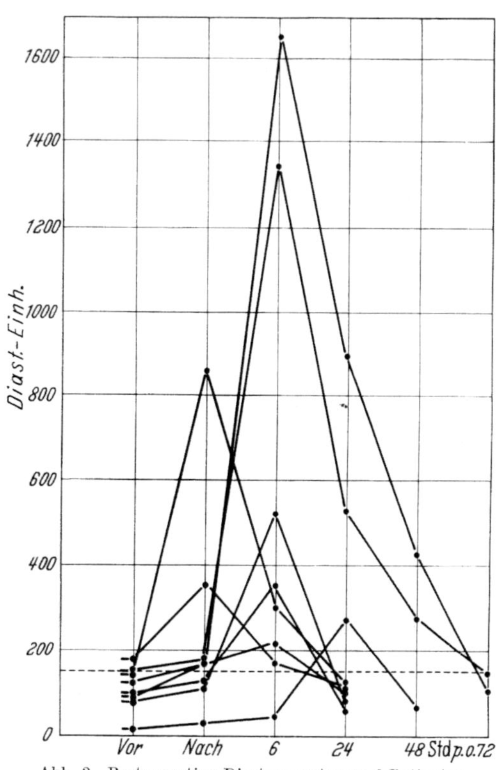


Abb. 3. Postoperative Diastasewerte von 8 Patienten mit Eingriffen am Choledochus

Tabelle 4. *Aufschlüsselung von 124 Gallenwegsoperationen hinsichtlich der Art des Eingriffs, der Diastasewerte und des cholangiographischen Befundes*

| Cholangiographie | Eingriff | Normal | | Pathologisch | | Gesamt |
|---|---|---|---|---|---|---|
| | | gesamt | % | gesamt | % | |
| Nein | Cholecystektomie | 43 | 93 | 3 | 7 | 46 |
| | Choledochotomie | 25 | 76 | 8 | 24 | 33 |
| Ja. Pankreasgang nicht gefüllt | Cholecystektomie | 10 | 100 | 0 | 0 | 10 |
| | Choledochotomie | 9 | 56 | 7 | 44 | 16 |
| Ja. Pankreasgang dargestellt | Cholecystektomie | 0 | 0 | 8 | 100 | 8 |
| | Choledochotomie | 0 | 0 | 8 | 100 | 8 |
| Nein | Sonstige Gallenwegseingriffe | 2 | 33 | 4 | 66 | 6 |
| | Gesamt | 89 | 72 | 35 | 28 | 124 |

wegsanastomosen); in keinem Fall wiesen Verlauf oder Operation selbst Besonderheiten auf. Die hier erwähnten Fälle wurden einschließlich der Krankengeschichten bereits früher dargestellt (KERN, [1, 6]). (Abb. 3).

In der Gruppe von Patienten, die cholangiographiert wurden, bei denen sich aber der Pankreasgang nicht dargestellt hatte, fällt zunächst auf, daß in *keinem* der 10 Fälle von alleiniger Cholecystektomie ein Diastaseanstieg zu verzeichnen war. Dagegen fand sich unter den insgesamt 16 Patienten dieser Gruppe, bei denen die Choledochotomie ausgeführt werden mußte, 7mal ein pathologischer Diastaseanstieg, also in fast der Hälfte der Fälle (vgl. Abb. 4). Die in dieser Patientengruppe beobachteten Diastaseanstiege sehen relativ einförmig aus und

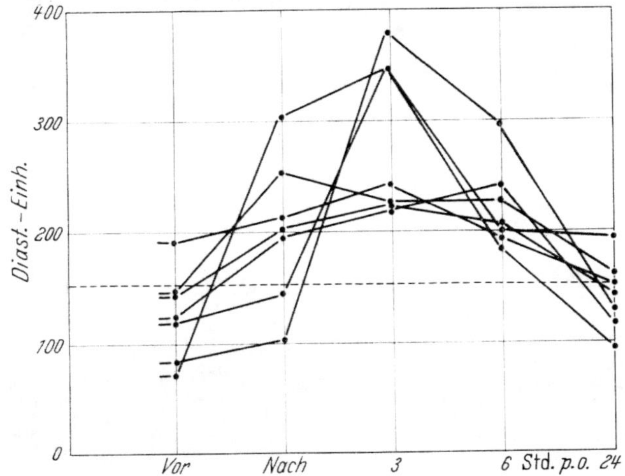


Abb. 4. Postoperative Diastaseanstiege bei 7 Patienten, bei denen Eingriffe am Choledochus durchgeführt wurden, und bei denen sich im Cholangiogramm der Pankreasgang *nicht* darstellte

reichen nicht höher als bis 400 Einheiten, also bis zum Doppelten des Normalwertes, ganz im Gegensatz zu dem bunten Bild, das die früheren Kurven geboten hatten. Auch hier waren Operationen und postoperative Verläufe ohne bemerkenswerte Besonderheiten.

Ganz im Gegensatz zu den bisher beschriebenen Beobachtungen fanden sich bei den Patienten, bei denen sich cholangiographisch der Pankreasgang mitfüllte, in *allen* Fällen pathologische Diastaseanstiege. Wegen ihres Interesses sollen diese Fälle im einzelnen dargestellt werden, wobei aus Ersparnisgründen auf die Wiedergabe von Röntgenbildern und Krankengeschichten verzichtet wird. Jeder Fall ist mit Skizze des Röntgenbefundes und Diastasekurve wiedergegeben (Abb. 5a—n).

Hier verhalten sich also die sonst so ungleichen Gruppen der alleinigen Cholecystektomie und der Choledochotomie völlig identisch. Entsprechend der Tatsache, daß das Auftreten des biliopankreatischen Refluxes weitgehend vom Druck abhängt, trat in der Mehrzahl der Fälle (Abb. 5a—h) der Reflux erst bei Hyperpression auf, einmal (Fig. i) stellte sich der Pankreasgang schon beim Residualdruck dar, und bei 4 Patienten (Abb. 5k—n) schon beim Passagedruck, was für ein besonders leichtes Übertreten des Kontrastmittels bzw. der Galle in den Pankreasgang spricht.

Erwähnenswert ist noch, daß in jedem Falle dann, wenn sich der Pankreasgang schon beim Passage- oder Residualdruck gefüllt hatte, er auch bei den nachfolgenden Drucken sichtbar war.

Quantitativ und qualitativ gleichen die hier beobachteten Fermentanstiege genau denen, wie sie in der vorhergehenden Beobachtungsperiode gefunden wurden, als die Cholangiographie noch nicht zur Anwendung kam. Es erscheint

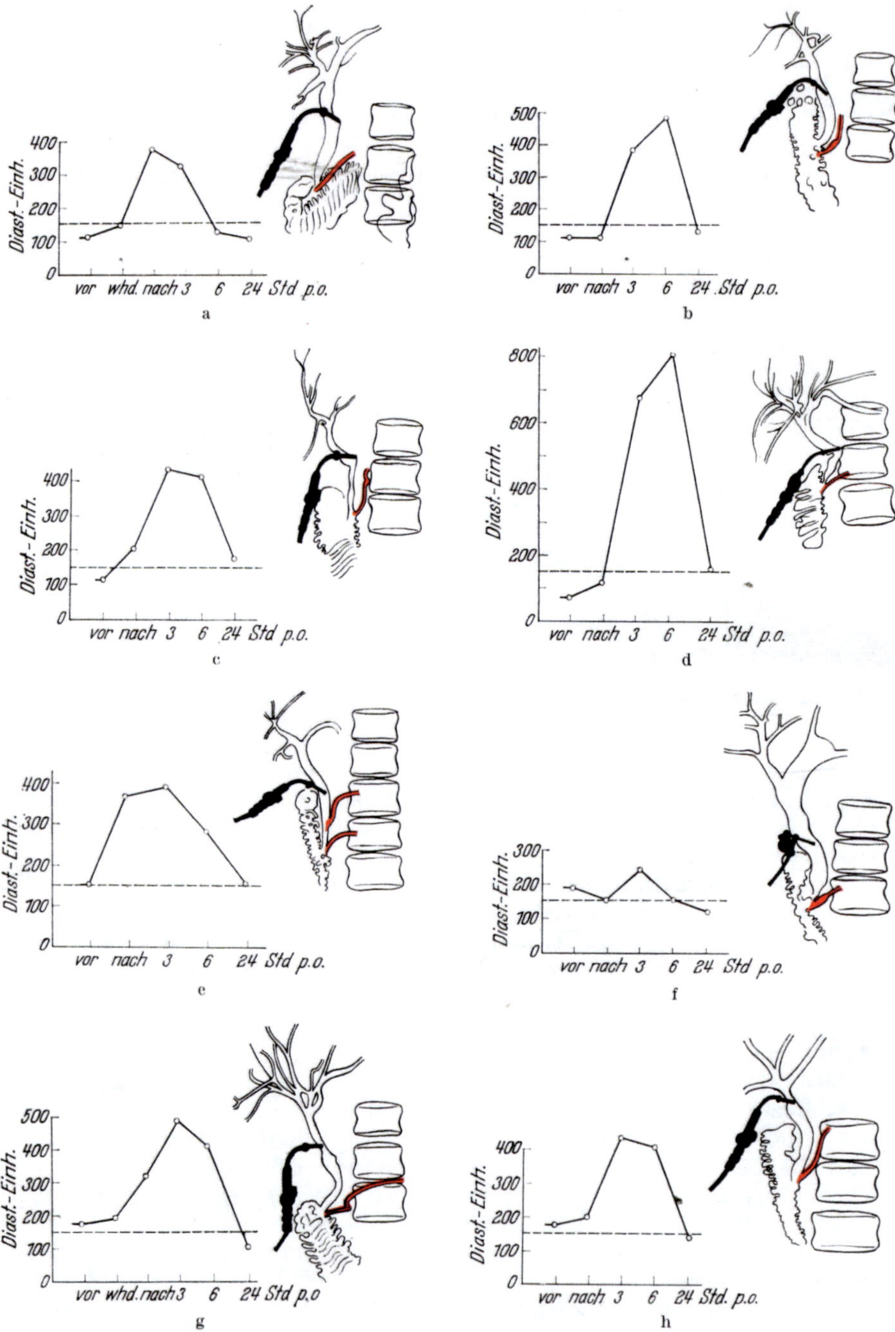


Abb. 5a—n. Darstellung der 13 Fälle (Röntgenschema und Diastasekurve), bei denen es bei operativer Cholangiographie zur Mitfüllung des Pankreasganges kam

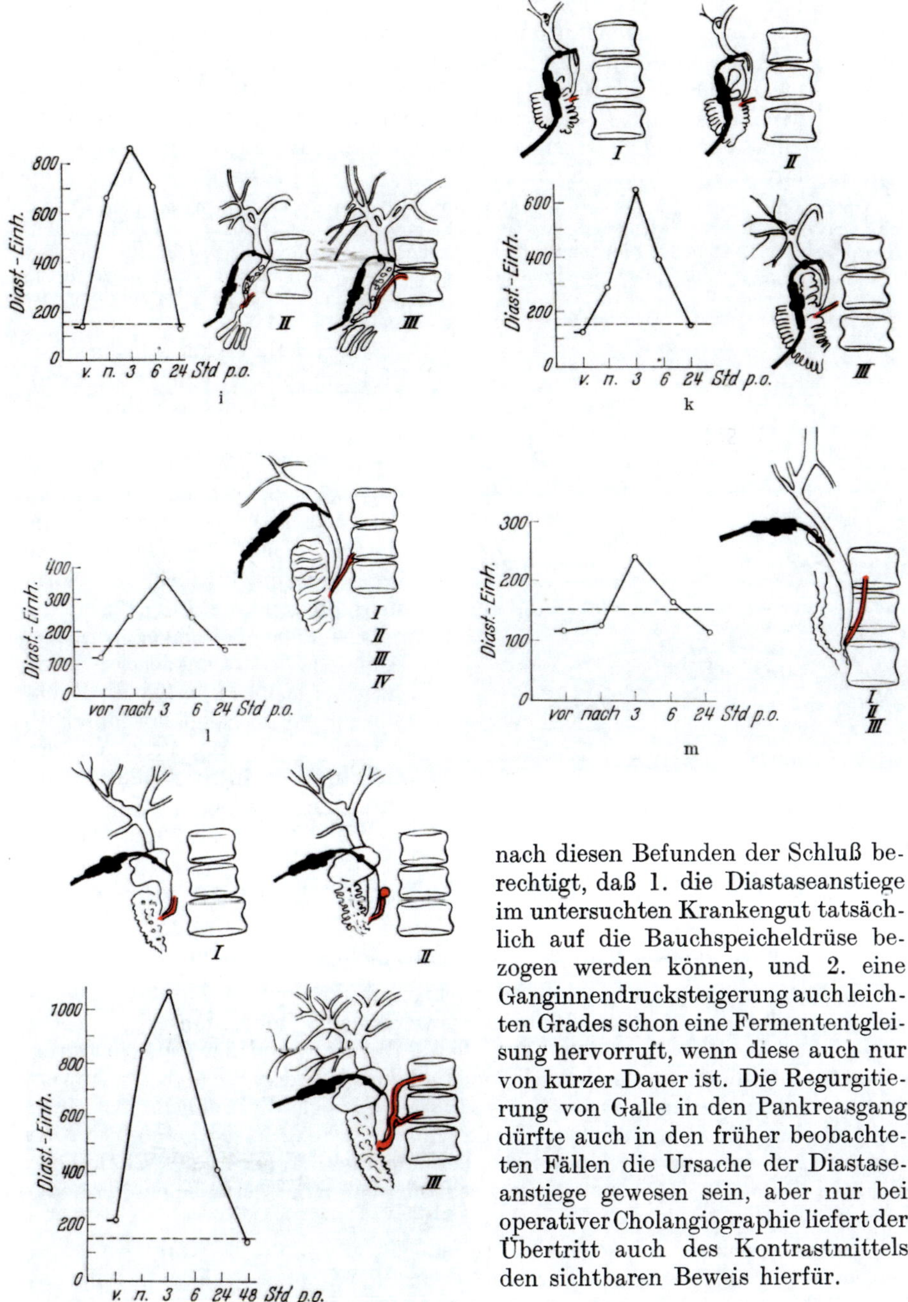


nach diesen Befunden der Schluß berechtigt, daß 1. die Diastaseanstiege im untersuchten Krankengut tatsächlich auf die Bauchspeicheldrüse bezogen werden können, und 2. eine Ganginnendrucksteigerung auch leichten Grades schon eine Fermententgleisung hervorruft, wenn diese auch nur von kurzer Dauer ist. Die Regurgitierung von Galle in den Pankreasgang dürfte auch in den früher beobachteten Fällen die Ursache der Diastaseanstiege gewesen sein, aber nur bei operativer Cholangiographie liefert der Übertritt auch des Kontrastmittels den sichtbaren Beweis hierfür.

### 3. Diastaseanstiege bei sonstigen operativen Eingriffen

Wie aus Tabelle 3 ersichtlich ist, wurden weiterhin pathologische Diastaseanstiege beobachtet bei 5 Operationen am Magen, nach einer Nephrektomie, wobei es sich um eine riesige linksseitige tuberkulöse Pyonephrose handelte und bei der Operation wahrscheinlich der Pankreasschwanz in Mitleidenschaft gezogen wurde, nach einer Mitralstenosensprengung (wobei aber nur ein einmaliger Anstieg auf 200 Einheiten gemessen wurde) und nach 2 abdominalen Eingriffen, wobei es sich um Operationen an der Bauchspeicheldrüse selbst handelte (Entfernung eines Inselzelladenoms, stumpfes Pankreastrauma mit Laparotomie). Alle diese Fälle mit Ausnahme der Magenresektionen sind in einer früheren Arbeit bereits ausführlich dargestellt worden (KERN [6]).

Operationen am Pankreas selbst führen, sofern der Hauptausführungsgang nicht verschlossen oder lädiert wird, im allgemeinen nicht zu sehr hohen Diastaseanstiegen im Blut. Charakteristisch erscheint vielmehr eine deutliche, aber nicht sehr erhebliche Diastaseerhöhung, die sich über mehrere Tage erstreckt, wohl als Ausdruck einer langsam zurückgehenden serösen Entzündung des Organs.

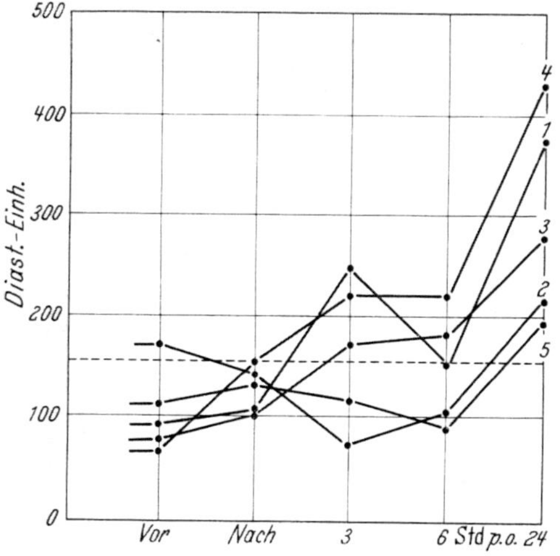


Abb. 6. Postoperative Diastasebestimmungen nach 5 Operationen am Magen (Fall 1—3: Resektion nach Billroth II; Fall 4 und 5: Kardiaresektionen). Die Diastasewerte wurden jeweils bis zur Normalisierung weiterbestimmt, die in allen Fällen nach spätestens einer Woche wieder eingetreten war; hier nur Darstellung der ersten 24 Std

Über die Häufigkeit von Fermententgleisungen nach Magenoperationen wurde bereits berichtet. Die Diastaseanstiege zeigen hier deutliche Unterschiede gegenüber den nach Gallenwegsoperationen festgestellten: Während bei letzteren eine sofortige, mehr oder weniger starke Erhöhung mit Rückkehr zur Norm innerhalb von 24 Std die Regel darstellt, sind bei den Magenoperierten die ersten Diastaseanstiege erst nach 24 Std zu beobachten und die Rückkehr zur Norm erfolgt erst innerhalb mehrerer Tage. Aus diesen mit der Literatur übereinstimmenden Beobachtungen läßt sich schließen, daß hier ein anderer Mechanismus der Läsion vorliegt als bei den Gallenwegsoperationen (vgl. Abb. 6).

## 4. Diastaseanstiege nach Röntgenuntersuchungen

Im Rahmen der vorliegenden Beobachtungsreihen führte ZURHOLT Untersuchungen durch, wobei die Blutdiastasewerte nach Röntgenuntersuchungen, insbesondere nach Kontrastdarstellung der Gallenwege und nach Magen-Darm-Passagen, bestimmt wurden. Auch hier finden sich, wenn auch in einem vergleichsweise nur geringen Prozentsatz, Diastaseanstiege, die wohl nur auf einen mechanischen Insult während der Röntgenuntersuchung zurückgeführt werden können. SKOOG berichtete bereits 1929 über derartige Befunde, die er auf ähnliche Weise erklärte. In Abb. 7 sind die höchsten der dabei gefundenen Fermentanstiege wiedergegeben.

Insgesamt wurden 101 Patienten untersucht, und zwar 80 Kranke mit i.v. Cholecystographie mit Biligrafin, davon 55 mit und 25 ohne gleichzeitige Magen-Darm-Passage, und 21 Patienten, bei denen nur die Magen-Darm-Passage durchgeführt wurde. Diastaseanstiege im Verlauf der Untersuchung fanden sich bei insgesamt 16 Patienten, 14 bei Gallenwegsdarstellung mit MDP und 2 bei MDP allein. In dem Untersuchungsgut sind 11 gesunde Versuchspersonen enthalten, bei denen die Cholecystographie in genau der gleichen Weise durchgeführt wurde, hier fand sich nie ein pathologischer Diastaseanstieg.

Da es sich bei den pathologischen Fällen um gallen- bzw. magenkranke Patienten handelte, liegt der Schluß nahe, daß Veränderungen an der Papilla Vateri in Verbindung mit dem durch Biligrafin erhöhten Sekretionsdruck der Gallenwege eine Mitursache der Diastaseanstiege sein könnte. Auf die Häufigkeit von Papillenveränderungen haben unter anderen vor allem Hess sowie Schöndube hingewiesen. Um die direkte Einwirkung der Röntgenstrahlen zu prüfen, wurden weiterhin 18 Patienten untersucht, bei denen eine therapeutische Röntgenbestrahlung meist pankreasnaher Organe (Milz, Magen) durchgeführt wurde. Hier ergab sich in keinem Fall ein Ansteigen der Diastasewerte auf über 200 Einheiten, so daß die Röntgenstrahlen als Ursache der Fermententgleisungen wohl auszuschließen sind. In gleicher Richtung zeigt der Vorschlag, die Pankreatitis therapeutisch mit Röntgenstrahlen im Sinne einer Entzündungsbestrahlung zu behandeln (Heinsen); auch aus Tierexperimenten ist bekannt, daß die Pankreasfermentproduktion unter Röntgenbestrahlung absinkt (Lit. bei Zurholt).

So dürfen auch die Untersuchungen nach röntgendiagnostischen Maßnahmen als ein Beleg dafür angesehen werden, daß die Bauchspeicheldrüse außerordentlich empfindlich und rasch auf äußere Insulte mechanischer Art reagiert.

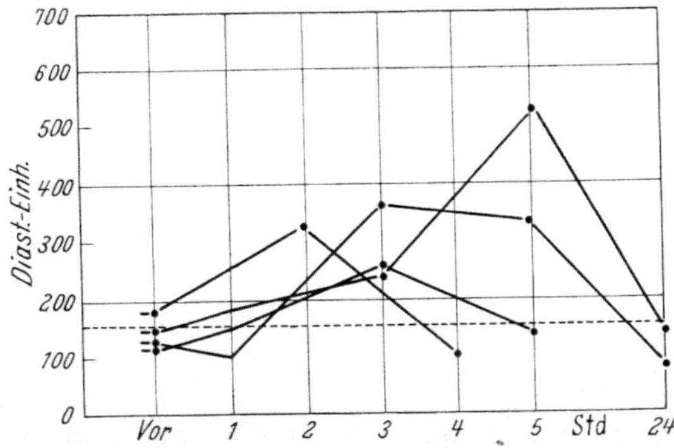

Abb. 7. Diastaseanstiege im Blutserum nach Röntgenuntersuchung des Magen-Darm-Traktes. Nach i.v. Kontrastdarstellungen allein ergaben sich in keinem Fall Fermententgleisungen

## 5. Abfallende Diastasewerte

Bis jetzt wurden ausschließlich Veränderungen besprochen, bei denen eine postoperative Erhöhung der Diastasewerte imponierte. Bei einigen Patienten waren, als Ausdruck einer Begleitpankreatitis, die Diastasewerte auch schon präoperativ abnorm hoch, und in diesen Fällen kam mehrmals das umgekehrte Verhalten zur Darstellung, indem hier die Diastasewerte im Anschluß an die Operation alsbald zur Norm absanken. Da es sich in allen Fällen um Choledochusrevisionen mit Steinextraktionen und Papillenbougierung handelte, darf angenommen werden, daß präoperativ Stauungsvorgänge sich im Papillenbereich abgespielt hatten und daß die Operation eine Dekompression der ableitenden Pankreas- und Gallenwege bewirkte (vgl. Abb. 8).

Einen besonders eindrucksvollen Befund bot ein Patient, der wegen einer akuten Pankreasnekrose behandelt wurde und bei dem über mehrere Wochen extrem hohe Diastasespiegel beobachtet wurden. Wegen der anhaltenden Symptome wurde schließlich die operative Revision der Gallenwege durchgeführt; nach diesem Eingriff kam es für knapp 24 Std zu einem Abfall der Serumdiastase, anschließend zu erneutem Ansteigen auf die alten, extrem hohen Werte. Der Patient mußte später wegen einer riesigen entzündlichen Pseudocyste nochmals operiert werden; erst nach diesem Eingriff kam es zur endgültigen Normalisierung der Blutdiastase. Der Fall wurde in einer früheren Arbeit eingehend besprochen (Kern [1]), worauf hier verwiesen sei.

Ein solcher Verlauf stellt gewissermaßen die Umkehr der sonst zu beobachtenden kurzdauernden postoperativen Fermentanstiege dar. Er bildet auch insofern eine Ausnahme, als in der Regel bei akuter Pankreasnekrose die

Blutdiastasewerte innerhalb kurzer Zeit auf normale und sogar subnormale Werte abfallen. Als Beispiel hierfür seien ebenfalls 3 eigene Beobachtungen mitgeteilt (Abb. 9); diese Patienten wurden mit dem neuen Medikament Trasylol (Bayer) behandelt, ein Patient auch mit Diamox, was den klinisch günstigen Verlauf möglicherweise gefördert hat. Operationen wurden hier nicht vorgenommen.

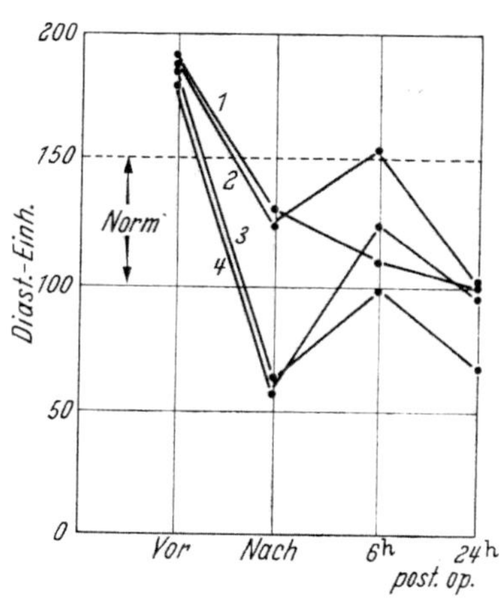


Abb. 8. 4 Patienten mit präoperativ erhöhten Diastasewerten im Blut, bei denen es im Anschluß an die operative Gallenwegssanierung zu einem Abfallen der Diastase zur Norm kam

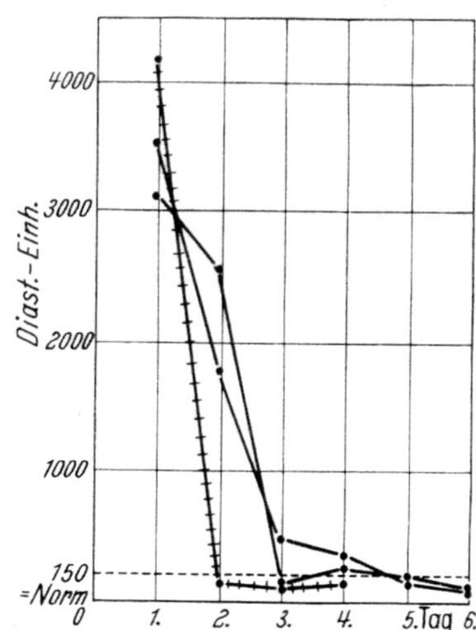


Abb. 9. Verhalten der Blutdiastasewerte nach akuten, spontan aufgetretenen Pankreasaffektionen, die sofort nach Beginn der Erkrankung in klinische Behandlung kamen

## 6. Die normalen Diastasewerte

Auch die Beobachtungen bei den Patienten, bei denen sich die Diastasewerte ständig im Bereich der Norm hielten, sind nicht ohne Interesse. Eine Zusammenstellung der Mittelwerte der Gallenwegsoperationen, der Magenresektionen und aller übrigen Eingriffe — wobei jeweils nur die Patienten mit Normalwerten berücksichtigt wurden! — zeigt, daß im ganzen die Gallenwegsoperierten die höchsten, die Patienten mit pankreasfernen Eingriffen die niedrigsten Werte aufweisen, die Magenoperierten halten die Mitte (Abb. 10).

Dabei sind die Unterschiede zwischen oberer (Gallenpatienten) und unterer (pankreasferne Eingriffe) Kurve für Vor- und Nachwert sowie für den 3- und 6 Std-Wert statistisch signifikant. Zur Berechnung wurde für jede der Gruppen die Dispersion durch Ausgleichsrechnung ermittelt und die mittleren Fehler der Mittelwerte berechnet. Die Differenz zwischen den ausgeglichenen Mittelwerten beider Reihen wurde durch den mittleren Fehler dieser Differenz dividiert. Dieser Quotient war für die erwähnten Gruppen größer als 3.

Daß diese Unterschiede nicht etwa auf die Art des vorgenommenen Eingriffs bezogen werden können, geht schon daraus hervor, daß auch die Unterschiede der *Vor*werte signifikant sind. Es kann aus diesen Daten nur der Schluß gezogen werden, daß die Gallenwegserkrankungen eine mehr oder weniger latente Pankreasbeteiligung in einem hohen Prozentsatz aufweisen, was ja auch klinisch bekannt ist. Daß auch die Magenkranken eine Tendenz zu erhöhten Diastasewerten zeigen (wenn dies im vorliegenden Material auch nicht statistisch gesichert ist), erscheint bei der engen topographischen Beziehung des Magens zur Bauchspeicheldrüse ebenfalls plausibel.

Interessant ist ferner, daß sich nach 24 Std diese Unterschiede auszugleichen beginnen. Auch dies kann nur als Hinweis aufgefaßt werden, daß vielfach die operative Sanierung der Gallenwege auch eine Entlastung für die Bauchspeicheldrüse bringt, wie dies im vorigen Abschnitt bereits diskutiert wurde, so daß ein Abfall der insgesamt leicht erhöhten Diastasewerte eintritt.

Aufschlußreich ist auch eine Zusammenstellung aller Patienten mit Normalwerten aufgeschlüsselt nach der Höhe der Fermentwerte (Abb. 11).

Hier zeigt sich zunächst, daß entsprechend einer Gaußschen Verteilung in allen Gruppen die extremen Werte nach oben und unten (0—25 und 175—200 Einheiten) unter 5% der jeweiligen Gesamtzahl der Fälle bleiben, sie werden daher nicht weiter berücksichtigt.

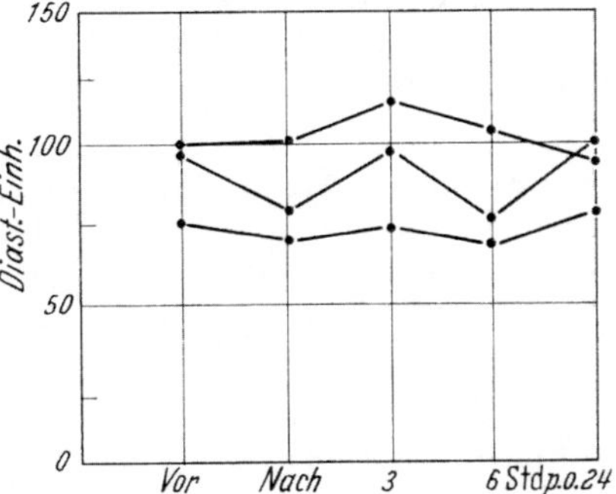


Abb. 10. Mittelwerte postoperativer Diastasebestimmungen bei Patienten ohne pathologische Fermentanstiege. Obere Kurve: Gallenwegseingriffe (89 Fälle). Mittlere Kurve: Magenoperationen (21 Fälle). Untere Kurve: Sonstige Operationen (37 Fälle)

Da die Gesamtzahlen der Fälle in den einzelnen Gruppen schwanken (anfangs wurden z. B. nicht immer auch die 3 Std-Werte bestimmt), erscheinen sie für eine Auswertung ungeeignet. Es bleibt daher die mittlere und untere Reihe der Abb. 11 einer genauen Betrachtung vorbehalten (Prozentzahlen). Die Mittelwerte im Bereich von 100 Einheiten schwanken nur wenig und machen in allen Gruppen etwa 50% der Fälle aus. Dagegen zeigen die hohen Diastasewerte (125—175 Einheiten) einen Anstieg mit

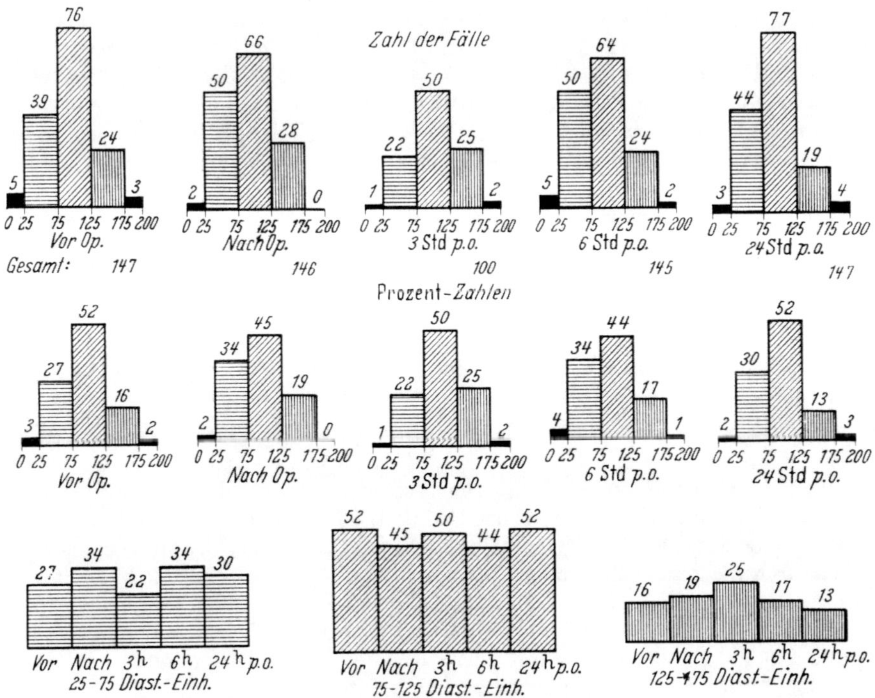


Abb. 11. Zusammenstellung der Diastasewerte von 147 operierten Patienten, bei denen keine pathologischen Anstiege aufgetreten waren. Obere Reihe: Gesamtzahl der Fälle, vor und nach Operation, 3, 6 und 24 Std post operationem. Mittlere Reihe: Dasselbe, in Prozentzahlen der jeweiligen Gruppe. Untere Reihe: Die Diastasewerte (25—75, 75—125, 125—175 Einheiten) in ihrer prozentualen Beteiligung an den jeweiligen Stundenwerten

Maximum 3 Std p. o., während die niedrigeren Werte (25—75 Einheiten) dementsprechend in dieser Zeit die größte Verminderung zeigen.

Im Gesamtmaterial tritt also in den *ersten Stunden* nach einem operativen Eingriff eine Reaktion der Blutdiastase im Sinne einer Erhöhung auf, die bereits 6 Std post operationem wieder ausgeglichen ist. Es ist anzunehmen, daß diese Veränderungen zu Lasten der Gallenwegseingriffe gehen, die über die Hälfte des Gesamtmaterials ausmachen.

Die rechnerische Auswertung des vorliegenden klinischen Untersuchungsmaterials ergibt somit, daß ein signifikanter Unterschied zwischen Gallenkranken und anderweitigen Patienten in der prä- und unmittelbar postoperativen Phase im Diastasespiegel besteht, der jedoch 24 Std post operationem ausgeglichen ist. Ferner ist im Gesamtmaterial ein deutliches Ansteigen der Diastasewerte postoperativ mit einem Maximum 3 Std post operationem festzustellen.

Aus allen diesen Befunden muß, ebenso wie aus den Fällen mit pathologischen Fermentanstiegen, auf ein ungemein rasches Reagieren der Bauchspeicheldrüse geschlossen werden, sowohl bei der Entgleisung der pankreaseigenen Fermente nach einer operativ gesetzten Läsion als auch im Sinne einer Normalisierung der entgleisten Fermente nach operativer Dekompression und Sanierung der Gallenwege.

## 7. Diskussion der klinischen Befunde

Aus den geschilderten Beobachtungen lassen sich folgende Schlüsse ziehen: Eine unmittelbar postoperativ auftretende Diastaseerhöhung im Blutserum muß auf die Bauchspeicheldrüse bezogen werden. Dabei geht die Fermententgleisung nicht dem morphologischen Befund parallel: Weder ergibt eine besonders ausgiebige Füllung des Pankreasganges bei operativer Cholangiographie als Zeichen eines ausgedehnteren Refluxes einen besonders hohen oder besonders langandauernden Fermentanstieg in der Blutbahn, noch lassen die Drucke, unter denen der Reflux in den Pankreasgang zustande gekommen ist, einen direkten Rückschluß auf das Ausmaß oder die Dauer der Fermententgleisung zu (wobei hier allerdings nur Drucke im physiologischen Bereich zur Anwendung kamen).

Dagegen ergibt sich eine eindeutige Beziehung insofern, als in der Gruppe von Fällen, bei denen bei fehlender Füllung des Pankreasganges eine Fermententgleisung zu beobachten war, diese nur geringe Grade aufwies und diese Fälle überhaupt im ganzen selten waren, während bei Mitfüllung des Pankreasganges im Cholangiogramm in *allen* Fällen eine und mehrmals eine sehr hochgradige Fermententgleisung auftrat.

Auf Grund dieser Befunde müssen auch in der Gruppe von Patienten, bei denen eine Cholangiographie nicht durchgeführt worden war oder wo es sich um andersartige Eingriffe handelte, die Diastaseanstiege auf eine mechanische Irritation der Bauchspeicheldrüse bezogen werden. Eine solche kann intra laparotomiam, aber auch während einer Untersuchung des Magen-Darm-Traktes sehr leicht durch Hakendruck, durch unvorsichtiges Manipulieren im Bereich der Papille oder des Pankreaskopfes oder durch starken Druck auf die Duodenalgegend von außen vorkommen. Es ist vorstellbar, daß es hierbei zu einem vorübergehenden Ödem dieser Gegend mit partieller oder völliger, wenn auch nur kurzdauernder Obstruktion des Pankreasganges kommt.

Wenn auch klinisch faßbare Störungen bei derartigen temporären Fermententgleisungen meist vermißt werden, so sind diese doch eine Warnung für den Chirurgen, sich in diesem empfindlichen Gebiet der größten Vorsicht zu befleißigen und jedes Gewebstrauma durch schonendes und rücksichtsvolles Operieren nach Möglichkeit zu vermeiden.

# C. Experimenteller Teil

## 1. Versuche an Hunden

Die im Anschluß an die klinischen Untersuchungen unternommenen Tierexperimente hatten einmal die Aufgabe, festzustellen, ob derartige leichte, nur als kurzdauernde Diastaseentgleisungen imponierende Pankreasaffektionen reproduzierbar sind. Vor allem aber sollte geprüft werden, ob sich bei derartigen Zustandsbildern auch noch anderweitige Auswirkungen zeigen lassen. Hierzu wurde neben der Diastase auch die Serumphosphatase bestimmt, ferner wurden an den Seren der Versuchstiere vor und nach dem operativen Eingriff Testungen auf die Kallikreinwirksamkeit durchgeführt. Die Leber und das Blut der getöteten Tiere wurden aufgearbeitet und mit Hilfe der Hochspannungselektrophorese weiter untersucht. Schließlich wurde der Einfluß pankreassekretionsstimulierender und -hemmender Pharmaka auf den Ablauf derartiger Störungen sowie der schweren, akuten Pankreasnekrose geprüft. Für diese letzteren Untersuchungen wurden vorwiegend Ratten verwendet, um eine genügend große Anzahl von Versuchstieren verwenden zu können. Die Bauchspeicheldrüsen sämtlicher Versuchstiere wurden sofort nach der Tötung entnommen und histologisch untersucht.

Es wurden 14 Hunde operiert, meist relativ große Schäferhunde. Die Tiere wurden mit 80 mg/kg Chloralose narkotisiert. Sodann wurde median laparotomiert, das Duodenum vorgezogen und schonend eröffnet und sowohl die gemeinsame Ausmündung des Gallen- und des proximalen Pankreasganges als auch die wenige Zentimeter unterhalb liegende Mündung des distalen Pankreasausführungsganges mit einem Polyäthylenkatheter intubiert. Zur Röntgendarstellung bzw. zur Erzeugung eines definierten Druckes in den Gangsystemen wurden die Katheter an ein Druckmeßgerät, ähnlich einem zur operativen Cholangiographie verwendeten Apparat, angeschlossen.

Zum Vergleich wurden an 4 Hunden, bei denen anderweitige Operationen (extrakorporaler Kreislauf) durchgeführt wurden, ebenfalls Diastasebestimmungen und die histologische Untersuchung des Pankreas vorgenommen.

Besonderer Wert wurde auf die sofortige Entnahme des Pankreas nach der Tötung der Tiere gelegt, um postmortale autolytische Veränderungen sicher auszuschließen. Von Tier 7 an wurden die Tiere für je 12 Std Versuchsdauer in Chloralosenarkose gehalten, um durch die ständige Überwachung irgendwelche Veränderungen zu vermeiden und um die notwendigen Blutentnahmen zu erleichtern. Die Tötung erfolgte jeweils nach 12 Std durch Luftembolie.

Die Diastase-Normalwerte liegen beim Hund, ebenso wie bei der Ratte, beim 10—20fachen des menschlichen Wertes, also bei 1500—2000 Einheiten/100 ml Serum.

Unter den 14 operierten Hunden befanden sich 5 Kontrolltiere, bei denen auf einen Eingriff am Pankreas selbst verzichtet wurde, im übrigen wurde die Operation in gleicher Weise ausgeführt wie an den Versuchstieren. Unter den 9 letzteren wurde 1mal eine einmalige kurze Drucksteigerung im Pankreasgang von 40 bzw. 70 cm Wasser erzeugt. Bei den 5 weiteren Hunden wurden akute Pankreasnekrosen durch Unterbindung der Pankreasgänge und Instillation von je 10 ml Trypsinlösung unter hohem Druck erzeugt. Hiervon blieben 2 Hunde unbehandelt, während 2 Hunde mit dem Trypsin- und Kallikreininaktivator „Bayer A 128“ (jetzt Trasylol) und 1 Hund mit Diamox behandelt wurde. Auf die Wiedergabe der Versuchsprotokolle im einzelnen wird verzichtet, als Beispiele werden die Ferment- und Druckkurven von Hund 9 und 10 wiedergegeben (s. Abb. 12 und 13).

Als übereinstimmendes Ergebnis der erwähnten Versuche kann festgestellt werden, daß sich durch kurzdauernde Druckanstiege im Pankreasgangsystem kurzdauernde Diastaseentgleisungen in die Blutbahn regelmäßig erzeugen lassen, die den an den klinischen Fällen beobachteten Veränderungen sehr ähnlich sind. Dagegen kommt es bei der Erzeugung unphysiologisch hoher Drucke bzw. bei der Instillation großer Flüssigkeitsvolumina in die Pankreasgänge und gleichzeitiger papillennaher Unterbindung zur akuten Pankreasnekrose, die sich in einem fortlaufenden, sehr starken Fermentanstieg in der Blutbahn äußert. Die Behandlung mit Bayer A 128 oder Diamox hatte an den Versuchshunden hierauf keinen sichtbaren Einfluß, vielleicht war die Dosierung zu gering.

Bei der fortlaufenden Untersuchung der Phosphatasewerte im Blutserum der Versuchstiere (anorganischer Phosphor, alkalische und saure Serumphosphatase) ergab sich in keinem Fall innerhalb der 12 Std-Grenze ein Ansteigen auf pathologische Werte. Offenbar kommen also die von GROSSMAN, WANG u. WANG, DELCOURT, SHAY u. Mitarb. u. a. beobachteten Phosphataseanstiege bei akuter Pankreatitis erst jenseits dieser zeitlichen Grenze zur Beobachtung; jedenfalls konnten sie in den eigenen Versuchen nicht reproduziert werden.

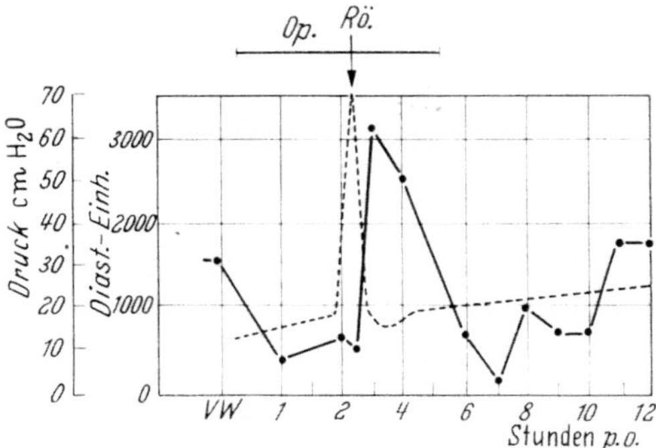


Abb. 12. Diastasewerte im Blutserum bei Hund 9 (ausgezogen) und intraduktale Druckwerte (gestrichelt) Tötung nach 12 Std

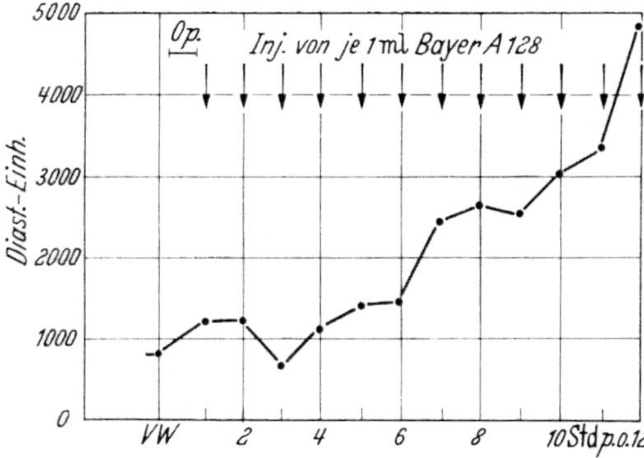


Abb. 13. Diastasewerte im Blutserum bei Hund 10; Erzeugung einer experimentellen Pankreasnekrose und stündliche i.v. Injektion von je 1 ml Bayer A 128

Weiter wurde das Serum der Hunde im biologischen Versuch nach den Angaben von FORELL auf die Anwesenheit von Kallikrein getestet, und zwar jeweils das Serum von vor und 12 Std nach der Operation. Hierbei wurde an Testhunden (nach FORELL ist die biologische Kallikreintestung an der Katze nicht möglich!) der arterielle Blutdruck mit Hilfe eines Kondensatormanometers photoelektrisch registriert. Die Auswertung der Blutdruckkurven, auf deren Wiedergabe wiederum aus Platzersparnisgründen verzichtet wird, ergab überraschenderweise, daß bei allen Versuchshunden Kallikrein in wechselndem Ausmaß nachzuweisen war, nicht nur dann, wenn eine Pankreasnekrose erzeugt, sondern auch dann, wenn nur eine kurzzeitige Drucksteigerung im Pankreasgangsystem vorgenommen worden war. Bei den Kontrolltieren fehlte die Kallikreinwirksamkeit.

Sodann wurden die Leber und das Blutserum der Versuchstiere der Hochspannungselektrophorese unterworfen; außerdem wurden, um weitere Schlüsse ziehen zu können, die Substanzen in üblicher Weise aus den Streifen eluiert und die Eluate am Blutdruck der Katze auf ihre pharmakologische Wirksamkeit geprüft.

Die Hochspannungselektrophorese (MICHL, KICKHÖFEN u. WESTPHAL, WERNER u. WESTPHAL) wurde von HEILMEYER in den klinischen Gebrauch eingeführt. Man versuchte mit dieser Methode zunächst Veränderungen der niedermolekularen Eiweißbausteine zu erfassen, insbesondere im Bereich der biogenen Amine, also biologisch wirksamer Substanzen. Bezüglich der Methodik sei vor allem auf die Arbeit von REHN verwiesen. Die hier beschriebenen Versuchsergebnisse werden an anderer Stelle ausführlich publiziert, so daß hier eine kurze Zusammenfassung genügt.

Aus den Elektrophoresestreifen war ersichtlich, daß vor allem die Fraktion 14 im kathodischen Bereich stark vermehrt war; diese Fraktion spielt auch bei der

Verbrennungskrankheit eine Rolle (REHN). Bei einigen Tieren waren das Histidin und histaminähnliche Substanzen vermehrt angefärbt, ebenso ein sich rot anfärbendes basisches Amin. Bei den Testungen am Blutdruck der Katze aus den Eluaten fiel vor allem eine Vermehrung acetylcholinähnlicher Substanzen sowie der „H-Substanzen" auf. Die noch zu geringe Zahl der Versuche verbietet eine endgültige Aussage, doch sind immerhin Veränderungen gegenüber dem normalen Verhalten deutlich.

Zur Untersuchung des morphologischen Substrates dieser Veränderungen wurde bei Beginn jeder Operation zum Vergleich ein kleiner Teil vom jejunalen Schwanzteil des Pankreas entnommen und das ganze Pankreas nach der Tötung

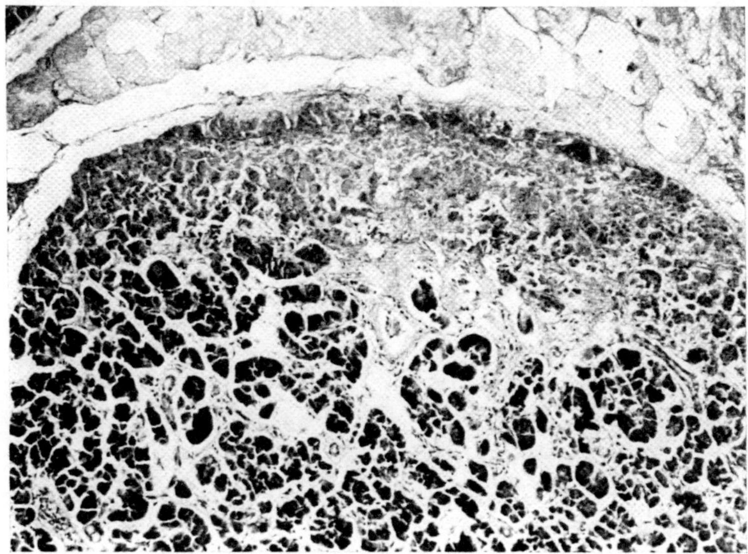

Abb. 14. Fettgewebsnekrosen und Parenchymnekrose in den peripheren Läppchenabschnitten bei einem Versuchstier (Hund 6), bei dem nur zweimalige kurzdauernde Drucksteigerungen im Pankreasgang ausgeführt wurden, und bei dem nur ein kurzfristiger Diastaseanstieg in die Blutbahn festzustellen war

des Tieres sofort in Formol eingelegt (s. o.). Zu Beginn der Eingriffe zeigten alle Drüsen histologisch einen normalen Aufbau; auch nach dem Eingriff wurden in den Drüsen der Kontrolltiere sowie bei einem Versuchstier, bei dem lediglich eine kurzzeitige Drucksteigerung im Pankreasgang durchgeführt wurde (Hund 14) keine Veränderungen gefunden, die sich auf den Eingriff hätten beziehen lassen.

Dagegen ließen sich in den Bauchspeicheldrüsen aller übrigen Tiere Veränderungen nachweisen, und zwar in verschiedenem Ausmaß leukocytäre Infiltrationen, zuweilen auch interstitielle Ödembildungen, vor allem aber Fettgewebs- und beginnende Parenchymnekrosen. Während die Fettgewebsnekrosen in typischer Weise ausgebildet waren, fiel bei den Parenchymnekrosen auf, daß sie fast nur am Rande der Drüsenläppchen und an deren Grenzen zum Fettgewebe und zum peritonealen Überzug sich fanden (Abb. 14).

Es erhebt sich die Frage, weswegen zuerst die Läppchenperipherie in Mitleidenschaft gezogen wird. Denkbar wäre, daß bei der canaliculären Entstehung der Pankreatitis zuerst die kleinsten Pankreasgänge in der Peripherie lädiert werden. Da sich jedoch kleine Gänge und Schaltstücke auch im Innern der Drüsenläppchen finden, erscheint diese Annahme nicht ganz stichhaltig. Eher dürfte dieser Befund mit der Blutversorgung der Drüsenläppchen in Zusammenhang gebracht werden.

Auch von anderen parenchymatösen Organen ist es bekannt, daß Nekrosen am Ort der schlechtesten Blutversorgung ihren Anfang nehmen. So findet man in den relativ sauerstoffärmsten Abschnitten des Leberläppchens zuerst Schädigungen der Zellen nach Vergiftung mit hepatotoxischen Substanzen wie z. B. Tetrachlorkohlenstoff. Da die Drüsenläppchen des Pankreas von einem Zentralgefäß aus versorgt werden, könnte die schlechtere Blutversorgung der Peripherie eine Erklärung geben, weshalb gerade in den Initialstadien einer Störung hier die morphologischen Veränderungen am deutlichsten zu sehen sind.

Wurde die Drüse schwerer lädiert, etwa durch Drucksteigerung zusammen mit Stimulation der exkretorischen Drüsenfunktion, so finden sich auch in diesen Anfangsstadien schon zentrale Läppchennekrosen (Abb. 15).

Massive, hämorrhagische, das ganze Pankreas durchsetzende Nekrosen waren bei den Hunden zu finden, bei denen eine akute Pankreasnekrose durch Instillation von Trypsinlösung unter hohem Druck in den Pankreasgang mit dessen gleichzeitiger Unterbindung

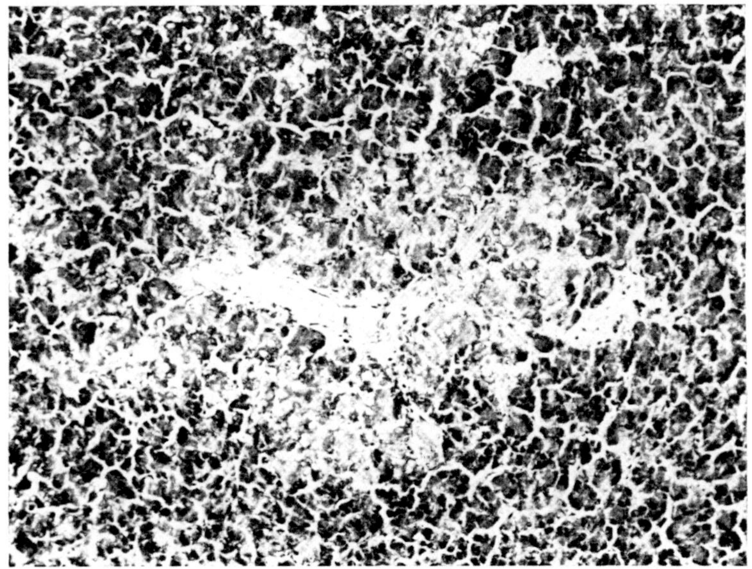

Abb. 15. Beginnende zentrale Parenchymnekrose des Pankreas nach Drucksteigerung im Pankreasgang und Stimulation der Drüsensekretion durch Äther und Mecholyl. Auch hier war nur ein kurzdauernder Diastaseanstieg im Blut zu beobachten!

erzeugt worden war. Hier zeigte auch die Gabe sekretionshemmender Pharmaka (Diamox) oder von Inaktivatoren (Bayer A 128) keinen Einfluß auf den Ablauf der morphologischen Veränderungen, möglicherweise infolge zu geringer Dosierung.

## 2. Versuche an Ratten

Um die Einwirkung von Medikamenten auf die geschilderten Veränderungen zu studieren, wurden für die weiteren Untersuchungen Ratten verwendet. Daß die Ratte als Versuchstier speziell für Pankreatitisversuche und für Fermentuntersuchungen geeignet ist, haben erst kürzlich Henning und Heinkel, Heinkel, Treadwell und Roe u. a. betont.

Auch bei der Ratte führt weder die Gangunterbindung allein (Block u. Mitarb.) noch die Injektion von Flüssigkeiten, z. B. von Galle oder von Pankreassaft in mäßigen Dosen und unter physiologischen Drucken (Forell u. Mitarb.) zu einer akuten Pankreasnekrose, sondern nur zu einem mehr oder weniger ausgeprägten Speichelödem und zu sekundärer Atrophie des exkretorischen Drüsenanteils. Erst die Instillation von zu hohem Volumen oder unter zu hohem Druck in das Gangsystem ruft eine Pankreasnekrose hervor.

Für die vorliegenden Fragestellungen erschien es zunächst notwendig, festzustellen, unter welchen Bedingungen hohe, aber möglichst nicht zu langfristige Diastaseanstiege im Blut bei der Ratte erzeugt werden können, um so die Grundlage zu schaffen für Untersuchungen, die sich auf eine medikamentöse Beeinflussung dieser Prozesse erstrecken sollte.

Alle Operationen wurden in Nembutal-Narkose (60 mg/kg intraperitoneal) vorgenommen. Bei einer ersten Serie von Tieren wurde die Unterbindung des gemeinsamen Gallen- und Pankreasganges nahe der Papille vorgenommen. Nach diesem Eingriff ergaben sich uneinheitliche Fermentwerte im Blut, einigemale höchste Diastaseanstiege, einigemale ein Ausbleiben derselben.

Über die Grundlagen der Diastasebestimmung wurde bereits berichtet (vgl. Abschnitt 10). Das Blut wurde den Tieren aus den Schwanzgefäßen entnommen, was bei den geringen benötigten Mengen (0,1 ml für eine Bestimmung) ohne weiteres mehrmals hintereinander möglich war und sich nach einiger Übung leicht durchführen läßt.

Die Tötung der Tiere erfolgte bei dieser ersten Serie zwischen 4 Tagen und mehreren Monaten. Bei der histologischen Untersuchung der Bauchspeicheldrüsen ergab sich in allen Fällen das Bild der ausgeprägten chronischen Pankreasfibrose mit Untergang des gesamten oder des größten Teiles des exkretorischen Drüsenparenchyms und mit vacuolig-fibröser Entartung der Drüse, bei intaktem Inselapparat; es ergaben sich ganz ähnliche Bilder, wie sie sich auch beim Menschen unter entsprechenden Bedingungen finden (vgl. Abb. 16 und 17).

Aus diesen Befunden war zu schließen, daß die alleinige Gangunterbindung nicht geeignet war, als Grundversuch für die Untersuchung medikamentöser Einwirkungen zu dienen. Als nächstes wurden gleichzeitig mit der Gangunterbindung sekretionsstimulierende Pharmaka verwendet.

Verwendet wurden 1. das Prostigmin, dessen stimulierende Wirkung seit langem bekannt, aber nicht auf die Bauchspeicheldrüse allein beschränkt ist, 2. das Mecholyl, das bei parenteraler Anwendung vor allem die ekbolische, und 3. der Äther, der bei intraduodenaler Applikation vorwiegend die hydrokinetische Funktion des Pankreas stimuliert.

Es ergab sich, daß bei gleichzeitiger Vornahme der Gangunterbindung und Gabe sekretionsstimulierender Pharmaka immer sehr hohe Diastaseanstiege im Blut auftreten. In der Regel halten sie etwa 24 Std an und beginnen zu diesem Zeitpunkt wieder abzuklingen.

Um nicht mehrere parenteral zu verabreichende Medikamente nebeneinander geben zu müssen, wurden in allen folgenden Versuchen Gangunterbindungen nahe der Papille zusammen mit der intraduodenalen Applikation von 0,01—0,02 ml Äther ausgeführt und als ,,Grundversuch" bezeichnet. Dieses Vorgehen führte stets zu einem starken Diastaseanstieg, ohne das Leben der Versuchstiere zu gefährden.

Um nun die Wirkung sekretionshemmender Pharmaka zu prüfen, wurde an den Versuchstieren jeweils dieser Grundversuch ausgeführt und die zu prüfenden Medikamente wurden parenteral verabfolgt. Zur Anwendung kamen 1. Atropin, 2. Diamox, 3. Bayer A 128 (jetzt als ,,Trasylol" im Handel) und 4. Pendiomid.

Atropin, dessen weitgehende sekretionshemmende Wirkung bekannt ist, wurde in verschiedener Dosierung, bis zu 1 mg 2stündlich, verabfolgt (die Ratte ist gegen Atropin außerordentlich wenig empfindlich). Hierdurch ließen sich die Serumdiastaseanstiege *fast völlig unterdrücken.* Bei der Anwendung von Diamox zeigte es sich, daß Gaben in 2stündlichem Abstand nicht ausreichten, um eine Fermententgleisung zu verhindern, wohl aber die Anwendung in stündlichem Abstand (Dosierung 5 mg Einzeldosis). Die Gabe von Bayer A 128 hatte keinen Einfluß auf die Diastasewerte im Blut, ebensowenig wie die Anwendung von Pendiomid. Dagegen war auffällig, daß die mit Pendiomid behandelten Ratten sehr reichlich Blut aus den Schwanzgefäßen abgaben, im Gegensatz zu allen übrigen Versuchstieren, bei denen nach dem Eintreten pankreatitischer Symptome immer eine deutliche Kreislaufzentralisation auftrat, und daß die mit Pendiomid behandelten Tiere einen sehr viel weniger kranken Eindruck machten als die übrigen Tiere.

Trypsinbestimmungen im Blut, die bei der Prüfung gerade der letzteren Medikamente von besonderem Interesse gewesen wären, konnten wegen der methodischen Schwierigkeiten nicht durchgeführt werden.

Bei der histologischen Untersuchung der Bauchspeicheldrüsen der Versuchsratten zeigte sich, daß fast in allen Fällen derselbe Befund zu erheben war, wie er bereits bei den Hundeversuchen geschildert wurde: Es fanden sich Fettgewebsnekrosen, leukocytäre Infiltrationen und Parenchymnekrosen, die fast immer in der Läppchenperipherie begannen. Die möglichen Ursachen dieser letzteren Erscheinung wurden bereits diskutiert. Ein Mikrophoto möge den Befund illustrieren

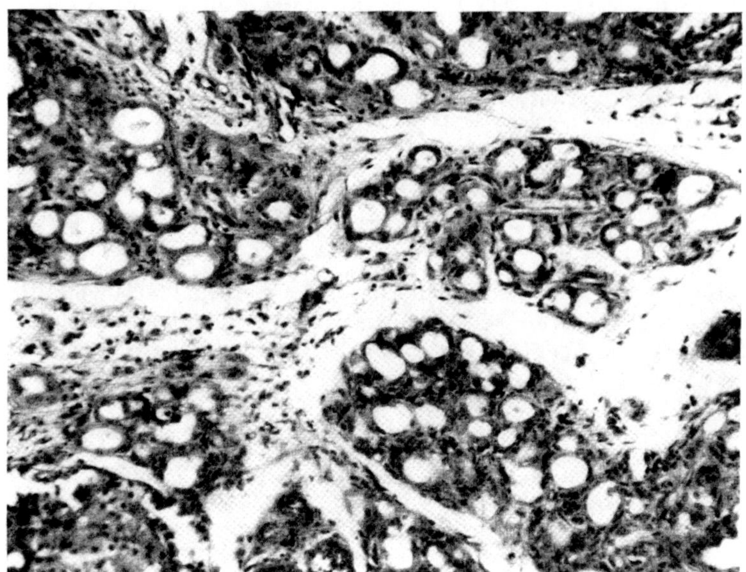

Abb. 16. Zustand des Pankreas nach Gangunterbindung und 10tägigem Überleben der Ratte. Es zeigt sich das typische Bild der chronischen Pankreatitis mit fortgeschrittenem Untergang des exkretorischen Drüsenparenchyms und fibröser Verödung der Drüse

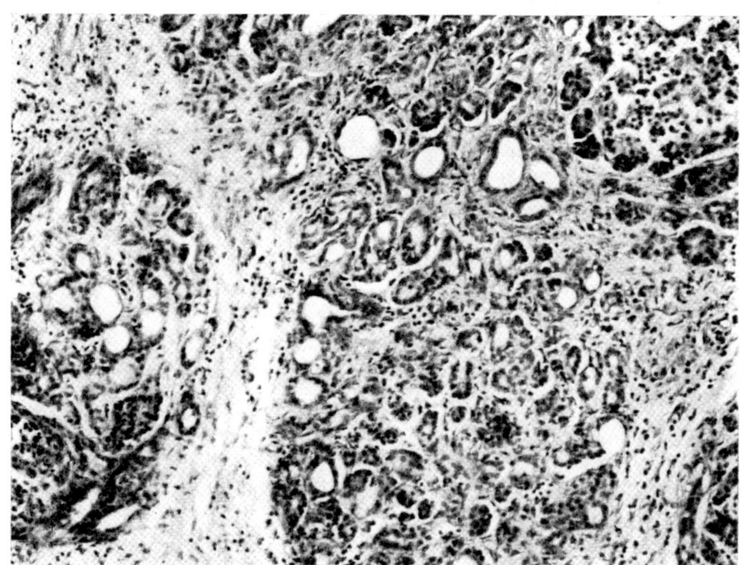

Abb. 17. Ein ganz gleichartiges Bild wie in Abb. 16 findet sich bei einem Patienten, bei dem durch ein Pankreaskopfcarcinom ein fast völliger Verschluß des Pankreashauptausführungsganges zustande gekommen war. Entnahme aus dem Präparat einer totalen Duodenopankreatektomie mit bisher $1^{1}/_{2}$jähriger Überlebenszeit (vgl. Creutzfeldt, Kümmerle und Kern)

(Abb. 18). (Es sei an dieser Stelle Herrn Prof. Dr. Büchner, Direktor des Pathologischen Institutes der Universität Freiburg i. Br., für seine Beratung bei den morphologischen Untersuchungen und für die Möglichkeit, an seinem Institut die Mikroaufnahmen herzustellen, gedankt.)

Ein Unterschied der unbehandelten und der mit den genannten Substanzen behandelten (Atropin, Diamox, Bayer A 128, Pendiomid) Tiere war histologisch

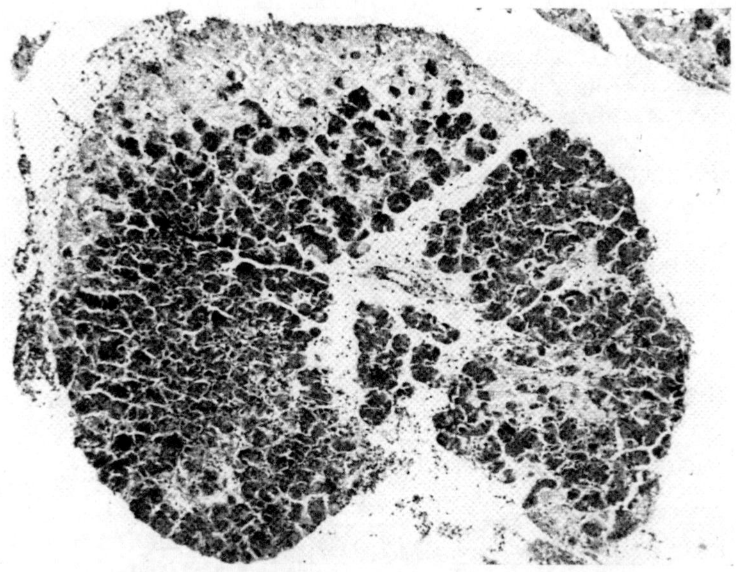

Abb. 18. Periphere Läppchennekrose im Pankreas nach Gangunterbindung und Stimulation der Drüsenfunktion durch Äther („Grundversuch")

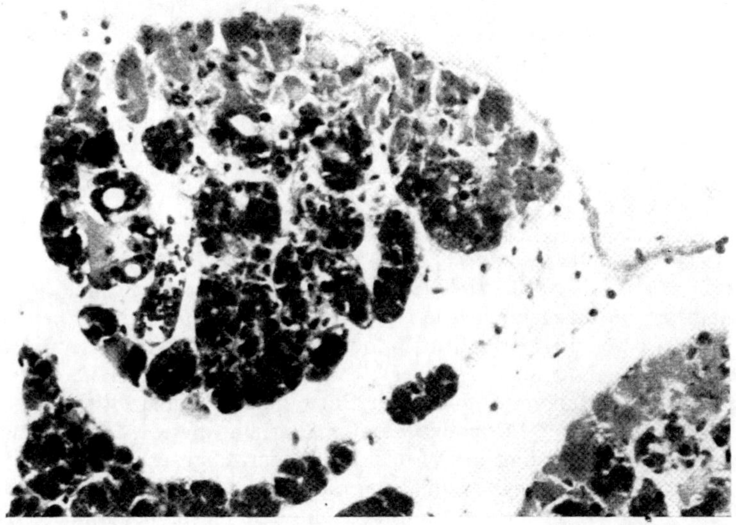

Abb. 19. Rattenpankreas nach Grundversuch und Anwendung von Bayer A 128: Periphere Parenchymnekrose in der Peripherie der Drüsenläppchen

*nicht* festzustellen. Auch bei völliger Unterdrückung der Blutdiastaseanstiege z. B. durch Atropin fanden sich dieselben schweren Veränderungen im histologischen Bild wie bei den unbehandelten Tieren. Dies läßt darauf schließen, daß die genannten Pharmaka zwar in der Lage sind, den funktionellen Zustand der Drüse zu beeinflussen, nicht aber das morphologische Substrat (vgl. Abb. 19).

In einer weiteren Serie, wobei Instillationen verschiedener Flüssigkeiten (Kochsalzlösung, Hundegalle, Pankreassaft) in den Ausführungsgang unter verschiedenen Drucken mit gleichzeitiger Gangunterbindung zur Anwendung kam, fanden sich im Gegensatz zu den bisher beschriebenen Versuchsanordnungen regelmäßig auch ausgedehnte *zentrale* Läppchennekrosen bei gleicher Versuchsdauer. Es läßt sich mit dieser Methode zeigen, daß die Erzeugung einer schweren Nekrose *nicht* von der verwendeten Flüssigkeit abhängt (physiologische Kochsalzlösung macht dieselben schweren Erscheinungen!), sondern ausschließlich vom angewendeten Instillationsdruck. Diastasebestimmungen wurden bei dieser Versuchsreihe nicht durchgeführt.

Versuche, durch andere Verfahren, z. B. durch Gangquetschung, durch temporären Gangverschluß oder durch papillennahe Umspritzung des Gewebes mit Kochsalzlösung Diastaseentgleisungen in die Blutbahn zu erzeugen, schlugen fehl. Offensichtlich ist, wie auch aus der Literatur bekannt ist, das Rattenpankreas gegen traumatische Einflüsse besonders resistent, so daß Vergleiche mit der menschlichen Pathologie hier nicht ohne weiteres möglich sind.

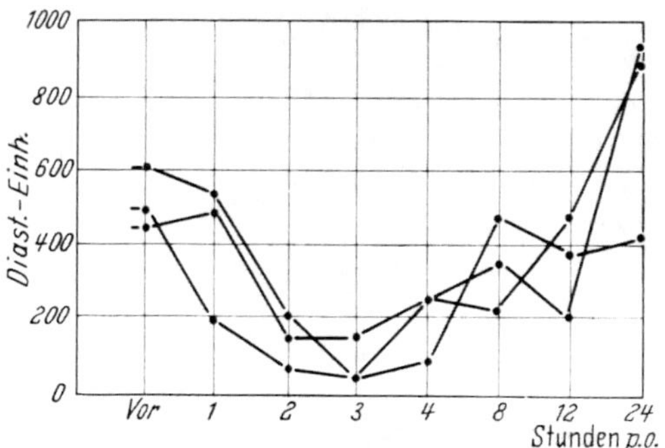

Abb. 20. Verabreichung von 1 mg Äthionin pro 10 g Körpergewicht an 3 Ratten intraperitoneal und Bestimmung der Blutdiastase innerhalb der ersten 24 Std

An einigen Ratten wurde die Einwirkung auch von Äthionin (vgl. Abschnitt A, 7) auf das Pankreas, ohne gleichzeitige Gangunterbindung und ohne die Anwendung anderer Medikamente, untersucht. Hierbei zeigte sich, in Übereinstimmung mit den Befunden von HENNING und HEINKEL, daß bei intraperitonealer Äthioninapplikation in den ersten 12 Std ein Diastase*abfall* im Blutserum zu beobachten ist, dem erst im weiteren Verlauf ein Anstieg folgen kann (vgl. Abb. 20).

Die histologische Untersuchung der Bauchspeicheldrüsen dieser Tiere zeigt, daß die Acini bis zum Bersten mit Sekret gefüllt sind, während anderweitige pathologische Veränderungen zu diesem Zeitpunkt noch vermißt werden. Dieser Befund läßt sich gut mit der bereits (Abschnitt A, 7) erwähnten Vorstellung in Einklang bringen, daß es zunächst bei morphologisch intakten Zellen zu einem Sistieren der äußeren Sekretion kommt, und daß erst mit beginnendem Zelluntergang und dem funktionellen „Leckwerden" der Zellen die Fermententgleisung in die Blutbahn beginnt.

Zusammenfassend ergibt sich aus den beschriebenen Versuchen an insgesamt 96 Ratten, die im übrigen orientierenden Charakter tragen und daher auch eine statistische Auswertung der pharmakologischen Wirksamkeit der geprüften Medikamente wegen der kleinen Zahl der Versuchsreihen nicht erlauben, folgendes: Eine Gangunterbindung erzeugt bei der Ratte nur bei gleichzeitiger Verwendung sekretionsstimulierender Pharmaka gesetzmäßig eine Fermententgleisung in die Blutbahn. Bei Anwendung sekretionshemmender Pharmaka unter im übrigen gleichen Versuchsbedingungen kann zwar die Diastaseentgleisung in die Blutbahn weitgehend verhindert werden, Einflüsse auf den morphologischen Ablauf der sich entwickelnden Veränderungen ließen sich jedoch nicht nachweisen.

## D. Besprechung der Ergebnisse

Bei postoperativen Diastasebestimmungen im Blutserum wurden in einem hohen Prozentsatz der Fälle pathologisch erhöhte Werte vor allem nach Oberbauchoperationen festgestellt. Daß nach alleiniger Cholecystektomie in 17% der

Fälle, nach Eingriffen mit Eröffnung des Choledochus dagegen in 37% der Fälle Fermententgleisungen beobachtet wurden, ließ bereits den Schluß zu, daß eine direkte Läsion der Bauchspeicheldrüse die Ursache dieser Erscheinung sein dürfte.

Eine weitere Stütze fand diese Annahme bei der Analysierung von Patienten, bei denen während der Gallenwegsoperation die operative Cholangiographie vorgenommen wurde. Während hier in der Gruppe von Fällen, bei denen der Pankreasgang nicht sichtbar wurde, eine Fermententgleisung nur bei den Choledochuseingriffen und immer nur eine solche mäßigen Grades zu finden war, kam es bei Mitfüllung des Pankreasganges in *allen* Fällen, auch nach den Cholecystektomien, zu einer Fermententgleisung. Die Verhältnisse sind aus Tabelle 4 ersichtlich. Eine Beziehung zwischen dem Ausmaß des biliopankreatischen Refluxes und der Höhe und Dauer der Fermententgleisung ließ sich nicht aufzeigen. Ähnliche Diastaseentgleisungen fanden sich, wenn auch in einem viel niedrigeren Prozentsatz, nach Röntgenuntersuchungen des Magen-Darm-Kanals; sie müssen auch hier auf mechanische Insulte (Druck, Palpation) des Pankreas bezogen werden.

Für die Fälle, bei denen nach Füllung des Pankreasganges mit einem Kontrastmittel ein Blutdiastaseanstieg beobachtet wurde, ist die Frage zu diskutieren, ob eine pharmakologische Einwirkung des Kontrastmittels die Ursache des Fermentanstieges sein könnte.

Hecht erwähnt in seiner ausführlichen Arbeit über die Kontrastmittelschäden ausdrücklich, daß jodhaltige Öle für die Schleimhäute reizlos seien, und nennt als prinzipielle Gefahren bei ihrer Verwendung als Röntgenkontrastmittel nur die Fettembolie und Überempfindlichkeitsreaktionen. Hinsichtlich der direkten Gallenwegs- und Pankreasgangdarstellung erwähnen Hershey und Hillman sowie Doubilet, Poppel und Mulholland die Möglichkeit einer Überempfindlichkeit gegen das Kontrastmittel, die vor dessen Anwendung daher grundsätzlich durch eine entsprechende Testung ausgeschlossen werden sollte. Howell und Bergh fanden bei vergleichender Injektion von Kontrastmittel und Galle allein in die Gallenwegsdrainage beim Menschen, daß die Diastaseanstiege im Blut unabhängig von der verwendeten Flüssigkeit auftreten.

Berücksichtigt man, daß ganz gleichartige Fermententgleisungen auch bei den Fällen beobachtet wurden, bei denen keine Cholangiographie stattfand, und bei den eben erwähnten Röntgenuntersuchungen, so erscheint die Möglichkeit einer pharmakologischen Wirksamkeit des Kontrastmittels als schädigende Ursache ganz unwahrscheinlich.

Dagegen scheint die Annahme naheliegend, daß diese Diastaseentgleisungen in die Blutbahn Ausdruck einer Drucksteigerung im Pankreasgangsystem sind, gleichgültig, wie diese zustande kommt. Diese Annahme würde auch die vorliegenden Befunde zwanglos erklären: Während bei den cholangiographierten Patienten der biliopankreatische Reflux und damit die Drucksteigerung im Röntgenbild direkt sichtbar wird, kann sie bei den übrigen Gallenwegs- und Oberbauchoperationen durch Kompression des Pankreaskopfes mit kurzzeitiger Obliteration des Pankreasganges ebenso ausgelöst sein. Jedenfalls ergibt sich aus den vorliegenden klinischen und tierexperimentellen Befunden kein Hinweis, daß eine andere als eine *mechanische* Ursache für die beobachteten Erscheinungen verantwortlich gemacht werden könnte.

Erstaunlich ist an den klinischen wie an den tierexperimentellen Befunden, wie außerordentlich rasch eine Fermententgleisung nach einer Irritation der Bauchspeicheldrüse auftritt, wie rasch sie aber auch wieder abklingen kann. Nur ein kleiner Bruchteil der beobachteten postoperativen Fermententgleisungen wäre erfaßt worden, wenn die ersten Untersuchungen, wie üblich, jeweils erstmals 24 Std post operationem ausgeführt worden wären.

Vor kurzem legten Byrd und Sawyers tierexperimentelle Untersuchungen vor, wobei die Diastaseverhältnisse im Blut von Hunden nach zeitweiliger Obstruktion des Pankreasganges untersucht wurden. Es ergab sich, daß ein Verschluß des Pankreasganges von weniger als 1 Std Dauer keinen Diastaseanstieg, ein solcher von 2 Std Dauer und mehr immer eine sehr starke Fermententgleisung hervorrief. Dies steht in scheinbarem Widerspruch zu den eigenen vorgelegten Befunden, nach denen auch bei ganz kurzdauernder Druckerhöhung im Pankreasgangsystem *immer* Diastaseanstiege, wenn auch nur von kurzer Dauer, gefunden wurden. Bei genauem Studium der genannten Publikation ergibt sich jedoch, daß die Diastase in Abständen von 6—12—24—48—72 Std untersucht worden war, daß also in den ersten 6 Std nach dem Eingriff keine Fermentbestimmungen vorgenommen wurden.

Die Bestimmung der Diastase auch in den ersten Stunden, etwa in halbstündlichen oder stündlichen Abständen, hätte den Autoren zweifellos andere Ergebnisse geliefert: Die kurzdauernden Diastaseanstiege nach kurzfristiger Okklusion bzw. Drucksteigerung im Pankreasgang wären ihnen dann nicht entgangen. Nach längerdauernder Obstruktion stellen sich Ödeme der Schleimhaut und entzündliche Vorgänge ein, die dann auch nach Lösung der Unterbindung eine Stauung weiter verursachen und zu langdauernden Blutdiastaseanstiegen führen.

Dagegen besteht die Feststellung der genannten Autoren sicher zu Recht, daß viel zu häufig ein Diastaseanstieg im Blut generell einer akuten entzündlichen Pankreaserkrankung gleichgesetzt wird. Die 3 Möglichkeiten einer Pankreasaffektion: die Sekretstauung im Gangsystem, die entzündliche Parenchymerkrankung und die autolytische Autodigestionsnekrose, verursachen alle in gleicher Weise eine Diastaseerhöhung im Blut (und Urin), und sind demgemäß hierdurch nicht zu differenzieren.

Derartige kurzdauernde Diastaseentgleisungen müssen nicht mit einer makroskopisch faßbaren morphologischen Veränderung der Drüse einhergehen; ein Ödem des Pankreas kann sich ebenso rasch zurückbilden wie die Fermententgleisung. Zoepffel kam das Verdienst zu, dieses Ödem erstmals klinisch beobachtet zu haben; er irrte jedoch, wenn er annahm, es handle sich hier stets um das Vorstadium der akuten Pankreasnekrose. So wies Strömbeck darauf hin, daß auch nach hohen Blutdiastasewerten nur in etwa $^1/_4$ aller Fälle intra operationem am Pankreas Veränderungen nachzuweisen sind. In dem hier vorliegenden Krankengut von 124 hinsichtlich der Diastasewerte untersuchten Gallenoperierten fanden sich 5 Patienten, bei denen die Indikation zur Operation wegen einer vorausgegangenen akuten Pankreaserkrankung gestellt worden war, zum Teil hatten höchste Blutdiastasewerte und schwere klinische Symptome bestanden. Bei keinem einzigen dieser Patienten fand sich intra operationem am Pankreas ein wesentlicher pathologischer Befund oder trat postoperativ eine Fermententgleisung auf!

Ebenso rasch, wie ein Diastaseanstieg auftreten kann, können die erhöhten Fermentwerte auch abfallen, wenn die Ursache der Fermententgleisung beseitigt werden konnte. An einige klinischen Fällen konnte dies direkt demonstriert werden (Abschnitt B, 5). Unter den Patienten, bei denen sich die Diastasewerte im Normbereich hielten, lagen für die präoperative und unmittelbar postoperative Zeit die Mittelwerte für die Gallenkranken höher als für die anderweitig Kranken, so daß eine latente Mitbeteiligung der Bauchspeicheldrüse hier häufig angenommen werden muß. 24 Std post operationem ließ sich ein solcher Unterschied der Mittelwerte nicht mehr nachweisen; dies darf wohl darauf bezogen werden, daß durch die operative Sanierung der Gallenwege im allgemeinen auch die Alteration der Bauchspeicheldrüse vermindert wird.

Es erhebt sich noch die Frage, ob die operative Cholangiographie dadurch, daß sie in einem nennenswerten Prozentsatz der Fälle (etwa ein Drittel) eine Mitfüllung des Pankreasganges mit Kontrastmittel bewirkt, und daß nach den eigenen Untersuchungen wie auch nach Howell und Bergh dadurch regelmäßig eine Fermententgleisung ausgelöst wird, eine erhöhte Gefährdung des Patienten bedingt. Hierzu ist zu sagen, daß die operative Cholangiographie in vielen Fällen die einzige Möglichkeit bedeutet, ohne Eröffnung des Duodenums und ohne Intubation des Pankreasganges die anatomischen Verhältnisse im Papillenbereich zu klären und zu übersehen, was vor Einführung dieser Methode überhaupt nicht möglich war. Inwieweit die Cholangioskopie die Cholangiographie in Zukunft ersetzen wird, bleibt abzuwarten. Der Gewinn, durch die Cholangiographie eine chronische Pankreatitis mit Pankreasgangdilatation zu erkennen und durch Behandlung der verursachenden Papillitis stenosans zu bessern, bedeutet einen so großen Gewinn, daß demgegenüber die Gefahr des in den Pankreasgang übertretenden Kontrastmittels und die nachfolgende, klinisch im allgemeinen bedeutungslose Fermententgleisung kaum ins Gewicht fällt. Hinzu kommt, daß die nicht ganz seltenen anatomischen Varianten der distalen Pankreas- und Gallengänge nur mit dieser Methode erkannt werden können und nur so der Chirurg vor schwerwiegenden Fehlhandlungen geschützt wird.

Allerdings weisen die hier vorgelegten klinischen und experimentellen Befunde eindringlich darauf hin, daß der physiologische Druckbereich bei der Cholangiographie und ganz besonders bei der Pankreatographie keinesfalls nach oben überschritten werden darf, denn sonst sind schwerste Komplikationen unvermeidlich. Durch die operative Cholangiographie ausgelöste akute Pankreasnekrosen wurden vereinzelt beschrieben (ZECH, LUNDQVIST, HERSHEY und HILLMAN), doch war es dann stets eine zu starke und unkontrollierte Druckerhöhung, z. B. durch unkontrollierte Injektion mit einer Spritze, die das deletäre Ereignis verursachte. Im ganzen treten akute Pankreasnekrosen nach operativer Cholangiographie sicher nicht häufiger auf als nach Eingriffen am Choledochus auch ohne Cholangiographie. So kam es z. B. bei über 800 operativen Cholangiographien der Hellströmschen Klinik (BERGKVIST und SELDINGER) nur einmal zu einer akuten Pankreasnekrose, wobei sich der Pankreasgang cholangiographisch nicht gefüllt hatte, aber ein Papillenstein übersehen worden war! Die Frage, ob sich aus den vorliegenden Untersuchungen Gesichtspunkte ergeben, die gegen eine Verwendung der operativen Cholangiographie sprechen, ist daher zu verneinen.

Wenn auch kurzdauernde Fermententgleisungen und leichtere Begleitpankreatitiden keine oder nur geringfügige klinische Symptome verursachen und selbst schwere pankreatitische Schübe keine makroskopisch faßbaren Veränderungen an der Drüse zu bewirken brauchen (s. o.), so entspricht es doch der klinischen Erfahrung, daß auch leichtere rezidivierende Pankreatitiden schließlich in das schwere Bild der chronischen Pankreatitis übergehen können (HESS, HEINSEN, DOERR, V. BECKER u. a.). Über die Veränderungen, die sich bei derartigen leichteren Schüben biochemisch abspielen, ist aber, ebenso wie über die Therapie derartiger Zustände, noch kaum etwas bekannt.

Es war das Ziel der ergänzend zu den klinischen Untersuchungen vorgenommenen Tierexperimente, einmal den biochemischen Vorgängen weiter nachzugehen, die sich neben der Diastaseentgleisung abspielen, und zum anderen, die therapeutischen Möglichkeiten aufzuzeigen, die sich durch die Verwendung sekretionshemmender Pharmaka ergeben.

Aus den in Teil C geschilderten orientierenden Untersuchungen an Hunden und Ratten ergab sich, daß biochemische und morphologische Veränderungen auch nach geringfügigen Irritationen der Bauchspeicheldrüse in weit größerem Ausmaß gefunden werden, als zu erwarten wäre. Dabei können sowohl die morphologischen als auch die biochemischen Befunde überwiegen. Es müssen also, wenn eine Diastaseentgleisung in die Blutbahn nachgewiesen werden kann, weitere biochemische und morphologische Schäden erwartet werden, die mit den heutigen Methoden klinisch noch nicht faßbar sind und denen auch experimentell bisher zu wenig Aufmerksamkeit geschenkt wurde. Bei der Häufigkeit derartiger Fermententgleisungen, die ja seit langem bekannt ist, eröffnet sich hier ein interessantes Forschungsgebiet.

Das Ergebnis der weiteren Versuche läßt sich dahingehend zusammenfassen, daß durch sekretionshemmende Medikamente in ausreichender Dosierung die Fermententgleisung in die Blutbahn weitgehend unterdrückt werden kann, daß aber den geprüften Medikamenten ein Einfluß auf die morphologischen Veränderungen nicht zukommt. Neben dem Atropin erwies sich der Carboanhydrasehemmstoff Diamox als sehr wirksam, ohne die lästigen Nebenwirkungen des Atropins zu besitzen.

Die in der Klinik bei der Behandlung der Pankreasnekrose erprobten Ganglienblocker, wie Pendiomid, haben experimentell weder auf die Morphologie, noch

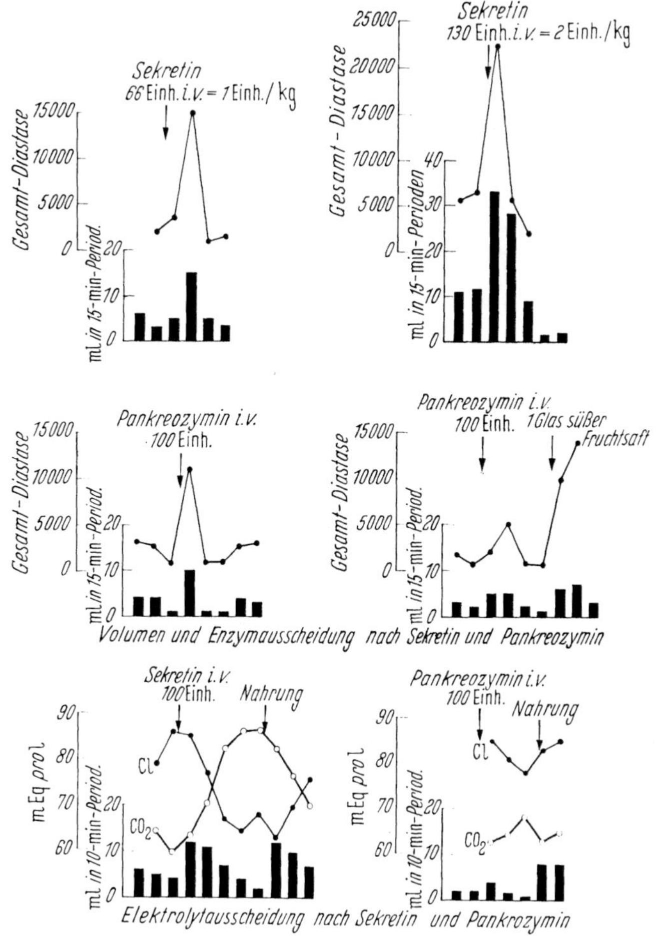


Abb. 21. Prüfung des Pankreassaftvolumens, der Fermentaktivität und des Elektrolytgehaltes nach Stimulation mit Sekretin, Pankreozymin und Nahrungszufuhr an einer äußeren Pankreasfistel beim Menschen. (Aus Sinclair)

auf die Fermententgleisung Einfluß, dasselbe gilt von dem geprüften Fermentinaktivator Bayer A 128 (Trasylol). Doch erscheint bemerkenswert, daß die mit Pendiomid behandelten Tiere klinisch geringere Krankheitssymptome zeigten als die übrigen Versuchstiere. Auch der Befund erscheint erwähnenswert, daß im biologischen Testversuch der kallikreinbedingte Blutdruckabfall nach Gabe vom Serum erkrankter Tiere durch Zugabe von Bayer A 128 (Trasylol) in vitro voll verhindert werden konnte! So erscheint die Verwendung von Medikamenten wie Diamox, Pendiomid und Trasylol nicht nur klinisch-empirisch, sondern auch experimentell begründet zu sein und wird sich in Zukunft einen festen Platz bei der Behandlung akuter Pankreaserkrankungen erwerben.

In diesem Zusammenhang erhebt sich die Frage, inwieweit hier überhaupt Rückschlüsse von Tierexperimenten auf die humane Pathologie und Klinik erlaubt sind. Solche erscheinen nur statthaft, wenn auch beim Menschen entsprechende Befunde vorliegen. In erster Linie kommen hier Erfahrungen an menschlichen Pankreasfisteln in Betracht, die ein Studium der Sekretionsverhältnisse und des Einflusses von Medikamenten auch über längere Zeit erlauben. Besonders wertvolle Untersuchungen aus letzter Zeit verdanken wir Sinclair, weswegen einige Details aus seiner Arbeit hier wiedergegeben seien (Abb. 21 und 22).

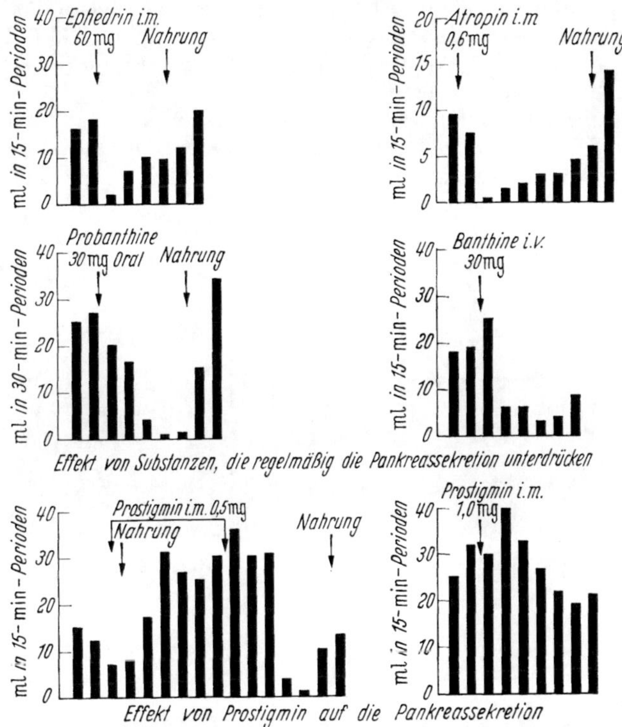


Abb. 22. Prüfung des Pankreassaftvolumens an einer äußeren Pankreasfistel beim Menschen nach Gaben von Ephedrin, Atropin, Probanthine, Banthine und Prostigmin in verschiedener Dosierung. (Aus Sinclair)

Während sich hier der Effekt der bekannten sekretionshemmenden Medikamente Atropin, Ephedrin und Banthine zeigen ließ, konnten Watman, Birnbaum und Hollander u. a. ebenfalls an menschlichen Pankreasfisteln die starke sekretionshemmende Wirkung des Diamox nachweisen. Im Hinblick auf die doch erheblichen Nebenwirkungen des Atropins und ähnlicher Medikamente bei therapeutischer Dosierung dürfte sich daher heute in erster Linie die Anwendung von Carboanhydrasehemmstoffen empfehlen, denen bei geringer Toxicität derartige Nebenwirkungen fehlen. Der diuretische und magensafthemmende Effekt des Diamox ist eine in diesem Zusammenhang nur erwünschte Nebenwirkung. Daneben ist die Anwendung von Ganglienblockern und vor allem von Fermentinaktivatoren heute indiziert.

Aus den vorliegenden klinischen und experimentellen Befunden ist der Schluß zu ziehen, daß auch die leichteren Pankreasaffektionen ernstzunehmende Komplikationen sind, selbst wenn der Übergang einer subakuten Pankreatitis in eine akute Pankreasnekrose sehr selten eintreten dürfte. Wenn die Diagnose einer derartigen Komplikation gestellt wird, so sind entsprechende Maßnahmen einzuleiten. In erster Linie ist die Anwendung sekretionshemmender Pharmaka am Platze, wobei gerade postoperativ die Carboanhydrasehemmstoffe heute mehr zu empfehlen sind als das Atropin mit seinen Nebenwirkungen auch auf andere Abdominalorgane. Hinzu hat absolute Nahrungs- und Flüssigkeitskarenz zu treten, bis die Fermententgleisung verschwunden ist. Es ist ferner zu diskutieren, ob derartige Maßnahmen nicht routinemäßig einzuleiten sind, wenn sich bei operativer Cholangiographie der Pankreasgang mitfüllt, um jegliche Komplikationen sicher zu vermeiden. Ebenso ist eine solche Behandlung bei jeder direkten Pankreatographie zu erwägen; so fordern auch Doubilet, Poppel und Mulholland vor einer Pankreatographie mindestens 15 Std Fasten und eine Prämedikation mit 15 mg Probanthine.

Weitere Erfahrungen auf klinischem Gebiet müssen gesammelt und noch viele experimentelle Untersuchungen durchgeführt werden, ehe alle diese Methoden als völlig gefahrlos gelten dürfen und bevor die Komplikationen auf diesem Gebiet sicher zu beherrschen sind.

Aus der Chirurgischen Universitätsklinik Würzburg
(Direktor: Prof. Dr. W. Wachsmuth)

# Cholinesterase in der Chirurgie

## (Eine zusammenfassende Studie über das Verhalten des Fermentes nach Operationen und über die Brauchbarkeit der Fermentkontrolle für die Prognose, Prophylaxe und Therapie des Operationsschocks)*

Von

F. Holle und A. Doenicke

Mit 27 Abbildungen

## Inhalt



* Herrn Prof. Dr. A. Brunner zum 70. Geburtstag.

## Literatur


Abbott, W. E., H. Krieger and St. Levey: The role of ACTH, Cortisone and Hydrocortisone in surgery. Ann. intern. Med. **43**, 702 (1955).

Abderhalden, R.: Vitamine, Hormone, Fermente. Wien: Urban & Schwarzenberg 1944.

— Annual report on stress, H. Selye and A. Horava (1952), Book review. Z. Vitamin-, Hormon- u. Fermentforsch. **7**, 79 (1955).

Adams, R., and N. Siderius: Postoperative acute Adrenal cortical insufficiency. J. Amer. med. Ass. **165**, 41 (1957).

Aderhold, K.: Moderne Gesichtspunkte bei Verbrennungen. Zbl. Chir. **82**, 1, 44 (1957).

Ammon, R.: Methoden der Fermentforschung (Barmann u. Myrbäck), Bd. 2, S. 1585. 1951.

Aron, E., et Herschberg: Recherches sur les propriétés pharmacodynamiques de l'histidine. Schweiz. med. Wschr. 4, 76, (1946).

Aron-Brunetière, R.: Administration de l'ACTH en implantations: premiers résultats. Sem. Hôp. Paris **29**, 2178 (1953).

Augustinson, K. B.: Cholinesterases. Acta physiol. scand. **15**, Suppl. 52 (1948).

— Neuere Ergebnisse auf dem Gebiet der Cholinesterase und ihre Bedeutung für Pharmakologie und Toxikologie. Arzneimittel-Forsch. **4**, 242 (1954).

Benstz, W.: Zur diagnostischen und prognostischen Bedeutung der Fermentaktivität im Serum, insbesondere bei Herzinfarkt und Lebererkrankungen. Ther. d. Monats 8, 126 (1958).

Bersin, T., H. J. Lauber u. H. C. Nafziger: Der Einfluß von Narkose und Operation auf den Vitamin C-Haushalt. Klin. Wschr. **16**, 1272 (1937).

Birke, G.: Dehydroepiandrosterone excretion in several acute stress conditions. Acta med. scand. Suppl. **291**, 69 (1954).

— C., C. Franksson and L. O. Plantin: The excretion pattern of 17-ketosteroids and corticosteroids in surgical stress. Acta endocr. (Stockh.) **18**, 201 (1955).

Brähler, W.: Die prognostische Bedeutung der Serumcholinesterasebestimmung. Inaug.-Diss. Würzburg 1958

Brown, H., and E. Englert jr.: Metabolism of the conjugated 17-hydroxycorticosteroids. 47th Meet. Amer. Soc. Clin. invest. 19 (1955).

- G. D. Willardson, C. T. Samuels and F. H. Tyler: 17-hydroxycorticosteroid metabolism in liver disease. J. clin. Invest. **33**, 1924 (1954).

Brücke, F. Th. v., v. Hueber u. Sarkander: Über die Cholinesterase des menschlichen Serums. Klin. Wschr. **23**, 587 (1941).

Caithaml, W.: Untersuchungen über den Eiweißhaushalt bei chirurgischen Krankheiten. Münch. med. Wschr. **99**, 543 (1957).

Cole, W. H., W. Grove and M. M. Montgomery: Use of ACTH and cortisone in surgery. Ann. Surg. **137**, 5 (1953).

Conway, E. J., and D. Hingerty: The effects of cortisone, desoxycorticosterone and other steroids on the active transport of sodium and potassium ions in yeast. Biochem. J. **55**, 455 (1953).

Croxatto, H.: Hormones of the neurohypophysis. Third Panam. Congr. Endocrinol. Santiago de Chile, 21st—27th Nov. 1954, p. 8.

Cruz, J. M.: La cholinestérase dans la réaction d'alarme. Arch. port., sci. biol. **10**, 117 (1951).

Dannenberg, H.: Neuere Ergebnisse zur Biochemie der Hypophyse und Nebenniere. Langenbecks Arch. klin. Chir. **275**, 245 (1953).

Dorn, W.: Über die Azetylesterase. Materia med. Nordmark **9**/7 (1957).

Egdahl, R. H., D. H. Nelson and D. M. Hume: Adrenal cortical function in hypothermia. Surg. Gynec. Obstet. **101**, 715 (1955).

Ehlers, P. N.: ACTH und die Nebennierenrindensteroide aus der Sicht des Anaesthesisten. Anaesthesist **6**, 151 (1957).

u. J. Heinzel: Die intravenöse Hydrocortisonanwendung in der Chirurgie. Chirurg **27**, 298 (1956).

Eik-Nes, K., A. A. Sandberg, D. H. Nelson, F. H. Tyler and L. T. Samuels: Changes in plasma levels of 17-hydroxycorticosteroids during the intravenous administration of ACTH. I. A test of adrenocortical capacity in the human. J. clin. Invest. **33**, 1502 (1954).

— — F. H. Tyler and L. T. Samuels: Plasma levels of 17-hydroxycorticosteroids following the administration of adrenal steroids. Acta endocr. **18**, 244 (1955).

Evers, J. W. R.: Die jüngsten Fortschritte in der Therapie mit eiweißsparenden Steroiden. Hormon, Organon **12**, 1 (1959).

Fiegel, G.: Die Sofortbehandlung lebensbedrohlicher Zustände mit NNR-Steroiden. Medizinische 10, 409 (1958).

Flaschenträger, B., u. E. Lehnartz: Physiologische Chemie. Berlin: Springer 1951.

FORSHAM, P. H., y J. A. G. REYES: Hiperfuncion suprarenal. Terapéutica clin. 2, 828 (1954). Cultural, S.A., La Habana.

FRANKSSON, C., and C. A. GEMZELL: Blood levels of 17-hydrocorticosteroids in surgery and allied-conditions. Acta chir. scand. **106**, 24 (1953).

FRIEDLEIN, R.: Prä- und postoperatives Verhalten der Serumcholinesterase bei Verabreichung von Vitamin C, Prednisolon-Na-Succinat und künstlicher Cholinesterase. Inaug.-Diss. Würzburg 1959.

GALANTE, M., J. M. RUKES, P. H. FORSHAM and H. BELL: The use of corticotropin, cortisone and hydrocortisone in general surgery. Surg. Clin. N. Amer. **34**, 1201 (1954).

GELLHORN, E., and E. S. REDGATE: The influence of anaesthesia and nociceptive stimuli on the centres of the autonomic system. Acta neuroveg. (Wien) **3**, 570 (1951).

GERHARDS, A.: Klinische Erfahrungen mit ACTH und Corticosteroiden in der Chirurgie. Chirurg **28**, 304 (1957).

GLICK, D., and M. J. OCHS: Studies in histochemistry: quantitative histological distribution of cholesterol in adrenal glands of the cow, rat, monkey and effects of stress conditions, ACTH, cortisone and desoxycorticosterone. Endocrinology **56**, 285 (1955).

GREIG, M. E., and M. K. CARTER: Decreased cholinesterase activity of rat kidney following adrenalectomy and its reactivation in vitro by certain steroids. Amer. J. Physiol. **178**, 433 (1954).

GRIFFITHS, G., W. B. WALLACE, B. COCHRAN jr., W. E. NERLICH u. W. G. FRASHER: Die Behandlung des Schocks bei Herzmuskelinfarkt. Circulation **9**, 527 (1954). Zit. nach Dtsch. med. Wschr. Nr 27/28, 1103 (1954).

GROHMANN, W.: Serum-Cholinesterase und Succinylcholin. Anaesthesist **6**, 136 (1957).

HARDY, J. D.: Surgical physiology of the adrenal cortex. Springfield, USA 1955.

HARTENBACH, W.: Untersuchungen über das Reaktionsvermögen des Organismus vor und nach einer operativen Belastung. Münch. med. Wschr. **98**, 433 (1956).

— Zur Berücksichtigung des Hormonhaushaltes bei Operationen im Alter. Langenbecks Arch. klin. Chir. **287**, 150 (1957).

— Über die Erkennung einer prä- und postoperativen Nebennierenrindeninsuffizienz, deren Bedeutung und Behandlung. Med. Klin. **53**, 491 (1958).

— Über die Bedeutung der Nebennierenrindenfunktion in der Chirurgie und ihrer Beziehung zu anderen Organfunktionen. Münch. med. Wschr. **100**, 1099 (1958).

HAUS, W. H., u. H. J. LEPPELMANN: Über Änderung von Fermentaktivitäten im Serum als Ausdruck einer unspezifischen Reaktion des Organismus. Klin. Wschr. 65; I. u. II. Mitteilung (1957).

HEIM, F.: Physiologische Schwankungen im Cholinesterasegehalt des menschlichen Serums. Klin. Wschr. **23**, 63 (1944).

— Änderung der Serumcholinesteraseaktivität in der Anaphylaxie. Klin. Wschr. 115 (1946).

HEINTZ, R.: Probleme des Hypophysen-Nebennierenrindensystems. Erstes Freiburger Symposion. Berlin: Springer 1953.

HOBST, E. v.: Zentralnervensystem und Peripherie in ihrem gegenseitigen Verhältnis. Klin. Wschr. **29**, 97 (1951).

HOFF, F.: Klinische Physiologie und Pathologie. Stuttgart: Georg Thieme 1954.

—, u. H. LOSSE: Sympathikotonie und Parasympathikotonie. Dtsch. med. Wschr. **80**, 529 (1955).

HOLLE, F.: Studien über das Verhalten der Serumcholinesteraseaktivität bei Entzündung und Röntgenbestrahlung. Z. ges. exp. Med. 115, 107 (1949).

— Über potenzierte Narkosen. Ber. phys.-med. Ges. Würzburg **67** (1954/55).

— Über das postaggressorische Syndrom nach Winterschlafnarkose. Langenbecks Arch. klin. Chir. **284** (1956).

— Bestimmung der Plasmacholinesteraseaktivität als prognostischer Test in der Chirurgie. Langenbecks Arch. klin. Chir. **289** (1958).

— G. HEINRICH, F. BECKER, M. KOHFAHL u. F. ESSLINGER: Cardioplegie durch Acetylcholin und deren sofortige wirksame Aufhebung durch Acetylcholinesterase. Thoraxchirurgie **6**, 6 (1959).

— K. H. STAHM u. W. TEUFEL: Die Bedeutung der Serumcholinesterasebestimmung für Chirurgie und Anaesthesie. Anaesthesist **3** (1954).

HOTCHKISS, R. S., and S. GORDON: Adrenal insufficiency as related to surgical shock. J. Urol. (Baltimore) **72**, 577 (1954).

HOWLAND, W. S., O. SCHWEIZER, C. P. BOYAN and A. C. DOTTO: Treatment of adrenal cortical insufficiency during surgical procedures. J. Amer. med. Ass. **160**, 1271 (1956).

HUDSON, P. B., A. MITTELMAN and P. MANN: Urinary steroid excretion after total adrenalectomy. Levels of 17-ketosteroids in cancer patients maintained on varying amounts of cortison acetate and glycirrhizin. J. clin. Endocr. **13**, 1064 (1953).

JENTZER, A.: Problèmes d'allergie vus par le chirurgien sous l'angle de l'hibernation pharmacodynamique. Int. Arch. Allergy **4**, Suppl. 33 (1953).
— N. CORBOUD and A. MÜLLER: Tierversuche und klinische Erfahrungen bei der Unterkühlungsanaesthesie oder Hibernation. Anaesthesist **3**, 36 (1954).
JORES, A.: Die Nebennieren und ihre Krankheiten. In Handbuch der inneren Medizin, 4. Aufl., Bd. VII/1. Berlin: Springer 1955.
KLINGELHÖFER, F.: Ein Beitrag zur Cortisonwirkung auf den Magen-Darmkanal. Chirurg **28**, 518 (1957).
KNIGHT jr., R. P., D. S. KORNFELD, G. H. GLASER and P. K. BONDY: Effects of intravenous hydrocortisone on electrolytes of serum and urine in man. J. clin. Endocr. **15**, 176 (1955).
KORTING, G. W.: Der gegenwärtige Erfahrungsstand der allgemeinen und lokalen Corticoid-Therapie von Dermatosen. Medizinische 24, 969 (1958).
LAUTERSCHLÄGER, C. L.: 50 Jahre Arzneimittelforschung. Stuttgart: Georg Thieme 1955.
LEHMANN, G.: Tagesrhythmik und Leistungsbereitschaft. Verh. der 3. Konf. Internat. Ges. für Biol. Rhythmusforsch., Hamburg, 30. 9. u. 1. 10. 1953, 108.
LIEBEGOTT, G.: Die Nebennieren. Naturforschung und Medizin in Deutschland 1939—1946. 71. Allgemeine Pathologie, Teil II, S. 156. 1948.
LINDER, F.: Hypophyse und Nebenniere vom Standpunkt des Chirurgen. Dtsch. med. J. **5**, 8, 187 (1954).
LUTZEYER, W.: Klinische Brauchbarkeit der Blutkonserve unter Berücksichtigung der Konservierungsmethoden. Ärztl. Wschr. **20**, 963 (1950).
MACHER, E.: Über die Wirkung des Cortison auf die kleinen Gefäße der Rattenhaut. Klin. Wschr. 13/14 391 (1956).
MAIER, E.: Serum-Cholinesterase und Leber-Erkrankungen. Dtsch. med. Wschr. **81**, 1674 (1956).
METCALF, R. L.: The colorimetric microestimation of human blood. Cholinesterases and its application to poisoning by organic phosphate insecticides. J. econ. Entomol. **44**, 883 (1951).
MOESCHLIN, S., W. ZURUKZOGH u. J. CRABBE: Untersuchungen über den Einfluß von Cortison und ACTH auf die Phagocytose der Leukocyten und Makrophagen. Acta haemat. (Basel) **9**, 277 (1953).
MURANO, T., K., YAMANE, F. MAEMURA and S. MACHII: Tissue respiration of some organs and specific cholinesterase activity of brain in mice subjected to exercise. J. Osaka City Med. Center **2**, 333, 349 (1953).
NACHMANSOHN, D.: Modern trends of physiology and biochemistry, 229 New York: Academic Press (1952.)
— Stoffwechsel und Funktion der Nervenzelle. Dtsch. med. Wschr. **80**, 196 (1955).
NELSON, D. H.: Eosinophils, lymphocytes and 17-hydrocycorticosteroids as indices of adrenocortical activity. Ciba Found. Coll. Endocrinol. **5**, 162 (1953).
— W. O.: Hormonal relations in the human testes. Third Panamerican Congr. Endocrinol. Santiago de Chile, 21st—27th Nov. 1954, p. 25.
NEU, W.: Erfahrungen und Erfolge bei der Behandlung einiger chirurgischer Krankheitsbilder mit Decortin H. Fortschr. Med. **75**, 377 (1957).
NICOL, T., and R. S. SNELL: Cortisone in relation to infection and tumour growth. Nature (Lond.) **174**, 554 (1954).
NIDA, S. v.: Der prä- und postoperative Magnesium- und Calcium-Blutspiegel bei Hypophysentumoren. Münch. med. Wschr. **98**, 109 (1956).
OKA, M.: Studies on the cholinesterase activity of red cell, plasma and synovial fluid with special reference to rheumatic diseases. Acta med. scand. **149** (1954).
— Some observations on the cholinesterase activity of plasma in myocardial infarction. Acta med. scand. **150**, 313 (1954).
PATAKY, ZS., L. MOLNAR u. I. PALLA: Vorbeugung und Abwehr des operativen Schocks durch C-Vitamin. Zbl. Chir. **82**, 883 (1957).
PERGER, F.: Die Entgleisungen der unspezifischen vegetativen Reaktionen. Ärztl. Prax. **10** (18), 455 (1958).
PFEFFER, K. H., u. G. W. LÖHR: Die Wirkung von Prednisolon auf die Ausscheidung von 17-Hydroxycorticoiden und 17-Ketosteroiden im Harn. Dtsch. med. Wschr. **13**, 504 (1958).
— K. H., u. H. J. STAUDINGER: Über die Ausscheidung von Corticoiden im Urin unter normalen und pathologischen Bedingungen. Klin. Wschr. **30**, 257 (1952).
PROBST, V., G. SCHUMACHER u. E. MÜLLER: Über die Abhängigkeit normaler, postoperativer Serumeiweißveränderungen von der Schwere des operativen Gewebstraumas. Medizinische **1**, 38 (1958).

PROEWIG, F. W.: Cholinesterase in der Therapie. Münch. med. Wschr. **29**, 1177 (1950).
RAWSON, R. W., and J. E. RALL: Diseases of the thyreoid in diseases of metabolism (ed. 3), edit. by G. B. DUNCAN. Philadelphia: W. B. Saunders Company 1955.
REHN, J.: ACTH und Cortison in der Chirurgie. Langenbecks Arch. klin. Chir. **278**, 229 (1954).
— Untersuchungen zum postoperativen Verhalten der Aminosäuren. Langenbecks Arch. klin. Chir. **290**, 466 (1959).
—, u. E. ZIEGLER: Neue Gesichtspunkte zur Pathogenese des Kollapses. Dtsch. med. Wschr. **83**, 560 (1958).
REIN, H., u. H. SCHNEIDER: Physiologie des Menschen. Berlin: Springer 1955.
RIEDESEL, M. L., and J. E. FOLK: Serum magnesium changes in hibernation. Nature (Lond.) **177**, 668 (1956).
ROOT, B.: Postoperative adrenal insufficiency: A review. Curr. Res. Anest. **34**, 2, 78 (1955).
ROTHLIN, E., u. B. BERDE: Aufbau- und Funktionsprinzipien des vegetativen Nervensystems. Ärztl. Mh. **5**, 11 (1949/52).
SALASSA, R. M., W. A. BENNET F. R. KEATING and R. G. SPRAGUE: Postoperative adrenal cortical insufficiency. J. Amer. med. Ass. **152**, 1509 (1953).
SANDBERG, A. A., K. EIK-NES and F. H. TYLER: The effects of surgery on the blood levels and metabolism of 17-hydroxycorticoids in man. J. clin. Invest. **33**, 1509 (1954).
SAYERS, G.: Blood ACTH. J. clin. Endocr. **15**, 754 (1955).
SCHÄFER, L.: Die Klinik der Nebennieren-Insuffizienz und ihre Therapie. Dtsch. med. Wschr. **82**, 102 (1957).
SCHAUTZ, R., u. F. BECKER: Über den Wirkungsmechanismus verschiedener organischer Muskelrelaxantien. Fortschr. Med. **76**, 649 (1958).
SCHEIFFERTH, F., E. SCHULER u. G. BERG: Untersuchungen über die Beeinflussung der Serumproteine und der Antikörperproduktion durch ACTH und Cortison. Dtsch. med. Wschr. **81**, 1113 (1956).
— Der gegenwärtige Stand der Histaminforschung. Dtsch. med. Wschr. **16**, 729 (1958).
SCHERER, G.: Schockbehandlung mit Hydrocortison. Med. Klin. **52**, 308 (1957).
SCHILF, E.: Zur Physiologie und Klinik der Cholinesterase. Medizinische 33/34, 1113 (1953).
— Zur Physiologie des Azetylcholins. Medizinische 10, 331 (1954).
SCHNITZER, A.: Histamin und Stress. Münch. med. Wschr. **97**, **466** (1955).
SCHRADER, G. A., G. PRICKETT and W. SALMON: Symptomatology and pathology of potassium and magnesium deficiencies in the rat. J. Nutr. **14**, 85 (1937).
SCHROEDER, H.: Vitamin-C-Mangel durch Stress bzw. ACTH und Cortisondarreichung. Münch. med. Wschr. **94**, 339 (1952).
SCHULZE, E.: Über die Wirkungen der Nebennierenrindenhormone. Ärztl. Wschr. **49** (1954).
SELYE, H.: Studies on adaptation. Endocrinology **21**, 169 (1937).
— Stress. The Physiology and Pathology of Exposure to Stress. Montreal: Acta Inc. Med. Publ. 1950.
— First Annual Report on Stress. Montreal: Acta Inc. Med. Publ. 1951.
— The alarm reaction, the general adaptation syndrome and the role of stress and of the adaptive hormones in dental medicine. Oral Surg. **7**, 355 (1954).
— The anti-cortisol action of Aldosterone. Science **121**, 368 (1955).
— Specific alarm syndromes. Postgrad. Med. **17**, 336 (1955).
— Stress: Experimentelle Ergebnisse und deren Bedeutung für die Klinik. Triangel **1**, 214 (1954).
— Endocrine reactions during Stress. Fourth Bienn. Western Conf. on Anesthesiology, San Francisco 1955, p. 30.
—, and G. HEUSER: Fourth annual report on Stress 1954. Montreal: Acta Inc. Med. Publ. 1954.
SLANEY, G., and B. N. BROOKE: Postoperative collapse due to adrenal insufficiency following cortisone therapy. Lancet **6980**, 1167 (1957).
STAHM, K. H.: Verhalten der Serumcholinesterase nach großen chirurgischen Eingriffen mit besonderer Berücksichtigung vegetativer Funktionsstörungen. Inaug.-Diss. Würzburg 1953.
STAUDINGER, H., u. G. STOECK: Der Stoffwechsel des Cholesterins und der Steroidhormone. In Lehrbuch und Handbuch der physiologischen Chemie II/1 (B. FLASCHENTRÄGER und E. LEHNARTZ). Berlin: Springer 1954.
— H. J.: Die wichtigsten Wirkungen der Nebennierenhormone. Med. Mschr. **4**, 213 (1955).
STEDMANN, E.: Azetylcholinhydrolyse nach STEDMANN, Ergebn. Enzymforsch. **4**, 102 (1954).
STEENBERG, R. W.: A study of the free 17-hydroxycorticoids in the peripherial blood of surgical patients. Surg. Forum **5**, 593 (1954).

—, and F. D. Moore: The use of cortisone and corticotropin in surgery. Practitioner **175**, 1049 (1955).

Striebel, A., u. H. Bauer: Calcium- und Magnesium-Ausscheidung im Urin von Gesunden und Krebskranken. Schweiz. med. Wschr. **84**, 1082 (1954).

Strick, W.: Das Verhalten der Serumcholinesterase vor und nach der Entfernung maligner Tumoren. Inaug.-Diss. Würzburg 1955.

Ströder, J., u. H. Zeisel: Die Corticoide und neutralen C-17-Ketosteroide im Harn des Kindes. 5. Mitt. Die Steroidausscheidung bei chronischen Ernährungsstörungen (Dystrophie) im Säuglingsalter. Z. Kinderheilk. **75**, 84 (1954).

Sturm, A.: Die Hypophysen-Nebennierenregulation in Beziehung zum vegetativen Nervensystem. Dtsch. med. Wschr. **18**, 741 (1954).

Tamm, J., D. Busch u. K. D. Voigt: Das Verhalten der freien und gebundenen 17-Hydroxy-Corticosteroide in Plasma und Urin unter intravenösen Gaben von ACTH. Klin. Wschr. **7**, 297 (1958).

Terkildsen, T. Chr.: Serummagnesium in rabbits during various shock conditions. Acta physiol. scand. **27**, 68 (1953).

Teufel, W.: Postoperative Veränderungen der Serumcholinesterase nach mittleren chirurgischen Eingriffen. Inaug.-Diss. Würzburg 1953.

Thompson, R. H. S.: Enzymatische Vorgänge bei der Nervendegeneration. Dtsch. med. Wschr. **82**, 1763 (1953).

Thorn, G. W.: Nebenniereninsuffizienz, Diagnose und Behandlung. Bern u. Stuttgart: Hans Huber 1953.

— Studies on the sodium-retaining effect of adrenal cortical steroids. Ciba Found. Coll. Endocrinol. 8, 343 (1955).

— D. Jenkins, J. C. Laidlaw, F. C. Goetz, J. F. Dingman, W. L. Arons, D. H. P. Streeten and B. H. McCracken: Pharmacologic aspects of adrenocortical hormones in man, and their effects in adrenal insufficiency. In: Medical uses of cortisone, 46. New York: Blakiston Co. Inc. 1954.

Tonutti, E.: Zur Morphokinese sekretorisch tätiger Gewebe (Leydig-Zelle und Nebennierenrindenzelle). Verh. Anat. Ges. 52, Münster, April 1954.

Tuft, E. V., and D. E. Greenberg: The biochemistry of magnesium deficiency. Chemical changes resulting from magnesium deprivation. J. biol. Chem. **122**, 693 (1938).

Venning, E. H.: Excretion of adrenal metabolites in acute and chronic diseases. Med. Res. & Develop. Board U.S. Army, 437 (1954).

Verébely, T. v.: Zur klinischen Bedeutung der Acetylcholinabbaufähigkeit des menschlichen Blutes. Klin. Wschr. **1937**, 851.

Virtue, R. W., Mary L. Helmreich and E. Gainza: The adrenal cortical response to surgery. The effect of anesthesia on plasma 17-hydroxycorticosteroid levels. Surgery **41**, 549 (1957).

Vorhaus, L., u. R. Kark: Serumcholinesterase beim gesunden und kranken Menschen. Amer. J. Med. **14**, 707 (1953). Ref. Schweiz. med. Wschr. **83**, 1123 (1953).

Walter, S.: Erfahrungen mit Solu-Decortin-H, einem intravenös applizierbarem Prednisolon in der Schocktherapie. Landarzt **33**, 1054 (1957).

Weissbecker, L.: ACTH, Cortison und andere Steroide in der Therapie. Münch. med. Wschr. **94**, 324 (1952).

— Die Funktionsprüfung des Hypophysen-Nebennierenrinden-Systems mit Depot-ACTH. Dtsch. med. Wschr. **80**, 151 (1955).

Werle, E., u. G. Stüttgen: Zur Kenntnis der Cholinesterase des Blutserums. Klin. Wschr. **1942**, 821

Wilhelm, A.: Das prä- und postoperative Verhalten der Serumcholinesterase bei Eingriffen in Vollhibernation. Inaug.-Diss. Würzburg 1955.

Wilkins, L.: The diagnosis and treatment of endocrine disorders in childhood and adolescence. Springfield: Thomas 1950.

Wilson, G. M.: Endocrine response to trauma. Roy. Soc. Med., May 4, 1955.

— J. B., and D. Nachmansohn: Jon transport across membranes. New York: Academic Press 1954.

Wuhrmann, F., u. C. H. Wunderly: Die Bluteiweißkörper des Menschen. Basel: Benno Schwabe & Co. 1957.

Zimmermann, B., M. Lasey and K. Black: Mechanism of sodium regulation in the surgical patient. Surgery **39**, 161 (1956).

Zinnitz, F.: Zur Theorie der Narkose. Münch. med. Wschr. **29**, 1166 (1950).

—, u. H. Enzinger: Zum Wirkungsmechanismus der Cholinesterase und seiner Anwendung bei der Cholinesterasetherapie. Münch. med. Wschr. **29**, 1170 (1950).

# I. Wesen des Fermentes

## a) Geschichtliche Entwicklung der Cholinesteraseforschung

Die Vermutung, daß das Blut einen acetylcholinspaltenden Stoff enthalten müsse, wurde erstmals von Dale (1914) ausgesprochen. Dieser Autor versuchte damit die flüchtige Wirkung des Acetylcholins (ACH) zu erklären. Löwi und Navratil untermauerten diese Ansicht einige Jahre später durch ihre Untersuchungsergebnisse. Stedmann und Easson (1932) gelang es, ein acetylcholinspaltendes Ferment aus dem Pferdeserum zu isolieren, welches auch andere Cholinester spaltete und unter dem Namen Cholinesterase (CHE) bekannt wurde. Carlsen und Gutmann sprachen als erste von sog. spezifischen und unspezifischen Cholinesterasen. Obwohl heute über 2000 Arbeiten über Cholinesterase vorliegen, konnte bisher die physiologische Funktion der Butyryl-Cholinesterase (Plasmacholinesterase) noch nicht voll geklärt werden. Es ist aber berechtigt, die Cholinesterasen als eine eigene Gruppe von Fermenten zusammenzufassen, um sie von den Aliesterasen und Lipasen zu trennen. Von diesen unterscheiden sie sich sowohl durch ihre Substratspezifität und Genetik, als auch durch ihre Hemmbarkeit durch bestimmte Pharmaka (Physostigmin, Prostigmin, Mestinon, organische Phosphorverbindungen). Seit den Arbeiten von Adams, Augustinson, Mendel, Nachmansohn, Whittacker, Zeller u. a. werden unterschieden:

1. Spezifische, sog. „echte" Cholinesterasen (Acetyl- oder Acetocholinesterase). Diese spalten Acetylcholin schneller als Butyrylcholin und Propionylcholin.

2. Unspezifische Cholinesterasen oder „Pseudo"-Cholinesterasen (Butyro- oder Butyrylcholinesterase). Diese spalten Butyrylcholin schneller als Propionylcholin und dieses schneller als Acetylcholin. Nach Augustinson wird diese Gruppe auch Serumcholinesterase, neuerdings Plasmacholinesterase genannt. Im Gegensatz zur unspezifischen Fermentform wird die spezifische Form durch höhere Substratkonzentration gehemmt.

## b) Vorkommen und Wirkungsweise des Fermentes

*Acetylcholinesterase* findet sich vorwiegend in den Erythrocyten als Bestandteil ihrer Membran, ferner an den motorischen Endplatten, an den Synapsen, an den Endigungen cholinergischer Nerven sowie in der grauen Substanz des Zentralnervensystems (Nachmansohn). Bei Tieren kann sie auch im Blutserum vorkommen, was nach Augustinson so zu erklären ist, daß bei verschiedenen Tierarten Acetylcholinesterase in den Thrombocyten enthalten ist. Beim Menschen ist dies jedoch nicht der Fall, da dessen Thrombocyten keine Acetylcholinesterase enthalten.

*Plasmacholinesterase* findet sich im Blutplasma, im Pankreas, in der Leber, im Herz- und Darmmuskel, in den Speicheldrüsen und im Liquor cerebro-spinalis, in der Lymphe und im Ascites. Als Bildungsort wird heute allgemein die Leber angesehen. Auch in den Schwannschen Zellen wird ein relativ hoher Gehalt von Plasmacholinesterase gefunden (Earl und Thompson). Diese Autoren nehmen einen Einfluß der Plasmacholinesterase auf den Myelinstoffwechsel des Zentralnervensystems an; außerdem wurde bei degenerativen Vorgängen am Nerven, welche von einer Zunahme der Schwannschen Zellen gefolgt sind, ein Aktivitätsanstieg der Plasmacholinesterase festgestellt. Eine auffallend hohe Konzentration der Plasmacholinesterase besteht auch in Geweben, welchen eine tonische oder automatische Dauerleistung zu eigen ist. Gleichzeitig wird dort relativ wenig Acetylcholinesterase gefunden. Es folgt hieraus, daß eine direkte Beziehung zwischen der Esteraseaktivität mit einer intakten bzw. gestörten Funktion der Leber und der zentral-nervösen Zellelemente bestehen muß; denn am denervierten Organ (z. B. Blutgefäßsystem) oder bei schwer gestörter Leberfunktion findet sich stets eine extreme Verringerung der Plasmacholinesteraseaktivität. Außerdem darf bezüglich ihrer Wirkung auf die verschiedenen Organfunktionen (z. B. Tonuslage des Gefäßsystems, des Herzmuskels usw.) eine kompensatorische Relation zwischen echter und unspezifischer Cholinesterase angenommen werden, so daß es vom klinischen Standpunkt aus erlaubt erscheint, die Cholinesterase als einheitliches Ferment zu betrachten, welches im ganzen Organismus verbreitet ist und die spezielle Aufgabe besitzt, das bei der Nervenerregung freiwerdende Acetylcholin mit großer Geschwindigkeit abzubauen (Easson und Stedmann), (Abb. 1 u. 2), d. h. praktisch an allen Lebens- und Bewegungsvorgängen, speziell den autonom gesteuerten, teilzunehmen. Die Konzentration des Fermentes ist dort besonders hoch, wo Acetylcholin produziert wird. Durch diese spezielle fermentative Wirkung wird es möglich, daß Nervenimpulse einander in kurzen Intervallen folgen und dennoch zur Wirkung gelangen können. Die Depolarisierbarkeit der Nervenendplatte ist direkt proportional der Menge freigesetzten Acetylcholins und umgekehrt proportional der Aktivität der Cholinesterasen.

Im extremen Schock können in einem Ganglion 2—3 × $10^{11}$ Moleküle Acetylcholin freigesetzt werden und infolge der dort vorhandenen hohen Cholinesteraseaktivität etwa 3—6 × $10^{12}$ Moleküle Acetylcholin per Millisekunde abgebaut werden (NACHMANSOHN). Da das bei der postganglionären Nervenerregung freigesetzte Acetylcholin mit so hoher Geschwindigkeit abgebaut wird, kommt eine Fernwirkung durch den Bluttransport, d. h. eine Allgemeinwirkung auf den Organismus praktisch nicht in Frage. Selbst bei Zufuhr künstlicher Acetylcholinesterasepräparate in entsprechender Dosierung dürfte eine solche nicht zu befürchten sein. Alle elektrischen Potentialänderungen der Nervenendigungen stehen demnach mit dem Acetylcholinstoffwechsel in enger Relation. Eine Blockade der Cholinesterasen durch Anticholinesterasen (Eserin, Physostigmin, Diisopropylfluorphosphat = DEP) führt zur vollständigen Depolarisation der Nervenzellen, d. h. zur Unerregbarkeit des Erfolgsorgans (vgl. Abb. 24).

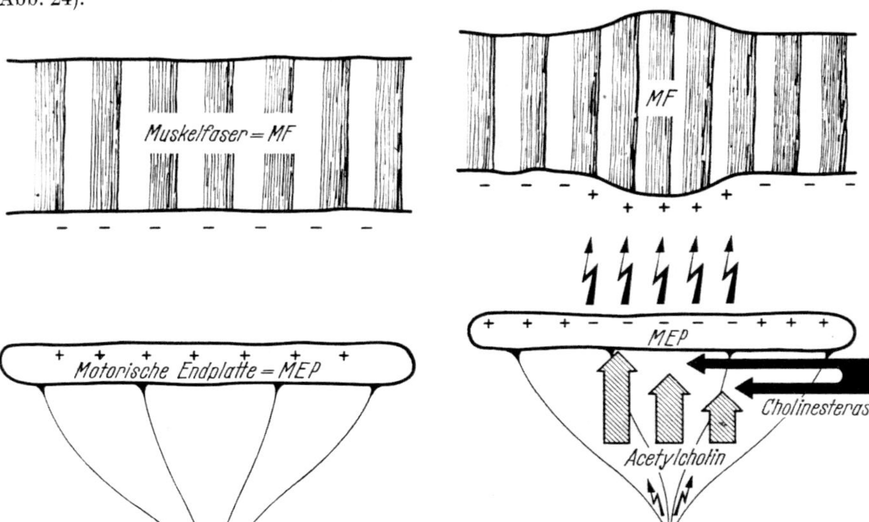


Abb. 1. Normal polarisierte Membran der motorischen Endplatte und der quergestreiften Muskelfaser

Abb. 2. Normaler Erregungsablauf durch Depolarisation der motorischen Endplatte und der Muskelfaser bei auftretendem Endplattenstrom

## c) Physiologie des Fermentes

### 1. Beziehungen des Fermentes zum Bluteiweiß

Nach WUHRMANN und WUNDERLY führen entzündliche Erkrankungen oder auch Operationen jeweils zu einer Verschiebung des Albumin-Globulinquotienten zugunsten der grobdispersen Globuline. PROBST, SCHUMACHER und MÜLLER beschrieben eine Abnahme der Albumine nach Operationen mit einem Maximum zwischen dem 3.—6. postoperativen Tag. Da höchstwahrscheinlich das acetylcholinspaltende Prinzip der Plasmacholinesterase vorwiegend an die Albuminfraktion gebunden ist (SCHALLER), nach anderen Autoren (STEPHEN u. Mitarb.) der Kohnschen Fraktion VI 4 entspricht, so sind bei stärkeren Verschiebungen innerhalb der Eiweißfraktionen auch analoge Schwankungen der Plasmaesteraseaktivität zu erwarten und in der Tat nachweisbar (s. unten). Inwieweit es sich dabei um die Folge rein quantitativer Mengenverschiebungen handelt, muß zunächst unbeantwortet bleiben. Als gesichert kann hingegen gelten, daß starke Eiweißverarmung, z. B. infolge konsumierender Erkrankungen oder infolge gestörter Resorption von Aminosäuren (z. B. des Histidin) zu einem Absinken der Esteraseaktivität führt. Aus dieser Sicht betrachtet, kann die Bestimmung der Plasmacholinesteraseaktivität und besonders ihre fortlaufende Kontrolle als indirekte Leberfunktionsprobe gewertet werden (MAIER). Künstliche Eiweißzufuhr (Bluttransfusion, Plasmainfusion) oder eiweißanbauende, anabolisierende Maßnahmen (Testoviron, Durabolin) haben eine Steigerung der Serumcholinesteraseaktivität zur Folge. Bei Bluteiweißzerfall und Freisetzung von Histamin wird ein Abfall der Cholinesteraseaktivität beobachtet (HEIM, STÜTTGEN, WERLE).

## 2. Beziehungen des Fermentes zum Elektrolythaushalt

Die nach Operationen zu beobachtende Retention von Natrium-ion und die vermehrte Ausscheidung von Kalium- und Calcium-ion scheint bei der postoperativ ebenfalls zu beobachtenden Aktivitätsverminderung der Plasmacholinesterase keine direkte Rolle zu spielen. Von NACHMANSOHN konnte nur durch Zufuhr zweiwertiger Metallionen (Magnesium und Calcium) eine Aktivitätssteigerung der Cholinesterase gefunden werden, während nach vollständiger Dialyse gegen Wasser keine Aktivitätsminderung der Esterase auftritt (STEDMANN und EASSON). Vielmehr wird durch stresswirksame Einflüsse aller Art eine vegetative Gesamtumschaltung (HOFF) erzeugt, welche zugleich mit einer relativen Steigerung der Zählerwerte des Györgyischen Quotienten $\frac{\text{K, Phosphat, } HCO_3}{\text{Ca Mg } H_2}$ verbunden ist. Will man diesem Ereignis entgegenwirken, so kommt es darauf an, die Nennerwerte des Györgyischen Quotienten zu vergrößern. Dies ist z. B. durch künstliche Magnesiumzufuhr möglich. Durch Magnesiumzufuhr sinkt der Wert des Kalium-Calcium-Quotienten, außerdem wird die Phosphatausscheidung gesteigert und eine Verminderung der Zählerwerte des Quotienten bewirkt. Magnesiumzufuhr hat daher eine Verschiebung im Sinne einer sympathicotonen Reaktionslage zur Folge. Dem entspricht die Tatsache, daß nach Magnesiumzufuhr eine Steigerung der Esteraseaktivität eintritt, und zwar ist dies dann der Fall, wenn der Wert des Kalium-Calcium-Quotienten unter 1,6 absinkt (RUMMER). Parenterale Zufuhr von Magnesiumion bringt also nicht nur eine Vergrößerung der Nennnerwerte mit sich, sondern sie begünstigt die Calciumionisation des Blutplasmas und eine Fermentaktivitätssteigerung.

## 3. Beziehungen zum Vegetativum und zur Psyche (Vaguseffekt)

Nach HOFF sind die vegetativen Regulationen so eng mit den Verschiebungen des Mineral- und Elektrolythaushaltes gekoppelt, daß relatives Größerwerden der Zählerwerte des Györgyischen Quotienten zu einer Parasympathicotonie, relative Größenzunahme der Nennerwerte zu einer Sympathicotonie führt und diese Ereignisse eine analoge Umstimmung im vegetativen Nervensystem verursachen. Der *Sympathicus* fördert in erster Linie Funktionen, welche mit Kraft- und Energieentfaltung verbunden sind. Diese werden durch körperliche und seelische Belastung (Kälte, Arbeit, Oxygenmangel, Blutverlust, Infektionen, Angst, Wut) hervorgerufen (CANNON). Derartige katabol-dissimilatorische Leistungen werden mit HESS als „*ergotrop-dynamogene Funktionen*“ bezeichnet und sind an den Symptomen klinisch erkennbar (Pupillenerweiterung, Tachykardie, Blutdrucksteigerung, Bronchodilatation, Glykogenolyse, Blutzuckeranstieg, Einstellung der Verdauungstätigkeit). Der *Parasympathicus* regt in erster Linie jene Funktionen an, welche mit Ernährung, Ausscheidung, Ruhe, Erholung und Schonung des Organismus in Zusammenhang stehen. Sie sind an den Symptomen: Sekretion von Speichel- und Verdauungssäften, Motilität des Magen-Darmtraktes, Insulinsekretion, Blutzuckersenkung, Bradykardie, Blutdrucksenkung, Pupillenkontraktion, Blasenentleerung klinisch erkennbar. Diese Leistungen wurden von HESS als „*trophotrop-endophylaktische Funktionen*“ bezeichnet. Sympathicotone, adrenergische, ergotrope Situationen sind stets mit Aktivitätssteigerung der

Cholinesterase verbunden. Umgekehrt herrscht bei parasympathischer, cholinergischer, trophotroper Situation eine verminderte Cholinesteraseaktivität. Die jeweilige Esteraseaktivität allein als Maßstab für den Grad einer ergotropen bzw. trophotropen Gesamtsituation zu werten, würde jedoch eine zu weitgehende Verallgemeinerung bedeuten. Als erwiesen kann gelten, daß Erkrankungen, welche mit Höchstleistung des ergotropen Systems einhergehen (Basedow, Hypertonie, Phaeochromocytom im Anfall) mit erhöhten Esteraseaktivitätswerten, Erkrankungen mit Vorherrschen des trophotropen Systems (Kollaps, konsumierende chronische Erkrankungen, Tumorkachexie) mit erniedrigter Fermentaktivität einhergehen. Zweifellos spielen hier auch *psychische Einflüsse* eine entscheidende Rolle. So können wir beim psychisch leicht erregbaren oder übererregten Basedow-Kranken präoperativ eine beträchtliche Aktivitätssteigerung des Fermentes feststellen, welche postoperativ von einem starken überschießend gegenregulatorischen Esterasesturz gefolgt wird. Hierin sind gewisse Parallelen zu den von SELBACH gefundenen Schwankungen der Gesamtsituation im Sinne einer anfänglichen ergotropen (Vorphase) und nachfolgenden trophotropen (Hauptphase), Reaktion mit abschließendem Ausklingen (Nachphase) nach psychischer Stresseinwirkung zu erblicken.

*Vaguseffekt.* Nachdem die Esteraseaktivität an die vegetative Innervationslage eng gekoppelt ist, bestehen auch enge Beziehungen zum sog. *Vaguseffekt,* welcher eine Funktion der Geschwindigkeit ist, mit welcher Acetylcholin durch die Wirkung der Cholinesterase an den Nervenendplatten zerlegt wird. Die Vagustätigkeit läßt sich durch Gabe von Digitalis verändern, da die Wirkung der Digitalisglykoside an die Vagustätigkeit gebunden ist (STRAUB). Durch Digitalis kann der Vaguseffekt gesteigert werden, weil durch die digitalisbedingte Permeabilitätsänderung der Zellgrenzflächen der Wirkungsorte des Herzvagus eine Hemmung der Verseifungsgeschwindigkeit des Acetylcholins durch Esterase eintritt. Es kommt dadurch zu einer verlangsamten Fermentwirkung auf das Acetylcholin. Bei digitalisrefraktärem Verhalten ist gleichzeitig auch das Ende der Fermentwirkung erreicht. Bei Patienten, welche sich in einem Dauerstress oder in Kachexie befinden, kann weder der Aufbau einer wirksamen Acetylcholinkonzentration an den Nervenendplatten, noch eine ausreichende Fermentaktivität infolge allgemeiner Erschöpfung und Vitalitätsverlustes geleistet werden.

Zusammenfassend kann festgestellt werden, daß die CHE-Aktivität in Verbindung mit dem klinischen Gesamtbild als *unspezifischer Vitalitätsindicator* gewertet werden kann.

## d) Verhalten des Fermentes bei verschiedenen Krankheitszuständen

Beobachtungen bei verschiedenen Krankheitszuständen zeigen, daß bestimmte Erkrankungen mit einer ständigen u. U. extremen Abweichung der Fermentaktivität einhergehen. Die Feststellung einer konstant von der Norm abweichenden Fermentaktivität läßt mit großer Sicherheit auf ein Entgleisen der normalen Lebensfunktionen schließen. Wenn auch aus dem Fermentaktivitätswert allein keine speziellen Rückschlüsse gezogen werden dürfen, so vermag die Bestimmung der Cholinesteraseaktivität im Zusammenhang mit der Beurteilung des gesamtklinischen Bildes dennoch zur Klärung mancher diagnostischer, prognostischer und therapeutischer Fragen beizutragen.

### 1. Krankheitszustände mit erniedrigter Fermentaktivität

finden sich bei allen chronisch-konsumierenden, zu Marasmus führenden Krankheiten. So weist z. B. die *Lebercirrhose* erniedrigte Werte auf, wobei der Fermentaktivitätsverlust den morphologischen Veränderungen der Leberzellen parallel geht. Auch *dekompensierte Herzkranke* mit Leberstauung zeigen erniedrigte Fermentwerte, welche um so ausgeprägter sind, je stärker die Stauung ist und je länger sie anhält. *Carcinomträger*, bei welchen bereits eine Allgemeinschädigung des Organismus, speziell der Eiweißzusammensetzung stattgefunden hat, zeigen ebenfalls in der Regel eine verminderte Cholinesteraseaktivität.

Die Aktivitätsminderung bei *allergischen Erkrankungen* wird von HEIM und RUETE auf die Freisetzung von Histamin zurückgeführt. Auch anderweitige *Leberparenchymschäden*, z. B. durch Metastasierung oder partielle Abtragung der Leber sowie akute Hepatitis führen zu einem Absinken der Fermentaktivität. Wir finden somit eine Fermenterniedrigung ganz allgemein bei solchen Erkrankungen, bei welchen sich die Reaktionslage des Organismus über längere Zeit in einer trophotrop-endophylaktischen Situation befindet und eine Leberschädigung besteht. Dementsprechend bestehen in solchen Fällen auch alle übrigen Zeichen eines überwiegenden Vagotonus (niedriger Blutdruck, Bradykardie usw.).

## 2. Krankheitszustände mit Schwankungen der Fermentaktivität

Bei akut einsetzenden Krankheitsereignissen hingegen, wie z. B. bei Herzinfarkt, akuten Infektionen und Traumen weist die Fermentaktivität kurzfristige Schwankungen auf. Es läßt sich hier nach kurzdauerndem initialem Fermentanstieg (ergotrope Phase) ein darauffolgender mehr oder minder starker Esterasesturz nachweisen, welcher als Ausdruck einer unspezifischen Allgemeinreaktion im Rahmen einer vegetativen Gesamtumschaltung (HOFF) gewertet werden muß. Die Gesetzmäßigkeit dieses Verhaltens konnte von uns am Beispiel der experimentellen Entzündung und Röntgenbestrahlung bereits 1949 gezeigt werden (HOLLE). Mit Abklingen des akuten Krankheitsgeschehens, d. h. mit Eintreten der klinischen Erholung kehrt auch die Esteraseaktivität wieder zu einem normalen Niveau zurück. Nach frischem Myokardinfarkt fanden MARTI-OKA, HOFF, HEINECKER und MAIER ein Abfallen der Cholinesteraseaktivität mit einem Minimum zwischen dem 3. und 16. Tag. Bei gleichzeitigem Fieberschub wurde der Aktivitätsabfall noch deutlicher. Stärkster Blutdruckabfall bei Kollapsgeschehen fällt häufig mit dem Zeitpunkt der niedrigsten Fermentaktivität zusammen. Kurzfristige Erhöhungen der Esterasewerte, welche meist im Anschluß daran von einem entsprechenden Esteraseabfall gefolgt werden, finden sich in der initialen Phase aller anaphylaktischen Vorgänge, ferner bei akuten, serösen, ausgedehnten, flächenhaften Entzündungen, bei spastischen Ereignissen (Krampfanfälle, spastische Obstipation, Endangiitis obliterans im Anfangsstadium) sowie bei psychischen Stresswirkungen (Erregung, Angst, Depression, agitierte Schizophrenie).

## 3. Krankheitszustände mit erhöhter Fermentaktivität

Eine erhöhte Fermentaktivität findet sich bei den meisten Erkrankungen, welche mit einer ergotropen Gesamtsituation einhergehen (z. B. *Thyreotoxikose, Morbus Basedow, Phaeochromocytom im Anfall, Endangiitis obliterans*).

Bei der Thyreotoxikose erklärt man sich die Aktivitätssteigerung mit einer quantitativen Vermehrung der Cholinesteraseproduktion infolge Steigerung des Gesamtstoffwechsels und speziell des Leberstoffwechsels. Eine Behandlung mit Thyreostaticis bringt gleichzeitig mit dem Rückgang der klinischen Symptome auch eine Normalisierung der Cholinesteraseaktivität zustande. *Bei der Nephrose*

Tabelle 1

| Fall | Diagnose | Vorwert | AZ | Operation | Minimum | | Endwert | | Komplikationen |
|---|---|---|---|---|---|---|---|---|---|
| | | | | | Wert | Tag | Wert | Tag | |
| 1. H. | Arteriosklerose | 87 | gut | lumb. Symp. | 60 | 1 | 70 | 14 | — |
| 2. R. | Hypertonie | 171 | gut | Grenzstrang-resektion | 104 | 7 | 130 | 21 | — |
| 3. L. | Hirntumor | 80 | gut | Exstirpation | 55 | 3 | 95 | 14 | — |
| 4. H. | Hirntumor | 86 | red. | Probetrep. | 62 | 1 | 70 | 21 | — |
| 5. H. | Hirntumor | 130 | gut | Exstirpation | 39 | 3 | 97 | 21 | — |
| 6. T. | Hirntumor | 124 | red. | Exstirpation | 75 | 1 | 95 | 18 | — |
| 7. K. | Struma | 169 | red. | Strumektomie | 93 | 1 | 73 | 1 | Herzinsuffiz. |
| 8. Sch. | Struma | 94 | gut | Strumektomie | 67 | 1 | 89 | 8 | — |
| 9. Sch. | Struma | 94 | gut | Strumektomie | 59 | 3 | 80 | 21 | — |
| 10. T. | Empyem | 88 | gut | Decortikat. | 42 | 8 | 52 | 28 | Kollaps intraop. |
| 11. M. | Bronchial-carcinom | 80 | red. | Pneumonekt. | 53 | 4 | 55 | 14 | Stumpf-insuffizienz |
| 12. N. | Tuberkulose | 128 | red. | Thorakoplast. | 74 | 3 | 122 | 14 | — |
| 13. E. | Pankreas-Ca | 70 | red. | Probelap. | 33 | 4 | 61 | 17 | moribund entl. |
| 14. E. | Rectum-Ca | 107 | gut | Quénu | 61 | 4 | 76 | 21 | — |
| 15. G. | Hygrom | 119 | gut | Exstirpation | 106 | 3 | 118 | 8 | — |
| 16. H. | Magenulcus | 132 | gut | Billroth II | 62 | 8 | 100 | 20 | Pneumonie |
| 17. W. | Pneumolyse | 72 | red. | Thorakoplast. | 40 | 6 | 77 | 56 | Exsudat |
| 18. B. | Ostitis fibrosa | 137 | red. | Spananlag. Ausräumung | 73 | 6 | 119 | 32 | — |
| 19. N. | Tuberkulose | 89 | red. | Thorakoplast. | 55 | 8 | 55 | 10 | Kreislauf-schwäche moribund entl. |
| 20. D. | Blasenpapillom | 92 | gut | Nephrouretero-ektomie | 51 | 14 | 101 | 44 | — |
| 21. L. | Ulcus ventr. | 117 | gut | Resektion nach Madlener | 70 | 3 | 84 | 14 | — |
| 22. H. | Hydrocele | 124 | gut | Bergmann-Winkelmann | 71 | 8 | 81 | 14 | — |
| 23. K. | Magen-Ca | 87 | red. | Probelap. | 69 | 3 | 75 | 14 | — |
| 24. D. | Struma | 90 | red. | Strumektomie | 50 | 8 | 68 | 32 | — |
| 25. St. | Oberlappen-Tbc | 172 | gut | Plastik | 104 | 8 | 167 | 34 | Spontanpneu |
| 26. R. | Appendicitis | 119 | gut | Appendekt. | 80 | 3 | 103 | 8 | — |
| 27. H. | Senkniere | 101 | red. | Nephropexie | 58 | 7 | 85 | 14 | — |
| 28. K. | Senkniere | 105 | red. | Nephropexie | 65 | 8 | 97 | 14 | — |
| 29. E. | Mammafibrom | 49 | gut | Exstirpation | 40 | 3 | 50 | 20 | — |
| 30. L. | Subdural-hämatom | 63 | red. | Trepanation | 53 | 3 | 124 | 26 | — |
| 31. E. | Struma | 152 | gut | Strumektomie | 86 | 8 | 97 | 10 | — |
| 32. J. | Penis-Ca | 55 | gut | Amputation | 67 | 3 | 79 | 42 | — |
| 33. A. | Magen-Ca | 51 | red. | Billroth II | 31 | 14 | 41 | 35 | — |
| 34. W. | Magen-Ca | 43 | red. | Probelap. | 39 | 4 | 40 | 10 | Pneumonie moribund entl. |
| 35. A. | Mamma-Ca | 106 | gut | Ablatio | 69 | 3 | 101 | 44 | — |
| 36. S. | Femur-Sa | 108 | gut | Amputation | 86 | 3 | 109 | 24 | — |
| 37. G. | Bronchial-Ca | 128 | red. | Pneumonekt. | 55 | 7 | 105 | 30 | Erguß |
| 38. F. | Coecum-Ca | 84 | red. | Resektion | 57 | 4 | 124 | 28 | — |
| 39. A. | Magen-Ca | 80 | red. | Billroth II | 54 | 3 | 88 | 21 | — |
| 40. J. | Stachelzell-Ca | 95 | red. | Amputation | 53 | 6 | 67 | 41 | — |
| 41. K. | Magen-Ca | 55 | red. | Oesophago-jejunostomie | 47 | 4 | 44 | 21 | Colonfistel |
| 42. M. | Mamma-Ca | 107 | red. | Amputation | 62 | 5 | 65 | 14 | — |
| 43. F. | Rectum-Ca | 88 | red. | Amputation | 69 | 6 | 119 | 35 | — |
| 44. M. | Mamma-Ca | 95 | gut | Ablatio | 63 | 3 | 88 | 48 | Wunddehiscenz |
| 45. L. | Magen-Ca | 93 | red. | Oesophago-jejunostomie | 54 | 3 | 90 | 31 | — |
| 46. G. | Magen-Ca | 84 | red. | Billroth II | 44 | 4 | 77 | 7 | Blutung |
| 47. H. | Mamma-Ca | 147 | mäßig | Ablatio | 103 | 3 | 129 | 21 | — |

Tabelle 1. Fortsetzung

| Fall | Diagnose | Vorwert | AZ | Operation | Minimum | | Endwert | | Komplikationen |
|---|---|---|---|---|---|---|---|---|---|
| | | | | | Wert | Tag | Wert | Tag | |
| 48. A. | Rectum-Ca | 90 | gut | Amputation | 36 | 6 | 112 | 40 | Sekundärheilung |
| 49. J. | Kardia-Ca | 150 | red. | Oesophago-gastrostomie | 90 | 3 | 95 | 13 | Pneumonie moribund entl. |
| 50. E. | Bronchial-Ca | 62 | red. | Lobektomie | 44 | 6 | 48 | 29 | — |
| 51. A. | Magen-Ca | 92 | red. | Fundektomie | 48 | 7 | 63 | 72 | Sekundärnaht |
| 52. J. | Magen-Ca | 73 | gut | subtot. Resek. | 36 | 8 | 36 | 37 | Wunddehiscenz Pneumonie |
| 53. A. | Magen-Ca | 58 | red. | Oesophago-jejunostomie | 48 | 4 | 83 | 28 | — |
| 54. E. | Magen-Ca | 76 | red. | Longmire | 53 | 2 | 85 | 20 | — |
| 55. G. | Magen-Ca | 70 | red. | Probelap. | 63 | 4 | 63 | 17 | Anämie |
| 56. K. | Magen-Ca | 75 | red. | G. E. | 57 | 1 | 75 | 6 | moribund entl. — |
| 57. V. | Magen-Ca | 87 | red. | Billroth II | 55 | 3 | 83 | 14 | — |
| 58. P. | Magen-Ca | 74 | red. | Probelap. | 49 | 8 | 49 | 18 | Pneumonie moribund entl. |
| 59. B. | Magen-Ca | 98 | red. | Billroth II | 63 | 4 | 93 | 12 | — |
| 60. S. | Magen-Ca | 70 | red. | Probelap. | 35 | 2 | 48 | 23 | — |
| 61. L. | Magen-Ca | 93 | red. | Fundektomie | 41 | 3 | 63 | 8 | Pneumonie |
| 62. K. | Ulcus ventriculi | 85 | gut | Billroth II | 56 | 1 | 105 | 36 | — |
| 63. F. | Ulcus pepticum jej. | 55 | red. | Billroth II | 40 | 1 | 75 | 52 | — |
| 64. S. | Mesenterial-cyste | 162 | gut | Cysten-entfernung | 118 | 2 | 151 | 11 | — |
| 65. H. | Oberschenkel-fraktur | 121 | red. | Nagelung | 41 | 4 | 60 | 33 | — |
| 66. F. | Mamma-Ca Osteolyt. Proz. BWK 5/6 | 65 | red. | Thorakotomie | 45 | 1 | 98 | 19 | — |
| 67. S. | Mamma-Ca | 71 | red. | Amputation | 60 | 8 | 98 | 75 | — |
| 68. H. | Mamma-Ca | 73 | gut | Amputation | 69 | 3 | 72 | 30 | — |
| 69. W. | Mamma-Ca Metastasen | 65 | red. | Punktion | 53 | 1 | 53 | 3 | — |
| 70. M. | Mamma-Ca | 112 | gut | Amputation | 85 | 1 | 125 | 14 | — |
| 71. H. | Penis-Ca | 33 | red. | Amputation | 18 | 1 | 57 | 7 | Starke Nekrosen Metastasierung |
| 72. B. | Rectum-Ca | 98 | red. | Anus praeter | 75 | 8 | 75 | 18 | Pneumonie |
| 73. B. | Rectum-Ca | 105 | red. | Amputation | 74 | 1 | 90 | 12 | Broncho-pneumonie |
| 74. K. | Rectum-Ca | 183 | red. | Anus praeter | 88 | 5 | 128 | 23 | — |
| 75. H. | Sigma-Ca | 63 | red. | Anus praeter | 48 | 4 | 53 | 16 | — |
| 76. S. | Colitis ulcerosa | 55 | red. | Colonfistel | 41 | 1 | 61 | 8 | moribund entl. — |
| 77. S. | Doppelniere | 166 | gut | Nephrektomie | 68 | 1 | 120 | 15 | — |
| 78. B. | Hypernephrom | 58 | red. | Nephrektomie | 54 | 1 | 85 | 14 | — |
| 79. R. | Hypernephrom | 74 | gut | Nephrektomie | 57 | 1 | 85 | 29 | — |
| 80. H. | Cholelithiasis, Verschl.-Ikterus | 72 | red. | Cholecystekt. | 44 | 2 | 39 | 5 | — Kreislaufkollaps |
| 81. N. | Cholelithiasis | 118 | gut | Cholecystekt. | 118 | 3 | 120 | 20 | — |
| 82. K. | Tbc re. Oberfeld | 75 | red. | Pneumonekt. | 55 | 5 | 55 | 15 | Pneumonie |
| 83. Z. | Tbc re. Oberfeld | 139 | gut | Lobektomie | 105 | 2 | 113 | 21 | — |
| 84. T. | Mediastinal-tumor | 118 | gut | Thorakotomie | 93 | 5 | 118 | 12 | — |
| 85. S. | Bronchial-Ca | 75 | red. | Pneumonekt. | 65 | 6 | 88 | 30 | — |
| 86. H. | Bronchial-Ca | 110 | red. | Pneumonekt. | 85 | 2 | 88 | 25 | — |
| 87. S. | Bronchial-Ca | 59 | red. | Pneumonekt. | 40 | 6 | 81 | 34 | — |
| 88. M. | Bronchial-Ca | 80 | red. | Pneumonekt. | 70 | 6 | 84 | 28 | — |
| 89. K. | Bronchial-Ca | 138 | red. | Probethorak. | 83 | 6 | 113 | 18 | — |

Tabelle 1. Fortsetzung

| Fall | Diag | Vorwert | AZ | Operation | Minimum | | Endwert | | Komplikationen |
|---|---|---|---|---|---|---|---|---|---|
| | | | | | Wert | Tag | Wert | Tag | |
| 90. S. | Bronchial-Ca | 73 | red. | Probethorak. | 44 | 1 | 53 | 21 | — moribund entl. |
| 91. G. | Bronchial-Ca | 123 | red. | Pneumonekt. | 90 | 1 | 115 | 22 | — |
| 92. H. | Bronchial-Ca | 99 | red. | Pneumonekt. | 77 | 2 | 79 | 35 | Wunddehiscenz |
| 93. W. | Lungensplitter | 68 | red. | Thorakotomie | 58 | 1 | 89 | 28 | — |
| 94. G. | Lungensplitter | 135 | gut | Resektion der Lingula | 59 | 3 | 89 | 25 | Colitis |
| 95. M. | Mitralstenose | 180 | gut | Commissurotomie | 70 | 1 | 94 | 31 | 3 Tage Extrasystolen |
| 96. V. | Mitralstenose | 164 | red. | Commissurotomie | 25 | 1 | 68 | 8 | Pneumonie |
| 97. B. | Struma | 200 | gut | Strumektomie | 145 | 7 | 156 | 25 | — |
| 98. S. | Struma | 220 | gut | Strumektomie | 126 | 3 | 128 | 11 | Wunddehiscenz |

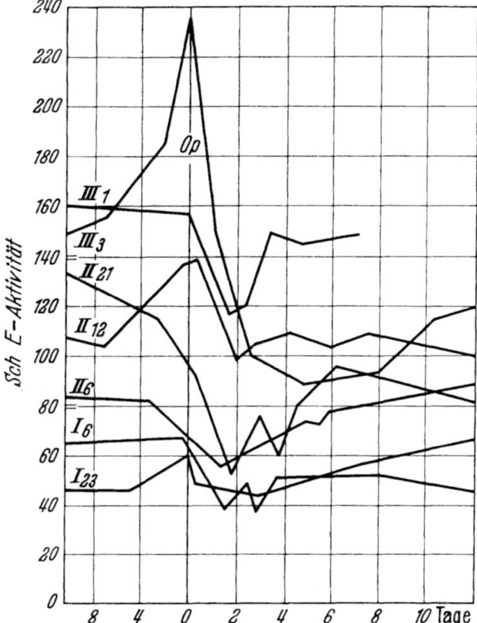


Abb. 3. Postoperatives Verhalten der Plasmacholinesteraseaktivität bei Eingriffen ohne gezielte Schockprophylaxe

$III_1$ Mesenterialcyste — Cystenentfernung
$III_3$ Rectum-Ca — Anus pr.
$III_{10}$ Basedow-Struma — Strumektomie
$II_{21}$ Granatsplitter-Lunge — Resektion
$II_{12}$ Lungen-Tbc — Lobektomie
$II_6$ Ulcus ventriculi — B II
$I_6$ Magen-Ca — Probelaparatomie
$I_{23}$ Bronchus-Ca — Pneumonektomie

liegen die Fermentwerte an der oberen Grenze der Norm und darüber. Das in der Niere vermehrt ausgeschiedene Albumin wird, solange kein Leberparenchymschaden besteht, in der Leber überstürzt neu gebildet, was gleichzeitig mit einer Vermehrung der Plasmacholinesterase einhergeht. Da Cholinesterase im Harn nur im geringen Ausmaß ausgeschieden wird, kommt es zu einer Akkumulation im Plasma. Sehr hohe Werte können bei der *Myasthenia gravis* ermittelt werden (s. hinten). Auch beim *Gallensteinleiden* werden leicht erhöhte bis deutlich gesteigerte Werte beobachtet. Möglicherweise üben die Konkremente einen Anreiz auf das Lebergewebe aus, so daß eine erhöhte Fermentproduktion stattfindet. Eine andere Erklärung ist, daß Organismen, welche sich ständig in einer ergotropen Situation befinden (Sympathicotoniker), besonders zu Gallensteinbildung neigen.

In allen derartigen Fällen erlaubt die fortlaufende Bestimmung der Esteraseaktivität eine Aussage darüber, inwieweit es sich um Dauerschädigungen oder vorübergehende Irritationen im Zuge einer unspezifischen Allgemeinreaktion handelt. Insbesondere vermag die Fermentkontrolle eine Aussage über die Funktionstüchtigkeit des Lebergewebes und über die vegetative Gesamtsituation des Organismus zu liefern.

## e) Verhalten des Fermentes nach Operationen

In der Chirurgie kann die Bestimmung der Plasmacholinesteraseaktivität als geeigneter Test zur Voraussage des Operationsrisikos dienen. Die kontinuierliche Kontrolle des Verhaltens der Esteraseaktivität im postoperativen Verlauf ist ein Mittel, um den Schweregrad eines postaggressorischen Syndroms festzustellen. An Hand von 98 mathematisch gesicherten Fällen konnte von uns (Holle-Stahmteufel, Strik, Brähler) (Tabelle 1) gezeigt werden, daß das Verhalten der Fermentaktivität im postoperativen Verlauf regelmäßig einen gesetzmäßigen Esterasesturz aufweist. Wir fanden eine durchschnittliche Fermenthemmung von 25—45% mit einem Minimum zwischen dem 3.—4. postoperativen Tag (Tabelle 1) (Abb. 3). Abb. 4 zeigt die Analogie der Bewegung der Fermentaktivität zu derjenigen anderer Blut- und Plasmawerte im Zuge der durch das Operationstrauma hervorgerufenen unspezifischen Allgemeinreaktion. Die Summe der Veränderungen aller Einzelfaktoren nennt man den Operationsschock, postaggressorisches Syndrom oder „maladie postaggressoire" (Leriche). Der postoperative Esterasesturz ist demnach ein Gradmesser für das Ausmaß des Operationsschocks, indem er die Gesamtheit der postoperativ in Gang kommenden katabolen Vorgänge widerspiegelt. Das Einsetzen der anabolen Erholungsphase wird an dem Wiederansteigen der Fermentaktivität erkennbar. Nach unseren Untersuchungen ist der postoperative Esterasesturz um so stärker, je höher der Ausgangswert gelegen war. Hierin findet das Ausgangswertgesetz von Wilder eine erneute Bestätigung (Abb. 5). Die Größe des Eingriffs ist für das Ausmaß der Adaptationsvorgänge

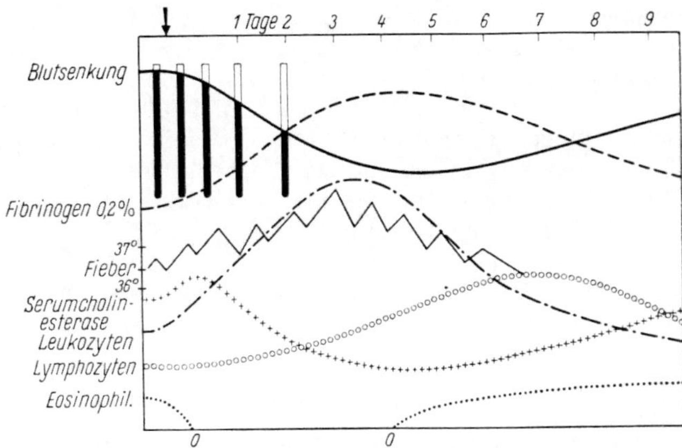


Abb. 4. Analoges Verhalten verschiedener Blut- und Plasmawerte (Cholinesterase ++++) im Rahmen der postoperativen unspezifischen Allgemeinreaktion (aus Holle-Sonntag, Grundriß der gesamten Chirurgie)

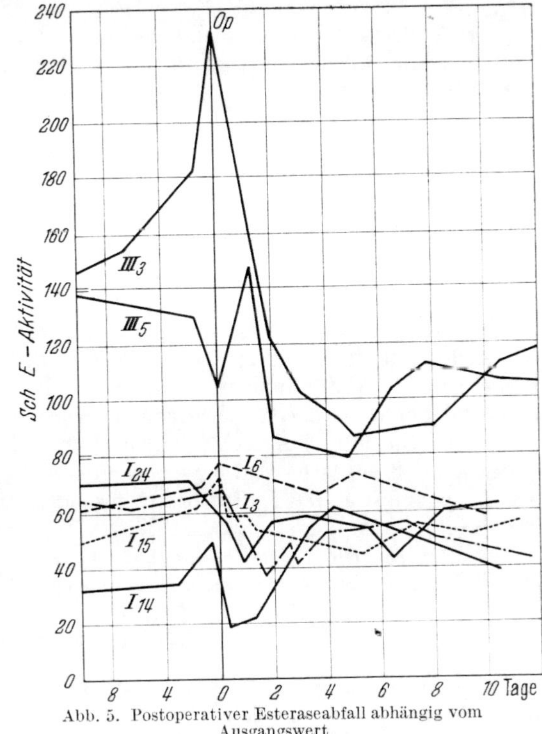


Abb. 5. Postoperativer Esteraseabfall abhängig vom Ausgangswert

nicht von ausschlaggebender Bedeutung. Maßgebend ist vielmehr das Verhältnis von Energievorräten und Leistungsfähigkeit des Organismus zur Größe der dissimilatorisch-katabolen Vorgänge. Auch bei kleinsten Eingriffen tritt bereits eine Schwankung der Esteraseaktivität in Erscheinung. In Bestätigung unserer Befunde haben erst jüngst wieder Haus und Leppelmann gezeigt, daß der Mensch nach Operationen mit einem signifikanten Abfall der Plasmacholinesterase und Tributyrinase sowie mit einem Anstieg der Milchsäure- und Glutaminsäure-Dehydrogenase und Aldolase reagiert. Diese Fermentschwankungen sind keinesfalls nur zufällige Streuungen, sondern es kommt ihnen eine reale Bedeutung zu. Nachdem wir heute das Regelverhalten dieser Fermentregulationen im Rahmen der Stressbeantwortung (Selye) und vegetativen Gesamtumschaltung (Hoff) kennen, dürfen wir heute für klinisch-chirurgische Belange dazu übergehen, die Kontrolle der Plasmacholinesteraseaktivität für die Beurteilung des Operationsrisikos heranzuziehen, d. h. für prognostische Zwecke zu verwerten, ohne dabei befürchten zu müssen, daß wir allzu eingleisig vorgehen.

## II. Untersuchungsmethoden

Die Aktivität der cholinesterasespaltenden Enzyme wird quantitativ bestimmt, indem man die Geschwindigkeit der Acetylcholinhydrolyse mißt. Früher wurden hauptsächlich biologische Methoden benutzt. Heute gibt man chemischen Methoden den Vorzug, da mit ihnen genauere Ergebnisse erzielt werden.

### a) Biologische Methoden

Der Hydrolyse des Acetylcholins kann man biologisch folgen, wenn man ihr Verhalten am isolierten Froschrectus, am Herz, Mäusedarm oder Blutegelmuskel feststellt (Chang und Caddum).

### b) Chemische Methoden

Um auf chemischem Wege die Aktivität der Cholinesterase zu bestimmen, wird gewöhnlich die durch Hydrolyse von Acetylcholin freigemachte Essigsäure bestimmt.

#### 1. Titrationsmethoden

Die freigemachte Essigsäure wird mit alkalischer Lösung von bekannter Konzentration titriert. Die Schwierigkeiten dieser Methoden liegen in den Auswirkungen der Verdünnungen und im Wechsel der Wasserstoffionenkonzentration.

**α) Indicatormethoden.** Empfohlen wurden folgende Indicatoren: Phenolphthalein, Phenolrot, Kresolrot, Bromthymolblau. Es ist dabei oft schwierig, einen klar definierbaren Farbumschlag zu beobachten; auch ist eine Beeinflussung des Enzyms durch den Indicator zu berücksichtigen (Methoden nach Renshaw und Bacon, Stedmann und Easson, v. Brown und Bush).

**β) Elektrotitrimetische Methoden.** Hierbei werden Antimon- oder Glaselektroden benutzt (Methoden nach Rona und Ammon, Glick, Michel).

#### 2. Gasanalytische Methoden

Sie beruhen nach Dickens auf folgendem Prinzip: Zur Verfolgung des Gaswechsels bei konstanter Temperatur stehen grundsätzlich 2 Methoden zur Verfügung, die volumetrische und die manometrische. Bei der volumetrischen, die hier nicht erörtert werden soll, wird der Druck konstant gehalten und das Gasvolumen unmittelbar abgelesen. Bei der manometrischen Methode beruht die Berechnung auf der erfolgenden Druckänderung bei konstant gehaltenem Volumen. In allen Fällen berechnet man das Volumen des entwickelten oder absorbierten Gases durch einfache Anwendung der Gasgesetze. Die Berechnung hängt also ab von den Abmessungen des Apparates, von der Temperatur, von den relativen Volumina von Gas und Flüssigkeit und von dem Absorptionskoeffizienten des jeweils entwickelten oder gebundenen Gases in den angewandten Flüssigkeiten.

**Gasanalytische (manometrische) Methode nach Ammon mit dem Warburg-Apparat.** Bei der gasanalytischen Methode nach Ammon wird während des Versuches Essigsäure frei. Diese verdrängt aus der bicarbonathaltigen Ringerlösung, die als Lösungsmittel verwendet wird, eine äquivalente Menge $CO_2$, so daß die freiwerdenden Kubikmillimeter $CO_2$ den Acetylcholinmengen entsprechen.

*Untersuchungsgang.* Es wird täglich vor Versuchsbeginn eine frische Ringerlösung zubereitet. Zusammensetzung dieser Ringerlösung R 30:

| | |
|---|---|
| 0,9% NaCl | 50,0 |
| 1,2% KCl | 2,0 |
| 1,76% $CaCl_2$ | 1,0 |
| 1,26% $NaHCO_3$ | 15,0 |

Diese Lösung wird mit einem Gasgemisch von 5%iger $CO_2$ und 95%igem $N_2$ durchströmt. Zweck dieser Durchströmung ist die Herstellung eines Bicarbonatpuffers. Sodann wird $^1/_2$ cm$^3$ des zu untersuchenden Patientenserums in ein Reagensglas abgefüllt und durchströmte Ringerlösung bis zu einer Gesamtmenge von 10 cm$^3$ zugesetzt. Weiterhin werden 20 cm$^3$ durchströmte Ringerlösung in einen kleinen Erlenmeyer-Kolben gegeben und darin eine Ampulle 0,1 Acetylcholin gelöst. Darauf werden die einzelnen Tröge des Warburg-Gerätes mit ihren Lösungen beschickt. Dazu werden in den Hauptteil des ersten und letzten Troges 2 cm$^3$ Ringerlösung eingefüllt. Diese beiden Tröge dienen als Thermobarometer. In einen weiteren Trog, der zur Messung der Eigenhydrolyse bestimmt ist, werden in den Hauptteil $1^1/_2$ cm$^3$ der Ringerlösung mit Acetylcholinzusatz eingefüllt, während in den rückwärtigen kleinen Teil jeweils 0,5 cm$^3$ des oben beschriebenen verdünnten Patientenserums kommen. Die Tröge werden dann an die Manometer angeschlossen. Die Schliffe der Manometer und die Stopfen der Gefäße werden mit adeps lan. anhydr. abgedichtet. Die Gasbombe ($N_2CO_2$-Gemisch) wird an das obere Ende der Manometer angeschlossen, nachdem zuvor das Niveau der Manometerflüssigkeit (Brodiesche Lösung) in beiden Schenkeln hochgestellt war. Der Gasstrom wird anschließend durch Manometer und Gefäß geleitet, indem man ihn entweder durch die Bohrung des Glasstopfens schickt oder indem man ihn rund um den lose aufgesetzten Stopfen entweichen läßt. Zur Vermeidung eines Überdruckes im Manometer wird als Sicherheitsventil ein etwa 30 cm$^3$ hoch mit Wasser gefüllter Glaszylinder zwischengeschaltet. Dabei wird zunächst der Manometerhahn so eingestellt, daß das Gas durch die mittlere Bohrung entweichen kann. Auf diese Weise wird die Luft aus dem Anschlußsystem ausgetrieben und hernach der Manometerhahn senkrecht gestellt und die Lösung mit dem Gasgemisch für die Dauer von 30 sec durchströmt. Dabei wird vorausgesetzt, daß die Lösungen bereits mit dem betreffenden Gasgemisch gesättigt wurden, um eine vollständige Austreibung der Luft zu bewirken. Um den Gasstrom abzustellen, wird zuerst der Stopfen, dann der Manometerhahn geschlossen. Der Gummischlauch wird entfernt.

Hierauf werden die Manometer in das auf 37,7° C erwärmte Wasserbad eingesetzt. Der Manometerhahn wird für einen Augenblick geöffnet, um ein Ausfließen der Manometerflüssigkeit zu verhindern, da es infolge der Erwärmung zur Druckerhöhung kommt. Nach Temperaturangleichung werden die Manometer nochmals aus dem Wasserbad herausgenommen und geschüttelt. So werden Substrat und Ferment im Hauptteil des Troges vereinigt. Die Manometer werden in das Wasserbad zurückgeführt, womit die eigentliche Reaktion begonnen hat. Vor Ablesung der Ausgangswerte wird nochmals die Luftdichtigkeit des Systemes überprüft und im Anschluß daran die Manometerflüssigkeit im rechten Schenkel auf ein geeignetes Niveau eingestellt, und zwar so, daß man mit dem Finger den am Fuße eines jeden Manometers befindlichen Gummibehälter für die Brodie-Lösung zusammendrückt, um damit den linken Schenkel des Manometers fast auf den Nullpunkt einzustellen. Der rechte Schenkel soll im allgemeinen auf etwa 150 mm eingestellt sein und während des 60minütigen Versuches vor jeder Ablesung auf diesem Niveau gehalten werden. Dann wird der Wert des linken Schenkels abgelesen und die Schüttelvorrichtung mit einer Frequenz von etwa 80—90 pro Minute in Bewegung gesetzt. Alle 10 min werden die Manometerwerte des linken Schenkels abgelesen. Die Ablesungen erstrecken sich über 60 min. Die abgelesenen Werte werden in einem vorgedruckten Schema registriert. Dabei wird die mittlere Veränderung des Thermobarometers entsprechend berücksichtigt. Die Differenz dieser Werte muß mit der Gefäßkonstanten multipliziert werden. Die Gefäßkonstante für jedes Manometer mit zugehörigem Trog errechnet sich nach der Formel (zit. nach BAMANN-MYRBÄCK).

$$k = h \cdot \frac{V_G \frac{273}{T} + v_f B}{P_0}$$

$V_G$ = Volumen des Gasraumes (Manometertrog).
$v_f$ = Volumen der Flüssigkeit.
$P_0$ = Druckkonstante 10000 Brodie.
$B$ = Bunsenscher Gasabsorptions-Koeffizient. Er beträgt für $CO_2$ in R 30 0,55.
$T$ = Absolute Temperatur.
Die gesuchte Größe $x = h \cdot k$
$x$ = $mm^3$ $CO_2$.
$h$ = Anstieg des Druckes.
$k$ = Gefäßkonstante.

Bei unseren Versuchen betrug die Endkonzentration des Substrates 0,375%, die Endfermentverdünnung 1,25%. Die Eigenhydrolyse im Leerversuch 4—11 $mm^3$ $CO_2$ für den 60 min-Wert.

Die Produkte aus den Differenzen der 10 min-Werte und der Gefäßkonstanten werden addiert und ergeben die Menge der frei gewordenen Kohlensäure in Kubikmillimeter.

Die gefundenen Werte werden graphisch dargestellt. Der 10 min-Abstand wird auf der Abszisse und die gespaltene $CO_2$-Menge auf der Ordinate eingetragen. So kann man die einzelnen gefundenen Ergebnisse übersichtlich vergleichen.

Das zu untersuchende Blut wurde dem Patienten, falls keine besondere Fragestellung vorlag, vor der Operation, am Tage des Eingriffes, am Tage nach der Operation abgenommen. In der Regel wurde das Blut am Operationstage nach Beendigung des Eingriffes abgenommen. Weitere Blutentnahmen folgen täglich während der 1. postoperativen Woche, dann in 2—3tägigen Abständen bis zum Ende der 3. Woche.

### 3. Colorimetrische Methoden

Eine für Reihenuntersuchungen und klinische Bedürfnisse besonders geeignete colorimetrische Mikrobestimmung von Cholinesterase in einigen Tropfen Blut beschreibt R. L. METCALF.

Die Methode nach METCALF hat das Prinzip, daß Acetylcholin mit alkalischem Hydroxylamin unter Bildung von Acetylhydroxansäure reagiert, die mit 3wertigem Eisen ein braunes Komplexsalz bildet. Seine Konzentration kann photometrisch bestimmt werden.

Die 5 zu verwendenden Reagenzien sind:

1. Phosphatpuffer von $p_H$ 7,2, der 0,004 molares Acetylcholinbromid enthält.
2. 2 molare Hydroxylamin-HCl-Lösung.
3. 3,5 normale NaOH.
4. 1 Volumteil HCl vom spezifischen Gewicht 1,118 mit 2 Volumenteilen Aqua dest.
5. 0,37 molares Eisen (III-chlorid in 0,1 molarer HCl).

Untersuchungsgang:

5 $mm^3$ Serum oder Plasma werden mit 1 $cm^3$ einer Acetylcholinbromidlösung versetzt und bei 37° 30 min lang erwärmt (A). Zum Vergleich wird 1 $cm^3$ derselben Lösung ohne Serumzusatz auf die gleiche Weise behandelt, die 5 $mm^3$ Serum aber erst nach der Erwärmung zugegeben (B). Die Versuchsreihe A unterscheidet sich von B somit durch den Zusatz von 5 $mm^3$ Serum vor der Erwärmung. Anschließend werden unter öfterem Schütteln in folgender Reihenfolge die Reagenzien 2. und 3. (frisch gemischt je 1 $cm^3$), 4. und 5. von den angegebenen Standardlösungen je 1 $cm^3$, zugesetzt und dann sofort bei Wellenlänge 456 mn und Schlitzbreite 2 im Spektrometer (Beckmann oder Eppendorf) untersucht. In der Lösung A wird im Wasserbad durch das im Serum enthaltene Ferment eine gewisse Menge Acetylcholin hydrolytisch gespalten. Es kann sich also weniger braunes Komplexsalz bilden als in Lösung B.

Aus der Differenz der Werte A und B ergibt sich die Menge Acetylcholin, die von in 5 $mm^3$ Serum vorhandener Cholinesterase bei 37° in 30 min hydrolytisch gespalten wird. Dies kann als Maß für die Fermentaktivität dienen, da zwischen beiden Größen Parallelität besteht.

In dieser Arbeit wird als Maß des Acetylcholins der 1000fache Wert der Extinktionsdifferenz bei Verwendung einer 2 cm-Kuvette gegeben. Bei diesem Maßstab, der proportional der Anzahl Mikromole Acetylcholin ist, ergeben sich für Gesunde Werte von etwa 100 E. Die Veränderungen entsprechen daher gleichzeitig einer prozentualen Veränderung der Aktivitäten.

Zufälligerweise entsprechen diese Werte auch den gefundenen Normalwerten von Kubikmillimeter $CO_2$ bei der Warburg-Methode, die die Spaltung unter anderen Bedingungen ausführt.

Die Lösungen können in praxi wie folgt zusammengesetzt werden:

*Lösung 1:* a) 2,3752 g Binatriumphosphat
Aqua tridest. ad 200 $cm^3$.
b) 0,9078 g Kaliumbiphosphat
Aqua tridest. ad 100 $cm^3$.
*140 $cm^3$ a) + 60 $cm^3$ b) + 180,9 mg Acetylcholinbromid.*

*Lösung 2:* 27,816 g Hydroxylammoniumchlorid
Aqua tridest. ad 200 $cm^3$.

*Lösung 3:* 14 g NaOH
Aqua tridest. ad 100 $cm^3$.

*Lösung 4:* 130 $cm^3$ Aqua tridest.
+ 60 $cm^3$ konz. HCl (Dichte 1,19).

*Lösung 5:* 10 g $FeCl_3 + 6\ H_2O$
+ 100 $cm^3$ n/10 HCl.

Lösung 1 und 2 müssen im Kühlschrank aufbewahrt werden.

Die unseren Resultaten zugrunde liegenden Untersuchungen (368 Fälle mit etwa 3500 Einzelbestimmungen) wurden zunächst mit der gasanalytischen Methode nach AMMON (88 Fälle), später (288 Fälle) nach der colorimetrischen Methode von METCALF unter Benutzung des Spektrometers nach BECKMANN oder mit dem Elektrophotometer Eppendorf ausgeführt. Davon konnten 102 Fälle zur endgültigen Auswertung in vorliegender Arbeit *nicht* herangezogen werden, da die lückenlose Kontrolle aus verschiedensten Gründen (vorzeitige Entlassung oder Verlegung, nicht stattfindende Operation, Bestimmungen außerhalb der engeren Themastellung) nicht möglich wurde.

# III. Bedeutung der Fermentkontrolle für die chirurgische Prognose

## a) Verhalten des Fermentes bei Komplikationen und letalem Verlauf

Aus der genauen Verlaufskontrolle unserer Fälle ergab sich die Tatsache, daß alle Fälle mit extrem hohen bzw. extrem niedrigen Esteraseausgangswerten prognostisch ungünstig sind insoferne, als sie mit einer auffällig hohen Rate von Komplikationen und Todesfällen belastet sind (vgl. Tab. 2). Patienten mit mittleren Esteraseausgangswerten zeigen dagegen auch bei größten Eingriffen in der überwiegenden Mehrzahl einen normalen postoperativen Verlauf. Das Vorliegen

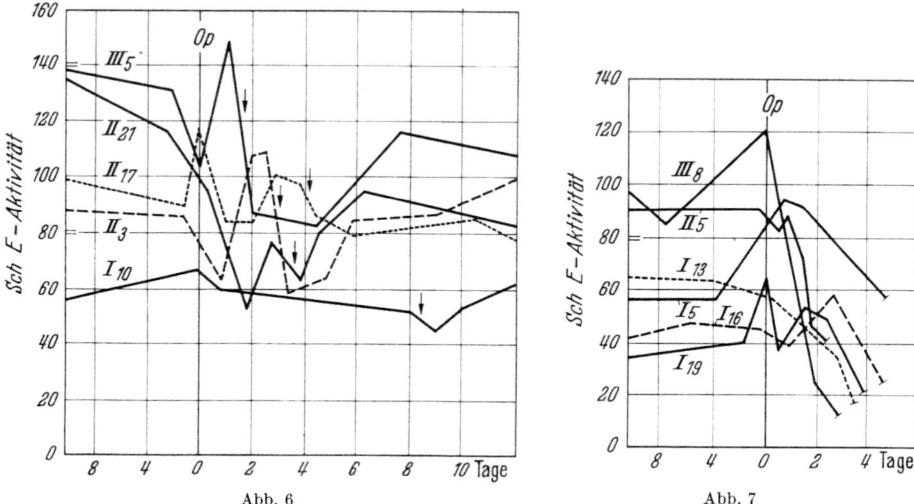


Abb. 6 Abb. 7

Abb. 6. Schwerere postoperative Komplikationen rufen einen sekundären Esteraseabfall hervor. Wird ein solcher beobachtet, ist mit entzündlichen, thrombo-embolischen oder kardio-pulmonalen Ereignissen zu rechnen

Abb. 7. Bei letalem Verlauf findet sich ein bis zum Tode anhaltendes Absinken der Fermentaktivität

| | | | |
|---|---|---|---|
| $III_8$ Mitralstenose | Dekompensation, Kammerflimmern | $I_5$ Magen-Ca | Herz-Kreislaufversagen |
| $II_5$ Magen-Ca | Nahtinsuffizienz | $I_{16}$ Colitis ulc. | Peritonitis |
| $I_{13}$ Mamma-Ca | Lebermetastase | $I_{19}$ Ikterus | Pneumonie |

von *Operationsreife* darf also im allgemeinen angenommen werden in Fällen, deren *Esteraseaktivität zwischen 80—140 Mikromol* gelegen ist. Das Auftreten postoperativer Komplikationen spiegelt sich im Verlauf der postoperativen Esterasekurve wieder; denn im Augenblick des Eintritts einer Komplikation kommt es regelmäßig zu einem erneuten Absturz der Esteraseaktivität (Abb. 6). Dies wird besonders deutlich, wenn die Komplikation in die bereits wieder einsetzende Erholungsphase mit allmählichem Esteraseaktivitätsanstieg fällt.

## b) Prognostische Gruppen

Von Patienten, deren Ausgangswert einer normalen Mittellage entspricht, werden auch schwierigere postoperative Komplikationen im allgemeinen überwunden, während Patienten mit extremen Ausgangswerten auch in dieser Hinsicht besonders gefährdet sind und nicht selten letal enden. Bei letalem Verlauf findet sich ein bis zum Tode anhaltender Esterasesturz (Abb. 7). Der präoperativen Feststellung der Esteraseaktivität kommt somit eine große Bedeutung hinsichtlich der Prognose bzw. Feststellung der Operationsreife zu. Außerdem kann die Möglichkeit postoperativer Komplikationen bzw. der Inoperabilität von Tumoren prognostisch erfaßt werden.

Auf Grund der präoperativ festgestellten Esterasewerte haben wir unsere Fälle in 3 prognostische Gruppen eingeteilt (vgl. Tabelle 2).

*Gruppe I.* Werte zwischen 20—80 Mikromol bedeuten einen herabgesetzten Energievorrat und allgemeine Leistungsschwäche. Es besteht erhöhtes Operationsrisiko.

*Gruppe II.* Werte zwischen 80—140 Mikromol entsprechen der normalen Mittellage; erhöhtes Operationsrisiko besteht nicht, vielmehr kann Operationsreife auch für große Eingriffe angenommen werden.

*Gruppe III.* Werte zwischen 150—240 Mikromol bedeuten erhöhte Gefährdung infolge vegetativer und psychischer Übererregbarkeit; das Operationsrisiko ist erhöht infolge Gefahr eines postoperativen vegetativen und hormonal-endokrinen Zusammenbruches. Wie die Tabelle 2 zeigt, gehören 50% der Todesfälle der Gruppe I mit Ausgangswerten unter 80 Mikromol an, obwohl von vorneherein in dieser Gruppe nur kleinere, meist nur palliative Eingriffe vorgenommen wurden. Außerdem sind cca. 75% der Gruppe I und III inoperabel, während in der Gruppe II nur bei cca. 12% Inoperabilität gefunden wurde. Auch das Gros der Komplikationen gehört der Gruppe I und III an, während über die Hälfte der Fälle in Gruppe II einen komplikationsfreien Verlauf zeigen.

Tabelle 2. *Prognostische Bedeutung der Cholin-Esterasegruppen I—III*

Für prognostische Zwecke ist die Einteilung in 3 Gruppen (I—III) zweckmäßig. In Gruppe I und III besteht erhöhtes Operationsrisiko. Bei Gruppe II liegt Operationsreife vor.

| Gruppe | Keine postop. Komplikation % | Inoperabilität % | Mortalität % |
|---|---|---|---|
| I 1—80 | 18,5 | 40,7 | 22,2 |
| II 80—140 | 52,8 | 11,8 | 11,8 |
| III 140—240 | 33,3 | 33,3 | 11,9 |

Der Nachweis einer extremen Aktivitätslage ist also das Warnsignal, einem geplanten Eingriff eine sorgfältige, präoperative Vorbehandlung vorauszuschicken, mit dem Ziel, Operationsreife, d. h. eine normale Fermentaktivität zwischen 80—140 Mikromol herzustellen. Durch laufende präoperative Kontrollen läßt sich dann der günstigste Zeitpunkt für die Operation ermitteln.

## IV. Bedeutung der Fermentkontrolle für die chirurgische Therapie

Als logische Konsequenz aus dem Gesagten ergibt sich, daß man Mittel ausfindig zu machen sucht, um präoperativ Operationsreife herzustellen und die gewonnene Operationsreife durch das Erreichen von Esteraseaktivitätswerten zwischen mindestens 80 bis höchstens 140 Mikromol zu bestätigen. Dies konnte z. B. durch über längere Zeit fortgesetzte präoperative Gaben von Bluttransfusionen, Plasmainfusion, Histidin und Magnesium (Histadyn) sowie von den anabolisierend wirkenden Sexualhormonen Testoviron und Durabolin erzielt werden.

### a) Herstellung von Operationsreife

#### 1. Blut und Plasma

Die günstige Auswirkung der Bluttransfusion und Plasmainfusion auf die Esteraseaktivität ist aus den oben genannten Ausführungen über die Beziehungen der Esteraseaktivität zum Bluteiweiß ohne weiteres erklärlich und im wesentlichen als Eiweißsubstitutionseffekt aufzufassen. Sie kommt daher im besonderen für Fälle in Betracht, bei welchen auffallend niedrige Esteraseausgangswerte vorliegen

(Marasmus, Anorexie durch obturierende Tumoren des Oesophagus-Magen-Darmkanals, Tumorkachexie, chronisch-konsumierende Erkrankungen, chronischer Leberschaden u. ä.). Eine präoperative Transfusions- und Infusionstherapie wirkt im allgemeinen im Sinne einer Aktivitätssteigerung.

## 2. Histidin und Magnesium (Histadyn)

Unter Berücksichtigung des im Abschnitt über die Beziehungen zu den Elektrolyten Gesagten gaben wir Patienten mit tiefen Esterasewerten ein Kombinationspräparat von Histidin und Magnesium, das Histadyn. Dies enthält 10%ige basische Aminosäure (Histidin 5%ig) und 6,6%iges Magnesiumsulfat (entspricht 1,2% Magnesiumion). Eine Aktivitätssteigerung konnte allerdings, wie dies auch von Schmidt bei Zufuhr von Glykokoll und Calcium-chlorid beobachtet wurde, nicht in allen Fällen nachgewiesen werden. Besonders beim Carcinomträger kann es sich also nicht nur um ein Fehlen der Aktivatoren Magnesium und Histidin handeln, da sonst die parenterale Zufuhr in jedem Falle eine Aktivitätssteigerung mit sich bringen müßte. Es ist vielmehr anzunehmen, daß die Magnesiumkomponente des Präparates auf dem Wege über eine Verschiebung des Györgyischen Quotienten in Richtung einer Hypersympathicotonie und die Histidinkomponente als Aktivator beim Aufbau des spezifischen Fermentproteins wirkt. Histidinerhöhung führt nach Sary zu einer Aktivitätssteigerung der Cholinesterasen und Histamin. Dem entspricht unsere Beobachtung (s. Abb. 8), daß künstliche Histidinzufuhr die Aktivität vergrößert.

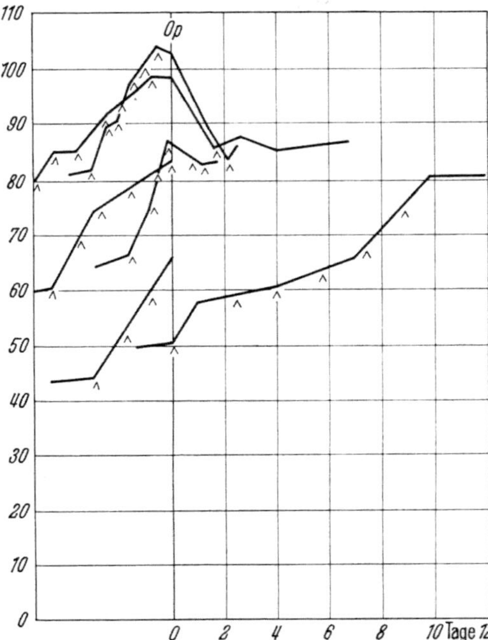


Abb. 8. Durch prä- oder postoperative Zufuhr von Mg-ion läßt sich eine Steigerung der Esteraseaktivität herbeiführen. Ähnliches kann mit Blut, Plasma oder Androgenen erreicht werden

## 3. Testoviron und Durabolin

Eine regelmäßig eintretende, aktivitätssteigernde Wirkung ist nach Gabe des androgenen Nebennierenrindenhormons Testoviron und des hieraus weiterentwickelten Durabolins zu beobachten.

Schon nach wenigen Applikationen dieser Präparate kann in leichteren Fällen ein operationsfähiges Stadium erreicht werden. Diese Erscheinung ist auf die eiweißsparende und anabolisierende Wirkung der Androgene zurückzuführen, durch welche die Proteinsynthese gefördert, das zugeführte Protein besser ausgenützt und neues Protoplasma aufgebaut wird. Der Effekt ist mit einer allgemeinen Tonisierung, Steigerung der Muskelkraft und Euphorie der Patienten verbunden. Das *Durabolin* übertrifft hinsichtlich seiner anabolen Eigenschaften das Testoviron bei weitem. Es soll etwa 12mal wirksamer sein als Testoviron, ohne dessen virilisierende Nebenerscheinungen zu besitzen (Hartenbach).

## b) Kontrolle und Prophylaxe des Operationsschocks

Wenn wir unter Operationsschock die Summe der durch einen Operationsstress ausgelösten und über den Funktionskreis: Zwischenhirn—Hypophyse—Nebennierenrinde vermittelten katabolen, dissimilatorischen und kräfteverbrauchenden Vorgänge verstehen und andererseits wissen, daß der Gesamtkomplex des postaggressorischen Syndroms am Verlauf der Esteraseaktivitätskurven ablesbar ist, so muß eine wirksame Schockprophylaxe zu einer erheblichen Reduktion des postoperativen Esterasesturzes, welcher ohne Prophylaxe 25—45% und mehr beträgt, führen. Im Optimalfalle muß der Esteraseabfall sogar ganz ausbleiben. Mit den für die Herstellung eines operationsreifen Zustandes geeigneten Mitteln (Blutplasma, Magnesium, Testoviron, Durabolin) allein läßt sich nach unseren Erfahrungen dieses Ziel nicht vollständig erreichen. Wir haben daher zu diesem Zwecke zu anderen Präparaten gegriffen und nach Erprobung der verschiedensten Substanzen (Strychnin, Effortil, Noradrenalin, Digitalis) gefunden, daß nur von solchen Substanzen, welche auf das hypophysär-hormonale System direkt einwirken oder den Vaguseffekt direkt beeinflussen, eine optimale Wirkung zu erwarten ist. Am geeignetsten hierfür erwiesen sich *die potenzierte Narkose und Hypothermie*, speziell bei Fällen mit extremhohen Ausgangswerten, ferner das *Vitamin C, Prednisolon, Prednisolon und Vitamin C in Kombination sowie künstliche Plasma- und Acetylcholinesterasepräparate.* Mit ihrer Hilfe gelingt es, den postoperativen Esterasesturz erheblich abzuschwächen, u. U. sogar vollkommen zu eliminieren.

Tabelle 3. *14 in Hypothermie operierte Fälle*

| Fall | Diagnose | Vorwert | AZ | Operation | Minimum | | Endwert | | Komplikationen |
|---|---|---|---|---|---|---|---|---|---|
| | | | | | Wert | Tag | Wert | Tag | |
| 1. J. | Basedow-Struma | 146 | gut | Strumektomie | 90 | 8 | 90 | 21 | — |
| 2. J. | Struma toxisch | 142 | gut | Strumektomie | 96 | 5 | 137 | 16 | — |
| 3. K. | Struma toxisch | 81 | gut | Strumektomie | 63 | 7 | 70 | 17 | — |
| 4. L. | Oesophagus-divertikel | 107 | red. | Thorakotomie | 57 | 14 | 75 | 21 | Pneumonie |
| 5. A. | Kardia-Ca | 105 | red. | Fundektomie | 73 | 15 | 98 | 22 | — |
| 6. M. | Hirntumor | 95 | red. | Resektion | 42 | 2 | 92 | 21 | — |
| 7. Z. | Kardia-Ca | 86 | red. | Oesophago-jejunostomie | 67 | 7 | 67 | 12 | — |
| 8. S. | Offene Hirnverletzung | 84 | red. | Duranaht | 55 | 3 | 59 | 5 | Kreislaufinsuffizienz |
| 9. K. | Rectum-Ca | 77 | red. | Anus praeter | 70 | 14 | 63 | 21 | — |
| 10. B. | Pylorusstenose | 72 | red. | Billroth II | 61 | 2 | 65 | 8 | — |
| 11. D. | Rectum-Ca | 68 | red. | Anus praeter | 56 | 6 | 76 | 14 | — |
| 12. H. | Magen-Ca | 50 | red. | Probelap. | 47 | 5 | 61 | 14 | Pneumonie |
| 13. L. | Gallenblasen-Ca | 34 | red. | Cholecystekt. | 33 | 1 | 34 | 21 | — |
| 14. N. | Ulcus ventr. | 44 | red. | Übernähung | 42 | 1 | 45 | 8 | Pneumonie |

### 1. Potenzierte Narkose und Hypothermie

Ausgehend von den oben erläuterten Erkenntnissen haben wir im Fortgang unserer Untersuchungen fortlaufende Fermentkontrollen nach Eingriffen in Hypothermie durchgeführt. Unabhängig und gleichzeitig mit Jentzer konnten wir feststellen, daß jedes Trauma eine Aktivierung und gesteigerte Wirksamkeit der Überträgerstoffe Adrenalin, Histamin und Acetylcholin hervorruft. Diese Tatsache äußert sich in einer Überaktivität des Hypophysennebennierensystems, in Hyperglykämie und dem bereits beschriebenen Absinken der Cholinesteraseaktivität. Von einer wirkungsvollen hypophysär-hormonalen Blockade, wie sie der künstlichen Hypothermie zugeschrieben wird, war eine entsprechende Änderung des postoperativen Verhaltens der Esterasekurven zu erwarten. In der Tat fanden wir sowohl im Tierversuch (WILHELM), als auch am Menschen, daß nach potenzierter Narkose und Hypothermie der postoperative Esterasesturz wesentlich protrahierter verläuft, als nach einfachen Intubationsnarkosen mit Sauerstoff — Lachgas — Äther. Die Verzögerung des Esterasesturzes beträgt 1—3 Tage. Eine Verringerung ist jedoch nicht erkennbar. Der Effekt ist besonders eindrucksvoll in allen Fällen, bei welchen hohe Ausgangswerte vorliegen. Speziell toxische Strumen und Basedow-Fälle, welche stets durch besonders hohe Esteraseausgangswerte charakterisiert sind und postoperativ nicht selten in eine, gelegentlich sogar letal endende Basedow-Krise gerieten, ließen einen akut einsetzenden, steilen Esterasesturz innerhalb der ersten Stunden post op. nachweisen (vgl. Abb. 3), wenn sie ohne Potenzierung operiert wurden. Bei den hypothermierten toxischen Strumen ist der Esterasesturz geringer und erreicht sein Minimum z. T. erst nach einigen Tagen (Abb. 9). Dementsprechend war der klinische Verlauf bei den unterkühlten Fällen harmloser und letale Ausgänge haben wir seit Verwendung der Hypothermie nicht mehr erlebt. Wir raten deshalb, Basedow- und auch andere Fälle, bei welchen trotz rite durchgeführter Vorbehandlung eine hohe Esteraseaktivität bestehen bleibt, in Potenzierung und Unterkühlung zu operieren. Die Beispiele zeigen, daß die Kontrolle der Fermentaktivität auch für Indikation und Wahl der Narkoseform bedeutungsvoll sein kann.

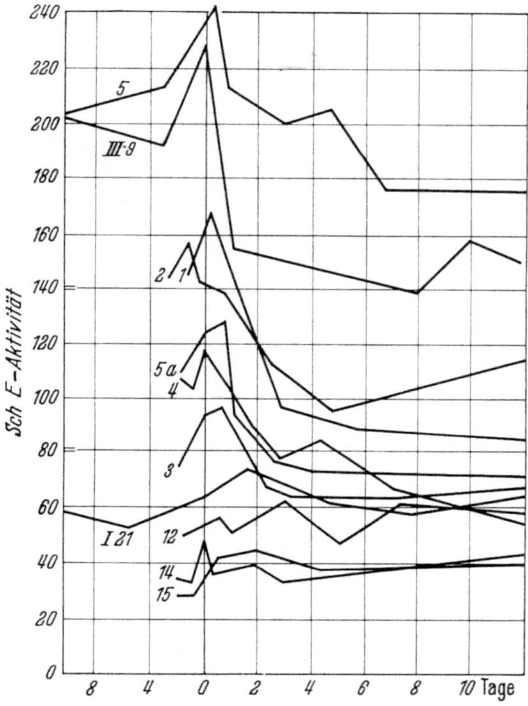


Abb. 9. Esteraseverhalten nach Eingriffen in Hypothermie. *1* Basedow-Struma; *2* Struma nodosa; *3* Struma nodosa; *4* Oesophagusdivertikel; *5* Basedow-Struma; *5a* Magen-Ca; *12* Magen-Ca; *14* Gallenblasen-Ca; *15* Blasen-Papillom; *III 9* Thyreotox. Struma; *I 21* Lungen-Tbc

## 2. Vitamin C

Es ist bekannt, daß Vitamin C im Körperhaushalt eine zentrale Stellung einnimmt, indem es als Wasserstoffüberträger in einem Redoxsystem arbeitet, welches sowohl für den intermediären Stoffwechsel, als auch die Zellatmung maßgebend ist. Außerdem bestehen enge funktionelle Beziehungen zwischen Vitamin C und dem Stoffwechsel der aromatischen Aminosäuren, der Folsäure, dem Vitamin $B_{12}$ und zur Nebennierenrinde. Mangel an Vitamin C zieht das gesamte mesenchymale Gewebe, also auch das reticulo-endotheliale System in Mitleidenschaft, oder anders gesagt, es sind die Abwehrvorgänge, die Phagocytosetätigkeit, die Synthese der Aufbaustoffe der Stützgewebe, der Glykoproteide, der Immunkörperträger (Plasmaglobuline) auf die Beteiligung von Ascorbinsäure angewiesen. Entscheidend wichtig ist, daß das Vitamin C auch an der Synthese von Steroidhormonen in der Nebennierenrinde teilnimmt. Es wird in der Nebennierenrinde angereichert und wird von dort bei jeder ergotropen Energieentfaltung (Sympathicusreizung) ins Blut ausgeschüttet. Körperliche oder psychische Dauerbelastung oder Stress durch Erkrankung, Trauma und Operation führt bei ungenügender Versorgung mit Vitamin C schnell zur Verarmung der Nebennieren-

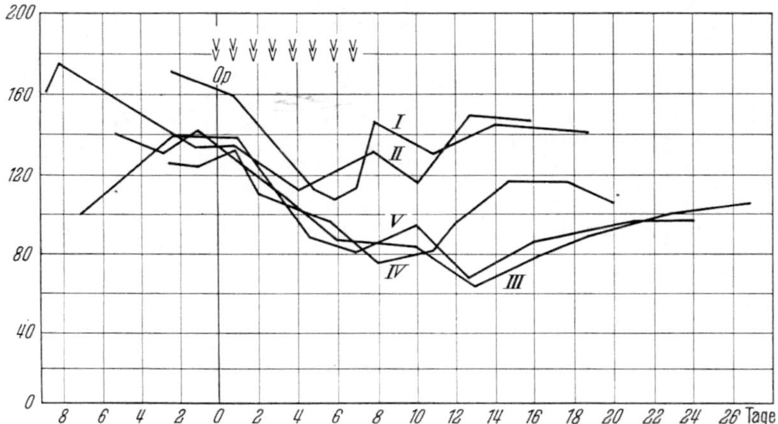


Abb. 10. Postoperative Prophylaxe mit Vitamin C bei 5 Fällen größerer Eingriffe.
*I* Sympathektomie; *II* Mamma-Ca; *III* Rectum-Ca; *IV* Cholecystitis; *V* Lunge

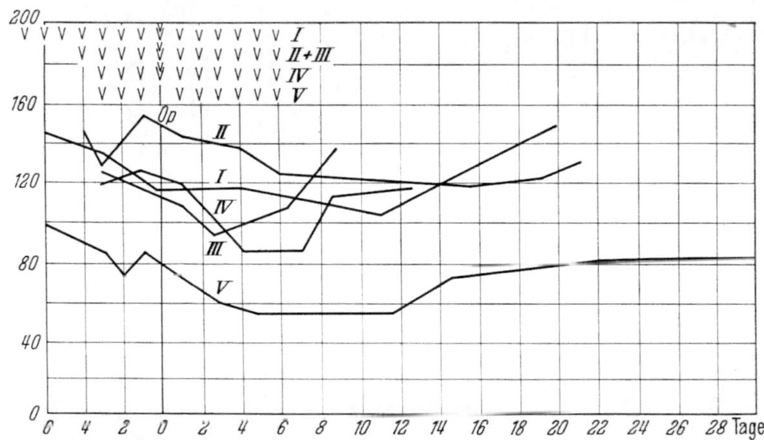


Abb. 11. Prä- und postoperative Prophylaxe mit Vitamin C bei 5 Fällen größerer Eingriffe. Der günstige Effekt einer prä- und postoperativen Prophylaxe geht aus dem Vergleich zu Abb. 10 deutlich hervor.
*I* Cholelithiasis; *II* Sympathektomie; *III* Präcancerose li. Mamma; *IV* Rezidiv-Struma; *V* Steingallenblase

rinde an Ascorbinsäure, wodurch der Hormonhaushalt gestört und die Adaptationsleistungen (Selye) ungenügend werden.

Es war daher naheliegend, zur prä- und postoperativen Schockprophylaxe hohe Vitamin C-Dosen zu verabreichen und die Wirkung des Vitamins auf den Operationsschock am Verhalten der Esterasekurven zu studieren. 47 Patienten wurden in dieser Weise kontrolliert (Tabelle 4), und zwar wurde Vitamin C in einer Dosis von täglich 1—2 g bei 20 Patienten nur postoperativ, bei den übrigen prä- und postoperativ gegeben. Es tritt gegenüber unbehandelten Patienten eine Verzögerung des Esterasesturzes von 2 Tagen und eine Verringerung von 10—18% auf, wenn eine prä- und postoperative Prophylaxe mit Vitamin C betrieben wird

Tabelle 4

| Fall | Diagnose | Vorwert | AZ | Operation | Minimum | | Endwert | | Komplikationen |
|---|---|---|---|---|---|---|---|---|---|
| | | | | | Wert | Tag | Wert | Tag | |
| 1. L. | Magen-Ca | 75 | red. | Probelaparot. | 62 | 5 | 91 | 10 | — |
| 2. C. | Pankreascyste | 82 | gut | Exstirpation | 66 | 7 | 94 | 14 | — |
| 3. D. | Verschluß-ikterus | 85 | red. | Cholecystekt. | 53 | 5 | 80 | 22 | — |
| 4. M. | Verschluß-ikterus | 88 | red. | Dilatation der Papilla Vateri | 68 | 4 | 100 | 14 | — |
| 5. K. | Rezidivstruma | 120 | gut | Strumektomie | 85 | 4 | 115 | 13 | Thrombophlebit. |
| 6. B. | Cholelithiasis | 120 | gut | Cholecystekt. | 105 | 11 | 120 | 15 | Thrombophlebit. |
| 7. U. | Präcancerose li. Mamma | 132 | gut | Probeexcision | 92 | 2 | 137 | 9 | — |
| 8. M. | Polyposis ventr. | 135 | gut | Billroth II | 90 | 5 | 135 | 14 | — |
| 9. L. | Arteriosclerosis li. Bein | 145 | gut | Sympathekt. | 115 | 15 | 130 | 22 | Thrombose |
| 10. D. | Chron.-indurat. Pneumonie | 127 | red. | Lobektomie li. | 75 | 8 | 105 | 21 | Bronchitis |
| 11. A. | Retothelsarkom | 55 | schl. | Probelaparot. | 35 | 10 | 35 | 24 | — |
| 12. F. | Magen-Ca | 65 | red. | Probelaparot. | 45 | 6 | 65 | 15 | — |
| 13. G. | Penis-Ca | 75 | gut | Amputation | 55 | 4 | 75 | 13 | — |
| 14. F. | Cholecystitis | 80 | gut | Cholecystekt. | 82 | 3 | 90 | 10 | — |
| 15. H. | Verdacht auf Neoplasma ventr. | 100 | gut | Probelaparot. | 82 | 6 | 107 | 12 | — |
| 16. J. | Ulcus duodeni | 120 | gut | Billroth II | 85 | 3 | 115 | 19 | — |
| 17. N. | Colon-Ca | 115 | red. | Resektion | 75 | 11 | 105 | 21 | — |
| 18. R. | Cholelithiasis | 123 | gut | Cholecystekt. | 87 | 3 | 128 | 14 | — |
| 19. V. | Cholecystitis | 125 | mäßig | Cholecystekt. | 85 | 8 | 105 | 20 | — |
| 20. Sch. | Mamma-Ca | 138 | red. | Amputation | 110 | 4 | 145 | 16 | — |
| 21. B. | Rectum-Ca | 130 | gut | Amputation | 85 | 6 | 104 | 27 | — |
| 22. D. | Cholecystitis | 140 | gut | Cholecystekt. | 87 | 6 | 120 | 17 | — |
| 23. K. | Ulcus ventriculi | 140 | gut | Billroth II | 105 | 3 | 107 | 17 | — |
| 24. R. | Arteriosklerose li. Bein | 170 | gut | Sympathekt. | 117 | 6 | 140 | 19 | — |
| 25. E. | Mamma-Ca | 95 | gut | Amputation | 71 | 5 | 133 | 15 | — |
| 26. G. | Ulcus ventriculi | 76 | red. | Fundektomie | 57 | 4 | 80 | 14 | — |
| 27. B. | Struma | 55 | red. | Strumektomie | 41 | 5 | 62 | 15 | Sekundärheilung |
| 28. K. | Ulcus ventriculi | 130 | gut | Billroth II | 95 | 5 | 133 | 15 | — |
| 29. S. | Ulcus ventriculi | 143 | red. | Billroth II | 91 | 9 | 136 | 16 | Pleuraerguß beiderseits Sek. Heilung |
| 30. O. | Kardia-Ca | 122 | red. | Fundektomie | 94 | 6 | 117 | 16 | — |
| 31. W. | Magenausgangs-stenose | 67 | red. | Billroth II | 34 | 6 | 34 | 12 | Pneumonie |
| 32. T. | Magen-Ca | 64 | red. | Probelaparot. | 30 | 9 | 30 | 9 | infaust entl. |
| 33. M. | Struma | 138 | gut | Strumektomie | 91 | 7 | 114 | 15 | — |
| 34. H. | Struma | 107 | ausr. | Strumektomie | 72 | 5 | 110 | 14 | — |
| 35. A. | Magen-Ca | 82 | gut | Longmire | 57 | 5 | 80 | 15 | Pleuraerguß li. |
| 36. D. | Choledochus-stein | 50 | red. | Choledochoduo-denostomie | 35 | 7 | 47 | 16 | — |
| 37. U. | Nierenbecken-stein | 150 | gut | Nephrektomie | 115 | 5 | 116 | 10 | — |
| 38. L. | Hypernephrom | 131 | gut | Nephrektomie | 74 | 5 | 74 | 5 | infaust entl. |
| 39. V. | Bronchial-Ca | 71 | red. | Pneumonekt. | 50 | 3 | 55 | 8 | — |
| 40. R. | Ulcus ventr. | 110 | gut | Billroth II | 93 | 7 | 115 | 15 | — |
| 41. W. | Rectum-Ca | 94 | gut | Amputation | 75 | 5 | 94 | 15 | — |
| 42. R. | Ulcus ventr. | 100 | red. | Billroth II | 61 | 8 | 99 | 16 | — |
| 43. J. | Struma | 60 | red. | Strumektomie | 40 | 7 | 60 | 14 | — |
| 44. H. | Mamma-Ca | 155 | gut | Amputation | 96 | 6 | 150 | 16 | — |
| 45. F. | Adhäsionen im Pylorusbereich | 145 | gut | Lösung der Adhäsionen | 110 | 6 | 141 | 15 | — |
| 46. N. | Bronchial-Ca | 101 | red. | Pneumonekt. | 75 | 5 | 100 | 16 | — |
| 47. St. | Ulcus ventr. | 55 | red. | Billroth II | 36 | 6 | 53 | 14 | — |

(vgl. Abb. 10 und 11). Als besonders aufschlußreiches Testobjekt kann wiederum das Verhalten nach Resektion toxischer Strumen dienen. Ein bedrohlicher Esterasesturz innerhalb des 1. postoperativen Tages ist nach Vitamin C-Prophylaxe nicht mehr zu beobachten (s. Abb. 12). Zwar ist die Resektion toxischer Strumen immer noch von einem erheblichen Operationsschock gefolgt, aber sein abgemilderter Verlauf und die ihm folgende rasche Erholung geht aus den Kurven eindeutig hervor.

Nach den durch die einfache Maßnahme der Schockprophylaxe mit Vitamin C erzielten Ergebnissen wußten wir, daß wir uns mit unseren Untersuchungen auf

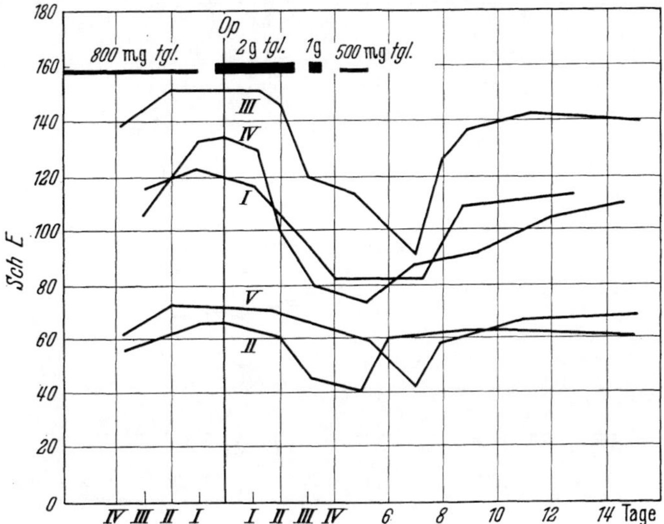


Abb. 12. Prä- und postoperative Prophylaxe mit Vitamin C bei 5 toxischen Strumen. Ein bedrohlicher, frühzeitiger Esterasesturz tritt nicht mehr auf

einem richtigen Wege befanden. Es kam im weiteren darauf an, schockbekämpfende Medikamente zu finden, mit welchen der postoperative Esterasesturz noch stärker verringert, am besten völlig eliminiert würde.

## 3. Prednisolon

Orientierende Voruntersuchungen ergaben, daß eine weitere Verbesserung der Ergebnisse von einer Verwendung von Prednisolon zur Schockprophylaxe zu erwarten war. Die capillarabdichtende, antiallergische, antitoxische und antiphlogistische Wirkung der Glucocorticoide ist bereits hinlänglich bekannt (Baker, Thorn, Weissbecker). Schon Disanti u. Mitarb. haben mitgeteilt, daß Glucocorticoid als eines der besten physiologischen Mittel zur Schockbekämpfung angesehen werden muß. Erweist sich der Operationsschock den üblichen Gegenmaßnahmen (Bluttransfusion, Plasmainfusion, pressorische Substanzen, Potenzierung und Hypothermie) gegenüber resistent oder trifft der Stress einen älteren Menschen mit reaktionsschwachem Endokrinium, so ist zu seiner Regulierung eine Beeinflussung des den Schockvorgängen übergeordneten Systems (Zwischenhirn—Hypophyse—Nebenniere) angezeigt. Wie Untersuchungen von Steenberg u. Mitarb., Hartenbach u. a. zeigen, kommt es im Gefolge einer Operation zu einer verstärkten Tätigkeit der Nebennierenrinde mit vermehrter Corticosteroidproduktion. Die Steigerung der Corticoidausschüttung geht der Schwere der stresswirksamen Faktoren parallel. Die Stressbeantwortung, gemessen an der

Corticoidausscheidung im Urin, ist bei kachektischen Patienten oder Carcinomträgern entweder nur gering oder sie fällt nach kurzdauerndem Anstieg bereits wieder ab. Bei solchen Patienten oder sehr schweren Schockereignissen versagt also die Nebennierenrindentätigkeit, d. h. sie ist nicht mehr imstande, Corticosteron oder Hydrocortison in ausreichender Menge zu produzieren. Zufuhr von Glucocorticoiden führt daher zu einer Stabilisierung der neuro-hormonalen Steuerung und kann bei schweren Schockzuständen lebensrettend wirken, insbesondere bewirkt sie eine prompt einsetzende Stabilisierung des Blutdrucks. Außerdem ist die Bildung von Histamin unter Glucocorticoideinfluß verlangsamt

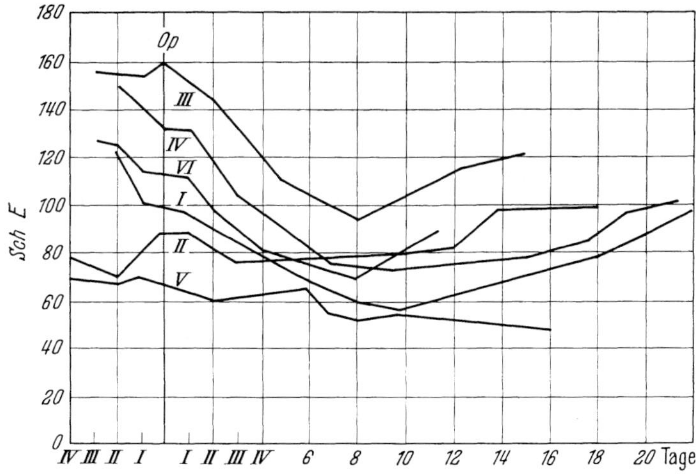


Abb. 13. Prä- und postoperative Prophylaxe bei 6 großen Eingriffen. Gleichmäßig verzögerter und verringerter Esterasesturz bringt die erfolgreiche Schockbekämpfung zum Ausdruck

| | | | | | |
|---|---|---|---|---|---|
| *I* Mitralstenose | Kommissurotomie | *III* Mamma-Ca | Amputation | *V* Rectum-Ca | Amputation |
| *II* Rectum-Ca | Resektion | *IV* Rectum-Ca | Resektion | *VI* Rectum-Ca | Amputation |

und die Ausschwemmung der toxischen Histaminkörper aus dem Blut beschleunigt. Endlich wird die postoperativ stets eintretende relative Leberschädigung durch Überschwemmung der Leber mit toxischen Zerfallsprodukten (Selye und Sandberg) durch Glucocorticoide günstig beeinflußt, d. h. ihre Zufuhr stellt eine Leberschutztherapie dar.

Dementsprechend ist nach prä- und postoperativer Schockprophylaxe mit Prednisolon eine überzeugende Reduzierung um 12—18% und eine Verzögerung um 1,5 Tage des postoperativen Abfalls der Cholinesteraseaktivitätswerte nachweisbar (Tabelle 5). Abb. 13 zeigt 6 Fälle von großen chirurgischen Eingriffen, bei welchen unter Prednisolonschutz operiert wurde und das postaggressorische Syndrom noch stärker als bei Prophylaxe mit Vitamin C verringert werden konnte. Bemerkenswert ist, daß das Ausmaß des Operationsschocks nur sehr wenig von der Größe des Eingriffs im chirurgisch-technischen Sinne abhängig ist. So zeigt eine einfache Mamma-Amputation (Kurve III) einen bedeutend rascheren und auch stärkeren Esteraseabfall, als z. B. eine Commissurotomie wegen Mitralstenose (Kurve I). Bei technisch gleich- oder ähnlichgelagerten Fällen kommt die günstige Wirkung der Prednisolonprophylaxe besonders klar zum Ausdruck. Abb. 14 zeigt 9 Fälle von partieller Resektion des Magens (6mal Billroth II, 3mal subdiaphragmatische Fundektomie), bei welchen nur noch ein geringer Esteraseabfall zu beobachten ist. Nach wie vor tritt bei Fällen mit über normal hohen Esteraseausgangswerten der stärkste Abfall ein, weshalb wir bestrebt sein müssen,

Tabelle 5

| Fall | Diagnose | Vorwert | AZ | Operation | Minimum | | Endwert | | Komplikationen |
|---|---|---|---|---|---|---|---|---|---|
| | | | | | Wert | Tag | Wert | Tag | |
| 1. H. | Mitralstenose | 104 | gut | Commissurot. | 58 | 8 | 94 | 27 | — |
| 2. S. | Magen-Ca | 95 | red. | Longmire | 89 | 9 | 120 | 25 | Ileus am 3. Tag |
| 3. F. | Magen-Ca | 90 | red. | Probelaparot. | 75 | 4 | 75 | 10 | — |
| 4. K. | Ulcus ventr. | 85 | gut | Billroth II | 60 | 3 | 100 | 20 | — |
| 5. L. | Rectum-Ca | 80 | red. | Amputation | 80 | 3 | 98 | 18 | — |
| 6. K. | Struma | 120 | gut | Strumektomie | 78 | 5 | 75 | 18 | — |
| 7. H. | Ulcus ventr. | 106 | gut | Billroth II | 72 | 10 | 94 | 18 | — |
| 8. M. | Ulcus ventr. | 103 | red. | Longmire | 60 | 7 | 95 | 28 | — |
| 9. K. | Struma | 95 | gut | Strumektomie | 80 | 2 | 108 | 15 | — |
| 10. G. | Strumarezitiv | 160 | gut | Strumektomie | 120 | 2 | 125 | 15 | Sekundärheilung |
| 11. A. | Struma | 120 | gut | Strumektomie | 70 | 9 | 83 | 25 | Sekundärheilung |
| 12. G. | Magen-Ca | 124 | red. | Billroth II | 90 | 5 | 70 | 12 | Pneumonie |
| 13. W. | Magen-Ca | 85 | red. | Witzel-Fistel | 45 | 8 | 58 | 11 | — |
| 14. F. | Antrum-Ca | 75 | mäßig | Probelaparat. | 50 | 2 | 50 | 8 | Carcinosis |
| 15. G. | Mamma-Ca | 155 | mäßig | Amputation | 110 | 8 | 120 | 15 | — |
| 16. F. | Struma | 140 | gut | Strumektomie | 100 | 5 | 120 | 12 | — |
| 17. T. | Rectum-Ca | 132 | gut | Resektion | 82 | 9 | 94 | 25 | — |
| 18. O. | Magen-Ca | 92 | mäßig | Longmire | 60 | 9 | 84 | 23 | — |
| 19. S. | Magen-Ca | 85 | red. | Longmire | 65 | 10 | 75 | 30 | — |
| 20. A. | Magen-Ca | 82 | red. | Probelaparot. | 77 | 3 | 79 | 12 | — |
| 21. L. | Magen-Ca | 90 | red. | Oesophago-Jejunostomie | 83 | 3 | 95 | 12 | Pneumonie |
| 22. K. | Magen-Ca | 115 | red. | Oesophago-Jejunostomie | 60 | 7 | 140 | 22 | Sekundärheilung |
| 23. N. | Rectum-Ca | 108 | mäßig | Amputation | 100 | 4 | 105 | 12 | — |
| 24. S. | Magen-Ca | 45 | red. | Probelaparot. | 52 | 1 | 65 | 12 | — |
| 25. Sch. | Magen-Ca | 50 | red. | Probelaparot. | 42 | 4 | 53 | 7 | — |
| 26. R. | Magen-Ca | 100 | red. | Oesophag.-Jejunost., Quercolonresektion | 82 | 4 | 95 | 14 | — |
| 27. B. | Ulcus duod. | 95 | gut | Billroth II | 73 | 1 | 113 | 14 | — |
| 28. D. | Strumarezidiv | 161 | gut | Strumektomie | 105 | 4 | 150 | 21 | — |
| 29. L. | Magen-Ca | 100 | red. | Longmire | 76 | 6 | 90 | 16 | Pneumonie |
| 30. M. | Magen-Ca | 75 | red. | Longmire | 48 | 9 | 77 | 23 | — |
| 31. R. | Magen-Ca | 80 | red. | Zwerchfellres., Oesophag.-Jej. | 57 | 8 | 79 | 21 | Pneumonie |
| 32. V. | Magen-Ca | 90 | red. | Oesophago-Jejunostomie | 70 | 7 | 100 | 18 | — |
| 33. G. | Struma | 143 | gut | Strumektomie | 115 | 4 | 148 | 12 | — |
| 34. St. | Struma | 102 | gut | Strumektomie | 75 | 3 | 115 | 16 | — |
| 35. K. | Struma | 125 | gut | Strumektomie | 90 | 5 | 95 | 12 | |
| 36. Sch. | Struma | 100 | mäßig | Strumektomie | 70 | 5 | 75 | 16 | Sekundärheilung |
| 37. B. | Struma | 105 | gut | Strumektomie | 85 | 6 | 105 | 21 | — |
| 38. A. | Struma | 87 | gut | Strumektomie | 80 | 4 | 85 | 16 | — |
| 39. D. | Struma | 95 | gut | Strumektomie | 82 | 3 | 102 | 12 | — |
| 40. V. | Rectum-Ca | 70 | red. | Amputation | 55 | 8 | 55 | 16 | Sekundärheilung |
| 41. Z. | Magen-Ca | 72 | red. | Fundektomie | 48 | 10 | 70 | 21 | — |
| 42. T. | Magen-Ca | 120 | red. | Billroth II | 90 | 10 | 90 | 18 | — |
| 43. N. | Magen-Ca | 80 | red. | Billroth II | 72 | 8 | 90 | 18 | — |
| 44. W. | Cholelithiasis | 74 | red. | Cholecystekt. | 40 | 5 | 58 | 14 | — |
| 45. St. | Blasen-Ca | 70 | mäßig | Cystektomie | 52 | 8 | 55 | 14 | — |
| 46. U. | Magen-Ca | 83 | gut | Billroth II | 48 | 6 | 54 | 14 | Sekundärheilung |
| 47. N. | Magen-Ca | 87 | ausr. | Fundektomie | 70 | 1 | 80 | 14 | — |
| 48. D. | Magen-Ca | 68 | reduz. | Fundektomie | 44 | 3 | 60 | 14 | Pneumonie |
| 49. F. | Magen-Ca | 77 | red. | Probelaparot. | 60 | 2 | 50 | 18 | — |
| 50. G. | Nephrolithiasis | 126 | gut | Nephrotomie | 96 | 3 | 125 | 13 | — |
| 51. J. | Kardia-Ca | 100 | red. | Longmire | 87 | 3 | 100 | 14 | — |
| 52. N. | Magen-Ca | 125 | mäßig | Billroth II | 90 | 5 | 123 | 14 | — |
| 53. O. | Struma | 122 | gut | Strumektomie | 75 | 4 | 122 | 14 | — |

Tabelle 5. (Fortsetzung)

| Fall | Diagnose | Vorwert | AZ | Operation | Minimum Wert | Minimum Tag | Endwert Wert | Endwert Tag | Komplikationen |
|---|---|---|---|---|---|---|---|---|---|
| 54. R. | Struma | 120 | gut | Strumektomie | 78 | 4 | 88 | 14 | — |
| 55. D. | Kardia-Ca | 120 | red. | Oesophago-Jejunostomie | 86 | 4 | 92 | 14 | Pneumonie |
| 56. K. | Rectum-Ca | 135 | red. | Resektion | 95 | 5 | 112 | 21 | Pneumonie |
| 57. S. | Rectum-Ca | 128 | red. | Probelaparot. Anus praeter | 102 | 7 | 105 | 18 | — |
| 58. L. | Verdacht auf Neopl. ventr. | 110 | gut | Probelaparot. | 100 | 3 | 112 | 14 | — |
| 59. Sch. | Magen-Ca | 94 | red. | Probelaparot. | 62 | 6 | 70 | 14 | — |
| 60. W. | Ulcus duod. | 80 | gut | Billroth II | 58 | 2 | 58 | 16 | — |
| 61. B. | Verschluß-ikterus | 40 | stark red. | Cholecystekt. | 28 | 8 | 38 | 14 | — |
| 62. C. | Struma | 117 | gut | Strumektomie | 95 | 1 | 125 | 18 | — |
| 63. F. | Lungen-Tbc | 104 | gut | Lobektomie | 90 | 2 | 113 | 14 | — |
| 64. M. | Ulcus ventr. | 124 | gut | Billroth II | 102 | 4 | 130 | 16 | — |
| 65. P. | Ulcus duod. | 90 | gut | Billroth I | 71 | 3 | 92 | 13 | — |
| 66. R. | Magen-Ca | 120 | gut | Billroth II | 88 | 4 | 95 | 16 | Pneumonie |

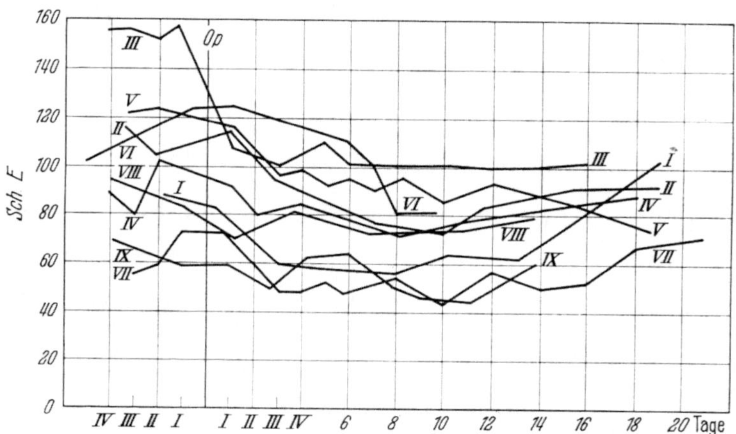


Abb. 14. Neun Fälle von partiellen Magenresektionen. Minimales Schocksyndrom

| | | | | | | | | |
|---|---|---|---|---|---|---|---|---|
| *I* | Ulcus ventriculi | B II | *IV* | Magen-Ca | B II | *VII* | Magen-Ca | Fundektomie |
| *II* | Ulcus ventriculi | B II | *V* | Magen-Ca | B II | *VIII* | Magen-Ca | Fundektomie |
| *III* | Ulcus ventriculi | B II | *VI* | Ulcus duodeni | B II | *IX* | Magen-Ca | Fundektomie |

bereits durch entsprechende präoperative Vorbereitung die Esterasewerte in den Normbereich (zwischen 80—140 Mikromol) einzusteuern. Dies war bei den in Abb. 15 gezeigten 8 Fällen von totaler Magenresektion mit Erfolg ausgeführt worden und man erkennt, daß trotz großer Eingriffe (5mal Dünndarmzwischenschaltung nach LONGMIRE, 3mal erweiterte Totalresektion mit Oesophago-Jejunostomie) das Schocksyndrom nur noch ebenfalls minimal und das Kurvenverhalten praktisch völlig konform geworden ist. Dementsprechend war der klinische Verlauf glatt; innerhalb von 2—3 Wochen wurde komplikationslose klinische Heilung erreicht. Um die präoperative Einsteuerung in den Normalbereich zu erreichen, d. h. Operationsreife und eine günstige Ausgangssituation herzustellen, wurde bereits präoperativ eine tägliche Kontrolle der Esterasewerte vorgenommen und die Dosierung von Prednisolon entsprechend der festgestellten Esterasewerte verschieden gehandhabt. Die Tabelle 6 zeigt unser Dosierungsschema in Abhängigkeit von den festgestellten Fermentaktivitätswerten. Vor allem bei den über 140 Mikromol gelegenen Ausgangswerten ist die präoperative Prophylaxe besonders sorgfältig und u. U. auch noch länger als im Schema angegeben durchzuführen. Störungen der Wundheilung oder Begünstigung von Infektionen konnten wir bei einer solchen relativ geringen und vor allem kurzfristigen Applikation nicht beobachten. Desgleichen wurde das Verhalten des Elektrolythaushaltes postoperativ niemals in irgendwie beunruhigendem Grade beeinflußt (LUTZEYER). Da diese Nebenwirkungen der Corticoide vornehmlich dann in Erscheinung treten, wenn zur Erzielung pharmakodynamischer Effekte unphysiologisch hohe Dosierungen erforderlich sind, eine reine Substitutionstherapie aber keine Nebenwirkungen haben kann, verzichteten wir bewußt auf eine Stimulierung durch ACTH. Wir sind der Ansicht, daß die von uns für kurze

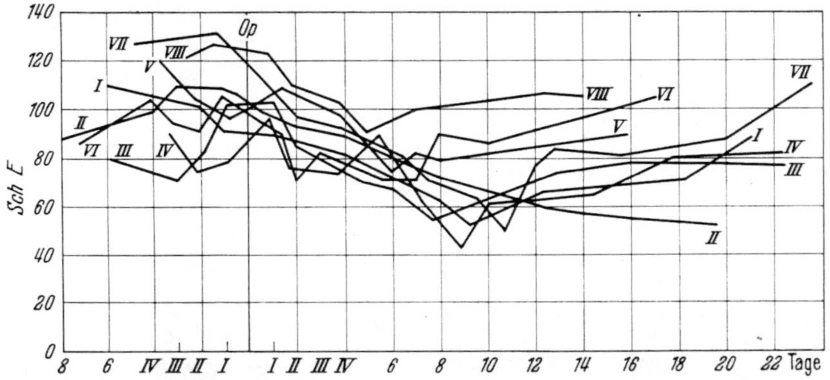


Abb. 15. Acht Fälle von totaler Magenresektion. Trotz Größe des Eingriffes minimales Schocksyndrom und dementsprechende komplikationslose klinische Heilung

| | | | | | |
|---|---|---|---|---|---|
| *I* | Magen-Ca | Longmire | *V* | Magen-Ca | Longmire |
| *II* | Magen-Ca | Longmire | *VI* | Magen-Ca | Oesophago-Jejunostomie |
| *III* | Magen-Ca | Oesophago-Jejunostomie | *VII* | Magen-Ca | Oesophago-Jejunostomie |
| *IV* | Magen-Ca | Longmire | *VIII* | Magen-Ca | Longmire |

Zeit verabreichten geringen Hormonmengen ohne Gefahr gegeben werden können. Die Mehrdosierung am Vormittag entspricht dem Vorschlag von FORSHAM, wonach eine Corticoidtherapie dem physiologischen Rhythmus der NNR anzupassen ist.

Tabelle 6. *Schockprophylaxe mit Prednisolon.* Die Dosierung soll je nach den festgestellten Aktivitätswerten abgewandelt werden.

a) *Bei Esterasewerten bis 130 Mikromol:*

| | | |
|---|---|---|
| Präoperativ: | 3 Tage 4×1 Tabl. Decortin (1 Tabl. = 5 mg) bzw. 20 mg Decortin i.m. | |
| Operationstag: | intra operationem: | 25 mg Solu-Decortin H (in Infusion) |
| | abends: | 25 mg Solu-Decortin H i.m. |
| Postoperativ: | 1. Tag: morgens und abends 12,5 mg Solu-Decortin H | |
| | 2. Tag: 15 mg Decortin H i.m. oder 3×1 Tabl. | |
| | 3. Tag: 5 mg Decortin H i.m. oder 2×1 Tabl. | |

b) *Bei Esterasewerten über 140 Mikromol:*

| | | |
|---|---|---|
| Präoperativ: | 4—5 Tage 3×2 Tabl. Decortin | |
| Operationstag: | intra operationem: | 25 mg Solu-Decortin H |
| | abends: | 25 mg Solu-Decortin H i.m. |
| Postoperativ: | 1. Tag: morgens | 25 mg Solu-Decortin H |
| | abends | 10 mg Solu-Decortin H i.m. (oder 6×1 Tabl. Dec.) |
| | 2. Tag: morgens | 25 mg Solu-Decortin H i.m. (oder 4×1 Tabl. Dec.) |
| | 3. Tag: morgens | 10 mg Decortin i.m. (oder 2×1 Tabl. Dec.) |

Ergänzend sei erwähnt, daß auch die Therapie akuter Schockzustände (Entblutungsschock, schwerer Unfallschock, Verbrennungsschock, Vergiftungen) mit Prednisolon sehr wirkungsvoll ist. Rechtzeitige Applikation von Prednisolon nach dem beigefügten Schema Tabelle 7 kann im akuten Schock den Blutdruckabfall rasch beheben[1].

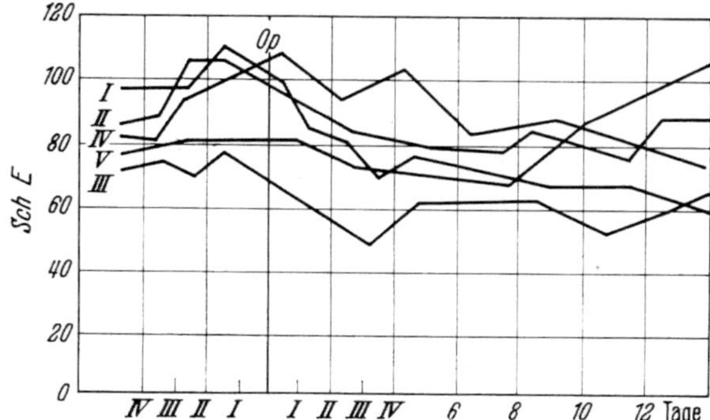


Abb. 16. Kombinierte Prophylaxe mit Prednisolon und Vitamin C bei 5 großen Eingriffen. Schocksyndrom nahezu eliminiert. *I* Blasentumor — Cystektomie; *II* Colitis ulcer — Hemicolektomie; *III* Cholecystitis — Cholecystektomie; *IV* Rectum-Ca — Resektion; *V* Absceß — Incision

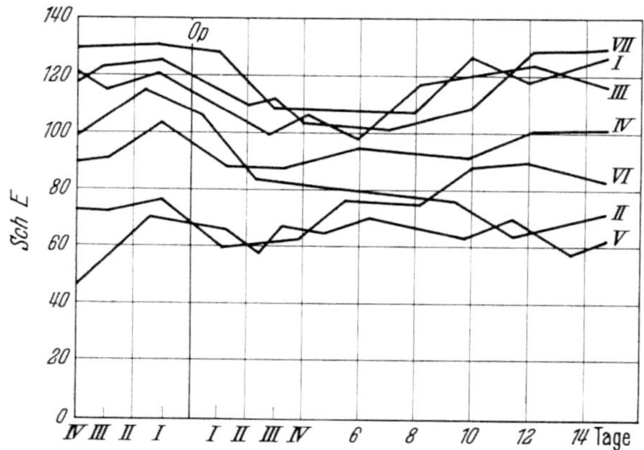


Abb. 17. Sieben Fälle von partieller Magenresektion. Kein Schocksyndrom. *I* Ulcus duodeni — B II; *II* Ulcus duodeni — B II; *III* Ulcus ventr. — B II; *IV* Ulcus ventr. — B I; *V* Pylorusstenose — B II; *VI* Pylorusstenose — B II; *VII* Weinende Magenschleimhaut — B II

Tabelle 7. *Schocktherapie mit Prednisolon*

*Sofort 50 mg Solu-Decortin i.v.* (langsam injizieren),
nach 12 Std 50 mg Solu-Decortin i.v.

1. Tag: 75 mg Solu-Decortin in 2 Dosen
2. Tag: 2×25 mg Solu-Decortin i.m.
3. Tag: 25 mg Solu-Decortin i.m. (oder 5×1 Tabl. Dec.)
4. Tag: 15 mg Solu-Decortin i.m. (oder 3×1 Tabl. Dec.)
5. Tag: 5 mg Solu-Decortin i.m. (oder 1×1 Tabl. Dec.)

## 4. Prednisolon und Vitamin C

Durch eine kombinierte Prophylaxe mit Prednisolon und Vitamin C kann die postaggressorische Krankheit praktisch völlig verhindert und der postoperative Esterasesturz nahezu eliminiert werden (Tabelle 8). Die Abb. 16 demonstriert

[1] Für das großzügige Entgegenkommen der Fa. Merck, Darmstadt, welche unsere Untersuchungen durch große Versuchsmengen von Decortin, Solu-Decortin und Vitamin C ermöglicht hat, sei an dieser Stelle herzlich gedankt.

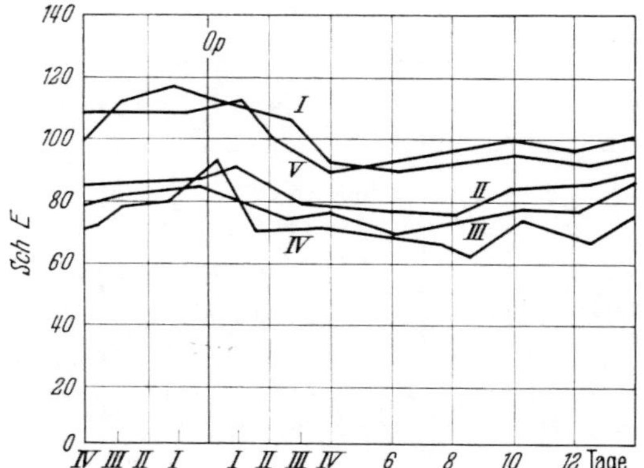


Abb. 18. Vier Fälle von totaler, eine subtotale Magenresektion, kein Schocksyndrom. *I* Magen-Ca — Oesophago-Jejunostomie; *II* Magen-Ca — Oesophago-Jejunostomie; *III* Magen-Ca — Oesophago-Jejunostomie; *IV* Magen-Ca — Oesophago-Jejunostomie; *V* Magen-Ca — Subtotale Resektion B II

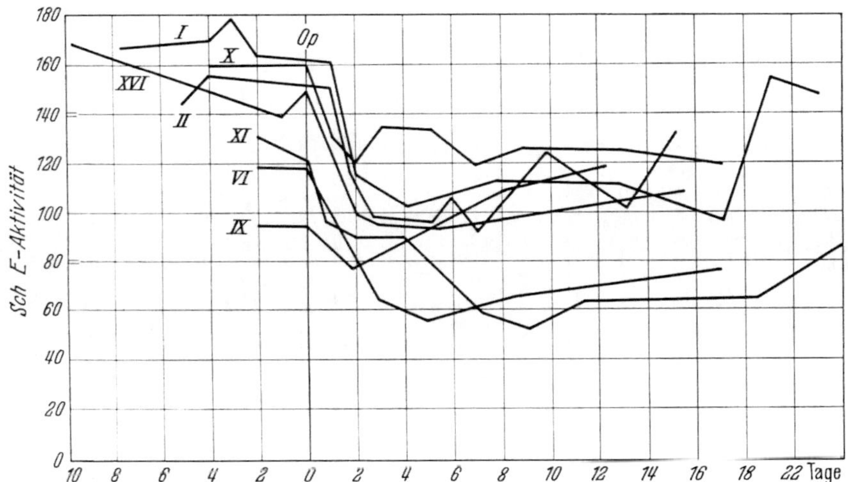


Abb 19. Sieben toxische Strumen, unter reiner Prednisolonprophylaxe operiert. Im Vergleich zu Abb. 20 (kombinierte Prophylaxe) ist das etwas stärkere Schockereignis noch klar erkennbar

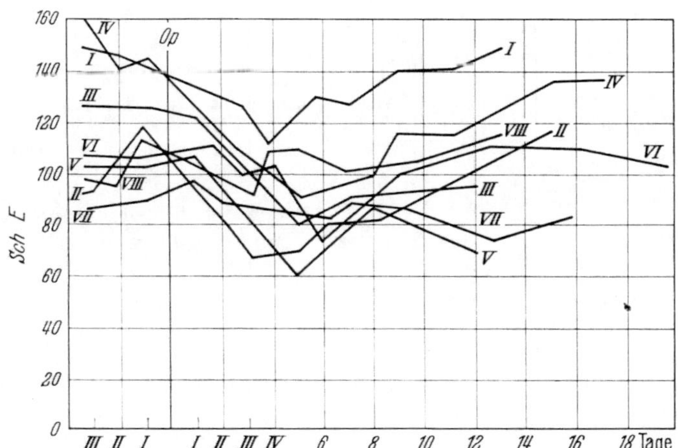


Abb. 20. Acht toxische Strumen unter Prednisolon + Vitamin C-Prophylaxe, fast schockfrei operiert

Tabelle 8

| Fall | Diagnose | Vorwert | AZ | Operation | Minimum | | Endwert | | Komplikationen |
|---|---|---|---|---|---|---|---|---|---|
| | | | | | Wert | Tag | Wert | Tag | |
| 1. H. | Pylorusstenose | 75 | red. | Billroth II | 59 | 1 | 84 | 14 | — |
| 2. G. | Magen-Ca | 106 | gut | Oesophago-Jejunostomie | 89 | 4 | 100 | 14 | — |
| 3. K. | Weinende Magenschleimhaut | 117 | gut | Billroth II | 100 | 6 | 129 | 14 | — |
| 4. K. | Ulcus duod. | 124 | gut | Billroth II | 107 | 8 | 123 | 14 | — |
| 5. St. | Ulcus ventr. | 127 | gut | Billroth II | 97 | 6 | 119 | 14 | — |
| 6. H. | Ulcus ventr. | 88 | red. | Billroth I | 85 | 3 | 102 | 14 | — |
| 7. H. | Magen-Ca | 113 | red. | Oesophago-Jejunostomie | 90 | 6 | 94 | 14 | Pneumonie |
| 8. W. | Magen-Ca | 80 | red. | Oesophago-Jejunostomie | 70 | 6 | 87 | 14 | — |
| 9. S. | Magen-Ca | 82 | red. | Oesophago-Jejunostomie | 75 | 8 | 89 | 14 | Pneumonie |
| 10. T. | Magen-Ca | 78 | red. | Oesophago-Jejunostomie | 76 | 6 | 76 | 10 | Pneumonie |
| 11. W. | Magenstumpf-Ca nach B II | 105 | red. | Oesophago-Jejunostomie | 95 | 8 | 102 | 14 | Verzögerte Wundheilung |
| 12. L. | Ulcus peptic. jejuni | 92 | red. | Billroth II | 84 | 6 | 93 | 14 | Spez. Lungeninfiltration |
| 13. B. | Schrumpfgallenblase, Absceß | 84 | ausr. | Cholecystekt. | 80 | 4 | 93 | 14 | — |
| 14. Z. | Magen-Ca | 96 | red. | Probelaparot. | 94 | 10 | 99 | 14 | — |
| 15. M. | Magen-Ca | 100 | stark red. | Probelaparot. | 92 | 8 | 106 | 14 | — |
| 16. M. | NNR-Hyperplasie | 94 | gut | Teilresektion | 86 | 4 | 101 | 14 | Verzögerte Wundheilung |
| 17. B. | Rectum-Ca | 100 | gut | Amputation | 80 | 4 | 104 | 13 | — |
| 18. E. | Rectum-Ca | 81 | red. | Resektion | 80 | 7 | 84 | 18 | Lungen-Tbc |
| 19. W. | Magen-Ca | 80 | red. | Oesophago-Jejunostomie | 65 | 3 | 76 | 16 | — |
| 20. H. | Struma | 112 | gut | Strumektomie | 80 | 4 | 92 | 15 | — |
| 21. S. | Blasen-Tbc | 95 | red. | tot. Cystekt. | 65 | 9 | 66 | 16 | Pneumonie |
| 22. D. | Colitis ulcerosa | 82 | red. | Hemicolektomie | 75 | 8 | 86 | 15 | — |
| 23. T. | Magen-Ca | 93 | red. | Oesophago-Jejunostomie | 87 | 6 | 115 | 14 | — |
| 24. G. | Magen-Ca | 91 | gut | Longmire | 83 | 8 | 82 | 15 | — |
| 25. H. | Ulcus duodeni | 93 | gut | Billroth II | 76 | 6 | 80 | 16 | — |
| 26. A. | Pylorusstenose | 76 | red. | Billroth II | 60 | 4 | 65 | 15 | Pneumonie |
| 27. T. | Magen-Ca | 82 | red. | Oesophago-Jejunostomie | 75 | 7 | 80 | 18 | — |
| 28. K. | Cholelithiasis | 65 | red. | Cholecystekt. | 50 | 4 | 64 | 16 | Pneumonie |
| 29. M. | Magen-Ca | 44 | red. | Probelaparot. | 36 | 10 | 40 | 16 | — |
| 30. S. | Lungen-Tbc | 54 | red. | Pneumonekt. | 45 | 5 | 45 | 15 | Verzögerte Wundheilung |

diese Tatsache an 5 Fällen, bei welchen große Eingriffe vorgenommen wurden. Besonders deutlich wird dies auch hier, wenn klinisch und technisch gleichgelagerte Fälle verglichen werden (Abb. 17, 7 Fälle von partieller Magenresektion und Abb. 18 4 Fälle von totaler, 1 Fall von subtotaler Magenresektion nach Billroth II). Auch bei höherliegenden Ausgangswerten ist der Aktivitätsabfall nur noch gering, s o daß selbst toxische Strumen praktisch schockfrei operiert werden können (Abb. 19 und 20). Die gezeigten Fälle erreichen 14 Tage postoperativ nach völlig komplikationslosem Verlauf den Ausgangswert und können als klinisch geheilt entlassen werden. Wir erklären uns den günstigen Effekt, welcher durch eine Kombination von Prednisolon + Vitamin C-Prophylaxe zustande kommt, durch eine Potenzierung der schockwidrigen Wirkung beider Medikamente. Die in diesen Fällen zur Anwendung gekommene vereinfachte Dosierung zeigt das Schema (Tabelle 9) Auf Grund unserer Erfahrungen fühlen wir uns zu der Aussage berechtigt, daß wir durch die kombinierte Prophylaxe dem Ziel eines schockfreien Operierens um einen realen Schritt nähergekommen sind.

Tabelle 9. *Schocktherapie mit Prednisolon und Vitamin C*

| | | |
|---|---|---|
| | — IV | = 500 mg Cebion |
| prä-op. | — III | = 500 mg Cebion + 20 mg Decortin tgl. |
| | — II | = 500 mg Cebion + 20 mg Decortin tgl. |
| | — I | = 500 mg Cebion + 20 mg Decortin tgl. |
| → | OP. | = 2 g Cebion + 25 mg Decortin (intra op.), abends 25 mg Decortin |
| post op. | I | = 2 g Cebion + 25 mg Decortin |
| | II | = 2 g Cebion + 15 mg Decortin |
| | III | = 1 g Cebion + 5 mg Decortin |
| | IV | = 500 mg Cebion |

## 5. Künstliche Plasma- und Acetylcholinesterase[1]

Im Tierexperiment konnte gezeigt werden, daß durch Zufuhr künstlicher Plasmacholinesterase auf intravenösem Wege ein der zugeführten Dosis etwa entsprechender Anstieg der Gesamtfermentaktivität erreicht werden kann. (Abb. 21) Zufuhr von 150 E Plasmacholinesterase z. B. hat eine Hebung der Fermentaktivität von 60 auf 100 Mikromol für die Dauer von etwa $^1/_2$ Std zur Folge. Die Gewinnung des Fermentes erfolgt aus großen Mengen von Rinderplasma (Plasmacholinesterase) bzw. aus Rindererythrocyten oder aus dem elektrischen Zitterrochenorgan (Acetylcholinesterase) und ist, sowohl was die Herstellung als auch die Reinigung anbetrifft, schwierig und kostspielig. Größere Mengen gereinigter Präparate für den Routinegebrauch stehen bei uns noch nicht zur Verfügung. Ihre Herstellung wäre wünschenswert, weil künstliche Cholinesterase als Antischocksubstanz hervorragend geeignet zu sein scheint. Ihre Wirkung läßt sich zunächst nur so erklären, daß durch Esterasezufuhr der im Schockzustand darniederliegende Vaguseffekt infolge Normalisierung der Depolarisationsvorgänge an den Nervenendplatten schlagartig wiederhergestellt wird. Von uns wurde künstliche Esterase vorwiegend im Tierexperiment und in 7 Fällen am Menschen angewandt (Tabelle 10). Hiermit konnte eine Verringerung des Abfalls der Aktivität um 28,5% bei mittleren Werten erreicht werden.

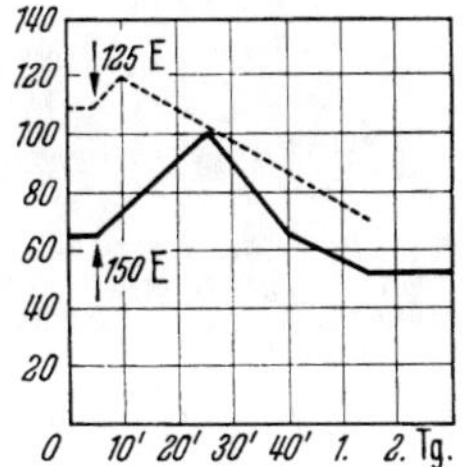


Abb. 21. Wirkung von 125 (150) E. Plasmacholinesterase (Cholase) im Tierexperiment

Bei niedrigen Ausgangswerten kommt es sogar postoperativ zu einem kontinuierlichen Anstieg der Fermentaktivität, d. h. zur völligen Ausmerzung des allgemeinen Schocksyndromes. Sechs von diesen Fällen sind in Abb. 22 wiedergegeben. Es handelte sich um Risikofälle, bei welchen ein schweres Schocksyndrom zu erwarten war oder die Esterasewerte präoperativ unter 80 lagen (2 Fälle), so daß bei letzteren bereits eine präoperative prophylaktische Gabe von künstlicher Esterase versuchsweise ausgeführt wurde. Wie die Abb. 22 zeigt, gelang es in diesen beiden Fällen (Fall II u. III), die Esteraseaktivität so zu beeinflussen, daß trotz sehr großer Eingriffe (Verschluß eines Vorhofseptumdefekts

[1] Für die Lieferung der nötigen Versuchsmengen von Plasmacholinesterase (Cutters Laboratories, Berkeley, Californien) und Acetylcholinesterase (Fa. Winthrop, New York) wird den genannten Firmen bestens gedankt.

in Direktsicht und erweiterte Totalresektion des Magens) am 2. und 3. postoperativen Tag an Stelle eines Esterasesturzes sogar eine deutlich erhöhte Aktivität vorhanden war und ebenso wie in den übrigen 4 Fällen das Schocksyndrom vollkommen ausgeschaltet wurde und die Erholungsphase unmittelbar einsetzte. Der klinische Verlauf war glatt. Am 14. postoperativen Tag war in allen Fällen der Ausgangswert erreicht, in den meisten Fällen deutlich überschritten. In keinem Fall war der Ausgangswert zu irgendeinem Zeitpunkt des Verlaufs wesentlich unterschritten worden. Trotz dieser eindeutig günstigen Resultate möchten wir zunächst raten, mit der klinischen Anwendung künstlicher Esterasepräparate Vorsicht walten zu lassen, denn die Dosierung ist schwierig und es sind durchaus noch nicht alle Fragen ausreichend geklärt. Zur präoperativen Prophylaxe gaben wir im Abstand von 2 Tagen 2mal 25 E intravenös. Zur postoperativen Prophylaxe erfolgte die Zufuhr von 25—30 E am Ende der Operation, solang sich der Patient noch in Narkose befand. Im Falle des Vorhofseptumdefektes wurden außerdem zur Aufhebung des mit Acetylcholin induzierten Herzstillstandes 300 E intracoronar appliziert. Bei 2 Fällen von präoperativer Prophylaxe und bei einem Fall von intraoperativer Esterasegabe wurden nicht unerhebliche Reaktionen beobachtet (fibrilläre Muskelzuckungen, Schüttelfrost, Blutdruckabfall um 20 bis 30 mm Hg). Die Erscheinungen dürften zwar in erster Linie auf die spezifische Esterasewirkung an den Nervenendplatten zurückzuführen, teilweise aber auch als anaphylaktische Reaktion aufzufassen sein. Sie sind ausnahmslos vorübergehend, nicht bedrohlich und können durch intravenöse Gabe von Dolantin sofort kupiert werden. Trotzdem ist es unbedingt ratsam, künstliche Esterase nur in tiefer Narkose und die höheren Dosen in der Herzchirurgie nur bei noch hypothermiertem Patienten zu geben. Die präoperative Applikation am nicht narkotisierten Patienten ist nur

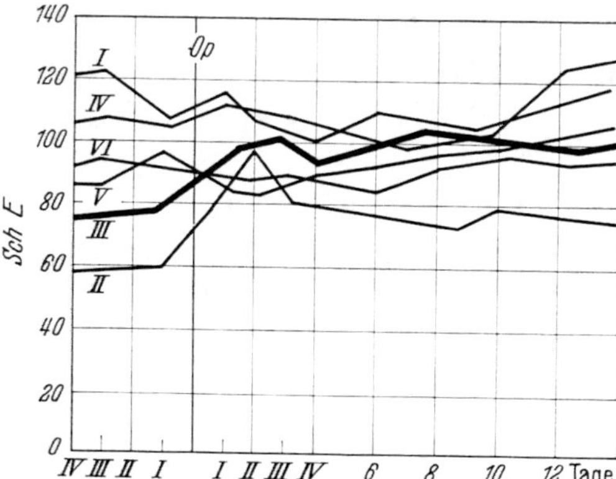


Abb. 22. Prä-, intra- und postoperative Prophylaxe bei 6 großen Eingriffen (Risikofälle). Ein signifikantes Schockereignis tritt nicht in Erscheinung. *I* Corpus-Ca — Longmire; *II* Magen-Ca — Oesophago-Jejunostomie; *III* Vorhofseptumdefekt — Defektnaht in Direktsicht; *IV* Magen-Ca — B II; *V* Magen-Ca — Oesophago-Jejunostomie; *VI* Ulcus peptic. jejuni — Degastro-enterostomie

Tabelle 10

| Fall | Diagnose | Vorwert | AZ | Operation | Minimum Wert | Minimum Tag | Endwert Wert | Endwert Tag | Komplikationen |
|---|---|---|---|---|---|---|---|---|---|
| 1. B. | Magen-Ca | 80 | red. | Fundektomie | 70 | 6 | 70 | 14 | Verzögerte Wundheilung |
| 2. G. | Magen-Ca | 119 | red. | Longmire | 100 | 4 | 126 | 14 | — |
| 3. A. | Magen-Ca | 105 | red. | Billroth II | 101 | 6 | 105 | 14 | Parotitis |
| 4. F. | Magen-Ca | 85 | red. | Oesophago-Jejunostomie | 83 | 2 | 104 | 14 | — |
| 5. K. | Magen-Ca | 65 | schl. | Oesophago-Jejunostomie | 65 | 6 | 46 | 14 | Pneumonie |
| 6. S. | Vorhofseptumdefekt | 74 | red. | Verschl. unter Direktsicht | 95 | 4 | 102 | 14 | — |
| 7. H. | Magen-Ca | 59 | sehr schl. | Oesophago-Jejunostomie | 72 | 8 | 75 | 14 | — |

bei ständiger ärztlicher Bewachung zu empfehlen. Unter solchen Kautelen kann sie jedoch zur Prophylaxe und Therapie schwerer Operationsschocks mit Erfolg herangezogen werden.

## c) Therapie mit künstlichen Esterasepräparaten

### 1. Myasthenia gravis

Das Leiden des Myasthenikers beruht bekanntlich darauf, daß bei ihm eine übernormal hohe Esteraseaktivität vorliegt. Eine koordinierte Innervation seiner Muskulatur kann nicht stattfinden, weil die Zerstörung des an den Nervenendplatten freiwerdenden Überträgerstoffes Acetylcholin bereits erfolgt ist, bevor der Aufbau eines bestimmtwertigen Konzentrationspotentials möglich wurde. Die

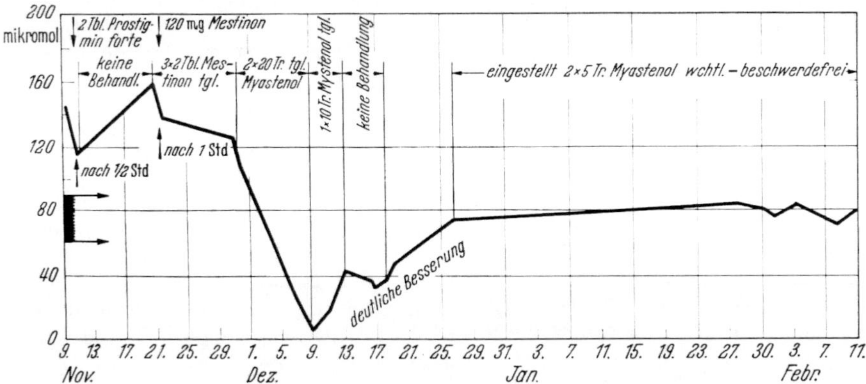


Abb. 23. Einstellung einer Myasthenia gravis mittels Mestinon-Myastenol an Hand laufender Kontrolle der Fermentaktivität

konservative Therapie der Krankheit besteht in der kontinuierlichen Zufuhr von Anticholinesterasen (Prostigmin, Mestinon, Myastenol), durch welche die abnorm gesteigerte Esteraseaktivität reduziert wird. Beobachtungen an 5 Fällen (gemeinsam mit Broser), bei welchen wir laufende Fermentaktivitätskontrollen ausgeführt haben, zeigten uns, daß die Innervation der Muskulatur dann am besten ist und der Patient sich am wohlsten befindet, wenn die Fermentaktivitätswerte auf Werte zwischen 60—90 Mikromol eingestellt werden. Bei Überdosierung von Anticholinesterasen kommt es zu schwerer Übelkeit mit allen Symptomen einer Übererregung des Vagus, bei Unterdosierung zur sofortigen Wiederkehr der myasthenischen Symptome u. U. zur myasthenischen Krise. Im ersteren Fall ist u. U. die Zufuhr von künstlichen Esterasepräparaten zu erwägen. Im letzteren Falle muß die Dosis von Anticholinesterasen erhöht werden. Abb. 23 zeigt einen dieser Fälle. Es geht daraus hervor, daß eine befriedigende „Einstellung" des Myastenikers und das Herausfinden der individuell erforderlichen Erhaltungsdosis nur über eine fortlaufende Kontrolle der Fermentaktivität und eine danach gesteuerte Dosierung von Anticholinesterasen gelingen kann.

### 2. Relative Überdosierung von Succinylcholin

Für den Anaesthesisten ist eine präoperative Feststellung der Esteraseaktivitätslage u. U. bedeutungsvoll für die Indikation zur Gabe von Succinylcholin. Dieses wird ähnlich dem Acetylcholin durch Cholinesterase fermentiert und unwirksam gemacht. Die Geschwindigkeit des fermentativen Abbaus ist ausschließlich von der Aktivitätslage der Cholinesterase abhängig, denn das Ferment wirkt auf beide Cholinester in gleicher Weise ein (Abb. 24). Bei Patienten mit extrem niedriger Esteraseaktivität kann der Fall eintreten, daß bereits die Normaldosis von Succinylcholin eine Überdosierung bedeutet und die Wiederkehr der Spontanatmung u. U. über Stunden verzögert wird. Hier kann die Zufuhr künstlicher Esterase den verzögerten Abbau der Cholinester beschleunigen. Uns ist ein Fall bekannt (BECKER, mündliche Mitteilung), bei welchem die Spontanatmung nach stundenlang fortgesetzter kontrollierter Beatmung erst durch Gabe von künstlicher Acetylcholinesterase wieder in Gang gesetzt werden konnte. Solche Fälle sind vermeidbar, wenn präoperativ die Fermentaktivität ausgetestet wurde oder anders gesagt: Es sollten überall dort, wo Narkosen mit Succinylcholin in größerer Anzahl ausgeführt werden, auch künstliche Esterasepräparate zur Behebung derartiger Zwischenfälle vorrätig gehalten werden.

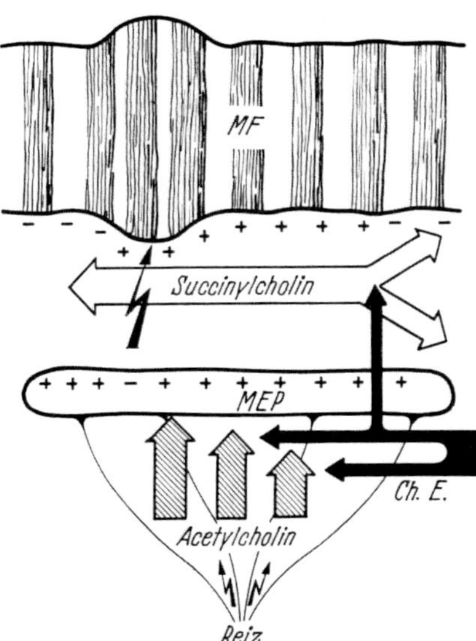


Abb. 24. Depolarisationsblock nach initialer Muskelzuckung als Succinylcholinwirkung. Abbau des Succinylcholins durch Cholinesterase zu Cholin und Bernsteinsäure

## 3. Künstlich induzierter Herzstillstand mit Acetylcholin

Wie bereits andernorts berichtet (HOLLE u. Mitarb.), ist es durch intracoronare Injektion von künstlicher Acetylcholinesterase möglich, einen mit Acetylcholin künstlich induzierten Herzstillstand sofort zu unterbrechen. Diese Tatsache hat für die Wiederbelebung von Herzen, welche zum Zwecke von Direktsichteingriffen mit Acetylcholin künstlich stillgelegt wurde, größte Bedeutung; denn die Wiederbelebungsphase kann durch diese Maßnahme bedeutend abgekürzt und daher der intrakardiale Eingriff ohne Verzögerung des Risikos bis zur Zeittoleranzgrenze von 10 min ausgedehnt werden. Tierversuche über diese Frage haben uns gelehrt, daß es durch Zufuhr von künstlicher Esterase gelingt, den peripheren Blutdruck binnen 1—2 min auf normale und übernormale Werte zu bringen und den Sinusrhythmus sowie das EKG binnen kürzester Zeit, und zwar durchschnittlich binnen 6—11 min zu normalisieren. Ein Vergleich der Abbildungen (Abb. 25 u. 26) zeigt deutlich, daß ohne Esterasezufuhr der periphere, in der Aorta gemessene Blutdruck oft lange Zeit auf Werten bleibt, welche für eine befriedigende Durchblutung der Peripherie, speziell des Gehirns, nicht ausreichen. Hypoxämische Schädigungen des Gehirns und der parenchymatösen Organe mit nachfolgenden Erweichungs- bzw. Nekroseherden sind die Folge. Auch die Wiederkehr des Sinusrhythmus und eines normalen EKGs ist stark verzögert. Bei intracoronarer Injektion von künstlicher Esterase, kurz vor Öffnung der Aorta hingegen, kehrt der periphere Blutdruck kongruent mit dem Ansteigen der Herzfrequenz zur Ausgangshöhe und darüber zurück. Eine ausreichende periphere Durchblutung ist somit nach einem 8minütigen Herzstillstand von der 10. min ab wieder sichergestellt. Am Menschen haben wir das Verfahren bisher 3mal zur Anwendung gebracht und glauben, speziell in einem Falle von Direkt-Sicht-Eingriff zum Verschluß eines Vorhofseptumdefektes, die rasche Normalisierung des EKGs, welche, trotz 2maligen Kammerflimmerns und Defibrillation durch Elektroschock, 10 min nach

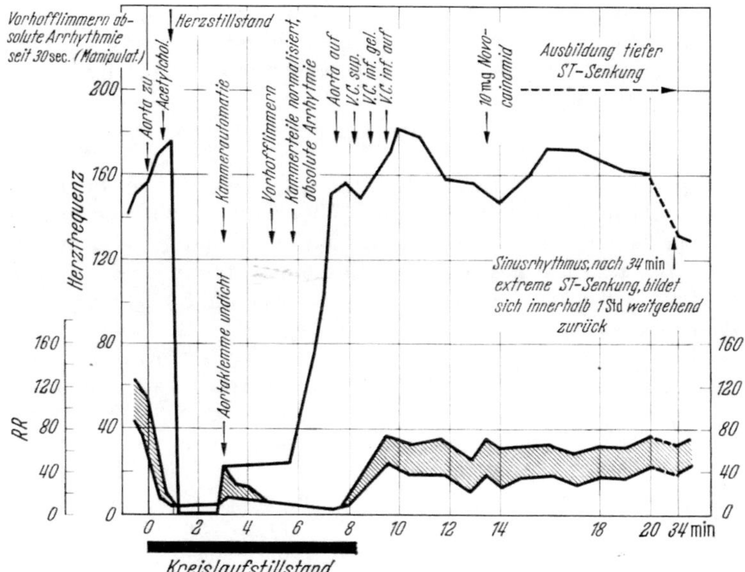


Abb. 25. Künstlich induzierter Herzstillstand mit Acetylcholin ohne Esterasezufuhr — verlängerte Wiederbelebungsphase (Tierexperiment)

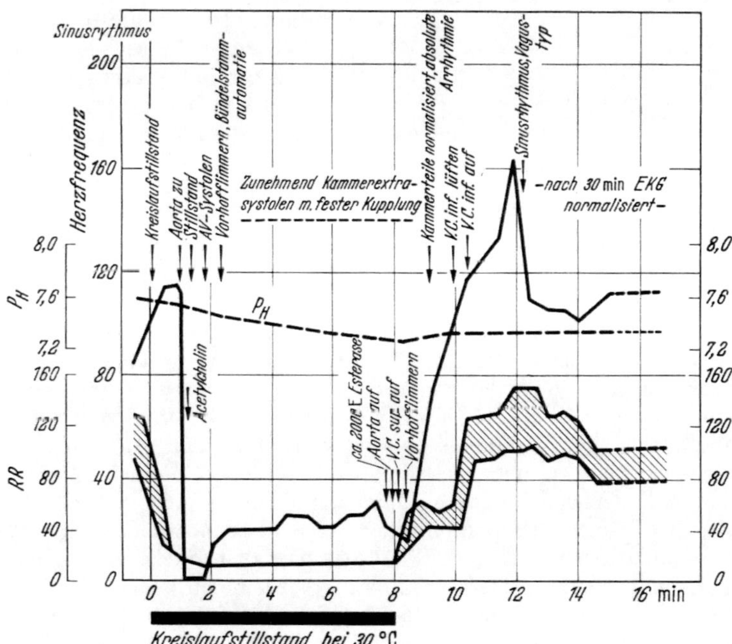


Abb. 26. Künstlich induzierter Herzstillstand mit Acetylcholin und Zufuhr künstlicher Esterase zur Aufhebung der Acetylcholinwirkung — rasche Wiederkehr eines normalen, peripheren Blutdruckes, Herzaktion und EKGs (Tierexperiment)

Anwendung des 2. Schocks eintrat, in erster Linie der entscheidenden Unterstützung durch eine 2malige Gabe von je 150 E künstlicher Acetylcholinesterase zu verdanken. Unseres Erachtens bedeutet diese relative Steuerbarkeit eines künstlich induzierten Herzstillstandes mit Acetylcholin durch die Acetylcholinesterase einen nicht zu unterschätzenden Sicherheitsfaktor, weshalb wir u. a. dem Acetylcholinstillstand den Vorzug gegenüber einem mit Kaliumpräparaten induzierten Herzstillstand geben.

## d) Todesfälle

Trotz allem sind letale Ausgänge natürlich nicht völlig vermeidbar. Von 41 der kombinierten Prophylaxe mit Vitamin C, Prednisolon und Acetylcholinesterase unterzogenen Fällen, bei welchen es sich sämtlich um ausgesprochene Risikofälle gehandelt hat, trat in 4 Fällen eine Klinikmortalität ein. Das Verhalten der Fermentaktivität in diesen Fällen zeigt Abb. 27. Der Exitus trat bei ihnen zwischen dem 6. und 8. postoperativen Tag ein und fiel mit einem extremen Esteraseabfall zusammen. Es ist zu bemerken, daß der Exitus hier nicht durch ein primäres Schockereignis bedingt war, sondern daß der Tod durch sekundäre Ursachen (vgl. Abb. 27), nämlich 2mal durch Lungenembolie, einmal durch sekundäre Lungeneiterung und einmal durch Insuffizienz der Oesophago-Jejuno-Anastomose und Pankreasnekrose bei erweiterter Magentotalresektion mit Pankreasresektion hervorgerufen war. Beide letztgenannten Fälle befanden sich in einem äußerst reduzierten Allgemeinzustand, welcher trotz langdauernder Vorbereitung nicht nennenswert gebessert werden konnte. Es ist für die prognostische Bedeutung der präoperativen Esterasetestung aufschlußreich, daß in sämtlichen Fällen die Ausgangswerte der Fermentaktivität trotz Vorbereitung unter 80 Mikromol blieben; unsere Ansicht, daß es sich bei dem Wert von 80 Mikromol um den *unteren Grenzwert handelt, welcher präoperativ unbedingt erreicht sein muß*, bevor der Patient als operationsreif für größere Eingriffe erklärt werden darf, erfährt durch den ungünstigen Ausgang dieser 4 Fälle eine erneute Bestätigung. Die Indikation war hier, ermutigt durch die vorausgegangenen günstigen Erfahrungen, zweifellos zu weit gestellt worden. Die Eingriffe hätten noch länger verschoben oder besser ganz unterlassen werden sollen, zumal es sich in den 3 Fällen von Magencarcinom um Tumoren gehandelt hat, welche an der äußersten Grenze der Operabilität standen. Das Zustandekommen der tödlichen Komplikationen war daher in diesen Fällen nicht überraschend und wohl auch durch kein Mittel abwendbar. Seitdem wir jedoch den Limit von 80 Mikromol in seiner ganzen Bedeutung kennengelernt haben, scheiden wir derartige Fälle möglichst von jedem größeren Eingriff aus. Vergleicht man die Mortalität innerhalb der Gruppe unbehandelter Fälle (17,4%) mit der Mortalität innerhalb der Gruppen mit gezielter Schockprophylaxe (cca. 7%), so ist der Wert einer derartigen Schockprophylaxe nicht abzustreiten. Ein wesentlicher Teil der Verbesserung der Ergebnisse kommt dabei der prognostischen Esterasetestung zu, weil eben aussichtslose Fälle dadurch von vorneherein zur chirurgischen Therapie nicht mehr zugelassen werden.

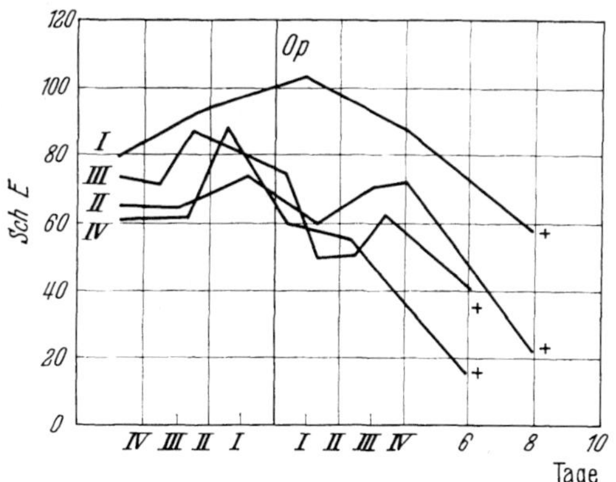

Abb. 27. Gleichmäßiger Abfall der Fermentaktivität bis zum Exitus. (Beachte: Niedrige Ausgangswerte bei allen 4 Fällen.) *I* Kardia-Ca — Fundektomie; *II* Magen-Ca — Oesophago-Jejunostomie; *III* Basedow — Strumaresektion; *IV* Magen-Ca — Oesophago-Jejunostomie. Todesursachen: *I* Lungenembolie; *II* Lungenembolie; *III* sekundäre Lungeneiterung; *IV* Nahtinsuffizienz + Pankreas-Nekrose

## V. Diskussion der Ergebnisse der Schockprophylaxe mit mathematischer Auswertung (Signifikanzberechnung)[1]

Der vorliegenden Arbeit liegen die Erfahrungen zugrunde, welche an Hand fortlaufender Untersuchungen der Cholinesterasefermentaktivität bei 368 Fällen in etwa 3500 Einzelbestimmungen gewonnen wurden. Zur endgültigen Auswertung gelangten insgesamt 262 Fälle, welche mit der engeren Themastellung (Schockprophylaxe und -therapie) in unmittelbarem Zusammenhang standen. Nicht mathematisch ausgewertet wurden solche Fälle (102), welche infolge vorzeitiger Beendigung der Behandlung abgebrochen werden mußten. Im einzelnen wurden folgende Gruppen untersucht:

| | |
|---|---|
| u) Gruppe von unbehandelten Patienten (ohne Schockprophylaxe): | 98 Fälle |
| a) Schockprophylaxe mit Hypothermie . . . . . . . . . . . . . . . . . . | 14 Fälle |
| b) Schockprophylaxe mit Vitamin C . . . . . . . . . . . . . . . . . . . | 47 Fälle |
| c) Schockprophylaxe mit Prednisolon. . . . . . . . . . . . . . . . . . . | 66 Fälle |
| d) Schockprophylaxe mit Vitamin C + Prednisolon . . . . . . . . . . . | 30 Fälle |
| e) Schockprophylaxe mit Vitamin C + Prednisolon + Acetylcholinesterase | 7 Fälle |
| Insgesamt | 262 Fälle |

Bereits bei der vorläufigen Auswertung der gewonnenen Esterasekurven entstand der Eindruck, daß sich die Wertigkeit der einzelnen prophylaktischen Maßnahmen in der oben angegebenen Reihenfolge (a—e) aufstuft. Diese Reihenfolge wurde logisch entwickelt und führte zu einer zeitlich gestaffelten Verbesserung der Prophylaxe und Therapie des Schocksyndroms. Die Ergebnisse konnten mathematisch gesichert werden. Die Mortalität betrug: bei unbehandelten Fällen (Gesamtzahl 109:19) = 17,4%, bei behandelten Fällen der Gruppen a—e (Gesamtzahl 210:16 = 7,6%); in den Gruppen b—e (Gesamtzahl 195:13 = 6,6%)[2]; *die Todesziffer konnte also insgesamt um etwa 40% gesenkt werden.* Dabei ist zu bedenken, daß einerseits der Schweregrad der Operationen und das Risiko von Gruppe a—e ganz erheblich anstieg, andererseits die Auswahl der Fälle durch prognostische Esterasetestung immer sicherer und strenger wurde.

### Mathematische Auswertung

Die Signifikanzberechnung wurde nach folgender Formel vorgenommen:

Für das Prüfen der Unterschiede zwischen 2 Durchschnitten wurde die $t$-Verteilung herangezogen. Bedeutet $N_1$ bzw. $N_2$ die Anzahl der Werte $x_i'$ bzw. $x_i''$, aus denen der Durchschnitt $\bar{x}'$ bzw. $\bar{x}''$ gebildet wurde, und ist $n$ die Zahl der Freiheitsgrade, so gilt hierfür

$$s^2 = \frac{1}{N_1 + N_2 - 2}\left[\sum_{i=1}^{N_1} (x_i' - \bar{x}') + \sum_{i=1}^{N_2} (x_i'' - \bar{x}'')\right],$$

$$t = \frac{\bar{x}' - \bar{x}''}{s}\sqrt{\frac{N_1 N_2}{N_1 + N_2}}, \quad n = N_1 + N_2 - 2 .$$

[1] Für die bereitwilligst gewährte Übernahme der Signifikanzberechnungen wird Herrn Prof. Dr. H. SCHMIDT, dem wissenschaftlichen Assistenten, Herrn P. O. RUNCK und Herrn cand. math. KRAUT vom Mathematischen Institut der Universität Würzburg bestens gedankt.

[2] Die der Mortalitätsberechnung zugrunde liegenden Gesamtzahlen von 109 bzw. 210 erklären sich folgendermaßen: Zu den mathematisch gesicherten wurden die Todesfälle und 30 Patienten, die vorzeitig aus der Behandlung entlassen wurden und somit aus der weiteren Esterasekontrolle ausfielen, hinzugezählt. 8 Patienten der Gruppe „u" waren moribund und wurden, da sie kurz nach der Entlassung starben, zu den Todesfällen gerechnet.

Bei der Berechnung wurde angenommen, daß die Größe der Tiefwerte des Fermentspiegels und das zeitliche Eintreten dieser Tiefwerte voneinander unabhängig sind. Das ist insofern berechtigt, als das Bestimmtheitsmaß, das diese Abhängigkeit charakterisiert, nur den Wert 0,07 annimmt.

Bei Anwendung der genannten Formel ergibt sich folgende statistische Auswertung (s. Tabelle 11):

Tabelle 11. *Tiefwerte des Fermentspiegels, bezogen auf den Anfangswert 100% und deren Unterschiede bei unbehandelten (u) und mit Medikament (a)—(e) behandelten Patienten.*

Gruppe III über 140

| Zeitpunkt, an dem die Tiefwerte angenommen werden | | Tiefwerte des Ferments, bezogen auf den Anfangswert 100% | | |
|---|---|---|---|---|
| | | (u) | (b) | (c) |
| | | 55 | 72 | 73 |
| (u) | 3,5 | | +17 w.v. 95% | +18 w.v. 95% |
| (b) | 7,4 | +3,9 w.v. 95% | | +1 z.v. |
| (c) | 4,5 | +1.0 z.v. | —2,9 z.v. | |

Gruppe II (80—140)

| Zeitpunkt, an dem die Tiefwerte angenommen werden | | Tiefwerte des Ferments, bezogen auf den Anfangswert 100% | | | | | |
|---|---|---|---|---|---|---|---|
| | | (u) | (a) | (b) | (c) | (d) | (e) |
| | | 63 | 65 | 71 | 75 | 87 | 91,5 |
| (u) | 4,3 | | 2 z.v. | 8 z.v. | 12 w.v. 99,9% | 24 w.v. 99,9% | 28,5 w.v. 99,9% |
| (a) | 7,6 | +3,3 w.v. 99,9% | | 6 z.v. | 10 w.v. 95% | 22 w.v. 99,9% | 26,5 w.v. 99,9% |
| (b) | 5,7 | +1,4 z.v. | —1,9 z.v. | | 4 z.v. | 16 w.v. 99,9% | 20,5 w.v. 99,9% |
| (c) | 5,1 | +0,8 z.v. | —2,5 z.v. | —0,6 z.v. | | 12 w.v. 99,9% | 16,5 w.v. 99,9% |
| (d) | 6,1 | +1,8 w.v. 99,9% | —1,5 z.v. | +0,4 z.v. | +1,0 z.v. | | 4,5 z.v. |
| (e) | 4,5 | +0,2 z.v. | —3,1 z.v. | —1,2 z.v. | —0,6 z.v. | —1,6 z.v. | |

Gruppe I unter 80

| Zeitpunkt, an dem die Tiefwerte angenommen werden | | Tiefwerte des Ferments, bezogen auf den Anfangswert 100% (u) 74 | (a) 90 | (b) 67 | (c) 74 | (d) 83 | (e) 106 |
|---|---|---|---|---|---|---|---|
| (u) | 3,8 | | +16 w.v. 95% | —7 z.v. | 0 z.v. | +9 z.v. | +32 w.v. 95% |
| (a) | 4,8 | +1,0 z.v. | | —23 w.v. 99,9% | —16 w.v. 95% | —7 z.v. | +16 z.v. |
| (b) | 6,2 | +24 w.v. 95% | +1,4 z.v. | | +7 z.v. | +16 w.v. 99% | +39 w.v. 99% |
| (c) | 5,5 | +1,7 z.v. | +0,7 z.v. | —0,7 z.v. | | +9 z.v. | +32 w.v. 95% |
| (d) | 5,0 | +1,2 z.v. | +0,2 z.v. | —1,2 z.v. | —0,5 z.v. | | +23 z.v. |
| (e) | 6,0 | +2,2 z.v. | +1,2 z.v. | —0,2 z.v. | +0,5 z.v. | +1,0 z.v. | |

*Erklärung:*

Erste Zeile eines Kästchens des oberen bzw. des unteren Dreiecks: Differenz der Tiefwerte von (u), (a)—(e) ausgedrückt in Prozent bzw. der Zeitpunkte, an denen die Tiefwerte angenommen werden, ausgedrückt in Tagen.

Zweite Zeile: Angabe, ob diese Differenz wesentlich (w.v.) oder nur zufällig (z.v.) voneinander verschieden sind. Zufällige Verschiedenheit liegt dann vor, wenn zu erwarten ist, daß in mehr als 5 von 100 Fällen keine Änderung eintritt.

Dritte Zeile: Grad der Sicherheit.

*Dies bedeutet für die Praxis, daß in allen 3 Gruppen eine signifikante (wesentlich verschiedene = w.v.) Besserung des Schocksyndroms für die Prophylaxe mit Prednisolon, Prednisolon + Vitamin C und Prednisolon + Vitamin C + künstlicher Esterase gegenüber den unbehandelten oder mit Hypothermie oder Vitamin C allein behandelten Fällen eintritt*; d. h. in mehr als 95 von 100 Fällen liegt eine mathematisch gesicherte Reduktion des allgemeinen Schocksyndroms vor. Eine wesentliche Verschiedenheit bezüglich der zeitlichen Verzögerung der Tiefstwerte der Fermentaktivität konnte mathematisch in der Gruppe II für die mit Hypothermie und Vitamin C + Prednisolon vorbehandelten Fälle errechnet werden.

Zur Veranschaulichung des Gesagten dient die graphische Darstellung (Tabelle 12), in welcher alle behandelten Fälle (262) aufgeschlüsselt in die 3 Gruppen (I—III) zusammengefaßt sind. Aus den Diagrammen geht hervor, daß durch sämtliche Maßnahmen eine gewisse Verzögerung und Reduktion des Schocksyndroms erzielt werden kann; ferner, daß *insbesondere durch Vitamin C, Prednisolon und künstliche Acetylcholinesterase in Kombination eine nahezu vollkommene Eliminierung der postaggressorischen Krankheit in Gruppe II*, d. h. bei präoperativ hergestellter Operationsreife, *möglich wird.*

Tabelle 12. *Änderung des Fermentspiegels nach der Operation bei unbehandelten und mit Medikament (a)—(d) behandelten Patienten. Die angegebenen Werte sind auf den Anfangswert = 100% bezogen.*

*Gruppe III.* Fermentwert vor der Operation *über 140*

| Durchschnittliche Fermentwerte vor der Operation | Anzahl der Patienten |
|---|---|
| (u) 172 | 13 |
| (b) 148 | 5 |
| (c) 155 | 4 |

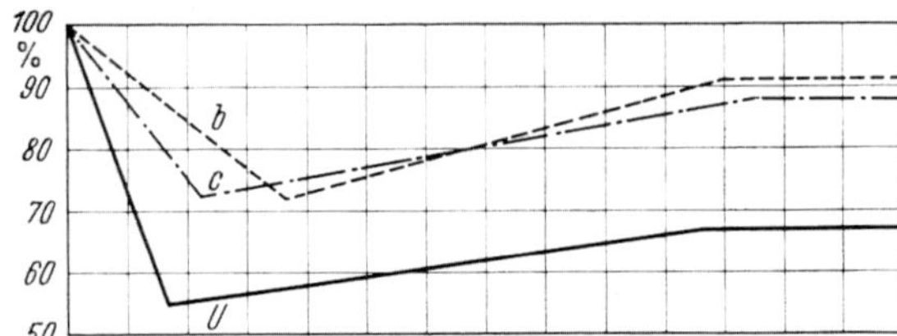


*Gruppe II.* Fermentwert vor der Operation: *80—140*

| Durchschnittliche Fermentwerte vor der Operation | Anzahl der Patienten |
|---|---|
| (u) 104 | 53 |
| (a) 100 | 7 |
| (b) 115 | 28 |
| (c) 104 | 50 |
| (d) 97 | 23 |
| (e) 97 | 4 |

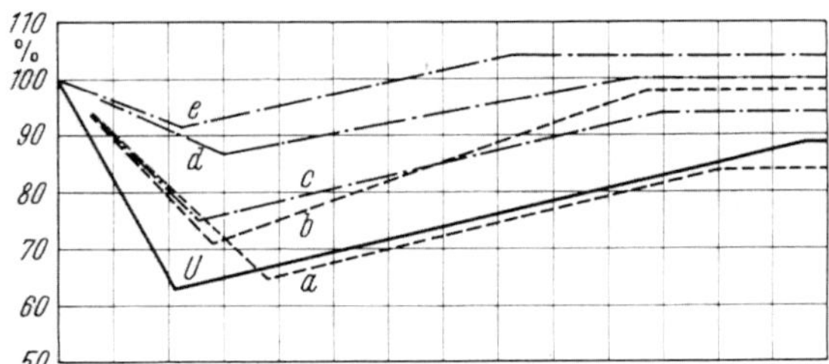


*Gruppe I.* Fermentwerte vor der Operation: *unter 80*

| Durchschnittliche Fermentwerte vor der Operation | Anzahl der Patienten |
|---|---|
| (u) 64 | 32 |
| (a) 58 | 6 |
| (b) 63 | 10 |
| (c) 65 | 11 |
| (d) 65 | 6 |
| (e) 66 | 3 |

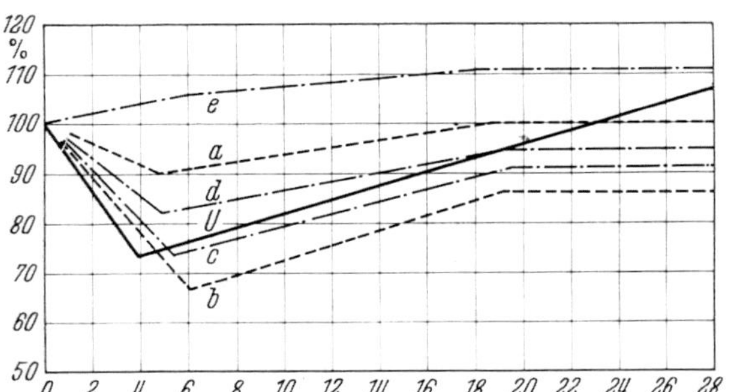


## VI. Zusammenfassung

In der vorliegenden Arbeit werden die Erfahrungen niedergelegt, welche über den Wert der Bestimmung der Plasmacholinesteraseaktivität für die prognostische Beurteilung des Schweregrades sowie für die Kontrolle des Ablaufes und der prophylaktischen Beeinflußbarkeit des postaggressorischen Syndroms nach Operationen gesammelt wurden. Zur endgültigen Auswertung bezüglich dieser Fragen und zur mathematischen Sicherung gelangten 262 Fälle.

Folgende Ergebnisse wurden erzielt:

1. Plasmacholinesterase und Acetylcholinesterase sind fermentative Prinzipien, welche auf Grund ihrer Herkunft aus der Leber mit dem Eiweißstoffwechsel der Leber und auf Grund ihrer acetylcholinspaltenden Funktion an den Nervenendplatten mit dem Neuroendokrinium, speziell mit der Innervationslage (Vaguseffekt) in enger Relation stehen. Schwankungen der Fermentaktivität bedeuten eine komplexe Störung der Gesamtsituation des Organismus, wie sie z. B. im Rahmen der unspezifischen Allgemeinreaktionen nach Aggressionen (postaggressorisches Syndrom) auftreten.

2. Der Aktivitätsgrad des Fermentes kann in der klinischen Prognose als *allgemeiner Vitalitätsindicator* gewertet werden.

3. Erhöhte Aktivität entspricht einer ergotropen, erniedrigte Aktivität einer trophotropen, mittlere Aktivität einer ausgeglichenen Gesamtsituation.

4. Bei Krankheiten mit gesteigertem Stoffwechsel finden sich demgemäß erhöhte, bei solchen mit herabgesetztem Stoffwechsel erniedrigte und bei schwankender Stoffwechsellage wechselnde Aktivitätswerte.

5. Ausmaß und Ablauf einer unspezifischen Allgemeinreaktion (z. B. nach Operationen) werden am Verlauf der Aktivitätskurve graphisch leicht ablesbar. Nach jedem Eingriff kommt es über einen kurzfristigen initialen Aktivitätsanstieg (Erregung) zu einem -abfall, welcher um so heftiger ist, je höher der Ausgangswert gelegen war. Nach Erreichen eines Minimums (Erschöpfung) strebt die Kurve wieder der Ausgangslage zu (Erholung).

6. Von den im Laufe mehrerer Jahre verwendeten Bestimmungsmethoden hat sich die *colorimetrische Mikromethode nach* METCALF besonders bewährt. Sie ist allen anderen Methoden durch relative Einfachheit und Genauigkeit überlegen.

7. Für die Prognose ist die präoperative, mehrfache Kontrolle des Ausgangswertes aufschlußreich. Extrem hohe und niedrige Ausgangswerte sind prognostisch ungünstig, weil solche Fälle mit einer hohen Zahl von Komplikationen belastet sind. Solche Patienten bedürfen einer entsprechenden Vorbereitung, bevor sie zur Operation kommen.

8. Die *Einteilung in 3 Gruppen* (Gruppe I = 1—80 Mikromol, Gruppe II = 80—140 Mikromol, Gruppe III = 140—240 Mikromol) hat sich als zweckmäßig erwiesen. Zugehörigkeit zu Gruppe I und III ist gleichbedeutend mit erhöhtem Operationsrisiko, während bei Gruppe II Operationsreife besteht.

9. Durch präoperative Gabe von Blut, Plasma, Vitamin C, Androgenen Prednisolon, Acetylcholinesterase kann die Einsteuerung einer erhöhten bzw. erniedrigten Aktivitätslage in den Normbereich zwischen 80—140 Mikromol sehr oft erreicht und damit Operationsreife hergestellt werden.

10. Untersucht wurden 5 Serien [Schockprophylaxe mit Hypothermie (a), mit Vitamin C (b), mit Prednisolon (c), mit Vitamin C + Prednisolon (d), mit Vitamin C, Prednisolon + Acetylcholinesterase (e) und diese verglichen mit einer Serie ohne Schockprophylaxe (u)]. Es ergab sich eine signifikante Verbesserung des Schocksyndroms für die Prophylaxe mit Prednisolon und dessen Kombination mit Vitamin C und künstlicher Esterase gegenüber den ohne Prophylaxe oder nur in Hypothermie oder unter Vitamin C-Schutz Operierten. Auch eine signifikante zeitliche Verzögerung des Schockablaufs konnte in der Mittelgruppe für Prophylaxe mit Hypothermie und Vitamin C + Prednisolon ermittelt werden.

11. In einer größeren Zahl von Einzelfällen war an der Esteraseverlaufskurve kein Abfall mehr sichtbar, so daß bei diesen das Ziel eines schockfreien Operierens als erreicht angesehen werden darf.

12. Die Mortalitätsrate ist in den letzten Serien (Vitamin C + Prednisolon + Esterase) auf 6,6% gegenüber 17,4% bei den unbehandelten Fällen gesenkt worden, obwohl in den letzten Serien in steigendem Maße Risokofälle, also eine ausgesprochen negative Auslese operiert wurde. Zu bedenken bleibt hierbei, daß die Operierten häufig nicht dem postaggressorischen Syndrom, sondern plötzlich hinzutretenden Komplikationen spezieller Natur zum Opfer fallen und daher der Wert einer Schockprophylaxe nicht allein am Vergleich der Mortalitätsraten gemessen werden darf. Es wurden daher auch nur Überlebende und bis zur klinischen Heilung fortlaufend kontrollierte Fälle zur statistischen Auswertung herangezogen.

13. Die Notwendigkeit der Fermentkontrolle für eine gezielte „Einstellung" der Myasthenia gravis auf eine Erhaltungsdosis von Anticholinesterasen sowie die Brauchbarkeit von künstlicher Acetylcholinesterase als Antidot bei Überdosierung von Succinylcholin und zur Aufhebung eines mit Acetylcholin induzierten Herzstillstandes und als wirksame Antischocksubstanz werden erörtert.

14. Künstliche Acetylcholinesterasepräparate sollten in größerem Umfang hergestellt werden, so daß sie für den Kliniker leichter erreichbar und anwendbar werden.

Aus der Chirurgischen Universitätsklinik Erlangen
(Direktor: Prof. Dr. med. G. HEGEMANN)

# Die Trichterbrust

Von

HANNS SCHOBERTH

Mit 62 Abbildungen

## Inhalt

# Literatur

1. Adams, H. D.: Costosternoplasty with rib strut support for funnel chest in adults. Lahey Clin. Bull. **7**, 111—116 (1951).
2. Adkins, P. C., and B. Blades: Pectus excavatum. Amer. J. Surg. **24**, 571—575 (1958).
3. Adkins, Paul C., and Owen Gwathmey: Pectus excavatum: an appraisal of surgical treatment. J. thorac. Surg. **36**, 714—724 (1958).
4. Alexander, John: Traumatic pectus excavatum. Ann. Surg. **93**, 489 (1931).
5. Anello, V. J., J. Vaccaro and M. M. I. de Festa: Congenital funnel chest in child. Arch. argent. Pediat. **41**, 272—281 (1954).
6. Anonymous: Difformité thoracique. Gaz. Hôp (Paris) **33**, 10 (1860).
7. Anonymous: Eine merkwürdige Difformität (der mißbildete Brustkorb des Herrn J. W.). Wien. med. Bl. **50**, 1269 (1880).
8. Anthony, Raoul: Du sternum et des ses connexions avec le membre thoracique dans la série des mammifères. Thèse de Lyon, 1898.
9. Aschner u. Engelmann: Konstitutionspathologie in der Orthopädie. Berlin u. Wien: Springer 1928.
10. Bär, C. G., R. Zeilhofer, u. K. Heckel: Über die Beeinflussung des Herzens und der Atmung durch die Trichterbrust. Dtsch. med. Wschr. **83**, 282—285 (1958).
11. Bär, Chr.: Diskussion zu Übermuth. Langenbecks Arch. klin. Chir. **287**, 247—248 (1957).
12. Bakey, Michael E. de: Discussion to Ravitsch. Surgery **30**, 193—194 (1951).
13. Baronofsky, I. D.: Technique for the correction of pectus excavatum. Surgery **42**, 884—890 (1957).
14. Bauer, C.: Degeneration des Rippenknorpels als Folge traumatischer Schädigung. Dtsch. Z. Chir. **239**, 733 (1933).
15. Bauhinus, Johann: Observationum medicavim Frankfurt: Liber II Observ. p. 507, 1600.
16. Battaglia, S. C., and T. Masini: Heredety and pathogenic significance of pectus excavatum. Folia hered. path. (Pavia) **4**, 73—109 (1955).
17. Bergh, A. A. H. van den: Over een brost-misvorming. Ned. T. Geneesk. **2**, 1245 (1919).
18. Bernhardt, M.: Traumatische Trichterbrust. Dtsch. Arch. klin. Med. **49**, 604—608 (1891).
19. Bien, Gertrud: Zur Anatomie und Ätiologie der Trichterbrust. Beitr. path. Anat. **52**, 567—576 (1912).
20. Bigger, J. H.: Chone-chondrosternon. Discussion to Ochsner and de Bakey. J. thorac. Surg. 8, 510—511 (1939).
21. Bigger, I. A.: Treatment of pectus excavatum or funnel chest. Amer. Surg. **18**, 1071 bis 1081 (1952).

22. BILL jr., ALEXANDER H.: Funnel chest, indications for surgery and the time of choice for operation. Pediatrics **11**, 582—587 (1953).
23. BLADES, B., O. GWATHMER and P. C. ADKINS: Pectus excavatum. Postgrad. Med. **19**, 318—322 (1956).
24. BRANDT, GEORG: Die verschiedenen Formen der Trichterbrust und ihre operative Behandlung. Thoraxchirurgie **1**, 57—64 (1953).
25. BRANDT, GEORG: Operative Behandlung der Trichterbrust. Verh. Dtsch. Orthop Ges., 39. Kongr. 1951. Beil. Z. Orthop. **81**, 295—297 (1952).
26. BRANDT, G.: Diskussion zu ÜBERMUTH. Langenbecks Arch. klin. Chir. **287**, 247 (1957).
27. BRAUS-ELZE: Anatomie des Menschen. Berlin: Springer 1954.
28. BREMER, F. W.: Dtsch. Z. Nervenheilk. **95** (1926).
29. BREMER, F. W.: Fortschr. Neurol. Psychiat. **9**, 103 (1937).
30. BREWER and LYMAN: Discussion to WALCH and ADKINS. J. thorac. Surg. **36**, 726—727 (1958).
31. BRODKIN, H.: Congenital chondrosternal depression (funnel chest). Its treatment by phrenosternolysis and chondrosternaloplasty. Dis. Chest **19**, 288—297 (1951).
32. BRODKIN, H. A.: Congenital chondrosternal depression (funnel chest) relieved by chondrosternoplasty. Amer. J. Surg. **75**, 716—720 (1948).
33. BRODKIN, H. A.: Funnel chest and allied deformities of the thoracic cage. Discussion to LESTER. J. thorac. Surg. **19**, 520—521 (1950).
34. BRODKIN, H. A.: Etiology and mechanism of Harrison's grooves (occurrence with pigeon breast and funnel chest and role of diaphragmatic abnormalities). J. Amer. med. Ass. **161**, 1555—1559 (1956).
35. BROWN, LINCOLN: Pectus excavatum-funnel chest. J. thorac. Surg. **9**, 164—184 (1940).
36. BROWN, A. L., and O. COOK: Funnel chest pectus excavatum in infancy and adult-life. California Med. **74**, 174—178 (1951).
37. BROWN, A. L., and O. COOK: Cardirespiratory studies in pre and postoperative funnel chest (pectus excavatum). Dis. Chest **30**, 378—391 (1951).
38. BRUCK, H., u. W. LORBEK: Die angeborene Trichterbrust und ihre chirurgische Behandlung. Langenbecks Arch. klin. Chir. **281**, 465—471 (1956).
39. BRUNNER, ALFRED: Zur operativen Behandlung der Trichterbrust. Chirurg **25**, 303 bis 305 (1954).
40. BRUNNER, ALFRED: Diskussion zu NEFF. Helv. chir. Acta **23**, 341 (1956).
41. BÜCHNER, HERMANN: Eine weitere Vereinfachung der Röntgentiefenlotung. Fortschr. Röntgenstr. **78**, 205 (1953).
42. BÜCHNER, HERMANN: Das Röntgentopogramm. Fortschr. Röntgenstr. **91**, 252—268 (1959).
43. BURWELL, W. B.: Hoarseness due to vocal cord paralysis in heart failure from funnel chest. N.C. med. J. **15**, 244—246 (1954).
44. BYSTROW, P.: Über die angeborene Trichterbrust. Arch. orthop. Mechanotherap. **6**, 10 (1907).
45. CAMPBELL, G. S., M. L. GLIEDMALLE, S. HOROWITZ and R. L. VARCO: Pectus excavatum. Minn. Med. **40**, 619—621 (1957).
46. CARR, J. F.: Cardiac complications of Trichterbrust (funnel chest). Ann. intern. Med. **6**, 885—894 (1933).
47. CHAPARD, A.: Des déformations thoraciques dans leur rapport avec les obstructions chroniques des voies réspiratoires supérieures. Paris 1896.
48. CHESUEY, J. G., and W. C. DE DAUGHTRY: Correction of funnel chest deformity. Sth. med. J. (Bgham, Ala.) **46**, 636—639 (1953).
49. CHIN, E. F.: Surgery of funnel chest and congenital sternal prominence. Brit. J. Surg. **44**, 360—376 (1957).
50. CHIN, E. F., and RICHARD H. ADLER: The surgical treatment of pectus excavatum (funnel chest). Brit. med. J. **1954**, No 4870, 1064—1066.
51. CHLUMSKÝ: Über die Trichterbrust. Z. orthop. Chir. 8, 465—489 (1901).
52. CLAIRMONT: Diskussion. Langenbecks Arch. klin. Chir. **133**, 20 (1924).
53. CREYSSEL, J., G. DE MOURGUES and A. GATÉ: Funnel thorax, subcutaneus dermal fat inclusion good esthetic results of operation. Lyon chir. **50**, 111—112 (1955).
54. COCKAYNE, E. A.: Arachnodactyly with congenital heart disease. Proc. roy. Soc. Med. **29**, 120 (1935).
55. CURSCHMANN, H.: Über erhebliche Arachnodaktylie mit Linsenektopie und Trichterbrust. Nervenarzt **9**, 624 (1936).
56. DAILEY, I. E.: Discussion of paper by C. W. LESTER. J. thorac. Surg. **19**, 507 (1950).
57. DAILEY, J. E.: Repair of funnel chest using substernal osteoperiosteal rib graft strut case with 4 year follow up. J. Amer. med. Ass. **150**, 1203—1204 (1952).

58. Dailey, James: Discussion to Welch and Adkins. J. thorac. Surg. **36**, 728 (1958).
59. Daniel jr., R. A.: The surgical treatment of pectus excavatum. J. thorac. Surg. **35**. 719—725 (1958).
60. Davis, W. C., and F. V. Berley: Pectus excavatum and pectus carinatum, surgical treatment of 11 patients. Amer. J. Surg. **91**, 770—776 (1956).
61. Denk, Wolfgang, u. Hubert Kunz: Die Chirurgie der Brustwand. Abschn. Die Trichterbrust. In Kirschner-Nordmann, Die Chirurgie, 2. Aufl., Bd. V, S. 136—141. Berlin u. Wien: Urban & Schwarzenberg 1941.
62. Diem, Liselott: Juchhei — die Kleinsten turnen. Göttingen: Manz & Lange 1949.
63. Dittrich, R.: Die Atmung bei Brustkorb- und Wirbelsäulendeformitäten. Verh. Dtsch. Orthop. Ges. 27. Kongr. Beih. orthop. Z. **58**, 126—131.
64. Dittrich, Rudolf: Die Atembewegungen der Norm und Fehlform. Z. Orthop. **65**, Beil.-H. (1937).
65. Dorner, R. A., P. G. Keil and D. J. Schissel: Pectus excavatum: Case report with pre- and postoperative angiocardiographic studies. J. thorac. Surg. **20**, **444** (1951).
66. Dorner, Ralph: Discussion to Welch and Adkins. J. thorac. Surg. **36**, 725 (1958).
67. Drachter: Thorax, Respirationstraktus und Wirbelsäule. Bruns' Beitr. klin. Chir. **111**, 1—130 (1918).
68. Dressler, W., and H. Roesler: Electrocardiographic changes in funnel chest. Amer. Heart J. **40**, 877—883 (1950).
69. Dubau, R.: Chirurgie de la paroi thoracique in traité de technique chirurgicale, 2. edit., tome IV, p. 1226—1242. Paris: Masson & Cie. 1955.
70. Dubois, M.: Principielle Fragen aus der Pathologie und Therapie der sagittalen und frontalen Verkrümmungen der Wirbelsäule. Schweiz. med. Wschr. **1925**, 867—873, 890—896.
71. Dugan, D.: The surgical treatment of funnel chest deformity. Discussion to Rydell and Jennings. Amer. J. Surg. **88**, 69—75 (1954).
72. Ebstein, E.: Über rachitische Residuen am Brustkorb Erwachsener. Münch. med. Wschr. **1908**, 2667—2669.
73. Ebstein, E.: Die Trichterbrust in ihren Beziehungen zur Konstitution. Z. Konstit.-Lehre **8**, 103 (1921).
74. Ebstein, Wilhelm: Über die Trichterbrust. Dtsch. Arch. klin. Med. **30**, 411—428 (1882).
75. Ebstein, W.: Ein weiterer Fall von Trichterbrust. Dtsch. Arch. klin. Med. **33**, 100—108 (1883).
76. Eckstein: Indikation und Behandlung der Trichterbrust. Langenbecks Arch. klin. Chir. **193**, 121—122 (1938).
77. Edeiken, J., and C. C. Wolferth: Heart in funnel chest. Amer. J. med. Sci. **184**, 445—452 (1932).
78. Edling, N. P. G.: Radiologic appearances of heart, esophagus and lungs in funnel chest deformity. Acta radiol. (Stockh.) **39**, 273—280 (1953).
79. Effler, D. B.: Pectus excavatum, surgical treatment. Cleveland Chir. Quart. **20**, 353—358 (1953).
80. Eggel: Eine seltene Mißbildung des Thorax. Virchows Arch. path. Anat. **49**, 230—236 (1870).
81. Eggel: Eine seltene Mißbildung des Thorax. Virchows Arch. path. Anat. **57**, 289 (1873).
82. Eichhorst, H.: Erworbene Trichterbrust. Dtsch. Arch. klin. Med. **48**, 613 (1891).
83. Ekström, G., and O. Quist: Surgical treatment of funnel chest. Acta paediat. (Uppsala) **46** (6), 605—609 (1957).
84. Elisberg, E. I.: Electrocardigraphic changes associated with pectus excavatum. Ann. intern. Med. **49**, 130—141 (1958).
85. Engel, Stefan: Erkrankungen der Respirationsorgane. In Handbuch der Kinderheilkunde von Pfaundler-Schlossermann, 4. Aufl., Bd. 3, S. 606—821. Berlin: F. C. W. Vogel 1931.
86. Erkes, F.: Zur Kasuistik seltener kongenitaler Thoraxdeformitäten. Dtsch. Z. Chir. **114** (1912).
87. Fabricius, J., H. G. Davidsen and A. T. Hansen: Funnel chest: Determination of heart involvement by cardiac catheterization, twenty-six patients. Dan. med. Bull. **4**, 251—257 (1957).
88. Fangeron, P.: Funnel thorax. Mam. Acad. chir. **81**, 145—150 (1955).
89. Féré, C., et E. Schmid: De quelques déformations du thorax et en particulier du thorax en entonnoir et du thorax en gouttière. J. Anat. (Paris) **29**, 564 (1893).
90. Fish jr., H. G., R. H. Baxter and R. E. Moran: Conservative treatment of pectus excavatum in young, preliminary report. Plast. reconstr. Surg. B **14**, 324—331 (1954).

91. FISHMAN, A. P., G. M. TURINO and E. H. BERGOFSKY: Disorders of the respiration and circulation in subjects with deformities of the thorax. Mod. Concepts Cardiovasc. **27**, 449—453 (1958).
92. FLESCH, MAXIMILIAN: Über eine seltene Mißbildung des Thorax. Virchows Arch. path. Anat. **75**, 289—294 (1873).
93. FLUSSER, EMIL: Zur Frage der Entstehung der Trichterbrust. Med. Klin. **28**, 612—614 (1932).
94. FRENCH III, S. W.: Protective jacket for postoperative pectus excavatum patient. J. thorac. Surg. **27**, 540 (1954).
95. FREUND, W. A.: Zur operativen Behandlung gewisser Lungenkrankheiten. Z. exp. Path. Ther. **3**, 479 (1906).
96. FREY, A.: Ein Fall von Trichterbrust. Dtsch. med. Wschr. **1887**, Nr 27, 644.
97. FREY, E. K.: Erfahrungen bei Trichterbrustoperationen. Aussprache zu ÜBERMUTH. Langenbecks Arch. klin. Chir. **287**, 243—244 (1957).
98. FRÜHWALD, HEINRICH E.: Zwei Fälle von kongenitaler Trichterbrust. Beitr. path. Anat. **56**, 13—24 (1913).
99. GARNIER, C.: Traitement chirurgical du thorax en entonnoir. Rev. Orthop. **21**, 385 bis 433 (1934).
100. GARNIER, CH.: Discussion du rapport de CH. GARNIER sur le traitement du thorax en entonnoir. Rev. Orthop. **21**, 620 (1934).
101. GAUCHER, E.: Thorax en entonnoir et hérédo-syphilis. Sem. méd. (Paris) **21**, 359 (1901).
102. GERBODE, F., and G. S. MARGULIES: Neurofibromatosis with intrathoracic neurofibromas of vagus nerve; case associated with pectus excavatum. J. thorac. Surg. **25**, 429—434 (1953).
103. GERSTENBERG, W.: Über Trichterbrust. Inaug.-Diss. Göttingen 1904.
104. GIRAND, G., H. LATOUR, P. PUECH, A. LÉVY and J. HERTAULT: The cardiac aspects of congenital sternal depressions. Montpellier méd. **53**, 541—549 (1958).
105. GLAESER, H.: Die Behandlung der Trichterbrust. Med. Diss. Münster 1934.
106. GOESCHE, H.: Über Trichterbrust. Diss. München 1895.
107. GORDON-KING, F.: Surgical correction of funnel chest. Ann. Surg. **136**, 798—810 (1952).
108. GRAEFFNER, W.: Ein Fall von Trichterbrust. Dtsch. Arch. klin. Med. **33**, 95 (1883).
109. GRIESHABER, H.: Das Herz bei Trichterbrust. Helv. med. Acta **4**, 462—487 (1937).
110. GRIFFIN, E., and I. F. MINNIS jr.: Pectus excavatum: A Survey and a suggestion for maintenance of correction. J. thorac. Surg. **33**, 625—636 (1957).
111. GROB, MAX: Lehrbuch der Kinderchirurgie, S. 137—143. Stuttgart: Georg Thieme 1957.
112. GROEDEL, FRANZ M.: Das Verhalten des Herzens bei kongenitaler Trichterbrust. Münch. med. Wschr. **58**, 684—686 (1911).
113. GROSS, R. E.: The surgery of infancy and childhood. Philadelphia: W. B. Saunders Company 1953.
114. GROVES, LAURENCE: Discussion to WELCH and ADKINS. J. thorac. Surg. **36**, 727 (1958).
115. GRÜNENTHAL, A.: Über Trichterbrust. Inaug.-Diss. Berlin 1888.
116. GULEKE, N.: Diskussion zu ÜBERMUTH. Langenbecks Arch. klin. Chir. **287**, 248 (1957).
117. GÜNTHER, H.: Flachbrüstigkeit als Konstitutionsanomalie unter besonderer Berücksichtigung der Trichterbrust. Z. Tuberk. **97**, 37—44, 322—329 (1951).
118. HAGMANN: Selten vorkommende Abnormität des Brustkastens. Jb. Kinderheilk. **15**, 455 (1880).
119. HALLAPEAU et TESSEIRE: Sur une déformation en entonnoir de la paroi thoracique antérieure. Ann. Derm. Syph. (Paris) **6**, 154 (1905).
120. HANLON, C. R.: Surgical treatment of funnel chest (pectus excavatum). Amer. J. Surg. **22**, 408—414 (1956).
121. HANSEN, J. L., and O. JACOBY: The respiratory function before and following surgery in cases of funnel chest. Acta chir. scand. **111**, 226 (1956).
122. HAROLD, J. T.: Pectus excavatum. Brit. med. J. **2**, 362—363 (1955).
123. HARTLEIB: Zit. nach KLEINSCHMIDT Nr 153.
124. HARTTUNG, HEINRICH: Beitrag zur Chirurgie des Brustbeins. Dtsch. Z. Chir. **123**, 314—345 (1913).
125. HASSELWANDER, A.: Bewegungssystem. In Handbuch der Anatomie des Kindes von K. PETER u. G. WETZEL, Bd. 2, S. 403—589. München: J. F. Bergmann 1931.
126. HAUSMANN, P. F.: The surgical management of funnel chest. J. thorac. Surg. **29**, 636 bis 648 (1955).
127. HEAD, J. R.: Chone-chondrosternon. Discussion to OCHSNER and DE BAKEY. J. thorac. Surg. **8**, 469—511 (1939).

128. HEGEMANN, G.: Diskussion mit ÜBERMUTH. Langenbecks Arch. klin. Chir. **287**, 244 (1957).
129. HEGEMANN, GERD: Die operative Behandlung der Trichterbrust. Verh. Dtsch. Orthop. Ges. 1956. Beih. z. Z. Orthop. **88**, 141 (1957).
130. HEGEMANN, GERD, u. H. SCHOBERTH: Die operative Behandlung der Trichterbrust. Dtsch. med. Wschr. **83**, 277—282 (1958).
131. HENSCHEN, C., u. TH. NAEGELI: Die Chirurgie der Brustwand. In Handbuch der praktischen Chirurgie, 5. Aufl., Bd. II, S. 693—699 u. 979—991. Stuttgart: Ferdinand Enke 1924.
132. HERBST, E.: Zur Kasuistik der Trichterbrust. Dtsch. Arch. klin. Med. **41**, 308 (1887).
133. HOFBAUER, L.: Atmungspathologie und Therapie. Berlin: Springer 1921.
134. HOFF, H.: Trichterbrust bei einem Epileptiker. Diskussion zu OPPOLZER. Wien. klin. Wschr. **63**, 933—934 (1957).
135. HOFFA, A.: Lehrbuch der Orthopädischen Chirurgie, 5. Aufl. Stuttgart: Ferdinand Enke 1905.
136. HOFFMEISTER, W.: Operation der angeborenen Trichterbrust. Bruns' Beitr. klin. Chir. **141**, 215—223 (1927).
137. HOHMANN, G., u. L. IEGEL-STUMPF: Orthopädische Gymnastik, 3. Aufl. Stuttgart: Georg Thieme 1957.
138. HOLMES, C. L.: Pectus excavatum; surgical technique, a new form of external traction to the elevated sternum. J. thorac. Surg. **33**, 321—329 (1957).
139. HOWARD, R.: Funnel chest report of series of 100 cases. Med. J. Aust. **2**, 1092—1095 (1955).
140. HOWARD, R.: Funnel chest, its effect on cardiac function. Arch. Dis. Childh. **34**, 5—7 (1959).
141. HUTCHESON, J. M.: Cardiac complications of funnel breast. Sth. Med. Surg. **101**, 266 (1939).
142. HUTCHINSON, W.: Some deformities of the chest in the light of its ancestry and growth. J. Amer. med. Ass. **29**, 512 (1897).
143. JENNE, M., C. BÉRAND and P. MOUNIER-KUHN: Anomalies of bronchial tree associated with funnel chest dystrophies. Pédiatrie **41**, 1087—1093 (1952).
144. JESSEN, C.: Operation for funnel chest. Acta chir. scand. **102**, 36—47 (1952).
145. JONES, J. C.: The surgical treatment of funnel chest deformity. Amer. J. Surg. 88, 69—75 (1954).
146. JUZBASIĆ, D., u. V. DOLEZIL: Pectus excavatum. Acta chir. iugosl. **4**, 209—220 (1957).
147. KAUMHEIMER, L.: Über die Kombination von angeborener Mikrognathie und Trichterbrust beim Säugling. Z. orthop. Chir. **39**, 68 (1919).
148. KERKIACHARIAN, A.: Place of phrenicotomy in surgery of thoracis sinking. Presse méd. **64**, 2142 (1956).
149. KING, F. G.: Surgical correction of funnel chest. Ann. Surg. **136**, 798—810 (1952).
150. KISS, A.: Trichterbrust bei einem Epileptiker. Diskussion zu OPPOLZER. Wien. klin. Wschr. **63**, 933—934 (1951).
151. KLAPP, R.: Dekompressionsoperationen am Thorax. Verh. dtsch. Ges. Chir., 40. Kongr., 277 (1911).
152. KLAPP, B.: Das Klappsche Kriechverfahren, 2. Aufl. Stuttgart: Georg Thieme 1955.
153. KLEINSCHMIDT, OTTO: Die Eingriffe an der Brust und in der Brusthöhle. In KIRSCHNER, Allgemeine und spezielle Chirurgische Operationslehre, Bd. 3, 106—119. Berlin: Springer 1940.
154. KLEMPERER: Demonstration von 3 Fällen von Trichterbrust. Münch. med. Wschr. **14**, 474 (1888).
155. KLEMPERER, G.: Zur Lehre der Trichterbrust. Dtsch. med. Wschr. **14**, 732 (1888).
156. KÖHLER, A., u. E. A. ZIMMER: Grenzen des Normalen und Anfänge des Pathologischen im Röntgenbild des Skeletts, 9. Aufl. Stuttgart: Georg Thieme 1953.
157. KOHLRAUSCH, W., u. H. LEUBE: Hockergymnastik. Stuttgart: Piscator Verlag 1953.
158. KOOP, EVERETT, C.: The management of pectus excavatum. Surg. Clin. N. Amer. **36**, 1627—1637 (1956).
159. KRAUSZ, HERMANN: Zur Chirurgie der Trichterbrust. Dtsch. Z. Chir. **250**, 715—726 (1938).
160. KRAUSZ, HERMANN: Indikation und Behandlung der Trichterbrust. Langenbecks Arch. Chir. **193**, 120—121 (1938).
161. KÜMMELL, H.: Handbuch der praktischen Chirurgie, 2. Aufl., Bd. II, S. 456. 1902.
162. KUNDMÜLLER, J.: Zwei Fälle von Trichterbrust. Dtsch. Arch. klin. Med. **36**, 543 (1885).
163. LAENNEC, R.: De l'auscultation méditae. Paris: J. A. Brosson 1819.
164. LANDOUZY, L., et J. DEJERINE: De la myopathie atrophique progressive. Rev. Méd. **5**, 81 (1885).

165. LANDTMAN, B.: The heart in funnel chest; pre- and postoperative studies of 70 cases. Ann. Paediat. Fenn. **4**, 181—190 (1958).
166. LANG, KÄTHE: Beiträge zur Frage der Haltungs- und Brustkorbanomalien in der Schulzeit. Klin. Wschr. **7**, 1283—1286 (1928).
167. LANGER, u. E. ZUCKERHANDL: Untersuchungen über den mißbildeten Brustkorb des Herrn J. W. Vorgenommen im anatomischen Institut. Wien. med. Ztg **49**, 515 (1880).
168. LARINI, D.: Concomitance of congenital cardiac diseases and funnel chest. Rio di chin. pediat. **25**, 384 (1927).
169. LEGRAIN, E.: Notes sur d'influence atrophique de l'hérédité syphilitique. Ann. Derm. Syph. (Paris) **9**, 576 (1898).
170. LESTER, C.: Surgical treatment of funnel chest. Ann. Surg. **123**, 1003 (1946).
171. LESTER, C. W.: Funnel chest and allied deformities of the thoracic cage. J. thorac. Surg. **19**, 507—522 (1950).
172. LESTER, C.: Funnel chest: Its cause effects and treatment. J. Pediat. **37**, 224—230 (1950).
173. LESTER, CHARLES W.: Pigeon breast, funnel chest and other congenital deformities of the chest. J. Amer. med. Ass. **156**, 1063—1067 (1954).
174. LESTER, C. W.: The etiologi and pathogenesis of funnel chest, pigeon breast and related deformities of the anterior chest wall. J. thorac. Surg. **34**, 1—10 (1957).
175. LESTER, C. W.: Funnel chest, the status 360 years after its first description. Arch. Pediat., N.s. **75**, 493—500 (1958).
176. LESTER, C. W.: The relation of pectus excavatum to pectus carinatum, classification of anterior chest wall deformities and the effect on treatment. J. Pediat. **52** (1), 82—86 (1958).
177. LESTER, CHARLES: Discussion to WELCH and ADKINS. J. thorac. Surg. **36**, 724 (1958).
178. LINDEMANN, KURT: Ätiologie und Pathogenese der Skoliose. Verh. Dtsch. Orthop. Ges. 45. Kongr. Beih. z. Z. Orthop. **90**, 144—164 (1958).
179. LINDSKOG, G. E., and L. E. WARREN: Pectus excavatum. A report of eight cases with surgical correction. Surg. Gynec. Obstet. **95**, 615 (1952).
180. LINDSKOG, G. F., and W. L. FELTON: Considerations in the surgical treatments of pectus excavatum. Ann. Surg. **142**, 654—660 (1955).
181. LOESCHKE: Thoraxformen bei Kyphose und Skoliose der Wirbelsäule. Verh. dtsch. orthop. Ges. **58**, 108—124 (1933).
182. LUSCHKA: Anatomie des Menschen, Bd. 1. Tübingen: H. Saupp 1863.
183. LYONS, H. A., M. N. ZUHDI and J. J. KELLY jr.: Pectus excavatum („funnel breast") cause of impaired ventricular pressure pattern. Amer. Heart J. **50**, 921—922 (1955).
184. MACAUSLAND, R. W., and M. A. TIGHE: Acute traumatic pectus excavatum. New Engl. J. Med. **215**, 496 (1936).
185. MCKUSICK, VIKTOR: Vererbbare Störungen des Bindegewebes. Stuttgart: Georg Thieme 1959.
186. MAHONEY, EARLE B., and GEORGE L. EMERSON: Surgical treatment of the congenital funnel-chest deformity. A.M.A. Arch. Surg. **67**, 317—328 (1953).
187. MAIER, HERBERT C.: Discussion to RAVITSCH. Surgery **30**, 194 (1951).
188. MANEKE, MARTIN: Untersuchung zur Pathogenese der Brustkorbverformungen. Dtsch. med. Wschr. **84**, 504—509 (1959).
189. MANGIARDI, JOSEF: A simple surgical appliance for pectus excavatum. Surgery **39**, 260—262 (1956).
190. MANNING, G. W.: Funnel chest, case. Canad. med. Ass. J. **53**, 550—552 (1945).
191. MARCHAND: Mißbildungen. In EULENBURGS Realenzyklopädie, Bd. 15, S. 441. 1897.
192. MARGUTTI, R., and P. DE CORREIA: Surgical correction of funnel chest. Rev. bras. Cir. **33**, 127—136 (1957).
193. MARIE, PIERRE: Leçons de clinique médiale Hôter-Dien 1894—1895. J. d. Lu société des hôpitaux 1895.
194. MARTINS DE OLIVEIRA, J., M. P. SAMBHI and H. A. ZIMMERMAN: The electrocardiogram in pectus excavatum. Brit. Heart J. **20**, 495—501 (1958).
195. MASTER, A. M., and J. STONE: Heart in funnel-shaped and flat chests. Amer. J. med. Sci. **217**, 392—400 (1949).
196. MATHIEU, PAUL: Intervention chirurgicale pour „thorax en entonnoir". Bull. Soc. nat. Chir. **59**, 867—869 (1933).
197. MATHIEU, PAUL: Discussion du rapport de M. CH. GARNIER sur le traitment chirurgical du thorax en entonnoir. Rev. Orthop. **21**, 615 (1934).
198. MATTHIASH, H. H.: Reifung und Entwicklung in ihren Beziehungen zu Leistungsstörungen des Haltungs- und Bewegungsapparates. In Handbuch der Orthopädie von HOHMANN-HACKENBROCH-LINDEMANN, Bd. 1, S. 133—168.
199. MAU, HANS: Deformitätenentstehung und Korrektur durch asymmetrisches Längenwachstum auf asymmetrischer Grundlage. Verh. dtsch. orthop. Ges. **88**, 433—439 (1957).

200. MAU, HANS: Wesen und Bedeutung der enchondralen Dysostosen. Stuttgart: Georg Thieme 1958.
201. MEADE, R. H.: Chone-chondrosternon. Discussion to OCHSNER and DE BAKEY. J. thorac. Surg. 8, 469—511 (1939).
202. MEADE, R. H.: Pectus excavatum (funnel chest): Anatomic basis, surgical treatment of incipient stage in infancy and correction of deformity in fully developed stage. Discussion to BROWN. J. thorac. Surg. **9**, 164—184 (1939).
203. MENDEZ, JUL.: Pecho infundibuliforme. Pecho en anbudo (Ebstein). An. circ. med. argent. **14**, 397 (1891).
204. MEYER, L.: Zur chirurgischen Behandlung der angeborenen Trichterbrust. Berl. klin. Wschr. **1911**, Nr 34, 1562.
205. MILAN: Dystrophies osseuses hérédo-syphilitique. Traite de méd. et thérap. **39**, 201 (1912).
206. MÖHRING, P.: Zur Frage des orthopädischen Schulturnens mit besonderer Berücksichtigung des Lehr-Buches von DEUTSCHLÄNDER. Z. orthop. Chir. **48**, 455 (1927).
207. MOMMSEN, A.: Haltungsanomalien im Kindesalter. Gesundheitsfürsorge **4**, 157—526 (1929).
208. MONOD, OLIVIER, et D. LAWEE: Correction du thorax en entonnoir. Bull. méd. **67**, 513—516 (1953).
209. MORAIS, J. R. B.: Pectus excavatum, surgical therapy of case in infant. Gaz. méd. port. **2**, 869—874 (1949).
210. MÜHLHÄUSER: Über die Trichterbrust. Dtsch. Arch. klin. Med. **33**, 98 (1883).
211. MÜLLER, CHARLOTTE: Zur Entwicklung des menschlichen Brustkorbes. Morph. Jb. **35** (1906).
212. MÜLLER, W. H.: The surgical treatment of funnel chest deformity, discussion to RYDELL and JENNINGS. Amer. J. Surg. **88**, 69—75 (1954).
213. MYHRE, J. R.: Influence of funnel chest deformity on circulation and respiration. Nord. Med. **53**, 5150—5153 (1955).
214. NAEF: Le traitement chirurgical du thorax en entonnoir. Praxis **42**, 73—77 (1953).
215. NAGEOTTE-WILBOUCHEWITCH: Malformations des côtes. Thorax à charnière. Bull. Soc. Pédiat. Paris **31**, 280 (1933).
216. NAGEOTTE-WILBOUCHEWITCH, M.: Inadequacy of growth tables; importance of thoracic perimeter and respiratory amplitude; diameter of funnel-shaped chest. Bull. Soc. Pediat. Paris **33**, 627 (1935).
217. NEFF, G.: Die Umkehrplastik der Trichterbrust als neue Behandlungsmethode. Helv. chir. Acta **23**, 339—340 (1956).
218. NEUMANN-NEURODE, R.: Fröhliches Kinderturnen. Leipzig-Berlin-Zürich: O. Beyer 1934.
219. NIEMAYER, V.: Eine seltene Mißbildung des Thorax. Klin. Vortrag. Zit. in EGGEL Nr 80. Virchows Arch. path. Anat. **49**, 235—236 (1870).
220. NISSEN, R.: Osteoplastic procedure for correction of funnel chest. Amer. J. Surg. **64**, 169—174 (1944).
221. NISSEN, R.: Surgical treatment of funnel chest. Rocky Mtn med. J. **42**, 264—467 (1945).
222. NISSEN, R.: Indikation und Methodik operativer Korrektur der Trichterbrust. In: Moderne Probleme der Pädiatrie von HOLTINGER u. HAUSER, S. 730—733. Basel 1954.
223. NOICA: Trichterbrust rachitischen Ursprungs. Münch. med. Wschr. **25**, 1216 (1905).
224. NOWAK, HERBERT: Die erbliche Trichterbrust. Dtsch. med. Wschr. **62**, 2003—2004 (1936).
225. OCHSNER, ALTON, and MICHAEL DE BAKEY: Chone-chondrosternon. J. thorac. Surg. 8, 469—511 (1939).
226. OMBRÉDANNE, L.: Correction ostéoplastique des grandes dépressions sternocostales dites ,,thorax en entonnoir“. Bull. Soc. nat. Chir. **57**, 1126 (1931).
227. OPPOLZER, R.: Trichterbrust bei einem Epileptiker. Wien. klin. Wschr. **63**, 933—934 (1951).
228. OSLER, W., and T. MCCVAE: Principles and practice of medicine, edit. 11. New York: D. Appletoncentry Company 1930.
229. OVERHOLT, RICHARD: Discussion to WELCH and ADKINS. J. thorac. Surg. **36**, 727 (1958).
230. PAGEL, W.: Funnel chest and pulmonary tuberculosis. Brit. med. J. **1**, 922 (1935).
231. PALTIA, V., K. V. PARKKULAINEN, M. SULAMAA and G. R. WALTGREN: Operative technique funnel chest; experience in 81 cases. Acta chir. scand. **116** (2), 90—98 (1959).
232. PASSOW, A.: Zur Entstehung von Krankheiten auf dem Wege des Nervensystems. Med. Klin. **52**, 1135—1141 (1957).
233. PASSOW, A.: Zur Entstehung von Krankheiten auf dem Wege des Nervensystems. Med. klin. **52**, 1175—1181 (1957).

234. PAUL, L. W., and M. R. RICHTER: Funnel chest deformity; recognition in posterioanterior roentgenograms. Amer. J. Roentgenol. **46**, 619—621 (1941).
235. PAULINI, W.: Surgical therapy of pectus excavatum, case Ned. T. Geneesk. **94**, 1132—1134 (1950).
236. PAULSEN, J.: Die persistierende Lanugo als Zeichen konstitutioneller Minderwertigkeit. Berl. klin. Wschr. **53**, 1096 (1916).
237. PEIPER, A.: Über die Erblichkeit der Trichterbrust. Klin. Wschr. **1**, 1647 (1922).
238. PERCIVAL: Caso di thorace imbuthiforme, Trichterbrust (Ebstein). Zbl. klin. Med. **5**, 664 (1884).
239. PERKINS, H. M.: Pectus excavatum: (funnel chest) its surgical treatment with report of 7 cases. West Va med. J. **51**, 227—232 (1955).
240. PERROT, ADOLPHE: Discussion du rapport de M. CH. GARNIER sur le traitement chirurgial du thorax en entonnoir. Rev. Orthop. **21**, 615 (1934).
241. PHILIPS, J. R.: Funnel chest; case successfully treated by chondrosternal resection. Dis. Chest **10**, 422—426 (1944).
242. PHILLIPS, J. R.: Funnel chest; case successfully treated by chondrosternal resection. Med. Rec. (Houston) **40**, 1302—1304 (1946).
243. PINKHAM, R. D.: Surgical treatment of funnel chest deformities in children. Northw. Med. (Seattle) **54**, 477—479 (1955).
244. PICQUÉ, L., and J. COLOMBANI: Etude sur le thorax en entonnoir (type Ebstein). Rev. Orthop. **1**, 157 (1900).
245. PIRONNEAU: Le thorax en entonnoir chez les nourrissons. Chin. infant. **12**, 1 (1914).
246. PIQUÈ, J. A., L. DUBIN and B. S. GRINFELD: Kinesitherapy of funnel chest. Día méd. **11**, 570—571 (1939).
247. POHL, R.: Trichterbrust und Herzform. Wien. klin. Wschr. **41**, 1439 (1928).
248. POPPE, J. K.: Surgical repair of funnel chest deformity. Northw. Med. (Seattle) **48**, 189—191 (1949).
249. POPPE, KARL: Discussion to WELCH and ADKINS. J. thorac. Surg. **36**, 724—725 (1958).
250. PRELEITNER, K.: Vorstellung eines Falles von Trichterbrust. Ref. Zbl. inn. Med. Nr 1, 26 (1907).
251. RAMADIER, J., et P. SERIEUX: D'une malformation spéciale de la poitrine (thorax en entonnoir) contribution à l'étude des stigmates physique de dégénérescence. Nouv. Iconogr. Salpêt. **4**, 329 (1891).
252. RANKE, K. E., u. CH. SILBERHORN: Atmungs- und Haltungsübungen, 2. Aufl. München: Otto Gmelin 1921.
253. RAUBITSCHEK, F.: Zur Kasuistik der Trichterbrust. Arch. orthop. Mechanotherap. **4**, 87 (1906).
254. RAVITSCH, M. M.: Operative treatment of pectus excavatum. Ann. Surg. **129**, 429—444 (1949).
255. RAVITSCH, MARK M.: Pectus excavatum and heart failure. Surgery **30**, 178—194 (1951).
256. RAVITSCH, M. M.: Operative treatment of pectus excavatum. J. S.C. med. Ass. **51**, 244—249 (1955).
257. RAVITSCH, MARK M.: The operative treatment of pectus excavatum. J. Pediat. **48**, 465—472 (1956).
258. RAVITSCH, MARK: Discussion to WELCH and ADKINS. J. thorac. Surg. **36**, 725—726 (1958).
259. RAVITCH, M. M.: Operation for correction of pectus excavatum. Surg. Gynec. Obstet. **106** (5), 619—622 (1958).
260. REES-DAVIES, P. E.: Pectus excavatum. J. int. Coll. Surg. **18**, 731—736 (1952).
261. REHBEIN, F., u. H. H. WERNICKE: Operative Beseitigung der Trichterbrust. Kinderärztl. Prax. **23**, 126—132 (1955).
262. REHBEIN, F., and H. H. WERNICKE: The operative treatment of funnel chest. Arch. Dis. Childh. **32** (161), 5—8 (1957).
263. REHBEIN, F., u. H. H. WERNICKE: Operation der Trichterbrust. Z. Orthop. **89**, 475 bis 481 (1958).
264. RICHARD, ANDRÈ, and DUPUIS: Discussion du rapport de M. CH. GARNIER sur thorax en entonnoir. Rev. Orthop. **21**, 615 (1934).
265. RICHARD, FLORENCE H.: Funnel chest. Amer. Med. **6**, 23 (1903).
266. RICHTER, H. E.: Grundriß der inneren Klinik. Leipzig: L. Voss 1853.
267. RIBBERT, H.: Zur Ätiologie der Trichterbrust. Dtsch. med. Wschr. **1884**, Nr 33, 534.
268. ROCHER, H. L. et LAPORTE: Deux cas de sternum en entonnoir. J. Méd. Bordeaux **108**, 749 (1931).
269. ROEDERER, C.: Discussion du rapport de CH. GARNIER sur le traitment chirurgical du thorax en entonnoir. Rev. Orthop. **21**, 619 (1934).
270. ROLLIN, A., DANIEL jr.: The surgical treatment of pectus excavatum. J. thorac. Surg. **35**, 719—725 (1958).

271. ROSENFELD, L.: Zur Statistik der Deformitäten. Z. orthop. Chir. **10**, 405 (1902).
272. RÖSLER, H.: Zur röntgenologischen Beurteilung des Herzgefäßbildes der Thoraxdeformitäten. Dtsch. Arch. klin. Med. **164**, 365 (1929).
273. RUGE: Diskussion. Langenbecks Arch. klin. Chir. **133**, 28 (1924).
274. RUHE, HEINRICH: Über die Häufigkeit rachitischer Skelettveränderungen im schulpflichtigen Alter. Z. orthop. Chir. **48**, 321—345 (1927).
275. RUPILIUS: Der Säuglingskropf und seine Behandlung mit kleinen Jodmengen. Arch. Kinderheilk. **48**, 173 (1930).
276. RYDELL, J. R., and W. K. JENNINGS: Surgical treatment of funnel chest deformity. Amer. J. Surg. **88**, 69—75 (1954).
277. SABETY, A. M.: Pectus excavatum. J. med. Soc. N.J. **54**, 421—423 (1957).
278. SAINSBURY, H. S. K.: Congenital funnel chest. Lancet **2**, 615—616 (1947).
279. SANDISON, C.: Chone-chondrosternon, Discussion to OCHSNER and DE BAKEY. J. thorac. Surg. **8**, 511 (1939).
280. SANGER, PAUL: Discussion to WELCH and ADKINS. J. thorac. Surg. **36**, 725 (1958).
281. SATO, S.: Zur Lehre von dem Thorax phthisicus und den Operationen der Lungenspitzentuberkulose. Dtsch. Z. Chir. **126**, 1 (1913).
282. SAUERBRUCH, FERDINAND: Die Chirurgie der Brustorgane, Bd. 1, S. 437—444. Berlin: Springer 1920.
283. SAUERBRUCH, FERDINAND: Die Behandlung der Brustfelleiterung. Langenbecks Arch. klin. Chir. **157**, 235—280 (1929).
284. SAUERBRUCH, FERDINAND: Operative Beseitigung der angeborenen Trichterbrust. Dtsch. Z. Chir. **234**, 760—764 (1931).
285. SEITZ, C.: Eine seltene Mißbildung des Thorax. Virchows Arch. path. Anat. **98**, 335 (1884).
286. SERIEUX u. RAMADIER: 5 Fälle von Trichterbrust. Arch. Anthropologie 1891.
287. SEUPEL, A.: Zur Kasuistik der Trichterbrust. Diss. München 1887.
288. SHIVELY, HENRY L.: Funnel breast deformity (Trichterbrust). Considered especially in its relation to tuberculosis of the lungs and other diseases of the chest. Amer. Med. **18**, 26 (1912).
289. SJÖVALL, H.: Especially funnel chest, surgical therapy in connection with case. Acta orthop. Scand. **15**, 6—29 (1944).
290. SMITH, H. R.: Nedarded Trichterbrust. Norsk. Mag. Laegevidensk. **1**, 256 (1886).
291. SNYDER, L. H., and G. M. CURTIS: Inherited: „Hollow Chest", Koilosternia. New character dependent upon dominant antosomal gene. J. Hered. **25**, 445 (1934).
292. SPEAD, K.: The surgical treatment of funnel chest deformity. Discussion to RYDELL and JENNINGS. Amer. J. Surg. **88**, 69—75 (1954).
293. SPITZY, HANS: Die Trichterbrust. In Lehrbuch der Orthopädie, herausgeg. von FRITZ LANGE, 3. Aufl., S. 371—373. Jena: Gustav Fischer 1928.
294. SUTHERLAND, H. JEAN D.: Funnel chest. J. Bone Jt Surg. B. **40**, 244—251 (1958).
295. SUTTON, G. E. F.: Cardiac anomalies associated with funnel chest. Bristol med.-chir. J. **64**, 45—48 (1947).
296. SVANBERG, LAWE: Clinical value of analysis of lung function in some intrathoracic diseases. Acta chir. scand. **111**, 169—196 (1956).
297. SWEET, R. H.: Pectus excavatum. Amer. Surg. **119**, 922—934 (1944).
298. SCHAUB, F., u. T. WEGMANN: Elektrographische Veränderungen bei Trichterbrust. Cardiologia (Basel) **24**, 39—46 (1954).
299. SCHEDE, FRANZ: Grundlagen der körperlichen Erziehung, 3. Aufl. Stuttgart: Ferdinand Enke 1954.
300. SCHRÖCKSNADEL, HANS, u. HANS PLATZGUMMER: Zur Ätiologie und Atemtherapie der Trichterbrust. Bruns' Beitr. klin. Chir. **190**, 169—182 (1955).
301. STADTMÜLLER, F.: Anatomische Untersuchung einer hochgradigen Trichterbrust mit einer auffallenden Einwirkung auf die Leber. Virchows Arch. path. Anat. **272**, 641 (1929).
302. STEINDLER, ARTHUR: Diseases and deformities of the spine and thorax. St. Louis: C. V. Mosby Comp. 1929.
303. STEINDLER, A.: Kinesiology of the human body. Springfield, Ill.: Ch. C. Thomas 1955.
304. TALA, P.: Funnel chest and its treatment. Suom. Lääk. L. **13**, 1405—1414 (1958).
305. TAYLOR, J. M.: The treatment of pectus excavatum. N. Y. med. J. **100**, 1154 (1914).
306. TEPLICK, J. G., and E. H. DRAKE: Roentgen and cardiac manifestation of funnel chest. Amer. J. Roentgenol. **56**, 721—735 (1946).
307. THERKELSEN, FREDERIK: Funnel chest. Acta chir. scand. **102**, 36—47 (1952).
308. THERKELSEN, F.: Funnel chest. Nord. méd. **49**, 281—283 (1953).
309. TIMMER: Trechterbrost. Ned. T. Geneesk. **2**, 25 (1899).
310. TROISIER, JEAN, et M. MONNEROT-DUMAINE: Thorax en entonnoir et doigt rentré. Deux tableaux généalogiques. Bull. Soc. méd. Hôp. Paris **54**, 311 (1930).

311. TRUESDALE, P. E., and G. T. HYATT: Funnel chest. New Engl. J. Med. **215**, 101—107 (1936).
312. TRUESDALE, P. E.: New method of dealing with funnel chest. New Engl. J. Med. **218**, 102—106 (1938).
313. UEBERMUTH, H.: Erfahrungen zur Operation der Trichterbrust. Langenbecks Arch. klin. Chir. **287**, 234—238 (1957).
314. VERGA, GIOVANNI: Contributo clinico allo studio della lordosi sternale (pectus excavatum). Arch. ital. Chir. **80**, 469—509 (1955).
315. VERSÉ, MAX: Über die kongenitale Trichterbrust mit besonderer Berücksichtigung der normal-anatomischen Verhältnisse. Beitr. path. Anat. **48**, 311—342 (1910).
316. VETLESEN, H. J.: Zwei weitere Fälle von Trichterbrust. Zbl. klin. Med. Nr 43 (1886).
317. VETLESEN, H. J.: Trichterbrust, hereditär auftretend. Zbl. klin. Med. 57—60 (1886).
318. VOGELSANG, A.: Cardiac compression from funnel chest (chonechondrosternon). Canad. med. Ass. J. **68**, 356—359 (1953).
319. VOGELSANG, A.: Cardiac compression from funnel chest. Canad. med. Ass. J. **71**, 57—58 (1954).
320. VOGELSANG, A.: Systolic murmur in funnel chest syndrome. Canad. med. Ass. J. **74**, 828—829 (1956).
321. VOGL, A., and P. ELSBACH: Cardiac displacement in pectus excavatum. Ann. intern. Med. **47**, 145—152 (1957).
322. VOLKMANN, v.: Zur Mechanik des Brustkastens. Z. Anat. Entwickl.-Gesch. **1** (1876).
323. WACHTEL, FRED. W., MARK M. RAVITSCH and ARTHUR GRISHMAN: The relation of pectus excavatum to heart disease. Amer. Heart J. **52**, 121—137 (1956).
324. WAHREN, HERMANN: The use of a fibial graft as a retrosternal support in funnel chest surgery. Acta chir. scand. **99**, 568—571 (1950).
325. WALLACE, F. T., S. T. EHNORE and R. S. WILSON: Pectus excavatum. J. S.C. med. Ass. **52**, 210—211 (1956).
326. WANKE, ROBERT: Anzeigestellung zur operativen Behandlung der Trichterbrust. Langenbecks Arch. klin. Chir. **276**, 406—411 (1953).
327. WANKE, R.: Diskussion zu UEBERMUTH. Langenbecks Arch. klin. Chir. **287**, 248 (1957).
328. WEGMANN, T., u. F. SCHAUB: Die klinische Bedeutung der Trichterbrust. Schweiz. med. Wschr. **83**, 986—990 (1953).
329. WELCH, KENNETH: Satisfactory surgical correction of pectus excavatum deformity in childhood. J. thorac. Surg. **36**, 697—713 (1958).
330. WEWE, H.: Über Arachnodaktylie. Arch. Augenheilk. **104**, 1 (1931).
331. WIELAND: Der angeborene Weich- oder Lückenschädel. Virchows Arch. path. Anat. **197**, 167—239 (1909).
332. WILLIAMS, C. T.: Congenital malformation of the thorax, great depression of the sternum. Trans. path. Soc. Lond. **24**, 50 (1872).
333. WILTSCHKE, F.: Zur Frage des Stridor respiratorius mit besonderer Berücksichtigung des Kropfstridors. Arch. Kinderheilk. **72**, 193 (1923).
334. WITT, ALFRED NIKOLAUS: Die operative Behandlung der Trichterbrust. Verh. Dtsch. Orthop. Ges. 1956. Beih. z. Z. Orthop. **88**, 140—141 (1957).
335. WOILLEZ: Sur un cas de difformité thoracique considérable, avec déplacement inoffensit de plusieurs organs et signes sthétoscopiques particuliers. Rap. Soc. méd. d. Hôp. March 28, 1860. Union méd. J. intérets du corps méd. **6**, 515 (1860).
336. WOLOSTNICK, N.: Über Trichterbrust. Inaug.-Diss. Berlin 1913.
337. WOODS, F. M., R. H. OVERHOLT and H. E. BOLTON: Pectus excavatum. Dis. Chest **22**, 274—282 (1952).
338. ZAHRADNICEK, J.: Funnel-shaped chest. Čas. Lék. čes. **64**, 1814 (1925).
339. ZDANSKY, R.: Trichterbrust bei einem Epileptiker, Diskussion zu OPPOLZER. Wien. klin. Wschr. **63**, 933—934 (1957).
340. ZYGMUNT, K., and K. WLADYSLAW: Clinical and radiological study of funnel chest. Minerva med. (Torino) **49** (53), 2623—2639 (1958).

## A. Allgemeine Vorbemerkungen

### I. Einleitung

Deformierungen des knöchernen Brustkorbes begegnet der Arzt in seiner Sprechstunde nicht selten. Um so verwunderlicher erscheint es, daß diese Formstörungen lange Zeit nur eine recht geringe Aufmerksamkeit gefunden haben. Lediglich die Verbildungen der Rippen infolge der seitlichen Wirbelsäulenverbiegung, der Skoliose, sind genauer untersucht worden. Auch die Veränderungen, die der Brustkorb bei der Kyphose erleiden mußte, waren bekannt. Dabei hat sich der unmittelbare Zusammenhang zwischen Thoraxform und Wirbelsäulenhaltung gezeigt. Der Grund für die auffallende Vernachlässigung der Brustkorbdeformierung ist hauptsächlich durch 2 Faktoren bedingt: durch falsche Anschauungen über die Pathogenese und die ungünstigen Aussichten, das Leiden therapeutisch beeinflussen zu können. Dazu kam, daß die Komplikationen von seiten der Thoraxorgane lange Zeit nicht voll erkannt oder sogar fehlgedeutet wurden. Erst die Fortschritte auf dem Gebiet der Thoraxchirurgie haben hier im Laufe der letzten 20 Jahre einen Wandel eintreten lassen. Dem Chirurgen eröffneten sich durch die intratracheale Narkose neue Möglichkeiten der operativen Korrektur, nachdem man gelernt hatte, am offenen Brustkorb nahezu gefahrlos zu arbeiten. Durch verfeinerte Untersuchungsmethoden, nicht zuletzt mit dem Herzkatheter, gelang es schließlich nachzuweisen, daß gewisse Formveränderungen des Brustkorbes nicht ohne Auswirkung auf Atmungs- und Kreislauforgane bleiben können. Das gilt im besonderen Maße für die schwerste Thoraxdeformität, die wir kennen, für die Trichterbrust.

## II. Geschichtlicher Rückblick

Im Jahre 1594 beschrieb JOHANN BAUHINUS (*15*) in den Observationes des Schenk a Grafenberg eine eigenartige Mißbildung bei einem 7jährigen Knaben, welche die vordere Brustwand betraf. Der Verfasser wies dabei auf ihr hereditäres, familiäres Vorkommen hin und glaubte, daß sie durch einen übermäßigen Zug des Zwerchfells im Verlauf der embryonalen Entwicklung zustande komme. Die nächste bekannte Darstellung dieser Deformität gibt WOILLEZ (*335*) im Jahre 1838, über die er sagte: es handle sich um eine „Depression sternaire, la forme de la concavité d'un godet". 1860 machte ein unbekannter Autor in der Gazette des hôpitaux auf eine ähnliche Beobachtung aufmerksam. Sie wurde bei einem Medizinstudenten namens Johann Heinrich Wojaczek festgestellt. Er verglich die Einsenkung erstmals mit einem Trichter: «A la naissance, il existait, au niveau de l'extrémité inférieure du sternum, une petite fossette qui, à partir de 12 ans, s'excora davantage en forme d'entonnoir jusqu'à pouvoir admettre une tête d'enfant.» Der genannte Patient ist in den folgenden Jahren von zahlreichen anderen Autoren, so von LUSCHKA 1863 (*182*) und von W. EBSTEIN (*74*) untersucht worden. EGGEL (80) sah 1870 einen damals 24jährigen Kranken, bei dem der Mutter am 3. Lebenstag eine hohe Brust aufgefallen war. Innerhalb von 4 Wochen sei dann der Thorax des Kindes eingefallen, so daß man zuletzt ein Ei in die entstandene Delle habe legen können. Anfangs waren stärkere Beschwerden vorhanden wie häufiges Erbrechen und ein empfindlicher Magen, vom 6. Lebensjahr an war das Kind aber gesund und sei es fernerhin auch geblieben. 1873 berichtete FLESCH (*92*) von einem 20 Jahre alten Mann, bei welchem bis zum 7. Lebensjahr ein normaler Thorax bestanden habe. In diesem Alter entwickelten sich epileptische Anfälle, und gleichzeitig mit diesen entstand eine Trichterbrust. Dieser Name taucht erstmals in der Arbeit von W. EBSTEIN (*74*) 1882 auf und wurde seitdem beibehalten. Ihm entspricht der „Thorax en entonnoir" der Franzosen, die „Funnel chest" der Engländer, die „Pecho en embudo" der Italiener, die „Trechterbrost" der Holländer. Weitere Synonima sind: Pectus excavatum, thorax infundibuliformis, chone-chondrosternon, koilosternia, pecho infundibuliforme, zabatero de Torax. Wie seinerzeit WOILLEZ (*335*) kommt auch W. EBSTEIN (*74*) zu dem Namen auf Grund des äußeren Aspektes der Deformität, „deren Eigenart darin besteht, daß sich an der medialen Partie der vorderen Brustwand und des oberen Teiles der Bauchwand eine trichterförmige Einziehung oder Vertiefung befindet".

Schon in den ersten Darstellungen ist von Veränderungen der Thoraxorgane, die mit der Trichterbildung in Zusammenhang gebracht werden, die Rede. Der unbekannte Autor, welcher 1860 in der Gazette des hopitaux über den Medizinstudenten berichtet hatte, fand bei diesem ein diastolisches Geräusch und eine Herzverlagerung: «Le coeur était déplacé en haut et présentait un double souffle diastolique» (*6*). PICQUÈ und COLOMBANI (*244*) stellten bereits 1900 die Linksverlagerung des Herzens radiographisch fest. Von seiten der Lungen bestanden nach ihrer Ansicht keine krankhaften Abweichungen, jedenfalls war die respiratorische Kapazität immer normal. Nicht selten wurde bei den betroffenen Patienten gleichzeitig eine Lungentuberkulose festgestellt. Unter dem Eindruck der durch nichts zu behebenden Atemnot und Herzbeschwerden nahm TIETZE 1899 bei einem jungen Mann anfangs der zwanziger Jahre den ersten operativen Eingriff vor. In einer zusammenfassenden Darstellung haben OCHSNER und DE BAKEY 1939 (*225*) die bis dahin vorhandene Literatur über die Trichterbrust ausgewertet. Von 32 Operierten starben an den Folgen des Eingriffes 6, was einer Mortalität von fast 19% entspricht. Unter diesen Umständen ist es begreiflich, daß die Operation damals selten und nur bei hochgradigen Fällen, mit erheblichen Beschwerden, vorgenommen wurde. Erst mit der Einführung ungefährlicherer Anaesthesieverfahren, insbesondere der Intubationsnarkose, hat die Operation eine weite Verbreitung finden können.

Für die Indikationsstellung ist die Kenntnis der pathogenetischen Faktoren nicht ohne Bedeutung. Auf das hereditäre familiäre Vorkommen ist schon in der ersten Darstellung durch BAUHINUS (*15*) hingewiesen worden. Ihm schließen sich in der Folge die meisten Autoren an. CHLUMSKÝ (*51*) ist sogar der Meinung, daß die Trichterbrust als solche fast immer direkt nach der Geburt festgestellt werde, wenn auch die Deformierung erst mit fortschreitendem Alter zunehme. In seltenen Fällen könne sie allerdings auch später erworben werden. In diesem Zusammenhang wurde von OMBRÉDANNE (*226*) und seiner Schule die Lues als bedeutsam angeführt. Daß auch die Rachitis als wesentlicher Faktor angeschuldigt wurde, liegt auf der Hand. Erstaunlich ist allerdings, mit welcher Hartnäckigkeit sich diese Ansicht bis heute gehalten hat, obwohl in nahezu allen bekannten Lehrbüchern der Chirurgie und Orthopädie auf den angeborenen Charakter hingewiesen wird. Ähnlich verhält es sich auch mit der Vorstellung von der Bedeutung exogener professioneller Schädlichkeiten. Namen wie Schuster- oder Töpferbrust deuten auf diese Meinung hin. Unter den ätiologischen Faktoren nimmt seit jeher der Zug des sternalen Zwerchfellschenkels eine Sonderstellung ein. Offensichtlich ist dies dadurch bedingt, daß bei den meisten Patienten eine Vertiefung des Trichters gesehen wird, wenn sie tief einatmen. BROWN (*35*) hat 1939 anatomische Untersuchungen über dieses Problem angestellt und ein Ligamentum substernale beschrieben, das als mechanische Ursache für die Einziehung der Brustwand angesehen wird. Es hat sich gezeigt, daß diese an sich einleuchtende These in dieser Weise nicht richtig ist. Während sich in den letzten 20 Jahren therapeutisch gewisse allgemeine Richtlinien durchgesetzt haben, sind Ätiologie und klinischer Befund Gegenstand ausgedehnter Diskussionen.

## III. Material und Problemstellung

Unsere Untersuchungen stützen sich auf die klinischen und röntgenologischen Befunde von 166 Patienten, die im Rahmen der Krüppelsprechtage in Mittel- und Oberfranken vorgestellt worden waren, oder die anläßlich einer Schuluntersuchung in der Erlanger Volksschule an der Loschgestraße bzw. in der orthopädischen Abteilung der Chirurgischen Universitätsklinik Erlangen erfaßt worden sind. Außerdem wurden die Krankengeschichten von 53 Patienten, die in den Jahren 1957—1959 in der Chirurgischen Universitätsklinik Erlangen operiert wurden, ausgewertet. Bei diesen insgesamt 219 Patienten mit Trichterbrust handelt es sich meist um Kinder und Jugendliche zwischen dem 3. und dem 17. Lebensjahr. Der jüngste Patient war 2 Monate alt, der älteste 41 Jahre. Während von den 166 nichtoperierten Kranken nur in 7 Fällen genaue röntgenologische Befunde vorliegen, wurden die 53 operierten Trichterbrustträger eingehend untersucht. Die kardiologischen und respiratorischen Befunde wurden in der Medizinischen Universitätsklinik Erlangen (Direktor: Prof. Dr. med. N. Henning) erhoben. Für die Überlassung sei an dieser Stelle herzlich gedankt. Unsere Untersuchungen hatten den Zweck, Art und Ausdehnung der Deformierung zu erfassen. Sie sollten darüber hinaus Hinweise auf die Ätiologie und die Pathogenese des Leidens geben. Schließlich wollten wir die Indikationsstellung und die Ergebnisse der operativen Behandlung kritisch überprüfen.

## B. Äußeres Erscheinungsbild

Das klinische Bild wird von der sternalen Einziehung, welche der Deformierung ihren Namen gegeben hat, beherrscht. Sie fällt den Eltern und Angehörigen der Patienten schon frühzeitig auf und läßt den Wunsch nach der Beseitigung der Fehlform auftauchen. Dazu kommt, daß die Betroffenen selbst meist schon in jungen Jahren unter der Verunstaltung leiden. Es ist wohl diesem Umstand zuzuschreiben, daß auch die wissenschaftliche Bearbeitung der Trichterbrust weithin in der Veränderung des Brustkorbes an seinem ventralen Teil das Wesen des Leidens gesehen und darüber die anderen, schwerwiegenden Störungen in den Hintergrund gedrängt hat. Nach unseren Erfahrungen ist aber weder das Krankheitsbild aus diesem Aspekt heraus völlig zu erfassen, noch gelingt es, damit tiefer in ätiologische Zusammenhänge einzudringen.

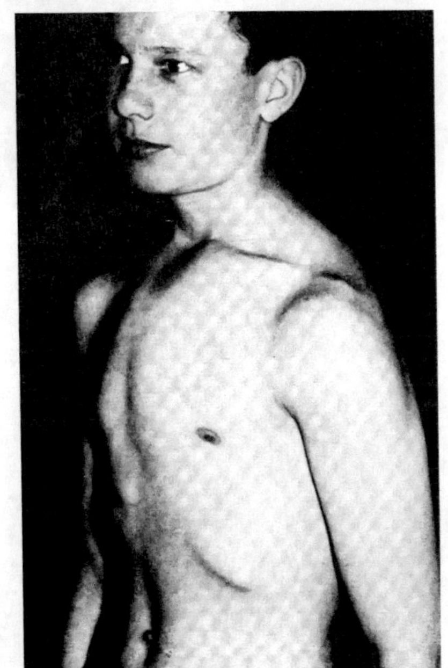

Abb. 1. Rinnenbrust bei einem 16jährigen Knaben; die Rippen sind umgebogen, das Brustbein ist unverändert

### I. Trichterform

Die *Trichterbildung* variiert in Form und Ausdehnung. Dabei ist es nicht ganz einfach, die Abgrenzung gegenüber der als normal anzusehenden rinnenförmigen Eindellung des Brustbeines zu finden. Diese als Rinnenbrust (s. Abb. 1) bezeichnete Varietät ist im Laufe des Wachstums um das Ende des ersten Lebensjahrzehntes nicht selten.

Einen Überblick über die Häufigkeit gibt die Abb. 2. Darin sind unsere Untersuchungsergebnisse, die wir bei der klinischen Durchuntersuchung von 1035 Schulkindern gewonnen haben, niedergelegt.

Zur Abgrenzung gegenüber der echten Trichterbrust ist es wichtig zu beachten, daß bei der Rinnenbrust das Sternum selbst normal verläuft, d.h. die für die Trichterbrust charakteristische Einziehung an seinem caudalen Ende vermissen läßt (Abb. 3a u. b).

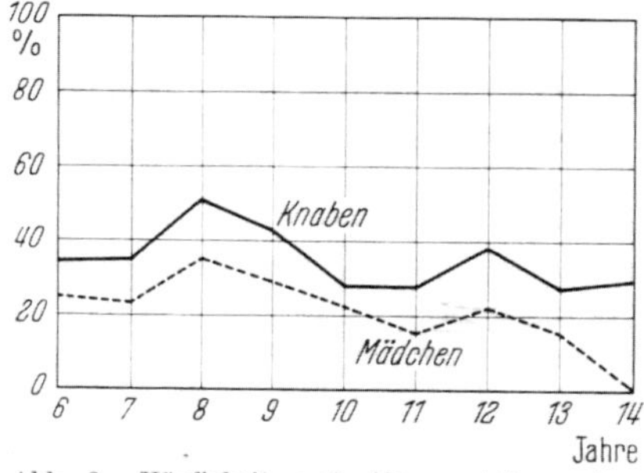


Abb. 2. Häufigkeit und Altersverteilung der Rinnenbrust bei 1035 Schulkindern

Ein weiteres Kriterium ist, daß der Brustkorb selbst normal gewölbt bleibt und keine Abplattung in anterior-posteriorer Richtung zeigt. Wir glauben, daß die Rinnenbildung mit der Umwandlung der kindlichen Rumpfform in die des Erwachsenen in Zusammenhang zu bringen ist. Es ist hier nicht der Ort, auf die Zusammenhänge im einzelnen einzugehen. Beachtenswert erscheint uns aber, daß das Auftreten der Rinnenbrust zeitlich zusammenfällt mit der endgültigen Fixierung der Lendenwirbelsäulenform.

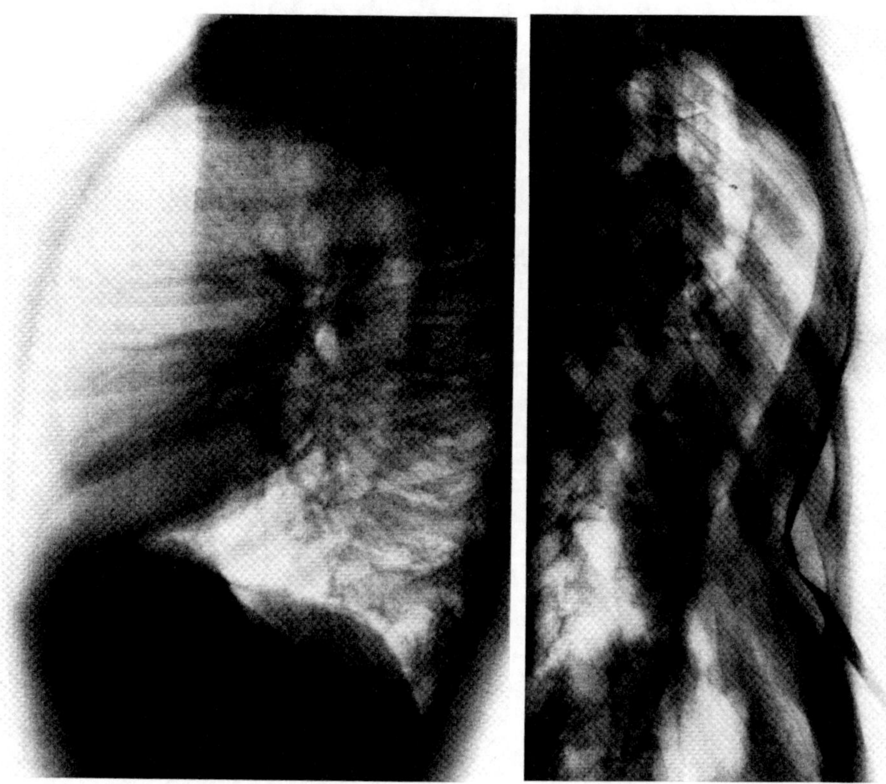


Abb. 3a u. b. Röntgenbild einer Rinnenbrust bei einem 14jährigen Patienten (a) und einer Trichterbrust bei einem 30 Jahre alten Mann (b)

Die mitgeteilten Befunden zeigen deutlich, wie wichtig es ist, auch die Form des Brustkorbes selbst zu beachten. Von einer eigentlichen Trichterbrust kann erst dann gesprochen werden, wenn die sternalen Anteile der Rippenknorpel mit in die Trichterbildung einbezogen werden. Dazu kommt als weiteres Kennzeichen die stets vorhandene Vorwölbung des Bauches mit der Auskrempelung der unteren Thoraxapparatur, ohne daß damit allerdings zunächst etwas über Ursache und Wirkung ausgesagt werden soll. Die Vorwölbung des epigastrischen Raumes vervollständigt jedenfalls die Trichterbildung, ja erst sie vollendet die konisch in die Tiefe reichende Einsenkung. Besser als der klinische Aspekt zeigt dies das seitliche Röntgenbild eines 4jährigen Knabens, das im Stehen aufgenommen wurde. Neben der im ganzen steilen Wirbelsäule ist im oberen Abschnitt deutlich das nach dorsal gerichtete Brustbein zu erkennen (Abb. 4).

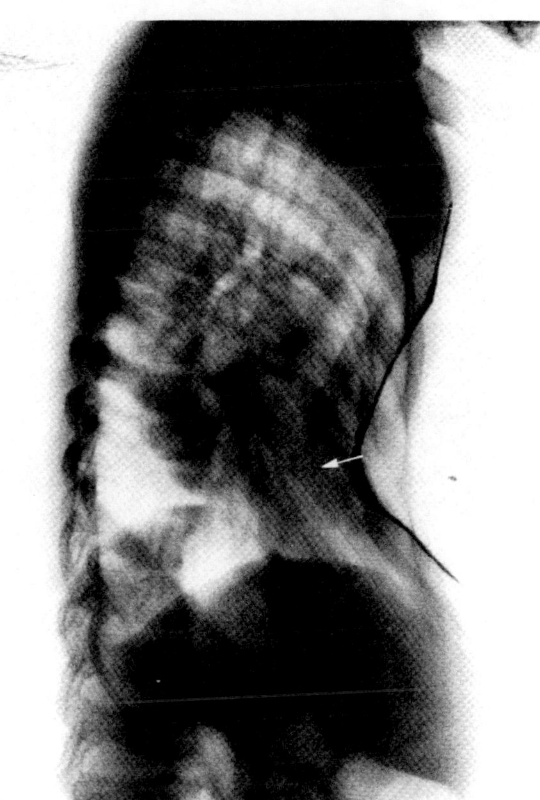

Abb. 4. Seitliches Röntgenbild eines 4jährigen Jungen im Sitzen. Das Brustbein ist in seinem caudalen Ende eingezogen und im ganzen nach ventral-konvex gekrümmt

Das Sternum bildet in allen Fällen, wenigstens im kranialen Teil des Trichters, dessen rückwärtige Wandung. Wie von allen Autoren angegeben wird, beginnt die Eindellung etwa am Übergang von Manubrium zum Corpus sterni, also am Angulus Ludovici. Von hier aus verläuft das Brustbein in der Regel zunächst noch etwas nach ventral, um auf der Höhe des 4., selten des 3. Rippenpaares kontinuierlich nach dorsal umzubiegen. So entsteht eine nach ventral konvexe Biegung. Das caudale Ende des Sternums, oft dem distalen Abschnitt des Korpus entsprechend, nicht selten aber auch den Prozessus xiphoides mit einbeziehend, ist am weitesten dorsal gelegen. Es bildet den tiefsten Trichterpunkt. Die Rippen folgen der sternalen Verlagerung in unterschiedlicher Weise. Je nach der Mitbeteiligung der sternalen Ansätze können größere oder kürzere Abschnitte der ventralen Brustwand mit eingezogen sein. In Abhängigkeit davon ändert sich das äußere Erscheinungsbild. Biegen die Rippenknorpel scharf nach dorsal um, dann entsteht die enge Trichterbrust, die im allgemeinen mehr umschrieben ist, und die nur die sternalen Abschnitte des Brustkorbes selbst erfaßt. Ziehen dagegen die Rippen erst allmählich zum verlagerten Brustbein, dann finden wir die mehr flache, aber ausgedehntere Trichterbildung. Im Caudalabschnitt wird der Trichter nur in den seitlichen Anteilen von den Rippen selbst gebildet, während die medial gelegene Wandung aus Weichteilen, im allgemeinen aus dem Rectus abdominis besteht, wie auf der Abb. 3 zu erkennen ist. Diese Umgrenzung kann man klinisch besonders gut beim Erwachsenen studieren, wenn man ihn auffordert, den Bauch einzuziehen. In diesen Fällen wird dann schon bei der Untersuchung deutlich, daß in der Tat das Sternum nach ventral vorgebuchtet ist und nicht, wie vielfach angenommen, in sich selbst nach ventral konkav verläuft. Die oben schon genannte Auskrempelung der unteren Thoraxapertur ist maßgeblich an der Gradausprägung der Deformierung beteiligt. In allen schweren Fällen nimmt die Verformung der an das caudale Sternumende teils direkt, teils indirekt tretenden Rippenknorpel erhebliche Grade an. Dies kann zu einem wesentlichen Faktor für das zu erwartende kosmetische Ergebnis nach der operativen Behandlung werden.

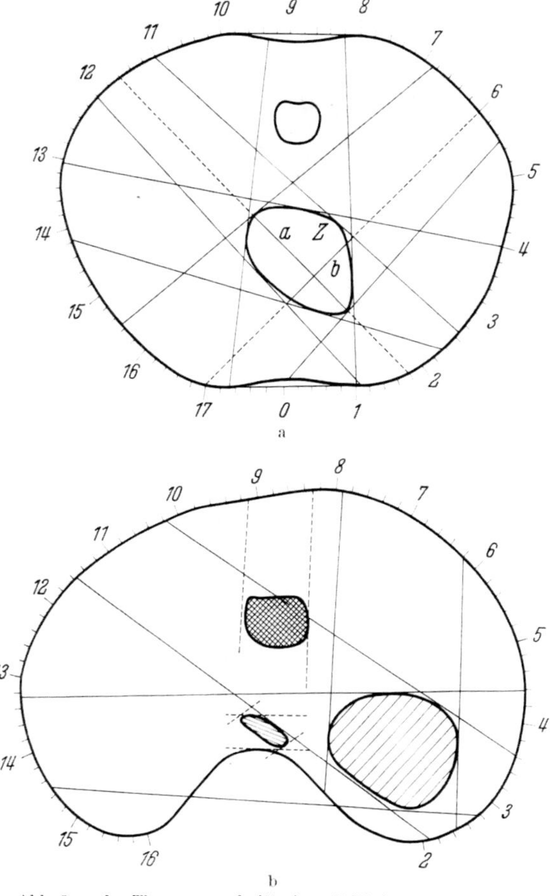


Abb. 5a u. b. Thoraxquerschnitt eines 30jährigen gesunden Mannes (a) und eines gleichalten Trichterbrustpatienten (b). Die Asymmetrie und Linksverlagerung des Sternums sind deutlich zu erkennen. [Röntgentopogramm nach BÜCHNER (*41*).] a Normaler Thoraxquerschnitt in Höhe von $Th_7$, b Thoraxquerschnitt bei Trichterbrust in Höhe von $Th_7$

## II. Die Gestalt des Brustkorbes

Bisher wurden die Zusammenhänge zwischen der Trichterdeformierung und der Brustkorbform als Ganzes zu wenig beachtet. In den meisten Fällen entwickelt sich die Deformierung am in anterio-posteriorer Richtung abgeplatteten Brustkorb. Um eine Vorstellung von der Formänderung zu bekommen, haben wir verschiedentlich Querschnitte vom Thorax eines Trichterbrustpatienten mit dem eines gleichgroßen und gleichalten Gesunden verglichen.

Wie die Abb. 5a und b zeigen, ist die Abflachung nicht nur auf das Zentrum des Brustkorbes beschränkt, sondern geht auch auf die lateralen Anteile über. Vor allem auf den Querchnitten, die nach dem Verfahren von BÜCHNER mit der Transversalstratographie gewonnen wurden, zeigt sich deutlich, daß das Brustbein nicht nur eingezogen, sondern zugleich auch um seine Längsachse im Uhrzeigersinn gedreht ist. Dadurch erklärt sich zwanglos die meistens zu beobachtende Asymmetrie des Brustkorbes. In den meisten Fällen ist zudem das Sternum nach links aus der Mediallinie abgewichen. Zu der Abflachung des Thorax tritt die Asymmetrie mit einer linksseitigen, nach ventral gerichteten Vorbuchtung, der Thoraxasymmetrie bei der Skoliose der Brustwirbelsäule nicht unähnlich. Vielleicht erklären sich dadurch die Angaben in der Literatur, daß bei der Trichterbrust häufig auch eine skoliotische Abweichung der Wirbelsäule vorhanden sei. Wir konnten das in unserem Material nicht bestätigen.

Unter den 53 operierten Patienten hatten nur 10 = 19% eine Skoliose. Sie war meist nach links konkav und hatte ihren Scheitel auffallend hoch, nämlich zwischen dem 4. und 6. Brustwirbel liegen (Abb. 6). Außerdem war sie sehr kurzbogig.

Die *Stellung der Rippen* weist ein charakteristisches Verhalten auf. Im kranialen Abschnitt haben wir nicht selten eine mehr horizontale Verlaufsrichtung beobachtet, die einer Inspirationshaltung entspricht, im Gegensatz dazu

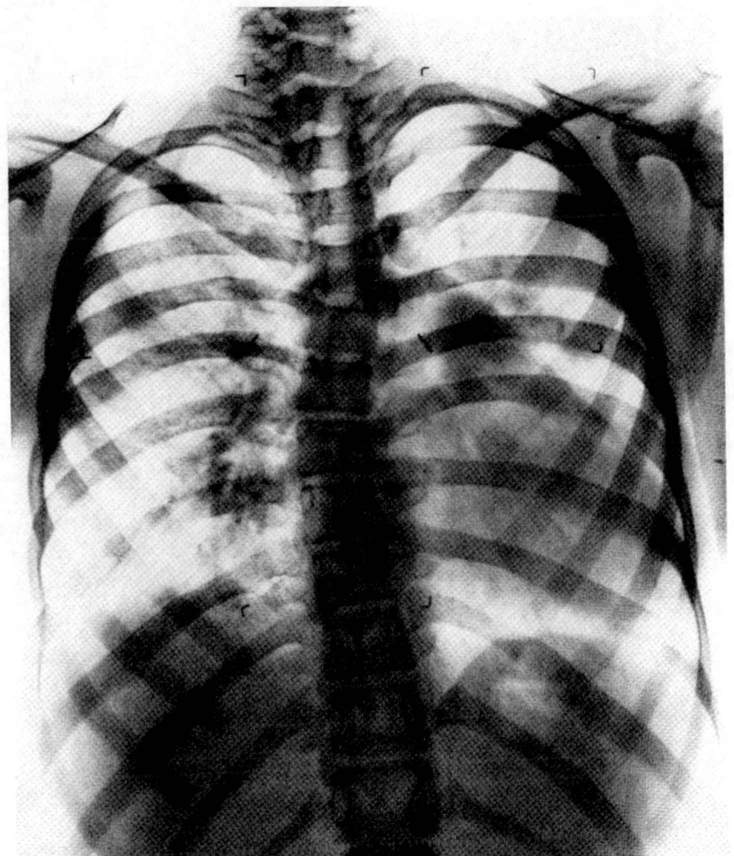

Abb. 6. Skoliose der Brustwirbelsäule bei einer 15jährigen Patientin mit einer Trichterbrust. Scheitel der seitlichen Verbiegung bei $Th_4$. Linksverlagerung des Herzens

sind die caudalen Rippen stärker gesenkt, so wie man es bei der Ausatmung unter normalen Umständen zu sehen bekommt (Abb. 7).

## III. Die Form der Wirbelsäule

### 1. Veränderungen der physiologischen Biegungen

Die Brustkorbform und insbesondere die Stellung der Rippen können aber ohne Betrachtung der Wirbelsäulenform nicht verstanden werden; wissen wir doch, daß sich die Thoraxtiefe mit der Krümmung der Brustwirbelsäule ändert, was Loeschke (*181*) eindrucksvoll gezeigt hat. Bekanntlich sind die einzelnen Rippen in einer anatomisch zweigeteilten, funktionell aber einheitlichen Gelenkverbindung der thorakalen Wirbelsäule angelagert. Diese Lagebeziehung hat zur Folge, daß Brustkorbform und Wirbelsäulenhaltung in konstanter Wechselbeziehung stehen. Die Ausatmung, d. h. die Senkung der Rippen, ist immer mit einer Kyphosierung, die tiefe Inspiration, d. h. die Hebung der Rippen, mit einer Streckung der Brustwirbelsäule verbunden. Es ist in Verfolgung dieser Gedankengänge unerläßlich, den Aufbau und die Formung der Wirbelsäule

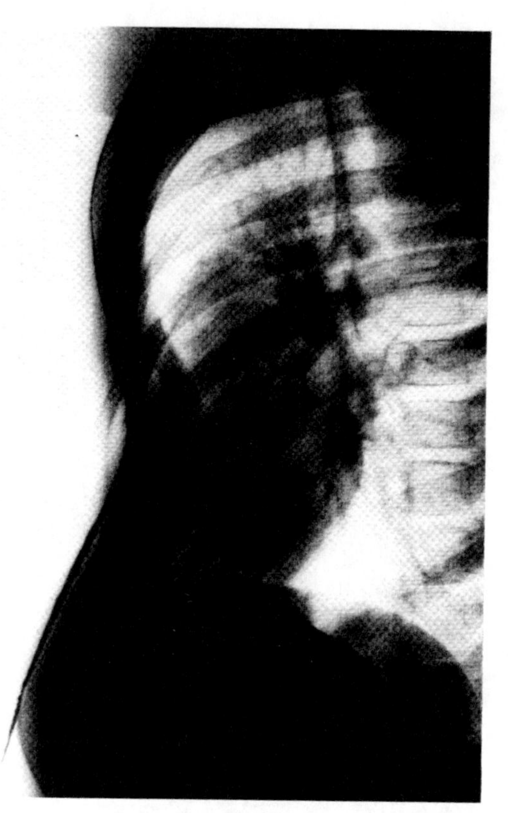

Abb. 7

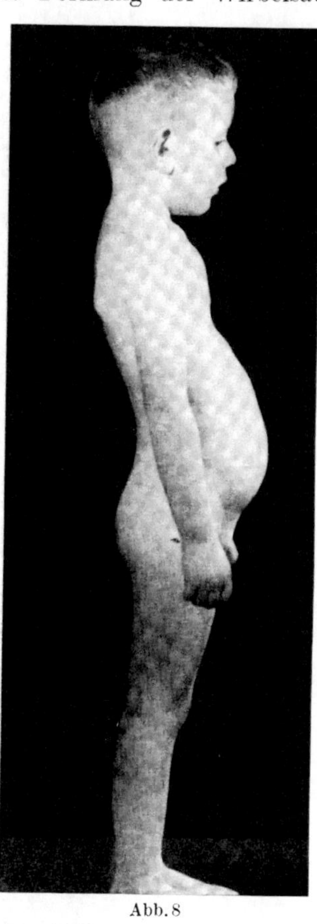

Abb. 8

Abb. 7. Die kranialen Rippen verlaufen mehr horizontal, die caudalen sind dagegen gesenkt (10jähriger Trichterbrustpatient). Der geschilderte Rippenverlauf ist wohl mit dafür verantwortlich zu machen, daß der Thorax des Trichterbrustpatienten im ganzen verlängert erscheint

Abb. 8. Typische Haltung bei einem Trichterbrustpatienten. Der Bauch ist vorgewölbt, die Schulterpartie hängt, die Brustwirbelsäule steht steil, Flachrücken

einer eingehenden Betrachtung zu unterziehen. Die Haltungsanalyse eines Menschen setzt voraus, die Rumpfwirbelsäule in all ihren Abschnitten zu studieren.

Im klinischen Erscheinungsbild unserer Patienten fällt der *vorgestreckte Bauch* besonders auf (Abb. 8). Diese Vorwölbung kann wohl mit einer vermehrten Kippung des Beckens um die quere Hüftgelenksachse einhergehen, wie man es beim muskulären Hängeleib eines alternden Individuums beobachten kann. Das gleiche Bild entsteht aber auch bei einem total runden Rücken, etwa beim Kleinkind, wenn der Rumpf im ganzen auf dem Becken zurückgeneigt wird. Dabei ist es ganz unwesentlich, ob der Brustabschnitt selbst kyphosiert wird oder in Streckung steht. Es versteht sich von selbst, daß die Vorwölbung des Bauches mit einer

Erschlaffung der Bauchmuskulatur verbunden ist, worauf SCHEDE (*299*) mit Nachdruck hinweist. Diese wird darum zum charakteristischen Symptom der Ruhestellung. Die Haltung eines Menschen resultiert stets aus dem Kampf zwischen der senkenden Schwerkraft und den aufrichtenden Eigenkräften der Muskulatur. Je nach dem Überwiegen der einen oder anderen Komponente ist die Haltung nach der Ruhelage oder nach der Aufrichtung hin verschoben. Normale Beweglichkeit der Wirbelsäule vorausgesetzt, geht die Ruhehaltung in der Regel mit einer Zunahme der Brustkyphose einher. Aber auch dann, wenn diese Kyphose fehlt, kann, ja muß eine Senkung der beweglichen Teile des Rumpfes eintreten. Das gilt vor allem für den überwiegend muskulär gehaltenen Schultergürtel. Dieser wird, da passive Haltevorrichtungen an der Dorsalseite ganz fehlen, von der Muskulatur getragen. Die Zurücknahme der Schultern ist nur durch Anspannung der Rhomboidei und des Trapezius möglich, ist also an eine aktive Leistung des muskulären Apparates gebunden. Die Senkung wird durch die Elastizitätsgrenze des gesunden Muskels begrenzt, der wie jeder elastische Körper von einem gewissen Punkt an einer weiteren Dehnung zunehmenden Widerstand entgegengesetzt. Die senkende Wirkung der Schwerkraft wird unterstützt durch den aktiven Zug der Brustmuskulatur, vor allem des Pectoralis minor. Geht auch in den meisten Fällen die Senkung und die Drehung der Schulterblätter mit einer Kyphosierung der Brustwirbelsäule einher, so ist letztere doch nicht unabdingbare Voraussetzung. Man kann aus der Tatsache der Schultergürtelsenkung nicht ohne weiteres auf die verstärkte Rundung der Wirbelsäule schließen. Es ist ja schließlich zu bedenken, daß auch ein Patient mit einer in Streckstellung versteiften Wirbelsäule, z. B. beim Morbus Bechterew, eine Ruhehaltung, d. h. eine Position, die ohne wesentliche aktive Anspannung der Muskulatur zustande kommt, kennt. Sobald die Haltemuskeln des Schultergürtels erschlaffen, sinkt dieser nach ventral als Ausdruck der Ruhehaltung. Im äußeren Erscheinungsbild des Trichterbrustpatienten täuschen vorgewölbter Bauch und hängender Schultergürtel nur zu leicht eine vermehrte Rundrückenbildung vor.

Im Schrifttum ist fast stets von einer verstärkten Brustkyphose bei der Trichterbrust die Rede. In Wahrheit ist in den meisten Fällen eine *Steilstellung der Brustwirbelsäule*, also genau das Gegenteil, zu beobachten. Bei der Durchsicht unseres Materials haben wir unter 53 Fällen nur 12mal eine Brustkyphose gefunden, während bei allen anderen Patienten, d. h. in 77%, eine auffallende Streckhaltung der thorakalen Wirbelsäule zu beobachten war. Im Bereich der Lendenwirbelsäule haben wir dagegen die normal zu erwartende Lordose oft vermißt.

Nun entwickeln sich die Wirbelsäulenkrümmungen, die man beim Erwachsenen zu sehen gewohnt ist, bekanntlich erst im Laufe des ersten Lebensjahrzehntes. DUBOIS (*70*) fand bei 60% der 8jährigen Schulkinder noch keine Lendenlordose. Wir konnten diese Befunde bei der Auswertung der Reihenuntersuchung an 1035 Schulkindern im Alter von 6—14 Jahren bestätigen.

Die Form der Wirbelsäule ist unmittelbar von der Einbettung des Kreuzbeines in den Beckensockel abhängig, da dieses, in den Iliosacralgelenken praktisch unbeweglich, die jeweilige Kippung mitmacht. Das Kreuzbein ist beim Neugeborenen und beim Kleinkind noch auffallend gestreckt, d. h. es läßt die beim Erwachsenen typische nach ventral konkave Krümmung vermissen. Erst gegen Ende der ersten Lebensdekade tritt eine Ventral- und Caudalverlagerung des ersten Sacralwirbels ein und ruft zusammen mit Umbauprozessen am Knochen selbst die endgültige Kreuzbeinform hervor. Auf die Kreuzbeindeckplatte bezogen, bedeutet das, daß allmählich eine stärkere Neigung gegen den Horizont erfolgt. In Abhängigkeit davon entsteht die für den Menschen artspezifische

Lendenlordose. Solange der erste Sacralwirbel seine Ventral- und Caudalverlagerung noch nicht vollendet hat, ist die Wirbelsäule im Lendenbereich auch im Stehen auffallend steil gestellt. Lediglich in den unteren Lendensegmenten zeigt sich eine lordotische Einstellung. Diese wird dadurch hervorgerufen, daß der Rumpf, den statischen Erforder-

Lordose Kyphose

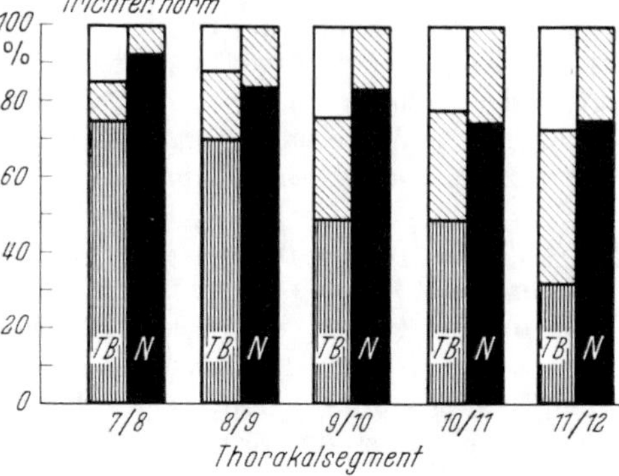


Abb. 9 Abb. 10

Abb. 9. Hilfslinien auf der Röntgenpause zur Bestimmung der Einstellung im Bewegungssegment

Abb. 10. Diagramm der Wirbelsäulenform bei 41 Trichterbrustpatienten. Zum Vergleich die Befunde von 12 gesunden Kindern zwischen dem 7. und 14. Lebensjahr. Schwarz: Kyphose bei normaler Wirbelsäule; gestrichelt: Kyphose bei Trichterbrustpatienten; schraffiert: Mittelstellung; weiß: Lordosierung

nissen Rechnung tragend, im ganzen auf dem Becken zurückverlagert wird. Im Sitzen findet sich dagegen unter normalen Umständen stets eine totale, aber kontinuierliche Rundung der Lenden- und Brustwirbelsäule. Die Trichterbrustkinder zeigen demgegenüber eine auffallende Abweichung. Bemerkenswert

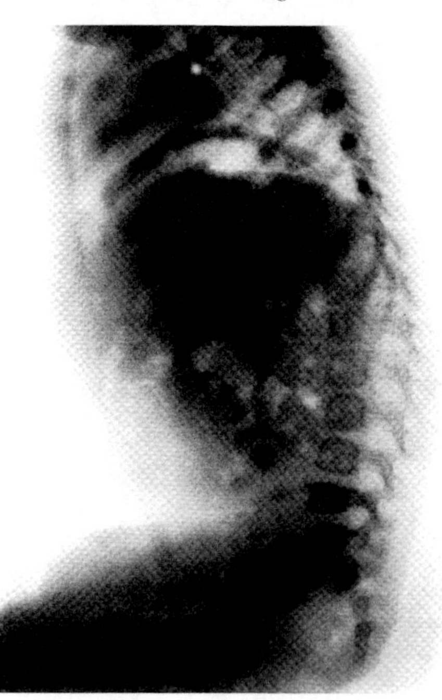

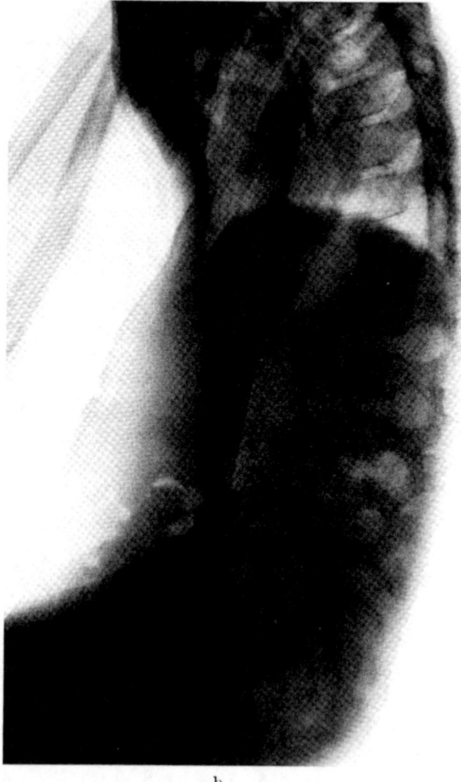

a b

Abb. 11a u. b. Röntgenaufnahme im Sitzen bei einem $1^1/_2$jährigen Kind mit einem „rachitischen Sitzbuckel" und einem 8 Jahre alten Patienten mit einer Trichterbrust. In beiden Fällen findet sich eine Knickbildung am lumbodorsalen Übergang

ist, daß am Übergang von der Lendenwirbelsäule zur Brustwirbelsäule häufig eine Knickbildung auftritt, die dadurch zustande kommt, daß die unteren Brustsegmente in einer Lordose stehen. Wir haben das durch eine entsprechende Röntgenuntersuchung deutlich gemacht. Dazu waren die Trichterbrustpatienten in lockerer und aufrechter Sitzhaltung geröntgt worden. Von allen Aufnahmen wurden Pausen auf transparentes Papier gezeichnet und in diese bestimmte Hilfslinien eingetragen (Abb. 9). Die Wirbelkörperdiagonalen schneiden, nach ventral und dorsal verlängert, die entsprechenden Linien der Nachbarwirbel. Die so entstandene Raute wird durch Verbindung der kranialen und caudalen Diagonalschnittpunkte in 2 Dreiecke zerlegt. War das ventrale Dreieck größer als das dorsale, dann war eine lordotische Einstellung im betreffenden Segment vorhanden, war es kleiner, dann stand es in einer Kyphose. Eine Streckhaltung, d. h. eine Mittelstellung lag vor, wenn beide Dreiecke gleich groß waren. Zur Auswertung kamen 41 seitliche Röntgenbilder in aufrechter Sitzhaltung. In 21 Fällen = 51 % fanden wir bereits im Segment $Th_{9/10}$ eine Lordose bzw. Mittelstellung, während bei 12 gesunden Vergleichspersonen, hier in über 80%, eine Kyphose vorhanden war (Abb. 10). Im Bereich der Lendenwirbelsäule kehrte sich das Bild um. Hier war bei den Trichterbrustpatienten in der Mehrzahl eine fixierte Kyphose zu finden, während bei normalen Patienten in Aufrichtung oft eine Lordose oder zumindest eine Steilstellung eintrat. Das seitliche Röntgenbild des Trichterbrustpatienten im Sitzen ist dem des sog. rachitischen Sitzbuckels ähnlich (Abb. 11a u. b). Die Lendenwirbelsäule weist in beiden Fällen stets eine mehr oder minder starke Kyphose auf, die bis zu den oberen Lendensegmenten reicht. Bei Haltungsaufnahmen, d. h. beim Vergleich von aufrechter und lockerer Sitzhaltung, sind diese Segmente sehr starr, d. h.

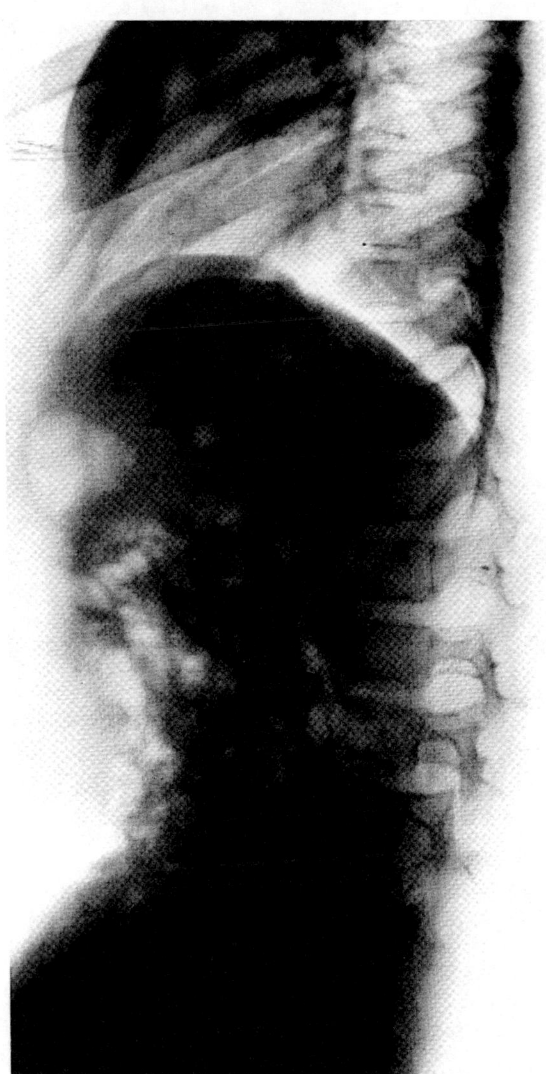

Abb. 12. Seitliche Röntgenaufnahme eines 10 Jahre alten Trichterbrustpatienten. Die Wirbelsäulenkrümmung ist in 2 Bogen unterteilt

die Beweglichkeit ist in den einzelnen Lendensegmenten deutlich eingeschränkt. Unmittelbar darüber, also am Lumbodorsalübergang, ist eine kompensatorische Lordose vorhanden, die sich bis zum 8. oder 9. Brustsegment, unter Umständen noch höher hinauf erstreckt. Betrachtet man die seitlichen Wirbelsäulenaufnahmen in einer Drehung um $90^0$, also der liegenden Position entsprechend, dann verläuft die Wirbelsäule in 2 Bogen, deren caudaler von $Th_9$ bis zum Sacrum reicht, während der kraniale von hier aus die obere Brustwirbelsäule umfaßt (Abb. 12). Die Gegend der Abknickung entspricht im allgemeinen ziemlich genau dem tiefsten Punkt der ventralen Einziehung. Achtet man auf die Wirbelsäulenform im Stehen, dann läßt sich die Abflachung bzw. Steilstellung der mittleren und unteren Brustwirbelsäule ebenfalls gut erkennen. Infolge der Beckenvorkippung ist die klinische Beurteilung der Lendenwirbelsäulenform wesentlich schwieriger. Aus diesem Grunde lassen wir der Untersuchung im Stehen stets die im Sitzen folgen. Nun tritt auch bei der Betrachtung die beschriebene Fehlhaltung der Wirbelsäule zutage (Abb. 13).

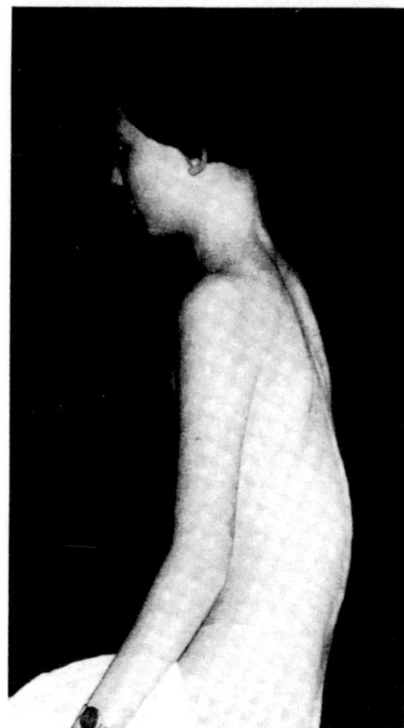

Abb. 13. Photo einer 11jährigen Patientin mit Trichterbrust im Sitzen

## 2. Form der Wirbelkörper und der Zwischenwirbelräume

Die Festlegung der Wirbelsäulenform macht eine detaillierte Betrachtung der einzelnen Formelemente des knöchernen Achsenorgans notwendig.

Bei der Geburt ist der Wirbelkörper auf der seitlichen Aufnahme von ovaler Form, die Kanten sind abgeschrägt. Der Zwischenwirbel raum ist auffallend hoch und nicht wesentlich niedriger als die Wirbelkörper selbst. Diese „Zwetschgenform" [KÖHLER-ZIMMER (*156*)] des frühkindlichen Wirbels geht beim Kleinkind allmählich in die Rechteckform, zunächst unter Aussparung der Wirbelkörperecken, über. In diesen treppenförmigen Absätzen entwickeln sich um das 10. bis 12. Lebensjahr die Knochenkerne der bis dahin knorpeligen Randleisten. Das Wirbelsäulenwachstum selbst geht indessen nicht von diesen Zentren aus, sondern erfolgt von den knorpeligen Abschlußplatten der Bandscheiben her. Im ganzen sind beim gesunden Kind die Grund- und Deckplatten glatt begrenzt, zeigen aber ventral, weniger dorsal mehr oder minder starke Ausbuchtungen. Bei unseren jugendlichen Trichterbrustpatienten fallen deutliche Abweichungen von der normalen *Wirbelkörperform* auf.

Beim Kleinkind geht die physiologische Umwandlung zur Rechteckform des Wirbelkörpers nur langsam vor sich. Vor allem am Lumbosacralübergang, aber auch in der oberen Brustwirbelsäule können lange Zeit noch „Zwetschgenformen" gesehen werden. Die Zwischenwirbelräume sind nicht glatt gegen die Deckplatten abgegrenzt, wie das bei Normalen der Fall zu sein pflegt, sondern zeigen halbkugelige Ausbuchtungen. Durch diese Bandscheibenvorwölbungen ist der betroffene Wirbelkörper kranial und caudal eingedrückt. Er ist in seinem dorsalen Abschnitt niedriger als ventral. Am Übergang vom hinteren zum mittleren Drittel findet sich eine mehr oder weniger tiefe Eindellung. So entsteht eine Form, die man als „*Axtform*" bezeichnen könnte, ein Ausdruck, der uns die wahre Gestalt besser zu charakterisieren scheint als der „Schmetterlingswirbel" von MAU (*199*), der damit aber grundsätzlich das gleiche meint (Abb. 14). Die

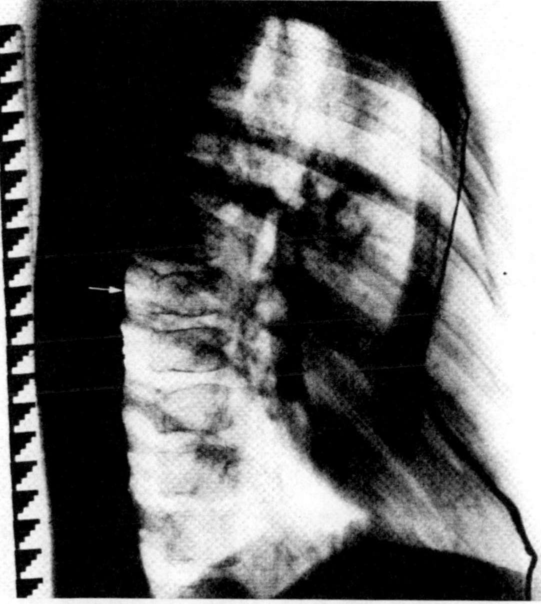

Abb. 14. „Axtform" des Wirbelkörpers und „Flaschenform" des Zwischenwirbelraumes bei einem 14 Jahre alten Knaben mit Trichterbrust

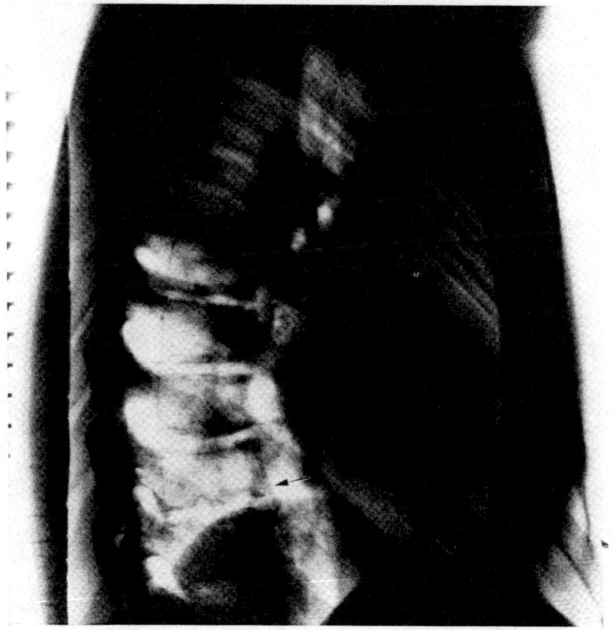

Abb. 15. Unregelmäßige Konturierung der Atmungsplatten

*Zwischenwirbelräume* selbst sind dadurch flaschenförmig oder kegelförmig gestaltet. Nicht selten sind derartige in ihrer formalen Entwicklung offensichtlich gestörte Segmente auf größere Abschnitte hin übereinander anzutreffen. In anderen Fällen ist diese Form nur am lumbodorsalen Abschnitt oder im Bereich der Lendenwirbelsäule zu finden.

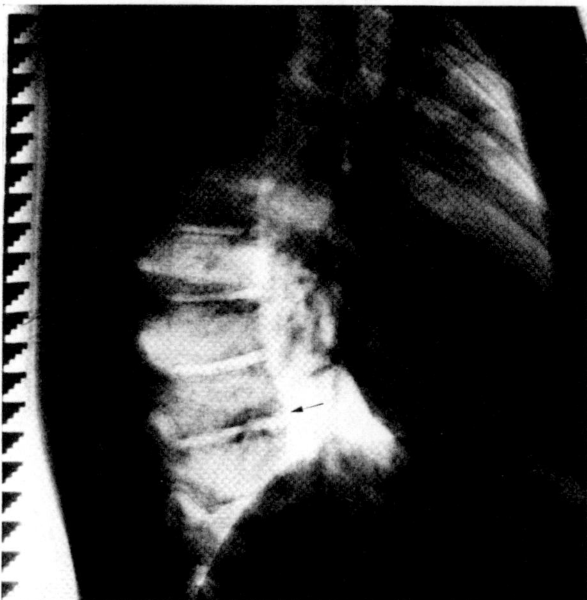

Abb. 16. „Schmorlsches Knorpelknötchen" bei einem 17 Jahre alten Mann mit Trichterbrust

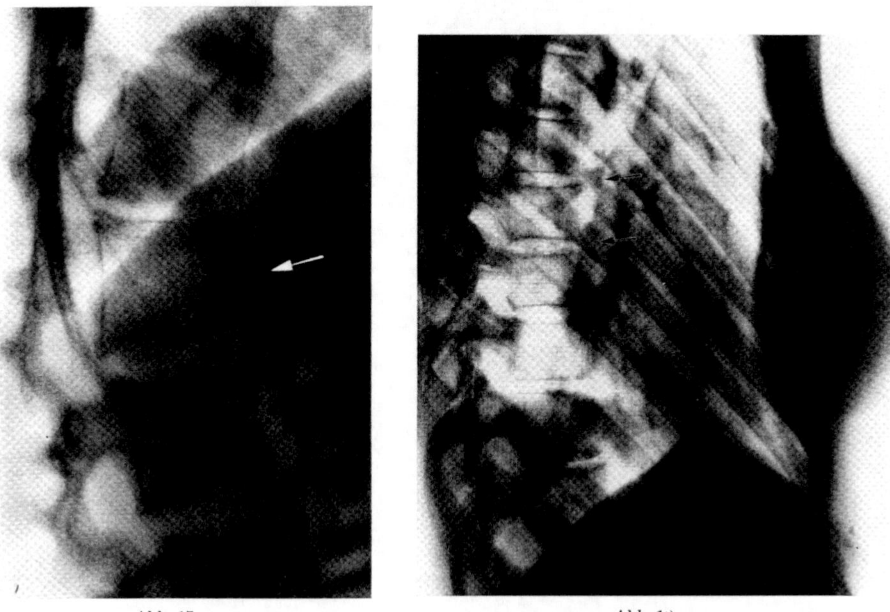

Abb. 17 Abb. 18

Abb. 17. Keildeformierung von $L_1$ bei einem 15jährigen Patienten

Abb. 18. Ventrale Kantenausziehung im Sinne einer Spondylosis deformans bei einer 18jährigen Kranken

Bleibt die Bandscheibeneinbuchtung gering, dann erscheinen die Deckplatten nur unregelmäßig konturiert, so daß Bilder entstehen, die an die Wirbelkörpergestalt der Scheuermannschen Adoleszentenkyphose erinnern (Abb. 15). Dies kommt vor allem jenseits des 14. Lebensjahres häufig vor. Bei dieser Patientengruppe kann man regelrechte Bandscheibeneinbrüche nach Art der Schmorlschen Knorpelknötchen beobachten (Abb. 16). Am Übergang von der LWS zur Brustwirbelsäule kommen Keildeformierungen der Wirbelkörper vor (Abb. 17). Auf Grund der Altersverteilung haben wir den Eindruck gewonnen, als ob aus der Axtform der Wirbelkörper später zwar ein rechteckiger Wirbel entstehen könne, durch die unregelmäßige Begrenzung seiner Abschlußplatten aber doch deutliche Hinweise auf die gestörte Ossifikation zu erkennen sind. Die Aufbaustörung der Wirbelsäule kann schließlich schon früh zu ventralen Kantenausziehungen führen, wie wir das bei einer 18jährigen Patientin beobachtet haben. Diese Veränderungen entsprechen röntgenologisch und wahrscheinlich auch pathologisch-anatomisch einer Spondylosis deformans (Abb. 18).

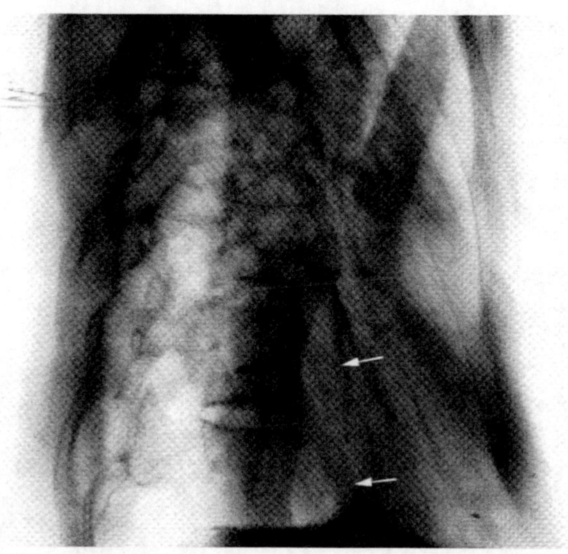

Abb. 19. Zylinderform der Wirbel bei einem 30jährigen Mann

In 15% der Fälle fällt eine hohe Wirbelkörperform auf, die an einen Zylinder erinnert. Dabei kann die Zwischenwirbelscheibe im ganzen so erniedrigt sein, daß sich die gegenüberliegenden Körperkanten zu berühren scheinen (Abb. 19). Einen Überblick über die gefundenen Veränderungen zeigt die Abb. 20 (Tabelle 1). Aus ihr geht hervor, daß nur bei 3 Patienten, die alle jünger als 8 Jahre waren, keine sicheren Zeichen einer Aufbaustörung an den einzelnen Wirbelkörpern gefunden werden konnten. Bei allen bestand aber die oben beschriebene Steilstellung der Brustwirbelsäule. Zusammenfassend muß festgehalten werden, daß sich an den knöchernen Bauelementen der Wirbelsäule deutliche Formabweichungen finden, die auf eine schwere Aufbaustörung der Wirbelsäule schließen lassen.

Tabelle 1. *Wirbelsäulenveränderungen und Brustkorbform*

| | Typ I gut-gewölbter Thorax | | Typ II flacher Thorax | |
|---|---|---|---|---|
| Flaschenform | 7 | 39% | 23 | 65% |
| Unregelmäßig | 9 | 50% | 3 | 9% |
| Zylinderform | 1 | 5,5% | 7 | 20% |
| Normal | 1 | 5,5% | 2 | 6% |

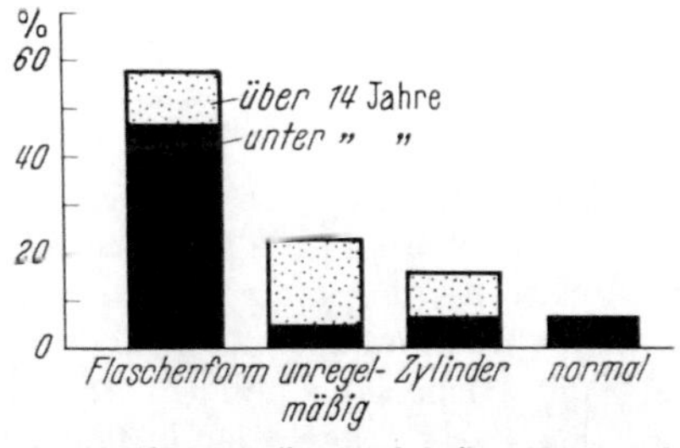


Abb. 20. Altersverteilung und Aufbaustörungen der Wirbelsäule bei 53 operierten Trichterbrustpatienten

## IV. Trichterbrust und Körperbau

Bei aller Verschiedenartigkeit der Trichterform lassen sich nach dem klinischen Aspekt doch deutlich 2 Haupttypen voneinander abtrennen. Obwohl zwischen ihnen die Übergänge fließend sind, empfiehlt sich diese Gruppeneinteilung aus grundsätzlichen Erwägungen heraus, insbesondere deshalb, weil die Prognose hinsichtlich des Operationsergebnisses unterschiedlich ist.

### 1. Trichterbrust bei normal gewölbtem Brustkorb

In diesen Fällen ist der anteriorposteriore Durchmesser nur im Bereich der sternalen Einziehung stärker vermindert, kann im übrigen jedoch normal sein.

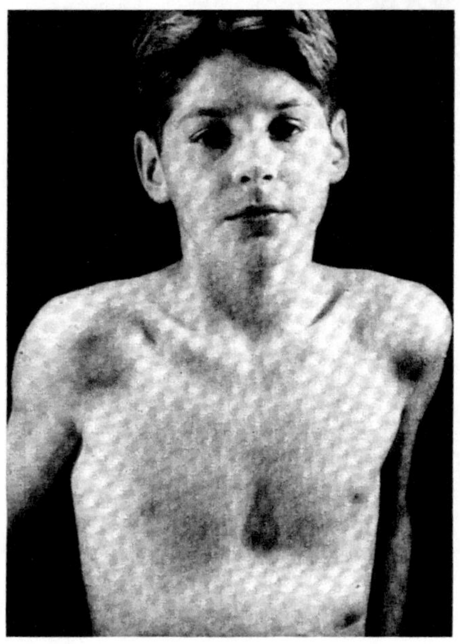

a

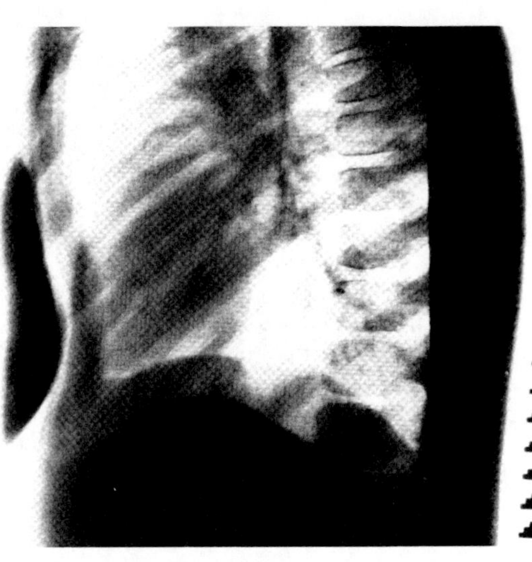

b

Abb. 21a u. b. Trichterbrust am normal gewölbten Brustkorb. Stark eingezogenes Brustbein bei guter kyphotischer Krümmung der Brustwirbelsäule

Der Thorax ist im ganzen gut gewölbt. Dementsprechend ist die Brustkrümmung oft nur unbedeutend abgeflacht oder normal. Wegen der guten Wölbung bleibt die Trichterbildung mehr umschrieben. Das Sternum zeigt aber gerade hier die stärksten Krümmungsgrade. Das caudale Ende kann sich bis auf einige Zentimeter der Wirbelsäule nähern. Die knorpeligen Rippen biegen oft scharf aus dem normalen Verlauf nach der in der Tiefe liegenden Sternalplatte hin um, so daß die Trichterwände steil verlaufen. Die Auskrempelung der unteren Thoraxapertur ist meistens nicht sehr ausgeprägt, die Bauchmuskelschwäche oft gering (Abb. 21).

### 2. Trichterbrust am allgemein abgeflachten Brustkorb

Das äußere Erscheinungsbild wird durch den hochgradigen Platythorax beherrscht. Der anteriorposteriore Durchmesser ist nicht nur im Bereich des Trichters selbst, sondern im ganzen Verlauf des Brustbeines stark vermindert. Dementsprechend ist die sternale Krümmung nicht so ausgeprägt wie in der vorhergehenden Gruppe, aber auch stets deutlich vorhanden. Die Brustwirbelsäule ist sehr steil und kann am lumbosacralen Übergang eventuell bis weit in die mittlere Brustwirbelsäule hinauf eine Lordose zeigen. Wegen der allgemeinen Abflachung des Brustkorbes verlaufen die Trichterwände mehr flach. Die knorpeligen Rippen ziehen erst allmählich gegen das eingezogene Sternum zu. Auf diese Weise kann die ganze ventrale Brustplatte in die Einsenkung einbezogen sein. In der Regel endet allerdings die Trichterbildung in der Mamillarlinie. Die

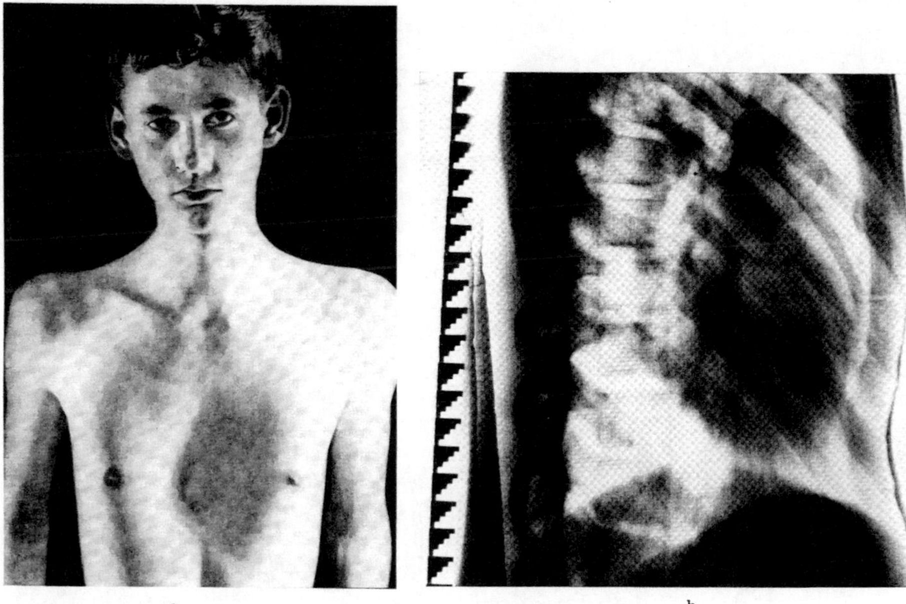

a b

Abb. 22 a u. b. Trichterbrust bei allgemein abgeflachtem Brustkorb. Totale Steilstellung der Brustwirbelsäule

untere Thoraxapertur ist oft sehr stark ausgekrempelt, die Bauchmuskelschwäche erheblich (Abb. 22).

Unter unseren 53 operierten Patienten haben wir 18 = 34% Fälle gefunden, die dem Typ 1 angehörten, während bei 35 = 66% der Brustkorb allgemein

Tabelle 2. *Brustkorbform und Lebensalter*

| | Jahre | | | | | | | |
|---|---|---|---|---|---|---|---|---|
| | 0—4 | 5—6 | 7—8 | 9—10 | 11—14 | 15—19 | 20 und darüber | |
| Normal gewölbter Thorax Typ 1 | 1 | 1 | — | 2 | 5 | 6 | 3 | 18 |
| Flacher Thorax Typ 2 . . . . . | 4 | 3 | 5 | 6 | 5 | 11 | 1 | 35 |

unter 14 Jahre normaler Thorax 9 = 28%
flacher Thorax 23 = 72%
über 14 Jahre normaler Thorax 9 = 43%
flacher Thorax 12 = 57%

abgeplattet war, also die Zuordnung zu Typ 2 erfolgen mußte. Die 12 normalen oder nur gering abgeflachten Brustkyphosen fanden sich alle in der Gruppe 1. Bei 6 weiteren Patienten war trotz einer allgemeinen Steilhaltung der Wirbelsäule ein gutgewölbter Brustkorb vorhanden, so daß sie ebenfalls in Gruppe 1 eingeordnet wurden. Betrachtet man die Altersverteilung, dann fällt auf, daß bei den Patienten jenseits des 14. Lebensjahres die gutgewölbte Brustkorbform überwiegt. Sie findet sich in 43% aller Fälle gegenüber nur 28% in der Altersgruppe unter 14 Jahren. Wie nach der Altersverteilung zu erwarten war, sind die Scheuermannschen Aufbaustörungen häufiger bei gutgekrümmter Brustwirbelsäule zu finden. Über die genaue Zahlenverteilung unterrichtet die Tabelle 2.

Die klinische Betrachtung zeigt, daß neben der sternalen Einsenkung stets auch Veränderungen der Brustkorbform und schwere Aufbaustörungen der Wirbelsäule vorliegen. Diese Feststellung soll den Ausgangspunkt für spätere ätiologische Betrachtungen bilden.

## C. Die Ätiologie der Trichterbrust

### I. Vorkommen und Häufigkeit

Wegen der nicht klaren Definition schwanken die Zahlenangaben im Schrifttum außerordentlich. Nach großen Statistiken steht aber heute doch fest, daß die Trichterbrust eine im ganzen seltene Deformität ist. EICHHORST (*82*) sah im Zeitraum von 4 Jahren unter 14000 Patienten 6 Fälle mit einer Trichterbrust, was einer Häufigkeit von 0,43‰ entspricht, WOLOSTNICK (*336*) errechnete diese durch Zusammenfassung mehrerer Einzelstatistiken mit 0,13‰, denn auf 71942 Körpermißbildungen trafen nur 10 Trichterbrüste. NOWAK (*224*) beobachtete 12 unter 30000 untersuchten Wiener Hauptschülern zwischen 14 und 15 Jahren, das sind 0,4‰, und OCHSNER und DE BAKEY (*225*) geben die Häufigkeit mit 0,59‰ an. Andere Autoren nennen wesentlich höhere Zahlen. So stellte K. LANG (*166*) auf Grund ihrer Untersuchung von 6633 Pforzheimer Schulkindern 2,25% Trichterbrüste fest, eine Zahl, die fast genau mit der von SCHAUB und WEGMANN (*328*) übereinstimmt, die bei Reihendurchleuchtungen von 690 gesunden Studenten im Alter zwischen 18 und 30 Jahren 16 Trichterbrustträger = 2,3% entdeckten. RUHE (*274*) schließlich fand bei den 30350 Magdeburger Schulkindern, die BLENKE untersucht hat, insgesamt 394 Fälle, d. h. eine Häufigkeit von 1,3%. Diese Zahl deckt sich etwa mit unseren eigenen Befunden an 1035 Schulkindern, wo wir an 18 = 1,74% eine Trichterbrust gesehen haben. Bei allen war eine angedeutete inspiratorische Einziehung vorhanden, in keinem Falle aber eine ausgesprochene paradoxe Atmung. Die Flankenhebung bei tiefer Inspiration war stets noch möglich, die tiefste Impressionsstelle lag immer unter 1,5 cm unter dem Brustkorbniveau. Nachdem in diesen Fällen auch kein ausgesprochener Platythorax vorhanden war, stellten wir in keinem Falle die Indikation zum chirurgischen Eingreifen. Dennoch möchten wir diese Einziehung als Trichterbrust, wenn auch leichten Grades, bezeichnen. Wir glauben uns dazu berechtigt durch die genauen Familienuntersuchungen, die wir bei unseren Fällen durchgeführt haben. Dabei zeigt sich nämlich nicht selten, daß bei Eltern, Großeltern oder Geschwistern derartige leichte sternale Impressionen vorkommen. Praktische Bedeutung besitzen sicher nur die schweren Formen, für die auch wir eine Häufigkeit unter 1‰ annehmen möchten.

Untersucht man bei dieser an sich seltenen Deformität die Blutsverwandten der betroffenen Patienten genau durch, dann fällt eine *familiäre Häufung* auf. NOWAK (*224*) hat bei der Erfassung der Familien seiner 12 Trichterbrustfälle bei 106 Angehörigen genaue Befunde erheben können. Von diesen zeigten 41 (24 Männer und 17 Frauen) = 38,6% eine trichterförmige Einziehung des Brustbeines. Wir konnten in unserem Material diese Angaben zahlenmäßig nicht bestätigen, doch stehen familiäre Vorkommen außer Zweifel. Die Literatur kennt genügend Beispiele dafür. So berichtet WILLIAMS (*332*) 1872 über einen 17jährigen Knaben, dessen Großvater mütterlicherseits und ein Onkel (Bruder

der Mutter) die gleiche Mißbildung hatten. KLEMPERER (*155*) beschrieb 5 Fälle in einer Familie, in der die Deformierung bereits in der 4. Generation bekannt war. Häufig sind Geschwister oder Vater bzw. Mutter und Kinder betroffen.

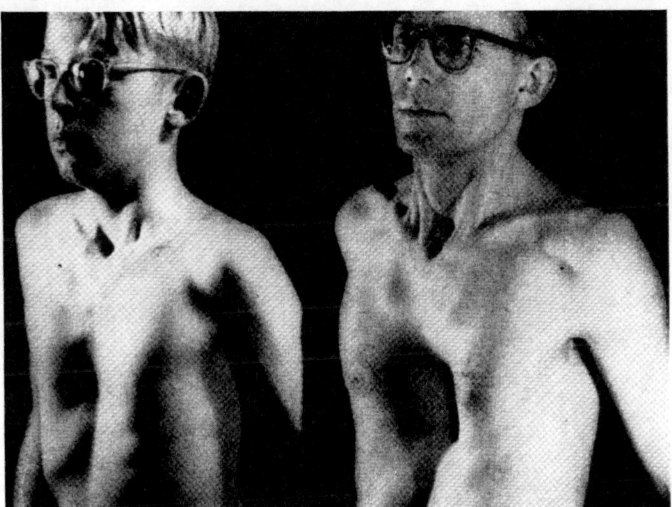

Abb. 23a. Trichterbrust bei einem 41jährigen Mann und seinem 13jährigen Sohn

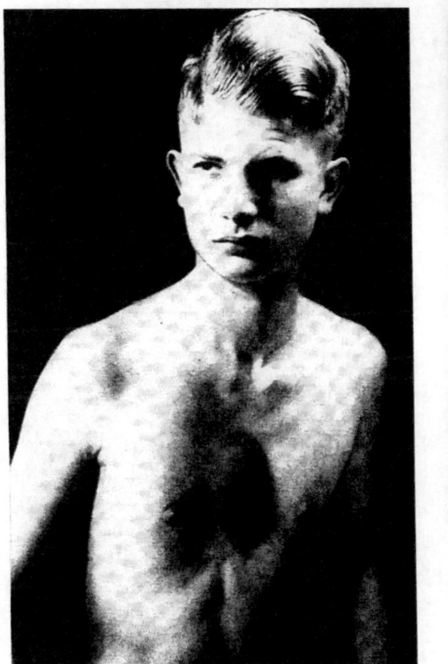

b

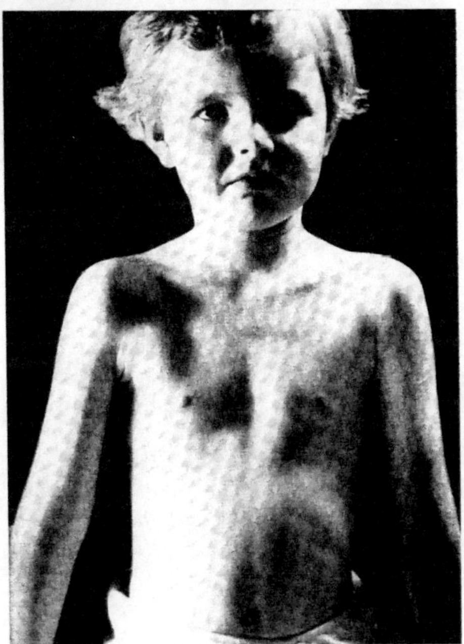

c

Abb. 23b u. c. Trichterbrust bei einem 14jährigen Jungen und seiner 5 Jahre alten Schwester

OCHSNER und DE BAKEY (*225*) haben ausführlich darüber berichtet, so daß eine Darstellung im einzelnen unnötig erscheint. Auch in unserem Material haben wir gelegentlich eine familiäre Häufigkeit beobachtet, so bei Vater und Sohn (Abb. 23a) und bei Bruder und Schwester (Abb. 23b). Letztere hat nur eine Rinnenbrust, was uns von besonderer Bedeutung für die Frage nach dem Manifestationsgrad erscheint. MANEKE (*188*) hat in einer vor kurzem erschienenen Arbeit neben der Trichterbrust auch die Kiel- und Glockenbrust sowie die Harrison-Furche untersucht. Zu diesem Zwecke führte er Sippenuntersuchungen bei Trichterbrust und Kielbrustpatienten durch. Er fand dabei nicht nur ein gehäuftes Vorkommen *beider* zunächst diametral entgegengesetzt erscheinender Thoraxdeformierungen in einzelnen Familien, sondern bei einem Trichterbrustkind und bei je 2 Kielbrustträgern eine erhöhte Frakturneigung. Diese körperlichen Fehler decken nach seiner Meinung eine Systemminderung auf, die auf eine Störung eines einzigen Keimblattes zurückgeführt werden können. MANEKE (*188*) betont darum

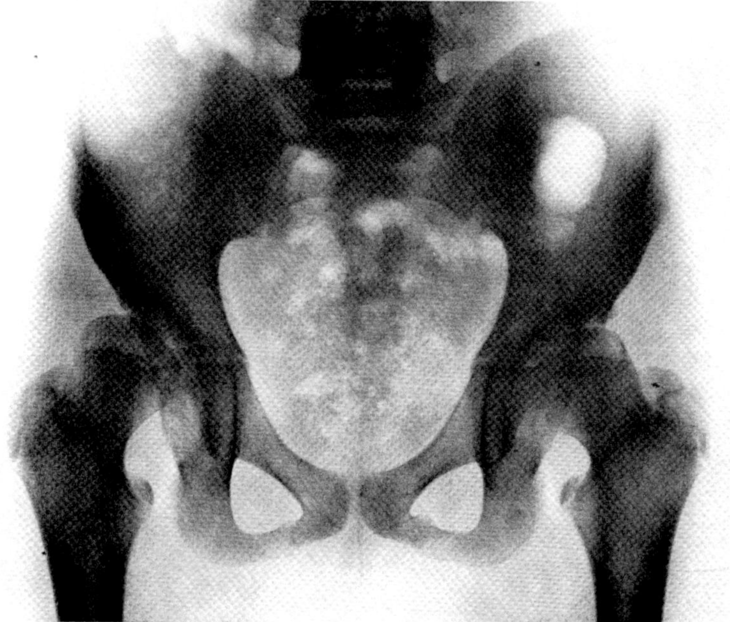

Abb. 24. Hüftluxation bei einem 11jährigen Mädchen, das zugleich eine Trichterbrust hatte

mit HANGARTER und DIECKER, daß bei einer erbbiologischen Analyse nicht ein einzelner Körperabschnitt isoliert betrachtet werden dürfe, sondern daß das ganze System Berücksichtigung finden müsse.

Hinsichtlich der *Geschlechtsverteilung* ist zu sagen, daß schon EICHHORST (*82*) die Ansicht vertreten hat, daß das männliche Geschlecht bevorzugt betroffen sei. Er berechnet auf Grund seiner Zahlen ein Verhältnis von 3:1. OCHSNER und DE BAKEY (*225*) geben sogar die Verteilung mit 4:1 an. Unter den 53 operierten Fällen unseres Krankengutes betrug das Verhältnis nur 2:1 (36 Knaben bzw. Männer gegenüber 17 Mädchen).

## II. Kombination mit anderen Mißbildungen

Wir haben unter 143 Trichterbrustträgern, die im Rahmen der Krüppelfürsorge auf den orthopädischen Sprechtagen vorgestellt worden waren, 34mal eine seitliche Abweichung der Wirbelsäule im Sinne einer Skoliose, bei 7 Patienten einen muskulären Schiefhals oder eine Pectoralisverkürzung und 10mal eine Hüftdysplasie oder Hüftluxation beobachtet. Bei 65 Kindern waren Knickfüße stärkeren Grades oder sonstige Bindegewebsschwächen nachzuweisen. Bei einem

Fall, der in unserer Poliklinik vorgestellt wurde, fand sich außer der Trichterbildung ein ausgedehnter Bauchmuskeldefekt, eine Spina bifida, ein doppelseitiger Kryptorchismus und ein Megacolon. Unter den 53 operierten Patienten war 3mal eine Hüftluxation vorhanden, die im Säuglingsalter reponiert werden mußte. Bei einer 11jährigen Patientin zeigt das Röntgenbild der Hüftgelenke eine doppelseitige Hüftluxation mit ausgeprägter Flachpfanne, was wohl auch auf Wachstumsstörungen zurückgeführt werden kann (Abb. 24). Grundlegende Bedeutung haben in diesem Zusammenhang schließlich die Veränderungen, die an der Wirbelsäule festzustellen sind. Wir haben oben ausführlich darauf hingewiesen. Es besteht kein Zweifel, daß sie nicht sekundär durch die Trichterbrust bedingt sind, sondern vielmehr als Ausdruck der gleichen Grundstörung aufgefaßt werden müssen. Aus den genannten Gründen können wir darum Drachter (*67*) nicht zustimmen, der in einem großen Prozentsatz der Fälle eine Skoliose fand, die nach seiner Meinung eine sekundäre Folge der Trichterbrust sei. Sie komme entweder als direkte Folge der Eindellung der vorderen Brustwand oder auch auf dem Umwege über die intrathorakalen Organe auf Grund von Volumenänderungen oder Verschiebungen derselben mit den dadurch bedingten Folgen für den Thoraxgürtel zustande. In unserem Material haben wir, wie oben mitgeteilt, nur 11mal eine seitliche Verbiegung gesehen.

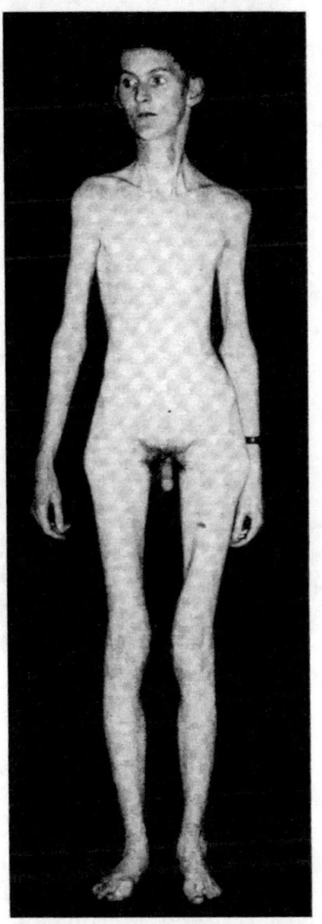

Abb. 25. Marfan-Syndrom mit hochgradigem Schwund des Unterhautfettgewebes

Für die Ätiologie ist schließlich nicht ohne Bedeutung, daß nicht selten eine Trichterbrust im Rahmen eines *Marfan-Syndroms* gefunden wird.

Beim Marfan-Syndrom handelt es sich, wie Wewe (*330*) 1931 erkannt hat, um eine dominant vererbbare Störung des mesenchymalen Gewebes. Der eigentliche Grunddefekt des Leidens ist unbekannt. Histologische Untersuchungen an der Aorta, nämlich Zersplitterung der spärlich vorhandenen Fasern und Vermehrung des kollagenen Gewebes, lassen daran denken, daß der primäre Defekt in den elastischen Fasern liege [McKusick (*185*)]. Das Hauptmerkmal der Skeletabweichung ist der langgestreckte, dünne Körperbau, der Dolichomorphismus. Am meisten zeigen die distalen Knochen der Extremitäten diese Wachstumsstörung (Arachnodaktylie). Außer der Störung des Längenwachstums findet man häufig eine Überdehnbarkeit und Schlaffheit der Gelenkkapseln, Bänder und Sehnen, welche zu Knickfußbildung, Überstreckbarkeit der Gelenke (Genu recurvatum), habituellen Luxationen und anderen Deformierungen führen können. An der Wirbelsäule kommen Kyphosen und Skoliosen, oft schweren Ausmaßes, vor. Die Muskulatur kann unterentwickelt sein. Ihr mangelhafter Tonus gibt gelegentlich zu Verwechslungen mit einer primären Muskelerkrankung Anlaß. Neben den Skeletverbildungen finden sich häufig Veränderungen am Auge — Linsenektopie — und den großen Gefäßen — Mediadegeneration an Aorta und Pulmonalis. Recht typisch ist auch der universelle Schwund des Unterhautfettgewebes, wie der Fall eines 18jährigen Patienten aus unserer eigenen Klinik zeigt (Abb. 25). Wenn auch die Ätiologie der Erkrankung nicht sicher erkannt ist, so ist in diesem Zusammenhang doch die Tatsache von Interesse, daß nicht selten durch eine Wachstumssteigerung der Rippen eine Trichterbrust auftreten kann.

## III. Kausale Genese

Von grundsätzlicher Bedeutung ist die Erkenntnis, daß in den meisten Fällen die Trichterbrust *angeboren* ist. Das war auch in unserem Material deutlich nachzuweisen. Von 53 Patienten war bei 38, das ist in fast 72%, die Mißbildung schon bei der Geburt den Eltern aufgefallen. Bei den restlichen 15 war bei 10 die Eindellung bis zum 2. Lebensjahr erkannt worden und bei 5 Patienten bis zum 5. Jahr deutlich in Erscheinung getreten.

Die gleiche Auffassung, daß die Trichterbrust in den meisten Fällen angeboren sei, wird von vielen Autoren vertreten, so unterschiedlich auch die kausale Genese beurteilt wird.

Die Theorie, daß die *Syphilis* in der Ätiologie eine Rolle spielen könne, geht auf Beobachtungen von LEGRAIN (*169*) 1898 zurück, der 2 Fälle mit einer angeborenen Lues beschrieben hatte. FOURNIER spricht direkt von einem „stigmate éventuelle de la syphilis héréditaire“. GAUCHER (*101*), HALLAPEAU und TESSEIRE (*119*) u. a. schließen sich an. Unter den 5 Fällen, die CHLUMSKÝ (*51*) aus der Hoffaschen Privatklinik beschrieben hat, war 3mal eine Lues in der Familienvorgeschichte vorhanden. Es handelte sich um 3 Geschwister, deren Vater schon vor seiner Verheiratung eine Syphilis aquirierte und zur Zeit der Untersuchung der Kinder deswegen noch in Behandlung stand. Dennoch glaubt CHLUMSKÝ nicht an die grundsätzliche Bedeutung der Lues als ätiologischen Faktor.

*Intrauterine Druckschäden* scheinen ihm dagegen, für einzelne Fälle wenigstens, wahrscheinlich zu sein. Er stellt sich dabei vor, daß das Brustbein durch den stark nach vorne gebeugten Kopf eingedrückt werden könne. Jedenfalls beobachtete er einen Fall, in dem direkt unterhalb der Incisura sterni eine flache dreieckige, nach unten sich neigende Fläche vorhanden war, die in eine typische trichterförmige Vertiefung überging, und die den Umrissen des Unterkiefers des Patienten entsprach. Er folgt damit den Deutungen von LANGER und ZUCKERHANDL (*167*). KAUMHEIMER (*147*) äußerte 1919 die gleiche Meinung. Auch Ferse [HAGMANN (*118*)], das fetale Knie [MARCHAND (*191*), E. EBSTEIN (*72*)] oder der Kopf eines Zwillings [RAUBITSCHEK (*253*)] sollen derartige Druckschädigungen hervorrufen können. RIBBERT (*267*) glaubt, daß die Seitenwände des Uterus durch ihren Druck die Trichterbrust hervorrufen. GRAEFFNER (*108*) stellt sich vor, daß die Deformierung eine Folge von stumpfen Bauchtraumen sein könne, welche die Mutter während der Schwangerschaft erlitten habe.

Ausgehend von der klinischen Beobachtung, daß die Einziehung bei der tiefen Inspiration zunimmt, hat schon JOHANN BAUHINUS (*15*) 1594 an einen übermäßigen, *abnormen Zug des Zwerchfelles* gedacht. WOILLEZ (*335*) hält es für wahrscheinlich, daß die Ursache für die Trichterbildung in einer Retraktion des Zentrum tendineum des Zwerchfelles zu suchen sei. Er bringt sie in Analogie zur Dupuytrenschen Fingerkontraktur. Nach HUTCHINSONs Auffassung wird die Deformierung hervorgerufen durch eine Fixation des caudalen Sternumendes durch fibröse Züge zum Zentrum tendineum, während der Thoraxentwicklung. SPITZY (*293*) meint, daß neben einer Nachgiebigkeit des Brustbeines eine etwa geänderte Anheftung des Zwerchfelles oder eine Verstärkung der medialen Züge desselben eine Rolle spielen könnten. HOFBAUER (*133*) stellt sich vor, daß das Diaphragma durch abnorme bindegewebliche Fixation am Tiefertreten gehindert werde und somit die mehr oder weniger horizontal verlaufende Pars sternalis das Brustbein einziehe.

Eine eingehende anatomische Studie hat BROWN (*35*) 1939 dem Zwerchfellansatz am Brustbein gewidmet. Er geht von der Überlegung aus, daß nur eine muskuläre Kraft das Brustbein einziehen könne. Nach seiner Darstellung setzt sich die Linea alba nach kranial in radiär verlaufende sternocostale Ligamente fort, die das ganze Brustbein und den Schwertfortsatz als Membrana sterni umgeben. Die Verbindung dieser Membran mit der Linea alba nennt BROWN (*35*) das Ligamentum substernale. Schrumpfungen, entzündliche Veränderungen oder abnorme Verkürzungen üben nach seiner Meinung einen starken Zug aus, der seinerseits für die Entstehung der Trichterbrust verantwortlich zu machen wäre. BRANDT (*24*) glaubt sogar, daß die hinter dem Sternum gelegenen Gleiträume verlötet seien und darum die Zwerchfellkontraktion einen nach dorsal gerichteten Zug auf das Brustbein ausüben könne. Auf diese Weise erklärt er sich jedenfalls die paradoxe Atmung, d. h. die sternale Einziehung bei tiefer Inspiration. Als Ursache für die beschriebene Verlötung vermutet er eine mangelnde Differenzierung der hinter dem Brustbein gelegenen Strukturen. Sie bewirkt eine Verdickung und Strangbildung der Fasern, die vom Zwerchfell in die Membrana sterni und die Linea alba einstrahlen.

Die Lehre von der direkten mechanischen Einziehung hat ohne Zweifel auf den ersten Blick etwas Bestechendes an sich; dennoch sprechen sehr wichtige Gründe gegen diese Auffassung. In erster Linie muß auf die Sektionsbefunde von VERSÉ verwiesen werden, die dieser 1910 veröffentlicht hat. Im ersten seiner 3 Fälle, bei einer 48jährigen Frau, wurde kein Zeichen einer Rachitis gefunden. Eine narbige Retraktion des Zwerchfells konnte schon deswegen ausgeschlossen werden, weil eine Abflachung der Zwerchfellkuppeln nicht vorlag. Auch bei der Sektion eines $1^1/_2$ Jahre alten Jungen und einer 54jährigen Frau waren keine Änderungen in der Zwerchfellinsertion festzustellen. Zudem lag die Stelle der tiefsten Einbuchtung des Brustbeines niemals in Höhe des Zwerchfellansatzes, sondern stets höher.

Seit dem Erscheinen der Brownschen Arbeit ist von allen Operateuren besonders auf das Ligamentum substernale oder retrosternale, wie es auch heißt, geachtet worden. Die Autopsiebefunde bei der Operation sind nicht einheitlich. Das liegt wohl daran, daß die Brownschen Mitteilungen von den verschiedenen Autoren recht unterschiedlich interpretiert worden sind. HAUSMANN (*126*) hat an 30 von insgesamt 51 Fällen bei der Operation keine wahrnehmbaren Verdickungen oder Hypertrophien der substernalen Membran gefunden. BILL (*22*) sah das Brownsche Ligament bei 8 Operationen nur einmal. In gleicher Weise äußern sich REHBEIN und WERNICKE (*261*), NISSEN (*221*), KOOP (*158*), RAVITSCH (*255*), u. a. Wir selbst haben bei unseren 53 Operationen nicht einmal eine verstärkte Bandverbindung zum Zwerchfell gefunden. Besonders eindrucksvoll war aber in allen Fällen, daß auch nach Abtrennung des unter starkem caudalem Zuge stehenden Processus xiphoides die sternale Impression nur unwesentlich nachgab. Erst wenn alle in das caudale Ende des Corpus sterni ziehenden Weichteile, das sind vor allem die Intercostalschläuche 6, 7 und 8, durchschnitten waren, dann ließ sich das Brustbein heben. Dabei zeigte sich, daß zwischen demselben und dem Mediastinum stets lockeres Bindegewebe lag, das sich in allen Fällen leicht mit einem Präpariertupfer abschieben ließ. Aus diesem Grunde glauben wir nicht an den direkten Zug des sternalen Zwerchfellschenkels als eigentliche Ursache für die Trichterbrustbildung. In einem Punkte aber stimmen wir BROWN (*35*) zu, nämlich, daß eine abnorme Fixierung des caudalen Brustbeinkörperabschnittes besteht. Dieser Zug ist aber nicht nur nach caudal, sondern vor allem auch nach lateral gerichtet und im Sinne einer vermehrten Querverspannung aufzufassen. Dabei spielen nach unseren

Beobachtungen narbige Umwandlungen des inneren queren Brustmuskels, des Transversus thoracis, eine Rolle. Dieser Muskel ist schon unter normalen Umständen sehr oft sehnig angelegt. Während die oberen, zum 1. oder 2. Intercostalraum ziehenden Zacken fast parallel dem Brustbein angeordnet sind, was der „Alten Lage der Fasern in den Myotomen und in deren Fortsetzung" [BRAUS ELZE (*27*)] entspricht, sind die unteren Fasern nahezu quergestellt. Man kann sich leicht vorstellen, daß eine mangelnde Differenzierung oder Schrumpfung dieser an das untere Sternumende tretenden Fasern das Brustbein nahezu unbeweglich fixieren muß. Demgegenüber spielt die Feststellung durch den Rectus abdominis und die Linea alba keine Rolle. Gerade die Bauchmuskulatur ist in allen Fällen ja vermehrt gedehnt, was an dem vorgewölbten, wie gebläht erscheinenden Bauch erkennbar ist.

Außer der fehlenden Differenzierung der muskulären und sehnigen Strukturen, die an das untere Sternumende treten, verdient die Auffassung besondere Beachtung, daß ein *dysharmonisches Wachstum der Rippenknorpel* und des Brustbeines kausale Bedeutung für das Zustandekommen der Trichterbrust haben könne. Das ist deswegen nicht von der Hand zu weisen, weil das gesteigerte Rippenwachstum beim Marfan-Syndrom eine Trichterbrust hervorbringen kann.

VERSÉ (*315*) denkt auf Grund von Messungen an 205 Brustbeinen daran, daß eine *Steigerung des Längenwachstums des Corpus sterni* vorliegen könne. Ihm wirken die Rippen von unten entgegen, so daß als Ausgleich der entstehenden Spannung eine Einbiegung auftreten müsse. WANKE (*326*) hat eine auffallende Varietät der Knochenkerne im Brustbein gefunden. Er erblickt darin einen Hinweis auf eine Wachstumsstörung des Brustbeines. Nicht unerwähnt dürfen in diesem Zusammenhang die Untersuchungen von GERTRUD BIEN (*19*) bleiben. Sie bezieht sich bei ihren Untersuchungen auf die Arbeit von CHARLOTTE MÜLLER (*211*), die mitgeteilt hatte, daß bei Embryonen von 32—37 mm Länge das Sternum dorsaler liege als die Rippenansätze 3—7. Diese Verlagerung verschwinde im Laufe der weiteren embryonalen Entwicklung wieder. Die ventrale Dellenbildung, die im übrigen auch beim Neugeborenen mitunter noch zu finden sei, ist physiologisch und drückt die in der Ontogenese vorkommenden verschiedenen Wachstumsgeschwindigkeiten der einzelnen Thoraxanteile aus. Man könne, so meint GERTRUD BIEN, die ventrale Einsenkung als physiologische Trichterbrust bezeichnen. Die pathologischen Formen weisen die gleichen Lokalisationen auf, wenn auch in wesentlich stärkerer Ausprägung. Aus dieser Tatsache sei unschwer der Schluß zu ziehen, daß bei der pathologischen kongenitalen Trichterbrust die Persistenz eines physiologischen embryonalen Vorkommnisses vorliege.

Im Gegensatz zu VERSÉ (*315*) glaubt W. EBSTEIN (*74*) 1882, daß das Sternalwachstum dem der Rippen nachhinke. Klarer spricht diese Meinung noch SCHIFFER aus, wenn er die Auffassung vertritt, daß ein *gesteigertes Rippenwachstum* das Sternum nach einwärts dränge und so eine Trichterbrust hervorrufe. PIERRE MARIE (*193*) und FLESCH (*92*) äußern sich in ähnlicher Weise. Unter dem Eindruck, daß bei den meisten Operationen kein Ligamentum substernale im Sinne von BROWN (*35*) nachgewiesen werden kann, wird dieser Gedanke im neueren amerikanischen Schrifttum wieder aufgegriffen. So schreibt HAUSMANN (*126*) 1955, es scheint, als ob ein übermäßiges Wachstum des Knorpels das Sternum bei der Trichterbrust nach hinten drücke. KOOP (*158*) hält eine Knochenknorpeldysplasie für den entscheidenden kausalen Faktor. Zuletzt haben sich auf dem 38. Thoraxchirurgenkongreß 1958 in Boston auch LESTER (*177*), SANGER (*280*) und RAVITSCH (*259*) in diesem Sinne geäußert. MANEKE (*188*) meint das gleiche, wenn er 1959 von einer sternocostalen Dysostose spricht.

Nach unseren *eigenen Untersuchungen* haben wir keinen Zweifel daran, daß der Trichterbrust eine tiefgreifende Wachstumsstörung zugrunde liegt. Nach dem äußeren Erscheinungsbild ist es in der Tat naheliegend, ein gesteigertes Rippenwachstum als Ursache der Deformierung in Erwägung zu ziehen, denn die Rippenknorpel sind in allen Fällen verlängert, eine Tatsache, der man bei der Operation durch oft ausgedehnte Knorpelresektionen Rechnung tragen muß. Für diese Auffassung spricht ferner, daß beim Marfan-Syndrom neben der Wachstumssteigerung der distalen Extremitätenknochen auch eine solche der Rippenknorpel vorliegen kann. In diesen Fällen tritt dann jedenfalls eine Trichterbrust auf.

Daß die Störung aber nicht nur als sternocostale Dysostose bezeichnet werden darf, haben die typischen Wirbelsäulenveränderungen, wie sie oben beschrieben worden sind, eindeutig gezeigt. Die primäre Störung ist viel tiefgreifender, wie auch die Kombination mit anderen Mißbildungen beweist.

Die Erfahrungen bei 53 Operationen haben uns gelehrt, daß eine Korrektur der Einsenkung auch dann noch nicht möglich ist, wenn die Knorpel reseziert sind und der Processus xiphoides abgetragen wurde. Erst nach Durchschneidung aller Weichteile, die an das untere Sternumende treten, ist der Ausgleich möglich, d. h., erst wenn die Querverspannung der vorderen Thoraxwand gelöst wird, kann das Brustbein aus seiner Fixation befreit werden. Dafür spricht auch, daß eine Flankenatmung, d. h. die Hebung der unteren Rippen, in den typischen Fällen nicht möglich ist, was sich durch Annahme einer narbigen Umwandlung des Musculus transversus thoracis unschwer erklärt. Auf die Bedeutung der Störung der Atemmechanik für die Ausbildung der Trichterbrust wird beim Studium der Ontogenese des Leidens näher einzugehen sein. Wie berechtigt derartige Überlegungen sind, wird schließlich auch dadurch bewiesen, daß eine narbige Schrumpfung des Mediastinums, z. B. nach Laugenverätzung der Speiseröhre, eine Trichterbrust erzeugen kann.

**Zusammenfassend ist zur Ätiologie zu sagen:** Bei der angeborenen schweren Trichterbrust handelt es sich um eine mehr oder minder deutlich erkennbare Entwicklungsstörung, die durch Brustkorbverbildung, mangelnde Differenzierung der ventralen inneren Thoraxmuskulatur und Aufbaustörungen der Wirbelsäule charakterisiert ist und die mit anderen Deformierungen des Haltungs- und Bewegungsapparates vergesellschaftet sein kann. In einigen Fällen tritt sie im Rahmen eines Marfan-Syndroms auf, während in anderen Fällen Zusammenhänge mit der enchondralen Dysostose bestehen. Die Systemminderwertigkeit als solche ist vererbbar, ohne daß die Manifestation im einzelnen festgelegt ist. So erklärt es sich, weshalb in den Sippenstammbäumen trotz des dominanten Erbganges außerordentliche Schwankungen der Formausprägung festzustellen sind.

*Frühkindliche Erkrankungen* spielen in der Ätiologie der Trichterbrust sicher nur eine untergeordnete Rolle. Das gilt vor allem für die *Rachitis*, die Grünenthal (*115*), Picqué-Colombani (*244*), Hutchinson (*142*), Steindler (*303*), Bystrow (*44*), Ruhe (*274*) u. a. als bedeutsam ansehen.

Im Schrifttum wird interessanterweise die rachitische Genese schon frühzeitig in Zweifel gezogen. Schon Chlumský (*51*) stellt 1901 fest, daß diese Erklärung für kongenitale Fälle unhaltbar sei. v. Niemayer (*219*) versuchte wohl einen Ausweg durch Annahme einer fetalen Rachitis, die es aber nach Wieland (*331*) u. a. gar nicht gibt. Kümmel (*161*) stellt im Handbuch der praktischen Chirurgie 1902 fest, daß Rachitis und anderweitige Affektionen in allen Fällen einer Trichterbrust fehlten. Im modernen Schrifttum wird die rachitische Genese schon unter Hinweise auf die angeborenen Fälle meist abgelehnt. Auch für die erst im Laufe des 1. Lebensjahres aufgetretenen Deformierungen kann sie nur ausnahmsweise in Erwägung gezogen werden. Mit Recht fordert MANEKE (*188*), daß eine Rachitis als wohldefinierte Stoffwechselerkrankung erst bewiesen sein müsse, bevor sie als pathogenetischer Faktor angeschuldigt werden kann. Unter 36 Trichterbrustkindern fand er nur einen Fall, bei dem im Säuglingsalter eine Rachitis vorhanden war und klinisch gesichert werden konnte. WEGMANN und SCHAUB (*328*) geben ein ähnliches Verhältnis an. Unter ihren 104 beobachteten Patienten waren nur 4 mit einer anamnestisch angegebenen Rachitis. Angesichts dieser Zahlen kann nicht eindringlich genug darauf hingewiesen werden, die These von der rachitischen Entstehung endlich zu verwerfen, was leider vielenorts noch nicht geschieht. Mir scheint das vor allem deswegen von grundsätzlicher Bedeutung, weil auch heute noch viele der betroffenen Kinder über Monate hinweg Kalk und Vitamin D-Gaben bekommen — Patienten, bei denen eine frühzeitige ausreichende Übungsbehandlung allein die weitere Verschlimmerung hätte aufhalten können.

Nach dem Gesagten versteht sich von selbst, daß *exogene Einwirkungen* nur ausnahmsweise einmal eine Trichterbrust hervorrufen können. Nicht selten wird die Trichterbrust auch heute noch als Töpfer- oder Schusterbrust bezeichnet und damit bewußt oder unbewußt eine ätiologische Deutung ausgesprochen. Im älteren Schrifttum beschreibt EICHHORST (*82*) 1891 den Fall eines 49jährigen Phthisikers, bei dem im 37. Lebensjahr eine Trichterbrust aufgetreten war, die sich im Laufe der Zeit verschlechterte. Der Autor führt die Deformierung darauf zurück, daß der Patient, seit dem 20. Lebensjahr im Bahndienst beschäftigt, häufig seine Brust gegen Puffer oder Wagenwände angestemmt habe. FREY beobachtete einen jungen Schreiber, der wegen seiner Kurzsichtigkeit zum Andrücken des Brustkorbes gegen die Tischkante gezwungen war. Auch bei ihm habe sich daraufhin eine trichterförmige Einziehung entwickelt.

Daß ein umschriebener mechanischer Druck, etwa das Anstemmen eines Werkzeuges oder dergleichen, in der Lage sei, ein normales Brustbein im Sinne der Trichterbrust einzudrücken, erscheint zumindest sehr fraglich. Uns ist kein schlüssiger Beweis weder aus unserem Material, wo wir übrigens weder einen Schuster noch einen Töpfer fanden, noch aus der Literatur bekannt. Gegen die Annahme der mechanisch bedingten Impression spricht zudem der Umstand, daß beim Erwachsenen der Brustkorb bereits so fest geworden ist, daß ein Nachgeben nur in den federnden Rippenknorpeln eintritt, das Brustbein aber selbst wohl kaum eine Einsenkung erleidet.

In seltenen Fällen kann vielleicht eine sternale Impression durch einmalige, erhebliche Traumen hervorgerufen werden. BERNHARDT und ALEXANDER (*4*) haben entsprechende Mitteilungen gemacht, welche die *traumatische Entstehung* in ihren Fällen annehmen lassen.

Eindeutiger erscheint uns der Zusammenhang zwischen sternaler Einziehung und schrumpfenden Prozessen im Mediastinum zu sein. SPITZY (*293*) bildet z. B. im Lehrbuch der Orthopädie von FRITZ LANGE eine Trichterbrust bei einem kleinen Mädchen ab, die im Verlauf eines Jahres nach einer durch Laugenverätzung hervorgerufenen Schrumpfung entstanden ist.

Wenn nach den gemachten Darlegungen auch kein Zweifel darüber bestehen darf, daß durch besondere exogene Einwirkungen wie Traumen und schrumpfende Prozesse des Mediastinums eine Einziehung des Sternums bewirkt werden kann, so spielen die Fälle im ganzen gesehen noch eine recht untergeordnete Rolle. Nichts beweist das besser als der Umstand, daß die Deformierung, wie oben angegeben, bei den meisten Patienten bereits unmittelbar nach der Geburt oder wenigstens im 1. Lebensjahr beobachtet wird.

## IV. Formale Genese

Die Systemstörung kann bereits unmittelbar nach der Geburt zu erkennen sein. Dies war bei unseren operierten Patienten in über 70% der Fall. Bei allen Trichterbrustträgern hat sich das Leiden im Laufe des Lebens verschlechtert. Dabei ist eine Zunahme zu Zeiten gesteigerten Wachstums, das ist zwischen dem 5. und 7. Lebensjahr, zur Zeit des 1. Gestaltwandels und in der Pubertät der Fall. Wie bei anderen Deformierungen wirkt sich die Entwicklungsstörung nunmehr besonders aus. Das wird vor allem an 2 Schwerpunkten der Skeletdifferenzierung sichtbar: am Brustkorb und an der Wirbelsäule. Beim Neugeborenen ist der sternovertebrale Durchmesser größer oder mindestens gleich groß wie der Querdurchmesser. Das Brustbein zeigt noch keine deutliche Knickbildung am Angulus Ludovici, sondern weist vielmehr eine allgemeine ventrale Wölbung auf. Es steht im spitzen Winkel zur Wirbelsäule. Mit den ersten Atemzügen sind die Rippen angehoben und in Inspirationshaltung gebracht worden. Die oberen Rippen liegen nun „faßringförmig" [Hasselwander (*125*)] der Wirbelsäule an. Nachdem diese Stellung der bei maximaler Inspiration entspricht, kann eine weitere Rippenhebung bei der Einatmung keinen Effekt mehr haben. Die thorakale Atmung spielt dementsprechend beim Säugling keine große Rolle. Nach den ersten 3 Lebensmonaten beginnt eine grundlegende Veränderung. Unter dem Einfluß der Schwere, vor allem aber durch Wachstumsvorgänge senkt sich der Brustkorb, so daß die Rippenknorpel im Epigastrium nunmehr einen kleineren Winkel umschließen. Diese Umbiegung, die Engel (*85*) auch bei Idioten findet, die nie zur Aufrichtung kamen, ist durch ein auffallend starkes Knorpelwachstum der Rippen bedingt. Um diese Zeit, nämlich am Ende des 1. Lebensjahres, wird die trichterförmige Einziehung bei den meisten Kranken erkannt.

Gegen Ende des 1. Lebensjahres kommt eine neue, wesentliche Krise: die Erhebung des Kindes zum aufrechten Stand. Damit tritt eine weitere Verschlimmerung des äußeren Erscheinungsbildes ein.

In den ersten Lebenswochen zeigt die kindliche Wirbelsäule noch ganz die am Ende der Embryonalzeit bereits vorhandene nach dorsal konvexe Totalkrümmung. Eine Streckung oder gar eine Lordosierung der Wirbelsäule ist zwar passiv möglich, wird aktiv aber erst erreicht, wenn die Rückenmuskulatur kräftig genug geworden ist, den Körper gegen die Schwere zu erheben und zu halten. Am ersten entwickelt sich etwa um den 3. Lebensmonat die auch phylogenetisch ältere Lordose der Halswirbelsäule. Sie tritt im Gefolge der Erhebung des Kopfes auf. Gleichzeitig erfährt die Brustwirbelsäule, vor allem in den mittleren Segmenten, eine Kyphosierung. Wenn das Kind zu stehen beginnt, sind Halslordose und Brustkyphose bereits sichtbar vorhanden, die Lendenbiegung dagegen fehlt noch. Die Entwicklung der Lendenlordose geht im Kleinkindesalter nur etappenweise und zunächst zögernd vor sich. Die fehlende Lendeneinbiegung charakterisiert ja das Haltungsbild des Kleinkindes. Dieses steht nicht wie der Erwachsene mit aufrechtem, sondern mit nach vorne geneigtem Rumpf. Hüft- und Kniegelenke sind nicht gestreckt, sondern zeigen noch einen Beugungsrest der embryonalen und frühkindlichen Haltung (Abb. 26). Von besonderer Bedeutung für die Form der Körperhaltung ist die Stellung des Beckens. Durch die mangelnde Streckung der Beine scheint das Becken durch die quere Hüftgelenksachse nach vorne gekippt, wie man das auch beim Erwachsenen mit einem muskulären Hängeleib oder bei Beugekontrakturen zu sehen bekommt. Bedingt durch die Beckenstellung, wölbt sich der Bauch stärker nach ventral vor. Die Folge ist eine permanente Überdehnung der muskulären Wandung des Abdomens, die zwar unter normalen Bedingungen folgenlos überwunden wird, beim Trichterbrustpatienten aber zu einer Umgestaltung der unteren Thoraxapertur führt. Diese muß sich um so eher entwickeln, als die flachgestellte Brustwirbelsäule auch einen allgemeinen abgeplatteten Brustkorb bedingt. LOESCHKE (*181*) hat die Zusammenhänge auf Grund eingehender experimenteller und klinischer Studien deutlich machen können. Nach seinen Untersuchungen ist sichergestellt, daß die mangelnde Kyphosierbarkeit der unteren Brustwirbelsäule ihren Niederschlag in der Thoraxform finden muß. An dem in dorsoventraler Richtung

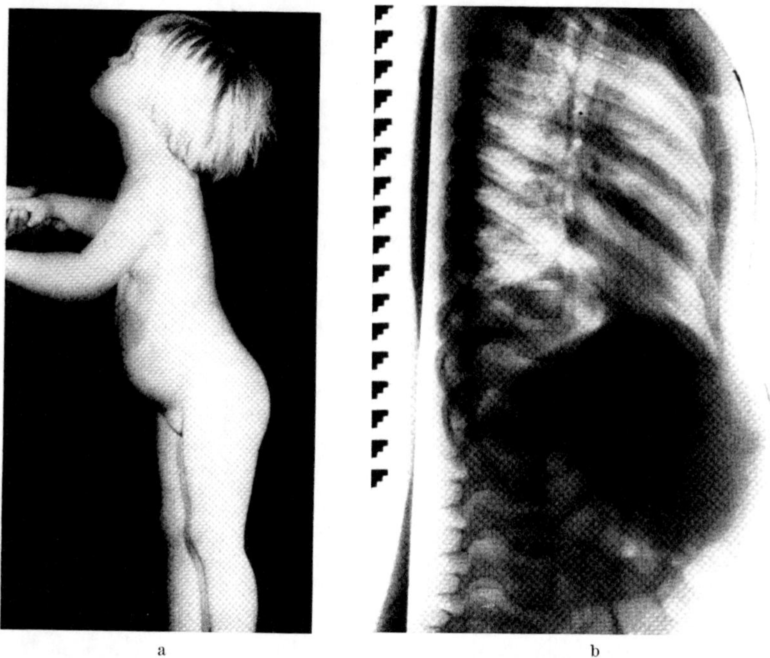

a b

Abb. 26 a u. b. Trichterbrust bei einem Mädchen von 1 Jahr. Die Wirbelsäule ist totalkyphotisch und nach vorne gebeugt. Beugung in Hüft- und Kniegelenken

abgeplatteten Brustkorb wirkt sich der Zug der überdehnten Bauchmuskulatur formend aus.

Unter dem Einfluß dieser Kräfte wird die *untere Thoraxapertur* in typischer Weise *ausgekrempelt*, um so mehr, als der costale Zwerchfellansatz in Höhe der 7. sternalen Rippe den nötigen Gegenzug leistet. Wegen der Querverspannung des unteren Brustbeinpoles durch den Transversus thoracis und die Membrana sterni bleibt das Brustbein selbst von der Auskrempelung unberührt. Es steht, wie gezeigt werden konnte, an seinem caudalen Ende der Wirbelsäule genähert, während es im kranialen Anteil unter dem Einfluß des Längenwachstums zunehmend nach ventral konvex verbogen wird.

Bleibt die Ausbiegung der unteren Thoraxapertur aus, dann fehlt die typische Trichterbildung, z. B. beim Kind, das noch liegt, also beim Säugling. Umgekehrt ist diese beim noch formbaren Brustkorb des Kleinkindes durch Anspannung der Bauchmuskeln beim Aufrichten aus Bauchlage zu beseitigen. Erst die Auskrempelung der unteren Rippen bildet den typischen Trichter, wie die Photoaufnahme deutlich zeigt (Abb. 27). In diesem Stadium kann eine Widerstandsminderung des Knochens, etwa durch rachitische Prozesse, bedeutsam werden.

In diesem Sinne spricht das Auftreten einer ähnlich aussehenden Harrison-Furche im Rahmen der englischen Krankheit.

Die Trichterbrust wird in ihrer Gradausprägung, schließlich aber auch durch die *gestörte Atemmechanik* beeinflußt. Grundlegend ist auch hier die gehemmte Entwicklung der Form des Brustkorbes selbst. Wie bereits mitgeteilt, bleiben bei der Trichterbrust die oberen Rippen in Inspirationsstellung stehen, die thorakale Atmung ist wie beim Säugling nicht ergiebig und muß darum durch eine abdominelle, d. h. diaphragmale, ersetzt werden. Man kann sich von den wahren Verhältnissen am besten ein Bild durch kinemathographische Registrierung der

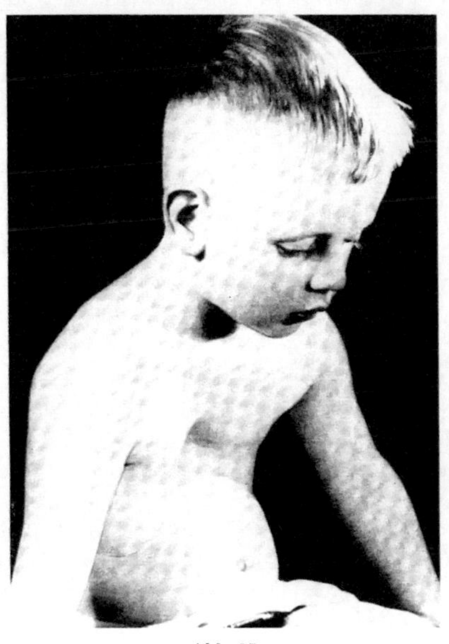

Abb. 27

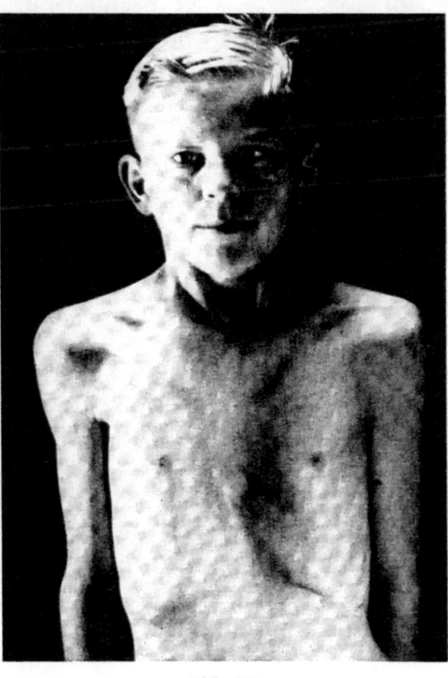

Abb. 28

Abb. 27. Die Auskrempelung der unteren Thoraxapertur bildet den Trichter in seinem unteren Anteil

Abb. 28. Maximale Inspiration bei einem Trichterbrustpatienten. Es ist keine Hebung des Rippenbogens eingetreten

Atembewegungen machen. Wir haben das bei 3 Patienten durchgeführt. Eindrucksvoll waren dabei die Longitudinalverschiebung des ganzen Brustkorbes und die fehlende inspiratorische Erweiterung der unteren Thoraxpartien, wie das aus den geringen Differenzen des Brustkorbumfanges in In- und Exspiration hervorgeht. Das Photo gibt diese Verhältnisse ebenfalls deutlich wieder (Abb. 28). Der Brustkorb wird durch die Einatmung im ganzen gehoben, Hals- und Bauchmuskulatur sind angespannt. Eine Hebung der Rippen, erkennbar an der Vergrößerung des Rippenbogens, ist nicht eingetreten.

Man kann sich unter diesen Umständen unschwer vorstellen, daß abnorme intrathorakale Drucke im Sinne eines entstehenden Unterdruckes den Trichter, vor allem in seinem caudalen weichen Anteil einziehen müssen. Für die Richtigkeit solcher Gedankengänge lassen sich mehrere Beweise anführen.

Die einfachste Methode, einen Unterdruck im Brustkorb herbeizuführen, ist die, daß man bei tiefer Inspiration ein Nachströmen der Luft durch Verschluß von Mund und Nase verhindert. In diesem Zusammenhang ist eine Beobachtung wichtig, die Versé (*315*) 1910 macht. Er beschreibt einen Muskelmann, der damals von Universität zu Universität reiste, und dem es gelang, durch bestimmte Manipulationen eine tiefe trichterförmige Einziehung zu erzeugen.

Er preßte zu diesem Zweck zuerst die Bauchorgane nach oben hinten und fixierte sie in dieser Lage durch Kontraktion der vorderen Bauchwand. Darauf erfolgte bei geschlossener Glottis eine tiefe Exspiration. Durch die gewaltsame Aktion wurde eine trichterförmige Einziehung erreicht, die sich furchenartig über die falschen Rippen nach der Seite fortsetzte. SPITZY (*293*) beobachtete einen ähnlichen (oder den gleichen?) Muskelmann, der diese Einziehung ebenfalls vorführen konnte. Durch die Störung im Muskelgleichgewicht erklärt sich auch die funktionelle Trichterbrust beim schweren Stridor connatus [MANEKE (*188*)], die auch nicht selten beim gesunden Säugling, z. B. beim Pressen im Excitationsstadium der Narkose, aber auch beim Würgen und Schreien, gesehen werden kann. SCHRÖCKSNADEL und PLATZGUMMER (*300*) glauben, daß eine Alteration der Atemmechanik allein genügen könne, eine Brustkorbvertiefung bis zum Ausmaß eines deutlich sichtbaren Trichters hervorzubringen. Dieser kann allmählich fixiert werden.

Im Zusammenhang mit der Störung der Atemfunktion wird wiederholt im Schrifttum die Bedeutung von *mechanischen Behinderungen der oberen Luftwege* erörtert. So beobachtete WILSCHKE (*333*) einen Säugling mit deutlichem Stridor bei einer in allen Anteilen vergrößerten Schilddrüse. Klinisch bestand eine ausgesprochene inspiratorische Dyspnoe. Die mechanische Atembehinderung führte nach seiner Meinung, zu einer Trichterbrust mit inspiratorischer Einziehung des unteren Sternalrandes. Im gleichen Sinne äußerte sich auch RUPILIUS (*275*), der ebenfalls bei großen Kröpfen Trichterbrüste, aber auch Hühnerbrüste gesehen hat. FLUSSER (*93*) lenkt sein Augenmerk auf die relative Glottisstenose bei der durch das Geburtstrauma entstandenen Posticuslähmung. So beschreibt er 2 Fälle, einen Säugling von 9 Monaten und ein Kind von 1 Jahr. Bei beiden hatte eine schwere Geburt vorgelegen. Nach 2 bzw. 3 Monaten entwickelte sich eine zunehmende Behinderung der Atmung. Sie war bedingt durch eine Posticuslähmung, die in einem Falle durch Laryngoskopie in Narkose gesichert werden konnte. Nicht selten finden sich übrigens in der Anamnese der Trichterbrustpatienten vergrößerte Tonsillen und adenoide Vegetationen. In unserem Material haben wir das ebenfalls beobachten können. Bei 10 Kindern wurde wegen entsprechender Veränderungen eine Tonsillektomie bzw. Adenotomie durchgeführt. Weil aber auch nach der Operation die Deformierung bestehenbleibt, kann in der mechanischen Verlegung der oberen Luftwege höchstens ein zusätzlicher Faktor erblickt werden. Im gleichen Sinne spricht die Mitteilung von LESTER (*172*), daß die inspiratorische Einziehung auch in Intubation bestehenbleibe, also dann, wenn die Glottisstenose überwunden ist.

Daß die gestörte Atemmechanik aber wirklich von Bedeutung ist, das haben CHIN und ADLER (*50*) gezeigt, die beobachteten, daß die inspiratorische Einziehung dann vollständig verschwindet, wenn das Zwerchfell durch Curare gelähmt wurde. BRODKIN (*31*) hat durch Prokain-Injektionen in den Phrenicus auf der homolateralen Seite eine Verminderung der Trichterbrust gesehen. Endlich ist es nach Mitteilung von SCHRÖCKSNADEL und PLATZGUMMER (*300*) bei einem 12jährigen Jungen durch Umstellung von der abdominellen auf die thorakale Atmung gelungen, die bestehende Trichterbrust zu beseitigen. Die Kenntnis dieser Zusammenhänge ist für die konservative Behandlung von großer Bedeutung. Wenn wir auch aus verschiedenen Gründen nicht glauben können, daß durch eine Atemtherapie allein eine schwere Trichterbrust geheilt werden kann, so verdienen diese Mitteilungen doch wegen der grundsätzlichen Bedeutung in der funktionellen Nachbehandlung besondere Beachtung.

Beim Neugeborenen ist die Anlage zur Trichterbildung als angeborene, potentielle Störung vorhanden. In etwa der Hälfte der Fälle wird bei forcierter

Atmung die sternale Einziehung sogleich sichtbar, bei dem Rest ist die Systemstörung klinisch noch nicht zu erkennen. Erst im Laufe der weiteren Entwicklung bildet sich an den angeborenen Veränderungen durch die funktionelle Belastung die spätere Formabweichung aus, welche die Deformierung charakterisiert. Wie gezeigt werden konnte, spielen dabei Wirbelsäulenfehlform und Atemstörung eine Rolle. Das weitere Schicksal des Patienten hängt nunmehr ausschließlich davon ab, inwieweit die Thoraxorgane selbst von der trichterförmigen Einziehung in Mitleidenschaft gezogen werden.

## V. Folgeerscheinungen an den Thoraxorganen

Mit der Abflachung des Brustkorbes, mehr aber noch durch die dorsalwärts gerichtete Einziehung des unteren Brustbeinendes, gerät das Herz, das mit seiner rechten Hälfte hinter dem Sternum gelegen ist, in mechanische Bedrängung. Wird sie zu stark, so folgt ein allmähliches Ausweichen nach der linken Thoraxhälfte hin. Wahrscheinlich dürften aber auch Retraktionen des Mediastinums selbst von Bedeutung sein, denn nicht selten ist die Linksverlagerung schon bei relativ jungen Kindern vorhanden. Welche dieser beiden Möglichkeiten die größere Rolle spielt, vermögen wir noch nicht zu entscheiden. Wegen der anatomischen Beziehungen, vor allem wegen der Befestigung des Herzens am Herzstiel, führt die sternale Einziehung gleichzeitig auch zu einer Drehung des Herzens im Uhrzeigersinn. Solange die Raumnot nicht zu groß wird und ein Ausweichen möglich ist, bleibt diese Verlagerung im wesentlichen ohne klinische Bedeutung. Dem entspricht die Beobachtung, daß auch eine tiefe sternale Einziehung ohne entscheidende Behinderung des Trichterbrustträgers verkraftet werden kann, solange die Thoraxwölbung normal oder nur gering verändert ist. Liegt dagegen ein stärkerer Platythorax vor, dann ist die Kompensationsfähigkeit bald erschöpft, und nunmehr müssen zwangsläufig auch klinisch die Zeichen der gestörten Herzaktion erkennbar werden. Um Wiederholungen zu vermeiden, begnügen wir uns an dieser Stelle mit diesem Hinweis und gehen erst später ausführlicher darauf ein.

In wesentlich geringerem Umfange sind Störungen der *Lungenfunktion* zu erwarten. Der Grund ist darin zu suchen, daß die Verminderung des anteriorposterioren Durchmessers im allgemeinen mit einer Vergrößerung des queren Diameters ausgeglichen wird. Rein rechnerisch kann dadurch die atmende Oberfläche der Lunge erhalten bleiben. Der klinische Befund gibt diesen theoretischen Erklärungen recht, wie gezeigt werden wird. Daß gelegentlich auch die Leber Druckschäden aufweisen kann, haben schon Henschen und Naegeli (*131*) dargetan. Sie fanden direkte Druckschwielen, welche durch Impressionen der Rippen bedingt waren. Im allgemeinen spielen derartige Veränderungen aber keine große Rolle. Wir haben trotz ausgedehnter klinischer Untersuchungen in dieser Richtung keinen Hinweis dafür finden können. Bedeutsam sind allein die Störungen der Herzaktion, weit weniger die Schädigungen der Lunge.

In Unkenntnis der wahren pathogenetischen Verknüpfungen hat man lange Zeit an Kombinationsmißbildungen an Brustkorb und Herz gedacht und häufiger einen Herzfehler aus dem klinischen Syndrom diagnostiziert. Es soll an dieser Stelle jedoch ausdrücklich betont werden, daß es ein Nebeneinander von Thoraxdeformierungen und Herzfehlern gibt. Darauf ist in der Literatur mehrfach hingewiesen worden. Auch wir haben das wiederholt gesehen. Als Beispiel sei folgender Fall angeführt:

Bei dem 9jährigen Mädchen besteht seit früher Kindheit eine Trichterbrust, die sich in den letzten Jahren verschlechtert hat. Schon im Alter von 4 Jahren war eine Bronchiolitis bei einer Herzinsuffizienz aufgetreten. Die Dyspnoe und die Cyanose gingen auf Digitalisbehandlung zurück. Die Brustkorbdeformierung wurde als Folge einer Rachitis aufgefaßt und dem Kind deswegen Vigantol gegeben. Wiederholte orthopädische Behandlung, unter anderem die Versorgung mit Bandagen und Liegeschale, hatte keinen Erfolg. Auch die stationäre Übungsbehandlung in einer orthopädischen Klinik brachte keine Änderung.

Nach dem äußeren Aspekt besteht bei dem asthenischen, schwächlichen Mädchen eine Trichterbrust bei allgemein abgeflachtem Thorax. Der anterior-posteriore Durchmesser ist infolge der sternalen Einziehung auf 4,6 cm abgesunken. Im Stehen ist die Wirbelsäule allgemein abgeflacht; im Sitzen tritt

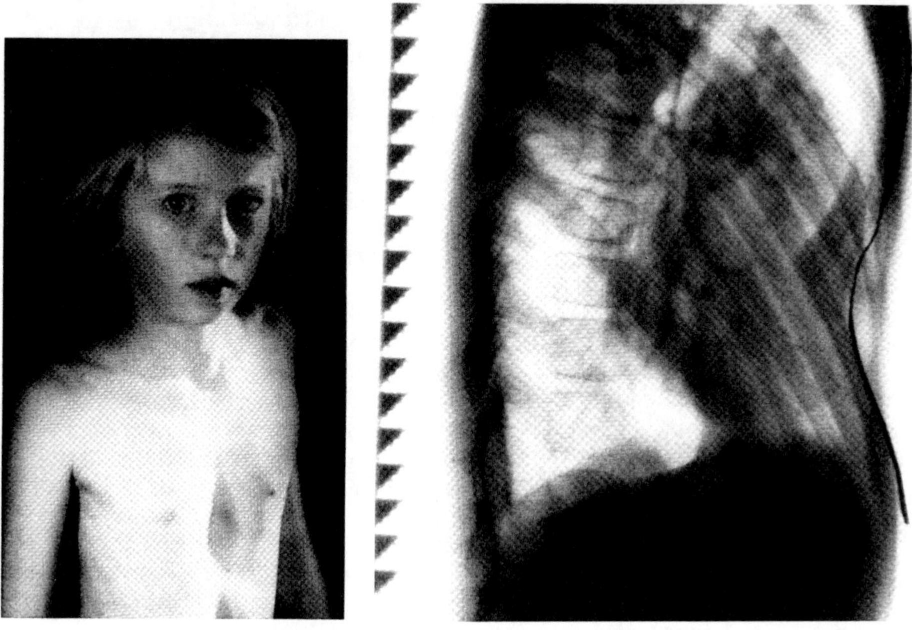

a b

Abb. 29 a u. b. Photo und seitliches Röntgenbild eines 9 Jahre alten Mädchens mit einer Trichterbrust. Man findet die typischen Veränderungen an der Wirbelsäule

ein typischer Sitzbuckel in Erscheinung. Die Röntgenaufnahmen der Wirbelsäule zeigen die charakteristischen Veränderungen der Zwischenwirbelräume und Wirbelkörper als Zeichen einer Aufbaustörung. Das Herz ist nach links verlagert. Im Phonokardiogramm findet sich ein systolisches hochfrequentes Geräusch von angedeuteter Spindelform, das relativ leise ist. Bei gehörsähnlicher Darstellung zeigt sich ein holodiastolisches Geräusch als Ausdruck eines hochsitzenden Ventrikelseptumdefektes mit reitender Aorta und aorto-pulmonaler Fistel, wodurch die Cyanose nicht sehr ausgeprägt ist. Nach dem Ergebnis der Herzkatheteruntersuchung (Dr. HECKEL, Medizinische Universitätsklinik Erlangen) findet sich ein links-rechts Shunt und ein geringer rechts-links Shunt unmittelbar proximal oder distal der Pulmonalklappe sowie eine erhebliche Drucksteigerung im rechten Ventrikel. Unter Berücksichtigung aller gewonnenen Ergebnisse handelt es sich mit großer Wahrscheinlichkeit um ein Eisenmenger-Syndrom. Demgegenüber treten die Rückwirkungen der Trichterbrust völlig in den Hintergrund (Abb. 29).

Schließlich muß an die tückischen Veränderungen der Aorta beim Marfan-Syndrom als Folge der Mediaschwäche, die ja wesentlich häufiger ist als die Trichterbrustbildung selbst, erinnert werden.

Die Kombination Herzfehler-Trichterbrust ist aber, das sei eindeutig festgestellt, eher die Ausnahme; in der Regel ist die sternale Einsenkung selbst ursächlich an der späteren kardialen Störung beteiligt. Das Schicksal des Patienten wird davon mitbestimmt, wie stark die Einsenkung fortgeschritten ist, und wann therapeutisch eingegriffen wird. In den meisten Fällen ist die Herzverlagerung erst im Laufe des Wachstums entstanden, sie wäre beim rechtzeitigen Eingreifen wohl zu vermeiden gewesen. Dafür sprechen die Mitteilungen von THERKELSEN (*307*), der beobachtete, daß sich bei der Operation in der Kindheit die Herzverlagerung zurückbildete, was später nicht mehr der Fall war. Hierzu ist zu bedenken, daß schrumpfende mediastinale Prozesse auch dann noch eine Herzfixation in der falschen Lage bewirken können, wenn die Raumnot nach Lösung des Sternums beseitigt worden ist. Aus diesen Erkenntnissen ergeben sich für das therapeutische Vorgehen bindende Konsequenzen.

## D. Klinische Befunde

Die mitgeteilten pathologisch-anatomischen Befunde bedürfen einer kurzen klinischen Ergänzung. Wir beziehen uns dabei auf unsere eigenen Erfahrungen, auf Grund der operierten 53 Patienten; sie sollen jeweils mit den einschlägigen Angaben in der Literatur verglichen werden.

### I. Vorgeschichte

Der Grund, warum die Eltern die Kinder mit einer Trichterbrust in die Klinik bringen, ist die äußere Fehlform. Sie bekümmert die Angehörigen außerordentlich, mehr als dies bei anderen Deformierungen des Haltungs- und Bewegungsapparates, abgesehen von ausgedehnten Aplasien oder Systemerkrankungen, der Fall zu sein pflegt. Auch den Patienten selbst kommt ihre Mißbildung schon frühzeitig zum Bewußtsein. Schon aus *psychischen Gründen*, aber auch infolge der verminderten Leistungsfähigkeit sind die Kinder ihren Altersgenossen gegenüber stark benachteiligt. Sie erscheinen blaß und zart und sind schlechte Esser. Oft bleiben sie dem Spiel ihrer Altersgenossen fern und können beim Laufen und Springen nicht mithalten. Dazu kommt, daß vor allem die Knaben von ihren Spielkameraden verspottet werden. Sie vermeiden es darum, auch wenn sie körperlich dazu in der Lage wären, am Sport teilzunehmen oder sich im Bad zu zeigen. Wir haben oft große Schwierigkeiten, wenn wir nach der Operation zur allgemeinen Kräftigung und Haltungsverbesserung das Schwimmen empfehlen. Erfahrungsgemäß dauert es immer geraume Zeit, bis die psychische Hemmung überwunden worden ist. Aber auch die Mädchen sind durch ihre Mißbildung behindert. Daneben wird von den Angehörigen und Erziehern der Kinder oft über eine *verminderte Leistungsfähigkeit* berichtet. Gar nicht selten wird sie allerdings erst rückschauend nach der Operation konstatiert. Im Säuglingsalter kann es zu hartnäckigem Erbrechen kommen, auf das in der Literatur immer wieder hingewiesen wird. Besonders häufig sind die Angaben in der Anamnese, daß die Kinder zu Erkältungskrankheiten wie Bronchitiden und Pneumonien neigen. Auch Anginen sind öfter anzutreffen. Wegen der Atembehinderung durch adenoide Vegetationen wird frühzeitig bei nicht wenigen der Patienten ein entsprechender Eingriff vorgenommen, ohne daß sich indessen der Zustand entscheidend ändern würde. Die Ursache für diese Symptome liegt wohl weniger in der direkten Lungenverdrängung oder Kompression, als vielmehr in der Tatsache, daß infolge der Starre des Brustkorbes die Ventilation ungenügend bleibt. In diesem Sinne spricht sich auch KOOP (*158*) aus, wenn er sagt: Nach unserer Meinung sind die Luftweginfektionen nicht durch das verminderte Lungenvolumen, sondern vielmehr durch die Tatsache bedingt, daß die Kinder nicht ausreichend abhusten können (ineffectual cough).

In unserem Material wurde von 19 Patienten eine auffallende *Neigung zu Erkältungskrankheiten* und Anginen angegeben (in 32% unserer Fälle). Auffallend ist, daß die älteren Patienten seltener darüber berichten. Wir glauben, daß sie auf Grund der anderen, schwereren Symptome nicht mehr daran denken und darum auch keine entsprechenden Angaben machen. Wahrscheinlich ist die Zahl derartiger Affektionen bedeutend höher. Bei 8 Kranken, d. h. in etwa 15%, waren wiederholte Pneumonien in der Kindheit aufgetreten. Schon in der 1. Lebensdekade, häufiger mit zunehmendem Alter, kommen dazu Klagen über *Atemnot und Herzstechen*. Hier ist ein deutlicher Unterschied zwischen der Altersgruppe der Patienten unter 14 Jahren und der darüber festzustellen. In unserem Material stieg der prozentuale Anteil von Kranken mit kardialen Symptomen

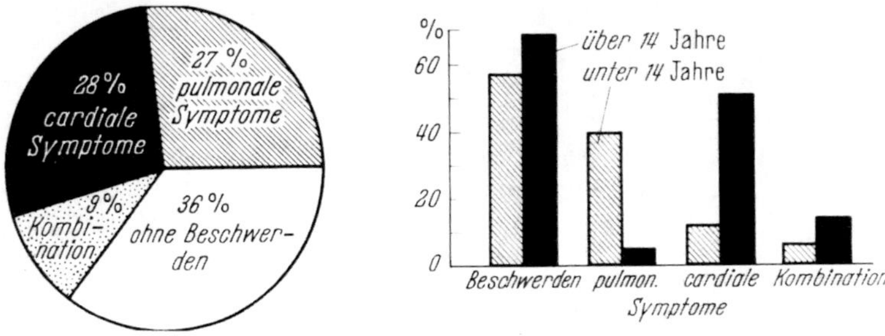


Abb. 30. Subjektive Beschwerden und anamnestische Angaben bei 53 operierten Patienten

von 19 auf 66% an. Von diesen hatten 6 bzw. 14% sowohl Störungen von seiten der Luftwege als auch solche von seiten der Kreislauforgane angegeben. Am häufigsten wird über stechende Sensationen in der Herzgegend geklagt. Bald tritt aber auch Luftnot, zunächst bei Belastung, später auch in Ruhe, auf.

Hingegen haben wir von *Störungen von seiten der Verdauungsorgane* nur ein einziges Mal gehört. So konnte ein 13jähriges Mädchen nur $^1/_2$ Brötchen essen, nahm es mehr zu sich, dann stellten sich Druckgefühl, Übelkeit und Erbrechen ein.

Faßt man alle Klagen zusammen, dann ergibt sich, daß in 64% der Fälle, also in über der Hälfte, anamnestisch Beschwerden angegeben werden, die auf die Trichterbrust bezogen werden müssen. In dieser Zahl ist die Altersgruppe der Patienten unter 14 Jahren miteinbezogen. Während bei diesen Patienten aber die oft hartnäckigen Erkältungskrankheiten im Vordergrund stehen, machen sich jenseits des 14. Lebensjahres zunehmend Symptome bemerkbar, die auf eine Störung der Kreislauforgane hinweisen (Abb. 30). Wir glauben indessen, daß auch die oft beobachtete Leistungsschwäche auf eine derartige kardiale Behinderung hindeutet, denn postoperativ haben wir in allen Fällen eine oft erhebliche Gewichtszunahme gefunden. Offenbar arbeitet das Herz auch dann schon an der Grenze der Kompensationsfähigkeit, wenn eindrucksvolle klinische Symptome noch fehlen.

Klagen über *Rückenschmerzen* haben wir nur bei den älteren Patienten jenseits des 15. Lebensjahres gelegentlich gehört, sie waren in allen Fällen noch gering. Es ist bei der Aufbaustörung der Wirbelsäule allerdings anzunehmen, daß frühzeitig auch von da aus eine Beeinträchtigung der Leistungsfähigkeit auftreten wird.

## II. Objektiver Befund

Zur objektiven Festlegung des Status praesens sind bestimmte klinische Untersuchungen notwendig, damit man bei späteren Kontrollen genaue Vergleichswerte besitzt. Eine einfache Beschreibung des Erscheinungsbildes ist wohl nur in leichten Fällen ausreichend.

## 1. Bestimmung der Trichterform

Die objektive Bestimmung und Registrierung der Trichterbildung ist nicht ganz einfach. Durch die photographische Aufnahme kann man wohl den Gesamteindruck festhalten, genaue Vorstellungen von der wahren Trichtertiefe sind aber nicht möglich, weil Schatten und Projektion sowohl den Befund verstärken als auch abschwächen können. Bei Vergleichsaufnahmen zur Feststellung der Verschlechterung ist auf jeden Fall auf gleiche Projektion, gleiche Stellung der Beleuchtungsquellen und auf den gleichen Abstand des Patienten zur Kamera zu achten.

### a) Klinische Meßmethoden

Ein genaues Bild kann man sich machen, wenn man die Ausdehnung des Trichters mißt, wie das schon bei den ersten Fällen beschrieben wurde. PICQUÉ und COLOMBANI (*244*) treffen mit diesem Verfahren sogar eine Abgrenzung, wenn sie Deformierungen mit einer Tiefe unter $1^1/_2$ cm als „Anomalie en enfundibulum“ von der eigentlichen Trichterbrust abtrennen. P. MARIE (*193*) legt eine Tangente an dem am weitesten nach ventral prominierenden Punkt des Sternums in seinem Längsverlauf oberhalb des Trichters und fällt auf sie das Lot zur Stelle der tiefsten Impression. Die Tangente kann indessen nicht so genau angelegt werden, daß vergleichbare Ergebnisse zu erzielen sind; die Fehlerquelle ist zu groß. Besser eignet sich nach unserer Meinung dazu schon das Verfahren nach CHLUMSKÝ (*51*). Dieser legt die Tangente beim liegenden Patienten in Ausatmung in querer Richtung zum Sternum in Höhe der stärksten Einziehung an die Brustwand. Auf diese Linie wird eine Senkrechte von der sternalen Depression aus gefällt. Man kann so einfach die Trichtertiefe bestimmen. Wir nehmen dazu einen geraden Stab und legen ihn an die Wandung des Trichters. Nun kann man mit einem gewöhnlichen Meßstab einfach die Tiefe bestimmen (Abb. 31).

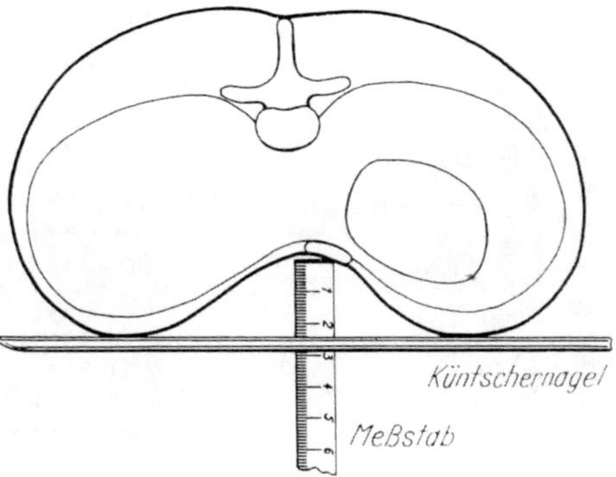

Abb. 31. Bestimmung der Trichtertiefe durch einfache Messung in tiefer Inspiration

Eine Vorstellung von dem Ausmaß der Deformierung bekommt man, wenn man den Trichter beim liegenden Patienten mit Wasser auffüllt. Der Vorteil der Methode besteht darin, daß man den Grad der Einsenkung in Kubikzentimeter Wasser ausdrücken kann. In schweren Fällen beträgt das Fassungsvermögen wie bei einem eigenen Fall 170 cm³ und mehr. Verwandt damit ist das einfache Verfahren des Gipsausgusses der sternalen Einsenkung. Das Verfahren ist indessen zu kompliziert und kommt wohl nur ausnahmsweise in Betracht.

### b) Röntgenmessungen

Besser sind die Meßverfahren, die sich des Röntgenbildes bedienen. Dabei ist allerdings auf die Haltung des Patienten zu achten, da sich mit der Zunahme der Ventriflexion der Wirbelsäule auch die Trichtertiefe ändert. Wie oben angeführt und von CHLUMSKÝ (*51*) schon als charakteristisch beschrieben, weist das

Sternum eine nach hinten kyphotische Biegung auf. Der tiefste Trichterpunkt wird in der Regel von der Verbindung Corpus sterni-Processus xiphoides gebildet, manchmal ist aber auch dieser noch mit nach dorsal umgebogen. Schon die gewöhnliche seitliche Aufnahme zeigt die Verhältnisse deutlich. Wenn das Röntgenbild technisch nicht zu hart ist, kann man auf eine Markierung der Trichterhaut durch Bleistreifen, Gipsausfüllungen usw verzichten. Der anteriorposteriore Durchmesser ist durch die Entfernung des am weitesten nach dorsal prominierenden Sternalpunktes und der ventralen Fläche des gegenüberliegenden Wirbels, in der Regel des 9. oder 10. Brustwirbels, definiert. Zur exakten Bestimmung wird beim Liegenden in Expiration eine seitliche Röntgenaufnahme des Thorax geschossen. Auf ihr wird die Entfernung: tiefste Einsenkung—Wirbelsäulenvorderfläche durch Messung bestimmt. Will man absolute Werte und keine relativen Zahlen bekommen, dann muß man einen Maßstab, am besten nach dem Vorgehen von BÜCHNER (*42*), mit auf den Röntgenfilm bringen. Wichtig ist, daß er in Höhe der Medianebene des Rumpfes eingestellt wird (Abb. 32). Nur mit diesem Verfahren lassen sich exakte und vergleichbare Zahlen gewinnen, was für die Feststellung der Zunahme oder Abnahme der Deformierung einerseits und zur Beurteilung des Operationsergebnisses andererseits von Wichtigkeit ist. Die topographische Lage des Herzens zeigt die Transversalschicht in Höhe der tiefsten Einsenkung. Wenn die technischen Voraussetzungen zur Gewinnung einer Transversalschicht nicht gegeben sind, dann kann man nach dem Röntgentopogramm von BÜCHNER auf einfache Weise entsprechende Befunde erhalten. Mit diesem Verfahren wurde auch die Abb. 5a u. b gewonnen, während die Abb. 33 eine direkte Transversalschicht bei einem anderen Patienten zeigt.

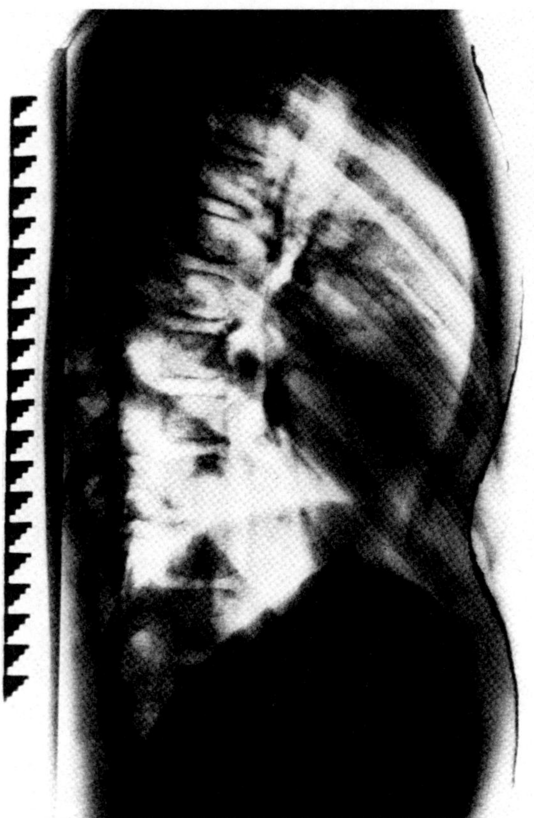

Abb. 32. Meßaufnahmen des Brustkorbes nach BÜCHNER. Der anteriorposteriore Durchmesser ist verringert

## 2. Erfassung der Wirbelsäulenkrümmungen

Auf der seitlichen Meßaufnahme des Thorax stellt sich im allgemeinen die Brustwirbelsäule gut mit dar. So ist es ohne weiteres möglich, einen Überblick über die Aufbaustörungen in diesem Gebiet zu bekommen. Wenn die Aufnahme aber am liegenden Patienten gewonnen wurde, kann man über die tatsächliche

Form der Wirbelsäule keine Aussage machen. Betrachtet man nämlich die über dem lumbosacralen Übergang gelegenen Abschnitte allein, dann kann man leicht

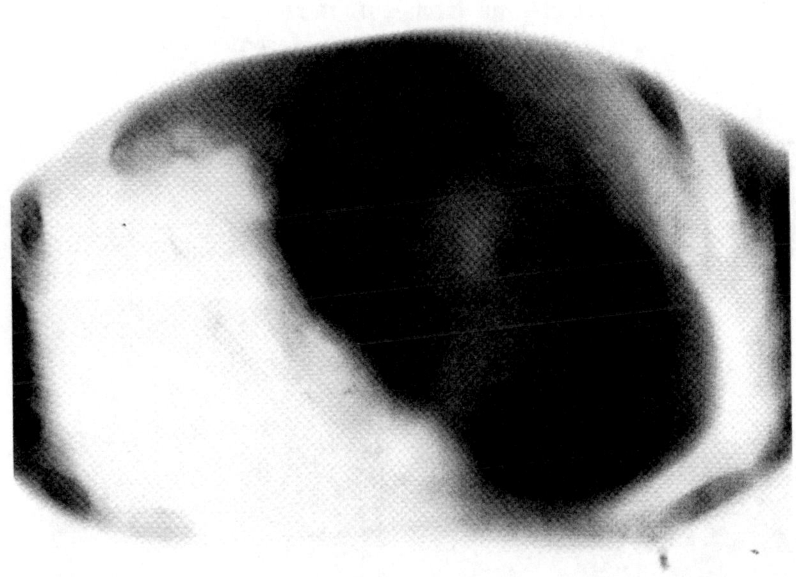

Abb. 33. Transversalschicht des Brustkorbes bei einem Patienten von 28 Jahren mit einer Trichterbrust. Herz in die linke Thoraxhälfte verlagert. (Aus der Röntgenabteilung [Priv.-Doz. Dr. FRIK] der Med. Klinik Erlangen, Direktor: Prof. Dr. HENNING)

einer Täuschung erliegen, weil die oberen Thorakalsegmente oft vermehrt nach ventral gebeugt werden können. Die Kenntnis der tatsächlichen Krümmungen ist aber für die Behandlung, speziell den Aufbau des krankengymnastischen Übungsprogrammes nach der Operation, von großem praktischem Interesse. Ein einfaches Verfahren, das dazu dient, die tatsächliche Wirbelsäulenform zu erfassen, ist, je eine *seitliche Photoaufnahme* in entspannter und aufrechter Sitzhaltung, bei gleicher Kamerastellung, anzufertigen. Paust man beide Rückenkonturen, unter Deckung der horizontal auf dem Sitz aufliegenden Oberschenkel auf ein Blatt, dann bekommt man eine genaue Vorstellung vom Bewegungsumfang der Rumpfwirbelsäule (Abb. 34).

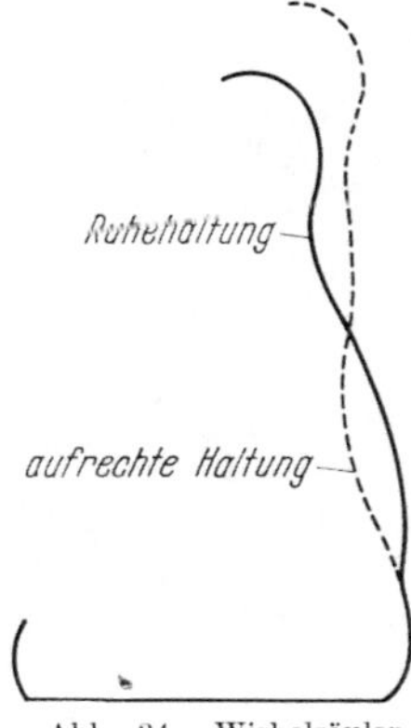


Abb. 34. Wirbelsäulendiagramm bei einer Trichterbrustpatientin (12jähriges Mädchen)

Genauere Einblicke vermittelt natürlich das *seitliche Röntgenbild*, das ebenfalls in 2 Haltungen, am besten im Sitzen, eventuell auch im Stehen, gemacht werden kann. Am günstigsten wäre es natürlich, eine Ganzaufnahme der Wirbelsäule anzufertigen. Leider stehen aber entsprechende Geräte nur ausnahmsweise zur Verfügung.

Beim Studium der entsprechenden Aufnahmen kann man unschwer erkennen, daß der Bewegungsausschlag im Bereich der Lendensegmente sehr gering ist. Diesem Umstand ist es zuzuschreiben, daß bei lockerem Sitzen die charakteristische Knickbildung am

Lumbosacralübergang entsteht, denn aus Gründen der Gleichgewichtssicherung wird der beweglichere Teil der Brustwirbelsäule kompensatorisch stark nach ventral gebeugt (Abb. 35).

## 3. Herz- und Kreislaufuntersuchungen

Wie oben angegeben, stellen sich Herzbeschwerden oft erst jenseits des 14. Lebensjahres, eventuell noch viel später ein. Um diese Zeit sind aber die pathologisch-anatomischen Veränderungen am Brustkorb bereits eingetreten. Leider fehlen uns verläßliche Hinweise dafür, in welchen Fällen wir mit schweren kardialen Symptomen zu rechnen haben, im klinischen Untersuchungsbefund völlig. Auch die seitliche Thoraxübersicht gibt nur ungefähre Anhaltspunkte. Im allgemeinen kann man wohl ver-

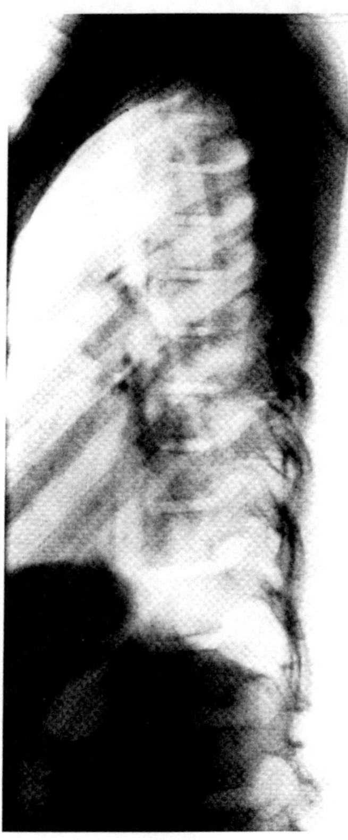

Abb. 35

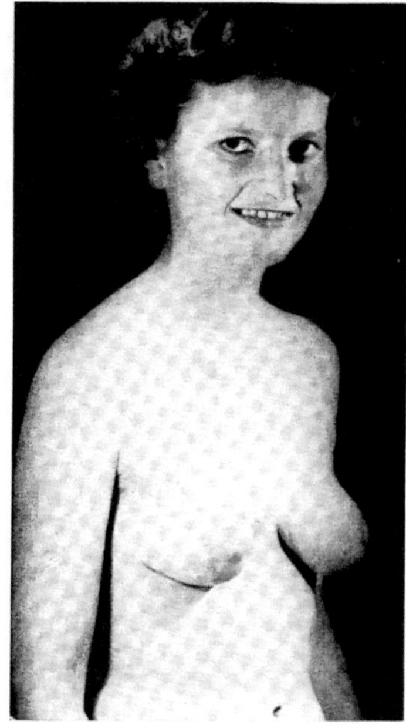

Abb. 36

Abb. 35. Typischer Knickbereich des Lumbosacralübergangs auf dem Röntgenbild in aufrechter Sitzhaltung gut zu erkennen

Abb. 36. Mädchen von 18 Jahren mit geringem Platythorax und leichter trichterbrustförmiger Einziehung. Mechanische Behinderung des Herzens durch den umgebogenen Proc. xiphoides

muten, daß bei gutgewölbtem Thorax und normal gekrümmter Brustwirbelsäule die mechanische Behinderung nur unwesentlich ist. Doch lehrt der folgende Fall, daß unter Umständen selbst dann ernsthafte Komplikationen eintreten können, wenn das klinische Bild nicht sehr ausgeprägt ist.

Die 18jährige Patientin hat angeblich mit 2 Jahren eine Rachitis durchgemacht. Eine klinische Behandlung ist seinerzeit nicht erfolgt, die serochemische Sicherung ist darum unterblieben. Seit Geburt besteht eine leichte sternale Einziehung im Sinne einer leichten Trichterbrust bei einem allgemein abgeplatteten Thorax. In letzter Zeit ist vor allem beim Bergangehen Atemnot aufgetreten. Auch wird gelegentlich über Herzstiche geklagt. An der Brustwirbelsäule, die im ganzen steil steht, fallen Unregelmäßigkeiten der Deckplattenbegrenzung auf. Im EKG findet sich ein inkompletter Rechtsschenkelblock. Nach dem Herzkatheterbefund, der den typischen Druckablauf mit einem diastolic dip zeigt, liegt ein steiler diastolischer Druckanstieg vor. Bei der wegen der kardialen Befunde durchgeführten Operation zeigte sich, daß der Processus xiphoides dornartig nach hinten umgebogen war und das Herz mechanisch irritierte (Abb. 36).

*Auskultatorisch* war in den meisten Fällen der 2. Pulmonalton akzentuiert. Nicht selten fand sich ein systolisches Geräusch, das links neben dem Sternum im 4. ICR am lautesten zu hören war. Aber auch diastolische Geräusche haben wir gefunden.

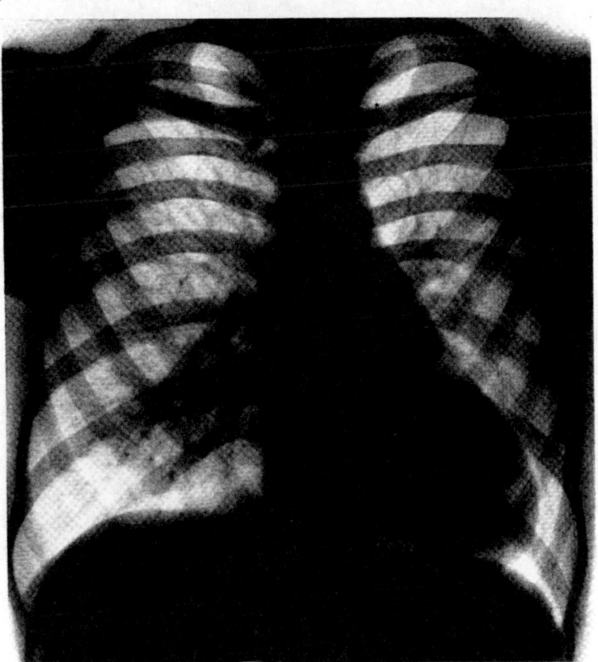

Abb. 37. Das Herz ist in die linke Thoraxhälfte verlagert. Der rechte Lungenhilus kommt deutlich zur Darstellung

Das Transversalschichtbild zeigt, daß die mechanische Einengung des Herzens auch in hochgradigen Fällen mitunter nur gering sein kann, da dieses in die linke Thoraxhälfte ausweicht und sich dort durch Vorbuchtung des Brustkorbes nach Art eines Herzbuckels zusätzlichen Raum schafft. Wenn dabei dennoch eindeutige kardiale Symptome auftreten, hat das sicher noch andere Gründe. Es erhebt sich somit die grundsätzliche Frage, wie man sich die Mechanismen für die Zirkulationsbehinderung überhaupt vorstellen soll. WACHTEL (*323*) u. Mitarb. stellen sich vor, daß durch die Herzverlagerung gleichzeitig eine Rotation mit Verdrehung und Verknickung der großen Gefäße eintrete und daraus eine Einflußstauung des rechten Herzens resultiere. Die Herzdrehung führt zu den typischen Veränderungen der Herzsilhouette auf der *Thoraxübersichtsaufnahme*. Oft sieht man den linken Herzrand verstrichen und die Pulmonalarterie vorspringen. So kann unter Umständen sogar eine Mitralkonfiguration vorgetäuscht werden (Abb. 37). Im seitlichen Strahlengang fehlt jedoch im Gegensatz zum echten Mitralherzen die pathologische Dilatation und vor allem die Vergrößerung des linken Vorhofes. Weil man, wie WACHTEL (*323*) betont, das gleiche Bild auch beim Normalen bekommt, wenn man ihn 5—10° nach rechts dreht, darum könne man aus der Herzsilhouette bei der Trichterbrust auf die erfolgte Rotation schließen.

Auch im *Elektrokardiogramm* lassen sich entsprechende Hinweise finden. In diesem Sinne ist vor allem die oft beobachtete Abweichung der elektrischen Herzachse nach rechts zu deuten. Auch rechtsventrikuläre Leitungsstörungen kommen häufiger vor. DRESSLER und ROESLER (*68*) haben sich 1950, SCHAUB und WEGMANN (*298*) 1954 eingehend mit den EKG-Veränderungen befaßt und ihre Ergebnisse niedergelegt. Ihre Befunde konnten wir im wesentlichen bestätigen. Eine eingehende Darstellung unseres Materials wird in einer demnächst an anderer Stelle erscheinenden Arbeit gegeben werden.

Wesentlich eindrucksvoller als das Röntgenbild und der EKG-Befund sind die krankhaften Werte im *Herzkatheterbild.* Erst durch diese Untersuchungsmethode ist es gelungen, nähere Aufschlüsse über die Art der hämodynamischen Störungen bei der Trichterbrust zu bekommen. Derartige Untersuchungen sind in den letzten Jahren vor allem von amerikanischen Autoren wiederholt durchgeführt worden. WACHTEL (*323*), MAIER (*187*), LESTER (*177*), RAVITSCH (*258*), WELCH (*329*) u. a. haben darüber berichtet. Während diese in ihren Fällen fast immer pathologische Werte registrierten, fand FABRICIUS (*87*) unter 26 Patienten, darunter 4 Vitienträger, nur 3mal eine leichte Erhöhung des rechten Vorhofdruckes. Unsere Ergebnisse sind anderer Art. Wir haben eine Herzkatheteruntersuchung bei insgesamt 21 Patienten mit einer Trichterbrust durchführen lassen. Sie wurden in allen Fällen in der Medizinischen Universitätsklinik Erlangen (Direktor: Prof. Dr. N. HENNING) durch Herrn Dr. BÄR und Dr. HECKEL vor-

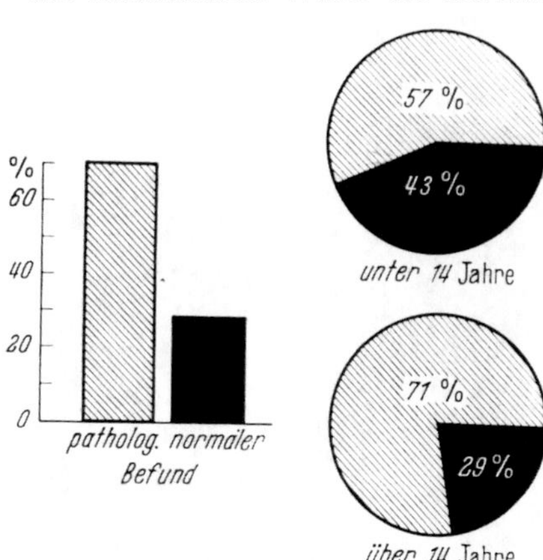

Abb. 38. Herzkatheterbefunde bei 21 Patienten, die wegen einer Trichterbrust operiert wurden

Tabelle 3. *Herzkatherbefunde*

| | | |
|---|---|---|
| Z. K., | 12 Jahre: | Ausflußbahn im rechten Ventrikel verlängert, Druckerhöhung im kleinen Kreislauf. |
| Z. H., | 15 Jahre: | Einstrombehinderung in dem rechten Ventrikel. |
| G. G., | 15 Jahre: | Druckerhöhung im rechten Vorhof. |
| M. E., | 8 Jahre: | Hämodynamische Zeichen einer erschwerten Entleerung aus dem rechten Vorhof und behinderte diastolische Erweiterungsfähigkeit des rechten Ventrikels. |
| M. I., | 11 Jahre: | Keine hämodynamischen Störungen. |
| M. M., | 18 Jahre: | Beeinflussung der diastolischen Phase mit diastolischem Druckanstieg. |
| B. E., | 14 Jahre: | Erschwerter Ausfluß aus beiden Vorhöfen und ausgeprägte Behinderung der diastolischen Erschlaffungsfähigkeit des rechten Ventrikels. |
| D. P., | 15 Jahre: | Abflußbehinderung von beiden Vorhöfen in die Kammer, Herz im Uhrzeigersinn gedreht. |
| B. V., | 17 Jahre: | Druckerhöhung im rechten Herzen. |
| Sch. K., | 17 Jahre: | Drucke im kleinen Kreislauf mäßig erhöht. |
| M. M., | 14 Jahre: | Behinderung der Entleerung des rechten Vorhofes in den rechten Ventrikel und erhebliche Einschränkung der diastolischen Erschlaffungsfähigkeit des rechten Ventrikels. |
| H. L., | 10 Jahre: | Keine Rückwirkung auf das Herz nachweisbar. |
| St. M., | 18 Jahre: | Keine Behinderung der Herzdynamik. |
| D. J., | 20 Jahre: | Erhöhte Druckwerte im rechten Herzen. |
| V. D., | 19 Jahre: | Keine Rückwirkung auf das Herz. |
| R. K., | 28 Jahre: | Druck im rechten Vorhof um das 3fache erhöht, ebenso Druckerhöhung im rechten Ventrikel. |
| D. V., | 17 Jahre: | Erschwerte Entleerung aus dem rechten Vorhof und behinderte Ausdehnungsfähigkeit des rechten Ventrikels. |
| K. B., | 20 Jahre: | Eine wesentliche Behinderung liegt nicht vor. |
| W. F., | 17 Jahre: | Drehung des Herzens im Uhrzeigersinn. |
| St. H., | 9 Jahre: | Unauffällig. |
| C. C., | 32 Jahre: | Erschwerte Ausdehnungsfähigkeit des rechten Ventrikels. |

genommen. Eine globale Übersicht vermittelt das Diagramm (Abb. 38). Von unseren 21 Patienten war der Befund nur 6mal normal, während über $^2/_3$, nämlich 15, pathologische Werte aufwiesen. Wie zu erwarten, lag der Prozentsatz bei der Altersgruppe über 14 Jahren höher als bei den jüngeren Patienten. Überraschenderweise registrierten wir aber auch schon bei über der Hälfte krankhafte Werte. Es ist allerdings zu bedenken, daß der jüngste Patient 8 Jahre alt war. Bei kleineren Kindern haben wir bislang auf eine Herzkatheteruntersuchung verzichtet. Die genauen Ergebnisse gibt die Tabelle 3 wieder.

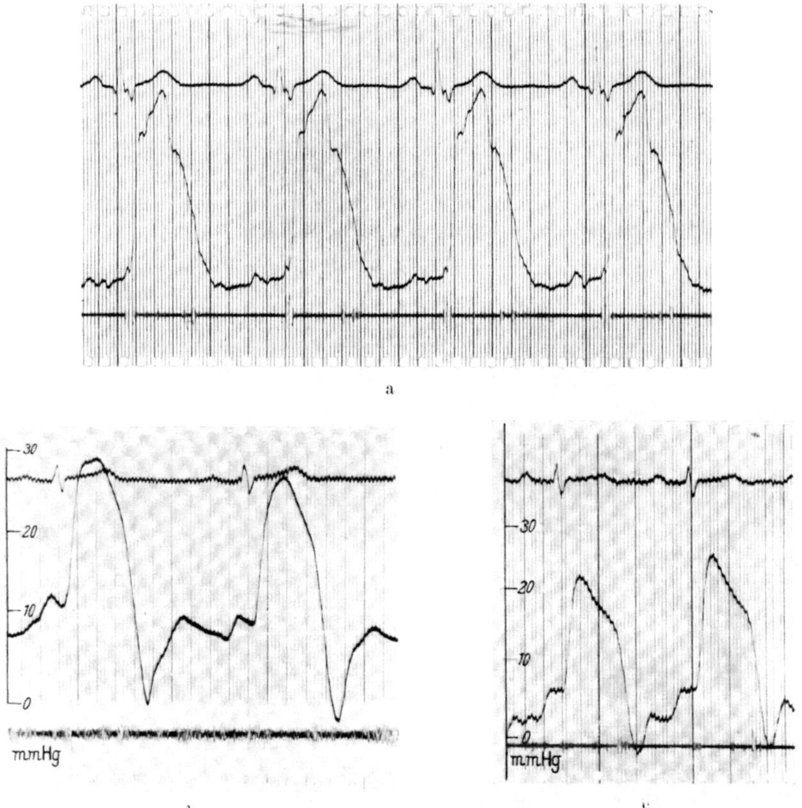


Abb. 39 a—c. Normale Herzdruckkurve (a) bei einer Pericarditis constrictiva (b) und Herzkatheterbild bei einem 17jährigen Trichterbrustpatienten (c). Protodiastolischer Druckabfall, enddiastolischer Anstieg auf ein erhöhtes Druckplateau, „Diastolic dip“

In den meisten Fällen besteht demnach eine *Druckerhöhung im rechten Vorhof*. Besonders eindrucksvoll ist der diastolische Druckablauf im rechten Ventrikel, der weitgehend dem bei einer chronischen konstriktiven Perikarditis gleicht. Dem steilen protodiastolischen Druckabfall folgt ein unmittelbar sich anschließender Druckanstieg (diastolic dip) auf ein enddiastolisches Druckplateau (Abb. 39). Das gleichartige Bild legt die Annahme einer gleichartigen hämodynamischen Störung bei beiden Erkrankungen, der Trichterbrust und der Pericarditis constrictiva, nahe. Man muß wohl auch bei der Trichterbrust eine Erschwerung der diastolischen Erschlaffung und Ausdehnung annehmen. Diese Behinderung erklärt die auch in der Literatur hinreichend bekannten subjektiven und objektiven kardialen Befunde, wie sie oben geschildert worden sind.

## 4. Lungenfunktion

Vor allem in der älteren Literatur wird über Störungen der Lungenfunktion durch die Trichterbrust berichtet. Man stellt sich dabei vor, daß bei Ausbleiben der kompensatorischen Vergrößerung des Querdurchmessers des Brustkorbes die Belüftung und Zirkulation der Lunge ungenügend bleibe. W. EBSTEIN (*74*) u. a. meinen, daß die Trichterbrust zu Lungentuberkulose disponiere. Wir haben mit WEGMANN und SCHAUB (*328*) auf Grund unserer Beobachtungen keinen Beweis für die Richtigkeit dieser Ansicht finden können. BELCLÈRE beschreibt schwere Zirkulations- und Atembeschwerden bei einer exsudativen Pleuritis bei einem Trichterbrustpatienten, und SAUERBRUCH teilt mit, daß er nach einer rechtsseitigen Rippenfraktur mit Hämatothorax und folgender Pleuritis eine schwere Dyspnoe mit Stauungen an einem Trichterbrustträger gesehen habe. LESTER (*173*) hält ebenfalls die Lungenveränderungen für wichtig. Nach seinen Angaben kann das Lungenvolumen bis um 25% vermindert sein, aber auch er gibt der behinderten Beweglichkeit der Rippen und des Zwerchfelles die Hauptschuld, so daß die Ventilation ungenügend bleibt. SANGER (*280*) berichtet schließlich von einer $CO_2$-Übersättigung, erkennbar an der Veränderung des Blut-$p_H$-Wertes. Dies sei das häufigste und auffallendste Symptom bei seinen 103 operierten Patienten überhaupt gewesen.

Über unsere Befunde bei den ersten 13 Kranken haben BÄR (*10*) u. Mitarb. in einer 1958 erschienenen Arbeit berichtet. Wir haben auch in der Folgezeit bei allen Patienten eine eingehende Lungenfunktionsprüfung durchgeführt. Neue Gesichtspunkte haben sich dabei nicht ergeben.

In Übereinstimmung mit den meisten Autoren konnten wir signifikante Veränderungen der Lungenfunktion nicht nachweisen. Die mechanischen Atemreserven waren in der Regel normal. Mit LESTER (*173*) stellten auch wir eine *Vergrößerung des Reservevolumens* fest, was im ganzen aber ohne wesentliche krankhafte Bedeutung bleibt. Zusammenfassend kann gesagt werden, daß eine nennenswerte Beeinträchtigung der Lungenfunktion auf Grund unserer Untersuchungen nicht bestand.

## 5. Zusammenfassung der wichtigsten klinischen Befunde

Zusammenfassend ergibt sich auf Grund der Untersuchungen folgendes Bild: Die wesentlichste Komplikation der Trichterbrust stellt die Mitbeteiligung des Herzens dar. Sie ist nach unseren Erfahrungen schon frühzeitig im Röntgenbild aus der Verlagerung des Herzens in den linken Thoraxraum, meist unter gleichzeitiger Rotation am Herzstiel im Uhrzeigersinn, zu erkennen. Eindrucksvoller als Röntgen- und EKG-Veränderungen sind die Herzkatheterbefunde. Hier zeigt sich eine typische Druckerhöhung am rechten Herzen und eine erschwerte diastolische Erschlaffung bereits dann, wenn subjektiv und klinisch sonst noch keine eindrucksvollen Symptome vorhanden sind. Die mechanischen Behinderungen können zu irreparablen Schädigungen des Herzens, vor allem des Herzmuskels führen, wodurch die Lebenserwartung der betroffenen Individuen entscheidend verkürzt werden kann. Bei Anhalten der Schädigung durch das Fortbestehen der Trichterbrust können bleibende und ernsthafte Schäden am Herzmuskel auftreten. BRUCK und LORBECK (*38*) haben ein 12jähriges Mädchen operiert, bei dem sich zwar nach der Operation die Erscheinungen von seiten des Herzens besserten, die Herzschädigung aber doch so stark war, daß das Kind $^1/_2$ Jahr nach dem Eingriff einem plötzlichen Herzversagen erlegen ist. In gleicher Weise äußerte sich auch FREY (*96*). Er hatte eine 36jährige Frau mit einer Trichterbrust operiert. Sie hatte eine erhebliche Myodegeneratio cordis. Die

Hoffnung, daß sich das Herz nach der Entlastung vielleicht erholen könnte, hat sich nicht bestätigt; die Patientin starb an den Folgen der Operation.

Die Trichterbrust ist keine harmlose Deformierung, die nur kosmetische Bedeutung hätte. In früher Kindheit sind klinische Symptome allerdings eher Ausnahme als Regel. Wegen der Progredienz ist aber hinsichtlich der Prognosestellung Vorsicht geboten. Wir sind mit den üblichen klinischen Untersuchungsmethoden nicht in der Lage zu sagen, ob in dem oder anderem Falle später bedrohliche Erscheinungen von seiten des Herzens auftreten werden oder nicht. Im Erwachsenenalter nehmen die Klagen über geminderte Leistungsfähigkeit und Atemnot, Herzstechen usw. fraglos zu. Aber auch bei symptomarmen Fällen ist zu bedenken, daß häufig zusätzliche Belastungen des Organismus wie Erkrankungen am Respirationstractus, Traumen usw. viel schwerer überstanden werden können, als dies bei gesunden Menschen der Fall ist. Im Zweifelsfalle sollte zur objektiven Festlegung des tatsächlichen Umfanges der Behinderung die Herzkatheteruntersuchung herangezogen werden. Sie vermittelt uns ein wesentlich genaueres Bild von der Gesundheitsstörung und läßt oft eine operative Intervention angezeigt erscheinen, wo noch keine bleibende Schädigung besteht.

## E. Die Behandlung der Trichterbrust

### I. Konservative Behandlung

#### 1. Geschichtlicher Rückblick

Die Behandlung der Trichterbrust kann nur dann von Erfolg gekrönt sein, wenn sie sich nach dem pathologisch-anatomischen Befund orientiert. Auf Grund der oben gemachten Darlegungen versteht es sich von selbst, daß die Beseitigung der sternalen Einziehung nicht das Endziel der Therapie sein kann. Solange nicht gleichzeitig die Störungen und Formabweichungen der Wirbelsäule Berücksichtigung finden, bleiben das kosmetische und das funktionelle Ergebnis oft unbefriedigend. Vor allem dann, wenn der Trichter noch nicht fixiert ist, was bis zum 6. Lebensjahr der Fall ist, gelingt es allein durch konservative Maßnahmen, gewisse Erfolge zu erringen. So ist es verständlich, daß die Orthopädie auch ohne chirurgische Intervention in manchen Fällen Besserungen erzielen konnte. Im Vordergrund der alten konservativen Behandlungsverfahren steht freilich auch der Gedanke, die Trichterbildung zu beseitigen. In erster Linie ist dazu die Gymnastik herangezogen worden. Daß Atemübungen, im Sinne einer einfachen Inspirationsförderung, nur unwesentliche Verbesserungen des äußeren Erscheinungsbildes erreichen, ist einleuchtend. Wie wir gesehen haben, ist gerade die schwere Trichterbrust dadurch charakterisiert, daß es bei tiefer Einatmung nicht zu einer Erhebung des Brustkorbes kommt, sondern daß eine gegensätzliche, verstärkte Einziehung bewirkt wird. Dies hat seinen Grund darin, daß die schlaffen Bauchdecken im allgemeinen dem Gegendruck der durch die Zwerchfellkontraktion nach caudal und ventral bewegten Eingeweide nicht standhalten können. Sie wölben sich darum vermehrt vor und bedingen klinisch scheinbar die Zunahme des Trichters, auch wenn sich dieser wie in manchen Fällen gar nicht ändert. Meistens kommt es allerdings zu einer echten Zunahme der Trichtertiefe durch ein Einsinken des Brustschildes infolge des intrathorakalen Saugdruckes. Daß dies möglich ist, zeigt die Tatsache, daß auch beim normal geformten Brustkorb durch bestimmte Manipulationen eine Einsenkung entstehen kann, wie es der von Versè (*315*) beschriebene Muskelmann demonstrierte. Durch eine Kräftigung der Bauchmuskulatur mit Gymnastik läßt sich der Vorwölbung des Bauches begegnen. Das hat aber nur dann eine Bedeutung, wenn die untere

Thoraxapertur noch nicht oder nur gering ausgekrempelt ist. In diesem Sinne äußerte sich auch CHLUMSKÝ (*51*), der die Behandlung, die HOFFA (*135*) angewandt hat, und mit der er angeblich gute Resultate erzielte, schildert. „Zunächst wurde eine Art von Atemgymnastik eingeleitet. Im tiefen Exspirium wurde der Thorax zu beiden lateralen Seiten stark mit der glatt aufgelegten Hand des Arztes komprimiert und die Patienten zu tiefer Exspiration bewogen. Auf diese Weise mußte der anterio-posteriore Durchmesser durch den inneren Druck verlängert und die Vertiefung flacher gemacht werden, da die Ausbreitung in transversaler Richtung verhindert wurde. Solche Übungen wurden einige Minuten lang mehrmals täglich ausgeführt. 2. übten die Patienten Trompetenblasen, wodurch der Thorax nach allen Richtungen analog wie bei den Chapardschen spirometrischen Übungen sich ausbreitet. 3. versuchte man durch Einkleben von Heftpflasterstreifen in den Grund der Vertiefung und einen leichten, anhaltenden Zug an demselben die Grube abzuflachen. Ähnlichen Zweck hatten auch exakt an den äußeren Umfang der Deformierung sich anschmiegende Schalen, die durch eine an dieselbe angebrachte Ventilsaugpumpe luftleer gemacht werden können, und dadurch ihre Unterlage gewissermaßen heben."

Die Atemübungen wurden im übrigen schon vor HOFFA von CHAPARD (*47*) empfohlen, der am Spirometer Exspirationsübungen machen ließ. Auf diese folgten tiefe Inspirationen. Im Prinzip handelte es sich dabei um eine allgemeine Mobilisierung der gelenkigen Brustwirbelsäulenverbindungen und der Wirbelsäule selbst. Außerdem wurde Bergsteigen empfohlen. SPITZY (*293*) beurteilt die Erfolgsaussichten recht skeptisch. Er meinte, daß man auch durch Förderung der Brustatmung und eine dadurch erstreckte Hebung des eingefallenen Brustschildes nur einen allgemeinen, aber keinen örtlichen Effekt erreichen könne. Er empfiehlt darum die von FRITZ LANGE angewandte Saugbehandlung mit Glasglocken in der Art der von PERTHES für die Empyembehandlung vorgeschlagenen Weise. Dabei könne man deutlich die sofortige Hebung des Trichters feststellen. SILBERHORN und RANKE (*252*) empfehlen Atemübungen nach der Art von CHAPARD (*47*) an einem der Inspirationsgymnastik dienenden Apparat. HENSCHEN und NAEGELI (*131*) glauben an den Erfolg einer gymnastischen Übungsbehandlung des mit seinem Körper in der Unterdruckkammer befindlichen Patienten.

Die *Behandlung mit Pelotten*, welche die aufgeworfenen Trichterwälle umbiegen sollen, ist mehrfach vorgeschlagen worden und wird heute noch gelegentlich angewandt. Sie geht von völlig falschen Voraussetzungen aus und ist auf jeden Fall zu verwerfen. Die Ablehnung derartiger Manipulationen gründet sich auf die Erkenntnis, daß die Brustkorbatmung an sich stark behindert ist. Jede weitere Thoraxkompression muß aber die an sich gestörte Rhythmik noch weiter zuungunsten der Bauchatmung verschieben. Damit ist eher eine Verschlimmerung als eine Heilung zu erwarten. Das Ziel der *Atemgymnastik* kann nur die Verbesserung der thorakalen und die Hemmung der abdominalen Atmung sein. SCHRÖCKSNADEL und PLATZGUMMER (*300*) berichten über die Heilung eines Trichterbrustpatienten mit diesem Vorgehen. Sie haben einen 12jährigen Jungen gesehen, dessen Eltern die abnorme Atmung und der Rückgang der Leistungsfähigkeit aufgefallen war. Vom 3. Lebensjahr an hatte der Junge überwiegend durch den Mund geatmet. Es zeigte sich damals bereits eine allmählich zunehmende leichte Brustkorbeindellung. Die obere Brustkorbhälfte beteiligte sich kaum an den Atemexkursionen. Trotz Adenotomie war keine Umstellung auf die Nasenatmung zu erreichen, sie gelang aber schließlich durch eine spezielle Übungsbehandlung. Dadurch konnte eine völlige Heilung der sternalen Impression erreicht werden.

## 2. Eigene Methodik

Die Umstellung auf den rechten Atemrhythmus gelingt nur dann, wenn die Insuffizienz der Bauchmuskulatur beseitigt wird. MANEKE (*188*) hat durch eine Dauertonisierung des Rectus durch konsequente Bauchlagerung bei Säuglingen ein Verschwinden der Trichterbrust erreicht. Er legt zu diesem Zweck die Kinder konsequent auf ein Bauchliegebrett und behält diese Lage ruhig für einige Monate bei. Diese Behandlung ist für alle Trichterbrüste im Säuglingsalter angezeigt. Einen weiteren Vorteil dieser Therapie erblicken wir darin, daß es so gleichzeitig gelingt, die Lendenwirbelsäule zu lockern, die Kyphose umzuformen und von daher sekundär auch die Brustkrümmung zu beeinflussen. Die Lagerung und Fixierung auf dem Bauchliegebrett ist die einzige Methode, die im Säuglingsalter Erfolg verspricht. Nur auf diese Weise ist eine konsequente und sichere Bauchlage gewährleistet, alle anderen Versuche sind infolge der Unzulänglichkeit der Eltern, die trotz guten Willens nur zu leicht den Unmutäußerungen ihrer Kinder nachgeben, untauglich. Um auch während der Nacht eine Korrektur zu erreichen, geben wir zusätzlich eine reklinierende Liegeschale, die eine Lordosierung der Lendenwirbelsäule erzwingt.

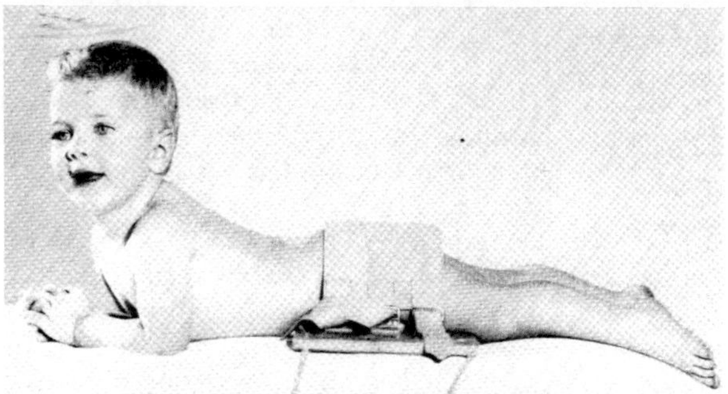

Abb. 40. 1½jähriger Knabe mit einer Trichterbrust auf dem Bauchliegebrett in Aufrichtung

### a) Konservative Behandlung in den ersten 2 Lebensjahren

**Behandlung während des Tages.** Dem Kind wird ein *Bauchliegebrett* verordnet, mit der Weisung an die Eltern, es zunächst stundenweise, später für den Vormittag und Nachmittag konsequent auf demselben zu fixieren. Nach anfänglichem Widerstreben gewöhnen sich die kleinen Patienten rasch an diese Lage und sind bald gut zu haben (Abb. 40). Eine Aufgabe dieser Haltung ist nur zum Füttern, Wickeln und Baden erlaubt.

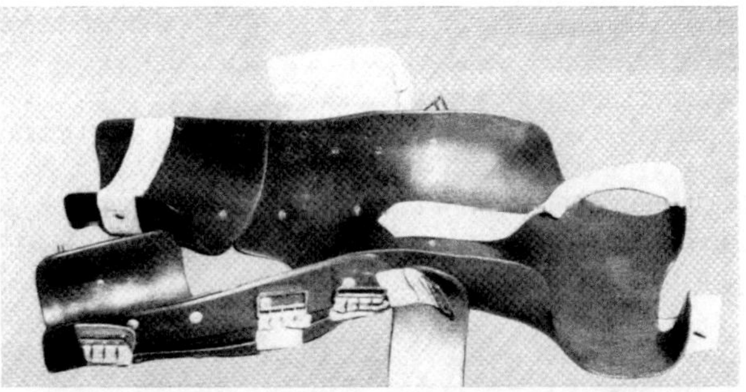

Abb. 41. Reklinierende Liegeschale zur Behandlung während der Nacht

**Behandlung während der Nacht.** Zur Mittagsruhe und während der Nacht wird das Kind in eine *Reklinationsliegeschale* gelegt, wenn es nicht gelingt, das Kind auch in Bauchlage zum Schlafen zu bewegen. Die Liegeschale faßt beide Oberschenkel in den Hüften leicht gespreizt mit ein. Die Befestigung erfolgt mittels eines Gurtes über die Oberschenkel und durch 2 Gurte um die Schultern. Die letzteren sind deswegen wichtig, weil damit gleichzeitig der drohenden Pectoralisverkürzung entgegengearbeitet werden kann (Abb. 41).

Diese Behandlung wird zunächst für 8 Wochen strikte durchgeführt. Ergibt die Kontrolle, vor allem die seitliche Röntgenaufnahme der Wirbelsäule, eine genügende Korrektur, dann kann das Bauchliegebrett etappenweise weggelassen werden. Die Liegeschale sollte wenigstens für 1 Jahr benutzt werden. Ob sich mit diesem Verfahren eine absolute Beseitigung der Trichterdeformierung erreichen läßt, kann heute noch nicht gesagt werden, da uns die entsprechenden Erfahrungen fehlen. Die Frühergebnisse, auf die auch Maneke (*188*) hinweist, sind gut.

### b) Konservative Behandlung jenseits des 2. Lebensjahres

Ist es einmal zu einer Fixierung des Trichters gekommen, und hat sich erst die Thoraxwand ausgekrempelt, dann sinken die Heilungsaussichten durch konservatives Vorgehen beträchtlich ab. In leichten und mittelschweren Fällen ist der Versuch mit einer *krankengymnastischen Übungsbehandlung* in der Art, wie wir sie nach der Operation empfehlen, angezeigt. Zur Unterstützung kann man die Bauchatmung durch die Anpassung eines *halbelastischen Mieders* bremsen. Dieses muß unter allen Umständen der unteren Thoraxapertur genügend Spielraum lassen, an den Inspirationsbewegungen teilzunehmen. Auch in diesen Fällen ist eine reklinierende Liegeschale für die Nacht erforderlich. Geht auch die leichte sternale Einsenkung im Pubertätsalter oder gegen Ende des Wachstums zurück, so bleibt die Aufbaustörung der Wirbelsäule doch in den meisten Fällen bestehen. Sie erfordert intensive fachorthopädische Behandlung nach den Grundsätzen, wie sie beim Scheuermannschen Adoleszentenrundrücken Berücksichtigung finden müssen.

Ist in leichten Fällen eine abwartende, konservative Therapie möglich, so erfordern alle schwereren Trichterbrüste doch im Hinblick auf die möglichen ernsten Komplikationen eine ständige fachmännische Überwachung. Bessert sich die Einziehung nicht, dann sollte eine genaue kardiologische Untersuchung vorgenommen werden. Auf Grund der erhobenen Befunde ist unter Umständen ein aktives Vorgehen auch dann notwendig, wenn subjektiv noch keine Beschwerden angegeben werden.

Daß man sich dabei mit einer Beeinflussung des äußeren Erscheinungsbildes nicht begnügen darf, braucht nach dem Gesagten nicht eigens begründet zu werden. So haben die Versuche, den Trichter ohne Rekonstruktion des Brustkorbes plastisch zu beseitigen, nur historisches Interesse. Das gilt auch für die Fälle, die keine Beschwerden machen. Bei diesem rein kosmetischen Vorgehen hat man sich im allgemeinen begnügt, den Trichter subcutan aufzufüllen. So schlug Eckstein vor, nach subcutaner Mobilisation der Haut Hartparaffin mit einem Schmelzpunkt von 50—52° zu injizieren. Auch die Ausfüllung mit Fettgewebe ist versucht worden. — Bei derartigem Vorgehen bleibt auch das kosmetische Ergebnis in den meisten Fällen ungünstig, eine funktionelle Besserung ist naturgemäß nicht zu erwarten.

## II. Operative Behandlung

### 1. Geschichtliche Entwicklung

Bei dem Ausmaß der Deformierung ist es nicht verwunderlich, daß der Gedanke, die eingesunkene Sternalplatte operativ zu heben, schon frühzeitig auftauchte. Wegen der mangelnden Kenntnis der Komplikationen von seiten der Thoraxorgane und der Gefährlichkeit des Eingriffes selbst ist es im vergangenen Jahrhundert aber offenbar unterblieben, eine operative Behandlung vorzunehmen.

Die erste operative Behandlung einer Trichterbrust hat unseres Wissens nicht, wie Ochsner und de Bakey (*225*) angeben, L. Meyer, sondern Tietze, wahrscheinlich 1899, durchgeführt. Nach der Mitteilung von Hartung (*124*) aus dem Jahre 1913 war bei einem etwa 20jährigen jungen Mann wegen der starken subjektiven Beschwerden wie Herzklopfen und Atemnot und einer völligen Arbeitsunfähigkeit die Indikation zur Operation gestellt worden. TIETZE resezierte die untere Hälfte des tief eingezogenen Brustbeines. Obwohl sich postoperativ nach Eröffnung der linken Pleura ein Empyem entwickelt hatte, überstand der Patient den Eingriff gut. Bei späteren Nachuntersuchungen war die Trichterbrust beseitigt, und das vor der Operation stark nach links und hinten verdrängte Herz deutlich nach rechts gerutscht. Der Kranke konnte wieder anfangen zu arbeiten und war sogar einen Sommer lang als Hafenarbeiter beschäftigt.

Im Jahre 1911 operierte L. MEYER einen 16jährigen Phthisiker mit starker Atemnot. Dem Vorschlag FREUNDS (*95*) entsprechend, resezierte er ein $2^1/_2$ cm langes Rippenstück aus der 2. und aus der 3. Rippe am sternalen Ansatz. Zwar konnte er dadurch die Dyspnoe bessern, ein entscheidender Erfolg war ihm jedoch nicht beschieden. 1912 unternahm KLAPP (*152*) einen Versuch, die Deformierung zu beseitigen, indem er die Rippen Z-förmig verlängerte. Später entnahm er die 10. und 11. Rippe, teilte sie in 3—5 cm lange Stücke und legte diese in den Spalt, der nach Abtrennung der höher gelegenen Rippen vom Brustbein entstanden war. Im folgenden Jahr berichtete SAUERBRUCH (*282*) über seine erste Operation. Von einem Hautschnitt vom unteren Rande des Knorpelansatzes der 3. Rippe, der parallel zum Brustbein nach caudal geführt war und der in Höhe der Brustwarze nach lateral umbog, um schließlich den Ansatz der 8. Rippe zu erreichen, löste er den 5. Rippenknorpel subchondral aus. Es folgte eine völlige Entfernung der Rippenknorpel 6 mit 9 und eines 3 cm großen Stückes aus den knöchernen Rippen. Anschließend wurde vom Brustbein ein 2 cm breiter Knochenspan am Sternalansatz der 5.—9. linken Rippe weggenommen. Durch diese Resektionsmethode konnte eine vorübergehende Entlastung der Thoraxorgane herbeigeführt werden. Wegen des Fortbestehens der Verkürzung des anteriorposterioren Thoraxdurchmessers ist ein entscheidender Erfolg aber seinerzeit ausgeblieben. Im Januar 1924 erstrebte CLAIRMONT (*52*) eine Erweiterung des Brustraumes durch die mehrzeitig ausgeführte Resektion der unteren Rippenknorpel mit dem dazugehörigen Brustbeinabschnitt. Der nach der Operation auftretende Defekt im knöchernen Thorax hat RUGE (*273*) im gleichen Jahr zu einem anderen Vorgehen geführt. Er entfernte das ganze Brustbein unterhalb des Angulus Ludovici und suchte die angrenzenden Knorpelstücke durch Naht wieder zu vereinigen. Daß auch dadurch keine Vergrößerung des Abstandes Wirbelsäule–ventrale Thoraxwand erreicht werden konnte, lag an der Methode. Das Hauptproblem, nämlich das Brustbein zu heben und in seiner Lage zu fixieren, war bisher nicht gelöst.

In den folgenden Jahren wurde dann der Grundstock für die heutige operative Behandlung geschaffen. Die Extension des Sternums versuchte als erster ZAHRADNICEK (*338*) 1925. Er verzichtete auf jede Mobilisierung durch eine Resektion, sondern bohrte nach Freilegung des Trichters quer durch das Brustbein nur einen Draht, den er nach außen durch die Haut führte. Über die beiden Enden wurde eine Dauerextension mit je 1 kg für 4 Wochen vorgenommen. Wie zu erwarten war, blieb infolge der mangelnden Mobilisierung das Ergebnis unbefriedigend, denn schon nach 3 Monaten kam es zum Rezidiv. Immerhin war eine Beseitigung der vor dem Eingriff bestehenden Beschwerden von seiten der Lunge zu verzeichnen gewesen. Die Kombination von Rippenresektion und Mobilisierung des Brustbeines einerseits mit der Extensionsbehandlung andererseits ergab in der Folge gute und bleibende Resultate. Fast gleichzeitig haben ALEXANDER (*4*) und SAUERBRUCH (*282*) sowie OMBRÉDANNE (*226*), GARNIER (*99*) und

Mathieu (*196*) diesen Operationsplan in die Tat umgesetzt. Sauerbruch (*282*) nahm die Mobilisierung in 2 Sitzungen vor. Zunächst wurde das Sternum linear durchtrennt und dann die Rippenknorpel 4—8 auf der linken Seite und in der 2. Sitzung auch auf der rechten Seite reseziert. Das nunmehr ausgelöste Brustbein hielt Sauerbruch (*282*) durch Drahtschlingen, die er bei späteren Operationen durch Leinenbänder ersetzte. Nach 8 Wochen war eine tragende Verbindung der die ventrale Thoraxwandung bildenden Strukturen erreicht. Ombrédanne (*226*) durchtrennte mit einer Querosteotomie das Sternum in Höhe des 3. Intercostalraumes, spaltete den caudalen Anteil dann noch der Länge nach und ergänzte schließlich die Mobilisation des ventralen Brustschildes durch eine Incision der Rippenknorpel 4—8 am Trichterrand. Um den Rippenbogen zu erhalten, ließ er die 9. Rippe intakt. Die anschließende Hebung des Brustbeines und der ventralen Rippenanteile erfolgte durch mehrfache Drahtschlingen, die für 35 Tage liegenblieben. Zum Gegenhalt wurde eine Drahtleiterbrücke benutzt, die an einem Gipskorsett angebracht war. Garnier (*99*) verwendete eine spezielle Zange zur Extension, mit der er das Brustbein faßte. Alexander (*4*) spaltete auch den 9. Rippenknorpel, im übrigen führte auch er eine Quer- und Längsosteotomie des Brustbeines durch. Zur Extension verwendete er Drahtzüge und Heftpflasterstreifen.

Alle diese Operationen waren durch eine große Mortalität belastet, weshalb sich Mathieu (*196*) für ein schonenderes Vorgehen einsetzte. Er begnügte sich mit einer einfachen Exstirpation der Rippenknorpel 3 und 8 bzw. 9, verzichtete also auf direkte Eingriffe am Brustbein. Um dieses zu heben, drehte er 2 Bohrschrauben in das Sternum und befestigte an ihnen einen Drahtzug, der für 5 Monate liegenblieb. Ließ sich durch die genannten Methoden auch eine ausreichende Mobilisation der eingesunkenen Brustkorbabschnitte und eine primäre Korrektur erreichen, so blieb doch die sekundäre Festigung des Brustkorbes oft mangelhaft.

Aus diesen Gründen strebte man von anderer Seite neben der Beseitigung des Trichters eine primäre Fixation während der Operation an. So unterschiedlich diese Verfahren im einzelnen sind, in diesem wesentlichen Punkte waren sich alle Autoren einig. Lexer hatte, wie Hoffmeister (*136*) berichtet, schon 1927 einen anderen Weg beschritten. Er legte von einem bogenförmig nach kranial offenen Schnitt, der die beiden Brustwarzen verband, den Trichtergrund frei. Nunmehr konnten Sternum und Knorpel der Rippen von der 5. Rippe an nach caudal leicht durchtrennt werden. Nach der Entfernung des eingesunkenen und in der beschriebenen Weise mobilisierten Brustschildes war aber ein großer Defekt entstanden, den er durch Reimplantation des um 180° gedrehten Operationspräparates zu decken versuchte. Dies ist zunächst mißlungen. Das Verfahren hat Hartleib (*123*) 1932 wieder aufgegriffen und auf diese Weise 2 Patienten operiert. Im 2. Falle war ihm die Reimplantation ebenfalls nicht möglich. Zur Überbrückung der ventralen Dehiszenz verwandte er nun 3 Tibia-Späne, die er quer einsetzte.

## 2. Operationsmethoden

Die modernen Operationsverfahren greifen auf die geschilderten Methoden zurück. Der Eingriff gliedert sich stets in 2 Akte:

1. Die Mobilisation des eingesunkenen ventralen Brustkorbabschnittes.
2. Die Korrektur der Deformierung mit dem Ziel, den intrathorakalen Raum zu vergrößern.

Gewisse Schwierigkeiten macht die postoperative Stabilisierung des knöchernen Brustkorbes. Dieser Sorge wird durch eine Reihe von Modifikationen

Rechnung getragen. Schon in der Ausdehnung der Knorpelresektion bestehen unterschiedliche Auffassungen. Im einzelnen lassen sich folgende Verfahren unterscheiden.

### a) Ausgedehnte Resektionen des eingesunkenen Brustschildes

Ruge (*273*) war der erste, der 1924 den Trichter dadurch zu beseitigen suchte, daß er den Brustbeinkörper mit dem Processus xiphoides entfernte. Den entstandenen Defekt suchte er durch Vernähen der Rippenknorpelstümpfe zu decken. Obwohl infolge des überschießenden Wachstums genügend Knorpelmassen zur Verfügung standen, gelang ihm die Vereinigung aus verschiedenen Gründen nicht. Auch Brunner (*39*), der sich dieser Methode anfangs bediente, ist gescheitert.

Clairmont (*52*), Lexer (*136*) und Hartleib (*123*) resezieren viel ausgedehnter. Von einem Längs- oder Querschnitt aus wird das Brustbein bei ihrer Methode mit den angrenzenden Rippen in ganzer Ausdehnung freigelegt. Nach subchondralem Auslösen der Rippenknorpel folgt eine Durchtrennung derselben am Rand der Trichterwandung. Daran schließt sich die Resektion des Processus xiphoides und letztlich die Querosteotomie des Sternumkörpers an. Die Rippenverbindungen zum Manubrium bleiben in allen Fällen stehen. Der so mobilisierte Brustschild wird nun entfernt. Es bleibt jetzt ein mehr oder weniger großer Defekt in der ventralen Brustwand zurück. Dieser kann auf verschiedene Weise gedeckt werden. Monod (*208*) vernäht lediglich die Intercostalräume, nachdem er die unteren Brustbeinpartien mit Rippenknorpeln und Processus xiphoides entfernt hat. Brewer (*30*) läßt die hintere Periostmembran des Sternums stehen, auf die zum Schluß noch die Fascia pectoralis genäht wird. Nissen (*220*) entfernt zwar primär das Sternum, reimplantiert es aber sekundär wieder, indem er es um 90° dreht und mit den Rippen vernäht. Wanke (*326*) spaltet das resezierte Brustbein frontal und reimplantiert die gespaltene dorsale Hälfte, nachdem sie um 180° gedreht wurde. Bruck und Lordeck (*38*) reimplantieren ebenfalls das gedrehte und gespaltene Brustbein, dem Vorgehen Wankes (*326*) entsprechend, verschieben es aber um einen Intercostalraum nach kranial und stellen eine Verbindung mit den Rippen durch Knopfnähte her. Koop (*158*) bedient sich ebenfalls des Verfahrens von Lexer (*136*). Er meint, daß die entstehende Hühnerbrust nach Reimplantation des Brustschildes, die in den ersten Monaten auftritt, bald wieder verschwindet (Abb. 42).

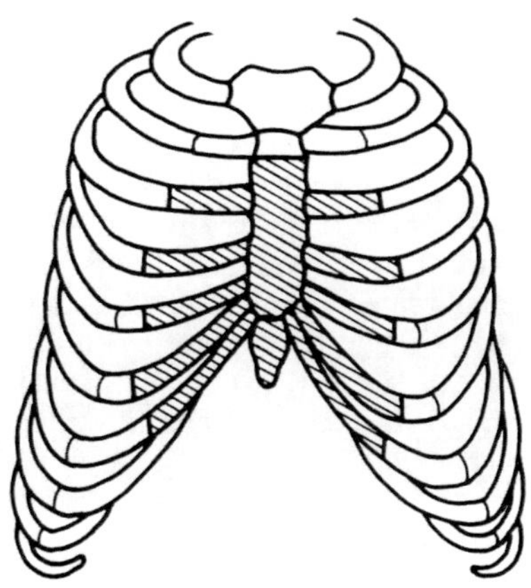

Abb. 42. Ausgedehnte Resektion des eingesunkenen Brustschildes (Clairmont-Lexer-Hartleib)

### b) Die Resektion der Trichterwände unter Belassung des Brustbeines in seinem Ernährungsverband

In dem Gedanken, das Brustbein an seinem kranialen Ende im Ernährungsverband zu belassen und die Intercostalschläuche möglichst zu schonen, hat man sich bei der Mobilisation auf Eingriffe an der Trichterwand selbst beschränkt. Das Problem ist bei derartigen Maßnahmen, die Korrekturstellung zu fixieren. Die Rezidivgefahr, die diesem Verfahren anhaftet, wird unterschiedlich bewertet.

SAUERBRUCH (*283*) hat nach einem Vorschlag von NISSEN 1931 eine ausgedehnte Knorpelresektion der Rippen durchgeführt und das Brustbein nach Excision eines keilförmigen, mit der Basis ventral liegenden Knochenstückes bei erhaltener hinterer Corticalislamelle nach ventral mit Hilfe von Seidenbändern herausgezogen. ALEXANDER (*4*) und OMBRÉDANNE (*226*) verwendeten Drahtschlingen. Die Hebung des Brustbeines kann schließlich auch ohne jede Mobilisation mit einem Drahtzug vorgenommen werden, wie das seinerzeit ZAHRADNICEK (*338*) empfohlen hat. Zwischen beiden Extremen, der vollständigen Knorpelentfernung und der Extension ganz ohne dieselbe, liegen viele Möglichkeiten. Die volle Korrektur gelingt verständlicherweise am leichtesten, wenn alle knorpeligen Spangen, welche die Trichterwand bilden, reseziert sind. Nach einer Querosteotomie läßt sich das Brustbein durch einige Seidennähte allein halten. Man braucht dann überhaupt keinen Fremdkörper, weder temporär noch dauernd, zu versenken und kann damit die Infektionsgefahr herabsetzen. RAVITSCH (*257*), CHIN und ADLER (*50*) sehen in diesem Vorgehen den entscheidenden Vorteil. Die Nachteile bestehen vor allem darin, daß durch die intrathorakalen Druckverhältnisse ein Rezidiv leichter eintreten kann, dies um so eher, wenn nach ausgedehnter Resektion eine Stabilisierung der ventralen Brustwand durch fibröse Strangbildung nicht eintritt. BROWN und LESTER (*173*) empfehlen darum, nach ausgedehnter Knorpelentfernung unter dem Brustbein einen Draht durchzuziehen in der Art, wie es MATHIEU (*196*) und SAUERBRUCH (*283*) getan haben. Der Ausziehdraht wird an einer Kramer-Schiene, die auf Baumwollrollen angebracht ist, und ihrerseits dem Thorax aufliegt, befestigt. Dieses Verfahren ist in der alten französischen Schule um OMBRÉDANNE (*226*) ebenfalls üblich gewesen. OCHSNER und DE BAKEY (*225*) beschreiben ein ähnliches Extensionsgerät. THERKELSEN (*307*) benutzt die gleiche Technik, während NEFF (*217*) und MANGIARDI (*189*) ein eigenes Ausziehgerät empfehlen. Der Unsicherheitsfaktor bei diesen Methoden liegt darin, daß man nicht annähernd genau bestimmen kann, wann die Stabilität der Brustwand eintritt.

Darum versuchen andere Autoren, die Stabilisierung durch plastische Maßnahmen bei der Operation primär zu erreichen. Zu diesem Zweck wird das Sternum mobilisiert und durch Unterschieben eines Knorpels oder Knochenspanes in einer Korrekturstellung festgehalten. DAILEY (*57*) verbindet, ähnlich wie NAEF (*214*), die knorpelige Stütze, verwandt wird meistens ein Rippenknorpel, durch Nähte mit den Stümpfen der 5. Rippe. Anschließend werden die tiefer gelegenen Rippenstümpfe wieder mit dem Brustbein vereinigt. ADKINS (*3*), der ebenfalls einen Rippenspan einlegt, macht die Mobilisation durch eine Längsosteotomie des Sternums vollkommen. SWEET (*297*) u. a. verwenden wie NAEF (*214*) Rippenknorpelstücke, WAHREN (*324*) zieht einen Tibia-Span vor, DORNER (*64*) nimmt Späne aus der Knochenbank. An Stelle des Ausziehdrahtes legt BRANDT (*24*) temporär 2 gekreuzte Kirschner-Drähte unter das Sternum, die er aus der Haut herausführt und nach einigen Wochen entfernt. Ein ähnliches Verfahren übt auch UEBERMUTH (*313*). REHBEIN und WERNICKE (*261*) haben zunächst ebenfalls einen Drahtzug zur Retension des Brustbeines angewandt. Sie haben dieses Vorgehen aber aufgegeben, weil sie nach gutem primärem Ergebnis Verschiebungen des Brustbeines selbst eintreten sahen. Wegen des zu erwartenden ungünstigen Resultates beschreiben sie neuerdings einen anderen Weg. In dem Gedanken, die Stabilisierung so lange auszudehnen, bis die Brustwand selbst widerstandsfähig genug geworden ist, legen sie nach der Mobilisierung schmale Metallblätter in die ventrale Brustwand ein. Diese werden in die knöchernen Rippen wie Küntscher-Nägel eingeschoben und übereinandergelegt. An diesem Metallring kann auch noch das Brustbein angeheftet werden, außerdem die Rippenknorpelstücke, die nach der Teilresektion übriggeblieben sind. Als besonderen Vorteil geben die Autoren an, daß durch Biegung der Metallblätter auch bei asymmetrischem Thorax ein gutes kosmetisches Resultat erzielt werden kann. Die beschriebene Methode hat den Vorteil, daß sofort nach der Operation eine ausreichende Stabilisierung des Brustkorbes eintritt. Der Nachteil liegt weniger in der Notwendigkeit, die Schiene nach 6 Monaten wieder entfernen zu müssen, als vielmehr in der erhöhten Gefahr einer Infektion nach Versenkung eines so großen Fremdkörpers. Wir haben jedenfalls in einem Fall Knorpelnekrosen bei diesem Vorgehen gesehen, in deren Gefolge eine unschöne Fisteleiterung auftrat, die erst nach mehrmaliger ausgedehnter Revision beseitigt werden

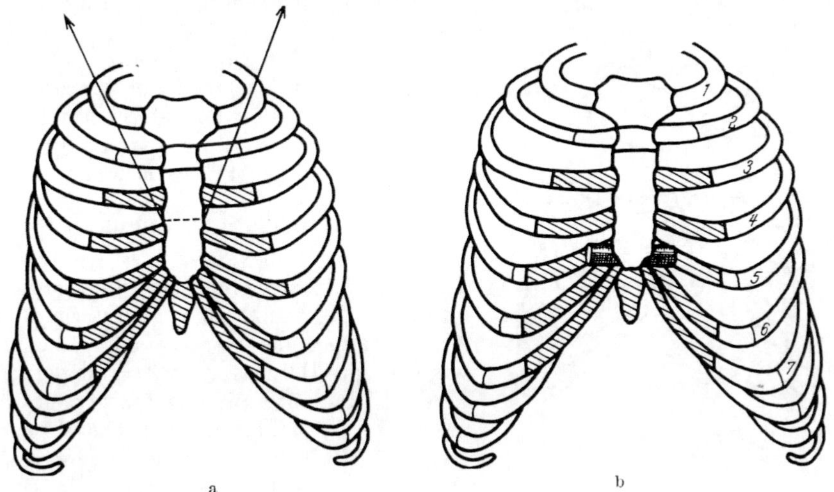


Abb. 43a u. b. a Resektion der Trichterwände unter Belassung des Brustbeines in seinem Ernährungsverband. NISSEN-SAUERBRUCH-MATHIEU-BROWN-LESTER. b Stabilisierung des isolierten Brustbeines durch einen Rippenspan (NAEF)

konnte. Mit REHBEIN und WERNICKE (*261*) glauben wir jedoch, daß die Stabilisierung der Brustwand von entscheidender Bedeutung für das spätere Resultat ist (Abb. 43a und b).

### c) Dachfirstartige Aufrichtung des eingesunkenen Brustbeines

Das Verfahren leitet sich im Prinzip von den Methoden von ALEXANDER (*4*), OMBRÉDANNE (*226*) u. a., die das Sternum quer und längs osteotomiert haben, ab. Auch ROCHER und LAPORTE (*268*), die ohne Knorpelresektion auskommen, haben einen wesentlichen Anteil an diesem Verfahren. BRUNNER (*39*) hat in Fortführung dieses Vorgehens ein eigenes Verfahren entwickelt. Nach Abtrennung des Schwertfortsatzes wird das Sternum bis in Höhe des 3., in schweren Fällen bis zum 4. Intercostalraum längs gespalten. An der oberen Begrenzung des Trichters erfolgt eine Querosteotomie, bei schwerer Krümmung eventuell unter Entfernung eines Knochenkeiles. Außerdem werden aus den Rippenknorpeln am Trichterrand, bei schwereren Fällen zusätzlich auch parasternal, kleinere Teile mit ventraler Basis entnommen, so daß die Hebung des Brustbeines nach der Beseitigung der Spannung des Rippenringes mühelos gelingt. Beide Sternumhälften werden dann dachfirstartig angefrischt, aneinandergelegt und mit 2 Drahtschlingen gehalten. Die Methode stellt eine sofortige Stabilität der Brustwand her, ohne daß Fremdkörper, abgesehen von den beiden kleinen Nahtdrähten, eingebracht werden müssen. Beim kindlichen Thorax ist allerdings die Festigkeit dieser Plastik oft gering, so daß Rezidive auftreten, worauf Brunner (*39*) selbst hinweist. Er meint darum, daß sich das Vorgehen besser für Eingriffe am Thorax des Erwachsenen eigne. Gross (*113*) und Witt (*334*) haben mit diesem Verfahren gute Ergebnisse erzielt (Abb. 44).

#### d) Operation beim Kleinkind

Die Vorstellung, daß eine Schrumpfung des Ligamentum substernale das primäre kausale Agens sei, hat Brown (*35*) veranlaßt, bei kleinen Kindern mit noch beweglichem Brustkorb eine Korrektur durch Abtrennung des Processus xiphoides und Entfernung der unteren beiden Rippenknorpel vorzuschlagen. Diesem Vorgehen schließt sich auch Lester (*173*) an, fügt aber einschränkend hinzu, daß die Operation nur dann durchgeführt werden könne, wenn die Deformierung noch nicht endgültig fixiert ist. Koop (*158*) gibt als Altersgrenze den 4. Lebensmonat an.

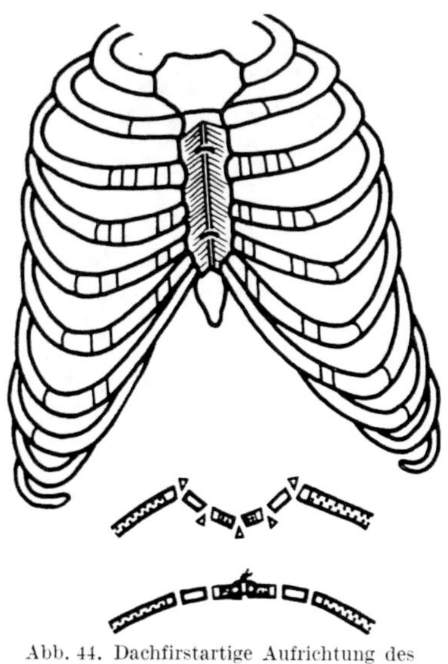

Abb. 44. Dachfirstartige Aufrichtung des Brustbeines (Brunner)

### 3. Indikationsstellung

Die Operation bezweckt eine Vergrößerung des anteriorposterioren Durchmessers des Thorax und damit eine Erweiterung des Aktionsraumes der intrathorakalen Organe, vor allem des Herzens. Das Studium der Entwicklung der Deformierung hat gezeigt, daß im Laufe des 1. Lebensjahres das Herz zunehmend nach links verlagert wird unter gleichzeitiger Drehung am Herzstiel. Dabei spielen sich schrumpfende Prozesse im Mediastinum ab, welche eine Fesselung des Herzbeutels bedingen. Nur so ist es zu erklären, daß auch nach dem Eingriff die Rückverlagerung des Herzens nur zögernd oder wie in den meisten Fällen überhaupt nicht mehr eintritt. Aus diesem Grunde ist der Eingriff möglichst frühzeitig vorzunehmen. Nach unseren Erfahrungen gestaltet sich die Behandlung wie folgt:

#### a) Trichterbrust beim Säugling und Kleinkind bis zum 4. Lebensjahr

Die Behandlung ist im Säuglingsalter konservativ. Sie besteht in der geschilderten Bauchbrettlagerung am Tage und in der Liegeschalenbehandlung bei Nacht. In Abständen von 2—3 Monaten ist eine Kontrolluntersuchung angezeigt. Eine Operation ist nur dann in Erwägung zu ziehen, wenn Komplikationen eintreten. Als solche sind anzusehen:

1. *Starkes Erbrechen*, das auf die Deformierung bezogen werden muß.
2. *Stridor connatus*, der trotz konservativer Maßnahmen nicht zu beherrschen ist.
3. *Atemnot und gehäufte Erkältungskrankheiten*. Hierbei ist zu beachten, daß eventuell vorhandene adenoide Vegetationen vor dem Eingriff fachärztlich behandelt werden müssen, unter Umständen ist eine Tonsillektomie oder eine Adenotomie durchzuführen.
4. *Zunahme der Deformierung trotz fachgemäßer Behandlung*.

Die einfache Durchtrennung des Processus xiphoides ist im allgemeinen nicht ausreichend, sie sollte stets ergänzt werden mit der Durchschneidung der Rippenknorpel 7 und 8, eventuell 9 mit ihren Weichteilschläuchen, weil nur so die pathogenetisch bedeutsame Querverspannung sicher ausgeschaltet werden kann. Auf jeden Fall ist auf eine genügend lange fortgesetzte Nachbehandlung mit Liegeschale, später mit Bauchliegebrett zu achten.

### b) Trichterbrust zwischen dem 4. und 14. Lebensjahr

In diesem Alter sind nach der übereinstimmenden Meinung nahezu aller Autoren die günstigsten Resultate zu erwarten, weil in der Regel noch keine irreparablen Schäden an den Kreislauforganen eingetreten sind. Die Indikationsstellung ist gegeben, wenn:

1. *subjektive Beschwerden von seiten der Thoraxorgane* vorhanden sind wie Dyspnoe, Leistungsminderung, Zurückbleiben in der körperlichen Entwicklung;
2. bei Fehlen von subjektiven Krankheitszeichen, *objektive Störungen*, vor allem *der Herzfunktion*, nachgewiesen werden, die auf die Trichterbrust bezogen werden müssen. In Zweifelsfällen sollte eine eingehende kardiologische Untersuchung durchgeführt und ein Herzkatheter gelegt werden. Auf der Thoraxübersichtsaufnahme ist auf die Linksverlagerung des Herzens zu achten;
3. die *Deformität im Laufe der Beobachtungszeit zunimmt.* Als Kriterium dafür gilt die seitliche Abstandsmessung des Brustbeines vom ventralen Wirbelkörperrand, am besten in Form der oben beschriebenen Methode nach BÜCHNER.

*Kosmetische oder psychologische Erwägungen* allein stellen nur in seltensten Fällen eine Indikation zur Operation dar. Mit dem Eingriff sollte nicht zu lange gewartet werden, da erfahrungsgemäß jenseits des 14. Lebensjahres das kosmetische und das funktionelle Ergebnis ungünstiger werden. Bei kleinen Kindern ist zu bedenken, daß eine ausreichende funktionelle Nachbehandlung möglich sein muß, weil nur dann das primäre Ergebnis auf die Dauer zu halten ist.

### c) Trichterbrust bei Patienten jenseits der Pubertät

Der Brustkorb ist nunmehr starr geworden, eine plastische Rekonstruktion ist zwar möglich, doch schwieriger zu erreichen. Die Thoraxorgane haben sich der Deformierung angepaßt und weisen unter Umständen bereits bleibende Schäden auf. Weil andererseits nicht selten eine ausreichende Kompensation besteht, ist die Indikation zum aktiven Eingreifen enger zu stellen. Dies ist nur dann noch gegeben, wenn Störungen der Atem- oder Kreislauforgane vorliegen. Aus kosmetischen Gründen ist in diesem Alter im allgemeinen ein Eingriff nicht mehr zu empfehlen. Nachdem das Wachstum der Wirbelsäule abgeschlossen ist, kann eine Einflußnahme auf die Wirbelsäulenkrümmung nur in ganz geringem Umfange noch erwartet werden.

## 4. Kontraindikation

Die operative Behandlung sollte, wie schon betont, aus *kosmetischen Gründen* allein nicht vorgenommen werden. Bei schwerer Einziehung tritt dieses Problem an sich nicht auf, denn diese Fälle zeigen nahezu immer eine Mitbeteiligung der Thoraxorgane, auch die Wirbelsäulenveränderungen zwingen unter Umständen zu aktivem Handeln. In den unkomplizierten Fällen kann jedoch eine völlig normale Leistungsfähigkeit bestehen, so daß kein Grund für die chirurgische Intervention vorliegt.

Bei *Säuglingen und Kleinkindern* ist die konservative Therapie angezeigt. Wegen der Unmöglichkeit der krankengymnastischen Nachbehandlung besteht eine relative Kontraindikation. Eine absolute Gegenanzeige ist bei *schweren*

*Herz-* und *Kreislaufstörungen* gegeben. Das gilt vor allem für das höhere Lebensalter. Wie Frey (*96*) und Uebermuth (*313*) mit Recht betonen, sollte man den Eingriff bei einer *Myodegeneratio cordis* auf jeden Fall unterlassen. *Angeborene Herzfehler* müssen entsprechende Behandlung finden, die Trichterbrust ist in diesen Fällen von untergeordneter Bedeutung. Beim *Marfan-Syndrom* ist auf die nicht seltene Aneurysmabildung der Aorta zu achten, sie stellt ebenfalls eine Kontraindikation dar. Bei Patienten jenseits des 20. Lebensjahres ist die Indikation zum Eingriff nur selten und nur bei Störungen der Herzaktion bzw. bei Veränderungen an anderen inneren Organen gegeben.

## 5. Eigene Behandlungsmethoden

### a) Voruntersuchung vor der Operation

Neben den üblichen Routineuntersuchungen, die vor jedem operativen Eingriff vorgenommen werden, wie Blutsenkung, Blutbild, Gerinnungszeit, Hämatokrit, Urinuntersuchungen usw., sollten folgende Spezialuntersuchungen vorliegen:

**α) Eingehende kardiologische Untersuchung** mit EKG und Röntgenbild. Bei Patienten jenseits des 6. Lebensjahres empfehlen wir eine Druckmessung mit dem Herzkatheter, was schon aus differenzialdiagnostischen Gründen zur Erfassung angeborener Vitien notwendig erscheint.

**β) Lungenfunktionsprüfung** mit Spirometrie, Residualbestimmung, Atemkapazität usw.

**γ) Eine seitliche Meßaufnahme** des Thorax zur Festlegung des sagittalen Durchmessers.

**δ) Röntgenaufnahmen der Brust- und Lendenwirbelsäule,** letztere am besten im Sitzen aufgenommen, um die Fehlstellung und Fehlform zu objektivieren.

**ε) Eine frontale und eine seitliche Photoaufnahme** zur Erfassung des äußeren Aspektes, vor allem der Auskrempelung der unteren Thoraxapertur und der Flachbrust in In- und Exspiration.

### b) Narkose und Lagerung

Alle Operationen sind in Intubationsnarkose am relaxierten Patienten durchgeführt worden. Die Beatmung während der Operation erfolgte anfangs manuell, in letzterer Zeit wird die apparative Beatmung am Engströmschen Respirator bevorzugt. Die Patienten erhalten außerdem eine Infusion von 5% Glucose und eventuell, je nach Fall, 1—2 Blutkonserven. Zur Operation liegt der Patient in Rückenlage, unter den Brustkorb wird ein Sandsack geschoben.

### c) Operative Technik

Mit einer Ausnahme haben wir bei den 53 operierten Patienten den Eingriff nach dem Vorgehen von Nissen-Sauerbruch (*283*), wie er von Brown (*35*) und Lester ((*173*) ebenfalls angewandt wurde, durchgeführt. Bei den letzten 30 Patienten wurde die anfangs ausgedehnte Knorpelresektion unterlassen, weil in einigen Fällen die Stabilität des Brustkorbes ungenügend blieb. Statt dessen haben wir seither Keilexcisionen aus den Rippenknorpeln nach dem Vorschlag von Brunner (*39*) vorgenommen und in allen Fällen eine gute Stabilität erreicht. Im einzelnen gehen wir wie folgt vor:

Bei Mädchen bevorzugen wir stets einen Hautschnitt, der bogenförmig die Brustdrüsen von caudal her umfaßt (Abb. 45). Die beiden Halbkreise sind durch einen queren Schnitt über dem Sternum verbunden. Bei männlichen Patienten kann auch eine Längsincision gewählt werden, weil nach unseren Erfahrungen bessere Narben zurückbleiben, wenn man den Längsschnitt wählt. Nach Abpräparieren der Haut werden die Ursprungszacken des Pectoralis major und des Obliquus externus sowie des Rectus abdominis von den Rippenknorpeln abgelöst und mit dem Raspatorium abgeschoben. Auf diese Weise ist der Trichter in seiner ganzen Ausdehnung freigelegt. Die nun folgende Resektion aus den knorpeligen Rippenspangen richtet sich nach der Steilheit der Trichterwände und dem Grad der Einziehung. Zunächst wird subperichondral neben dem Brustbein der Knorpel eingeschnitten. Dabei soll die Insertionsstelle der Rippe am Brustbein möglichst geglättet werden. Lateral davon werden dann zusätzlich 1—2 Knorpelstücke reseziert, so daß einerseits eine spannungsfreie Korrektur der Deformierung gelingt, andererseits aber die Kontinuität der ventralen Brustwand auf jeden Fall erhalten bleibt. Die Chondrotomie beginnt am 3. linken Rippenknorpel und wird nach caudal fortgesetzt, bis alle wahren, d. h. die an das Brustbein tretenden Rippen, durchtrennt sind. Auf der rechten Seite gehen wir in gleicher Weise vor. Ist das Brustbein so gut mobilisiert, wird der Processus xiphoides vom Corpus sterni abgetrennt. Eine Entfernung ist im allgemeinen nicht erforderlich. Weil selbst danach die Korrektur aber in der Regel nicht voll gelingt, müssen anschließend noch die Intercostalschläuche 6 und 7 auf beiden Seiten durchschnitten werden. Jetzt kann man das Brustbein mit einem Präpariertupfer stumpf vom Mediastinum ablösen. Anschließend erfolgt in Höhe des 3. ICR eine quere Osteotomie des Brustbeines. Die hintere Corticalislamelle bleibt als Scharnier stehen. Das so mobilisierte Brustbein, das im allgemeinen keine Krümmung in sich zeigt, kann mühelos nach ventral gezogen werden. Die Trichterbildung ist nunmehr beseitigt. Zur Stabilisierung wird jetzt ein Draht unter dem Brustbein durchgeführt. Die beiden Enden leiten wir in Höhe des 4. ICR durch die Haut und fixieren sie mit 2 Stellschrauben, damit ein Verschieben unmöglich wird. In den retrosternalen Raum wird eine Saugdränage eingelegt. Der Schlauch muß durch eine gesonderte Incision durch die Haut geführt werden. Anschließend wird sofort eine Saugung mit 12 cm $H_2O$ Unterdruck angeschlossen. Nach schichtweisem Wundverschluß kleben wir eine vorbereitete Drahtleiterbrücke, an der die Extensionsdrähte befestigt werden können, auf den Thorax auf.

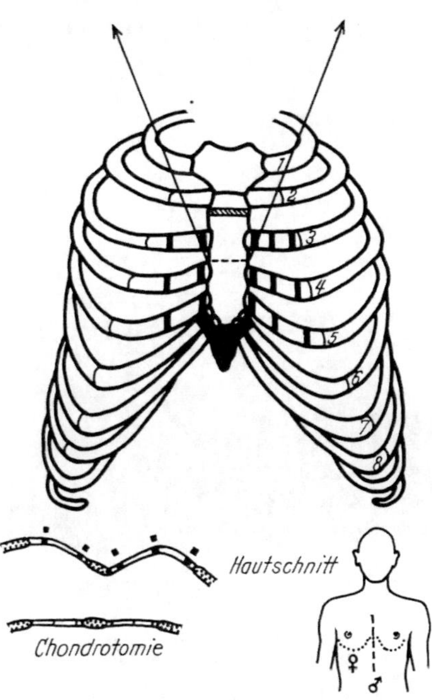


Abb. 45. Schema der Trichterbrustoperationen an der Chirurgischen Universitätsklinik Erlangen (Prof. Dr. G. HEGEMANN)

Bei der Operation lassen sich auch bei schonendstem Vorgehen kleine Pleuraeinrisse nicht sicher vermeiden. Sie werden sofort mit einer atraumatischen Naht verschlossen. Zur Kontrolle, daß alle eventuell gesetzten Pleuraverletzungen wirklich vernäht sind und die Lunge entfaltet ist, muß noch auf dem Operationstisch eine Thoraxaufnahme angefertigt werden. Der Patient bleibt im allgemeinen für 3—4 Tage an die Saugung angeschlossen, der Druck beträgt anfangs 12 cm $H_2O$, nach dem 1. postoperativen Tag kann man auf 8—10 cm zurückgehen

(Abb. 46). Entleert sich kein Wundsekret mehr, dann wird der Schlauch entfernt. Am 8.—10. postoperativen Tag können die Fäden gezogen werden. Die Extension bleibt so lange liegen, bis die Stabilität der Brustwand eingetreten ist. Das ist nach unseren Erfahrungen im allgemeinen nach 5—6 Wochen der Fall.

### d) Die postoperative Übungsbehandlung

**α) Allgemeine Vorbemerkungen.** Mit der Operation ist nur der 1. Akt der Behandlung vollzogen. Von großer Wichtigkeit für das funktionelle und kosmetische Ergebnis ist die krankengymnastische Nachbehandlung. Sie sollte schon am Operationstag einsetzen. Die erste Aufgabe besteht darin, den Patienten zum Abhusten des sich ansammelnden Sekretes zu bewegen. Außerdem muß er zu tiefer In- und Exspiration angehalten werden. Daneben wird die auf allen Stationen übliche postoperative Gymnastik durchgeführt. Nach Entfernung der Hautnähte beginnt die eigentliche Nachbehandlung. Sie hat 3 Aufgaben zu erfüllen:

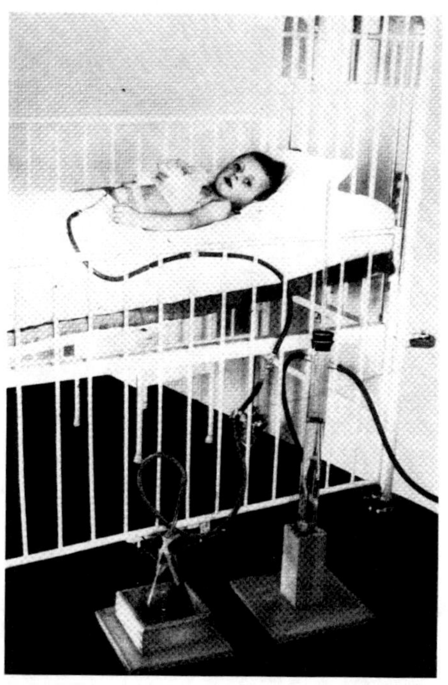

Abb. 46. Zustand nach der Operation. Drahtleiterbrücke auf dem Thorax zur Befestigung der Ausziehdrähte. Absaugung im retrosternalen Raum

1. Die Änderung der Atemmechanik, d. h. die Umstellung auf die thorakale Atmung.

2. Die Kräftigung der erschlafften Bauchmuskulatur.

3. Den Ausgleich der lumbalen Kyphose bzw. der dorsalen Lordose.

Dieses Übungsprogramm erfordert erfahrungsgemäß viel Geduld von seiten des Patienten und des Krankengymnasten. Weil es leider oft daran fehlt, darum werden in vielen Fällen die notwendigen Übungen nicht gemacht. So wird das kosmetische Anfangsergebnis bald getrübt und das Rezidiv eingeleitet. Wo immer möglich, sollte ein Facharzt die Nachbehandlung, die in Wahrheit ein integrierender Bestandteil unserer Therapie ist, überwachen. Die Übungsbehandlung soll mindestens für 1 Jahr intensiv betrieben werden. Zunächst ist die Anleitung einer erfahrenen Krankengymnastin nicht zu entbehren, später kann man die häusliche Weiterbehandlung unter Aufsicht der Eltern gestatten. Bei den Patienten, die auf dem Lande wohnen und nur schwer in dauernder Kontrolle bleiben können, ist unter Umständen eine länger dauernde klinische Betreuung nach der Operation notwendig. Im allgemeinen können die Patienten 6 Wochen nach der Operation in häusliche Nachbehandlung entlassen werden. Wo keine ausreichende Überwachung möglich ist, sollte die stationäre Weiterbehandlung für weitere 3—4 Wochen erstrebt werden. In diesen Fällen sowie immer dann, wenn schwere Aufbaustörungen der Wirbelsäule vorliegen, muß eine reklinierende Liegeschale gegeben werden.

Nachdem eine gezielte Atemtherapie immer auch einen Einfluß auf die Haltung gewinnt, ist eine Unterteilung der Übungen in einzelne Gruppen, wie oben aus grundsätzlichen Erwägungen geschehen, nicht möglich. Wir unterscheiden darum besser nach der chronologischen Reihenfolge:

**β) Übungsbehandlung vor der Operation.** Die gestörte Atemmechanik bringt es mit sich, daß die Patienten nicht tief atmen und häufig auch nicht entsprechend abhusten. Darin ist, wie oben aufgeführt, die entscheidende Ursache für die häufigen Affektionen der Atemwege zu suchen. Nach der Operation sind unbedingt die Luftwege frei zu halten, damit nicht Schleim oder Sekretansammlungen zum Ausgangspunkt für eine Bronchitis oder gar eine Pneumonie werden können. — Wie vor allen thoraxchirurgischen Eingriffen üben wir darum mit den Patienten *das tiefe Ein- und Ausatmen* sowie das Abhusten. So einfach diese Forderung klingt, so schwierig ist oft die Umsetzung in die Praxis. *Das Abhusten* wird zunächst im Sitzen, dann aber, und das ist besonders wichtig, auch im Liegen geübt. Zweckmäßigerweise verbinden wir damit auch schon erste Haltungs- und Lockerungsübungen der Wirbelsäule, die postoperativ eine große Rolle spielen.

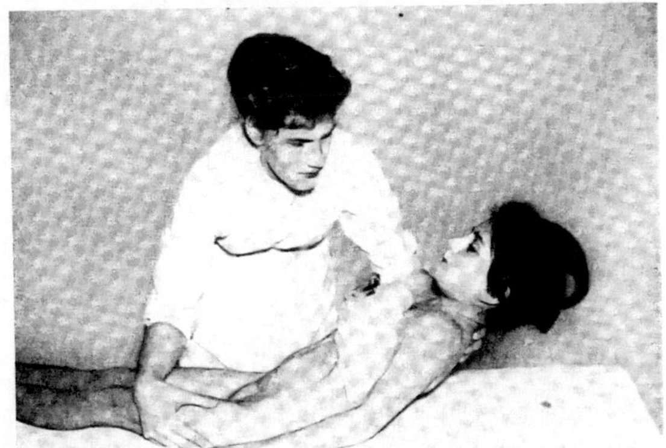

Abb. 47. Aufrichten des Oberkörpers aus der Rückenlage

**γ) Übungsbehandlung am frisch operierten Kranken.** Noch am Operationstage beginnt die krankengymnastische Übungsbehandlung. Im Vordergrund stehen zunächst die vor der Operation erlernten *Atemübungen*. Im allgemeinen sind die Beschwerden von seiten der Operationswunde nicht sehr erheblich, weil durch die Fixation des Sternums durch den Draht und den Gegendruck des Extensionsgestelles eine ausreichende primäre Stabilisierung vorhanden ist. Deswegen kann eine Atemübungsbehandlung bereits jetzt einsetzen. Zum Abhusten wird die untere Thoraxapertur seitlich von der Krankengymnastin erfaßt und rhythmisch eine leichte Kompression vorgenommen. Daneben legen wir auf allgemeine Stoffwechselübungen großen Wert. Sie gleichen ganz denen, die bei allen anderen Patienten routinemäßig täglich durchgeführt werden. Es erübrigt sich hier im speziellen darauf einzugehen.

**δ) Übungsbehandlung nach Abschluß der Wundheilung.** Etwa 10 Tage nach der Operation ist die Hautwunde so weit verheilt, daß nun auch die *Behandlung der Bauchmuskelschwäche* einsetzen kann. Es wird grundsätzlich aus Rückenlage geübt. Am schonendsten sind die einfachen Anspannübungen, die ja schon in der 1. Behandlungsphase eine Rolle beim Atmen gespielt haben. Sie werden nunmehr ergänzt durch:

1. *Aufrichten des Oberkörpers* bis zu einem Winkel von 30—45°. Die Arme liegen zunächst neben dem Körper und werden später hinter dem Kopf zur Hochhalte gebracht. Die Krankengymnastin muß bei der Übung mit der einen Hand die Oberschenkel des Kranken fixieren, die andere wird unter den Rücken des Patienten gelegt, damit beim Zurücklegen aus der Aufrichtung eine Kyphosierung der Wirbelsäule vermieden wird. Im Liegen erfolgt eine tiefe Inspiration. Mit ihr wird der Oberkörper aufgerichtet. Anschließend unter Beibehaltung der Lordose zurücklegen — ausatmen (Abb. 47).

2. *Anheben der im Knie gestreckten Beine und Kreisen derselben.* Die Arme liegen neben dem Körper. Die Übung kann anfangs dadurch erleichtert werden, daß der

Patient seine Hände unter das Gesäß legt. Nun erfolgt das Anheben der Beine bis zur rechtwinkeligen Beugung im Hüftgelenk. Dann Grätschen oder Scheren und Senken der Beine; Schließen, nochmaliges Anheben, Grätschen bzw. Scheren, Senken und Ablegen (Abb. 48).

*3. Raupengang des Rückens* [Jegel-Stumpf (*137*)]. Aus der Ausgangsstellung wird der Rumpf von der Auflage angehoben, so daß nur noch Hinterkopf und Becken aufliegen. Beim Zurücklegen muß darauf geachtet werden, daß eine Kyphosierung vermieden wird. Gleichzeitig mit der Tonisierung der Bauchmuskulatur kommt es bei dieser Übung zu einer Lockerung und Dehnung der Wirbelsäule (Abb. 49).

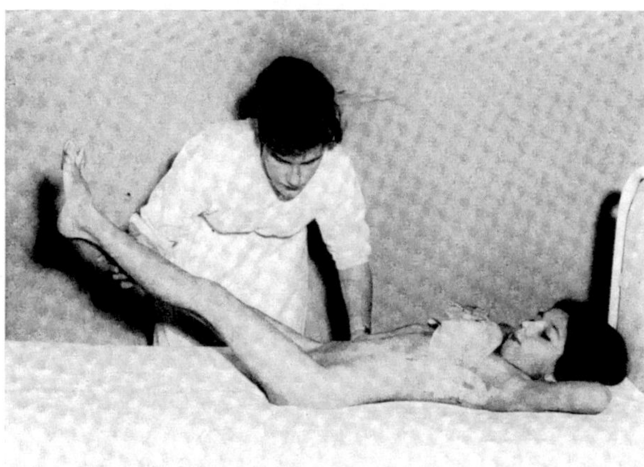

Abb. 48. Anheben der im Kniegelenk gestreckten Beine

**ε) Übungsbehandlung nach Entfernung der Drahtextension.** Jetzt kann die volle Übungsbehandlung einsetzen, die für mindestens 1 Jahr gewissenhaft täglich durchzuführen ist. Auf diese Weise kann mit einer wesentlichen Verbesserung des kosmetischen Ergebnisses gerechnet werden. Zunächst steht noch die *Kräftigung der Bauchmuskulatur* im Vordergrund. Ist eine genügende Tonisierung eingetreten, dann macht die nun folgende *Atemgymnastik* keine großen Schwierigkeiten mehr. Zunächst wird man hierbei in Rückenlage beginnen. Zur Erzielung einer guten Brustatmung ist es oft erforderlich, den Bauch mit der Hand zu komprimieren. Nach Ausschaltung der übertriebenen abdominellen inspiratorischen Vorwölbung wird rasch die gewünschte thorakale Atmung in Anspruch genommen. Besser noch ist das zu erreichen durch *Aufrichtung des Oberkörpers aus der Bauchlage.* Diese nimmt im Übungsprogramm jetzt überhaupt eine Sonderstellung ein, weil neben der Dauertonisierung der ventralen Bauchwand gleichzeitig eine Einflußnahme auf die Wirbelsäulenkrümmungen möglich wird. Die Abflachung der Brustkrümmung ist direkt kaum zu beeinflussen, denn sie wird ja hervorgerufen durch die fehlende Lordose der Lendenwirbelsäule. Diese zu erreichen, ist die wichtigste Aufgabe dieses Übungsabschnittes. Aus der Unzahl von Möglichkeiten seien drei herausgegriffen, die auch für die häusliche Weiterbehandlung gut geeignet sind:

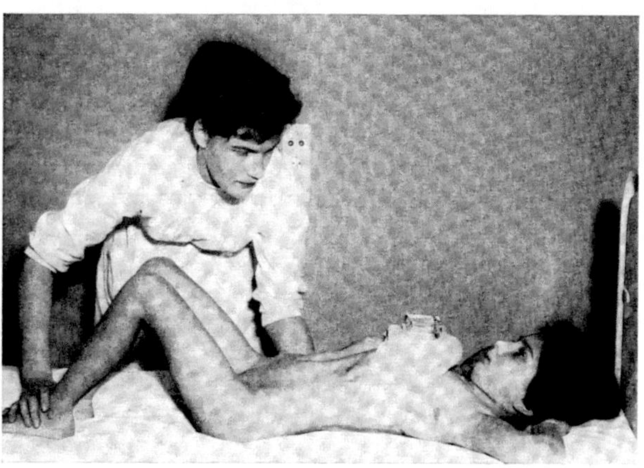

Abb. 49. Anheben des Rumpfes von der Unterlage

1. *Aufrichten des Rumpfes aus der Bauchlage.* Die Oberschenkelstreckseiten und die ausgestreckten Arme bleiben auf der Unterlage liegen, die Brustwirbelsäule wird kyphosiert, wobei gegebenenfalls durch die Krankengymnastin ein sanfter Druck gegen die obere Brustwirbelsäule ausgeübt wird. Bei der Rundung ist darauf zu achten, daß die Bauchmuskulatur leicht angespannt wird. Beim Aufrichten langsam einatmen und Atem anhalten. Tief Einatmen beim Zurücklegen des Rumpfes (Abb. 50).

2. *Schaukelpferd oder Wiegemesser* [K. EICHNER (*137*)]. Die Arme und Beine sind gestreckt und werden wechselweise kräftig angehoben. Dadurch gerät der Rumpf in eine wiegende Bewegung, stets unter Erhaltung der Lendenlordose. Ähnlichen Effekt hat auch „der Schwan" [NEUMANN-NEURODE (*218*)]. Hierbei werden die Arme nach rückwärts geführt und über den Rumpf angehoben. Durch die Außenrotation sind die Schulterblätter zurückgenommen. Nach Aufrichten des Oberkörpers sind jetzt auch die Beine etwas von der Unterlage zu erheben.

3. *Vorwärtsziehen des Rumpfes.* Die Ausgangsstellung ist ebenfalls die Bauchlage. Die Arme und Beine sind gestreckt, der Patient „macht sich lang". Nunmehr wird der Rumpf unter gleichzeitiger Aufrichtung in den Liegestütz nach vorne gezogen.

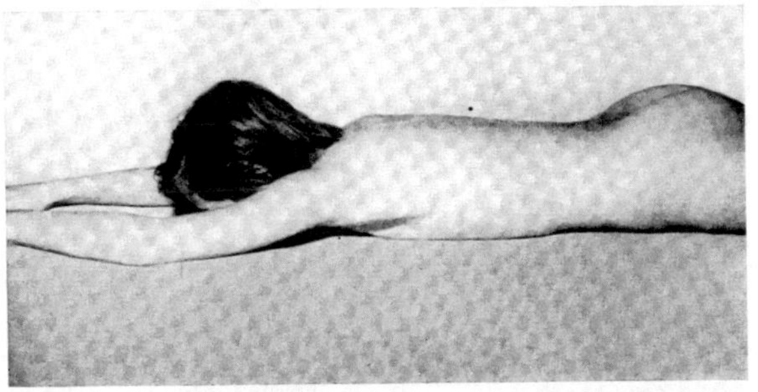

a

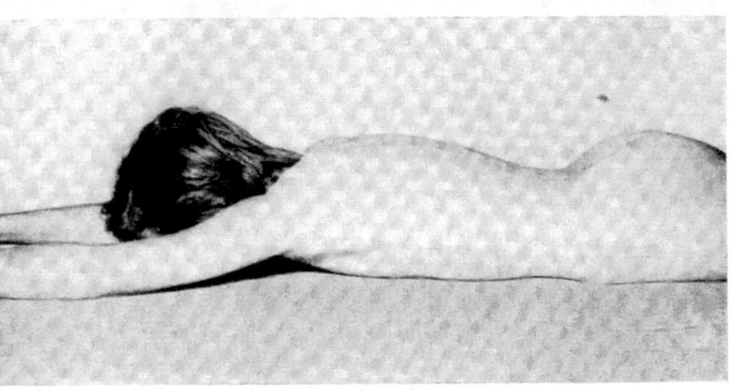

b

Abb. 50a u. b. Aufrichten aus der Bauchlage. a Entspannung; b Kyphosierung der Brustwirbelsäule

Steht ein Turnsaal zur Verfügung, können diese Übungen durch Hängen an der Sprossenwand und Anheben der Beine usw. ergänzt werden. Große Bedeutung kommen auch den Übungen im Sitzen zu. Sie werden nach den Grundsätzen der *Hockergymnastik* [KOHLRAUSCH-LEUBE (*157*)] durchgeführt. Der besondere Vorteil dieser Behandlungsart liegt darin, daß durch die Beugung in den Hüftgelenken die Hüftmuskeln entspannt sind und auf diese Weise isoliert die Lendenwirbelsäule angegangen werden kann. Der Lockerung und Dehnung des Wirbelsäulengefüges dienen:

1. *Drehbewegungen des Rumpfes* bei erhobenen Armen mit über den Kopf gefalteten Händen oder mit Abduktion der Arme und Falten der Hände im Nacken. Auf diese Weise wird gleichzeitig eine Dehnung des häufig verkürzten Pectoralis bewirkt (Abb. 51).

2. *Seitwärtsneigen des Rumpfes* nach links und rechts als Lockerung oder Dehnung je nach dem Rhythmus und dem Tempo der Übung. Die Krankengymnastin steht hinter dem Patienten und gibt unter Umständen Hilfestellung. Bei dieser Übung wird nicht nur die Wirbelsäule gelockert, sondern auch die schräge Bauchmuskulatur gedehnt und gleichzeitig gespannt (Abb. 52).

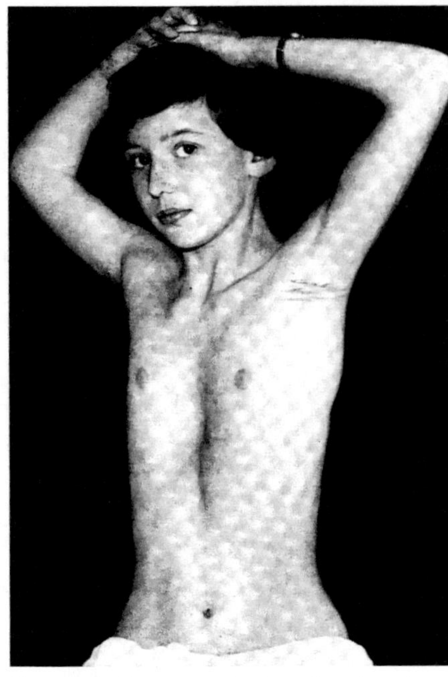

Abb. 51. Drehbewegungen des Rumpfes bei erhobenen Armen

*3. Beckenvorkippung mit Lordosieren* und *Rückdrehung mit Kyphosieren.* Wichtig ist dabei, daß der Stuhl, auf dem die Behandlung durchgeführt wird, nicht zu niedrig ist, weil sonst die Lordosierung erschwert ist. Wesentlich ist ferner, daß der Patient weit nach vorne rutscht, so daß die volle Kippung erzielt werden kann. Diese Bewegungen können verstärkt werden, wenn der Patient die Arme nach rückwärts führt und mit den Händen den Sitz umgreift. Dann ist vor allem eine bessere Lordosierung möglich (Abb. 53).

Im Anschluß an die Lockerung wird durch Abwandlung der Übungen eine Spannungssteigerung der Rumpfmuskulatur erreicht. Besonders gut eignet sich dazu die *Senkhalte*. Bei diesem Vorgehen, das sich bei der Behandlung von Diskopathien [KOHLRAUSCH-LEUBE (*157*)] gut bewährt hat, ist besonders die Kombination von Beckenkippung und Atmung wichtig. Die Ausgangsstellung ist eine aufrechte, aber nicht angespannte Sitzhaltung, wobei die Hände auf den Kopf gelegt werden. Zum Einatmen wird eine leichte Lordosierung der Lenden-

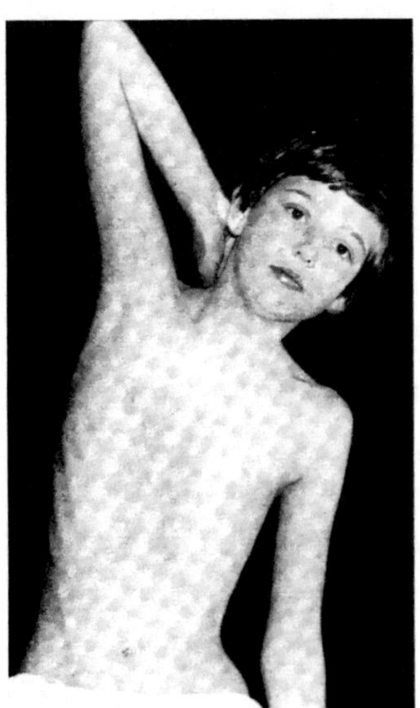

Abb. 52. Seitwärtsneigung des Rumpfes

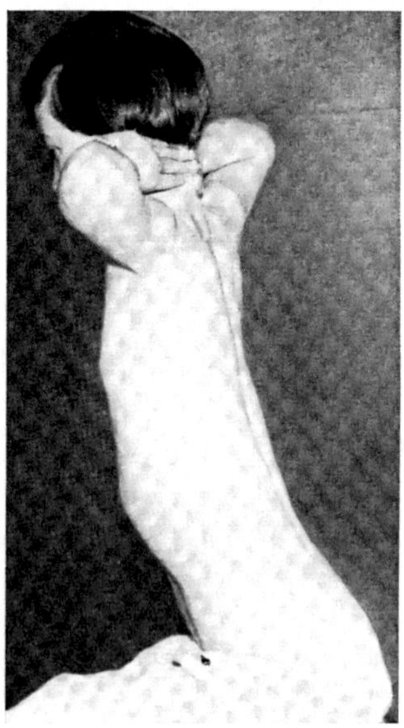

Abb. 53. Beckenvorkippung mit Lordosierung

wirbelsäule durchgeführt. Beim Ausatmen wird das Becken zurückgedreht und der Brustkorb nach links oder abwechselnd auch nach rechts zur Seite gebeugt.

Schließlich wird das Übungsprogramm durch spezielle Gymnastik im Kriechen und Stehen ergänzt. In Frage kommen hier alle mit einer Lordosierung der Lendenwirbelsäule einhergehenden Übungen. Besonders geeignet scheint uns das *Klappsche Kriechverfahren*, das zwar eine gewisse Erfahrung von seiten des Behandlers erfordert, das aber doch so Ausgezeichnetes leisten kann, daß wir nicht darauf verzichten möchten. Vor allem haben sich bewährt:

1. *Der große Bogen*, in dem Aufrichten und Beugung miteinander vereint sind. Er bezweckt neben der Kräftigung der Rückenmuskulatur die Mobilisierung der ganzen Lendenwirbelsäule durch das Rückwärtsbeugen.
2. *Das Tiefkriechen* mit Arm- und Bein-Strecken.
3. *Das tiefe Durchziehen*, das wir zur Mobilisierung und Kräftigung der Rückenmuskulatur schätzen.

Spezielle Atem- und Blasübungen, wie sie früher üblich waren, halten wir für nicht erforderlich. Den Kindern muß so bald als möglich, das ist etwa $^1/_2$ Jahr nach der Operation, geraten werden, irgendeinen Sport zu betreiben. Sehr gut eignet sich dazu ein Ballspiel, damit auch bald die psychische Hemmung überwunden wird. Haltung und Psyche sind bekanntlich untrennbar miteinander verbunden. Sobald es gelingt, den Trichterbrustpatienten die Scheu am Spiel mit den anderen zu nehmen, ist bereits ein großer Schritt nach vorwärts getan. Auch dem Schwimmen kommt große Bedeutung zu, vor allem wegen der tiefen Atemexkursionen, die zwangsläufig erforderlich werden.

## 6. Komplikation der Operation

Durch die moderne Narkosetechnik und die Schockbekämpfung ist die Komplikationsgefahr äußerst gering geworden. Grundsätzlich sind zu unterscheiden:

1. Komplikationen während des Eingriffes.
2. Komplikationen nach dem Eingriff.

Bei der Freilegung der knorpeligen Rippen ist eine *Blutung* aus den in den Zwischenrippenräumen verlaufenden Intercostalarterien nicht immer zu umgehen. Bei Anwendung thoraxchirurgischer Grundsätze (Koagulation jedes kleinsten blutenden Gefäßes) wird man hiermit schnell fertig. Die Blutung aus der Arteria mammaria interna läßt sich immer sicher beherrschen, wenn man parasternal, notfalls durch Rippenresektion, die Blutungsquelle darstellt und mit dünnem Zwirn unterbindet.

Die *Verletzung der Pleura parietalis* läßt sich oft nicht vermeiden. Vor allem auf der rechten Thoraxseite haben wir öfter Einrisse beobachtet. Hier ist das Brustfell oft nur hauchdünn und reißt selbst bei schonendstem subchondralem Vorgehen ein. Nachdem grundsätzlich in Intubationsnarkose operiert wird, kann man die Einrisse oder Verletzungen mit einer atraumatischen Naht gut versorgen. Eine Mitverletzung des Pericards ist bei schonendem Vorgehen wohl stets zu umgehen.

In der Literatur wird nicht selten von einem *Herzversagen* während der Operation gesprochen. Wir haben das bisher nie beobachtet. Dieses „Herzversagen" der älteren Autoren ist wahrscheinlich in Wirklichkeit eine Hypoxämie durch fehlerhafte Narkose oder ein Pneumothorax gewesen. Dennoch sollte man in der Indikationsstellung zur Operation sehr vorsichtig sein. Dies ist ja der Grund, warum wir grundsätzlich vor jedem Eingriff eine eingehende Herzuntersuchung fordern. Nur so wird es möglich sein, die Mortalität auf ein Minimum herabzudrücken. Das gilt besonders für die Operation beim älteren Kranken.

In der *postoperativen Phase* drohen vor allem 2 Gefahren: a) die Infektion, b) der Pneumothorax. Bei der Größe des Eingriffes ist es nicht verwunderlich, daß sich hinter dem Sternum ein Serom bildet. Um diesen Herd einer möglichen *Infektion* auszuschalten, muß die beschriebene Absaugung angelegt werden. Eine weitere Infektionsquelle sind die eventuell versenkten Fremdkörper bzw. die Ausziehdrähte. Es ist sicherlich wichtig, diese gut zu fixieren. Wir bringen deswegen in jedem Falle Stellschrauben an der Austrittsstelle direkt an der Haut an. Diese müssen mit Schaumgummi gut unterpolstert werden, damit keine lokalen Nekrosen entstehen.

Wesentlich größere Bedeutung hat die Beachtung eines im Gefolge der Operation eventuell auftretenden *Pneumothorax*. Zur Verhütung desselben ist in den ersten Tagen eine Röntgenkontrolle unerläßlich. Wie mitgeteilt, wird, noch bevor der Patient den Operationssaal verläßt, eine Thoraxübersicht angefertigt. Zeigt sich dabei ein Pneu, dann wird er sofort abpunktiert. In den ersten Tagen werden außerdem halbstündlich bis stündlich Puls, Blutdruck und Atemfrequenz gemessen. Dazu kommt eine Röntgenkontrolle morgens und abends. So läßt sich die ernste Komplikation eines Spannungspneumothorax immer vermeiden.

Bei unseren 53 Operationen haben wir keine bedrohlichen Zwischenfälle, weder während des Eingriffes selbst noch in der postoperativen Phase gesehen. Kreislaufmäßig ging es allen Patienten vom ersten Tag an gut. Auch die älteren Kranken haben sich rasch erholt. Im Schrifttum wird von Komplikationen berichtet, die dadurch entstünden, daß sich die Mediastinalorgane nicht genügend in den freien Raum, der nach der Korrektur entsteht, ausdehnen können. So sei auch ein gelegentliches Mediastinalflattern zu erklären. Wir haben bisher keine derartigen Erscheinungen beobachtet.

## F. Die Ergebnisse der Behandlung

### I. Konservative Behandlung

Die Ergebnisse der *konservativen Behandlung* sind nur dann gut, wenn die Deformierung gering ist und die Kinder jung sind. Eigene Erfahrungen liegen im größeren Umfange noch nicht vor. Doch sei auf MANEKE (*188*) verwiesen, der bei 5 Säuglingen durch die oben skizzierte Behandlung Heilungen gesehen hat. Auch SCHRÖCKSNADEL und PLATZGUMMER (*300*) haben durch konservative Maßnahmen einen Fall heilen können.

### II. Operative Behandlung

#### 1. Literaturübersicht

Die Ergebnisse operativen Vorgehens sind seit Einführung der Intubationsnarkose besser geworden.

OCHSNER und DE BAKEY (*225*) haben in ihrer Arbeit von 1939 die Resultate der operativen Behandlung, soweit sie damals in der Literatur niedergelegt waren, zusammengestellt. Nach den angewandten Techniken werden 3 Gruppen unterschieden:

1. Chondrosternale Resektion. Insgesamt wurden 10 Patienten operiert. 8mal war das Ergebnis gut, 2 Kranke sind gestorben, was einer Mortalität von 20% entspricht.

2. Die Osteotomie des Sternums. Von den operierten 14 Kranken starben 4 (Mortalität 28,5%). Unter den restlichen 10 war 2mal das Ergebnis unbefriedigend.

3. Mobilisation des Brustbeines. Insgesamt sind 8 Patienten nach diesem Verfahren behandelt worden. Bei 7 war ein gutes Ergebnis zu verzeichnen, in einem Falle blieb das Resultat ungenügend. Todesfälle sind hier nicht aufgetreten.

Im neueren Schrifttum sind die Resultate wesentlich günstiger. Wir haben ohne Rücksicht auf die Operationsmethode in der Literatur unter Hinzuziehung unserer eigenen Fälle Angaben über 619 Trichterbrustoperationen gefunden. Von diesen starben 6 Patienten = 0,96% während des Eingriffes bzw. unmittelbar danach an dessen Folgen. Im einzelnen werden von den verschiedenen Autoren folgende Todesursachen bekanntgegeben: RAVITSCH (*257*) beobachtete einen Exitus infolge einer nicht zu beherrschenden Infektion. LESTER (*173*) erlebte einen Spannungspneumothorax, der nicht zu beherrschen war. FREY (*96*) berichtete über einen Todesfall, der auf eine Myodegeneratio cordis zurückzuführen war. WELCH (*329*) fand 2 Todesfälle und zwar einen Herzstillstand während der Operation und eine Herzdekompensation. ADKINS (*3*) verlor ein $2^1/_2$jähriges Kind nach 24 Std durch eine Pneumonie (Tabelle 4). Im ganzen betrachtet ist die Letalität als gering zu bezeichnen. Da sie im Schrifttum aber immerhin 1% beträgt, muß in jedem Falle die Indikation zur operativen Behandlung streng gestellt und die Kontraindikation beachtet werden. Bei der Beurteilung der Operationsergebnisse muß zwischen dem funktionellen und dem kosmetischen Resultat unterschieden werden.

Tabelle 4. *Übersicht über die Mortalität bei der operativen Behandlung der Trichterbrust*

| Autor | Zahl der Operationen | Todesfälle |
|---|---|---|
| ADKINS (*3*) | 21 | 1 |
| BRANDT (*25*) | 6 | — |
| BREWER (*30*) | 60 | — |
| BRUCK-LORBECK (*38*) | 6 | — |
| BRUNNER (*39*) | 14 | — |
| CHIN-ADLER (*50*) | 15 | — |
| DORNER (*66*) | 20 | — |
| EMMERSON (*186*) | 18 | — |
| FREY (*97*) | 19 | 1 |
| LESTER (*173*) | 90 | 1 |
| RAVITSCH (*257*) | 73 | 1 |
| REHBEIN (*263*) | 22 | — |
| SANGER (280) | 103 | — |
| SHUTERHAND (*294*) | 12 | — |
| THERHELSEN (*307*) | 11 | — |
| WELCH (*329*) | 76 | 2 |
| Eigene Fälle | 53 | — |
| | 619 | 6 |

## 2. Funktionelles Ergebnis

Das *funktionelle Resultat* ist in den allermeisten Fällen gut, worauf auch von den meisten Autoren hingewiesen wird. Die erstrebte Erweiterung des anteriorposterioren Brustdurchmessers haben wir in allen Fällen erreichen können, wenn man von dem oben beschriebenen Fall absieht, bei dem nur eine dornartige Vorwölbung des Processus xiphoides allerdings mit schwerer funktioneller Störung vorlag. Die Vergrößerung des Durchmessers war um so eindrucksvoller, je stärker die präoperative Einziehung, d. h. je geringer der Abstand vor der Operation war. Bei nur unwesentlicher Krümmung des Sternums mußte auch die postoperative Zunahme gering bleiben (Abb. 54a—d). Die Zunahme wird am besten in relativen Zahlen ausgedrückt, damit man bei der unterschiedlichen Thoraxtiefe annähernd vergleichbare Werte erhält. Bei der Beurteilung ist allerdings immer darauf zu achten, daß in hochgradigen Fällen von Flachbrust auch nach der Hebung des Brustbeines das Mißverhältnis zwischen sagittalem und frontalem Durchmesser bestehenbleibt (Tabelle 5).

Die Erweiterung des anteriorposterioren Brustkorbdurchmessers läßt dem Herzen größere Aktionsfreiheit und damit schwinden oft rasch die subjektiven Symptome. Daß auch die allgemeine körperliche Entwicklung eine deutliche positive Beeinflussung erfährt, ist schon oben dargestellt worden. Als Zeichen dafür möchten wir die auffallende Gewichtszunahme nach der Operation werten, die wir bei fast allen Kranken haben, beobachten können. Leider liegen Herzkatheteruntersuchungen nach der Operation erst in 4 Fällen vor. Sie allein könnten die funktionelle Besserung objektiv aufzeigen. Als Beispiel möchten wir hier den Fall eines 15jährigen Patienten anführen: Bei dem 15 Jahre alten

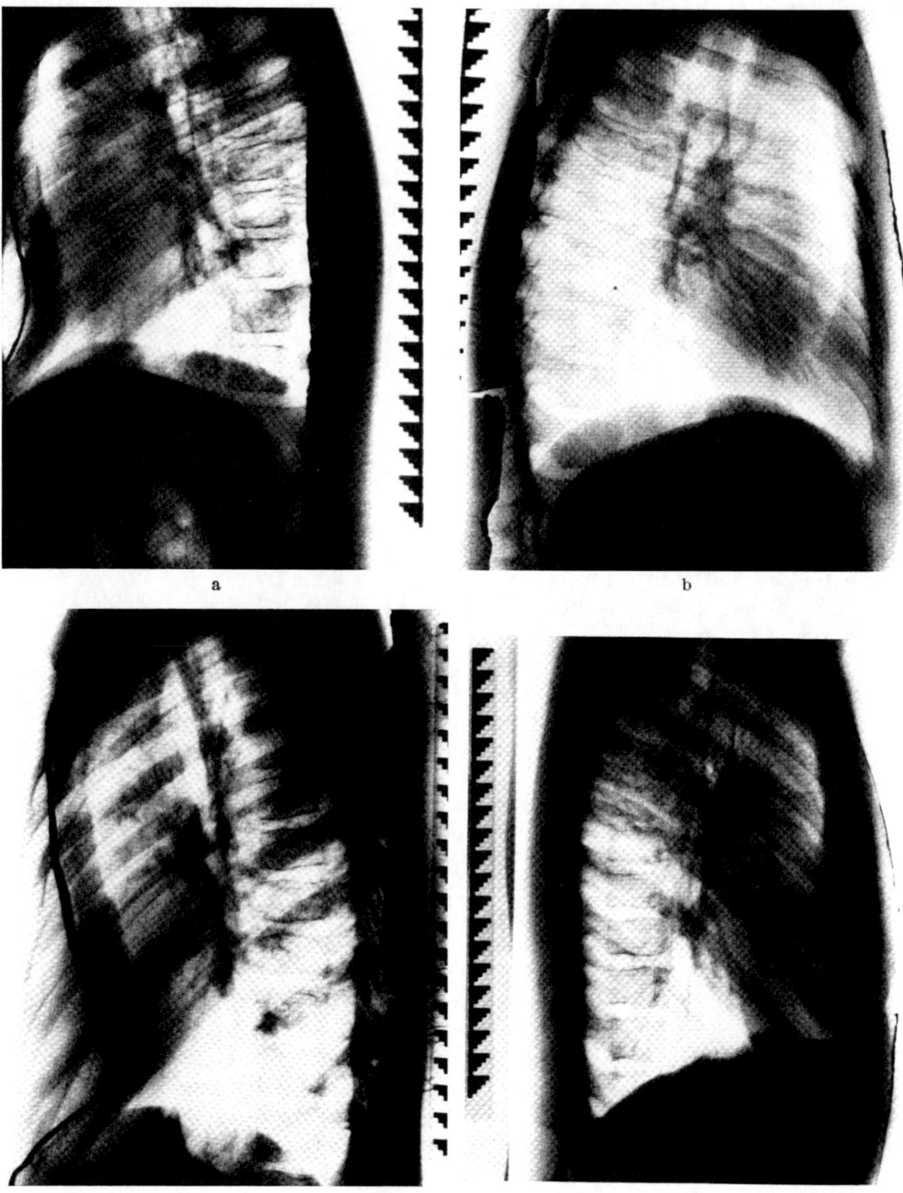


Abb. 54a—d. Zunahme des anterioposterioren Brustkorbdurchmessers durch die Operation. a Vor der Operation: 7,2 cm. Nach der Operation: 10,0 cm. Zunahme: 2,8 cm = 39,0% (Fall 20). c 13jähriger Junge mit schwerer Trichterbrust. Abstand Brustbein—Wirbelsäule vor der Operation 4,0 cm. d Nach der Operation 8,6 cm. Zunahme des sagittalen Brustdurchmessers um 4,6 cm = 110,5% (Fall 30)

Oberschüler war im 2. Lebensjahr eine zunehmende Trichterbrustbildung beobachtet worden. Beschwerden sind in nennenswertem Umfange nicht aufgetreten. Die klinische Untersuchung zeigte einen im ganzen gut gewölbten Thorax, das

Tabelle 5. *Zunahme des sterno-vertebralen Durchmessers nach der Operation.* Tabelle der 51 Patienten der Chirurgischen Universitätsklinik Erlangen

| Nr. | Geschlecht | Alter | Abstand vor der Operation cm | Sternum nach der Operation cm | Brustwirbelsäule Zunahme | |
|---|---|---|---|---|---|---|
| | | | | | cm | % |
| 1 | ♂ | 17 | 6,3 | 9,5 | 3,2 | 50,8 |
| 2 | ♀ | 7 | 8,2 | 10,4 | 2,2 | 26,9 |
| 3 | ♂ | 5 | 5,4 | 8,2 | 2,8 | 51,8 |
| 4 | ♀ | 6 | 9,2 | 12,0 | 2,8 | 30,4 |
| 5 | ♂ | 12 | 8,8 | 13,0 | 4,2 | 47,7 |
| 6 | ♀ | 13 | 5,7 | 11,0 | 5,3 | 92,9 |
| 7 | ♀ | 15 | 4,8 | 10,4 | 5,6 | 116,6 |
| 8 | ♂ | 15 | 7,8 | 10,2 | 2,4 | 30,7 |
| 9 | ♂ | 3 | 6,6 | 10,3 | 3,7 | 56,0 |
| 10 | ♀ | 8 | 5,2 | 8,0 | 2,8 | 53,8 |
| 11 | ♀ | 11 | 8,3 | 10,8 | 2,5 | 30,1 |
| 12 | ♀ | 18 | 8,2 | — | — | — |
| 13 | ♂ | 14 | 8,0 | 10,4 | 2,4 | 30,0 |
| 14 | ♂ | 14,5 | 8,0 | 11,0 | 3,0 | 37,5 |
| 15 | ♂ | 6 | 9,5 | 10,2 | 0,7 | 7,3 |
| 16 | ♀ | 9 | 8,0 | 10,5 | 2,5 | 31,2 |
| 17 | ♂ | 16 | 12,3 | 13,2 | 0,9 | 7,3 |
| 18 | ♂ | 17 | 6,2 | 8,0 | 1,8 | 29,6 |
| 19 | ♂ | 13 | 7,0 | 11,0 | 4,0 | 57,0 |
| 20 | ♀ | 9,5 | 7,2 | 10,0 | 2,8 | 38,9 |
| 21 | ♂ | 18 | 12,1 | 12,8 | 0,7 | 5,8 |
| 22 | ♂ | 0,9 | 4,4 | 5,8 | 4,4 | 34,0 |
| 23 | ♂ | 19 | 12,2 | 14,0 | 1,8 | 14,8 |
| 24 | ♀ | 11 | 2,7 | 4,2 | 1,5 | 55,0 |
| 25 | ♂ | 19 | 9,5 | 11,5 | 2,0 | 21,0 |
| 26 | ♂ | 28 | 2,4 | 5,0 | 2,6 | 110,0 |
| 27 | ♂ | 6 | 5,7 | 7,6 | 1,9 | 33,0 |
| 28 | ♂ | 9 | 5,8 | 7,1 | 1,3 | 23,0 |
| 29 | ♀ | 10 | 3,6 | 5,8 | 2,2 | 61,0 |
| 30 | ♂ | 13 | 4,0 | 8,6 | 4,6 | 110,5 |
| 31 | ♀ | 8 | 5,5 | 10,0 | 4,5 | 82,0 |
| 32 | ♂ | 13 | 9,4 | 12,4 | 3,0 | 32,0 |
| 33 | ♀ | 17 | 7,0 | 10,0 | 3,0 | 43,0 |
| 34 | ♂ | 9 | 2,5 | 8,0 | 5,5 | 220,0 |
| 35 | ♂ | 7 | 7,5 | 10,5 | 3,0 | 40,0 |
| 36 | ♂ | 3 | 6,2 | 8,5 | 2,3 | 37,0 |
| 37 | ♂ | 15 | 9,0 | 14,4 | 5,4 | 60,0 |
| 38 | ♂ | 3 | 3,6 | 6,9 | 3,3 | 92,0 |
| 39 | ♂ | 20 | 10,0 | 12,6 | 2,6 | 26,0 |
| 40 | ♂ | 14 | 7,5 | 10,5 | 3,0 | 40,0 |
| 41 | ♀ | 5 | 7,5 | 9,0 | 1,5 | 20,0 |
| 42 | ♂ | 17 | 4,0 | 7,0 | 3,0 | 75,0 |
| 43 | ♂ | 13 | 8,8 | 10,8 | 2,0 | 23,0 |
| 44 | ♂ | 9 | 6,5 | 12,0 | 5,5 | 85,0 |
| 45 | ♂ | 32 | 6,2 | 11,0 | 4,8 | 78,0 |
| 46 | ♂ | 15 | 4,9 | 7,4 | 2,5 | 51,0 |
| 47 | ♀ | 6 | 6,5 | 8,8 | 2,3 | 35,0 |
| 48 | ♂ | 16 | 6,2 | 8,0 | 1,8 | 29,0 |
| 49 | ♂ | 15 | 7,1 | 9,1 | 2,0 | 28,0 |
| 50 | ♀ | 15 | 7,6 | 8,6 | 2,0 | 26,0 |
| 51 | ♂ | 15 | 5,9 | 7,8 | 1,9 | 32,0 |

Brustbein war stark eingezogen, der Abstand zur Wirbelsäule betrug 7,8 cm. Die Wirbelsäule war im ganzen steilgestellt, es bestand eine teilweise fixierte lumbale Kyphose. Die Thoraxübersicht ergab eine Linksverlagerung des Herzens. Der Herzkatheterbefund zeigte eine Druckerhöhung im rechten Vorhof. Auf

Grund dieser pathologischen Befunde wurde am 20. 3. 57 die Operation durchgeführt. Der postoperative Verlauf war komplikationslos. Die Distanz Brustbein—Wirbelsäule ist durch den Eingriff um 2,4 cm = 31% erweitert worden. Bei der letzten Nachuntersuchung am 27. 10. 59 gab der Patient an, keine Beschwerden zu haben, er könne jeden Sport treiben und sei auch im Langstreckenlauf ausdauernd. Der ventrale Brustschild ist fest, die ursprünglich vorhandene Lendenkyphose ist locker geworden, so daß nunmehr auch im Sitzen eine Lordosierung gelingt. Wie die Tabelle zeigt, haben sich bereits 1 Jahr nach der Operation die Drucke im rechten Herzen normalisiert, der Atemgrenzwert ist deutlich angestiegen (Tabelle 6).

Die Rückverlagerung des Herzens, die nur bei sehr jungen Kindern zu erwarten ist, haben wir bisher in keinem Falle sicher beweisen können. Wir glauben bei älteren Patienten schon deswegen nicht mehr an eine Restitutio ad integrum, weil narbige oder schrumpfende Prozesse im Mediastinum, und solche kann

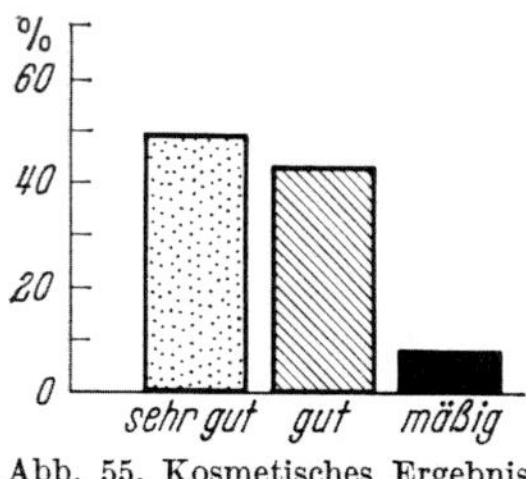


Abb. 55. Kosmetisches Ergebnis der Trichterbrustoperationen bei 51 Patienten

Tabelle 6. *Herzkatheterbefunde vor und nach der Operation bei einem 15 Jahre alten Patienten. G. Günther, 15 Jahre*

| | Vor der Operation | 1 Jahr nach der Operation |
|---|---|---|
| Rechter Vorhof . . | 12/4 mm Hg | 8/5 mm Hg |
| Rechte Kammer . . | 40/15 mm Hg | 23/7 mm Hg |
| Lungenschlagader . | 36/15 mm Hg | 23/13 mm Hg |
| Atemgrenzwert . . | 113 Liter | 151 Liter |

man als Reaktion auf die Verdrängung sicher annehmen, auch nach Beseitigung der Raumnot eine Rückverlagerung nicht mehr erlauben. Ob sich die Einflußstauung des Herzens bei älteren Patienten noch ändern läßt, kann auf Grund unserer heutigen Kenntnisse nicht sicher entschieden werden. Die subjektiven Besserungen, die wir in allen Fällen gesehen haben, sprechen dafür. Man könnte sich vorstellen, daß schon die mechanische Befreiung günstigere Arbeitsbedingungen schafft, auch wenn die Verziehung des Herzens selbst bleibt. Hier sind ausgedehntere Untersuchungen notwendig. Nach unserem heutigen Wissen muß aus den genannten Gründen aber unter allen Umständen für die Frühoperation eingetreten werden, die derartige Verlagerungen erst gar nicht entstehen läßt.

### 3. Kosmetisches Ergebnis

Das kosmetische Resultat war bei 51 Patienten, deren Operation mindestens 6 Monate zurücklag, im ganzen recht befriedigend. Bei 25 Patienten = 49% ist das kosmetische Ergebnis sehr gut, bei 22 gut und bei 4 Fällen = 8% unbefriedigend (Abb. 55, 56, 57).

Bei zu ausgedehnter Knorpelentfernung, vor allem aber dann, wenn der costale Rand des Sternums nicht geglättet wurde, kann die Brustbeinkontur durch die Haut sichtbar werden. Man kann dieses unschöne Bild dadurch vermeiden, daß man auf eine gute Adaption der Rippenstücke an der ehemaligen Trichterwand achtet und die *Drehung des Brustbeines* durch eine Gegendrehung kompensiert. Man muß unter Umständen dann die hintere Corticalislamelle bei der queren Sternumosteotomie durchtrennen und den linken Ausziehdraht etwas stärker anziehen als den rechten. Auf diese Weise ist die Drehung im Uhrzeigersinn, die das Brustbein mitgemacht hat, durch eine entsprechende

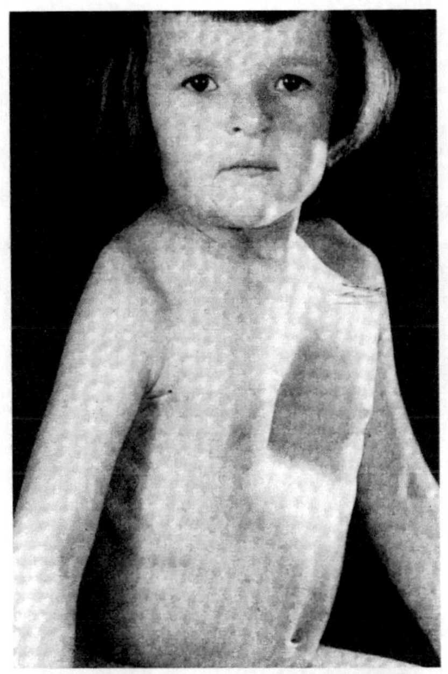

a

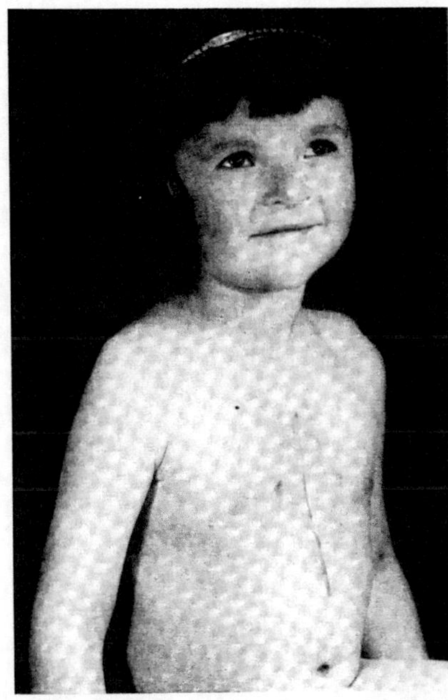

b

Abb. 56a u. b. Gutes kosmetisches Ergebnis. a Vor der Operation. b 10 Wochen nach der Operation

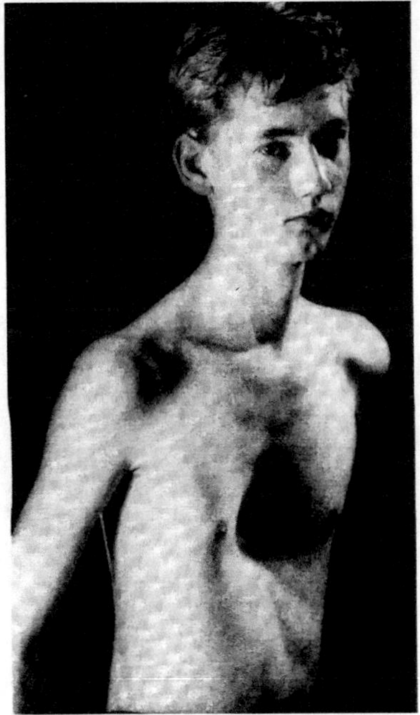

a

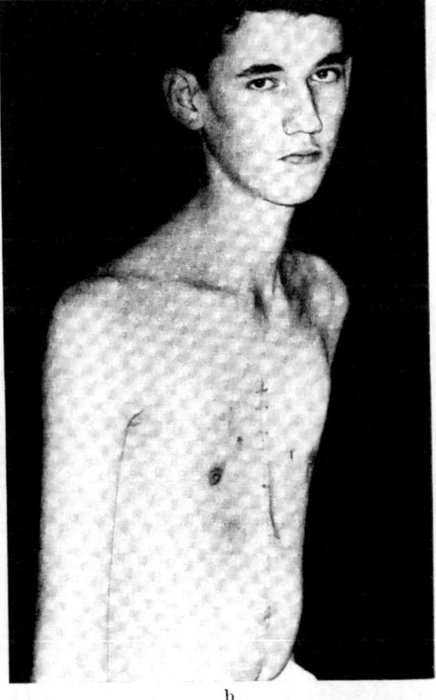

b

Abb. 57a u. b. Gutes kosmetisches Ergebnis. a Vor der Operation. b 8 Wochen nach der Operation

Gegenrotation zu korrigieren. Weil wir auf diese Drehung anfangs nicht genügend geachtet haben, war bei 2 Patienten eine Nachoperation notwendig. Sie ließe sich unter Beachtung der angegebenen Maßnahmen nach unseren heutigen Kenntnissen vermeiden (Abb. 58).

Von nicht zu unterschätzender Bedeutung für das kosmetische Ergebnis ist der Grad der *Auskrempelung der unteren Thoraxapertur*. Bei allen Operationsmethoden ist die Hebung des eingesunkenen Brustschildes ganz in den Vordergrund der operativen Korrektur getreten. Wir haben oben ausführlich dargelegt, daß der Trichter nur zum Teil, und zwar im kranialen Abschnitt, durch das Sternum und die knorpeligen Rippen gebildet wird. Die untere Trichterhälfte bleibt durch den Eingriff mehr oder weniger unbeeinflußt. So ist es nicht verwunderlich, daß auch nach der Beseitigung der sternalen Impression und der Korrektur der ein-

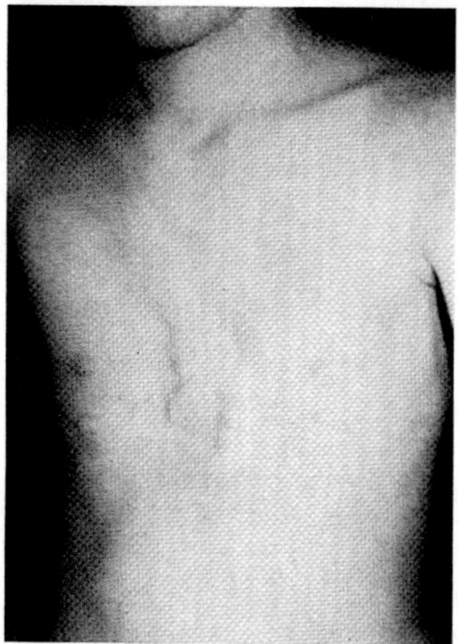

Abb. 58. Die Drehung des Brustbeines ist nicht ausgeglichen, die Kontinuität der Brustwand nicht wiederhergestellt. Knabe von 10 Jahren, 1 Jahr nach der Operation

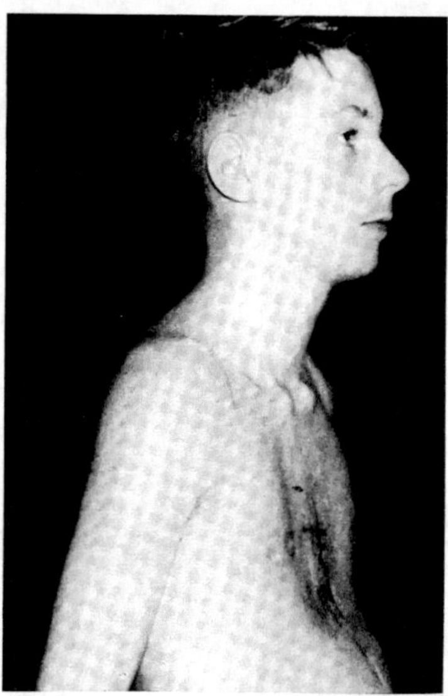

Abb. 59. Die Hebung des Brustbeines ist gelungen die untere Thoraxapertur ist aber weiterhin ausgekrempelt. Mäßiges kosmetisches Ergebnis

gezogenen Rippen in den Fällen das kosmetische Ergebnis unbefriedigend bleiben muß, in denen eine starke ventrale Ausladung des Rippenbogens bestand (Abb. 59).

Hier liegen schwere und nicht ohne weiteres zu lösende Probleme des operativen Handelns. Gerade das Ursprungsgebiet der schrägen Bauchmuskulatur ist nicht sicher anzugehen, mit anderen Worten, die schlaffe Bauchwandung bleibt zunächst auch nach dem Eingriff bestehen. Wenn es nicht gelingt, die Vorwölbung des epigastrischen Raumes zu beeinflussen, ist auch die Trichterbildung nicht voll zu beseitigen. Aus diesem Grunde haben die Fälle mit einem gut gewölbten Thorax und umschriebener Einsenkung im allgemeinen eine bessere Prognose als jene, bei denen eine Verbreiterung des queren Brustdurchmessers bestand. Der Platythorax hat im allgemeinen eine schlechtere Prognose (Abb. 60). Unter den Fällen mit gutgewölbtem Thorax war in 67% ein gutes Resultat erreicht worden. Die Zahl wäre bei rechtzeitiger Operation im jugendlichen Alter sicherlich noch größer.

Jenseits des 14. Lebensjahres nimmt die Aussicht auf ein gutes kosmetisches Resultat ab. Der Grund ist darin zu suchen, daß infolge der Starrheit der Wirbelsäule ein Ausgleich der Fehlhaltung nicht mehr gelingt. In Zusammenhang damit kann die Flachbrust jedenfalls nicht mehr oder nur mangelhaft beeinflußt werden (Abb. 61).

Bei Fortbestehen der *Bauchmuskelschwäche* wird die Rezidivbereitschaft erhöht. Das ist unseres Erachtens der Hauptgrund, warum im Kleinkindesalter die Ergebnisse nicht immer voll befriedigen. Wir haben in einem Falle bei einem 9 Monate alten Kind durch den Eingriff das eingesunkene Brustbein leicht heben

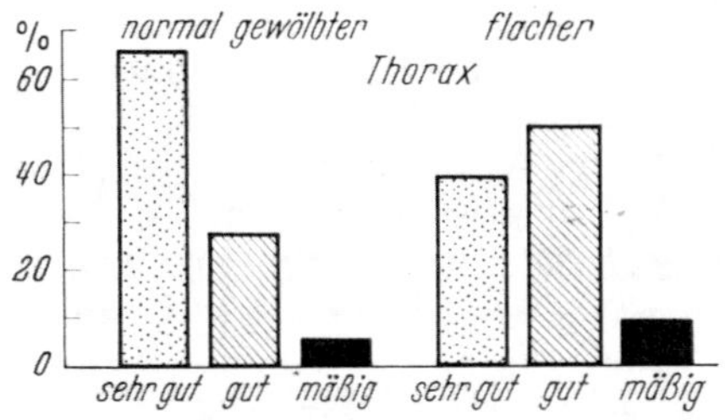


Abb. 60. Bei flachem Thorax ist die Prognose hinsichtlich des kosmetischen Ergebnisses ungünstiger als bei normal gewölbtem Brustkorb

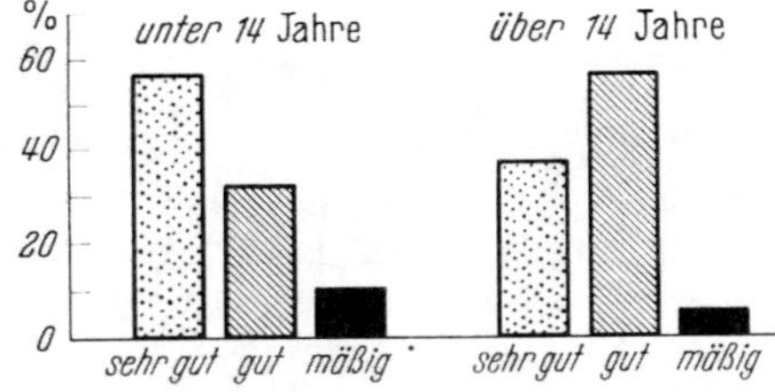


Abb. 61. Jenseits des 14. Lebensjahres ist das kosmetische Resultat ungünstiger als bei Operationen im jüngeren Alter

können. Trotz des guten primären Resultates trat nach kurzer Zeit ein Rezidiv auf, weil die anderen Faktoren, im besonderen die paradoxe Atembewegung, weiterwirken konnten. Auf Grund dieser Beobachtung und wegen der besonderen operativen Gefährdung glauben wir, daß der Eingriff erst dann vorgenommen

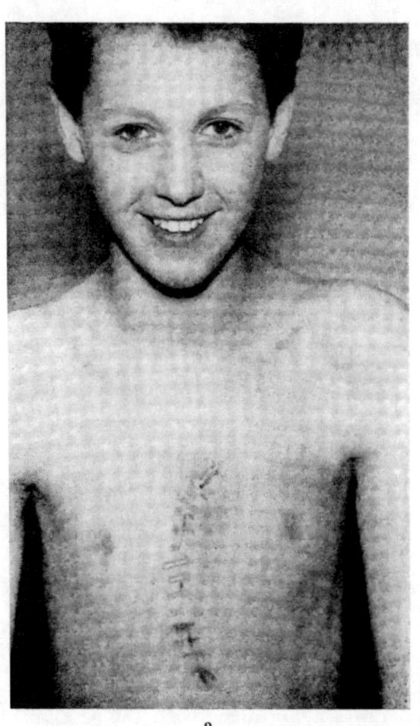

a

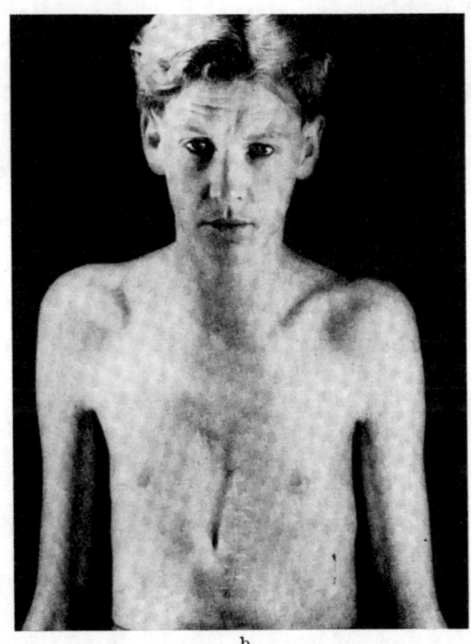

b

Abb. 62 a u. b. Sternale Einsenkung nach ausgedehnter Knorpelresektion bei Hühnerbrust, 1 Jahr nach dem Eingriff

werden darf, wenn das Kind alt genug für eine Nachbehandlung geworden ist, sofern nicht besondere Gründe wie kardiale Komplikationen vorliegen.

Daß gestörte Atemmechanik und ungenügende Stabilität der Brustwand ein Rezidiv bedingen können, zeigt der Fall eines 15jährigen Jungen, der wegen einer Hühnerbrust operiert worden war. Die ausgedehnten Knorpelresektionen haben keine feste Verbindung des Brustbeines eintreten lassen. Nach anfänglich gutem Ergebnis hat sich ein Jahr nach dem Eingriff eine sternale Einziehung entwickelt (Abb. 62a u. b).

Nach der mangelnden Stabilität sind die *Narbenverhältnisse* für das Resultat zu bedenken. Dabei können entweder primär eine Keloidbildung auftreten oder sekundär Verbreiterungen und Einziehungen infolge von Infektionen der Hautwunde. Wir selbst haben bei 10 Patienten (8 leichte und 2 schwere, die eine Korrektur erforderlich machten) Narbenstörungen erlebt. Auf Grund der angestellten Nachuntersuchungen scheinen die Längsschnitte wesentlich weniger gefährdet. Wir sind daher wie am Beginn unserer operativen Behandlung bei Männern und Knaben wieder zu einem Längsschnitt über dem Sternum zurückgekehrt. Bei Mädchen halten wir an der bogenförmigen Schnittführung um die Mammae fest, weil hier auch weniger gute Narben durch die Brust verdeckt werden. Es ist bei Anlegung des Hautschnittes allerdings streng darauf zu achten, daß die bogenförmigen Schnitte tief genug angelegt werden, damit die Narben auch wirklich unter die Brust zu liegen kommen. Die Narbe des kleinen Verbindungsschnittes über dem Sternum kann notfalls durch einen späteren Eingriff leicht revidiert werden. Wir waren bisher dazu noch nicht gezwungen. An den Drahtaustrittstellen können sich unter Umständen Drucknekrosen entwickeln, die später zu Narben führen. Das war in unserem Material 5mal der Fall. Bei einem 15jährigen Patienten mußte der etwa fünfmarkstückgroße Defekt mit Reverdin-Läppchen versorgt werden. Eine spätere Narbenkorrektur war bisher nicht notwendig.

*Spätuntersuchungen* liegen nur in geringem Umfange vor. Dies ist deshalb nicht verwunderlich, weil die Operation in größerem Stil in Deutschland erst seit etwa 10 Jahren durchgeführt wird und auch im Ausland seit etwa 20 Jahren, mit Verbreitung der Intubationsnarkose, der Eingriff zur Ausführung gelangt. Sanger (*280*) hat auf Grund seiner 13jährigen Erfahrung anläßlich des 38. Thoraxchirurgen-Kongresses in Boston im vergangenen Jahr mitgeteilt, daß viele seiner Patienten inzwischen geheiratet haben oder voll leistungsfähig zum Militär eingezogen wurden. Man kann nach dem primären Resultat erwarten, daß die Ergebnisse gut bleiben, wenn die Stabilität der Thoraxwand erreicht wurde. Auch hier wären noch ausgedehnte Nachuntersuchungen erforderlich. Von Interesse ist ferner, wie die Wirbelsäulenform bzw. die Aufbaustörung zu beeinflussen wäre. Wir glauben, daß nach der Entfernung des Brustbeines die steile Haltung der Brustwirbelsäule beseitigt werden kann, nachdem uns Bewegungsaufnahmen gezeigt haben, daß wenigstens vor Abschluß des Wachstums im allgemeinen noch eine gute Kyphosierbarkeit der Brustwirbelsäule besteht. Ist erst einmal die Deckplattenunregelmäßigkeit im Sinne der Scheuermannschen Keilwirbel entstanden, dann ist eine Umformung praktisch unmöglich; ob sie bei jüngeren Patienten gelingt, bleibt abzuwarten.

Die Ergebnisse der Trichterbrustbehandlung sind in den meisten Fällen gut. Die Mortalität läßt sich bei einwandfreier Technik und peinlicher Beachtung der postoperativen Phase sicher weiter senken. Zur Vermeidung der postoperativen Pneumonie ist die Absaugung der oberen Luftwege unter streng aseptischen Kautelen notwendig. Dazu ist im allgemeinen eine gute thoraxchirurgische Ausbildung erforderlich. Die stets vorhandenen Wirbelsäulenveränderungen verlangen eine fachorthopädische Betreuung. Wie wichtig das ist, geht schon aus der Tatsache hervor, daß die Fehlhaltung der Wirbelsäule so oft falsch beurteilt wurde und im Schrifttum von einer Kyphose die Rede ist, obwohl in den meisten Fällen eine Abflachung, also gerade das Gegenteil, vorliegt. Wenn operative Korrektur und funktionelle Nachbehandlung Hand in Hand gehen, dann lassen sich auch die kosmetischen Ergebnisse noch weiter verbessern.

Aus der Chirurgischen Universitätsklinik Bonn (Direktor: Professor Dr. A. GÜTGEMANN)

# Tumoren und Cysten des kindlichen Thorax

Von

M. REIFFERSCHEID und W.-H. BRINKMANN

Mit 17 Abbildungen

## Inhalt



## Literatur

ACKERMANN, L. V.: Surgical pathologie. St. Louis: C. V. Mosby Comp. 1953.
ADAMSON, G. L., W. BOYD and A. T. CAMERON: Malignant disease and hypercalcaemie. Canad. med. Ass. J. **35**, 308 (1936).
ALBERT, H. M., and W. J. POTTS: Congenital lung cysts in infants. Pediatrics **12**, 283 (1953).
ALBRECHT, K.: Zit. nach BULGARELLI.
ALEXANDER, A. J. P.: Carcinoma of bronchus in a boy of 19 years. Brit. med. J. **1937**, 116.
ALSTYNE, W. K. VAN: Intrathorakales Haemangioendotheliom. Amer. J. Roentgenol. **53**, 373—375 (1945).
ANDERSON, W. M.: Bronchialadenoma with metastasis fo the liver. J. thorac. Surg. **12**, 351 (1942).
ANDRUS, W. D., and G. J. HEUER: Surgical treatment of tumors of the mediastinum. Surg. Gynec. Obstet. **63**, 469 (1936).
— WILLIAM DE WITT: Report of a large thymic tumor successfully removed by operation. J. thorac. Surg. **6**, 648 (1937).
ARBUCKLE, R. K.: Solitary tumors of the chest. The differential diagnosis in 50 proved cases. Amer. J. Roentgenol. **62**, 52 (1949).

Asang, E.: Chronische Chromatschädigung mit Entwicklung eines Lungentumors. Zbl. Arbeitsmed. **2**, 181 (1952).
Ayas, E.: Carcinoma bronchopulomonar evidenciado por un quiste bronco genetico preexistente complicado. Pren. méd. argent **1952**, 2181.
Baar, H. S.: Über die Geschwülste des kindlichen Thymus. Öst. Z. Kinderheilk. **10**, 2 (1954).
Baer, M.: Zur Kenntnis der Thymuskrebse. Schweiz. med. Wschr. **1930II**, 732.
Bartlett, u. Adams: Zit. nach A. A. Liebow, Tumor of the lower respiratory tract. Armed forces. Inst. Path. Washington, 1952.
Bauer, K. H.: Mediastinaltumoren und ihre Operation im Wechsel der Methode. Chirurg **22**, 329 (1951).
—, u. J. Stoffregen: Geschwülste des Mediastinums. In Handbuch der Thoraxchirurgie, Bd. 3, S. 796. 1958.
Baukamp, G.: Die primären Lungensarcome. Diss. München 1954.
Beardsley, J. M.: Zit nach Müööy.
Becker, W.: Zur Klinik der Mediastinalcysten. Bruns' Beitr. klin. Chir. **180**, 111 (1950).
— W. H.: Das Bronchialcarzinom, Statistik, Fehldiagnosen und Differentialdiagnose. Chirurg 8, 453 (1950).
Bell, E. I.: Tumors of the thymus in myasthenia gravis. J. nerv. ment. Dis. **45**, 10—143 (1917).
Benzini, A., e F. Calafati: Sulle cysti celomatici del mediastino. Chirurgia (Milano) **7** 33—45 (1952).
Bergström, M. v.: Hemangioma of the mediastinum causing death in the newborn. N. Y. St. J. Med. **45**, 1867—1871 (1945).
Berman, J.: Mediastinal tumor. Amer. J. Surg. **74**, 205—210 (1947). Ref. Zentr.-Org. ges. Chir. **112**, 67 (1949).
Berman, J. K., J. P. Powell and C. P. Hennessee: Mediastinal tumors. Amer. J. Surg. **74**, 205—210 (1947).
Bernheim, M., and R. Carvon: Surgical therapy of mediastinal tumors of infants, with report of excerseis of mediastinal dysembryoma of thymic origin in 18 month old child. Nourrisson **38**, 65 (1950).
Beyers, C. F.: A case of „subpleural" lipoma in a child. Lancet **1923**, No 6, 283—284.
Bikfalvi, A., J. Molnar u. J. Horanyi: Pathologie und Klinik der Hamato-Chondrome der Lunge. Thoraxchirurgie **2**, 123 (1955).
Björk, O.: Bronchogenic carcinoma. Acta chir. scand. Suppl 123 (1947).
Blades, B.: Mediastinal tumors, report of cases treated at army thoracic surgery centers in United States. Ann. Surg. **123**, 749 (1946).
Blalok, A.: Thymectomie in treatment of myasthenia gravis. J. thorac. Surg. **13**, 316—339 (1944).
— M. F. Mason, H. J. Morgan and S. S. Riven: Masthenia gravis and tumors of the thymic region. Ann. Surg. **110**, 544—561 (1939).
Blechschmidt, E.: Über das Formbildungsvermögen des menschlichen Körpers. Göttingen: Vandenhock & Ruprecht 1947.
— W.: Die Behandlung der Haemangiome. Med. Welt **1951**, 1358.
Bradford, M. L., H. W. Mahon and J. B. Grow: Mediastinal cysts and tumors. Surg. Gynec. Obstet. **85**, 467 (1947).
Brass, K.: Die Leiomyome der Lunge (zugl. ein Beitrag zur allgemeinen Pathologie der Leiomyome). Frankfurt. Z. Path. **55**, 525—547 (1941).
Breitford, J.: Beobachtung eines seltenen Falles von Langhansscher Struma. Kinderärztl. Prax. **18**, 334 (1950).
Brenner: Zit. in W. Denk, Über Lungenresektionen im Kindesalter. Wien. med. Wschr. **1952**, 610—661.
Brewer III, L. A., and F. S. Dolley: Tumors of the mediastinum. A discussion of diagnostic procedure and surgical treatment based on experience with 44 operated cases. Amer. Rev. Tuberc. **60**, 419 (1949).
Bronet: Zit. nach Bulgarelli.
Brown, L. G.: Mediastinal cyst. Radiology **7**, 436 (1926).
— R. K., and L. L. Robbins: The diagnosis and treatment of bronchogenic cysts of the mediastinum. J. thorac. Surg. **12**, f. 376 (1943).
Brunkow, C. W.: Tumors in infants and children. Conservative surgical therapy. West. J. Surg. **48**, 480—485 (1945).
Brunn, H.: Two intersesting beningn lung tumors of contradictionary histopathology. Remarks on the necessity for maintaining the chest tumor registry. J. thorac. Surg. **9**, 119—131 (1939).
Brunner, A.: Über den derzeitigen Stand der Behandlung von Lungentumoren. Langenbecks Arch. klin. Chir. **252**, 499 (1939).

BRUNNER, A.: Unsere Erfahrungen bei der operativen Behandlung des Bronchial-Carzinoms. Schweiz. med. Wschr. **79**, 533 (1949).
— Über das Bronchial-Carzinom. Bull. Schweiz. Akad. med. Wiss. **5**, 105 (1949).
— Der Lungenkrebs. Schweiz. med. Wschr. **81**, 653 (1951).
BÜCHELERES, G.: Maligner Thymustumor beim Kinde. Mschr. Kinderheilk. **101**, 442—445 (1953).
BULGARELLI, R.: I Neoplasm endotracici nel bambinao. I, II. Minerva pediat. (Torino) **5**, 309—414 (1953).
BULL, P.: Über mediastinale Dermoidcysten und teratoide Geschwülste. Norsk. Mag. Laegevidensk. **90**, 329—346 (1929).
— Vier neue Fälle von op. Mittelfellgeschwülsten. Norsk. Mag. Laegevidensk. **97**, 329—357 (1936).
BURNETT, W. E., G. P. ROSEMOND and R. M. BUCHER: The diagnosis of mediastinal tumors. Surg. Clin. N. Amer. 1673 (1952).
BUSSI, A.: Die un tumore teratoide nel cavotoracico (nota casistica). Policlinico, Sez. prat. (I), **34**, 169—172 (1927).
CABOT, D.: Zit. nach L. A. HOCHBERG.
CAFFEY, J.: On the natural regression of the pulmonary cysts during early infancy. Pediatrics **11**, 1 (1953).
CARDELLE, G., F. S. PENSILLO, R. PEREIRAS y A. C. SALAZAR: Cancer primitivo del pulmón. Arch. Méd. Enf. **5**, 351 (1936).
CARTER: Zit. in W. DENK.
CATHALA, J., et P. DUCAS: Deux cas de cancer primitif du poumon chez l'enfant. Bull. Soc. Pédiat. Paris **33**, 511 (1935).
CAYLEY, C., H. J. CAERZ and W. MERSHEIMER: Primary bronchogenic carcinoma of the lung in children. Amer. J. Dis. Child. **82**, 49—60 (1951). Ref. Zentr.-Org. ges. Chir. **131**, 86 (1953).
CLAGETT, O. T., and L. M. EATON: Thymic tumors in the myasthenia gravis. Surg. Clin. N. Amer. **23**, 1076 (1954).
— and P. J. HAUSMANN: Huge intrathoracic fibroma. J. thorac. Surg. **13**, 6 (1944).
— Surgical approach for tumors of the thymus. Surg. Gynec. Obstet. **78**, 397 (1944).
— Complications and treatment of bronchial adenomas. Surg. Clin. N. Amer. **26**, 920 (1946).
— Thymectomy for myasthenia gravis. Surgery **26**, 852 (1949).
— Localized fibrous mesothelioma of the pleura. J. thorac. Surg. **24**, 213 (1952).
COENEN, H.: Das Chondrom. Bruns' Beitr. klin. Chir. **133**, 1 (1925).
— Die Entstehung und Entwicklung der Sanduhrgeschwülste an der Wirbelsäule und der hantelförmigen Lipome des Thorax. Dtsch. Z. Chir. **203**, 204 (1927).
COFFEY, J.: Regional obstructive pulmonary emphysema in infants and children. Amer. J. Dis. Child. **60**, 586 (1940).
CORNISH, L., A. BALORS, H. CHIPPS and J. HOLOWAY jr.: Isolated pulmonary cyrptococcosis. Arch. intern. Med. **99**, 285—289 (1957). Ref. Zentr.-Org. ges. Chir. **148**, 158 (1957).
CORT, MC. J.: Intrathorakaler Kropf, Vorkommen, Symptomatologie und Röntgendiagnose. Radiology **53**, 227—237 (1949).
COURNAUD, Zit. in W. DENK.
COURY.: Zit. nach BULGARELLI.
CRANE, A., and P. T. CARRIGAN: Primary subpleural intrapulmonic thymoma. J. thorac. Surg. **25**, 6, 600 (1953).
CRIMM, P., and F. KIECHLE: Fibroma of the lung. J. thorac. Surg. **23**, 205 (1952).
CURRERI, A. R., and J. V. GALE: Mediastinal tumors. Arch. Surg. (Chicago) **58**, 797 (1949).
CZAIKA, F.: Nachbehandlung von Thorakotomien im Säuglings- und Kleinkindesalter. Chirurg **30**, 499 (1959).
DANGSCHAT, B.: Beiträge zur Genese, Pathologie und Diagnose der Dermoidcysten und Teratome im Mediastinum anticum. Bruns' Beitr. klin. Chir. **38**, 692 (1903).
DENK, W.: Über Lungenresektionen im Kindesalter. Wien. med. Wschr. **1952**, 610—661.
DERRA, E., u. P. GANZ: Operationsindikation und -ergebnis bei Mediastinaltumoren. Med. Klin. **1954**, 589—592, 609. — Handbuch der Thoraxchirurgie, Bd. 3. 1958.
DESAIVE, P.: Les tumeurs de mediastin. Acta chir. belg. Suppl. **3**, 5—227 (1949).
DICK, A., and H. MILLER: Primary lung cancer in childhood. Brit. med. J. **1946**, 387.
DIEBOLD, O.: Verschluß einer solitären Lungencyste durch Muskelplastik. Dtsch. Z. Chir. **225**, 756 (1942).
DIETZSCH, H. J.: Über Bronchusverschlüsse und Bronchusstenosen im Kindesalter. Arch. Kinderheilk. **155**, 167—182 (1957).
DÖDERLEIN, F.: Über ein seltenes ausgedehntes Haemangiom des Zwerchfells sowie der inneren Brust- und Bauchwand als Todesursache bei einem Neugeborenen. Zbl. allg. path. Anat. **71**, 193 (1938).

Donald, G. J.: Mediastinal cysts. Sth. Surg. **13**, 148 (1947).
Dorner, R. A., and D. S. Marcy: Primary rib tumors. Survey of literature and a report of seven additional cases. J. thorac. Surg. **17**, 690 (1948).
Drewes, J., u. K. H. Willmann: Das primäre Lungensarkom. Langenbecks Arch. klin. Chir. **274**, 95—106 (1953).
Drexler, M., A. Balas and M. Kalmar: Über Thoraxwandsarkome. Chirurg **31**, 30 (1960).
Dubois, P.: Du diagnostic de la syphilis congenitale (Pus a thymus comme indicative de syphilis congenitale). Gaz. méd. Paris **21**, 392—395 (1950).
Du Mesnil de Rochement, R.: Über die Röntgenbehandlung der Mediastinal- und Lungentumoren. Strahlentherapie **50**, 290—296 (1934).
Eiselsberg, A. v.: Zur Therapie der Dermoide des Mediastinum anticum. Langenbecks Arch. klin. Chir. **129**, 657 (1924).
Faber, A.: Primäres bronchogenes Carcinom bei einem 7jähr. Mädchen. Čas. Lék. čes. **38**, 1064 (1953). Ref. Zbl. Chir. **79**a, 428 (1954).
— Neurofibrom des linken Hauptbronchus. Čas. Lék. čes. **49**, 113 (1955).
Feyrter, F.: Zur Histogenese des Bronchial-Carcinoms. Wien. klin. Wschr. **1927**, 648.
Field, C. E., and J. B. Quilliam: Primary bronchial carcinoma at the age of 4years 4 months. Brit. med. J. **1943** 1, 691.
Flori: Zit. nach Bulgarelli.
Fornara, P.: Le forme bollose polmonari nella prima infanza. Minerva pediat. (Torino) **8**, 383 393 (1956).
Forsee, J. H., Ch. J. Farinacci and H. A. Blake: Ectopie des tumeurs thymicue primitives. Ann. Surg. **138**, 6, 922 (1953).
Fox, J. P., and C. A. Hospers: Solid teratoid tumors of the anterior mediastinum. Report of 2 cases. Amer. J. Cancer **28**, 273 (1936).
Fridjohn, M. H.: Cysts of thymus in a newborn baby. Brit. med. J. **1934 II**, 553.
Cale, J. W., and S. R. Edwards: Malignant tumors of the diaphragma. J. thorac. Surg. **9**, 185 (1939).
Ganz, P.: Die Nervengeschwülste des Thoraxinnenraums (18 eigene Beobachtungen). Chirurg **25**, 58 (1954).
Garré, C.: Über Mediastinaltumoren. Dtsch. med. Wschr. **1918 I**, 617.
— Zit. in M. Lebsche u. F. Sauerbruch, Die Chirurgie des Thymus. In Sauerbruch, Chirugie der Brustorgane, Bd. II, Berlin: Springer 1925.
Gasco, J.: Tumores neurogenices del mediastino. Med. esp. **32**, 353—379 (1954).
Giroud, et Desmeules: Dysembryome thoracique et chorioepitheliome chez un enfant de 12 ans. Laval méd. 8, 851—862 (1947).
Godwin, J. T., W. L. Watson, J. L. Pool, W. G. Cahan and V. A. Nardiello: Primary intrathoracic neurogenic tumors. J. thorac. Surg. **20**, 169—194 (1950).
Good, C. A.: Roentgenologic findings in myasthenia gravia associated with thymic tumor. Amer. J. Roentgenol. **57**, 305 (1947).
Goodyear, J. E., and A. J. Shillitoe: Adenomatoid hamartoma of the lung in a newborn infant. J. clin. Path. **12**, 172 (1959).
Gould, L. K.: Primary cancer of the lung, with report of a case in a boy aged ten. J. Indiana med. Ass. **27**, 332 (1934).
Gozzutti, C.: Polmone cistico e neoplasia di origine alveolare. Clin. med. ital. **68**, 497 (1937).
Grawitz, P.: Cystische Entartung beider Lungen. Dtsch. med. Wschr. **1913**, 1335.
Griffin: Zit. nach Bulgarelli.
Grob, M.: Lehrbuch der Kinderchirurgie. Stuttgart: Georg Thieme 1957.
Gross, R. E.: The surgery of infancy and childhood. Philadelphia u. London: W. B. Saunders Company 1953.
Gsell, O.: Bronchial-Carcinom und Tabak. Schweiz. med. Wschr. **81**, 662 (1951).
Gubler, R.: Primäres polypöses Spindelzellsarkom der Bronchusschleimhaut bei einem 9jährigen Mädchen. Thoraxchirurgie (4) **5**, 320 (1958).
Guglielmini, u. Pironti: Zit. nach L. A. Hochberg.
Guleke, N.: Zur Diagnostik intrathorakaler Tumoren (gestieltes Neurinom). Zbl. Chir. **38**, 50 (1924).
— Zur Klinik des Neurinoms. Langenbecks Arch. klin. Chir. **142**, 478 (1926).
Halle u. Salin: Zit. nach Bulgarelli.
Halpert, B.: Morphologic aspects of carcinoma of the lung. Surgery 8, 903 (1940).
— The incidence of carcinoma of the lung. Cancer Res. **1**, 900 (1941).
—, and P. E. Russo: Carcinoma of the lung in a ten year old negro boy. Arch. Path. (Chicago) **37**, 290 (1944).
Hammar, J. A.: Zur Histogenese und Involution der Thymusdrüse. Anat. H. **43**, 201 (1911).

HAMPERL, H.: Lehrbuch der allgemeinen Pathologie und pathologischen Anatomie, S. 256. 1954.
HARRINGTON, S. W.: Clinical and surgical considerations of intrathoracic tumors. Penn. med. J. **53**, 1164—1171 (1950).
HASCHE, E.: Zur Klinik der Hamarto-Chondrome der Lunge. Thoraxchirurgie **3**, 507 (1955/56).
HAUBER, K., u. E. ASANG: Primäre Dermoidcyste der Lunge. Thoraxchirurgie **3**, 543 (1955/56).
HAUSER, H.: Cancer of the lung in infancy. Radiology **39**, 33 (1942).
HAWTHORNE, H., and A. FROBESE: Benign fibroma of the pleura. Dis. Chest **17**, 588—596 (1950).
HEBERER, G., u. S. MALKMUS: Pathogenese, Klinik und Therapie der Haemangiome des Mediastinums. Langenbecks Arch. klin. Chir. **281**, 427 (1956).
HEDBLOM, C. A.: Tumors of the bony chest-wall. A study of 22 personal and 78 collected cases since 1921. Ann. Surg. **98**, 528—545 (1933). Ref. Zentr.-Org. ges. Chir. **65**, 397 (1935).
— Intrathoracic dermoidcysts and teratomata with a report of six personal cases and 185 cases collected from the literature. J. thorac. Surg. **3**, 22 (1953).
HEINZ, J. C.: The association of lymphoid and epithelial tissue in the neck and mediastinum, studies in pathology presented to Peter MacCallum, Victoria, 1950, pp. 69—80. Melbourne: University Press.
HEISS, B. R.: Über die Frühentwicklung der menschlichen Lunge, nebst einem Versuch einer mech. Begründung. Vorläufige Mitteilung. Anat. Anz. **41**, 62 (1912).
HERBIG, H.: Mediastinaltumoren und ihre Behandlung. Zbl. Chir. **76**, 149 (1951).
— P. GANZ u. H. VIETEN: Die Mediastinaltumoren und ihre chirurgische Bedeutung. Ergebn. Chir. Orthop. **37**, 224—323 (1952).
HERLITZKA, A. J., and J. W. GALE: Tumors and cysts of the mediastinum. A.M.A. Arch. Surg. **76**, 697—706 (1958).
HEUER, G.: Intrathoracic tumors. Experiences with 8 cases of tumors of the thoracic wall, pleura and mediastinum. Ann. Surg. **79**, 670—686 (1924).
— G. J., and W. D. ANDRUS: The surgery of mediastinal tumors. Amer. J. Surg. **50**, 146—226 (1940).
HILKE, H., u. R. M. KONRAD: Thoraxfibrome. Langenbecks Arch. klin. Chir. **290**, 48—63 (1958).
HILL, L. D., and L. WHITE: Plasmacytoma of the lung. J. thorac. Surg. **25**, 187 (1953).
HIRSCH, E. F., and E. W. REYERSON: Metastases of bone in primary carcinoma of the lung. Review of so called endotheliomas of bone. Arch. Surg. (Chicago) **16**, 1 (1928).
HIRSCHFELD, K.: Tumors and cysts of the mediastinum, part II. Aust. N.Z. J. Surg. **21**, 81—102 (1951).
HOCHBERG, L. A.: Endothelioma (mesothelioma) of the pleura. Amer. Rev. Tuberc. **63**, 150 (1950).
— Primary tumors of the rib. Review of the literature and presentation of 11 cases not reported previously. Arch. Surg. (Chicago) **67**, 566—594 (1953).
— J. G. EPSTEIN and M. PERNIKOFF: Endothelioma (mesothelioma) of the pleura. Dis. Chest **13**, 621—626 (1957)
HOFMANN, S.: Über einen Brustwandtumor. Tagg der Mittelrhein. Chir. Ver.igg Jena, 4. Juli 1925.
HOLCOMB, G. W., and D. D. MATSON: Thoracic. Neurenteric. Cyst. J. thorac. Surg. **35**, 115 (1954).
HOMBURGER, F.: Changes in the thymus, with special references to myasthenia gravis. Arch. Path. (Chicago) **36**, 37 (1943).
HORANYI, J., and J. KERENYI: Thymoma intrapulmonale im Kindesalter. Thoraxchirurgie **3**, 245—249 (1955).
HORN, O.: Ein Fall von prim. Adenocarcinom der Lunge. Virchows Arch. path. Anat. **189**, 414 (1907).
HOSOI, K.: Differntial diagnosis of mediastinal tumors. Arch. intern. Med. **47**, 230—258 (1931).
— Neurofibromatose multiple. Arch. Surg. (Chicago) **22**, 258 (1931).
HYDE, T. L., E. D. SELLERS and M. OWEN: Thymic cyst of the neck. Tex. St. J. Med. **39**, 539—540 (1944).
JACKSON, C. L.: Bronchial adenoma. J. thorac. Surg. **14**, 98—105 (1945).
JEHN, W., u. R. NISSEN: Pathologie und Klinik des Mediastinalemphysems. Dtsch. Z. Chir. **212**, 606 (1927).
JONES, C. F.: Unusual hamartoma of the lung in newborn infant. Arch. Path. (Chicago) **48**, 1950 (1949).

Jurasow, J.: Ein Fall von Dermoidcyste des Mittelfells. Festschr. Rozanov 1934, S. 278—279.
Kahlstorf, A.: Zur Kenntnis der Zystenlunge. Röntgenpraxis **9**, 532 (1937).
Kanof: Zit. nach Mülly.
Kastrup, H.: Zur Klinik, Pathologie und Therapie der Thymustumoren. Thoraxchirurgie **2**, 163—182 (1954). Ref. Zentr.-Org. ges. Chir. **139**, 170 (1955).
Keegan, J. M.: Haemangioma of the mediastinum. Case report. Amer. J. Roentgenol. **69**, 66 (1953).
Kent, E. M., and C. Moses: Radioactive isotopes in palliative treatment of carcinomatosis of pleura. J. thorac. Surg. **22**, 503 (1951).
Kerényi, J., u. A. Kerényi: Über die operative Behandlung Bronchialstenose verursachender Durchbrüche verkäster Lymphknoten. Thoraxchirurgie (im Druck). Zit. in K. Vosschulte, Mediastinitis. Handbuch der Thorax-Chirurgie. Berlin: Springer 1958.
Key, E.: A case of extonsive resection of the thoracic wall for sarcoma. Acta chir. scand. **54**, 168—176 (1921).
— Über Operation von Geschwülsten innerhalb des Brustkorbs. Svenska Läk.-Tidn. **1936**, 418—425.
Kilduffe, R. A., and S. L. Salsin: Primary carcinoma of the lung in a fourteen year old boy. J. med. Soc. N. J. 1933.
Killingsworth, W.: Pulmonary leiomyosarcoma in a child. J. Pediat. **42**, 466—470 (1953). Ref. Zentr.-Org. ges. Chir. **134**, 67 (1954).
Kirschner, H., u. W. Kny: Zur Klinik und Pathologie der Bronchialadenome. Thoraxchirurgie **2**, 362—383 (1954/55).
Kleinschmidt, H.: Zur Röntgendiagnostik der intra- und extrapulmonalen Höhlenbildung im Kindesalter. Mschr. Kinderheilk. **46**, 205 (1930).
Kopf, H.: Traumatische Genese einer Lungencyste. Schweiz. med. Wschr. **1952**, 546.
Kothe, W., u. F. Czaika: Gastroenterogene Mediastinalzysten im Säuglings- und Kleinkindesalter. Zbl. Chir. **84**, 1232 (1959).
Kramer, R., and M. L. Som: Further study of adenoma of the bronchus. Ann. Otol. (St. Louis) **44**, 861 (1935).
Krech, W. G., C. F. Storey and W. C. Umiller: Thymic cysts. J. thorac. Surg. **27**, 477 (1954).
Kudasz, J., u. A. Kulcsar: Totale mediane Sternotomie zur Behandlung intrathorakaler Strumen. Thoraxchirurgie **6**, 221 (1958).
Laipply, T. C.: Cysts and cystic tumors of the mediastinum. Arch. Path. (Chicago) **39**, 135 (1945).
— Cysts and cystic tumours of the mediastinum. Amer. J. Path. **21**, 921—933 (1945).
— Choriocarcinome extragenitale chez l'homme. Amer. J. Path. **21**, 153 (1945).
Lambret, O.: Deux cas de cystes dermoides du mediastin. Bull. Soc. nat. Chir. **59**, 822 (1933).
Lange, K. H.: Ein Beitrag zur Kenntnis der Thymustumoren. Inaug.-Diss. Leipzig 1904.
Lange, C. de, u. W. Th. van Goor: Angeborene Geschwulst des hinteren Mediastinums. Ned. T. Geneesk. **65**, 2. Hälfte, Nr 7, 828—836 (1921).
Langer, J.: Pathologische Anatomie der raumfordernden Prozesse des Mediastinums. Frühjahrstagg der Rhein. Westf. Tuberculose-Ver.igg, Düsseldorf 24. März 1959.
Langhans, Th.: Primärer Krebs der Trachea und der Bronchien. Virchows Arch. path. Anat. **53**, 47 (1871).
Lemon, W. S.: Seltene intrathorakale Geschwülste. Med. Clin. N. Amer. **15**, 17—46 (1931).
Lereboullet, P., P. Ganier et J. Courtial: Un cas de cancer primitif du poumon chez un enfant de cinq ans. Bull. Soc. Pédiat. (Paris) **33**, 502 (1935). — Paris méd. **1**, 145 (1936).
Lester, W. P.: Tumeurs neurogènes de l'apex pulmonaire. Dis. Chest **11**, 648 (1945).
Lilienthal, H.: Hemangiosarcoma of the mediastinum. Ann. Surg. **104**, 1107—1108 (1936).
Longaroe. Zit. in W. Denk.
Lopez, M.: Malignant thymic neoplasms of connective reticulum. 3 cases. Fol. endocr. (Pisa) **3**, 237 (1950).
Lorenzini, A.: Tumore mediastinico in bambina di sei anni. Riv. Clin. pediat. **18**, 129—158 (1920).
Lüchterath, H.: Zur Frage der Zystenbildungen in der Lunge. Frankfurt. Z. Path. **62**, 136 (1951).
Madelung, O. W.: Beiträge zur klinischen Chirurgie, Bd. 41, S. 217. 1903.
Maier, H. C.: Intrathoracic phaeochromocytoma with hypertension. Ann. Surg. **130**, 1059 (1949).
Makkas: Diagnose und Behandlung der intrathorakalen Tumoren neurogenen Ursprungs. Bruns' Beitr. klin. Chir. **159**, 276 (1934).
Mancini, S.: Sarcoma del mediastino posteriore inglobante il cuere e i grasse vari. Metastasi durale nelle parte posteriore della sella turcica. Riv. osped **10**, Nr 1 (1920).

MATHEY, S.: Zit. nach L. A. HOCHBERG.
McALDOWIE, E. M.: Primary cancer of the lung in a five year and one month old child. Lancet **1876**, 570.
McBURNEY, R. L., I. R. CLAGETT and O. TH. McDONALD: Primary intrapulmonary neoplasm (thymoma?) associated with myasthenia gravis. Proc. Mayo Clin. **26**, 345 (1951).
— R. L., I. R. McDONALD and O. TH. CLAGETT: Bronchogenic small cell carcinoma. J. thorac. Surg. **22**, 63 (1951).
MELCHIOR, E.: Zur Kenntnis der kongenitalen tracheobronchialen Cysten der Lunge. Zbl. Chir. **56**, 2626—2630 (1929). Ref. Zentr.-Org. ges. Chir. **49**, 38 (1930).
MENDELSOHN, H. J., and E. B. KAY: Intrathoracic meningocele. J. thorac. Surg. **18**, 124 (1949).
MICHAELIS, O.: Die intrathorakalen cystischen Lymphangiome. Dtsch. Z. Chir. **242**, 250—256 (1934).
MICHAS, P. A.: Intrathorakale Fibrome. Thoraxchirurgie **1**, 3 (1953).
MIDDELDORPF, K.: Beiträge zur klinischen Chirurgie des Mittelfellraumes. Dtsch. Z. Chir **229**, 43 (1930).
MINETTO, E., E. GALLI e G. BOYLIONE: Agenesia, aplasia, ipoplasia polmonare. Minerva med. (Torino) **13**, 4635 (1958).
MONALDI: Zit. nach MÜLLY.
MONOD, O., u. C. BUCAILLE: Soll man die Neurofibromatose des Mediastinums operieren? J. Chir. (Paris) **63**, 7 (1947).
MORA, J. M., J. H. ISAACS, S. H. SPENCER and L. EDIDIN: Posterior mediastinal goiter. Surg. Gynec. Obstet. **79**, 314 (1944).
MORELLI, M.: Del pulmone cystico. Arch. ital. Anat. Istol. pat. **6**, 288 (1935). Ref. Zentr.-Org. ges. Chir. **75**, 183 (1936).
MORRISON, J. A.: Tumors and cysts of the mediastinum. Thorax **13**, 294 (1958).
MÜLLY, K.: Die Geschwülste der Lunge. Pleura und Brustwand. In Handbuch der inneren Medizin, Bd. 4. 1956.
NISSEN, R.: Zur Indikation und Technik der Operation solitärer intrathorakaler Echinokokkuszysten. Helv. med. Acta **3**, 295 (1936).
— Intrapericardial sarcoma. J. int. Coll. Surg. **10**, 588 (1947).
— Zur Diagnose und Behandlung des Lungencarcinoms. Neue med. Welt **1**, 35 (1950).
— Seltene mediastinale Geschwülste (Operationsbeobachtungen). Langenbecks Arch. klin. Chir. **265**, 431 (1950).
— Tumoren des Mediastinums. Helv. chir. Acta **21**, 289 (1954).
NUNES, S.: Über einen Fall von Thymom. Arqu. Pat. **10**, 336—350 (1938).
OBERBAU, Zit. nach MÜLLY.
OESTERN, H. F.: Beiträge zur Kenntnis der intrathorakalen Lipome. Zbl. Chir. (72), **1**, 591 (1947).
ORBECK, A. L.: Familiäre angeborene Cystenlunge. Nord. Med. **1942**, 262.
OVERHOLT, R. H., B. H. RAMSAY and W. A. MEISSNER: Intrathoracic phaeochromocytoma: report of a case. Dis. Chest **17**, 55 (1950).
PALTHUF, R.: Wien. klin. Wschr. **1889**. Zit. bei VOSSSCHULTE.
PEARSON, E. F.: Non parasitic disease of lung, its clinical recognition and treatment. J. thorac. Surg. **4**, 84 (1934).
PENITSCHKA, W.: Die enterogenen cystischen Fehlbildungen (Enterocystome) des Verdauungstraktes. Langenbecks Arch. klin. Chir. **285**, 420 (1957).
PERRY, T. M., and W. A. SMITH: Zit. in O. SPÜHLER. Amer. J. Cancer **35**, 416—421 (1939).
PETERSON, C. G.: Tumors of childhood: surgeon's viewpoint. Surgery **30**, 329—348 (1951).
PEVELING-SCHLÜTER, E.: Kongenitale Cysten des Mediastinums. Diss. Düsseldorf 1950.
PEZCOLLER, A.: Contribute alla studio delle cixti congenite del co ilo dix origine timica. Clin. chir. **32**, 272 (1920).
— Contribute alla studio delle cixti congenite del co ilo dix origine timica. Clin. chir., N. s. **5**, 272 (1929).
POHL, K.: Zit. nach BULGARELLI.
POIMO: Zit. nach SUTER.
POINSO, LAVAL u. LASSAVE: Zit. nach MÜLLY.
POLLOSON, A., et M. PIERY: Un cas d'epithelioma primitif du thymus. Providence méd. Lyon **15**, 1—4 (1901).
POSTLETHWAIT, R. W., R. F. HAGERTY and J. C. TRENT: Endobronchial polypoid hamartochondroma: Review of the literature a report of a case. Surgery **24**, 732 (1948).

POTTS, W. J., and W. L. RIKER: Differentiation of congenital cysts of lung and those follwoing staphylococcic pneumonia. Arch. Surg. (Chicago) **61**, 684 (1950).
—, and H. B. DAVIDSON: Bronchogenic neoplasm masqueradings as alveolar cell carcinoma. With report of a case clarified only by autopsie. J. thorac. Surg. **21**, 402 (1951).
PRYM, P.: Teratome du mediastin antérieur. Frankfurt. Z. Path. **15**, 181 (1914).
QUILL, Zit. in W. DENK.
RAVITCH, M. M., and I. B. HARDY: Congenital cystic disease of the lung in infants and children. Arch. Surg. (Chicago) **51**, 1 (1949).
REDLICH, F.: Zit. in W. Denk. Wien. med. Wschr. **76**, 737 (1926).
RIECKER, O. E.: Die Bronchologie. Ihre Arbeitsmethoden und Möglichkeiten. Arch. Ohr.-, Nas.- u. Kehlk.-Heilk. **161**, 1 (1952).
RIENHOFF jr., F. W.: The surgical treatment of carcinoma of the bronchi and lungs. J. Amer. med. Ass. **103**, 1121—1129 (1934).
RILEY: Zit. in W. Denk.
ROBERTSON, D. E.: A thoracic dermoid. Brit. J. Surg. **18**, 666—669 (1931).
ROONEY, D. R., and R. W. POWELL: Carcinoma of the thyreoid in children after x-ray therapy in early childhood. J. Amer. med. Ass. **169**, 1 (1959).
ROSENBLUM, P., and R. J. KLEIN: Adenomatous polyp of the right main bronchus procuding atelectases. J. Pediat. **7**, 791—796 (1935).
ROSS, CH. F.: Diffuse pulmonary lymphatic carcinomatosis due to a renal carcinoma showing cytoplasmic inclusion. Brit. J. Urol. **23**, 263 (1951).
RUBIN, S., and E. H. STRATEMEIER: Méningocèle intrathoracic. Radiology **58**, 552 (1952).
SABISTON, D., jr., D. C., and H. W. SCOTT jr.: Primary neoplasms and cysts of the mediastinum. Ann. Surg. **136**, 777—797 (1952).
SANDER, E.: Zur Diagnostik und Behandlung der gutartigen Thymus-Geschwulst. Zbl. Chir. **84**, 921—926 (1959).
SANTY, P.: Wahrer Mittelfellkropf. Lyon chir. **37**, 394 (1942).
—, u. M. BÉRARD: Bronchialcyste des Mittelfells. Lyon. chir. **35**, 373 (1938).
— — Les problemes du diagnostic et de la voie d'abord des goitres endothoraciques. Mém. Acad. Chir. **73**, 51—62 (1947).
—, u. L. SALY: Die Chirurgie der Tumoren des Mediastinums. J. franç. Méd. Chir. thor. **4**, 1 (1950).
SAUERBRUCH, F.: Chirurgie der Brustorgane. Berlin: Springer 1913.
— Mitteilungen aus Grenzgebieten der Medizin. Chirurg **25**, 746 (1913).
— Die Chirurgie des Mediastinums. Zbl. Chir. **58**, 1010 (1931).
SCHAEFER, G.: Multizentrische Krebsentstehung in einer Cystenlunge. Frankfurt. Z. Path. **27**, 463 (1939).
SCHEICHER, A.: Substernale Strumen. Langenbecks Arch. klin. Chir. **287**, 201—206 (1957).
SCHMITZ, G.: Zur Differentialdiagnose von Mediastinaltumoren unter besonderer Berücksichtigung des Kinder- und Jugendlichenalters. Beitr. Klin. Tuberk. **112**, 14—31 (1954).
SCHWEISGUTH, O., J. MATHEY et P. RENAULT: Les tumeurs nerveuses du thorax chez l'enfant. Sem. Hop. Paris **35**, 2832 (1959).
SCHWYTER, M.: Über das Zusammentreffen von Tumoren und Mißbildungen. Frankfurt. Z. Path. **36**, 146 (1928).
SEBESTÉNY, J.: Über einige seltene Mediastinaltumoren. Zbl. Chir. **78**, 1425 (1953).
SEBESTYEN: Operationsfälle einiger Mediastinalcysten. Bakay Sonderh. 1939, 11—17.
SEIDEL, Z.: Über die Geschwülste des Thymus. Inaug.-Diss. Leipzig 1902.
SEMB, C.: In KIRSCHNER-NORDMANN, Die Chirurgie der Lungen, 2. Aufl., Bd. 5. Berlin u. Wien: Urban & Schwarzenberg 1941.
SEYBOLD, W. D.:, J. R. McDONALD, O. T. CLAGETT and C. A. GOOD: Tumor of thymus. J. thorac. Surg. **20**, 195—215 (1950).
SEYDEL, K.: Über Operabiltiät von Lungen- und Pleuratumoren. Münch. med. Wschr. **1910**, 452
SEYFARTH, H.: Zur Diagnose und Therapie der Lungencysten. Bruns' Beitr. klin. Chir. **188**, 137 (1954).
SHARP, E. W.: A case of persistent aberrant thymus. Lancet **1906** I, 436.
SIEBER, D.: Zit. nach BULGARELLI.
SIMON, H.: Die Sarkome. In: Neue deutsche Chirurgie, Bd. 43. Stuttgart: Ferdinand Enke 1928.
SIMON, L.: Lungentuberkulose oder intrathorakale Tumoren im Kindesalter. Z. Tuberk. **112**, 326 (1959).
SIMPSON, S. L.: Primary carcinoma of the lung. Quart. J. Med. **22**, 413 (1928/29).

SMART, J.: Case of large thymic cyst successfully removed from anterior mediastinum. Brit. J. Tuberc. **41**, 84 (1947).
SMITH, L. W., and J. S. STONE: Tumors of the mediastinum in children. Ann. Surg. **79**, 687—709 (1924).
SMOLLER, S., and A. DE L. MAYNARD: Adenoma of bronchus in a nine-year-old child. Amer. J. Dis. Child. **82**, 587 (1951).
SÖDERLING, B., and R. THUNE: Intrathoracic malformation in young children. Acta med. scand. **113**, 239—250 (1943).
SOM, M. L.: Adenoma of the bronchus: Endoscopic treatment in selected cases. J. thorac. Surg. **2**, 437 (1952).
SOMMER, A., u. U. MAJOR: Zit. nach BULGARELLI.
SOMMERS, W.: Carcinoma of the lung in a child of seven. Minn. Med. **17**, 415 (1934).
SØRENSEN, H. R.: A table for pulmonary resection in prone position. Thorax **7**, 188 (1952).
SOTO, M. V.: Lipoma of upper surface of diaphragma; case report. J. int. Coll. Surg. **6**, 146 bis 153 (1943).
SOUDERS, C. R., and I. W. KINGSLEY: Bronchial adenoma. New Engl. J. Med. **239**, 459—466 (1948).
SPÜHLER, O.: Die Erkrankungen des Zwerchfells im Handbuch der Inneren Medizin. Heidelberg: Springer 1956.
—, u. E. ZIMMERMANN: Singultus und Zwerchfellflattern. 1956.
STAHL, O.: Fibrom der Lunge. Zbl. Chir. **63**, 1536—1537 (1936).
STEWARD, Zit. nach LANGER.
SUTER, L.: Primäres Bronchialcarcinom im Kindesalter. Ann. paediat. (Basel) **179**, 361—374 (1952).
SVEJDA, J., u. L. BRUNNECKEY: Zit. nach BULGARELLI.
TUNESTAM, N.: Serofibrinöse Pleuritis beim Säugling-Lymphosarkom des Thymus. Nord. Med. **43**, 382—383 (1950).
TUROFF, A., and G. SELEY: Chronic chylothorax associated with hygroma of the mediastinum. J. thorac. Surg. **26**, 318 (1953).
UOLODAJA, E.: Zur Behandlung der Lymphangiome. Vestn. Hir. H. 90/91, 151—152 (1933).
URBAN, K.: Beitrag zur retromediastinalen Struma. Chirurg **11**, 145 (1939).
VERSÉ, M.: Über Hämangiome der Lunge und Pleura. Dtsch. Z. Chir. **257**, 684—701 (1946).
VIRSHUP, M., and A. GOLDMAN: Eosinophilic granuloma of the lung. J. thorac. Surg. **31**, 226 (1956).
VOGT, K.: Einige seltene kongenitale Lipome. Diss. Berlin 1876.
VOSSSCHULTE, K.: Die Chirurgie des Thymus. In Handbuch der Thoraxchirurgie, Bd. 3, S. 860. 1958.
WAKELEY, C. P. G., and J. H. MULVANY: Intrathoracic goiter. Surg. Gynec. Obstet. **70**, 702 (1940).
WALKER, R.: Mediastinal lipomas. J. thorac. Surg. **6**, 89—97 (1936).
WALZEL, P.: Über eine mit Erfolg ausgeführte Exstirpation eines großen hantelförmigen Thoraxlipoms an einem 15 Monate alten Kinde. Langenbecks Arch. klin. Chir. **170**, 111—117 (1932).
WARD, E. D., H. H. BRADSHAW and THOMAS C. PRICE jr.: Bronchialadenoma in children. J. thorac. Surg. **27**, 295 (1954).
WASCH, M. G., M. LEDERER and B. S. EPSTEIN: Bronchogenic carcinoma of seven years duration in an 11 year old boy. J. Pediat. **17**, 521 (1940).
WEGELIN, N.: Zit. nach L. SUTER.
WELLER, R. W., A. E. PEARCE and M. RAPOPORT: Thymic cysts of the neck. Arch. Path. (Chicago) **52**, 569—573 (1951).
WENZL, M.: Aberrante intrathorakale Strumen. Wien. klin. Wschr. **1951**, 200—202.
WERNER, M.: Primäres Carcinom der Lunge. Inaug.-Diss. Freiburg 1891.
WILHELM, E.: Tuberculom des Mediastinums. Thoraxchirurgie **1**, 92 (1953).
— Meningocele des Brustraumes. Thoraxchirurgie **2**, 147 (1954/55).
— ER.: Intrathorakale neurogene Tumoren. Thoraxchirurgie **1**, 315 (1953).
WOLLSTEIN, M.: Malignant hemangioma of lung. A review of four cases including two not previously reported, one of which was complicated by brain abscess due to H. influencae. Arch. Path. (Chicago) **12**, 562 (1931).
ZADECK, J.: Die Differentialdiagnose der Lungenkrankheiten. Leipzig: Georg Thieme 1948.
—, u. H. RIEGEL: Die Lungenzysten. Berlin: W. de Gruyter & Co. 1958.
ZANELLI, U.: Sudi un caso die linfosarcoma primitivo del timo. Policlinico, Sez. prat. **1927**. Ref. Zbl. Chir. **54**, 2366 (1927).

## Einleitung

Ohne der „Spezialisierung“ das Wort reden zu wollen, muß man der gesonderten Behandlung kinderchirurgischer Probleme unverkennbare Fortschritte zubilligen. Dabei umfaßt die spezielle Beschäftigung mit der dem Kinde eigenen Klinik, die Kenntnis der Pathologie, die Erarbeitung pathophysiologischer Grundlagen und die Berücksichtigung allgemeinchirurgischer Prinzipien.

Diese in den letzten Jahrzehnten auf diesen Gebieten angebahnte Entwicklung dürfte der Grund dafür sein, daß die inzwischen für das Erwachsenenalter weitgehend standardisierte *Thoraxchirurgie* mehr und mehr Eingang auch in die *Chirurgie des Kindesalters* gefunden und hier bereits zu beachtlichen Erfolgen geführt hat.

Schließlich verdanken wir der Fortentwicklung von Diagnostik und Therapie eine in den letzten Jahren zunehmende klinische Erfassung von *Thoraxtumoren des Kindesalters.* Aber mit der besseren Erfassung stoßen wir erst auf das eigentliche klinische Problem der Indikationsstellung, und da ihre vielschichtige Deduktion neben der Kenntnis der bisherigen Behandlungserfolge in erster Linie auf der präoperativen Differentialdiagnostik basiert, scheint es uns notwendig, auf diesen klinischen Fragenkomplex unser besonderes Augenmerk zu richten.

In der vorliegenden Betrachtung handelt es sich in erster Linie um die Behandlung klinischer Fragestellungen. Aus diesem Grund soll der Begriff „Tumoren“ klinisch aufgefaßt und dabei auf ätialogische und pathologische-anatomische Gesichtspunkte nur soweit eingegangen werden als es zum Verständnis der klinischen Probleme erforderlich ist.

Da eine gesamtübersichtliche Darstellung von Thoraxtumoren und -cysten des Kindesalters bislang nicht vorliegt und auch die Einzelmitteilungen nur einen Bruchteil der in der Tat gemachten Beobachtungen ergeben, ist es sehr schwer, sich ein Bild über die relative und absolute Häufigkeit der Befunde zu machen. Die vorliegende Arbeit kann somit keinen Anspruch auf statistische Relationen erheben und nur das widerspiegeln, was wir auf Grund der Behandlung unseres eigenen Krankengutes sahen und mit den bislang noch vereinzelten Mitteilungen des Schrifttums in Vergleich setzen konnten. Bedenken wir schließlich, daß das Malignom im Kindesalter bis zu 4 Jahren an 4. Stelle, von da ab bis zum 14. Lebensjahr an 2. Stelle der Todesursachen rangiert (L. S. COHEN u. J. B. THOMISON 1959), so erhellt dies die Notwendigkeit, sich den kindlichen Blastomen einmal in besonderer Sicht zuzuwenden.

Wenn auch das Malignom des Thoraxraumes im Kindesalter sicher nicht sehr häufig ist — nach einer Übersicht des Institutes G. ROUSSY (O. SCHWEISGUTH 1959) von 826 Fällen nur 15mal gesehen wurde —, so spielen auf der anderen Seite die wesentlich zahlreicheren gutartigen Befunde für die spätere Entwicklung eine so entscheidende indikationsmäßige Rolle, daß dies eine spezielle Betrachtung des Gebietes auch aus diesem Grunde rechtfertigt.

## Topographische Anatomie

In Kenntnis der Tatsache, daß es eine sowohl klinischen, pathologisch-anatomischen als auch genetischen Gesichtspunkten in gleicher Weise gerecht werdende allgemeingültige *Einteilung* nicht gibt, wird die Trennung in den *extra-* und *intrapleuralen* Raum als grobe Einteilungsrichtlinie gewählt, da wir glauben, mit einer derartigen Unterscheidung sowohl den genetischen wie auch klinischen

Gesichtspunkten praktisch am nächsten zu kommen. Die Geschwulstbildungen von Speiseröhre, Herz und Herzbeutel sollen keine Berücksichtigung finden.

Als *extrapleurale* Ausgangspunkte von Tumoren kennen wir neben denen der Brustwand und des Zwerchfells in der Hauptsache den Mittelfellraum, die Schilddrüse und die Bries. Als *intrapleuralen* Bereich den der Lunge und der Pleura selbst.

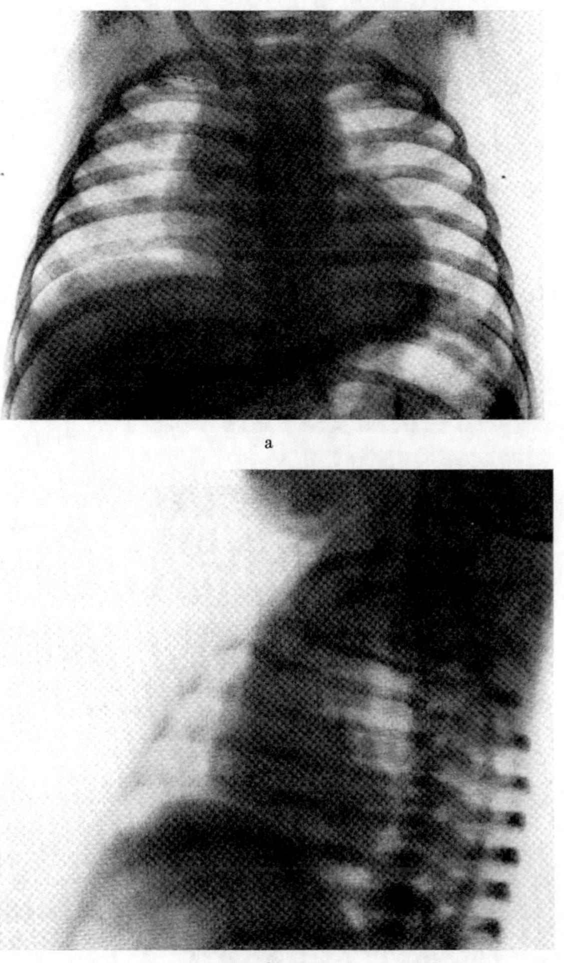

Abb. 1 a u. b. Sagittale und seitliche Röntgenaufnahme eines 1/2jährigen gesunden Jungen

## A. Geschwülste und Cysten des Mediastinums

Zunächst zu den *extrapleuraen Tumoren:* Hier kommt als Hauptfeld für den Ausgang von Tumoren das *Mediastinum* in Frage. Seine topographische Einteilung ist keineswegs einheitlich.

Im Kindesalter läßt es sich zweckmäßig nach W. E. Burnett, G. P. Rosemond und R. M. Bucher (1952) oben in 2 und unten in 3 Abschnitte aufgliedern. Im sagittalen Strablengang erscheint es im Röntgenbild beim Erwachsenen tailliert, beim Säugling und Kleinkind bis zum Abschluß des 2. Lebensjahres dagegen homogen und infolge des ausgedehnten

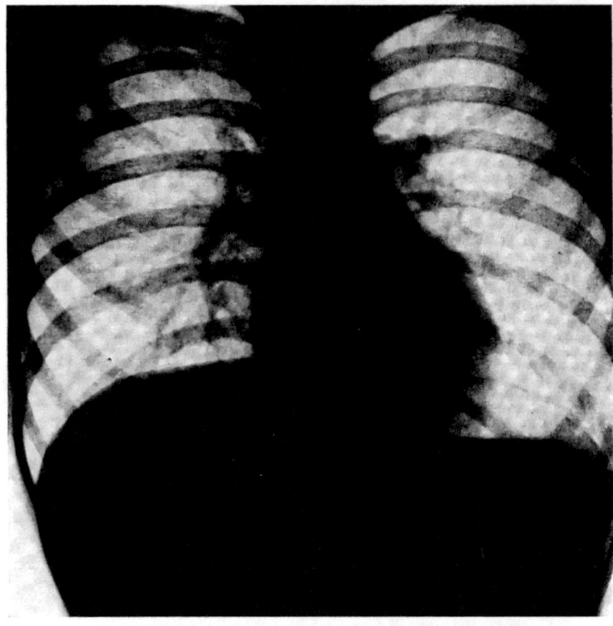

a

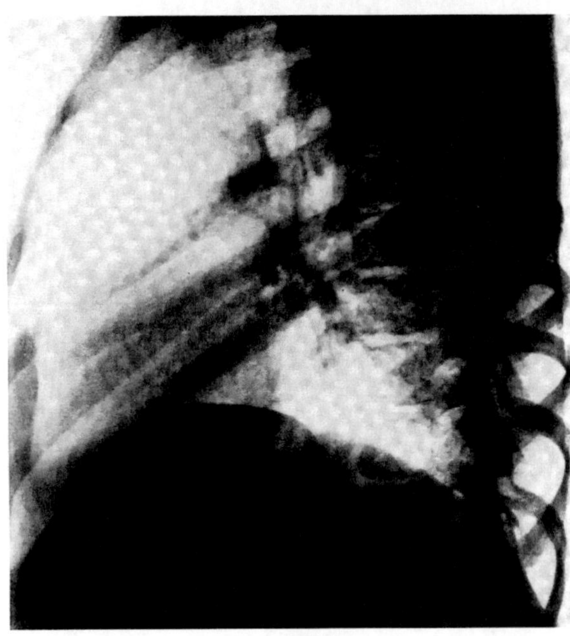

b

Abb. 2a u. b. Sagittale und seitliche Röntgenaufnahme eines gesunden 7jährigen Mädchens

Thymus von oben nach unten durchgehend gleich breit (Abb. 1a u. b, 2a u. b).

Für die *Lokalisation* von Mediastinaltumoren spielen die *dorsalen Abschnitte* eine *dominierende* Rolle. Übersichtshalber werden sie deshalb in prä- und paravertebrale bzw. costovertebrale Abschnitte unterteilt.

Die durch Tumoren und Cysten bewirkte *Druckerhöhung im Mediastinum*, die von W. Jehn und R. Nissen (1927), K. Middeldorf (1930) untersucht wurde, disponiert im Früh-Kindesalter infolge der weichen Gefäß- und Trachealsowie Bronchialwände gemeinsam mit der labilen Kreislaufsituation zu frühzeitigen, plötzlichen und bedrohlichen Situationen.

## 1. Parenchymatöse Geschwülste

Neben dem mediastinalen Bindegewebe, den Brustwandstrukturen, dem Lymphsystem und den versprengten Epithelanlagen kommen auch die Organe der Schilddrüse des Thymus und des Diaphragmas als Ausgangsbasis mediastinaler tumoröser Veränderungen in Frage.

Dabei wissen wir, daß die *Struma* nur unter besonderen Bedingungen zu den thorakalen Geschwülsten zählt und man vor allem darüber streiten kann, ob es überhaupt berechtigt ist, auch die cervico-mediastinalen Formen dazu zu rechnen, da derartige Hypertrophien und Hyperplasien immer durch eine Parenchym-, Gefäß- oder Bindegewebsbrücke mit dem regelrecht lokalisierten Organ in der Halsregion verbunden sind. Der Begriff der *endothorakalen Struma* sollte daher ausschließlich der im Mediastinum lokalisierten, dystop entwickelten Form vorbehalten bleiben (E. DERRA u. P. GANZ 1954; A. SCHEICHER 1957; K.H. BAUER 1958), die auch anlagemäßig keinen Zusammenhang mit der Halsschilddrüse erkennen läßt (M. WENZEL 1951). Diese fast regelmäßig im oberen, vorderen Mediastinum — die Knotenkröpfe im Bereich des hinteren Mediastinums gelten als äußerste Seltenheit (J. M. MORA 1944, R. NISSEN 1954) — liegende Form ist mit 0,024—3,1% der Halsstruma gegenüber äußerst selten (P. SANTY 1950; C. P.G. WACKELEY u. J.H. MULVANY 1940; E. DERRA u. P. GANZ 1954).

Noch viel seltener als die endothorakale und cervicomediastinale Struma sind im Kindesalter die echten gutartigen Geschwülste der Schilddrüse, bei denen wir die Lipome, Fibrome, Adenome (TH. LANGHANS 1871) sowie die Lymph- und Hämangiome zu unterscheiden haben. Dagegen ist in diesem Zusammenhang auf die sehr *bedeutsame Beobachtung* hinzuweisen, daß von 357 Schilddrüsencarcinomen annähernd $^1/_3$ im Kindesalter wegen gutartiger Befunde der Halsregion — Thymushyperplasie, Angiome usw. — in früheren Jahren röntgenbestrahlt worden waren (D. R. ROONEY u. R. W. POWELL 1959).

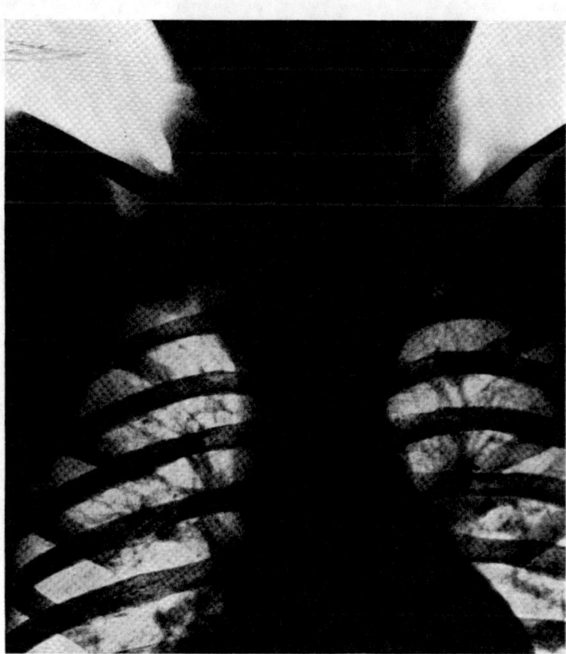

Abb. 3. J.-Nr. 4863/34 Hubert M., 14 Jahre alt. Seit 1 Jahr zunehmend Atembeschwerden, Schwellung der Schilddrüse. Befund: Cervicomediastinale Tauchstruma. Grundumsatzerhöhung 35%. Keine Operation

Die *Symptomatologie der endothorakalen und cervicomediastinalen Struma* ist mannigfaltig. Wegen ihrer engen Nachbarschaft mit der Luftröhre, die meist einseitig komprimiert oder verdrängt, seltener bilateral eingedrückt wird (K. H. BAUER 1958) sind die *dyspnoischen Beschwerden* beiden Formen gemeinsam. Gerade im Kindesalter führt, wie schon angedeutet, dieser Mechanismus relativ frühzeitig zu den charakteristischen Trachealsypmtomen des inspiratorischen Stridors, des ständigen Hustenreizes und der chronischen Tachy- und Dyspnoe mit oft erheblicher *Einflußstauung* des oberen Hohlvenengebietes. Dabei ist bei der cervico-mediastinalen Form die Erkennung als Schilddrüsenvergrößerung relativ einfach, da bei ihr vor allem das perkussorisch und röntgenologisch nachweisbare Schluck- und Hustentauchen fast immer zu beobachten ist, hinzu kommt der auf dem seitlichen Bild im vorderen Mediastinum äußerst selten einmal hinter der Trachea liegende, relativ dichte *Schatten*, und wenn vorhanden, das Zusammentreffen mit palpabler Halsstruma. Im sagittalen Strahlengang zeigt die Struma meist eine doppelseitige Mediastinalverschattung, die mit breiter Basis homogen in die Halsweichteile übergeht (Abb. 3). Nur bei positivem Ausfall können Grundumsatz und Radiojod-Test weitere Hilfe leisten.

Schwieriger liegen die Dinge bei der *dystopen Struma*. Die Tatsache, daß diese Form sich vorwiegend im vorderen Mediastinum scharf abgrenzt und kontrastreich darstellt (Abb. 4a u. b), hat differentialdiagnostisch keine allzu große

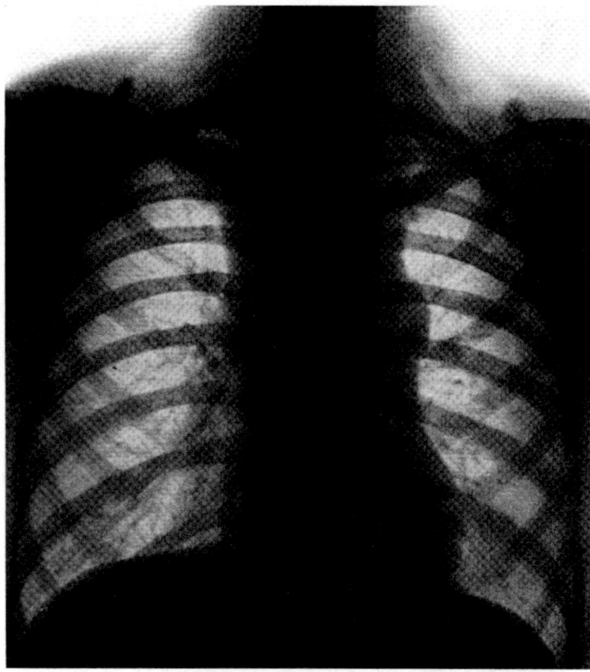

a

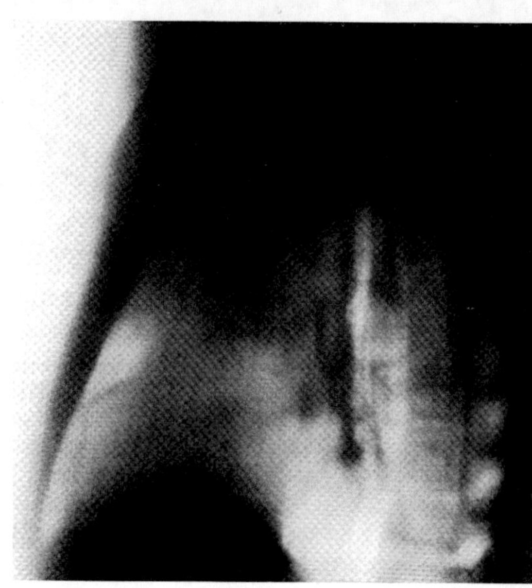

b

Abb. 4a u. b. J.-Nr. 603/55 Gisela B., 12 Jahre. Seit 1 Jahr inspiratorischer Stridor und Atemnot, starke Gewichtsabnahme. Befund: Walnußgroße Halsstruma rechts. Beim Schlucken kaum beweglich. In der Brusthaut deutliche Venenzeichnung. Radiojodtest positiv. Diagnose: Intrathorakale Struma. Operation: Transpleurale Strumektomie. Heilung

Bedeutung, da andere Mediastinal-Tumoren dies in gleicher Weise tun. Auch die Laryngo- und Bronchoskopie sowie das Oesophagus-Kymogramm können nicht viel weiterhelfen. Spezifische Hinweise kann uns eigentlich nur der Radiojod-Test geben, aber auch dies nur von Fall zu Fall. Nicht umstritten und praktisch kaum empfehlenswert ist der Wert einer Röntgen-Testbestrahlung (J. McCort 1949), insbesondere wegen des carcinogenetischen Effektes (D. R. Rooney 1959).

*Die Indikation zur Entfernung* mediastinaler Strumen ist bei ausgeprägtem klinischem Symptombild bei Gefahr der Tracheomalacie und damit der Asphyxie im Kindesalter frühzeitig gegeben. Aber auch bei Zufallsbefunden erscheint aus Gründen der Carcinomprophylaxe die Entfernung ratsam (H. Simon 1928, K. Urban 1939 u. a.). Praktisch wird vielfach die nicht sichere Diagnose zur Revision veranlassen.

Als Zugang wählen wir bei der cervico-mediastinalen Struma des oberen, vorderen Mediastinums den Kocherschen Kragenschnitt und behalten die Sternumspaltung lediglich den selteneren tief herunterreichenden Formen vor. Für die rein intrathorakale, dystope Struma gilt das transpleurale Vorgehen heute als Methode der Wahl (Abb. 4d). Grundsätzlich eine totale Sternum-Spaltung vorzunehmen (J. Kudasz 1958) hat sich also beim Kind ebenso wenig wie beim Erwachsenen als notwendig erwiesen.

Als *Operationskomplikation* ist beim collaren Zugang der unerkannte Pleura- und Veneneinriß gefährlich. Bei der Strumektomie dystoper Thoraxstrumen sehen wir darüber hinaus die Gefahr in der Totalentfernung einer unilokulären Struma-

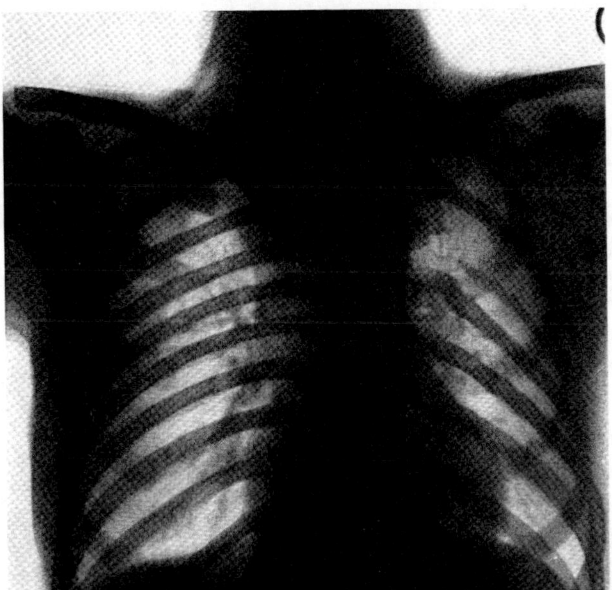

Abb. 4c. J.-Nr. 603/55 Gisela B., 16 Jahre. Zustand 4 Jahre nach Operation

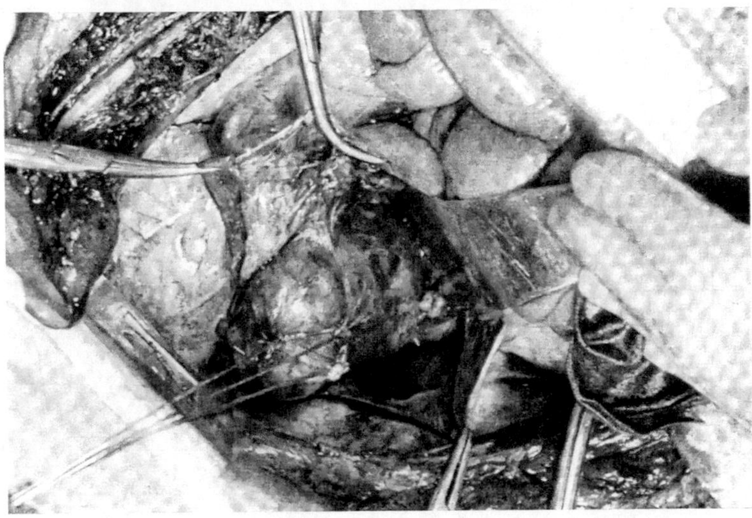

Abb. 4d. Derselbe Fall wie Abb. 4a—c. Operationssitus. Rechtsseitige Thorakotomie

anlage mit nachfolgender Kachexia strumipriva. Davor kann uns auch der Radiojod-Test nicht sicher schützen, allein die präliminare Freilegung der Halsschilddrüse gibt uns ausreichende Sicherheit. Im eigenen Krankengut sahen wir je einen Fall mit intrathorakaler und cervico-mediastinaler Struma im Alter von 12 und 14 Jahren.

*Thymustumoren.* Der klinische Thymustumor ist der Prototyp der im Kindesalter zu beobachtenden Thoraxgeschwulst des vorderen, oberen Mediastinums. Seine Genese ist mannigfaltig, Entwicklungsanomalien stehen Cysten und echten Geschwülsten gegenüber. Zur ersten Gruppe gehört neben den auf dem Boden mangelnder Rückbildung entstehenden Formen der Persistenz die Gruppe der *Hyperplasien.* Bei der Hyperplasie handelt es sich um eine Vergrößerung der Organrinde (J.A. Hammar 1927, K. Vossschulte 1958), wobei Trachea und Herz breit überlagert und das geamte vordere Mediastinum eingenommen werden können. Wir sehen dies beim Status thymolymphaticus (R. Paltauf 1889) und Status thymicus sowie bestimmten Allgemeinerkrankungen des Erwachsenen wie M. Basedow, Addison, Akromegalie und Myasthenia gravis (K. Vossschulte 1958). Cysten des Thymus sind selten und können sowohl vom Lymphsystem der Drüse ausgehen als auch dysembryonalen Ursprungs sein. Der Thymus persistens aberrans (E.W. Sharp 1906) kann auch einmal als Lungentumor imponieren, wie es von McBurney u. Mitarb. (1951) erstmals beschrieben wurde. Seither liegen drei weitere Mitteilungen vor (J.H. Forse u. Mitarb. 1953, A. Crane u. Mitarb. 1953), darunter eine bei einem 14jährigen Jungen von J. Horanyi u. J. Kerenyi (1955). In allen Fällen beruhte die Erfassung auf Zufallsbefunden.

Im Erwachsenenalter gilt der Thymustumor nach Dysembryomen und neurogenen Tumoren als der dritthäufigste Mediastinaltumor (L.V. Ackermann 1953). In den jugendlichen Alterklassen dürfte sich dieses Verhältnis noch weiter zugunsten der Thymustumoren verschieben. Bei 6000 Obduktionen (F. Homburger 1943) fanden sich 41 Thymusvergrößerungen, dabei nur 5 echte Blastome (0,008%). Die *echten Tumoren* imitieren die Struktur ihres Mutterbodens und bestehen vorwiegend aus epithelialem Reticulum mit eingelagerten kleinen Rindenzellen; 17% betrafen das erste, die übrigen vorwiegend das 4. und 5. Dezennium (Stewart). Gutartig wachsen sie als gekapselte runde Knoten, die vielfach lymphoepithelialem oder myxomatotischem Aufbau entsprechen. Aber auch vom Thymusstützgewebe können solche Tumoren ihren Ausgang nehmen. Wir sprechen dann je nach Mutterboden und Hohlraumbildung von cystischen Lymphangiomen oder Hygroma cysticum (Z. Seidel 1902,) oder bei überwiegender Beteiligung des Fettgewebes von Lipo-Thymomen (H.S. Baar 1954). 6 Fälle von epithelausgekleideten Cysten sind im Kindesalter beobachtet worden (W. G. Krech 1954; A. Polloson u. M. Piery 1901; A. Pezkoller 1929; M.H. Fridjohn 1934; T.L. Hyde 1944; J.C. Heinz 1950; R.W. Weller 1951), davon allerdings nur 2 im Mediastinum, der Rest in der Halsregion. Serologische Luesreaktionen schließen die früher hierfür immer angeschuldigte Spirochäteninfektion (P. Dubois 1950) als Ursache aus. Die vom Stützgewebe ausgehenden Bindegewebsgeschwülste imponieren als reine Fibrome (K.H. Lange 1921).

Es darf als erwiesen gelten, daß es sich bei den *Blastomen des Thymus* häufiger um bösartige als gutartige Formen handelt. Ihre Grundstruktur entspricht lymphoepithelialem Aufbau, wobei wir beim Überwiegen kleiner Rundzellen vom Lymphosarkom des jugendlichen Alters (U. Zanelli 1927, M. Baer 1930, G. Bücheleres 1953, S. Nunes 1938) und beim Überwiegen epithelialer Anteile vom Plattenepithelcarcinom sprechen, obgleich es nach pathologisch-anatomischen Maßstäben (Langer 1959) ein echtes Thymuscarcinom oder Sarkom nicht gibt. Leider ist im Frühstadium der Grad der Bösartigkeit vielfach morphologisch kaum zu ermessen, weshalb wir unsere Beurteilung mehr auf den klinischen Verlauf stützen müssen. Die relativ frühzeitige Metastasierung erfolgt in die angrenzenden Lymphknoten sowie in Gehirn und Knochen. Im Schrifttum sind bislang 381 maligne Thymusgeschwülste aller Alterklassen mitgeteilt (M. Lopez zit. nach K. VOSSSCHULTE 1958). Wir fanden im Schrifttum 15 Mitteilungen von malignen Thymustumoren im Kindesalter — dabei dürfte es sich nur um einen Teil des wirklichen Vorkommens handeln —, hinzu kommt eine eigene Beobachtung. Eine Heilung konnte in keinem Falle erzielt werden.

Im Vordergrund der klinischen *Symptome* von Thymustumoren und Hyperplasien stehen die mechanischen Verdrängungserscheinungen, seltener die Myasthenia gravis (E. J. BELL 1917, A. BLALOK 1939, W. D. SEYBOLD 1950, H. R. SOERENSEN 1952). Die Heiserkeit, die sich über die charakteristische Tracheostenosis thymica zu paroxysmalen Hustenanfällen steigern kann (H. KASTRUP u. Mitarb. 1954), die Cyanose mit Ödemen von Gesicht und oberen Extremitäten als Ausdruck der Cava-Stauung sowie Schmerzen hinter dem oberen Sternum und Herzsensationen sind relativ sichere Charakteristika. Naturgemäß kann auch das Röntgenbild mit dem Kontrastschatten, der insbesondere das obere, untere und vordere Mediastinum ausfüllt und eine pelerinenartige Begrenzung aufweist (G. SCHMITZ 1954), uns nur lokalisierende Hinweise geben. Dabei wird meist die beidseitige Ausbreitung und Verschattung den bösartigen und die einseitige den gutartigen Thymustumoren zugeschrieben (H. HERBIG, P. GANZ u. H. VIETEN 1952). Als charakteristisch für das Vorliegen eines bösartigen Thymusblastoms wird die weit herabreichende Vergrößerung des knolligen, unscharf begrenzten Schattens beschrieben (H. KASTRUP 1954). Die Unbeweglichkeit des unscharf begrenzten Schattens, die Usur des Sternums und der Erguß von Pleura und Perikard kennzeichnen das Stadium der malignen *Infiltration* (U. ZANELLI 1927, S. NUNES 1938, N. TUNESTAN 1950, G. BÜCHELERES 1953), wie wir dies in einem unserer Fälle beobachten konnten. Wie bei anderen Mediastinaltumoren gibt auch hier die seitliche Aufnahme den bereits im sagittalen Strahlengang vielfach auffälligen Befund als eine im vorderen Mediastinum liegende Thymusvergrößerung zu erkennen (C. A. GOOD 1947), deren Schatten bis zum Aortenbogen und bis zur Herzbasis reicht, und deren runde und ovale Kontur sich gewöhnlich bis auf den verwaschenen Übergang zum Perikard relativ kontrastreich abhebt (W. D. SEYBOLD u. Mitarb. 1950). Als *differentialdiagnostisches* Kriterium gegenüber der häufig im Kindesalter in Frage kommenden Pleuritis mediastinalis, aber auch als Therapie der Hypertrophie wird die Verkleinerung des Thymusschattens auf Gaben von ACTH und Cortison (G. SCHMITZ 1954) beschrieben. Dabei ist daran zu denken, daß auch Lymphome und chronische Mediastinitiden sich auf ACTH-Applikation zurückbilden können. Keine diagnostische Bedeutung für das kindliche Thymus besitzt der für das Erwachsenenalter beschriebene Nachweis von Kalkablagerungen. Die Abgrenzung gegen andere Tumoren und Cysten sowie Entzündungen des vorderen, oberen und unteren Mediastinums bleibt also immer schwer, und es muß immer an Strumen, Lymphangiome, Perikardergüsse (M. BERNHEIM 1950), mediastinale Pleuritis (H. KASTRUP 1954) sowie spezifische und unspezifische Granulome gedacht werden. Der Nachweis einer polynucleären Leukocytose im Blutbild besitzt differentialdiagnostisch nur bedingte Bedeutung, da wir sie in gleicher Weise beim Hodgkin und Lymphosarkom wie auch bei allen entzündlichen Erkrankungen sehen; auch die Bronchographie und Oesophaguskymographie werden uns nicht wesentlich weiterhelfen. Sind Drüsen in der supraclaviculären und Axillargegend vorhanden, so kann uns deren Histologie vielleicht Klarheit bringen. Das Ansprechen der im Thymusbereich liegenden Verschattung auf die Röntgenbestrahlung kann als Hinweis für die Hyperplasie angesehen werden. Wir sehen also, daß die klinische Diagnostik nicht geringe Gefahren in sich birgt, wenn wir konservativ bleiben, und die Unsicherheit uns in der Mehrzahl der Fälle die explorative Indikation aufzwingt. So genügt bereits der Verdacht einer Thymus-geschwulst zur probatorischen Freilegung, und erst der histologische Befund sollte über den Verbleib bei Hyperplasie oder Ektomie des tumorverdächtigen Organs entscheiden.

Der hierfür von C. GARRÉ u. F. SAUERBRUCH (1925) als Zugang empfohlene Kochersche Kragenschnitt bleibt auf Grund neuzeitlicher Erfahrungen (K. VOSSSCHULTE 1958) nur noch den cervicalen Formen der Hyperplasie vorbehalten; er ist vor allem mit der Gefährdung einer Verletzung der Vena anonyma belastet. Für Tumoren, die weiter herunterreichen, ist das transpleurale Vorgehen mit Resektion der 4. Rippe vorzuziehen (K. VOSSSCHULTE 1958). H. KASTRUP (1954) hält jedoch je nach Lage von Fall zu Fall die longitudinale inferiore Sternotomie nach SAUERBRUCH für angebracht. Die Verlustquote der Thymektomie, die sich naturgemäß nach Indikation und Befund richtet, wird durchschnittlich mit 13% angegeben (O.T. CLAGETT u. L.M. EATON 1954).

Die gutartigen Tumoren lassen sich meist komplikationslos ausschälen, schwieriger gestaltet sich die Entfernung *bösartiger kindlicher Thymome*. Soweit wir übersehen können, ist eine Heilung bislang nicht mitgeteilt. Die Kinder kommen meist erst dann zur Behandlung, wenn die Zeichen einer kompletten Ateminsuffizienz und Metastasierung so weit fortgeschritten sind, daß selbst der einfache Palliativeingriff der Tracheotomie und Sternumsprengung zu spät kommt, wie uns die Fälle von R.E. GROSS (1953) und einer unserer eigenen veranschaulichen. Ergibt die Probepunktion einen Pleuraerguß, so ist von einem radikalen Vorgehen abzusehen und nur noch zu tracheotomieren, das obere Sternum zu spreizen, nachfolgend zu bestrahlen und cytostatisch zu behandeln. Die durchschnittliche Überlebenszeit des malignen Thymoms wird vom Beginn der Symptome bis zum Exitus auf etwa 2—3 Monate geschätzt.

## 2. Mesenchymale Geschwülste

### a) Gutartige Formen

Bei den vom Mediastinal- und Thoraxgewebe ausgehenden Geschwülsten unterscheiden wir je nach Mutterboden und Keimblatt die ektodermalen, die entodermalen sowie die mesodermalen Geschwülste und Cysten. Bei den eminent seltenen reinen Ektoblasttumoren und Cysten sehen wir die Papillome und Adenome sowie Epithelcysten (SEBESTYEN 1939, W. BECKER 1950) und Carcinome mit bislang nur 2 Fällen (H. HERBIG, P. GANZ u. H. VIETEN 1952). Sie spielen nach dem Schrifttum klinisch eine untergeordnete Rolle. Anders die *Tumoren der Bindegewebsreihe*. Diesen blastomatös und cystisch gut- und bösartig wachsenden Neubildungen begegnen wir relativ häufig. Sie gehen vom Fett-, straffen Bindegewebe, Lymphsystem, Muskulatur, Gefäßen, Knorpel, Knochen und nicht zuletzt vom Nervengewebe, insbesondere dem des Grenzstranges aus und zeichnen sich wie die Gesamtgruppe der gutartigen Tumoren durch die sehr langsame Größenzunahme in asymmetrischer Ausdehnung aus. So kommt es auch, daß die von ihnen verursachte Verdrängung klinisch erst bei monströsen Ausmaßen manifest wird. Im Röntgenbild ist ihre glatte, rundliche, absolut strahlenrefraktäre Begrenzung charakteristisch.

Die **Lipome** bleiben entweder endothorakal, greifen auf die Außenwand über oder wachsen von außen ein (G. HEUER 1924). Mitteilungen hierüber liegen vor von K. VOGT 1876, H. COENEN 1925, G. HEUER 1924, J. SMART u. Mitarb. 1947, H.F. OESTERN 1947, K.H. BAUER 1958. Berichte über intrathorakale Lipombefunde des Kindesalters stammen von C.F. BEYERS (1923), P. WALZEL (1932), R. WALKER (1936), H.F. OESTERN (1947), D. SABISTON (1952) K. SIMON (1959). Nach K. H. BAUER (1958) sind bislang 59 intrathorakale Lipome aller Altersklassen mitgeteilt, deren Charakter unterschiedlich, keineswegs immer gutartig war. Als intrathorakaler Ausgangspunkt werden im allgemeinen der Thymus-

Fettkörper und der Herzbeutel angenommen. Zu den Raritäten gehören die *Lipome des Zwerchfells*, von denen im Weltschrifttum bislang nur ein Fall im Kindesalter bekannt wurde (M. V. SOTO 1943). Die Erfassung dieser meist stummen Thoraxlipome beruht in erster Linie auf röntgenologischen Zufallsbefunden eines scharfrandig und relativ kontrastreichen Schattens mit rundlicher Form und glatter Oberfläche. Bisweilen imponieren sie aber auch nur infolge der Mediastinalverdrängung und des reaktiven Zwerchfellhochstandes (Abb. 5a). Klinisch stellen uns die Lipome nicht vor allzu große Aufgaben. Problematisch sind allein die aus der Thoraxapertur in das Halsnervengeflecht einwachsenden und die Gefäße komprimierenden Formen (H. F. OESTERN 1947).

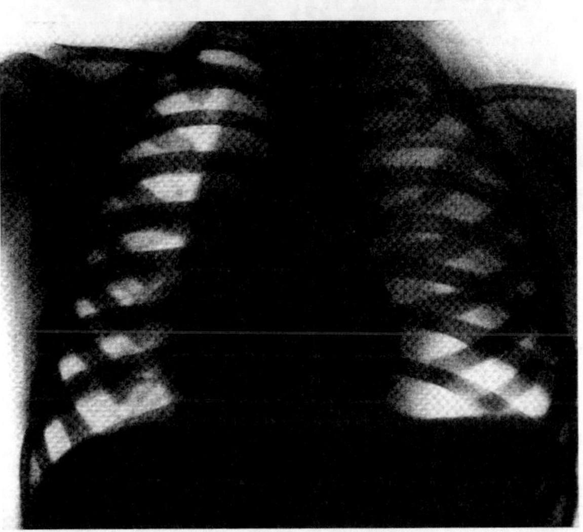

Abb. 5a u. b. J.-Nr. 4293/39 Hans-Jürgen B., 3 Jahre. Kommt wegen Schluckbeschwerden und Schwellung im Bereich der linken Halsseite zur Aufnahme. Befund: Supraclaviculär links hühnereigroße, weiche Geschwulst, die nicht sicher von der Thoraxapertur abzugrenzen ist. Die linke Thoraxhälfte ist stärker gewölbt. Verstärkte Hautvenenzeichnung links. Perkussion: Dämpfung über Ober- und Mittelfeld links. Operation: Collare und transpleurale Entfernung eines intrathorakalen Lipoms. Heilung

Die *Indikation zur Behandlung* der Lipome wird durch die klinische Empirie vorgeschrieben, d.h., es sollten die zufällig angetroffenen Lipome ebenso wie die klinisch manifesten entfernt werden, denn wie die Zusammenstellung von W. D. ANDRUS u. G. J. HEUER (1936) erkennen läßt, sind 16 Patienten, deren Lipome nicht entfernt wurden, in späteren Jahren an Verdrängungserscheinungen und maligner Entartung zugrunde gegangen.

Neben den Lipomen spielen die **Fibrome** des Mediastinums klinisch eine Rolle. Diese Tumoren, die meist pulmonaler oder bronchogener Herkunft sind (O. T. CLAGETT u. Mitarb. 1944), lokalisieren sich ebenfalls sowohl im vorderen (G. J. HEUER u. W. D. ANDRUS 1936) als auch im hinteren Mediastinum (B. BLADES 1946). Bislang liegen Mitteilungen über 58 Fälle vor (W. D. ANDRUS u. G. J. HEUER 1936; P. A. MICHAS 1953; H. HERBIG, P. GANZ u. H. VIETEN 1952). Auch im Kindesalter beruht ihre Erkennung meist auf Zufallsbefunden, da die Symptomatik dieser so außerordentlich langsam wachsenden Tumoren in den frühen Altersklassen relativ stumm ist. Erst später kommt es zu den charakteristischen Verdrängungserscheinungen mit der Möglichkeit von Blutungen (H. Hawthorne u. A. Frobese 1950) und nachfolgender maligner Entartung. Diese beiden Komplikationen sind es auch, die uns bereits zu Beginn klinischer Manifestierung zur Exstirpation zwingen, wenn wir von der Unsicherheit der klinischen Diagnostik absehen.

Daß im Schrifttum bislang nur ein einziges operativ entferntes Mediastinalfibrom des Kindesalters bekannt wurde (D. Sabiston 1952), liegt an der geringen Wachstumsneigung und der daraus resultierenden späteren klinischen Manifestierung dieses Blastoms. Jedoch sollte ein im Kindesalter zufällig diagnostiziertes Fibrom zu jedem Zeitpunkt Anlaß zur Exstirpation sein, denn wie die tödlichen Ausgänge von 18 nichtoperierten Mediastinalfibromen (W.D. Andrus u. G.J. Heuer 1936) erkennen lassen, muß diese Geschwulst klinisch als potentiell maligne aufgefaßt werden, eine Annahme, die in gleicher Weise für die noch selteneren **Myome** und **Chondrome** gilt, von denen sich letztere klinisch meist viel maligner verhalten, als die Histologie dies zu erkennen vermag. Freie Mediastinalfibrome lassen sich gut entfernen, bronchogene machen gewöhnlich eine Lobektomie notwendig (P.A. Michas 1953).

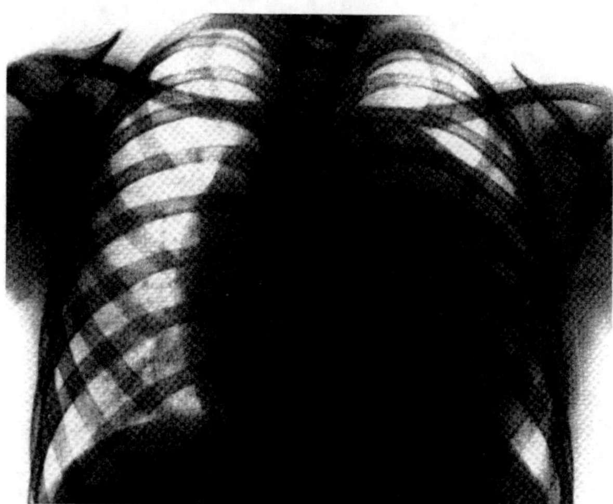

Abb. 6. J.-Nr. 1388/55 Anneliese H., 7 Jahre. Allmählich zunehmende Atemnot. Befund: Massive Dämpfung rechts neben dem Brustbein. Verdacht auf Mediastinaltumor. Operation: Linksseitige Thorakotomie, transpleurale, subtotale (nicht radikale) Entfernung eines 2 Pfund schweren Tumors von grauweißlicher Farbe. Histologisch: Lymphosarkom. Exitus 46 Std postoperativ. Obduktion: Lymphosarkom mit ausgedehnter Metastasierung im linken Unterlappen und in beiden Nieren

## b) Bösartige Formen

Bei der Gruppe der bösartigen Bindegewebsgeschwülste des Thorax und des Mediastinums unterscheiden wir die **Lympho-, Fibro-, Chondro- und Osteosarkome,** letztere meist aus der Thoraxwand entstehend, ferner die **Mischformen.** Die Mehrzahl dieser Sarkome entstammt der malignen Degeneration primär gutartiger Geschwülste, die in etwa 10—14% angenommen werden kann. Im Weltschrifttum (R.E. Gross 1953) wurden bislang nur 44 Mediastinalsarkome aller Alterklassen mitgeteilt. Die Tatsache, daß E. Derra u. P. Ganz im Jahre 1954 allein im eigenen Krankengut 34 primäre Mediastinalsarkome beobachten konnten, legt die Vermutung nahe, daß die von R.E. Gross (1953) mitgeteilten Fälle nur einen Bruchteil der effektiv vorliegenden Anzahl erfaßte. Den Hauptanteil der Mediastinalsarkome bilden naturgemäß die lympho-reticulären Sarkome — 33 Fälle — (W.D. Andrus u. G.J. Heuer 1936; E. Derra u. P. Ganz 1953; H. Herbig, P. Ganz u. H. Vieten 1952), die das verzerrte Bild des lymphoreticulären Gewebes wiedergeben. Hier kann einmal der lymphocytäre und zum anderen der reticuläre Anteil überwiegen. Wir fanden im Schrifttum 7 Fälle eines mediastinalen Lymphosarkoms des Kindesalters, wozu 3 Fälle des eigenen

Krankengutes von Lymphosarkomen des Kindesalters hinzuzuzählen sind. Da beim Lymphosarkom die Metastasen das gesamte lympho-reticuläre System befallen, kann oft die Entscheidung, welches der Primärtumor ist, schwierig sein. Wie bei allen Mediastinal- und Thoraxtumoren ist auch hier im Frühstadium das klinische Bild relativ uncharakteristisch. Die einzige Eigenart des Lymphosarkoms besteht darin, daß es primär weniger Verdrängungen als vielmehr eine Ummauerung mediastinaler Hohlorgane macht. Im fortgeschrittenen Stadium werden die allgemeinen Verdrängungserscheinungen rasch bedrohlich und verlangen Palliativmaßnahmen wie Sternumspaltung, Tracheotomie usw. Im Röntgenbild verschattet es den Thorax in a. p.-Aufnahme beiderseits und weichteildicht (Abb. 6). Auf der seitlichen Aufnahme des vorderen, mittleren und

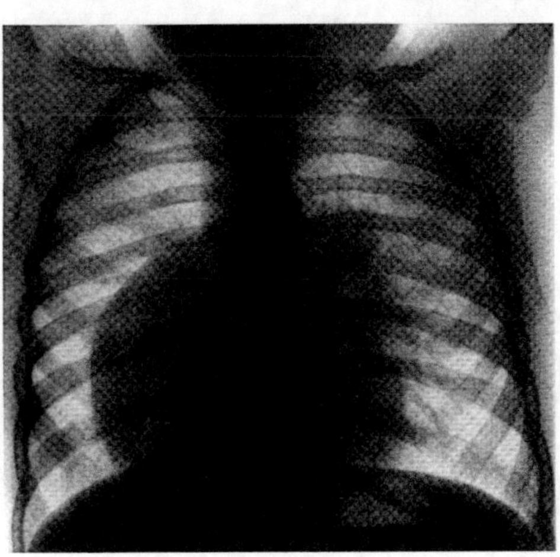

a Vor Operation

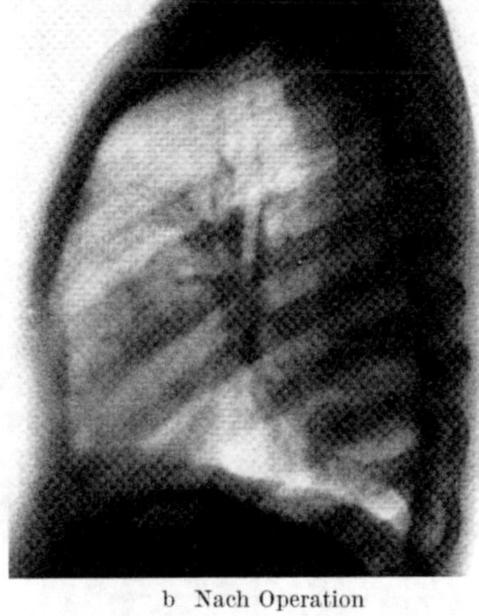

b Nach Operation

Abb. 7a u. b. J.-Nr. 509/54 Günter H., $3^1/_2$ Jahre. Unstillbarer Husten. Befund: Trockene Rgs und Schallverkürzung über dem rechten Unter- und Mittellappen. Im Vena cava superior-Gebiet verstärkte Venenzeichnung über beiden Lungen. Operation: Thorakotomie unter dem Verdacht eines Mediastinaltumors im 6. ICR rechts. Transpleurale Entfernung eines überfaustgroßen Tumors aus dem Costovertebralspatium. Histologisch: Ganglioneurom.

oberen Mediastinums ist es anfangs vom Lungenschatten scharf abzugrenzen. Zeigt der Schatten eine Vergrößerung und wird seine Begrenzung unscharf, so ist dies ein sicheres Anzeichen malignen Wachstums, wie dies die erfolgreiche Test-Bestrahlung dann erhärtet, wie wir dies bei einem 8jährigen Jungen beobachten konnten. Die im Blutbild und Knochenmark anzutreffenden kleinzelligen Elemente der Mikromyeloblasten oder undifferenzierten Sarkomzellen sind zwar charakteristisch aber nicht beweisend für den Ausschluß von Leukämie und Hodgkin. Da infolge der spärlichen Symptomatik die Frühdiagnose praktisch immer eine Spätdiagnose ist, bleibt die Entscheidung, welche Behandlung wir vornehmen sollen, problematisch. Obgleich die Lymphosarkome als röntgenempfindlich gelten, sind bei den kindlichen Formen selbst mit der kombinierten Operations-, Röntgen- und Cytostaticabehandlung längere Heilerfolge bislang nicht erzielt worden.

## 3. Neurogene Geschwülste

Als die im Kindesalter häufigsten mediastinalen Thoraxtumoren gelten die Nervengeschwülste (B. Blades 1946, E. Wilhelm 1953), weshalb man diese bis zu Kindskopf großen, derb-glatten Tumoren auch geradezu als die *Thoraxtumoren des Kindesalters* bezeichnet (Abb. 7a u. b). Und wie die Beobachtung von D. Sabiston (1952) vermuten läßt, der bei 20 Nervengeschwulstträgern aller

Altersklassen allein 16 Kinder sah, scheint diese Bezeichnung gerechtfertigt. Den neurogenen Tumoren ist die Lokalisation im hinteren paravertebralen Mediastinum eigen, so daß nach A.R. Curreri u. J.V. Gale (1949) angenommen wird, daß 92% aller Tumoren des hinteren Mediastinums neurogenen Ursprungs sind. Jedoch sind auch Lokalisationsausnahmen in der gesamten Brusthöhle bekannt (L.A. Hochberg u. Mitarb. 1953; Bartlett u. Adams 1952; S. W. Harrington 1953 u.a.). Hierbei handelt es sich vorwiegend um die Gruppe der vom sympathischen Nervensystem und deren Ganglien ausgehenden Geschwülste. Ihre gutartige Form, die *Ganglioneurome* (W. D. Andrus u. G. I. Heuer 1936), lokalisieren sich dem Grenzstrang entlang, im Spatium costovertebrale des oberen und unteren Mediastinums. Sie sind häufiger als die bösartige Form der *Neuroblastome*, auch *Sympathicoblastome* und *Sympathicogoniome* genannt.

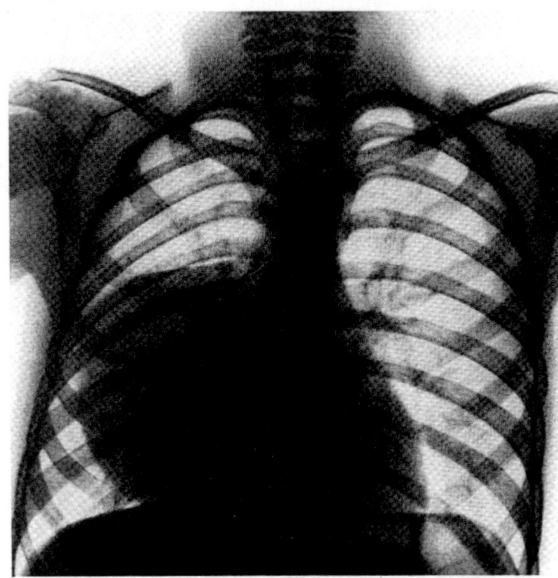

a

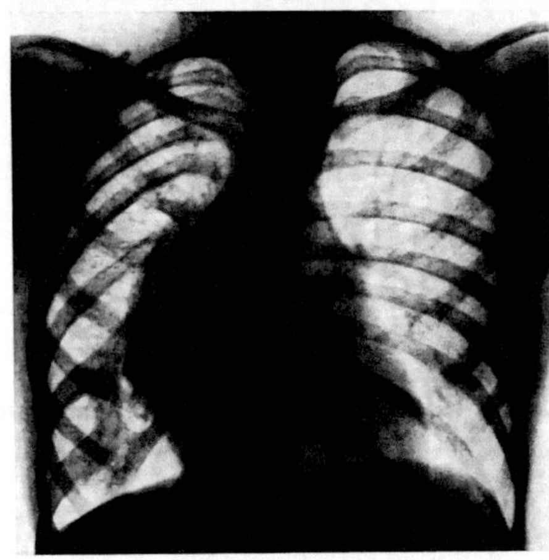

b

Abb. 8a u. b. J.-Nr. 1518/50 Marianne N., 8 Jahre. Kommt wegen zunehmender Müdigkeit, Schlappheit, Schweißausbrüchen und intermittierenden Temperaturen zur Aufnahme. Befund: Rechtskonvexe Skoliose, Vorbuckelung der 4.—8. Rippe rechts paravertebral. Nachschleppen der rechten Thoraxhälfte bei der Atmung. Operation: Entfernung eines überfaustgroßen Tumors durch paravertebrale Mediastinotomie rechts mit Resektion der 8. und 9. Rippe. Histologisch: Neurofibrom. Heilung

Grundsätzlich hiervon zu unterscheiden sind die vorwiegend spätere Alterklassen betreffenden, von den Nervenscheiden ausgehenden Geschwülste wie **Neurinome** und **Neurofibrome** (E. Wilhelm 1953; E. Derra u. P. Ganz 1954; H. Hamperl 1954). Wir sahen an der Bonner Klinik einen derartigen Tumor bei einem Mädchen von 8 Jahren (Abb. 8a u. b), der bereits zu einer erheblichen Skoliose geführt hatte.

Eine dritte Gruppe bilden die von den **paraganglionären** Geweben ausgehenden Geschwülste, die sog. Paragangliome, Phäochromocytome oder Chromaffinome (F. Feyrter 1927; J. Godwin 1950), von denen im Weltschrifttum bislang allerdings nur 3 erfolgreich operierte, thorakal lokalisierte — davon keines im Kindesalter — vorliegen (R. Nissen 1950, H.C. Maier 1949, J. Godwin 1950).

Eindeutig gutartig verhalten sich die reinen *Ganglioneurome*, deren aus dem Schrifttum ersichtliche, alle Altersklassen betreffende Anzahl sich auf etwa

100 beläuft (P. GANZ 1954). Diese vom Grenzstrang oder Intercostalnerv ausgehenden Geschwülste lassen sich infolge ihrer derben Kapsel und festen Konsistenz leicht aus der Umgebung isolieren. Wir selbst sahen ein einfaches Ganglioneurom bei einem $3^1/_2$jährigen Jungen, das sich leicht auslösen ließ, sowie das eines 4jährigen Jungen mit der klinischen Symptomatik eines Paraganglioms bzw. Phäochromocytoms (Abb. 7a und b). Operativ machte das letztere keine Schwierigkeiten, infolge postoperativen, aber nicht erklärbaren und nicht beherrschbaren Blutdruckabfalls verstarb der Junge nach 24 Std.

Dieses Kind war mit der präoperativen Diagnose: intrathorakales Phäochromocytom vorbehandelt und operiert worden, histologisch lagen lediglich ganglioneuromatöse Anteile vor, histo-chemisch bestand ein Noradrenalingehalt von 5 $\gamma$. Die Frage, ob es sich hier morphologisch um ein Ganglioneurom, funktionell jedoch um einen phäochromocytom-artigen Tumor handelte, wird von unserer Klinik noch unter Berücksichtigung von 2 weiteren Fällen untersucht.

Außer diesen beiden Ganglioneuromen im Kindesalter beobachteten wir ferner ein **Sympathicogoniom** bei einem 11jährigen Mädchen. Diese bösartige Geschwulst des Sympathicus nimmt ihren Ausgang vom abdominellen Grenzstrang, um erst sekundär auf den Thorax überzugreifen. Sie wächst und metastasiert bereits im frühesten Kindesalter rasch auf Lymph- und Blutweg in Röhren- und Wirbelknochen und, wie wir uns selbst überzeugen konnten, kann der Nachweis von Sympathicogoniom-Zellen im Blut nicht nur die Diagnose erhärten, sondern auch das inoperable Stadium anzeigen. Im Thorax nimmt der Tumor seinen Ausgang von den Grenzstrangganglien, um in das obere Thoraxdrittel mit scharfer Abgrenzung gegenüber der Lunge vorzuwachsen. Paravertebral greift er fast immer auf das Periost der Rippenhälse über und muß hiervon scharf abgelöst oder mitsamt dem Rippenhals reseziert werden. In dem von uns beobachteten Falle war die Brustwandresektion mitsamt der Pleura erforderlich. Nach K.H. BAUER ist es klinisch ratsam, die Sympathicogoniome von den Sympathicoblastomen zu trennen, da allein das Sympathicogoniom sich strahlensensibel verhält. Übergangsformen gutartiger *Ganglioneurome* zu bösartigen Sympathicoblastomen sind bekannt, sie werden als Ganglioneuroblastome bezeichnet, wobei naturgemäß der Grad der Malignität vom Anteil neuroblastomatöser Elemente abhängt. Da die thorakalen Nervengeschwülste nicht zu den typischen stummen Tumoren gehören — E. WILHELM (1953) sah bei 11 von 13 Patienten im Erwachsenenalter, O. SCHWEISGUTH u. Mitarb. (1949) im Kindesalter bei 25 von 48 Fällen eine ausgesprochene Symptomatik —, werden sie nur etwa zur Hälfte auf Grund von Röntgenreihenuntersuchungen als Zufallsbefunde entdeckt und bisweilen hat es den Anschein, als stellten sie sich röntgenologisch noch charakteristischer dar als klinisch. Die asymmetrisch homogen kugelige, scharf begrenzte Schattendichte im hinteren paravertebralen Mediastinum mit Verdrängung der Nachbarschaft und Kalkeinlagerungen kann für die neurogene Geschwulst als typisch gelten (O. SCHWEISGUTH, J. MATHEY, P. RENAULT 1959). Auf Test-Bestrahlungen kann allein das Sympathicogoniom (K.H. BAUER 1958) ansprechen. Neurologische Anzeichen, Wurzelschmerzen und sensible sowie motorische Ausfälle, vermehrtes Schwitzen einer Körperhälfte (E. WILHELM 1953), das Horner-Syndrom (F. REDLICH 1926, B. BLADES 1946, E. WILHELM 1953 u. a.), der Vagusdruckpuls, Übelkeit, Appetitlosigkeit und pektanginöse Beschwerden im Verein mit dem Röntgenbild dürfen als eindeutige Hinweise aufgefaßt werden. Auffallend wenig ist anfangs die Atemfunktion beeinträchtigt. Der Nachweis der durch den dazwischenwachsenden Tumor auseinandergedrängten und deformierten Rippenhälse ist nicht selten (R. E. GROSS 1953). Auch die Erweiterung der Foramina intervertebralia durch die hier hindurchwachsende sog. Sanduhrgeschwulst des Neuroblastoms ist röntgenologisch bisweilen zu beobachten (N. GULEKE 1926).

Wenn auch die Lokalisation der Neuroblastome im Spatium costo-vertebrale bereits differentialdiagnostische Erwägungen weitgehend einschränkt, so muß doch immer an oesophago- und gastroenterogene Cysten, Dermoide, Teratome, Bronchialcysten, spezifische und unspezifische entzündliche Tumoren des Mediastinums und der Pleura, Aortenaneurysmen, Divertikel und Lungentumoren, Fibrolipome und Chondrome, Thoraxwand- und Pleurageschwülste sowie Zwerchfellhernien und Prolapse (E. WILHELM 1953) gedacht werden.

Die *Behandlung* der neurogenen Geschwülste besteht, wenn Fernmetastasen ausgeschlossen sind, ausschließlich in ihrer frühzeitigen Entfernung auf transpleuralem Wege. Sie ist vornehmlich durch die von seiten des Tumors zu erwartenden Komplikationen wie lokaler Druckschmerz, Deformierung der Wirbelsäule angezeigt, wenn wir von der nicht zu unterschätzenden Gefahr der malignen Entartung absehen, die nach P. GANZ (1954), O. MONOD u. BUCAILLE (1947) in 10% der einfachen Nervengeschwülste und nach HOSOI (1931) in 13% der vorliegenden Neurofibromatosis zu erwarten ist. Nach der transpleuralen Eröffnung des Thorax empfiehlt es sich, den Tumor zunächst wegen seines medial einmündenden Stieles von lateral her anzugehen. Bei röntgenologisch nachgewiesener Sanduhrgeschwulst hat der Thorakotomie die Laminektomie vorauszugehen.

Operativ stellt die Entfernung neurogener Tumoren kein Problem dar, postoperative und vegetative Dysregulationen sind häufig. Zusätzlich kann man vor- und nachbestrahlen (R. E. GROSS u. W. E. LADD 1953). Insbesondere muß die Frage der Nachbestrahlung diskutiert werden. O. SCHWEISGUTH u. Mitarb. (1959) haben mit einer Tumordosis von 1500—3000 r von 18 Neuroblastomen 6 Fälle 3—10 Jahre heilen können.

Den mediastinalen Geschwülsten neurogenen Ursprungs kann man noch die relativ seltenen **Meningocelen des Thorax** zuordnen, die mit der Recklinghausenschen Neurofibramotose vergesellschaftet vorkommen.

E. WILHELM (1953), sammelte aus dem Schrifttum 18 Fälle, 13 hatten zusätzlich einen Morbus Recklinghausen, 15 waren mit Anomalien der Wirbelsäule und Morbus Recklinghausen kombiniert. Sie manifestieren sich im hinteren Mediastinum vorwiegend rechts und können schon im frühesten Kindesalter zu lokalen Verdrängungserscheinungen führen (G.W. HOLCOMP 1954). Die vorwiegend rechtsseitige Entwicklung wird von E. WILHELM (1953) damit begründet, daß die linksseitig gelegene Aorta ein Vorstülpen der Rückenmarkshäute behindert. Alle Altersgruppen sind befallen, von S. RUBIN u. E.H. STRATEMEIER (1952) wurde ein 7 Wochen altes Kind mit einer intrathorakalen Meningocele beschrieben. Als Symptome finden wir gelegentlich Verdrängungssymptome, manchmal einen uncharakteristischen Rückenschmerz, gewöhnlich verursachen die Meningocelen des Thoraxraumes jedoch keine Beschwerden, sie werden an Hand einer Routineuntersuchung festgestellt. Für die Indikation ist eine Abgrenzung gegen die soliden neurogenen Geschwülste wichtig. Die Meningocelen sind immer mit der Erweiterung eines oder mehrerer Foramina intervertebralia verbunden, die soliden neurogenen Tumoren dagegen zeigen nur bei der sog. Sanduhrgeschwulst eine Erweiterung eines Foramens. Hier ist dies sekundär, während sie bei den Meningocelen primär und in engem Zusammenhang mit der Genese steht (H. J. MENDELSOHN u. E.B. KAY 1949). Außerdem finden sich bei der letzteren Usuren an Wirbelkörpern und Rippen. Neurologisch ist eine Differenzierung dadurch möglich, daß man bei den Meningocelen Drucksymptome vermißt, die man bei den Sanduhrgeschwülsten immer erwartet. Eine Punktion der cystischen Geschwulst mit evtl. Myelographie kann der weiteren Abklärung dienen. Bei Beschwerdefreiheit ist von einer operativen Therapie Abstand zu nehmen. Muß jedoch operiert werden, so ist vor allem auf exakten Verschluß des Meningocelenstieles zu achten, um die unangenehmen Folgen der Liquorfistel zu vermeiden (H. J. MENDELSOHN u. E.B. KAY 1949; E. WILHELM 1955).

## 4. Die Angiome

Nach G. HEBERER u. S. MALKMUS (1956) und K.H. BAUER (1958) sind insgesamt 38 von Blutgefäßen ausgehende Geschwülste, hauptsächlich Cavernome und Angiosarkome des Thorax, zuweilen auch im Rahmen einer generalisierten Angiomatose, mitgeteilt. Davon betrafen 31 Fälle Erwachsene, 7 das Kindesalter. Hinzu kommt noch eine Ergänzung aus der Statistik von F. A. ELLIS (1955) mit 11 Fällen, davon 3 im Kindesalter, sowie ein eigener mit dreijähriger Überlebenszeit nach Palliativresektion mit Röntgenbestrahlung (ebenfalls bei einem Kind). Wie bei allen gutartigen Bindegewebsgeschwülsten gilt auch hier das langsame Wachstum als ein Charakteristikum und die trotz gutartiger Zellstruktur zu beobachtende Neigung zu infiltrativem Wachstum als Anzeichen potentieller Malignität (M. v. BERGSTRÖM 1945; J. M. KEEGAN 1953; G. HEBERER u. S. MALKMUS 1956). Nach jahrzehntelang gleichbleibender Größe kann das Angiom plötzlich ein rapides fortschreitendes Wachstum zeigen. Im Röntgenbild imponieren diese Gefäßgeschwülste meist uncharakteristisch als symmetrische, runde, bisweilen scharf, aber auch unscharf begrenzte Weichteilverschattungen, nach den statistischen Erhebungen von F. A. ELLIS (1955) vorwiegend im vorderen Mediastinum. Ihre klinisch außerordentlich mannigfaltige Symptomatologie richtet sich naturgemäß nach Größe, Lage und Art der Geschwulst. Wie die Mehrzahl der Mitteilungen erkennen läßt, beruht die Erfassung des thorakalen Angioms auf Zufallsbefunden.

Die beobachteten Funktionsbeeinträchtigungen thorakaler Nervengebilde wie Vagus, Recurrens, Phrenicus und Grenzstrang sowie die Kompression der großen thorakalen Venenstämme und der Trachea sind leider nicht für das Angiom allein spezifisch, sondern charakterisieren allenfalls Lage und Größe einer Geschwulst. Das einzig arteigene Symptom — die sicht- und hörbare Pulsation — ist nur selten nachweisbar (G. HEBERER u. S. MALKMUS 1956). Im Kindesalter besteht die Behandlung der Mediastinalangiome nach dem Vorschlag von R. DU MESNIL DE ROCHEMENT (1934) sowie R.E. GROSS (1953) in der Röntgenbestrahlung, allerdings muß es dahingestellt bleiben, ob die präoperative Diagnose so sicher zu stellen ist, daß man eine konservative Therapie, die sich über 6 bis 8 Wochen erstreckt, bevor sie Ergebnisse zeitigt, rechtfertigt (G. HEBERER u. Mitarb. 1956). Auf der anderen Seite sollte doch die durch Probethorakotomie gewonnene Histologie eines Angioms bei gutem Zugang der operativen Entfernung den Vorzug geben. Selbst nicht lokalentfernte Hämangiome zeigen Stillstand und klinische Heilung.

Nicht ganz so selten wie die Hämangiome sind die zu den mediastinalen Mesothelcysten zählenden, meist großcystischen **Lymphangiome und Lymphcysten**. Sie können von der Halsregion in das Mediastinum als sog. cervicomediastinale Form vorwachsen (O. MICHAELIS 1934; W. S. LEMON 1931), können aber auch vom Mediastinum, vom Interstitium des Thymus und Ductus thoracicus (W. H. BECKER 1950) ihren Ausgang nehmen. Bei erheblicher Größenzunahme führen sie zur Verdrängung und Beeinträchtigung der Atemfunktion und Kompression der großen Gefäße. Wegen ihrer Ausdehnung und Vielkammerigkeit kann ihre Entfernung operative Schwierigkeiten und eine fraktionierte Excision, gegebenenfalls in mehreren Sitzungen, notwendig machen. Röntgenologisch lassen sich die meist im oberen, vorderen und hinteren Mediastinum sitzenden Cysten von den übrigen Mediastinaltumoren durch ihre meist einseitigen bogenförmigen, mit den Halsweichteilen kommunizierenden, nicht sehr kontrastreichen Schatten abgrenzen. Totalverschattungen einer Thoraxhälfte sind möglich (E. GROSS 1953), insbesondere bei gleichzeitig bestehendem Chylothorax. Eine einzige Mitteilung über ein bronchiales Arteriom ist zu erwähnen (I. HORANYI u. SZÖTS 1955). Als erstes Symptom bestand eine Hämoptyse mit hohem Fieberanstieg sowie Lymphdrüsenvergrößerung.

## 5. Granulome

Die Granulome des Mediastinums besitzen auch im Kindesalter mehr differentialdiagnostische als chirurgisch-therapeutische Bedeutung.

Das im Kindesalter relativ häufigere *eosinophile Granulom* (M. VIRSHUP 1956) macht eine diffusere hiläre Verschattung und ist vom echten Tumor deshalb leichter abzugrenzen.

## 6. Mediastinaltuberkulose

Chronische Entzündungen des Mittelfellraumes können aber über das diagnostische Interesse hinaus besonders im Kindesalter von therapeutischer, indikatorischer Bedeutung werden. Hier spielt in erster Linie die Tuberkulose der paratrachealen und paraaortalen Lymphknoten eine dominierende Rolle (E. Wilhelm 1953, K. Vossschulte 1958). Inwieweit diese Tuberkuloselokalisation eine besondere Bedeutung für eine disseminierte Sekundäraussaat hat, ist, obgleich naheliegend, noch umstritten. Große Tuberkulombildungen sind im Kindesalter eminent selten. K. Vossschulte (1958) teilte einen Fall eines 14jährigen Kindes mit, den er erfolgreich operierte. Klinisch manifestiert sich die Mittelfell- und Hilustuberkulose im Kindesalter durch gestörtes Allgemeinbefinden, Reizhusten, dyspnoische Zustände bei Bronchial- und Trachealkompression und Exsudathusten bei Bronchusperforation. Beim Röntgen zeigt sich auf dem einfachen Veratmungs- oder Schichtbild die starre Bronchial- und Trachealeinmauerung mit Kompression bis zur Stenose. Da diese Befunde gegenüber den Drüsenerkrankungen anderer Genese und den Thymus- und Schilddrüsenerkrankungen nicht abgrenzbar sind, wird zur differentialdiagnostischen Klärung die Bronchoskopie empfohlen (K. Vossschulte 1958).

Therapeutisch gilt der einfache Befund als Domäne konservativer Behandlung, wohingegen die Einschmelzung wegen Erstickungs- und Perforationsgefahr mit nachfolgender Mediastinaltuberkulose zur transthorakalen Entfernung der Drüsen und die Bronchusstenose zur Lungenresektion zwingt (K. Vossschulte 1951; J. Kerényi u. A. Kerényi). Die Abgrenzung gegenüber dem im Kindesalter äußerst seltenen Bronchialcarcinom ist infolge der hierbei meist vorhandenen Atelektase eindeutiger, die überaus ähnliche Echinokokkus-Cyste dagegen können wir nur durch die Eosinophilie sowie die bekannten Cutan- und Komplementbindungs-Reaktionen (Gedhini-Weinberg u. Cansoni 1909) abgrenzen.

## 7. Die Mischgeschwülste

Die häufigsten cystischen Mediastinaltumoren, die nach G. J. Donald (1947) etwa 90% ausmachen, sind die aus 2—3 Keimblättern bestehenden Dysembryome, das *Teratom* und das *Dermoid*, von denen Coury (1945) insgesamt 360 Fälle und E. Peveling-Schlüter (1950) 104 des Kindesalters sammeln konnten. Bei letzterer Angabe handelt es sich um eine bemerkenswert große Anzahl, zumal wir wissen, daß es zur Eigenart dieser Tumoren gehört, daß sie erst zwischen dem 17. und 30. Lebensjahr infolge der zunehmenden Erscheinungen der mediastinalen Raumverdrängung mit hartnäckigem Husten und glasigem Auswurf erfaßt werden. Die einer Perforation vorausgehende häufig erwähnte Expektoration von Dermoidinhalt ist äußerst selten. Wir sahen dagegen in einem Falle auffallend hartnäckige, offenbar tumorbedingte Rückenschmerzen. Naturgemäß ist auch die Erfassung von Dysembryomen meist das Produkt von Zufallsbefunden. Hier dürfte die Röntgenreihenuntersuchung die Ursache für die Zunahme der Mitteilungen während der letzten Jahre sein. Im Röntgenbild erscheinen die Cysten als einseitige und asymmetrische, kugelförmige, scharfbegrenzte Verschattungen des vorderen und oberen sowie des hinteren Mediastinums in mittlerer Höhe mit glatter Oberfläche, die nur selten mit dem Herzschatten unmittelbar kommuniziert (Abb. 9a—c). Die Darstellung von Knochen und Zahnanteilen ist so selten, daß sie zwar als ausgesprochen charakteristisch gelten kann, aber praktisch nicht entscheidend ist. Wir konnten in einem unserer Fälle den Verdacht durch die Punktion milchig-trüber Flüssigkeit erhärten, bei einem anderen Patienten ließ sich röntgenologisch ein Zahnnachweis führen. Das Belassen von Dysembryomen ist keineswegs gefahrlos, und es sind vor allem Perforation, eitrige Einschmelzung und in etwa 11% die maligne Entartung (T. C. Laipply 1945), die die Indikation zur operativen Entfernung zum Zeitpunkt der Erkennung rechtfertigen, zumal konservative Maßnahmen aussichtslos sind (D. Sabiston 1952). Maligne entartete Teratome — meist Teratosarkome — metastasieren vornehmlich in Skelet und Gehirn. Von 31 bisher mitgeteilten

Fällen dieser Art wurden allein 11 im Kindesalter beobachtet (R. BULGARELLI 1953), so daß die Annahme, daß 10% aller kindlichen Teratome zur Entartung

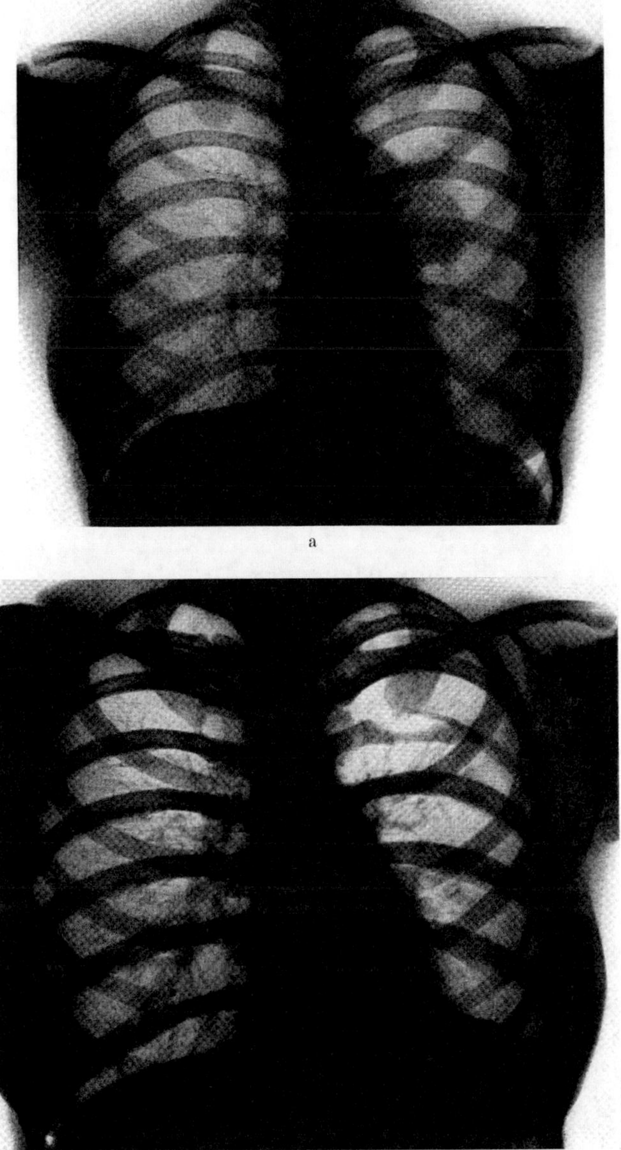

Abb. 9a—c. J.-Nr. 506/54 Marita F., 14 Jahre. Schmerzen in der linken Schulterblattregion und im linken Arm. Befund: Cyanose, über dem Sternum verstärkte Venenzeichnung. Pleurareiben links oben. Verdacht auf Mediastinaltumor mit röntgenologisch sichtbarer Abscedierung. Operation: Transpleurale Entfernung eines gänseeigroßen Tumors durch linksseitige Thorakotomie. Das anteriore Oberlappensegment wird mit dem Tumor entfernt. Histologisch: Dermoidcyste mit entzündlichen Begleiterscheinungen. Heilung

neigen, nicht zu hoch gegriffen scheint (G. BÜCHELERES 1953), und uns zu der Überlegung zwingt, ob nicht die Entfernung möglichst im Kindesalter anzustreben ist.

Schließlich ist ein auch das Kindesalter betreffender Mediastinaltumor, das *Chorionepitheliom* des Mediastinums zu erwähnen, das, wie uns 2 Fälle des Schrifttums (Giroux u. Desmeules 1947; T. C. Laipply und R. A. Shirpley 1945) bei einem 12- und einem 13jährigen Kinde beweisen, äußerst selten zu sein scheint.

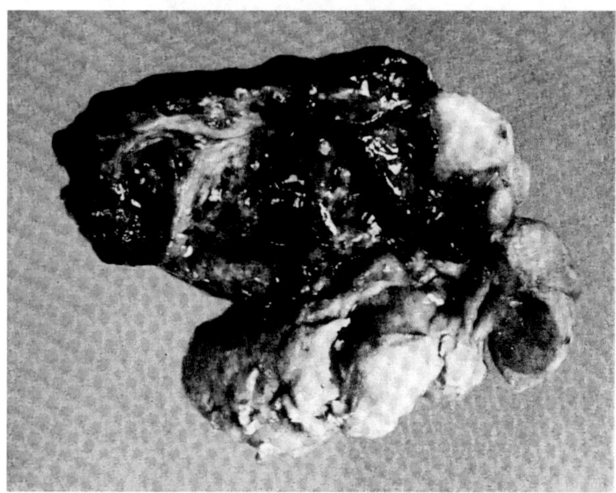

Abb. 9c

## 8. Enterogene Geschwülste

Neben den seltenen *bronchogenen,* vom Trachealbaum abgeschnürten, mit Flimmerepithel ausgekleideten und schleimhautgefüllten Cysten, die meist an der Hinterwand der unteren Trachea und Hauptbronchen liegen, kennen wir die allerdings nur wenig häufigeren Cysten *rein enterogenen Ursprungs.* P. Ganz (1954) konnte insgesamt 145 solcher Cysten, darunter 99 Bronchial-, 31 Magen- und 15 Oesophaguscysten, aus der Weltliteratur zusammenstellen. Diese kongenital angelegten, von der Umgebung meist völlig isolierten d.h. völlig verschlossenen Hohlräume machen infolge der Sekretstauung Schmerzen und kommen deshalb hie und da frühzeitiger, bereits im Kindesalter zur Behandlung. Im Thorax bevorzugen sie zu 80% das rechte hintere untere Mediastinum (W. Penitschka 1957). R. Bulgarelli (1953) konnte 6, Ladd, Williams, Lehay [zit. nach M. Bariety u. C. Coury (1958)] 33 Fälle von thorakalen Enterocystomen des Kindesalters zusammenstellen, davon allein 31 unter 6 Jahren. Hinzu kommt eine Mitteilung aus der Leipziger Klinik von W. Koth und F. Czaich sowie eine eigene Beobachtung bei einem 11jährigen Mädchen, die sich dadurch auszeichnete, daß die Cyste vom Thorax durch das Diaphragma in das Abdomen reichte (Abb. 10). Das männliche Geschlecht scheint, soweit man dies bei der geringen Zahl überhaupt sagen kann, bevorzugt (P. Desaive 1949). Bleiben die Cysten im Kindesalter unerkannt, so manifestieren sie sich beim Erwachsenen dann, wenn sie durch ihre Größenzunahme zu Verdrängungserscheinungen, Erweichungen und Ulceration, Blutung aus Oesophagus und Lunge (W. Penitschka 1957) führen. Im Röntgenbild erscheinen sie als runde und glatte, z.T. zum Oesophagus in typischer Beziehung stehende Schatten (Abb. 13) und lassen sich durch Skopie und Kontrastfüllung des Oesophagus differenzieren. Von R. L. Saunders wird darauf hingewiesen, daß mit den enterogenen Cysten häufig eine Mißbildung der Wirbelsäule Spina bifida posterior und anterior, Klippel-Feil, Halbwirbelbildungen usw. vergesellschaftet ist. Fördert die Probepunktion salzsäure- und pepsinhaltiges Sekret, so ist die Diagnose erhärtet.

Die Behandlung der Cysten besteht in der rechtzeitigen transpleuralen Ausschälung. Als bedrohlichste Komplikation einer nichtbehandelten Cyste gilt die unter dem Bild einer aktuen Perforationsmediastinitis ablaufende Perforation eines in der Cyste entstandenen Ulcus. In diesem Falle ist je nach Lage der Cyste die vordere oder hintere Mediastinotomie mit Drainage angezeigt. Der Lokalbefund entscheidet, ob eine primäre Entfernung der Cyste dabei notwendig ist oder nicht.

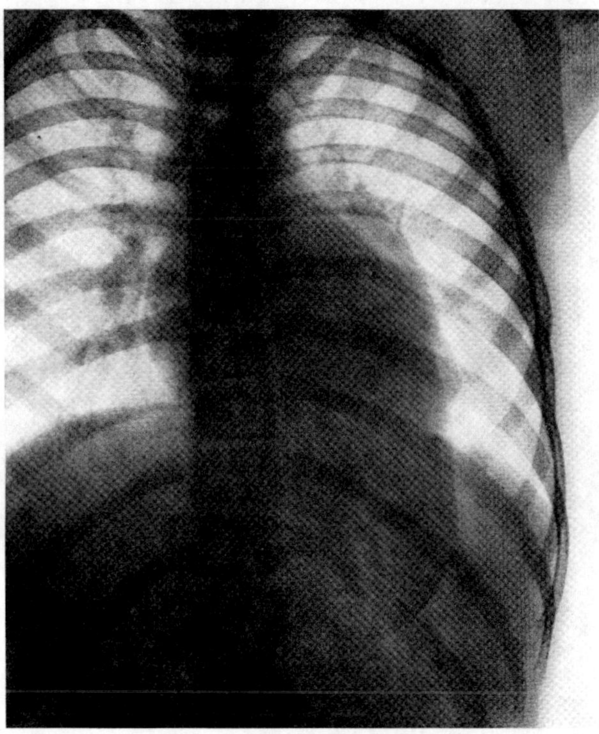

Abb. 10. J.-Nr. 586/56 Doris D., 11 Jahre. Seit 2 Jahren zunehmende Rückenschmerzen. Befund: Über dem Mittelfeld links dorsal Klopfschallverkürzung, Stauchungsschmerz des 2.—5. BWK. Operation: Durch linksseitige Thorakotomie transpleurale Entfernung einer cystischen, retroperitoneal in den Bauchraum durch das Zwerchfell hindurchreichenden Geschwulst. Histologisch: *Enterocystom*. Heilung

## B. Geschwülste der Thoraxwand

Die primären Thoraxwandtumoren sind im Kindesalter relativ selten. Bei 250 von L. A. Hochberg im Jahre 1953 zusammengestellten Geschwülsten dieser Art fanden sich nur 25 des Kindesalters. Außerdem fanden wir weitere 29 Einzelmitteilungen, wozu die eigenen Beobachtungen je eines wandständigen Chondroms bei einem 14 Jahre und bei einem 11 Jahre alten Jungen (Abb. 11) sowie die eines Sarkoms bei einem $3^1/_2$ Jahre alten Jungen (Abb. 12a—c) zu zählen sind. Primär scheinen sich die bösartigen und gutartigen Tumoren, was die klinische Manifestation anbetrifft, nicht wesentlich voneinander zu unterscheiden.

Zunächst kommt es sozusagen als erstes Stadium infolge von Druck auf Intercostalnerven und Pleura zum Lokalschmerz beim Atmen. Als nächstes Stadium wird die Ausstrahlung des Schmerzes in Nacken, Arme und Thoraxwand geklagt, erst wesentlich später wird die Auftreibung und Vorwölbung sichtbar. Für die bösartigen Formen der Thoraxwandtumoren ist der lokalisierte

Schmerz des Stadium 1 als ein relatives Frühsymptom, der des Stadium 2 als sicheres Anzeichen der Infiltration der weiteren Nachbarschaft, des Stadium 3 des sichtbaren Tumors praktisch als das der nicht mehr radikalen Operabilität aufzufassen. Später kann der Tumor nach außen durchbrechen und ein Empyema necessitatis vortäuschen. Es sollte deshalb der im Kindesalter beobachtete Thoraxwandschmerz Anlaß zur klinischen und röntgenologischen Untersuchung sein. Eine in allen Drehsektoren unter Umständen mit diagnostischem Pneumothorax kombinierte Durchleuchtung bringt sichere Klärung. Differentialdiagnostisch ist nur an die im Kindesalter relativ häufige Rippenosteomyelitis zu denken. Ist röntgenologisch und klinisch eine exakte Erklärung für den Thoraxwandschmerz nicht gegeben, so rechtfertigt der Verdacht eines Thoraxwandtumors von Fall zu Fall die Probethorakotomie, denn bislang besitzen wir allein in der frühzeitigen Resektion der gesamt befallenen Brustwand die einzig erfolgversprechende Behandlung. Eine Nachbestrahlung und cytostatische Behandlung empfiehlt sich beim Vorliegen bösartiger Elemente. Wir selbst verfügen über eine Beobachtung, die nach ausgiebiger Thoraxwandresektion innerhalb von 6 Wochen im Röntgenbild ein Rezidiv zeigte, das auf Bestrahlung und cytostatische Behandlung verschwand (jetzt 1 Jahr p. o.).

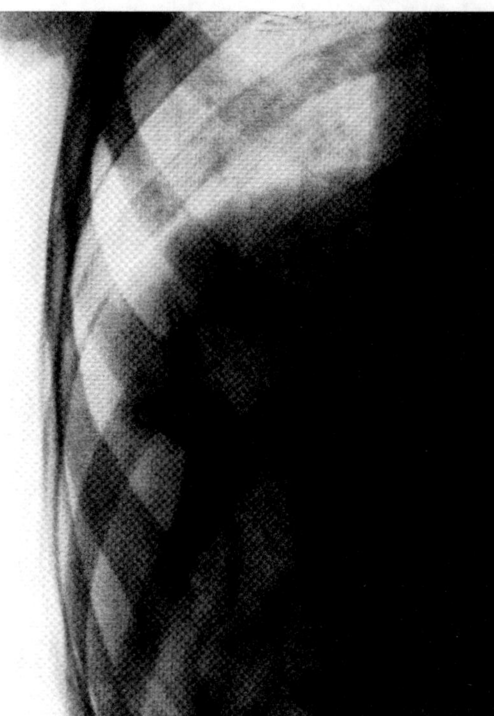

Abb. 11. J.-Nr. 2468/58 Wolf-Jürgen S., 11 Jahre. Zunehmend größer werdender Knoten rechts seitlich am Brustkorb. Röntgenologisch: Endochrom

Wie das Schrifttum erkennen läßt, ist der kombinierten Operations- und Strahlenbehandlung generell der Vorzug zu geben.

*Die Zwerchfelltumoren.* Die relativ geringe Anzahl (50 Fälle) der bislang bekanntgewordenen Zwerchfelltumoren (O. Spühler 1956) enthalten nur wenige Tumoren, die das Kindesalter betrafen, und zwar ein Rhabdomyom, Rhabdomyosarkom (T. M. Perry u. W. A. Smith 1939), ein Hämangioendotheliom (W. K. van Alstyne 1945) und ein Lipom (M. V. Soto 1943). Die Zwerchfelltumoren haben zwei grundverschiedene Ursprungsorte und Ursprungsgewebe. Einmal die Gewebsanteile des Zwerchfells mit Muskulatur und Sehnengewebe, auf der anderen Seite die versprengten Gewebsteile wie z. B. Leber (J. W. Gale 1939).

*Pleura-Tumoren.* Die im Erwachsenenalter äußerst seltenen *Pleuraendotheliome* sind im Kindesalter bislang nicht mitgeteilt. Das mit Wahrscheinlichkeit von den subpleuralen Lymphgefäßen ausgehende Endotheliom (Stout u. Murray 1942) verdickt primär die Pleura in diffuser Ausdehnung um mehrere Zentimeter (K. Mülly 1956). Dabei bleibt die Pleurahöhle selbst zunächst als solche erhalten und wird erst allmählich mit serofibrinösem, unspezifischem Exsudat ausgefüllt. Klinisch imponiert der Tumor zunächst als eine therapierefraktäre chronische Pleuritis, die Erreger, insbesondere Tuberkelbakterien, vermissen läßt und mit Gewichtsverlust, Reizhusten, Dyspnoe, Anämie und Fieber, bisweilen sogar Verziehung des Mediastinums zur kranken Seite vergesellschaftet ist. Leider handelt es sich bei diesen Angaben bereits um relative Spätsymptome; Fernmetastasen sind selten, die Nachbarschaftsausbreitung auf dem Lymphwege in den Bronchialbaum dagegen frühzeitig nachzuweisen. Eine differentialdiagnostische Abgrenzung gegenüber anderen Erkrankungen der Lunge ist außerordentlich schwierig, gewöhnlich führt nur die Probeexcision zum Ziele. Der diagnostische Pneumothorax mit tangentialer Aufnahme ergibt im fortgeschrittenen Stadium

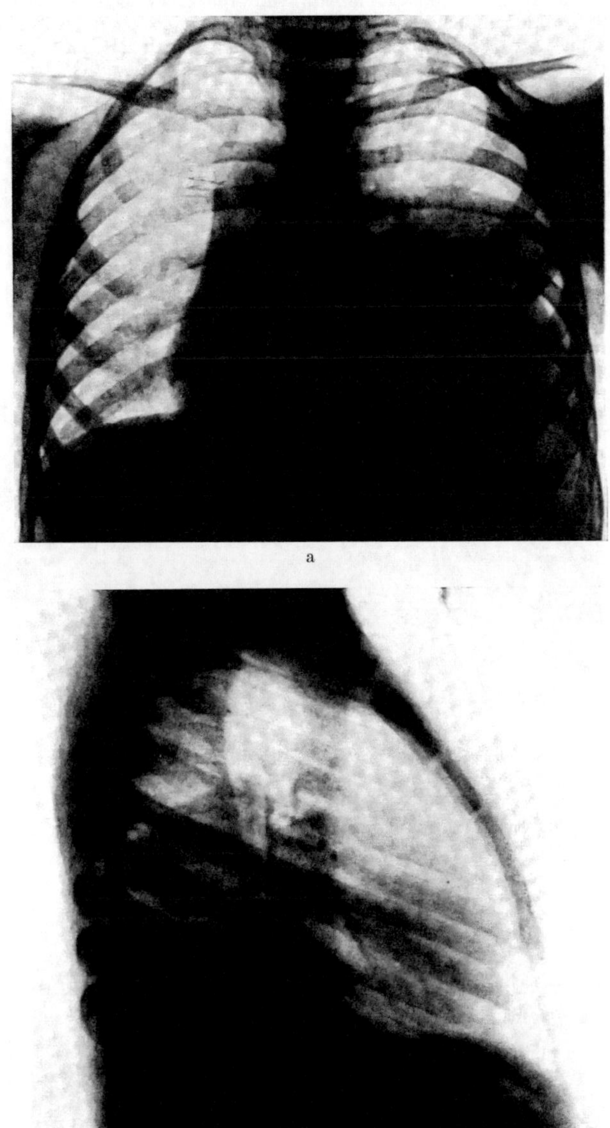


Abb. 12a u. b. J.-Nr. 2978/58 Willi K., $3^1/_2$ Jahre. Seit 4 Wochen Magenschmerzen, Schwellung an der linken Brustkorbseite hinten, dauernd müde. Befund: Vorbuckelung der 8.—10. Rippe links hinten, derbe höckerige Konsistenz, anämisches Kind. Operation: Unter der Diagnose Brustwandtumor Resektion der dorso-lateralen Brustwand links hinten einschließlich der 8.—10. Rippe, mitsamt einem kindskopfgroßen Geschwulst. Histologisch Lymphosarkom. Weitere Therapie: Röntgen-Bestrahlung, Cytostatica

ein knolliges, der Pleurawand entsprechendes Wachstum. Da eine Frühdiagnose selten gestellt werden kann, ist die Prognose im allgemeinen als äußerst schlecht anzusehen. Die Therapie besteht in der Pleuropneumektomie. Radioaktive Isotopen haben bislang einen entscheidenden Nachbehandlungseffekt nicht zeigen können.

Häufiger als die malignen Tumoren der Pleura sind die *Pleurafibrome*. In der Regel gehen sie von der visceralen, seltener von der parietalen Pleura aus. Strukturell und symptomatisch unterscheiden sie sich durch nichts von den Mediastinalfibromen. Die Fibrome visceralen Ursprungs imponieren als pulmonale Tumoren und geben symptomatisch zu Verwechslungen mit Bronchialadenomen Anlaß. In jüngster Zeit sind 2 Mitteilungen solcher Tumoren des Kindesalters (11 und 12 Jahre) bekanntgeworden (H. HILKE u. R. M. KONRAD 1958). Ihr Auftreten nach Rippenfrakturen darf als erwiesen gelten (P. DESAIVE u. Mitarb. 1949 u. a.). In ihrer Symptomatologie steht der Pleurareizhusten an erster Stelle. Erst später

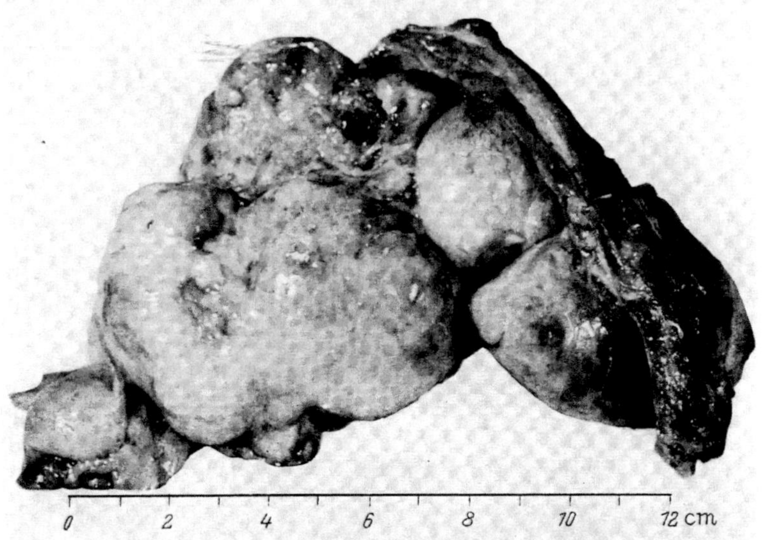


Abb. 12 c. J.-Nr. 2978/58 Willi K., 3½ Jahre. Operationspräparat

kommt es zu charakteristischen Verdrängungserscheinungen. Ihre auf transpleuralem Wege leichte, auch aus dem Pleuraspalt einfache Ausschälung (P. A. MICHAS 1953) auf der einen und im späteren Lebensalter mögliche Komplizierung durch Größenzunahme und Sekundärerscheinungen auf der anderen Seite rechtfertigen eine frühzeitige Entfernung im Kindesalter.

## C. Geschwülste der Lungen

### 1. Lungencysten

Die häufigste cystische Veränderung der Lunge stellen die Lungencysten dar, die sowohl angeboren als auch erworben vorkommen. Bei den angeborenen unterscheiden wir die *bronchogenen*, *alveolären* und *gemischten Cysten*, deren gemeinsame Eigenschaft es ist, solitär und multipel vorzukommen. Die angeborenen Cysten sind meist an ihrem ursprünglichen Epithelcharakter zu erkennen, wohingegen Lokalisation und Pigmentgehalt wenig eindeutig für den kongenitalen Charakter sind (H. LÜCHTERATH 1951). Nach M. GROB (1957) ist allerdings auch die Epithelauskleidung hierfür nicht immer beweisend, da auch erworbene Cysten vom Bronchialepithel sekundär überwuchert werden können.

$^2/_3$ der Träger angeborener Cysten sind weiblichen Geschlechts. In erster Linie faßt man diese Cystenformen als Hemmungsmißbildungen auf (A. KAHLSTORF 1937, B. R. HEISS 1912), ferner als Ausdruck lokaler hydropischer Überdehnung (P. GRAWITZ 1913, E. BLECHSCHMIDT 1947) und abnormer Flüssigkeitsverschiebung. Als extremste Form der Lungencysten kennen wir die Sack-, als Übergangsform die Waben- und die mit multiplen Cysten durchsetzte Lunge.

Auch erbmäßige Gesichtspunkte sind auf Grund von familiärem Auftreten von M. Morelli (1935) und A. L. Orbeck (1942) diskutiert worden.

Die Genese der erworbenen Cysten gilt heute als weitgehend geklärt. Im Vordergrund scheint die entzündliche Entstehung auf dem Boden bronchopneumonischer Infiltrate (H. Lüchterath 1951) sowie traumatisch bedingter Bronchialstenosen (H. Kopf 1952) zu stehen. Den Beobachtungen von M. Grob (1957) zufolge sind die angeborenen Cysten seltener, denn im Gegensatz zu den Sektionsbefunden von Erwachsenen und Kindern finden sich bei der Obduktion von Neugeborenen kaum cystische Lungenveränderungen. Auf der anderen Seite ist es möglich, daß die angeborenen Cysten wegen ihrer kleinen Ausmaße bei der Sektion eines Neugeborenen der Erfassung entgehen, zumal es bekannt ist, daß sie dem Größenwachstum des Organismus entsprechend mitwachsen.

Die *Symptomatik* der Lungencysten ist naturgemäß abhängig von Lage, Größe, Anzahl und Infektionsgrad. Da die meisten nicht komplizierten Cysten stumm sind, verdanken sie ihre Erfassung der Röntgen-Reihenuntersuchung, und erst die Komplikationen sind es, die sie klinisch manifest werden lassen. Ist die Erstmanifestierung akut und bedrohlich, so kann z. B. eine übergroße Cyste (Abb. 13a + b), insbesondere beim Säugling, rasch und unmittelbar zu erheblichen Cyanosen, Dyspnoen und Erstickungszuständen führen. Infektionen mit fieberhafter chronischer Bronchitis und Bronchopneumonien wie Rupturen der Wand mit interstitiellem Emphysem und das Auftreten eines Spannungspneus infolge geplatzter, peripher an einem Ventilbronchus sitzender Cysten gelten als die häufigst gefürchteten Komplikationen. Bekannt ist das plötzliche, auf einem innerhalb einer Cyste auftretenden „Spannungsventilpneu“ beruhende „Größenwachstum“. Dieses kann solche Ausmaße annehmen, daß die resultierende Mediastinalverschiebung die Atemfunktion des kontralateralen Lungenflügels bedrohlich einengt (H. Seyfarth 1954). Als weitere Komplikationen kennen wir die Hämoptyse (A. Brunner 1939, C. Semb 1941), die bronchogene und hämatogene Infektion, Abscedierung und Gangrän und schließlich bei pleuranahem Sitz die Perforation mit nachfolgendem Pleuraempyem.

Wenn auch das klinische Symptomenbild nach Eintritt von Komplikationen reichhaltiger wird, so bleibt doch die Erkennung der unkomplizierten Cyste recht schwierig. Auskultations- und Perkussionsbefunde, Verdrängungserscheinungen und Zwerchfelltiefstand machen nur die großen Cysten. Charakteristisch ist allein das Röntgenbild. Es bringt die Hohlräume auf der seitlichen und sagittalen Aufnahme mit oder ohne Flüssigkeitsspiegel als sog. *„intrapulmonalen Pneu“* zur Darstellung. Zur Erkennung wird deshalb nur selten eine Tomo- bzw. Bronchographie notwendig sein. Allein zum Nachweis und zur Lokalisation der Bronchialzugehörigkeit werden sie erforderlich. Nicht abzugrenzen bleibt aber in vielen Fällen die Cyste gegen die Tuberkulose oder den primären Abscess. Wenn auch die Tuberkulose im Gegensatz zur Cyste mit messerscharfer Randzeichnung meist eine etwas dickwandigere unregelmäßigere Abgrenzung mit reaktiv veränderter Nachbarschaft aufweist. Da der Absceß mit der infizierten Cyste im Spätstadium identisch wird, ist eine differentialdiagnostische Abgrenzung praktisch nicht mehr möglich und auch nicht mehr nötig. Eine seltenere Form der kongenitalen Cysten sind die nicht vom Bronchial- und Alveolarsystem, sondern vom Lymphsystem der Lunge ausgehenden Hohlraumbildungen, die sogenannten cystischen Lymphangiektasien, die R. Virchow erstmalig beschrieb. Im Schrifttum sind 23 solcher Beobachtungen bekannt, die vorwiegend Kinder betrafen und generalisiert in beiden Lungenflügeln gesehen worden.

Klinisch und morphologisch kaum zu unterscheiden sind die *Pseudocysten des Neugeborenen,* deren Entstehung auf Obturation von Bronchialästen durch

Schleimpfröpfe beruht. Ätiologisch und klinisch sind diese Befunde zu trennen von den postinfektionösen Pneumatocelen. Auch diese sind differentialdiagnostisch

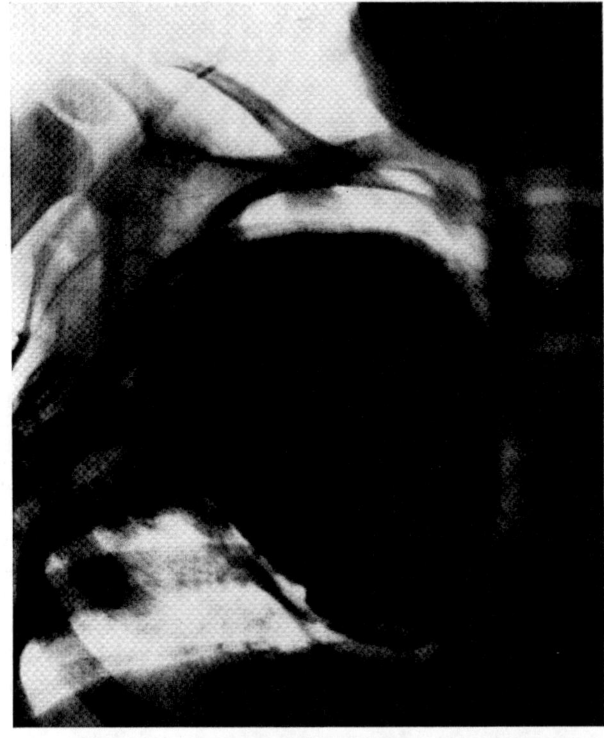

a

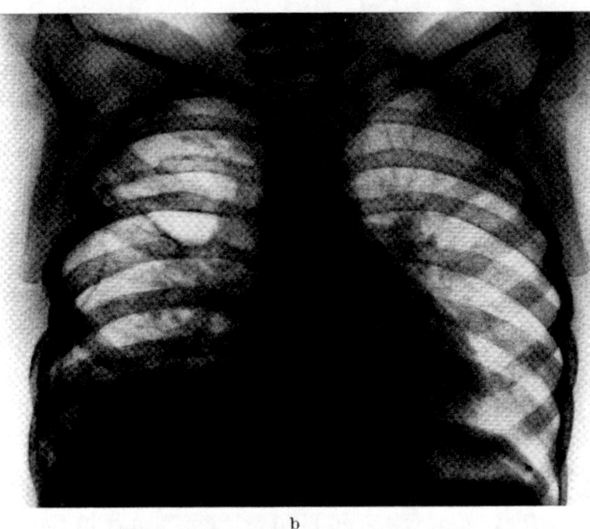

b

Abb. 13a u. b. J.-Nr. 1210/52 Irmgard D., 2 Jahre. Chronische Dyspnoe, fieberhafter Infekt. Wegen eines Interlobärempyems wurde auswärts eine Punktion durchgeführt. Bei Aufnahme in die Klinik Anlage einer Bülau-Drainage, Röntgen-Kontrastdarstellung der Empyemresthöhle, fausgroßer Hohlraum, wahrscheinlich große Lungencyste. Trotz Bülau-Drainage keine Spontanverödung. Operation: Nach Resektion der 6. Rippe Excision der zweifaustgroßen Cyste mit dem anterioren Segment des rechten Oberlappens. Histologisch wahrscheinlich angeborene Lungencyste. Ergebnis: Heilung (a vor Operation, b nach Operation)

nicht durch einmalige Beobachtung von echten Cysten abzugrenzen. Allein die Vorgeschichte mit kontinuierlicher Verlaufsbeobachtung und nachgewiesenem Rückgang des Befundes kann die Diagnose als Pneumatocele erhärten (Abb. 14a—c) (P. FORNARA 1956; H. M. ALBERT u. W. J. POTTS 1953; H. KLEINSCHMIDT 1930; J. ZADECK u. H. RIEGEL 1958). Differentialdiagnostisch ist daran zu denken, daß dyspnoische Zustände des Neugeborenen neben den Pneumatocelen und echten Cysten auch von einem großen D. Botalli ebenso wie von einem angeborenen Zwerchfelldefekt mit Prolaps des Intestinums in den Thorax ausgehen können.

Die *Indikation zur Behandlung* der Lungencyste hängt ab von ihrer Ausdehnung und Größe, vom Grad der Komplikationen, vom Ausmaß der Störung der Lungenfunktion, von der Situation des Kreislaufes und schließlich vom Allgemeinzustand des Patienten. Über die Behandlungsnotwendigkeit nichtkomplizierter Cysten besteht grundsätzlich einheitliche Auffassung. Die Anhänger der Frühoperationen befürworten die Indikation mit der Begründung, den Komplikationen zuvorzukommen (J. COFFEY 1940; M.M. RAVITCH u. J.B. HARDY 1949; W. J. POTTS 1950; O.E. RIEKER 1952; H. SEYFARTH 1954), ihre Gegner lehnen sie mit dem Argument spontaner Regressionsmöglichkeit ab (J. COFFEY 1940).

Eine echte Spontanrückbildung muß indes angezweifelt werden, da ein epithelausgekleideter Raum, der Kommunikation mit dem Bronchus besitzt, kaum obliterieren und somit offensichtlich die Mehrzahl der im Schrifttum bekanntgewordenen Spontanregressionen von Lungencysten auf der Fehldeutung einer Pneumatocele als Cyste beruhen dürfte.

Anders liegen die Dinge bei der *komplizierten Cyste*. Hier besteht grundsätzlich kein Zweifel an der

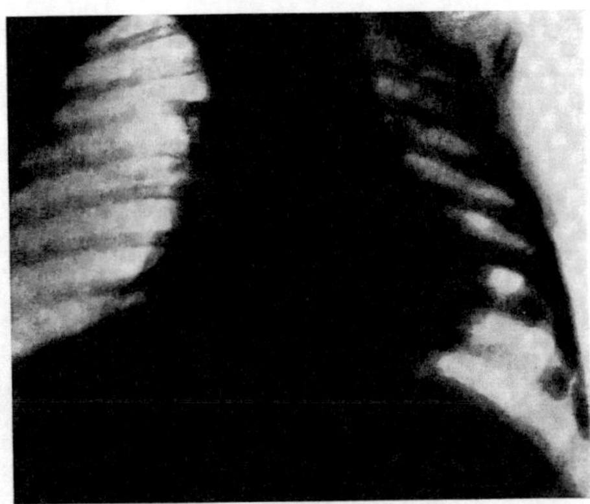

a Bei der Aufnahme

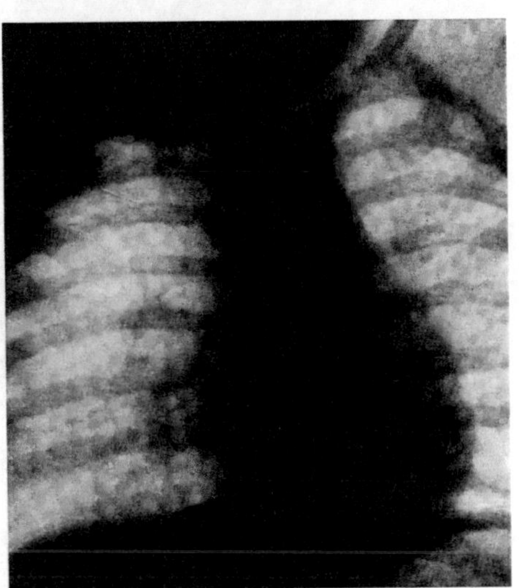

b Nach 6 Monaten

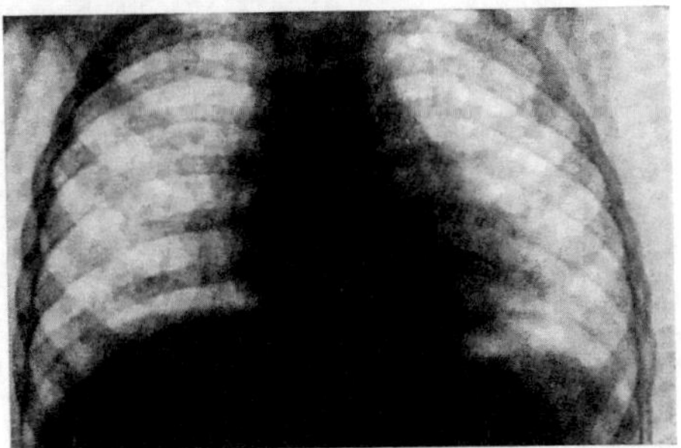

c Nach 1 Jahr

Abb. 14a—c. J.-Nr. 1365/58 Maria-Brigitte V., 4 Monate. Grippaler Infekt, Röntgen-Kontrolle, Verdacht auf große Lungencysten rechts. Befund: Einseitige Beatmung (der linken Thoraxhälfte), reines Bläschenatmen und normaler Klopfschall links. Abgeschwächtes Vesiculäratmen, hypersonorer Klopfschall rechts, vereinzeltes Giemen und Brummen rechts. Behandlung: Konservativ. Röntgen-Kontrolle nach 6 Monaten und nach 1 Jahr: Keine Cysten mehr nachweisbar. Diagnose: Pneumatocele

Notwendigkeit ihrer Behandlung. Unterschiedliche Auffassungen bestehen lediglich über den dabei einzuschlagenden Weg. Die Gefahr der Infektion mit Anstieg des Sekretspiegels und Infektionsbedrohung der Nachbarschaft mit der Möglichkeit einer Herdwirkung auf den gesamten Organismus, der drohende

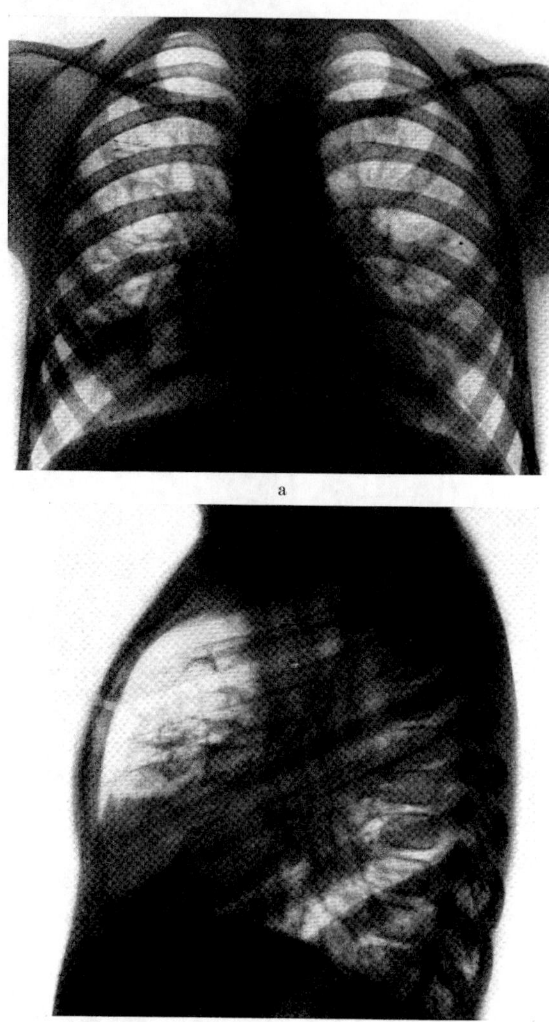

Abb. 15a—c. J.-Nr. 452/54 Hans-Willi G., 6 Jahre. Seit dem 1. Lebensjahr rezidivierende Pneumonien. Befund: Über dem rechten Mittelfeld verschärftes Inspirium und verlängertes Exspirium. Reichlich Sputum mit Leukocyten, Gram-Mischflora und vergrünenden Streptokokken. Allgemeine Entwicklungsstörung. Operation: Unter der Diagnose Cystenlunge, rechtsseitige Thorakotomie, Resektion des Mittellappens, Segmentresektion aus Ober- und Unterlappen. Histologisch: Bronchiektatische Cystenbildungen. Ergebnis: Weitgehende Besserung, im letzten Jahr keine Pneumonien mehr

Spannungszustand, die Blutungsgefahr und schließlich die ständig drohende Perforation in die Pleurahöhle machen die Indiaktion zum Eingreifen zu einer absoluten. Darüber hinaus erfordert der Nachweis der Spannungscyste bei Überdehnung und Überblähung mit bedrohlichen dyspnoischen Zuständen sofortiges Handeln. Als letzte Komplikation ist die maligne Entartung zu erwähnen, obgleich sie, wie die spärlichen Mitteilungen dies erkennen lassen, keine dominierende Rolle spielt (C. GOŽUTTI 1937, G. SCHÄFER 1939, O. GSELL 1951, E. AYAS 1952). Im letzteren Falle bestand offenbar ein multizentrisches Auftreten des Carcinoms. Inwieweit hier die spezielle Disposition des Cystenepithels zur malignen Entartung eine Rolle spielt oder die Infektion auf dem Wege des chronischen Reizes zu Epithelmetaplasie zu führen in der Lage ist, muß so lange dahingestellt bleiben, als Mitteilungen über die Entartung aseptischer Cysten fehlen.

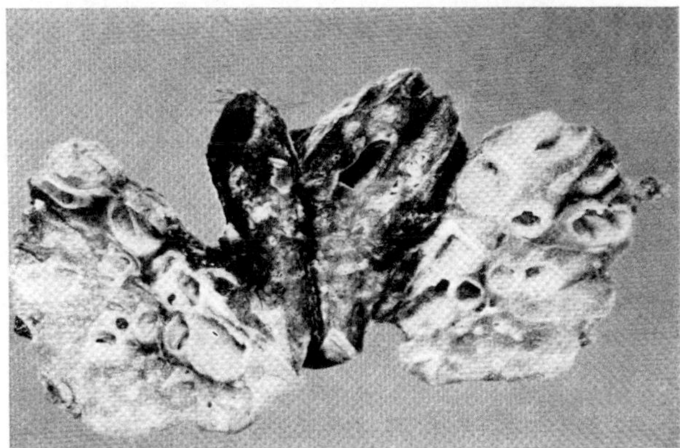

Abb. 15 c. Derselbe Fall wie Abb. 15 a u. b. Operationspräparat; Bisegmentresektion

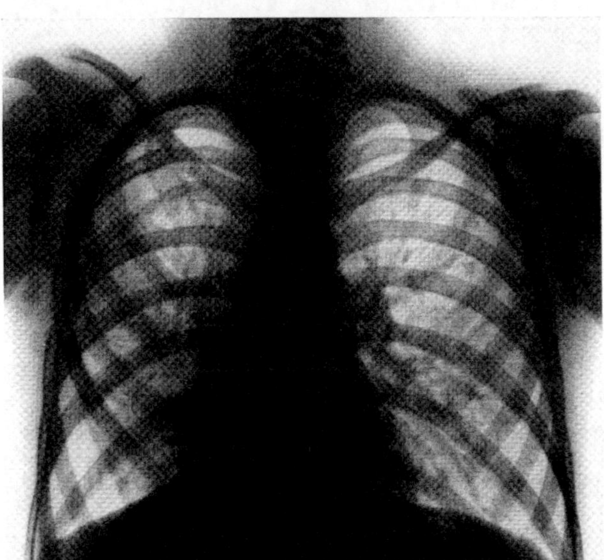

Abb. 15 d. J.-Nr. 452/54 Hans-Willi G., 7 Jahre; 1 Jahr nach der Operation

An *Behandlungsverfahren* werden halb konservative und rein operative diskutiert. Die halb konservativen Verfahren der *Punktion* (E. F. PEARSON 1934) haben sich nicht generell bewährt. Allenfalls können sie bei einer Spannungscyste als Notmaßnahme angewandt werden, immer ist dabei mit der Pleurainfektion zu rechnen. Die Anhänger der Punktions- und Saugdrainagebehandlung rühmen die damit gegebene Möglichkeit der Cystenverödung. Im Frühkindesalter sind sie als Notmaßnahme vertretbare Verfahren. Im Kleinkindesalter sollte doch der operativen Behandlung der Cysten der Vorzug gegeben werden. Hier kommt die Thorakotomie mit Eröffnung und Koagulation der Cystenwand und sekundärem Bronchusverschluß sowie die Muskelplastik nach DIEBOLD für kleine periphere multilokuläre beidseitige Cysten in Frage. Anzustreben bleibt als Methode der Wahl die Ausschälung der Cyste bei nichtentzündlichem Befund und die Segmentresektion bzw. *Lob- und Pneumektomie* bei komplizierten Cysten (Abb. 15a—d). Die Ruptur der peripher sitzenden

Cyste, die sog. „geplatzte Bulla" mit Spontanpneu wird durch unverzügliche Übernähung mit vorsichtiger Saugdrainage des Pleuraspaltes geheilt. Die im Neugeborenenalter durch Schleimverstopfungen des Bronchus bedingten häufigen Pseudo-Cystenbildungen werden durch Wiederherstellung der Bronchusdurchgängigkeit, frühzeitiges kontinuierliches bronchiales Absaugen und Lagerungsdrainage, Ausklopfen und schleimverflüssigende Inhalationen geheilt. Beim Übersehen solcher Verstopfungen kann es zur Perforation von Pseudocysten in den Pleuraspalt mit nachfolgendem Empyem kommen. Hier empfiehlt sich die halb konservative Behandlung der Bülau-Drainage, die nach unseren Erfahrungen in den meisten Fällen zur völligen Heilung führt.

## 2. Echte Geschwülste

Im Gegensatz zu den häufigen Cysten sind die echten Blastome der kindlichen Lunge sehr *seltene* Befunde. R. Gubler (1958) stellte eine eigene Beobachtung eines Bronchialsarkoms bei einem 9jährigen Mädchen 14 aus dem Schrifttum gesammelten Fällen gegenüber. Das klinische Bild der in den Haupt-, Lappen- und Segmentbronchien lokalisierten Tumoren gleicht dem des Adenoms und Carcinoms. L. Suter (1952) stellte 13 Bronchialcarcinome zusammen, die bei Kindern unter 12 Jahren gefunden wurden. Dyspnoe, Atelektase und Hämoptysen treten bei den verschiedenen Mitteilungen in unterschiedlicher Reihenfolge auf. Differentialdiagnostisch kommt eigentlich nur der spezifischen Bronchusstenose (A. J. Dietzsch 1957) Bedeutung zu, da die kindlichen Malignome wegen ihrer Seltenheit eine relativ untergeordnete Rolle spielen und auch Adenome im Weltschrifttum nur bei 10 Kindern bekannt sind (E. D. Ward u. Mitarb. 1954; H. J. Dietzsch 1957).

## 3. Mykosen

Die Gruppe der tumorös erscheinenden *Pilzerkrankungen* wie Aktinomykose, Nokardiose, Coccydiomykose, Blastomykose und Kryptokokkose kommen im Kindesalter kaum vor (L. Cornish u. Mitarb. 1957). Auch das in der Lunge lokalisierte *Plasmocytom*, von dem bislang nur 5 Fälle, davon 1 Kind, bekannt sind, schaltet praktisch differentialdiagnostisch aus (L. D. Hill u. Mitarb. 1953).

## 4. Mißbildungen

Die zunehmende Anzahl von Mitteilungen über *Hamartochondrome* des Bronchus (P. W. Postlethwait u. Mitarb. 1948, E. Haschke 1955/56) läßt daran denken, daß dieser auf Fehlbildung beruhende Tumor häufiger auch im Kindesalter Anlaß zur Bronchialstenose werden kann. Bislang sind 100 Fälle bekannt (A. Bikfalvi u. Mitarb. 1955). C.F. Jones (1949) sowie J. E. Goodyear u. A. J. Shillitoe (1959) fanden solche sogar bei Neugeborenen. Auch kommen Dysembryome einmal in der Lunge vor, wie Mitteilungen von K. Hauber 1955/56 und E. Asang (1952) beweisen. Ihre Infektion und Erweichung machen diese an sich stummen Tumoren und Cysten unter chronischen Anzeichen manifest.

Differentialdiagnostisch gegen Blastome des Bronchialsystems muß immer an die *Hypoplasie und Agenesie von Lappen und Segmenten gedacht* werden, über deren Frequenz allerdings genaue Angaben das Schrifttum nicht machen kann (E. Minetto, E. Galli u. G. Boglione 1958).

# Schlußbetrachtung

Betrachten wir die eingangs gestellten Fragen von relativer Frequenz, Differentialdiagnose und Indikation, so ergeben sich in der Beantwortung folgende Schwerpunkte.

Die *Diagnostik* intrathorakaler Tumoren des Kindesalters ist durch die mannigfaltige Lokalisation (Abb. 16 u. 17), die Vielzahl der Strukturen und die zu komplexen klinischen Syndromen führende enge Nachbarschaftsbeziehung der Hohlorgane gekennzeichnet und begrenzt.

Das subjektive *Symptombild* ist bei den wenigsten intrathorakalen Befunden als Frühanzeichen zu verwerten, und erst die erhebliche Größenzunahme ist es, die die gutartigen, und die Infiltrationen und die Sekundärerscheinungen, die den bösartigen Tumor erkennbar machen. Dabei ist die Einflußstauung und Atembehinderung charakteristisch für die Tumoren des oberen Thoraxraumes wie Struma, Thymus und neurogene Geschwülste, Lipome, Lymphosarkome und teratoide Cysten, während Schmerzen und andere Nervenirritationen mehr von denen der hinteren Thoraxbereiche wie neurogenen Tumoren, Fibromen, Myomen, Chondromen und Osteomen, Angiomen, broncho- und gastrogenen Cysten, Meningocelen, ausgehen.

Leider erleben wir bei den meisten Thoraxtumoren des Kindesalters entweder bedrohliche, rasch nach der Geburt auftretende Symptombilder auf der einen oder Tumoren, die stumm bleiben und nur als Zufallsbefunde erfaßt werden, auf der anderen Seite. Allein die bösartigen Blastome manifestieren sich in jeder Altersklasse, wobei ihr klinisches Bild einem Spätsyndrom entspricht. Objektiv stehen uns neben der klinischen Untersuchung physikalischer Befunde die Röntgenuntersuchung, die Bronchoskopie und die Probepunktion zur Verfügung. Dabei liegt das Schwergewicht auf dem Röntgenbild mit seinen zahlreichen Spielarten der Tomo- und

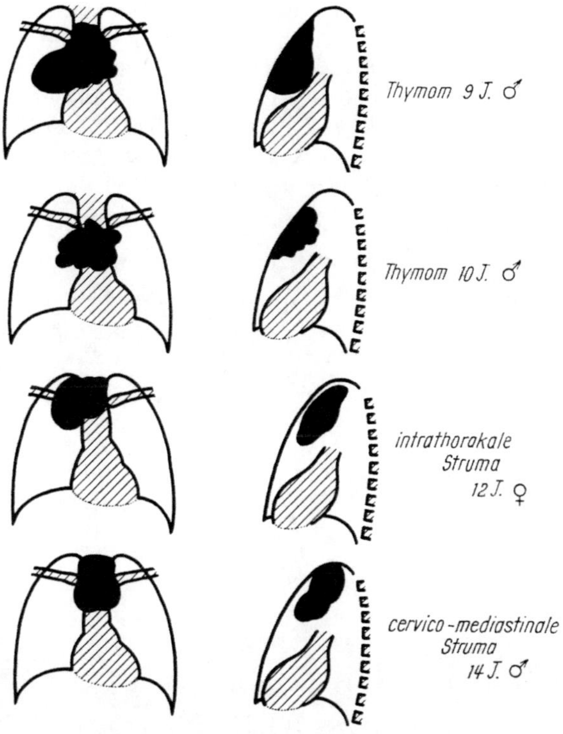

Thymom 9 J. ♂
Thymom 10 J. ♂
intrathorakale Struma 12 J. ♀
cervico-mediastinale Struma 14 J. ♂

Abb. 16a. Halbschematische Darstellung der Lokalisation und Ausdehnung der in der Chirurgischen Universitätsklinik Bonn beobachteten Geschwülste des Thorax im Kindesalter. (*Parenchymatöse Geschwülste*)

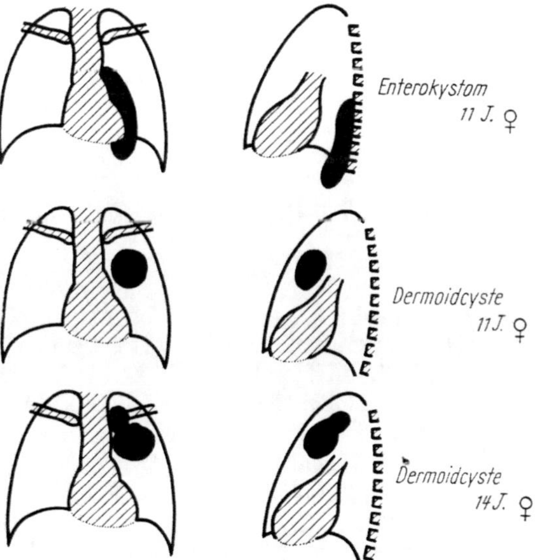


Abb. 16b. Halbschematische Darstellung der Lokalisation und Ausdehnung der in der Chirurgischen Universitätsklinik Bonn beobachteten Geschwülste des Thorax im Kindesalter. (*Dysembryome*)

Kymographie sowie den Kontrastverfahren, wohingegen die Röntgentestbestrahlung als auf die Schilddrüse carcinogetisch wirksam abzulehnen ist. Aber über die Erfassung und Lokalisation eines Befundes geht auch die Aussage des Röntgenbildes meist nicht hinaus, denn Schattendichte, Begrenzung, Lokalisation, Art und Verschieblichkeit, Verdrängung der Nachbarschaft usw. vermögen uns keine Angaben über die Struktur des gesichteten Gebildes zu machen. Zwar wird immer wieder darauf hingewiesen, daß bestimmte Tumoren auch bestimmte Lokalisationen bevorzugen. Praktisch läßt sich aber, von einzelnen Gruppen abgesehen, eine allgemein gültige Regel hier nicht aufstellen, und bei der geringen Gesamtzahl der bisher vorliegenden Mitteilungen ist es sehr schwer zu beurteilen ob Abweichungen Ausnahmen sind oder nicht.

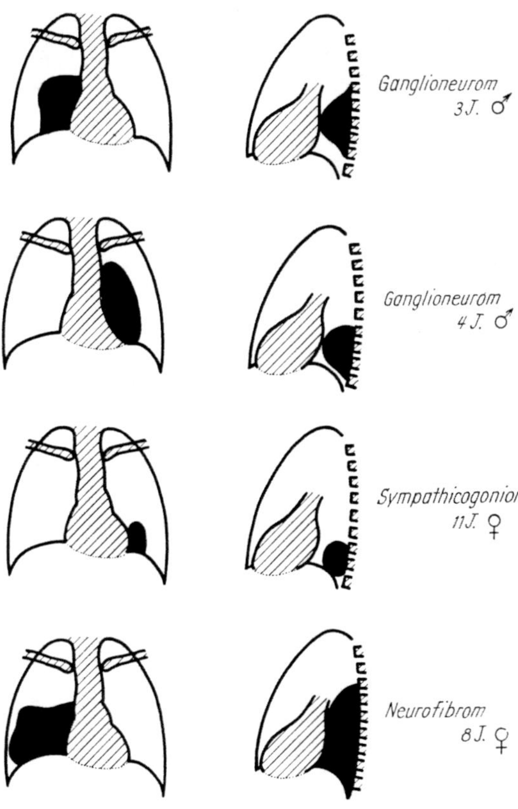


Abb. 16c. Halbschematische Darstellung der Lokalisation und Ausdehnung der in der Chirurgischen Universitätsklinik Bonn beobachteten Geschwülste des Thorax im Kindesalter. (*Nervengeschwülste*)

Betrachten wir unsere präoperativen Differenzierungsmöglichkeiten, so sind sie also insgesamt wenig präzise, und es bleibt uns zur konservativen Klärung der klinisch stummen Zufallsbefunde meist nichts anders als die *Verlaufsbeobachtung.* Wie wir aber aus eigenen Erfahrungen und denen zahlreicher Befunde des Schrifttums (W. D. Andrus u. G. J. Heuer 1936) wissen, ist die Verlaufsbeobachtung über längere Zeit, vor allem bei intrathorakalen Befunden, keineswegs risikolos. So können primär gutartige und stumme Befunde sowohl bei Wachstum, Blutung usw. akut bedrohlich werden als auch plötzlich maligne entarten, wie wir dies bei Fibromen, Angiomen, also vornehmlich Tumoren der Bindegewebsreihe, beobachteten (W. D. Andrus u. G. J. Heuer 1936; O. T. Clagett u. P. J. Hausmann 1944; T. C. Laipply 1945; M. v. Bergström 1945; R. K. Arbuckle 1949; S. W. Harrington 1953; J. M. Keegan 1953; G. Heberer u. Mitarb. 1956). Schließlich ist noch an die aus dem Zuwarten resultierende Gefahr zu erinnern, daß die inzwischen übergroß angewachsenen Tumormassen sich später meist nicht mehr in einer Sitzung radikal und total entfernen lassen und dann zu Rezidiven und Rethorakotomien Anlaß geben.

Dem mit der Verlaufsbeobachtung verbundenen Risiko der Nicht- oder verspäteten Erfassung solcher Tumoren — ein Faktor, der sich zahlenmäßig nur schwer ausdrücken läßt, sich aber zwischen 10 und 20% bewegen dürfte — steht also das Risiko der *Probethorakotomie mit Biopsie* gegenüber. Hier ist es angezeigt, sich die Operationssterblichkeit der kindlichen Thorakotomie vor Augen zu

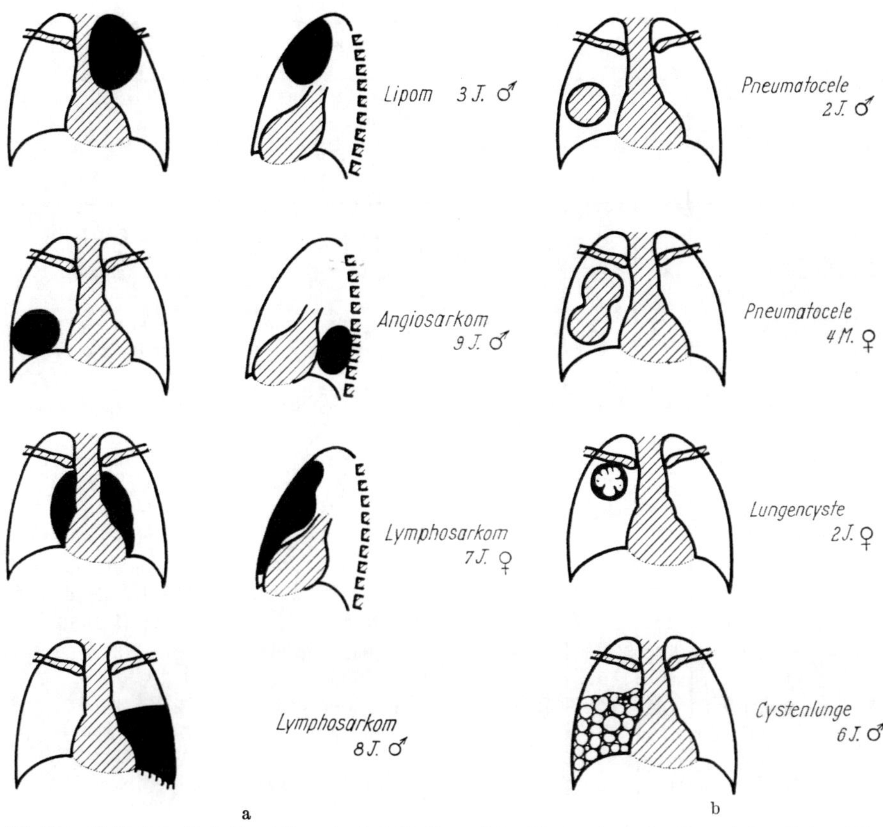


Abb. 17a. Halbschematische Darstellung der Lokalisation und Ausdehnung der in der Chirurgischen Universitätsklinik Bonn beobachteten Geschwülste des Thorax im Kindesalter. *(Bindegewebsgeschwülste)*

Abb. 17b. Halbschematische Darstellung der Lokalisation und Ausdehnung der in der Chirurgischen Universitätsklinik Bonn beobachteten Geschwülste des Thorax im Kindesalter. *(Cystische Lungenbefunde)*

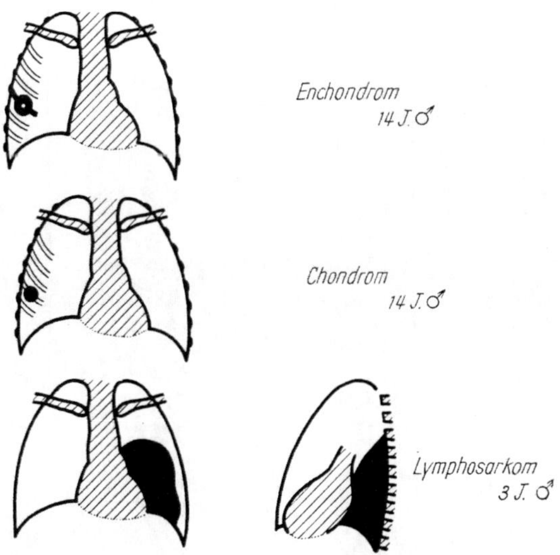


Abb. 17c. Halbschematische Darstellung der Lokalisation und Ausdehnung der in der Chirurgischen Universitätsklinik Bonn beobachteten Geschwülste des Thorax im Kindesalter. *(Thoraxwandgeschwülste)*

Tabelle 1. *Tumoren und Cysten im Kindesalter.*
(Chirurgische Universitätsklinik Bonn)

| Lfd. Nr. | | Alter | Geschlecht | Behandlung: Operation | Behandlung: Röntgen-Bestrahlung | Histologie | Ergebnis |
|---|---|---|---|---|---|---|---|
| 1 | Lipom | 3 | ♂ | 1939 | | Lipom | Heilung (20 Jahre)? |
| 2 | Thymom | 9 | ♂ | — | — | — | in Beobachtung (seit 1955) |
| 3 | Thymom | 10 | ♂ | 1933 | — | maligner Thymustumor | bei Operation Exitus (vor Operationsbeginn, bei Narkose) |
| 4 | intrathorakale Struma | 12 | ♀ | 1955 | — | Struma colloides mikrofollicularis | Heilung |
| 5 | cervico-mediast. Struma | 14 | ♂ | — | — | — | ? (1934 untersucht, durch Krieg verschollen) |
| 6 | Enterocystom | 11 | ♀ | 1956 | — | Enterocystom | Heilung (3 Jahre) |
| 7 | Dermoidcyste | 11 | ♀ | — | — | — | unverändert (in Beobachtung seit 1956) |
| 8 | Dermoidcyste | 14 | ♀ | 1954 | — | Dermoid | Heilung (5 Jahre) |
| 9 | Ganglioneurom | 3 | ♂ | 1954 | — | Ganglioneurom (sympath.) | Heilung (5 Jahre) |
| 10 | Ganglioneurom | 4 | ♂ | 1955 | — | Ganglioneurom (sympath.) | Exitus 1 Tag p. o. (fragl. Phäochromocytom) |
| 11 | Sympathicogoniom | 11 | ♀ | 1954 | — | Sympathicogoniom Sympathicoblastom | Exitus nach 4 Monaten |
| 12 | Sympaticoblastom | 4 | ♀ | Anf. 1960 | — | Sympaticoblastom | lebt bisher |
| 13 | Neurofibrom | 8 | ♀ | 1948 | — | Neurofibrom | Heilung (11 Jahre) |
| 14 | Angiosarkom | 9 | ♂ | 1938 | — | Angiosarkom | Exitus 3 Jahre später (general. Metastasierung) |
| 15 | Lymphosarkom | 7 | ♀ | 1955 | — | Lymphosarkom | Exitus 1 Tag p. o. |
| 16 | Lymphosarkom | 8 | ♂ | — | 1938 | — | Exitus nach 5 Monaten (keine Sektion) |
| 17 | Enchondrom | 14 | ♂ | 1953 | — | Enchondrom | Heilung (6 Jahre) |
| 18 | Enchondrom | 14 | ♂ | — | — | — | unverändert (in Beobachtung seit 1956) |
| 19 | Sarkom | 3 | ♂ | 1958 | — | Sarkom von der 10. Rippe | Heilung (2 Jahre) (+Cytostatica) |
| 20 | Pneumatocele | 2 | ♂ | — | — | — | Konservative Therapie. Heilung |
| 21 | Pneumatocele | 4 Monate | ♀ | — | — | — | Konservative Therapie. Keine Beschwerden |
| 22 | Lungencyste | 2 | ♀ | 1952 | — | angeborene bronchogene Lungencyste | Heilung (7 Jahre) |
| 23 | Cystenlunge | 6 | ♂ | 1954 | — | Bronchiektatische Cystenbildungen, Cystenlunge | Heilung (5 Jahre) |

führen. Nach E. DERRA u. P. GANZ (1954), K.H. BAUER (1958) beträgt sie in allen Altersklassen bei gutartigen Mediastinalbefunden etwa 3—4%.

Im Kindesalter liegt die *Operationssterblichkeit*, wie die bisher relativ kleinen Zahlenangaben dies erkennen lassen — in unserem Krankengut übersehen wir insgesamt 57 Thorakotomien des Kindesalters, einschließlich bösartiger Befunde (ausschließlich Oesophagus-Atresien) —, bei einer Durchschnittssterblichkeit von etwa 5,3%. Bei 29 Lungenresektionen gutartiger Primärbefunde des Kindesalters verlor W. DENK (1952) postoperativ nur 1 Kind, das entspricht einem Prozentsatz von etwa 3,4%. Bei 44 Thorakotomien wegen neurogener Geschwülste des Kindesalters verloren O. SCHWEISGUTH u. Mitarb. (1959) keinen Fall.

Die *Behandlung* der Thoraxtumoren des Kindesalters darf heute als standardisiert bezeichnet werden. Der transpleurale Weg, der antero-laterale bei vorderen und der postero-laterale bei dorsalen Thoraxbefunden, gilt heute als Zugang der Wahl. Ausnahmen bilden allein die cervico-mediastinalen Strumen und das maligne Thymom, bei dem nur noch palliative Druckentlastungsmaßnahmen wie die Mediastinotomia cranialis, die Sternotomie usw. zur Anwendung kommen können. Prä- und intraoperative Bluttransfusionen und Behandlung des besonders gelagerten Wärme- und Flüssigkeitshaushaltes, prä-, intra- und postoperative Sauerstoffbehandlungen gehören heute zu den Routinemaßnahmen. Postoperative Komplikationen haben wir von der Druckentlastung und den kreislaufspezifischen vegetativen Regulationsstörungen der neurogenen Tumoren zu erwarten. Die große kindliche Kompensationsbreite auf der einen steht der Labilität auf der anderen Seite gegenüber, und die postoperative Dauerüberwachung gehört zu den unabdingbaren Notwendigkeiten. Allein die viertelstündliche Puls- und Temperaturkontrolle ist in der Lage, Kreislaufentgleisungen und Hyperthermien, die innerhalb von wenigen Minuten einsetzen können, zu erfassen. Die rechtzeitig erkannte Ateminsuffizienz ist durch Tracheotomie und Absaugung meist zu beherrschen. Gegen die Hyperthermie richten sich entsprechende zentrale Dämpfungsmittel, die bei vorsichtiger Dosierung absolut ungefährlich und gut verträglich die überschießenden vegetativen Regulationen des Säuglings und Kleinkindes abfangen können.

Tabelle 2. *Tumoren und Cysten des Thorax im Kindesalter*

| | Literatur * | Eigene Fälle | Gesamt |
|---|---|---|---|
| Thymus . . . . . . | 98 | 2 | 100 |
| Neurogene Tumoren | 126 | 5 | 131 |
| Cysten . . . . . . | 59 | 5 | 64 |
| Hämangiome und Angiosarkome . . | 10 | 1 | 11 |
| Lipome . . . . . . | 5 | 1 | 6 |
| Lymphosarkome (primär thorakal) | 37 | 2 | 39 |
| Dysembryome . . . | 49 | 2 | 51 |
| Thoraxwandtumoren | 34 | 3 | 37 |
| Lungencarcinome . | 20 | — | 20 |
| Zwerchfelltumoren . | 3 | — | 3 |
| Pleuratumoren . . . | 8 | — | 8 |

* Da nicht in allen Arbeiten die Originalquellen ersichtlich sind, ist die Möglichkeit einer Überschneidung nicht ausgeschlossen.

Der Verlust von funktionsfähigem Lungengewebe durch Resektion und Pneumektomie wird — abgesehen von der dem Kleinkind eigenen, unmittelbar postoperativen Labilität — im Kindesalter im allgemeinen schneller kompensiert als beim Erwachsenen (W.P. LESTER 1945, COURNAND 1952, RILEY 1952). Daß diese nachgewiesene *Kompensationsfähigkeit* zu den Eigenarten und Vorzügen des Wachstumsalters gehört, konnte bereits an der Lunge des wachsenden Tieres beobachtet werden (LONGAROE 1952, CARTER 1952, QUILL 1952, BRENNER), und es darf heute als erwiesen gelten, daß die Alveolen des wachsenden Organismus in der Lage sind, den Ausfall durch Neusprossung und nicht wie der Erwachsene durch Emphysem zu ersetzen.

Aus der Chirurgischen Universitätsklinik München
(Direktor: Prof. Dr. R. ZENKER)

# Über den Pfortaderhochdruck und seine chirurgischen Indikationen

## (mit einem tierexperimentellen Beitrag über Druck- und Stromverhältnisse bei portocavalen Anastomosen)*

Von

R. BERCHTOLD

Mit 40 Abbildungen

## Inhalt



* Die experimentellen Arbeiten wurden zusammen mit Dr. F. DOERR und Dr. R. ENGELKING im physiologischen Institut der Universität Marburg (Direktor: Prof. Dr. H. HENSEL) und mit der Unterstützung der Deutschen Forschungsgemeinschaft durchgeführt.

Herrn Prof. Dr. H. HENSEL möchte ich an dieser Stelle für sein großzügiges Entgegenkommen und seine wertvollen Ratschläge herzlich danken.

## Literatur

Abeatici, S., e L. Campi: La visualisazione radiologica della porta per via splenica. Minerva med. **1951 I**, 593.

— Th. de Nunno et F. Badellino: Modifications circulatoires successives en blocage de branche porte gauche et considérations sur l'hémodynamique portale. Minerva cardio-angiol. europ. (Torino) **4**, Nr 12, 56 (1956).

Ackermann, W.: Les thromboses portales. Gastroenterologia (Basel) **75**, 65 (1949/50).

Akita, H., J. F. R. Kuck jr., G. L. Walker and Ch. G. Johnston: The application of the enterohepatic circulation of bile acid to a study of the patency of portocaval shunts. Surgery **36**, 941 (1954).

G. Albot, et L. Leger: La ligature de l'artère hépatique commune dans les hépatites chroniques cirrhogènes. Presse méd. **62**, 1794 (1954).

— — La ligature de l'artère hépatique commune dans l'hypertension portale intrahépatique des cirrhoses alcooliques. IV$^{e}$ Congr. Gastroentérol., p. 175. Paris: Masson et Cie. 1956.

—, et P. Poilleux: Le foie et la veine porte. Paris: Masson & Cie. 1955.

Allen, J. G., and L. R. Head: Diagnosis of portal hypertension with notes on treatment. Surg. Clin. N. Amer. **36**, 119 (1956).
Allison, P. R.: The measurement of blood pressure in esophageal varices. Thorax **6**, 325 (1951).
— Bleeding from gastro-esophageal varices. Ann. roy. Coll. Surg. Engl. **25**, 298 (1959).
Altemeier, W. A., W. T. Me Elhinney and B. G. MacMillan: Treatment of portal hypertension with hepatic artery ligation. Arch. Surg. (Chicago) **71**, 571 (1955).
Anacker, H., K. Devens u. G. Linden: Leistungsfähigkeit und Grenzen der perkutanen Splenoportographie. Fortschr. Röntgenstr. **86**, 411 (1957).
Andrews Horner, W. H.: The blood flow of the liver. Brit. med. Bull. **13**, 82 (1957).
Armstrong, E. L., W. L. Adams, L. J. Tragermann and E. W. Townsend: Cruveilhier-Baumgarten syndrome: review of literature and report to additional cases. Ann. intern. Med. **16**, 113 (1942).
Atkinson, M., E. Barnett, S. Sherlock and R. E. Steiner: The clinical investigation of the portal circulation, with special reference to portal venography. Quart. J. Med. **24**, 77 (1955).
—, and S. Sherlock: Intrasplenic pressure as index of portal venous pressure. Lancet **1954**, 1325.
— — and M. D. Turner: Intrasplenic pressure measurements in the evaluation of the results of porto-caval anastomosis. Gastroenterology **29**, 370 (1955).
Auvert, J.: L'hypertension portale. Paris: G. Doin & Cie. 1953.
Baertl, J. M., and G. J. Gabuzda jr.: Metabolic effects of glutamate and arginine administration and protein restriction in patients with liver disease. Gastroenterology **37**, 617 (1959).
Baggenstoss, A. H., and J. C. Cain: Further studies on the lymphatic vessels at the hilus of the liver of man. Proc. Mayo Clin. **32**, 615 (1957).
—, and E. Wolldeger: Portal hypertension due to chronic occlusion of the extrahepatic portion of the portal vein: its relation to ascites. Amer. J. Med. **21**, 16 (1956).
Banti, G.: Splenomegalie mit Lebercirrhose. Beitr. path. Anat. **24**, 21 (1898).
Basu, A. K., and A. Das: Splenoportal venography for evaluating abnormalities of portal circulation. Brit. med. J. **1956**, 916.
Becker, V.: Der Blutkreislauf in der Leber. Schweiz. med. Wschr. **85**, 801 (1955).
— Leberstruktur und Blutkreislauf. Ärztl. Wschr. **1956**, 829.
Becker, W. H., u. H. Müller: Die Dissektionsligatur des Oesophagus im Tierexperiment. Langenbecks Arch. klin. Chir. **286**, 330 (1957).
Beckmann, K.: Die Klinik der portalen Hypertensionen. Verh. Ges. Verdauungskrkh. XVIII. Tagg, Bad Homburg 1955. Stuttgart: Georg Thieme 1956.
— Die Leberkrankheiten (Diagnostik und Therapie für die Praxis). Stuttgart: Georg Thieme 1956.
Belkin, G. A., and H. O. Conn: Blood ammonia concentration and bromsulfalein retention in upper gastrointestinal hemorrhage. New Engl. J. Med. **260**, 530 (1959).
Berchtold, R.: Zur Indikation portocavaler Gefäßanastomosen. Helv. chir. Acta **25**, 321 (1958).
— Soll eine portocavale Anastomose end-zu-seit oder seit-zu-seit- angelegt werden? Helv. chir. Acta **26**, 538 (1959).
Berchtold, R., u. H. Löhr: Zur Beurteilung des Pfortaderhochdrucks vor und nach portocavaler Anastomose. Gastroenterologia **87**, 209 (1957).
Bergstrand, J.: Roentgen anatomy of the intra hepatic portal ramification. Kgl. fysiograf. Sällsk. Lund Förh. **27**, H. 8, (1957).
— Liver morphology in percutaneous lieno-portal venography. Kgl. fysiograf. Sällsk. Lund Förh. **27**, H. 9, 105 (1957).
Bergstrand, J., and C.-A. Ekman: Percutaneous lieno-portal venography. Acta radiol. (Stockh.) **43**, 377 (1955).
— Studies on percutaneous lieno-portal venography (a summary). Thesis 1957.
— — Portal circulation in portal hypertension. Acta radiol. (Stockh.) **47**, 1 (1957).
— — Lieno-portal venography in the study of portal circulation in the dog. Acta radiol. (Stockh.) **47**, 257 (1957).
— — Percutaneous lieno-portal venography. (Technique and complications). Acta radiol. (Stockh.) **47**, 269 (1957).
Berman, J. K.: Disc. Dye u. Silen. Arch. Surg. (Chicago) **74**, 971 (1937). Disc. Grindlay. Arch. Surg. (Chicago) **62**, 810 (1951).
— Disc. Altemeier. Arch. Surg. (Chicago) **71**, 596 (1955).
— Disc. Jordan. Arch. Surg. (Chicago) **72**, 879 (1956).
—, and J. E. Hull: Hepatic, splenic and left gastric arterial ligations in advanced portal cirrhosis. Arch. Surg. (Chicago) **65** 37 (1952).

BERMANN, J. K. and J. E. HULL: Experimental ascites — its production and control. Surgery **32**, 67 (1952).
— — Hypertension and its relation to hepatic circulation (Effects on arterial pressure of variations in the blood supply of the liver in normotensive, hypertensive and cirrhotic dogs and in hypertensive patients with portal cirrhosis). Arch. Surg. (Chicago) **65**, 430 (1952).
— — Circulation in the normal and cirrhotic liver. Amer. Surg. **137**, 424 (1953).
— H. KOENIG and L. P. MÜLLER: Ligation of hepatic and splenic arteries in the treatment of portal hypertension. Ligation in atrophic cirrhosis of the liver. Arch. Surg. (Chicago) **63**, 379 (1951).
— L. P. MÜLLER, CH. FISCH and W. MARTZ: Ligation of the hepatic and splenic arteries in a patient with atrophic cirrhosis of the liver. Arch. Surg. (Chicago) **63**, 623 (1951).
BESSMAN, S. P., and A. N. BESSMAN: The central and peripheral uptake of ammonia in liver disease with an hypothesis for the mechanism of hepatic coma. J. clin. Invest. **34**, 622 (1955).
BEYREDER, J., u. H. RIEDER: Erfahrungen mit der Laparoskopie bei Leber- und Gallenkrankheiten. Wien. med. Wschr. **108**, 226 (1958).
BICKEL, G.: Editorial (Transfusion sanguine). Méd. et Hyg. (Genève) **16**, 133 (1958).
BIERMANN, H., K. N. KELLY, L. P. WHITE, A. COBLENTZ and A. FISHER: Transhepatic venous catheterization and venography. J. Amer. med. Ass. **158**, 1331 (1955).
BILLMAN, F., u. C. POHL: Zur Klinik und Pathogenese der Pfortaderstenose im Kindesalter. Virchows Arch. path. Anat. **300**, 277 (1937).
BLACKBURN, C. R. B.: Acquired portal-pulmonary venous anastomosis complicating partial oesophago-gastrectomy in a pat. with portal hypertension. Thorax **11**, 30 (1956).
BLAIN, A. W., and A. BLAIN III: Ligation of the splenic artery: the op. of choice in selected cases of portal hypertension and Banti's syndrom. Ann. Surg. **131**, 92 (1950).
BLAKEMORE, A. H.: Indications for portocaval anastomosis: analysis of cases. Surg. Gynec. Obstet. **84**, 645 (1947).
— Portocaval anastomosis — observations on technique and postop. care. Surg. Clin. N. Amer. 279 (1948).
— Portocaval anastomosis for the relief of portal hypertension. Gastroenterology **11**, 488 (1948).
— The portocaval shunt in the surgical treatment of portal hypertension. Ann. Surg. **128**, 825 (1948).
— Portocaval anastomosis for portal hypertension. Surgery **26**, 99 (1949).
— Portocaval shunting for portal hypertension. Surg. Gynec. Obstet. **94**, 443 (1952).
— The surgical treatment of cirrhosis of the liver. J. chron. Dis. **2**, 70 (1955).
—, and J. W. LORD jr.: Technic of using vitallium tubes in establishing portocaval shunts for portal hypertension. Ann. Surg. **122**, 476 (1945).
—, and A. B. VOORHEES jr.: Nutrition requirement and management in patients with cirrhosis of the liver pre- and postop. Ann. Surg. **147**, 875 (1958).
BLOND, K.: Results of Eck's fistula operation (portocaval shunt). J. int. Coll. Surg. **27**, 528 (1957).
BOCK, H. E., K. GRAF u. N. HENSEL: Fortlaufende Registrierung der Leberdurchblutung am Menschen mit einer Wärmeleitsonde. Klin. Wschr. **35**, 487 (1957).
—, u. R. GROSS: Große und kleine Blutungen in der inneren Medizin. Dtsch. med. Wschr. **81**, 1377—1451 (1956).
BOEREMA, I.: Varices de l'oesophage accompagnant l'hypertension du système porte. IVe Congr. Assoc. Soc. Nat. Europ. et Mediterran. Gastro-entérol., p. 293. Paris: Masson & Cie. 1954.
BÖRGER, G.: Über den Nachweis der Entlastungsfunktion erweiterter Speiseröhrenvenen beim Pfortaderhochdruck. Langenbecks Arch. klin. Chir. **278**, 557 (1954).
— Portaler Hochdruck. In Lehrbuch der Chirurgie. Stuttgart: Georg Thieme 1957.
BOULAY, G. N. DE: Portal and splenic venography. Brit. med. J. **1957**, No 5012, 189.
BOLLMANN, J., E. V. FLOCK, J. H. GRINDLAY, R. G. BICKFORD and F. R. LICHTENHELD: Coma with increased amino acids of brain and cerebrospinal fluid in dogs with Eck's fistula. Arch. Surg. (Chicago) **75**, 405 (1957).
— M. KHATTAB, R. THORS and J. GRINDLAY: Experimentally produced alterations of hepatic blood flow. Arch. Surg. (Chicago) **66**, 562 (1953).
BRADLEY, S. E.: Estimated hepatic blood flow and bromsulfalein extraction in normal man during the pyrogenic reaction. J. clin. Invest. **26**, 1175 (1947).
— Variations in hepatic blood flow in man during health and disease. New Engl. J. Med. **240**, 456 (1949).
— Die Messung der Leberdurchblutung von Mensch und Tier. Klin. Wschr. **34**, 617 (1956).
— F. J. INGELFINGER and G. P. BRADLEY: Hepatic circulation in cirrhosis of the liver. Circulation **5**, 419 (1952).

BRADLEY, S. E., F. J. INGELFINGER, G. P. BRADLEY and J. J. CURRY: The estimation of hepatic blood flow. J. clin. Invest. **24**, 890 (1945).
— — — — The estimation of hepatic blood flow in man. J. clin. Invest. **24**, 890 (1954).
— — A. E. GROFF and G. P. BRADLEY: Estimated hepatic blood flow and hepatic oxygen content in cirrhosis of the liver. Proc. Soc. exp. Biol. (N.Y.) **67**, 206 (1948).
— A. MACPHERSON, A. GAMMELTOFT and A. H. BLAKEMORE: Effect of portocaval anastomosis on hepatic oxygen extraction and estimated hepatic blood flow in patients with cirrhosis. J. clin. Invest. **30**, 630 (1951).
— C. M. SMYTHE, H. P. FITZPATRICK and A. H. BLAKEMORE: The effect of a portocaval shunt on estimated hepatic blood flow and oxygen uptake in cirrhosis. J. clin. Invest. **32**, 526 (1953).
BRECHER, G. H.: Venous return. New York and London: Grune & Stratton 1956.
BRICK, I. B., and E. D. PALMER: Incidence and diagnosis of esophageal varices in cirrhosis of the liver: an esophageal study. Gastroenterology **25**, 378 (1953).
— — Comparison of esophagoscopic and roentgenologic diagnosis of esophageal varices in cirrhosis of the liver. Amer. J. Roentgenol. **73**, 387 (1955).
BROMBACH, M.: L'exploration radiologique de l'oesophage. IV$^{e}$ Congr. Gastroentérol., p. 269. Paris: Masson & Cie. 1956.
BRUWER, A. J., and G. A. HALLENBECK: Roentgenologic findings in splenic portography. Amer. J. Roentgenol. **77**, 324 (1957).
BUCHBORN, E., K. N. R. KOCZOREK u. H. P. WOLFF: Aldosteronausscheidung und tubuläre Nierenfunktion. Klin. Wschr. **35**, 452 (1957).
BUDD, G.: Disease of the liver. Philadelphia: Leo and Blanchard 1846.
BÜCHERL, E.: Erweiterte Herzdiagnostik durch Druckmessungen im linken Vorhof. Thoraxchirurgie **4**, 1 (1956).
—, u. W. DÜBEN: Experimentelle Untersuchungen über $O_2$-Sättigung und Druck in der Vena portae nach Ligatur der Arteria hepatica. Langenbecks Arch. klin. Chir. **278**, 239 (1954).
— J. KONCZ u. R. BÜCHERL: Messung des Pfortaderdrucks mit Lebervenenkatheterisierung und intraoperativer Direktpunktion. Chirurg **29**, 241 (1958).
BÜHLMANN, A.: Direkte Blutdruckmessung beim Menschen. Berlin-Göttingen-Heidelberg: Springer 1958.
BÜNGELER, W.: In E. KAUFMANN, Lehrbuch der speziellen pathologischen Anatomie, 11. u. 12. Aufl., S. 783. Berlin: W. de Gruyter & Co. 1955.
BÜRGER, M.: Red. Zusatz. Dtsch. Z. Verdau.- u. Stoffwechselkr. **17**, 196 (1957).
BUNKER, J. P.: Choice of anesthesia for patients with liver disease. Amer. J. Gastroent. **29**, 604 (1958).
BURTON, A. C.: Laws of physics and flow in blood vessels. London: J. & A. Churchill 1952.
BUSCHER, G. DE: Les voies de dérivation portocaves intra-hépatiques. Acta gastro-ent. belg. **18**, 224 (1955).
BUTLER, H.: The veins of the esophagus. Thorax **6**, 276 (1951).
CACCIARI, C., E. PISI e G. CAVALLI: Splenoportografia e splenomanometria. Edizioni Rivista Medica, Bologna (1957).
CALABRESI, P., and W. H. ABELMANN: Porto-caval and porto-pulmonary anastomosis in Laennec's cirrhosis and in heart failure. J. clin. Invest. **36**, 1257 (1957).
CALAME, A.: Photographie laparoscopique. IV$^{e}$ Congr. Gastroentérol., p. 647. Paris: Masson & Cie. 1956.
— Die heutigen Möglichkeiten der Laparoskopie. Ciba Sympos. **4**, H. 2, 44 (1956).
CAMPBELL, G. S., and H. D. BICK: Bleeding esophageal varices with polycystic liver: report of 3 cases. New Engl. J. Med. **259**, 904 (1958).
CANTER, J. W., I. KREEL, W. S. ROSENTHAL and I. D. BARONOFSKY: The effect of local factors on the portal venous pattern. Surg. Gynec. Obstet. **109**, 729 (1959).
CAROLI, J.: Beziehung zwischen dem laparoskopischen Bild und dem Leberpunktat. Internat. Leberkonf. Perugia, 1957.
— La portographie rétrograde transcutanée et transhépatique. (Documents d'hépatologie clinique.) Sem. Hôp. Paris **33**, 1655 (1957).
—, et A. FOURÈS: La laparo-photographie en couleurs avec l'endographe de Fourès. Arch. Mal. Appar. dig. **46**, 168 (1957).
— A. PAROF et V. SCHWARZMANN: Rôle de l'hypertension portale dans la pathogénie des ascites cirrhotiques et sa démonstration par la radiomanométrie portale. Sem. Hôp. Paris **1951**, 1761.
—, et G. PÉQUIGNOT: Etat actuel du traitement des ascites cirrhotiques. Méd. et Hyg. (Genève) **14**, 117 (1956).
—, et P. RICORDAU: La laparoscopie dans le diagnostic des ictères par rétention. Rev. int. Hépat. **5**, 951 (1955).

CASSANO, C., F. TRONCHETTI et E. FIASCHI: L'hypertension portale dans ses rapports avec la maladie de Banti et les spléno-mégalies fibrocongestives chroniques. IV^e Congr. Gastro-entérol., p. 112. Paris: Masson & Cie. 1956.
CASSELMAN, W. G. B., and A. M. RAPPAPORT: „Guided" catheterization of hepatic veins and estimation of hepatic blood flow by the bromsulphalein method in normal dogs. J. Physiol. (Lond.) **124**, 173 (1954).
CATALIOTTI, F., e L. M. RAPISARDA: Ricerche sperimentali sulla possibilita di derivazione portale mediante splenoepatopessia. Minerva chir. (Torino) **12**, 1532 (1957).
CECCHI, G., e S. CHIANTESE: L'epatosplenografia per via arteriosa come indagine funzionale dopo legatura delle arteria epatica e splenica. (Ricerche sperimentali.) Arch. ital. Chir. **81**, 157 (1956).
CHALLENGER, F., and J. M. WALSCHE: Foetor hepaticus. Lancet **1955**, 1239.
CHALMERS, T. C., C. W. HUGHES and F. L. IBER: Nitrogen metabolism after portocaval shunts in patients with cirrhosis. A.M.A. Arch. intern. Med. **101**, 434 (1958).
CHENG, T. O., G. C. SUTTON and D. C. SUTTON: Cruveilhier-Baumgarten syndrome. (Review of literature and report of a case.) Amer. J. Med. **17**, 143 (1954).
CHIARI, H.: Über die selbständige Phlebitis oblit. der Hauptstämme der Venae hepaticae als Todesursache. Beitr. path. Anat. **26**, 1 (1899).
CHILD, CH. G., and A. J. DONOVAN: Surgical treatment of portal hypertension. Amer. J. dig. Dis. **3**, 114 (1959).
CHILD III, G. CH.: Eck's fistula. Surg. Gynec. Obstet. **96**, 375 (1953).
— The hepatic circulation and portal hypertension. Philadelphia: W. B. Saunders Company 1954.
— Present status of portal decompression for portal hypertension. Amer. J. Gastroent. **25**, 148 (1956).
— D. P. BARR, G. HOLSWADE and C. S. HARRISON: Liver regeneration following portocaval transposition in dogs. Ann. Surg. **138**, 600 (1953).
—, and A. J. DONOVAN: Current problems in management of patients with portal hypertension. J. Amer. med. Ass. **163**, 1219 (1957).
CLARKE, J. S., P. K. MCKISSOCK and K. CRUZE: Studies on the site of origin of the agent causing hypersecretion in dogs with portocaval shunt. Surgery **46**, 48 (1959).
— R. S. OZERAN, J. C. HART, C. KENNETH and V. CREVLING: Peptic ulcer following portocaval shunt. Ann. Surg. **148**, 55 (1958).
CLATWORTHY, H. W., TH. WALL and R. N. WATMAN: A new type of portal-to-systemic venous shunt for portal hypertension. Arch. Surg. (Chicago) **71**, 588 (1955).
CLATWORTHY jr., W., and TH. BOLES jr.: Extrahepatic portal bed block in children: pathogenesis and treatment. Ann. Surg. **150**, 371 (1959).
COHEN, S. I.: Amino acid mixtures in the treatment of experimental dietary cirrhosis in the rat. Arch. intern. Med. **101**, 291 (1958).
COHN, R., and F. W. BLAISDELL: The natural history of the patient with cirrhosis of the liver with esophageal varices following the first massive hemorrhage. Surg. Gynec. Obstet. **106**, 699 (1958).
—, and CH. HERROD: Some effects upon the liver of complete arterialization of its blood supply. Surgery **32**, 241 (1952).
—, and C. MATHEWSON jr.: Observations on patients during the surgical treatment of acute massive hemorrhage from esophageal varices secondary to cirrhosis of the liver. Surgery **41**, 94 (1957).
COLE, S. W., J. KROHMER, F. J. BONTE and W. SCHATTEN: An experimental study of intrahepatic distribution of portal blood. Surg. Gynec. Obstet. **102**, 543 (1956).
COMBRISSON, A.-G., J. DEBRAY et E. HOUSSET: Intérêt du dosage de certain facteurs de coagulation dans le liquide d'ascite mise en évidence d'un test caractérisant l'ascite d'origine cirrhotique. Presse méd. **65**, 1227 (1957).
CONN, H. O.: Hazards attending the use of esophageal tamponade. New Engl. J. Med. **259**, 701 (1958).
COOLEY, D. A., and M. E. DE BEKEY: Subtotal esophagectomy for bleeding esophageal varices. Arch. Surg. (Chicago) **68**, 854 (1954).
COSTA, J. C. DA: Physiopathologie des dérivations porto-caves. IV^e Congr. Gastroentérol., p. 283. Paris: Masson & Cie. 1956.
CREMER, J.: Grenzen und Möglichkeiten der Splenektomie bei der portalen Hypertension. Helv. med. Acta **21**, 520 (1954).
— Zur Klinik der Milzerkrankungen. Schweiz. med. Wschr. **1953**, 125.
CRILE, G.: Transesophageal ligation of bleeding esophageal varices. Preliminary report of 7 cases. Arch. Surg. (Chicago) **61**, 654 (1950).
DAVIS, R. E., G. A. HALLENBECK, F. R. LICHTENHELD and J. H. GRINDLAY: Percutaneous splenic portograms in dogs: technique and examples of usefulness. Surgery **38**, 708 (1955).

Davis jr., W. D., M. B. Hugh jr. and W. Schindel: The relation of intrasplenic pulp pressure to portal venous pressure and the use of splenic explant of the study of portal venous pressure. J. Lab. clin. Med. **44**, 786 (1954).
Dawson, A. M., J. de Groote, W. S. Rosenthal and S. Sherlock: Blood pyrovic acid (Brenztraubensäure) and alpha-ketoglutaric acid levels in liver diseases and hepatic coma. Lancet **1957 I**, 392.
Deloyers, L., F. Moyson et J. v. d. Stricht: Traitement des hémorrhagies de l'hypertension portale par déconnexion inter-azygo-portale et suppression de l'acidité gastrique, réalisée par gastrectomie inversée et splenectomie. Arch. Mal. Appar. dig. **47**, 801 (1958).
Demling, L.: Moderne Therapie der Leberkrankheiten. Dtsch. med. J. **8**, 393 (1957).
— Der portale Hochdruck. Materia Med. Nordmark **9**, H. 9, 3 (1957).
— Die Erkennung des port. Hochdrucks ohne chirurg. Eingriff. Med. Klin. **53**, 1933 (1958).
—, u. R. Gromotka: Über eine unblutige kalorimetrische Methode zur fortlaufenden Bestimmung der entero-portalen Durchblutung. Dtsch. med. Wschr. **82**, 1826 (1957).
— — Verhalten der Pfortaderdurchblutung unter dem Einfluß äußerlicher Wärme- und Kälteapplikationen. Klin. Wschr. **35**, 1206 (1957).
—, u. F. Martini: Über die unblutige Bestimmung des Portaldrucks. Dtsch. med. Wschr. **80**, 693 (1955).
— F. Wachsmann u. F. Wolf: Die Bestimmung des Kapillardrucks an der Rektumschleimhaut zur Beurteilung des Pfortaderdrucks. Dtsch. med. Wschr. **81**, 1153 (1956).
Denck, U., u. W. Lorbeck: Zur Behandlung der akuten schweren Oesophagusvarizenblutung. Wien. med. Wschr. **108**, 706 (1958).
Doehner, G. A., F. F. Ruzicka, G. Hoffman and L. M. Rousselot: The portal venous system: its roentgen anatomy. Radiology **64**, 675 (1955).
— — — — The portal venous system: on its pathological roentgen anatomy. Radiology **66**, 206 (1956).
Dogliotti, A. M.: La splénoportographie transpariétale. Méd. et Hyg. (Genève) **14**, 15 (1956).
—, and S. Abeatici: Transparietal splenoportal roentgenography and research on portal hypertension. Surgery **35**, 503 (1954).
— — et L. Campi: La radiologia portale. Congr. de la Soc. Europ. de Gastroentérol., p. 59. Paris: Masson & Cie. 1954.
Dogliotti, G. C.: Segni clinici e diagnosi dell'ipertensione portale da ostacolo intraepatica. IV$^{e}$ Congr. de Gastroentérol., p. 157. Paris: Masson & Cie. 1954.
Dortenmann, J., u. O. Müller: Die hepatozerebrale Intoxikation als Komplikation nach portocavaler Shuntoperation. Bruns' Beitr. klin. Chir. **198**, 206 (1959).
Dotter, A. T., M. A. Payne and W. O'Sullivan: Catheterization of the portal vein in man following portocaval anastomosis. Ann. Surg. **132**, 310—311 (1950).
Douglass, B. E., A. H. Baggenstoss and Ph. D. Hollinshead: Variations in the portal system of veins. Proc. Mayo Clin. **26** (1950).
—, and A. M. Shell: Portal cirrhosis: an analysis of 444 cases with notes on modern methods of treatment. Gastroenterology **15**, 407 (1950).
Dreyer, B.: Splenic and portal venography. Quart. J. exp. Physiol. **39**, 93 (1954).
Dye, W. S., R. D. Capps, A. L. Baker, W. J. Grove and O. C. Julian: Evaluation of venous shunt surgery in portal hypertension. Arch. Surg. (Chicago) **74**, 959 (1957).
Ebeling, W. C., J. P. Bunker, D. S. Ellis, A. B. French, R. R. Linton and Ch. M. Jones: Management of patients with portal hypertension undergoing venous shunt surgery. New Engl. J. Med. **254**, 141 (1956).
Eck, N. V.: Kvoprosu o penvyazke vorotnoi veni (on the ligation of the portal vein). Voyenno-Med. J. **130**, 1 (1877).
Edwards, A. E.: Functional anatomy of the porta-systemic communication. Arch. intern. Med. **88**, 137 (1951).
Edwards, E. A.: The anatomy of collateral circulation. Surg. Gynec. Obstet. **107**, 183 (1958).
Egeli, E. S., F. Reimann, I. Ulugay u. F. Berker: Zur Messung des Zirkulationsdruckes im Leberparenchym in Verbindung mit der Nadelbiopsie der Leber. Klin. Wschr. **33**, 1055 (1955).
Eisenmenger, W. J., and W. F. Nickel: Relationship of portal hypertension to ascites in Laennec cirrhosis. Amer. J. Med. **19**, 480 (1956).
Ekman, C.-A.: Portal hypertension. Acta chir. scand. **113**, 328 (1957).
—, and Ph. Sandblom: The surgical treatment of portal hypertension. Acta chir. scand. **108**, 241 (1954).
Elias, H., u. N. Popper: Histodynamik der Lebercirrhose. Acta hepat. (Hamburg) **4**, 189 (1956).
Ellis, D. S., R. R. Linton and C. M. Jones: Effect of venous-shunt surgery on liver function in patients with portal hypertension: A follow-up study of 125 patients. New Engl. J. Med. **254**, 931 (1956).

ENDERLEN, K., N. HOLTZ u. L. MAGNUS-ALSLEBEN: Die Pathologie und Therapie des Pfortaderverschlusses (experimentelle Untersuchungen über die Eck'sche Fistel). Z. ges. exp. Med. **3**, 223 (1914).

ENQUIST, J. F., and M. L. GLIEDMAN: The sources of upper gastro-intestinal bleeding in patients with cirrhosis. Surg. Gynec. Obstet. **106**, 153 (1958).

EPPINGER, H.: Die hepato-lienalen Erkrankungen. Berlin: Springer 1920.

EUFINGER, H.: Beitrag zur Behandlung der Oesophagusvarizenbildung im Kindesalter. Chirurg **28**, 470 (1957).

EVANS, J. A., and W. D. O'SULLIVAN: Percutaneous splenoportal venography. Amer. J. Roentgenol. **77**, 312 (1957).

—, and M. A. PAYNE: Studies on esophageal varices before and after portocaval shunts. Amer. J. Roentgenol. **79**, 760 (1958).

EVANS, K. T.: Oesophageal and gastric varices. Brit. J. Radiol. **32**, 233 (1959).

EWERBECK, H.: Die Milz als Organ des Pfortadersystems und ihr Versagen. Ergebn. inn. Med. Kinderheilk. **1**, 318 (1949).

— Die Behandlung der dynamischen Milzdekompensation (Pseudo-Banti, Hypersplenie). Dtsch. med. Wschr. **78**, 1340 (1953).

— Lebererkrankungen im Kindesalter. Ergebn. inn. Med. Kinderheilk. **6**, 507 (1955).

— Disk. 18. Tagg Bad Homburg 1955. Verh. Dtsch. Ges. Verdauungs- u. Stoffwechselkrkh., S. 159. Stuttgart: Georg Thieme 1956.

— Die portale Hypertension im Kindesalter. Dtsch. med. Wschr. **83**, 1623 (1958).

FACKERT, S.: Ein Beitrag zur Klinik der „haemodynamischen Milzdekompensation" (sog. Milzvenenthrombose, Banti-Syndrom). Bruns' Beitr. klin. Chir. **183**, 454 (1951).

FAHEY, J. L.: Toxicity and blood ammonia rise resulting from i.v. amino acid administration in man: the protective effect of L-Arginine. J. clin. Invest. **36**, 1647 (1957).

FALCK, I.: Klinische Studien zur Lebercirrhose. IX. Zeichen der portalen Hypertension. Z. ges. inn. Med. **14**, 880 (1959).

FALOMIR, J., M. CAMPUZANO and B. SEPULVEDA: Splenoportography for the diagnosis of portal hypertension. Arch. intern. Med. **98**, 39 (1956).

FALOON, W. W., J. H. AUCHINCLOSS, R. EICH and R. GILBERT: Ammonia metabolism in cirrhotic patients with porto-caval shunts. J. clin. Invest. **35**, 701 (1956).

— — — — Ammonia metabolism in patients with cirrhosis who had portocaval shunts. Amer. J. Med. **21**, 132 (1956).

FELDER, A., J. J. HAGLIN and T. O. MURPHY: A parenchymatous surgical approach to the problem of portal hypertension. Surgery **39**, 7 (1956).

FELIX, W., u. H. GROLL: Die Messung des Blutstroms mit Thermistoren. Z. Biol. **106**, 208 (1953).

FELKEL, O., u. W. FEISLEDERER: Klinik, Verlauf und therapeutische Beeinflußbarkeit der splenopathischen Panhaemocytopenie im Kindesalter. Klin. Wschr. **36**, 720 (1958).

FELL, E. H.: Disc. DYE u. SILEN. Arch. Surg. (Chicago) **74**, 971 (1957).

FIGLEY, M. M.: Splenoportography: Some advantages and disadvantages. Amer. J. Roentgenol. **80**, 313 (1958).

— W. J. FRY, J. E. ORBAUGH and H. M. POLLARD: Percutaneous splenoportography. Gastroenterology **28**, 153 (1955).

FISHER, B., C. RUSS, R. G. SELKER and E. J. FEDOR: Observations on liver blood flow. Its relationship to cardiac output in anesthetized and unanesthetized animals. Arch. Surg. (Chicago) **72**, 600 (1956).

FONTAINE R., CH. BOLLACK et E. WOLF: Rupture secondaire de la rate après splénoportographie. Presse méd. **1956**, 1198.

FRANCIOLI, P., P. MAGNENAT et M. MAMIE: Anastomoses porto-caves termino-latérales. Helv. chir. Acta **22**, 293 (1955).

FRANKE, E.: Experimentelle Untersuchungen über die Ablenkung des Pfortaderkreislaufs. Verh. dtsch. Ges. Chir. **40**, 267 (1911).

GALLUS, P.: Les conséquences circulatoires au cours du syndrome d'hypertension portale. IV^e Congr. de Gastroentérol., p. 239. Paris: Masson & Cie. 1954.

GELIN, G.: La rate et ses maladies. Paris: Masson & Cie. 1954.

— Syndrome de Banti et maladie de Banti. Acta haemat. (Basel) **15**, 81 (1956).

— Zur Frage des Morbus Banti. Acta hep.-splenolog. **6**, 5 (1959).

GEMSJÄGER, D.: Komplikationen nach Laparoskopie und Leberpunktion. Dtsch. Z. Verdau. u. Stoffwechselkr. **17**, 186 (1957).

GERARDI, R.: Modificazioni funzionali ed istologiche del fegato dopo legature dell'arteria epatica in animali intossicati con $C\,Cl_4$. Ann. ital. Chir. **25**, 621 (1955).

GERMER, W. D.: Milzexstirpation bei splenomegaler Lebercirrhose mit Zytopenie. Dtsch. med. Wschr. **81**, 1884 (1956).

GERSMEYER, E. F., K. H. GASTEYER u. G. GERSMEYER: Ergebnisse fortlaufender Druckmessungen in der Pfortader des wachen Hundes. Z. Kreisl.-Forsch. **46**, 459 (1957).

GERSMEYER, E. F., H. WEYLAND u. H. SPITZBARTH: Zur Messung der Blutstromgeschwindigkeit mit Thermistoren in großen Gefäßen des Menschen. Klin. Wschr. **36**, 872 (1958).
GIGES, BURTON, and P. E. TESCHAN: The portal circulation time in cirrhosis of the liver following portocaval anastomosis. J. Lab. clin. Med. **40**, 537 (1952).
GILBERT, A., et M. VILLARET: Recherches sur la circulation du lobule hépatique. Arch. Méd. exp. **21**, 373 (1909).
GILFILLAN, R. S.: Anatomic study of the portal vein and its main branches. Arch. Surg. (Chicago) **61**, 449 (1950).
GRABNER, G., u. A. NEUMAYR: Eine neue semiquantitative Methode zur fortlaufenden Bestimmung der Leberdurchblutung. Wien. Z. inn. Med. **37**, 445 (1956).
GRAF, K., K. GOLENHOFEN u. H. HENSEL: Fortlaufende Registrierung der Leberdurchblutung mit der Wärmeleitsonde. Pflügers Arch. ges. Physiol. **264**, 44 (1957).
GRAYSON, J.: The role of the portal vein in the integration of the splanchnic blood flow. IV[e] Congr. Gastroentérol., p. 1. Paris: Masson & Cie. 1954.
— The intrinsic factors in the regulation of liver blood flow. Gastroenterologia (Basel) **81**, 81 (1954).
— The physiology of the portal vein. IV[e] Congr. Gastroentérol., p. 23. Paris: Masson & Cie. 1956.
GREPPI, E.: Die hepato-lienalen Syndrome im Lichte neuerer Erkenntnisse, 35 Jahre nach Eppinger. Schweiz. med. Wschr. **86**, 1087 (1956).
GRINDLAY, J. H.: Disc. JORDAN. Arch. Surg. (Chicago) **72**, 879 (1956).
— Disc. SILEN. Arch. Surg. (Chicago) **74**, 972 (1957).
—, and J. L. BOLLMAN: Regeneration of the liver in the dog after partial hepatectomy. Role of the venous circulation. Surg. Gyn. Obstetr. **94**, 491 (1952).
— J. F. HERRICK and F. C. MANN: Measurement of blood flow of liver. Amer. J. Physiol. **132**, 489 (1941).
— F. C. MANN and J. L. BOLLMAN: Effect of occlusion of the arterial blood supply to the normal liver (an experimental study). Arch. Surg. (Chicago) **62**, 806 (1951).
GRÜNERT, R.-D., and M.-M. SANDPRADIT: Blutvolumenveränderungen nach Porta-Cava-Anastomose. Acta hep.-splenolog. **6**, 358 (1959).
GÜTGEMANN, A.: Über die echte Milzvenenstenose. Langenbecks Arch. klin. Chir. **288**, 117 (1958).
— G. HENNRICH u. W. NAGEL: Zur chirurgischen Behandlung des Pfortaderhochdruckes unter dem Gesichtspunkt der Varizenblutung. Dtsch. med. Wschr. **80**, 599 (1955).
— — u. H. W. SCHREIBER: Die chirurgische Behandlung des Pfortaderhochdrucks und ihre Spätergebnisse. Dtsch. med. Wschr. **84**, 1505 (1959).
GVOZDANOVIC, V.: Postop. venographic control following ligation of the inferior vena cava. Acta radiol. (Stockh.) **48**, 81 (1957).
—, u. E. HAUPTMANN: Die perkutane lieno-portale Venographie und ihre klinische Bedeutung. Verh. 60. Tagg Dtsch. Ges. Inn. Med., 1954, S. 644.
— — Further experiences with percutaneous lieno-portal venography. Acta radiol. (Stockh.) **43**, 177 (1955).
GYLLENSWARD, A., u. M. MICHAELSSON: Portal venous pressure in children. Scand. J. clin. Lab. Invest. **9**, 258 (1957).
HABERER, H.: Experimentelle Unterbindung der Leberarterie. Langenbecks Arch. klin. Chir. **78**, 557 (1906).
HABIF, D. V.: Treatment of esophageal varices by partial esophagogastrectomy and interposed jejunal segment. Surgery **46**, 212 (1959).
HAERTER, W., and E. D. PALMER: Portal hypertension with esophageal varices in acute infectious hepatitis. Amer. J. med. Sci. **237**, 596 (1959).
HALLENBECK, G. A.: Portocaval anastomosis: Rationale, indications and technique. Surg. Clin. N. Amer. **35**, 1099 (1955).
— M. S. COMESS, E. E. WOLLAEGER and E. G. GAGE: Bleeding varices due to cirrhosis. Survival after nonsurgical treatment, splenectomy with or without omentopexy and portocaval and splenorenal shunts. Arch. Surg. (Chicago) **78**, 774 (1959).
—, and E. SHOCKET: Treatment of bleeding esophageal varices after splenectomy. Arch. Surg. (Chicago) **71**, 581 (1955).
— — An evaluation of portocaval shunts for portal hypertension. Surg. Gynec. Obstet. **105**, 49 (1957).
HALLET, E. B., G. W. HOLTON, J. C. S. PATERSON and J. A. SCHILLING: Liver blood flow, hepatic glucose production and splanchnic oxygen consumption in normal dogs and following Eck fistula: liver blood flow before and after splenectomy. Surg. Gynec. Obstet. **95**, 401 (1952).
HAMILTON, J. E.: The management of bleeding esophageal varices associated with cirrhosis of the liver. Ann. Surg. **141**, 637 (1955).

HARPER, H. A., R. E. GARDNER, R. JOHANSEN, M. GALANTE and N. J. MCCORKLE: Amino-acid tolerance in experimental portocaval anastomosis. Surgery **29**, 210 (1951).
—, and J. Q. OWSLEY: Effect of arginine and glutamate on tolerance to i.v. administered ammonium chloride. Arch. Surg. (Chicago) **76**, 766 (1958).
HEGEMANN, G., u. R. ZENKER: Die portale Hypertension und ihre chirurgische Behandlung. Med. Klin. **51**, 493—630 (1956).
HELLEMS, F.: Zit. bei BÜCHERL, Chirurg **29**, 241 (1956).
HENNING, N.: Die Verdauungskrankheiten. Stuttgart: Georg Thieme 1951.
HENNRICH, G., u. H. BREUER: Blutammoniakbestimmung nach Eiweißbelastung bei portocavalen Anastomosen. Ärztl. Wschr. **12**, 905 (1957).
HENSCHEN, C.: Die Bedeutung der Leber in der Chirurgie. Langenbecks Arch. klin. Chir. **173**, 488 (1932).
— Über die Behandlung der Varixblutung des Oesophagus durch Ligatursperre der subdiaphragmalen Venenanastomosen. Langenbecks Arch. klin. Chir. **193**, 383 (1938).
HENSEL, H.: Die Messung der Muskeldurchblutung am Menschen. Klin. Wschr. **34**, 1223 (1956).
— Physiologische Grundlagen der Durchblutungsdiagnostik. Dtsch. med. J. **1958**, 247.
—, u. J. RUEF: Fortlaufende Registrierung der Muskeldurchblutung am Menschen mit einer Calorimetersonde. Pflügers Arch. ges. Physiol. **259**, 267 (1954).
HEPP, J., et M. MERCADIER: Etude expérimentale et humaine de la ligature du tronc porte. IV$^{e}$ Congr. Gastroentérol., p. 220. Paris: Masson & Cie. 1956.
HERLYN, K. E.: Chirurgische Behandlung der portalen Hypertension. Therapiewoche **5**, 326 (1955).
— Ref. van Swieten Ges., Wien 29. 9. 1957.
HERRICK, F. C.: An experimental study into cause of increased portal pressure in portal cirrhosis. J. exp. Med. **9**, 91 (1907).
HEUSSER, H.: Stauungszustände im Splanchnicusgebiet, viscerale Störungen und Thrombose. Gastroenterologia (Basel) **75**, 74 (1949).
HEYMANS, C., and E. NEIL: Reflexogenic areas of the cardiovascular system. London: Ch. C. Churchill 1958.
HIGGINS jr., W. H.: The esophageal varix. A report on 115 cases. Amer. J. med. Sci. **214**, 436 (1947).
HOFFMANN, TH.: Einige Gesichtspunkte zur Diagnose, Verlauf und chirurgische Therapie des portalen Hochdrucks. Dtsch. med. J. **8**, 183 (1957).
HOLLENBERG, H. G., and B. P. BRIGGS: Portal caval anastomosis in infants. Ann. Surg. **141**, 648 (1955).
HOLZNER, H., E. RISSEL u. K. SPRINGER: Zur Aetiologie und Todesursache der verschiedenen Formen der Lebercirrhose. Dtsch. med. Wschr. **81**, 264 (1956).
HORVATH, ST. M., E. A. FARRAND and R. LARSEN: Effect of hepatic arterial ligation on hepatic blood flow and related metabolic function. Arch. Surg. (Chicago) **74**, 565 (1957).
HSIA, D. Y.-Y., and S. S. GELLIS: Portal hypertension in infants and children. Amer. J. Dis. Child. **90**, 290 (1955).
HUNT, A. H.: An investigation of the pressures and speeds in the portal circulation. IV$^{e}$ Congr. Gastroentérol., p. 27. Paris: Masson & Cie. 1954.
— Surgical treatment of portal hypertension. Verh. Dtsch. Ges. Verdau.- u. Stoffwechselkr., XVIII. Tagg, Bad Homburg, 1955.
HWANG, P.: Fatal hemorrhage from duodenal varix. J. int. Coll. Surg. **31**, 414 (1959).
IBER, F. L., and TH. C. CHALMERS: Biochemical observations on the use of L-glutamic acid in the treatment of hepatic coma. J. clin. Invest. **36**, 706 (1957).
IBRAHIM, H.: The problem of portal hypertension associated with schistosomal cirrhosis of the liver. Bull. Soc. int. Chir. **17**, 240 (1958).
JAHNKE jr., E. J., E. D. PALMER, V. M. STOROW, C. V. HUGHES and S. F. SEELEY: An evaluation of the shunt operation for portal decompression. Surg. Gynec. Obstet. **97**, 471 (1953).
JACOBAEUS, M.: Zit. bei BEYREDER 1958.
JEFFERSON, N. C., M. I. HASSAN, H. L. POPPER and N. NECHELES: Formation of effective collateral circulation following excision of hepatic artery. Amer. J. Physiol. **184**, 589 (1956).
— M. M. PROFFITT and H. NECHELES: Collateral arterial circulation to the liver of the dog. Surgery **31**, 724 (1952).
JELLIFFE, D. B.: Veno-occlusive disease of liver and indian childhood cirrhosis. Arch. Dis. Childh. **32**, 369 (1957).
JERUSALEM, D.: Disk. FRANKE. Verh. dtsch. Ges. Chir. **40**, 271 (1911).
JIMENEZ-DIAZ, C.: Conclusions. IV$^{e}$ Congr. Gastroentérol., p. 192. Paris: Masson & Cie. 1956.

Jones, S. A., T. B. Reynolds, E. B. Schultz and B. Gregory: Arterialization of the human liver following portacaval anastomosis. West. J. Surg. **63**, 574 (1955).
Julian, O. C.: Choice of operation in portal hypertension with varices. Surg. Gynec. Obstet. **100**, 753 (1955).
—, and W. S. Dye: Venous shunts in portal hypertension. Arch. Surg. (Chicago) **63**, 373 (1951).
Kalk, H.: Die portale Hypertension, betrachtet unter dem Gesichtspunkt ihrer operativen Behandlung. Münch. med. Wschr. **95**, 89, 119, 141 (1953).
— Über den portalen Hochdruck und die Indikation zur chirurg. Behandlung. Therap. d. Gegenw. **94**, 121 (1955).
— Über den Hochdruck im Pfortadergebiet (portale Hypertension) und die Indikation zu seiner chirurg. Behandlung. Langenbecks Arch. klin. Chir. **282**, 693 (1955).
— Bemerkungen zur Diagnose und Therapie des intrahepat. Blocks. IV$^{e}$ Congr. Gastroentérol., p. 129. Paris: Masson & Cie. 1956.
— Bioptische Leberdiagnostik mit besonderer Berücksichtigung der Beziehung zwischen Struktur und Funktion. 4. Freiburger Symposion 1956.
— Cirrhose und Narbenleber. Stuttgart: Ferdinand Enke 1957.
— Über die portale Hypertension vom internen Standpunkt. Wien. Z. inn. Med. **39**, 1 (1958).
— Indikation und Ergebnisse der operativen Behandlung der portalen Hypertension in der Sicht des Internisten. Med. Klin. **53**, 245 (1958).
—, u. W. Brühl: Leitfaden der Laparoskopie und Gastroskopie. Stuttgart: Georg Thieme 1951.
Kelling, K.: Zit. bei Kalk 1951.
Kenner, Th.: Über die Ursache der Blutdrucksenkung nach Pfortaderligatur bei Ratten. Z. Kreisl.-Forsch. **48**, 204—214 (1959).
Kleinschmidt, K.: Zur Technik der Eckfistel. Zbl. Chir. **53**, 2459 (1926).
— Eckfistel beim Menschen. Zbl. Chir. **62**, 1302 (1935).
Köhn, K., u. M. Richter: Gefäßveränderungen im extrahepatischen Pfortaderstromgebiet bei Lebercirrhosen. Acta hep.-splenolog. **6**, 29 (1959).
Koncz, J.: Die operative Behandlung der portalen Hypertension. Therapiewoche 8, 67 (1957).
Kowalewski, K., A. W. Mooney and M. H. Friedman: Utilation of radioiodine in dogs with experimental portocaval anastomosis. Acta gastro-ent. belg. **19**, 160 (1955).
Krook, H.: Circulatory studies in liver cirrhosis. Acta med. scand. **156**, Suppl. (1956).
—, u. W. Overbeck: Die Beurteilung des Druckes im Portalkreislauf. Dtsch. med. Wschr. **80**, 437 (1955).
Kuhlgatz, G.: Blutdrucksenkung und künstlich kontrollierte Hypothermie als Notmaßnahme bei bedrohlichen Oesophagusvarizenblutungen. Chirurg **30**, 96 (1959).
Kuhn, H. A.: Die Pathogenese des Koma hepaticum. Dtsch. med. Wschr. **83**, 658 (1958).
Kulick, G., and L. M. Rousselot: Combined pressure control and signal apparatus for safer emergency management of bleeding esophagogastric varices. Gastroenterology **36**, 756 (1959).
Lan Hsi-Chinn: An evaluation of the shunt operation for portal hypertension. Chin. med. J. **76**, 315 (1958).
Large, A.: Disc. Dye u. Silen. Arch. Surg. (Chicago) **74**, 970 (1957).
—, and D. E. Preshaw: The Eck fistula: an experimental and clinical study. J. int. Chir. **10**, 139 (1950).
Large, A. M., and Ch. G. Johnston: The partial or complete portocaval shunt. Surg. Gynec Obstet. **109**, 107 (1959).
Lawrence jr., W., P. Vanamee, W. Papill and H. T. Randall: Effectiveness of treatment of severe ammonia toxicity. Surg. Gynec. Obstet. **109**, 139 (1959).
Laws, J. W.: Extrahepatic portal vein obstruction. Brit. J. Radiol. **32**, 774 (1959).
Lebon, G. (1953): Zit. bei Moyson u. van der Stricht 1957.
Leger, L.: Phlébographie portale par injection splénique intraparenchymateuse. Mém. Acad. Chir. **77**, 712 (1951).
— La mesure de la pression portale par ponction trans-splénique. Presse méd. **62**, 910 (1954).
— La splénoportographie. Paris: Masson & Cie. 1955.
— Introduction à l'étude des thromboses de la veine porte. J. int. Coll. Surg. **23**, 603 (1955).
— Hypertension et stase portales segmentaires. J. int. Coll. Surg. **23**, 640 (1955).
— La ligature de l'artère hépatique commune dans les cirrhoses. „Le foie et la veine porte", p. 266. Paris: Masson & Cie. 1955.
— L'exploration de la veine porte et des organes tributaires et satellites par la splénoportographie. „Le foie et la veine porte", p. 313. Paris: Masson & Cie. 1955.

LEGER, L., et P. GUYET: La stase lymphatique dans les cirrhoses du foie. Presse méd. **65**, 1930 (1957).
— PH. HENZÉ et P. GUYET: Réflexions sur une série de 60 splénectomies. J. Chir. (Paris) **76**,
— Interêt pratique de la spléno-portographie. Méd. et Hyg. (Genève) **14**, 205 (1956).
— L'inversion du courrant portal. Les fausses images d'obstacle à la circulation sur le tronc porte. Presse méd. **1956**, 1189.
— Intérêt pratique de la spléno-portographie. J. int. Coll. Surg. **26**, 755 (1956).
— Technique de l'anastomose porto-cave tronculaire et radiculaire spléno-rénale. J. Chir. (Paris) **75**, 129 (1958).
— Anastomose à la veine cave des deux bouts (sup. et inf.) du tronc porte sectionné. J. Chir. (Paris) **77**, 350 (1959).
— PH. DÉTRIE et P. GUYET: Hémorrhagies des varices oesophagiennes et gastriques. Arch. Mal. Appar. dig. **48**, 1304 (1959).
—, et G. DESIGNOLLE: Enseignements à tirer d'une série de 114 cas d'hémorrhagie digestive. (L'intérêt diagnost. de la splénoportographie.) Arch. Mal. Appar. dig. **46**, 765 (1957).
—, L. GALLY, J. OUDOT et J. AUVERT: La portographie (technique et indications). J. radiol. électrol. **32**, 633 (1951).
521 (1958).
— M. MONKTAR et P. GUYET: Aneurysme de l'artère splénique. Leur rôle possible dans la détermination d'un syndrome d'hypertension portale. J. Chir. (Paris) **77**, 153 (1958).
—, et P. MONTÈTE: Du caractère habituellement non-fonctionnel des varices oesophagiennes. Lyon chir. **55**, 515 (1959).
—, et CH. PROUX: Les enseignements de la spléno-portographie. Presse méd. **62**, 469 (1954).
—, et J.-R. SICOT: Spléno-portographie, splénomanométrie, cathétérisme veineux sus-hépatique. Confér. d'actual. pratiques. Paris: Masson & Cie. 1956.
LEMAIRE, A., et E. HOUSSET: La mesure de la pression portale par ponction du foie. Presse méd. **63**, 1063 (1955).
— — Considérations générales sur l'hypertension portale des cirrhoses. (Conférences d'actual. pratiques.) Paris: Masson & Cie. 1956.
— — P. CASASSUS et PH. SÉE: Etude oxymétrique du sang porte. Presse méd. **62**, 945 (1954).
LEROUX, G. F., et A. DE SCOVILLE: Contribution à la spléno-portographie transpariétale: étude de l'hépatogramme. Acta gastro-ent. belg. **19**, 697 (1956).
LICHTENHELD, F. R.: Eck-Fistel-Koma und hepatisches Koma. (Eine experimentelle Untersuchung.) Z. ges. exp. Med. **132**, 42 (1959).
— Der Eck-Fistel-Hund mit und ohne kollateralem Kreislauf der Vena portae. Z. ges. exp. Med. **130**, 604 (1959).
LIEBOWITZ, H. R.: Bleeding esophageal varices — portal hypertension. Springfield, Ill.: Ch. C. Thomas 1959.
— F. F. RUZICKA, L. M. ROUSSELOT and C. H. GRÉENE: Panel discussion on esophageal varices — portal hypertension. Amer. J. Gastroent. **27**, 325 (1957).
LINDENSCHMIDT, TH.-O.: Pathophysiologische Grundlagen der Chirurgie, S. 198. Stuttgart: Georg Thieme 1958.
LINDER, F.: Die intraoesophageale Umstechung blutender Oesophagusvarizen. Langenbecks Arch. klin. Chir. **280**, 66 (1955).
LINDNER, H.: Ist die perkutane Leberbiopsie der Laparoskopie mit Leberbiopsie vorzuziehen? Medizinische **19**, 779 (1958).
LINTON, R. R.: Surgical treatment of bleeding esophageal varices by portalsystemic venous shunt, with report of 34 cases. Ann. intern. Med. **31**, 794 (1949).
— The selection of patients for portocaval shunts. Ann. Surg. **134**, 433 (1951).
— The surgical treatment of bleeding esophageal varices secondary to cirrhosis of the liver and Banti's syndrome. Cincinn. J. Med. **34**, 197 (1953).
— Disc. Ann. Surg. **150**, 441 (1959).
— Disc. SCHWARTZ. Surgery **45**, 79 (1959).
—, and D. S. ELLIS: Emergency and definitive treatment of bleeding esophageal varices. J. Amer. med. Ass. **160**, 1017 (1956).
—, and I. B. HARDY jr.: Surgery of portal hypertension: portocaval shunts and a Two-Stage method in the poor risk patient. J. Mich. med. Soc. **48**, 1005 (1949).
— — and W. VOLWILER: Portocaval shunts in treatment of portal hypertension. Surg. Gynec. Obstet. **87**, 129 (1948).
—, and R. WARREN: The emergency treatment of massive bleeding from esophageal varices by transesophageal suture of these vessels at the time of acute hemorrhage. Surgery **33**, 243 (1953).
LONGMIRE jr., W. P.: Esophageal bleeding. Surg. Gynec. Obstet. **94**, 757 (1952).
— D. G. MULDER, P. S. MAHONEY and S. W. MELLINKOFF: Side-to side portocaval anastomosis for portal hypertension. Ann. Surg. **147**, 881 (1958).

LORÉ, J. M., J. L. MADDEN and F. P. GEROLD: Pre-existing portocaval shunts. Cancer (Philad.) **11**, 24 (1958).
LÜDIN, H.: Milzpunktion. Dtsch. med. Wschr. **83**, 713 (1958).
LUDINGTON, L. G.: A study of 158 cases of esophageal varices. Surg. Gynec. Obstet. **106**, 519 (1958).
MACBETH, R. R.: Treatment of esophageal varices in portal hypertension by means of sclerosing injections. Brit. med. J. **1955 I**, 877.
MACPHERSON, A. I. S.: Some problems involved in the treatment of portal hypertension. Edinb. med. J. **60**, 13 (1953).
— The late results of splenectomy: a review of 243 cases. J. roy. Coll. Surg. Edinb. **4**, 305 (1959).
— G. I. C. INGRAM and N. MACLEAN: Haemorrhagic thrombocythaemia associated with cavernous transformation of the portal vein and hepatomegaly. J. roy. Coll. Surg. Edinb. **2**, 191 (1957).
— J. A. OWEN and J. INNES: Surgical treatment of portal hypertension (results in 64 cases). Lancet **1956 I**, 353.
MADDEN, J. L.: End-to-side portocaval shunt. Arch. Surg. (Chicago) **74**, 978 (1957).
— J. M. LORÉ, F. P. GEROLD and J. M. RAVID: The pathogenesis of ascites and a consideration of its treatment. Surg. Gynec. Obstet. **99**, 385 (1954).
MAGNENAT, P.: Splénomegalie congestive aigue avec hypersplénisme au cours du traitement à la sonde de Sengstaken-Blakemore. Schweiz. med. Wschr. **21**, 564 (1959).
— La sonde de Sengstaken-Blakemore. Rev. int. Hépat. **9**, 541 (1959).
MALLET-GUY: Disc. Ann. Surg. **150**, 441 (1959).
—, et G. DEVIC: Sténoses et anastomoses expérimentales du système porte. IV[e] Congr. Gastroentérol., p. 41. Paris: Masson & Cie. 1956.
— — P. DESJACQUES et F. MAURAS: Etude expérimentale des ascites par sténose veineuse posthépatique. Lyon chir. **55**, 232 (1959).
— — R. FEIT, A. SOLER et P. BLONDET: Etude expérimentale des ascites par sténose veineuse posthépatique. (Ligature de la veine cave inf. thoracique. Ligature des veines sushépatiques.) Lyon chir. **47**, 807 (1952).
— — J. FEROLDI et P. DESJACQUES: Etude expérimentale des ascites (Sténoses veineuses posthépatiques et transposition du foie dans le thorax). Lyon chir. **49**, 153 (1954).
— — et M. GANGOLPHE: Etude expérimentale de l'interruption brusque du courant portal. Lyon chir. **45**, 929 (1950).
MANN, J. D., K. G. WAKIM and A. H. BAGGENSTOSS: The vasculature of the human liver: a study by the injectioncast method. Proc. Mayo Clin. **28**, 227 (1953).
MARION, P.: Traitement chir. de l'hypertension portale. Helv. med. Acta **21**, 375 (1954).
— Exploration radiologique et manométrique de l'hypertension portale. Gastroenterologia (Basel) **82**, 65 (1954).
— Physiopathologie des dérivations porto-caves. IV[e] Congr. Gastroentérol. Paris: Masson & Cie. 1954.
— J. L. DESGOUTTES et J. GOUNOT: L'oeso-gastrectomie polaire supérieur pour hémorrhagies par rupture de varices oesophagiennes. Sem. Hôp. Paris **1957**, 1497.
MARKOFF, N.: Signes, diagnostic et traitement de l'hypertension portale par obstacle extrahépatique. IV[e] Congr. Gastroentérol. Paris: Masson & Cie. 1954.
— Klinik des portalen Hochdrucks. Helv. med. Acta **21**, 348 (1954).
— Pfortaderhochdruck. Ciba Sympos. **3**, H. 3, 66 (1955).
— Die Behandlung der portalen Hypertension. Méd. et Hyg. (Genève) **14**, 203 (1956).
MARKOWITZ, J., W. LOTTE, J. ARCHIBALD and H. G. DOWNIE: Technique and effects of portocaval anastomosis (Eck fistula). Surg. Gynec. Obstet. **95**, 407 (1952).
— A. RAPPAPORT and A. C. SCOTT: The function of the hepatic artery in the dog. Amer. J. dig. Dis. **16**, 344 (1949).
MARTINI, G. A.: Das Leberkoma. Acta hepat. (Hamburg) **4**, 252 (1956).
MCDERMOTT jr., W. V.: The treatment of cirrhotic ascites by combined hepatic and portal decompression. New Engl. J. Med. **259**, 897 (1958).
—, and R. D. ADAMS: Episodic stupor associated with an Eck fistula in man, with particular reference to ammonia metabolism. J. clin. Invest. **33**, 1 (1954).
— J. WAREHAM and A. G. RIDDELL: Treatment of „hepatic coma" with -glutamic acid. New Engl. J. Med. **253**, 1093 (1955).
MCINDOE, A. H.: Vascular lesions of portal cirrhosis. Arch. Path. (Chicago) **5**, 23 (1928).
MÉNÉGAUX, J. C.: La place de la spléno-portographie dans le diagnostic des hémorrhagies digestives. J. Chir. (Paris) **73**, 391 (1957).
MEYER, W. H.: The reverse portacaval shunt. Surgery **45**, 531 (1959).
MIKKELSEN, W. P.: Upper gastric transection (Tanner operation). Surgery **48**, 501 (1959).
—, and A. C. PATTISON: Splenoportography in portal hypertension (Its value in selecting the op. procedure of choice). Calif. Med. **86**, 235 (1957).

MIKKELSEN, W. P. and A. C. PATTISON: Emergency portocaval shunt. Amer. J. Surg. **96**, 183 (1958).
MOESCHLIN, S.: Die Milzpunktion. Basel: Benno Schwabe & Co. 1947.
— Physiopathologie der Hypersplenie. Helv. med. Acta **23**, H. 3/4 (1956).
— Indikationen der Splenektomie. Bull. schweiz. Akad. med. Wiss. **12**, 226 (1956).
MOLNAR, W., F. A. RIEBEL and K. R. MCCORMACK: Splenic vein thrombosis. Radiology **70**, 684 (1958).
MORENO, A. H., D. CHIESA and J. AFFANI: Studies on the portal tension of human adults. Surg. Gynec. Obstet. **104**, 25 (1957).
— L. M. ROUSSELOT and W. F. PANKE: Studies on portal hypertension. II Correlation between severity of pathologic involvement of the portal system and variations in tension. Surg. Clin. N. Amer. **38**, 421 (1958).
MOYSON, F., et J. VAN DER STRICHT: La mesure transcutanée de la pression portale en urgence dans les hématémèses. Brux.-méd. **37**, 1517 (1957).
MYERS, J. D., and W. J. TAYLOR: Zit. bei TAYLOR and MYERS, Circulation **13**, 368 (1956).
NACHLAS, M. M.: The use of a triple-lumen single-balloon tube in the diagnosis and treatment of massive upper gastro-intestinal hemorrhage. Surgery **38**, 667 (1955).
— Treatment of bleeding esophageal varices by resection of the lower esophagus. Arch. Surg. (Chicago) **72**, 634 (1956).
— A critical evaluation of venous shunts for the treatment of cirrhotic patients with esophageal varices. Ann. Surg. **148**, 169 (1958).
— J. E. O'NEIL and A. J. A. CAMPBELL: The life history of patients with cirrhosis of the liver and bleeding esophageal varices. Ann. Surg. **141**, 10 (1955).
NAJARIAN, J. S., and H. A. HARPER: A clinical study of the effect of arginine on blood ammonia. Amer. J. Med. **21**, 832 (1956).
— — Etiologie and treatment of ammonia intoxication associated with disease of the liver. Surg. Gynec. Obstet. **106**, 577 (1958).
— — and H. J. CORKLE: The diagnosis and clinical management of hepatic coma in surgical patients. Amer. J. Surg. **96**, 172 (1958).
NARATH, A.: Über Entstehung der anaemischen Lebernekrose nach Unterbindung der A. hepatica und ihre Verhütung durch arterioportale Anastomose. Dtsch. Z. Chir. **135**, 305 (1916).
NEUMAYR, A.: Hepatoportale Kreislaufuntersuchungen beim Menschen. Wien. Z. inn. Med. **37**, H. 1/2 (1956).
NISSEN, K.: Laparoskopie. Schweiz. med. Wschr. **84**, 293 (1954).
NISSEN, R.: Operationen am Oesophagus. Stuttgart: Georg Thieme 1954.
— Blutende Oesophagusvarizen ohne portale Hypertonie. Schweiz. med. Wschr. **187** (1955).
O'CONN, H.: Hazards attending the use of esophageal tamponade. New Engl. J. Med. **259**, 701 (1958).
OLDERHAUSEN, K. v.: Diskussion. Verh. Dtsch. Ges. Verdau.- u. Stoffwechselkr., S. 157. Stuttgart: Georg Thieme 1956.
ORLOFF, M. J., G. W. PESKIN and N. L. ELLIS: A bacteriologic study of human portal blood: implications regarding hepatic ischema in man. Ann. Surg. **148**, 738 (1958).
O'SULLIVAN, W. D., and J. A. EVANS: Splenoportal venography. Surg. Gynec. Obstet. **101**, 235 (1955).
—, and M. A. PAYNE: The emergency porto-caval shunt. Surg. Gynec. Obstet. **102**, 668 (1956).
OWSLEY, J. Q., H. A. HARPER, J. M. GOIN, T. J. CRANE and M. J. MCCORKLE: Transposition of portal vein and inferior vena cava in dogs with experimental cirrhosis of the liver. Arch. Surg. (Chicago) **76**, 774 (1958).
PALMER, E. D.: Determination of venous pressure within esophageal varices. J. Amer. med. Ass. **147**, 570 (1951).
— On correlations between the level of the portal venous pressure and the size and extend of esophageal varices in portal cirrhosis. Amer. Surg. **138**, 741 (1953).
— Problems associated with the natural history of esophageal varices. Med. Ann. D. C. **23**, 303 (1954).
— On the natural history of esophageal varices wich are secondary to portal cirrhosis. Ann. intern. Med. **47**, 18 (1957).
— The fate of esophageal varices in cirrhosis following surgical portal decompression. Gastroenterology **39**, 861 (1957).
— Evaluation of clinical results of portal decompression in cirrhosis. J. Amer. med. Ass. **164**, 746 (1957).
— Esophageal varices associated with hiatus hernia on the absence of portal hypertension. Amer. J. med. Sci. **235**, 677 (1958).
—, and I. B. BRICK: Esophageal varices in noncirrhotic patients (esophagoscopie study). Amer. J. Med. **17**, 641 (1954).

Panke, W. F., A. H. Moreno and L. M. Rousselot: The place of surgery in cirrhosis of the liver. Surg. Clin. N. Amer. **38**, 1293 (1958).
— L. M. Rousselot and A. M. Moreno: Splenic pulp manometry as an emergency test in the differential diagnosis of acute upper gastrointestinal bleeding. Surg. Gynec. Obstet. **109**, 270 (1959).
Partington, Ph. F.: Experience with shunting procedures for portal hypertension. Surg. Gynec. Obstet. **107**, 37 (1958).
Patel, J.: Chirurgie de la rate. Paris: Masson & Cie. 1955.
— L. Leger et A. de Ferron: Problèmes thérapeutiques posés par la reprise des hémorrhagies digestives après splénectomies pour „syndrome de Banti". J. Chir. (Paris) **74**, 437 (1957).
Paterni, L.: Arterialisazione portale e legatura dell'art. epatica nella istogenesi e terapia della cirrosi epatica e de alter epatopatie. Policlinico **62**, 861 (1955).
Paton, A., T. B. Reynolds and S. Sherlock: Assessment of portal venous hypertension by catheterization of hepatic vein. Lancet **1953 II**, 918.
Patrassi, G.: Bantische Krankheit und Bantische Syndrome. Ergeb. inn. Med. Kinderheilk. **62**, 132 (1942).
— Splenomegalie primitive ed ipertensione portale splenogena. Minerva med. (Torino) **50**, 3109 (1959).
Patrassi, G., B. D'Agnolo, C. Dal Palu e A. Ruol: Il circolo epatoportale alla luce delle moderne tecniche. Acta med. patav. Suppl. **1** (1957).
— — L. Menozzi e M. Bottero: Fattori congeniti e fattori acquisiti nella patogenesi delle ostruzioni non neoplastiche del tronco splenoportale. Acta med. patav. **19**, 129 (1959).
Patton, T. B., C. G. Johnston, Ch. Lyons and P. Jordan jr.: Lateral portacaval anastomosis for portal hypertension. Amer. J. Gastroenterol. **32**, 291 (1959).
—, and Ch. Lyons: Long term results of the Phemister procedure for extrahepatic post-splenectomy portal hypertension. Bull. Soc. int. Chir. **17**, 260 (1958).
Pestalozzi, K.: Die prognostische und differentialdiagnostische Bedeutung des Vitamin-K-Tests. Schweiz. med. Wschr. **88**, 402 (1958).
Petzold, M., u. J. Bartels: Oesophagusvarizenblutung bei Anlage eines Pneumoperitoneums. Z. ges. inn. Med. **12**, 908 (1957).
Pezzuoli, G., L. Belli e A. Ambrosini: Sugli effetti della legatura dell'arteria epatica. I. Indagini sul comportamento del circolo portale. II. Variazioni del contenuto in $O_2$ nel sangue della vene sovraepatiche. Minerva chir. (Torino) **9**, 810 (1954).
Phemister, D. B., and E. M. Humphreys: Gastro-esophageal resection and total gastroectomy in treatment of bleeding varicose veins in Banti's syndrome. Ann. Surg. **126**, 397 (1947).
Pietri, N., et M. Guntz: Les varices oesophagiennes et le courant veineux oesophagien. Arch. Mal. Appar. dig. **48**, 1333 (1959).
Pillet, J.: Etude expérimentale sur l'artérialisation de la veine porte. J. Chir. (Paris) **75**, 267 (1958).
Porcher, P., J. Caroli, A. Parat, J. Chalut et J. Chenderovitch: La radiologie portale. IV[e] Congr. Gastroentérol., p. 83. Paris: Masson & Cie. 1956.
Posey jr., E. L., J. W. Long and S. L. Stephenson jr.: Acute thrombosis of the portal vein. Sth. med. J. (Bgham, Ala.) **50**, 8 (1957).
Preshaw, D. E., E. Large and A. F. Johnson: Effect of portocaval venous shunt on BSP-retention. Arch. Surg. (Chicago) **62**, 801 (1951).
Purcell, H. K., J. J. Connor, W. F. Alexander and N. M. Scuffy: Observations on the major radicles of the extrahepatic portal systems. Arch. Surg. (Chicago) **62**, 670 (1951).
Raffucci, F. L.: The effects of temporary occlusion cf the afferent hepatic circulation in dogs. Surgery **33**, 342 (1953).
Rapant, V.: Chirurgische Behandlung massiver Blutung aus oesophagealen Varizen. Thoraxchir. **4**, 414 (1957).
Rappaport, A. M., W. N. Lotto and W. M. Longheed: Experimental hepatic ischemia. Collateral circulation of the liver. Ann. Surg. **140**, 695 (1954).
Redeker, A. G., H. M. Geller and T. B. Reynolds: Hepatic wedge pressure, blood flow, vascular resistance and $O_2$ consumption in cirrhosis before and after end-to-side portacaval shunt. J. Clin. Invest. **37**, 606 (1958).
Reimann, F., F. Berker, M. Alkalin u. F. Serim: Ein Verfahren zur Ermittlung des Zirkulationsdrucks in der Leber in Verbindung mit der Punktionsbiopsie dieses Organs. New Istanbul Contr. clin. Sci. 189 (1955).
—, u. I. Ulagay: Druck- und Zirkulationsverhältnisse im spleno-portalen Kreislauf. C. R., II[e] Congr. Internat. d'Angéiologie 1955.
— — u. H. Alp: Versuch einer Aderlaßbehandlung des portalen Überdrucks durch perkutane Punktion der Milz (Haemopunctio lienalis). Münch. med. Wschr. **1959**, 70.
Rein, H., u. M. Schneider: Physiologie des Menschen, S. 97. Berlin-Göttingen-Heidelberg: Springer 1955.

REINBOLD, A.: Verwirrtheitszustände nach einer portocavalen Shuntop. Dtsch. med. Wschr. **81**, 1605 (1956).
REYNOLDS, J. T., and H. W. SOUTHWICK: Portal hypertension. (Use of venous grafts when side to side anastomosis is impossible.) Arch. Surg. (Chicago) **62**, 789 (1951).
REYNOLDS, T. B., D. C. BALFOUR jr., D. C. LEVINSON, W. P. MIKKELSEN and A. C. PATTISON: Comparision of wedged hepatic vein pressure with portal vein pressure in human subjects with cirrhosis. J. clin. Invest. **34**, 213 (1955).
— W. P. MIKKELSEN and A. G. REDEKER: Splenic hemorrhage following percutaneous splenoportography. J. Amer. med. Ass. **158**, 478 (1955).
— A. G. REDEKER and H. M. GELLER: Wedged hepatic venous pressure. A clinical evaluation. Amer. J. Med. **22**, 341 (1957).
RIECKER, G.: Über die Beziehung zwischen Druck und Stromstärke der portalen Lebergefäße. Pflügers Arch. ges. Physiol. **262**, 37 (1955).
RIENHOFF, W. F., and A. C. WOLDS: Ligation of hepatic and splenic arteries in treatment of cirrhosis with ascites. J. Amer. med. Ass. **152**, 687 (1953).
RIPSTEIN, C. B.: Experiences with portocaval anastomosis in the treatment of portal hypertension. Surgery **34**, 570 (1953).
RISSEL, E.: Über den Ammoniakgehalt des Blutes bei Leberkrankheiten. Wien. klin. Wschr. **69**, 172 (1957).
ROB, C. G., and K. OWEN: Ligation of both the coeliac axis and superior mesenteric artery with survival of the patient. Brit. J. Surg. **44**, 247 (1956).
ROBERT, F., u. TH. HOFFMANN: Zum Nachweis der Oesophagusvarizen und ihrer klin. Bedeutung beim portalen Hochdruck. Fortschr. Röntgenstr. **79**, 51 (1953).
ROSENBAUM, F. J.: Gefahren und Kontraindikationen der Laparoskopie. Dtsch. med. Wschr. **83**, 222 (1958).
ROSENSTEIN, P.: Über die Behandlung der Lebercirrhose durch Anlegen einer Eckschen Fistel. Langenbecks Arch. klin. Chir. **98**, 1082 (1912).
ROUSSELOT, L. M.: The role of congestion (portal hypertension) in so-called Banti's syndrome: clinical and pathol. study of 31 cases with late results following splenectomy. J. Amer. med. Ass. **107**, 1788 (1936).
— Combined splenectomy and portocaval shunts in portal hypertension. J. Amer. med. Ass. **140**, 282 (1949).
— Surgical therapy for gastro-intestinal hemorrhage in portal hypertension. Rev. Gastroenterol **18**, 575 (1951).
— Autogenous vein graft in spleno-renal anastomosis: description of technique and its clinical application in 7 patients. Surgery **31**, 403 (1952).
— The present status of surgery for portal hypertension. Amer. J. Med. **16**, 874 (1954).
— A. H. MORENO and W. F. PANKE: Studies on portal hypertension. IV. The clinical and physiopathologic significance of self-established (nonsurgical) portal systemic venous shunts. Ann. Surg. **150**, 384 (1959).
— F. F. RUZICKA and G. A. DOEHNER: Portal venography via the portal and percutaneous splenic route. Surgery **34**, 557 (1953).
— — — Portography in portal hypertension. Its application in diagnosis and surgical planning. Surg. Clin. N. Amer. **36**, 361 (1956).
ROVELSTAD, R. A.: Ascites. I. The value of examination of ascitic fluid and blood for lipids for proteins by electrophoresis. Gastroenterology **34**, 436 (1958).
ROY-CAMILLE, R.: Varices oesophagiennes et hypertension portale. J. Chir. (Paris) **75**, 236 (1959).
RUDDOCK, P.: Zit. bei BEYREDER.
RUGGIERI, E.: Vorläufige Ergebnisse der Pfortaderhochdruckbehandlung bei Lebercirrhose durch Unterbindung der A. hepatica. Langenbecks Arch. klin. Chir. **282**, 1003 (1955).
RUZICKA jr., F. F., E. G. BRADLEY and L. M. ROUSSELOT: The intrahepatic vasculogram and hepatogram in cirrhosis following percutaneous splenic injection. Radiology **71**, 175 (1958).
— G. A. DOEHNER and L. M. ROUSSELOT: Portal venography. (Anatomic and physiologic considerations in interpretation.) Amer. J. dig. Dis. **1**, 1 (1956).
RYDELL, R., and T. W. HOFFBAUER: Multiple pulmonary arterio-venous fistulas in juvenile cirrhosis. Amer. J. Med. **21**, 450 (1956).
SAEGESSER, M.: Der Pfortaderhochdruck. Schweiz. med. Wschr. **84**, 359 (1954).
— Die arterio-portale Anastomose bei Lebercirrhose. Langenbecks Arch. klin. Chir. **279**, 415 (1954).
— Die Behandlung des intrahepatischen Pfortaderblocks. IV[e] Congr. Gastroentérol., p. 177. Paris: Masson & Cie. 1954.
— Der Pfortaderhochdruck als haemodynamisches und chirurgisches Problem. Chirurgische Indikationen, S. 194. Stuttgart: Georg Thieme 1956.

Sandblom, Ch.: Die chirurgische Behandlung der Portalhypertension. Ärztl. Wschr. **11**, 297 (1956).
—, and C. A. Ekman: Treatment of portal hypertension in children. Arch. Dis. Childh. **32**, 61 (1957).
Sandblom, Ph.: Disk. Langenbecks Arch. klin. Chir. **282**, 749 (1955).
Santy, P., et P. Marion: Techniques des dérivations porto-caves. Sem. Hôp. Paris **29**, 345 (1953).
— — Signes, diagnostic, traitement de l'hypertension portale par obstacle chronique extrahépatique. IV$^{e}$ Congr. Gastroentérol., p. 97. Paris: Masson & Cie. 1954.
Sanz, C. J., and L. B. Suarez: Incidence of esophageal varices in cirrhosis of the liver. Amer. J. Gastroent. **29**, 156 (1958).
Schaffner, A.: Die Milzarterienligatur als palliative Behandlung der portalen Hypertension und ihre Folgen. Helv. chir. Acta **18**, 333 (1951).
— Die portale Hypertension. Chirurg **24**, 78 (1953).
Schiff, M.: Travaux du laboratoire de physiologie de Genève. Ligature de la veine porte. Rev. méd. Suisse rom. **1**, 38 (1881).
Schilling, J. A., F. W. McKee and W. Wilt: Experimental hepatic-portal arterio venous anastomoses. Surg. Gynec. Obstet. **90**, 473 (1950).
Schmidt, K. E. A.: Laparoskopische Tafeln. Verl. Dtsch. Hoffmann-La Roche Ag., 1950.
Schönbach, G., H. L'Allemand, I. C. Devens u. W. Thorban: Über den Wert der künstlichen Blutdrucksenkung bei akuten Oesophagusvarizenblutungen. Chirurg **29**, 204 (1958).
Schoenmackers, J., u. H. Vieten: Porto-cavale und porto-pulmonale Anastomosen im postmortalen Portogramm. Fortschr. Röntgenstr. **79**, 488 (1953).
— — Atlas postmortaler Angiogramme. Stuttgart: Georg Thieme 1954.
— — Leber- und Oesophagusgefäße bei Leberveränderungen mit portalem Hochdruck. Arch. Kreisl.-Forsch. **25**, 222 (1957).
Schorn, J., H.-St. Stender u. H. Vogt: Untersuchungen über die arterielle Strombahn der Leber. Langenbecks Arch. klin. Chir. **286**, 187 (1957).
Schreiber, H. W.: Über die Milzstenose. Zbl. Chir. **81**, 961 (1956).
Schuckmell, N., W. J. Grove and A. P. Remenchik: The diagnosis of operable portal obstructions. Amer. J. Dis. Child. **90**, 692 (1955).
Schwartz, S. I., H. W. Bales, G. L. Emerson and E. B. Mahoney: The use of i.v. pituitrin in treatment of bleeding esophageal varices. Surgery **45**, 72 (1959).
Schwiegk, H.: Untersuchungen über die Leberdurchblutung und den Pfortaderkreislauf. Naunyn-Schmiedeberg's Arch. exp. Path. Pharmak. **168**, 693 (1932).
— Physiologie und funktionelle Pathologie der Leberdurchblutung. IV$^{e}$ Congr. Gastroentérol., p. 27. Paris: Masson & Cie. 1956.
— Normale und pathologische Physiologie des Pfortaderkreislaufs. Verh. der Dtsch. Ges. für Verdau.- u. Stoffwechselkr., 18. Tagg, Bad Homburg, S. 114, 1955.
Scott jr., H. W.: Disc. Ann. Surg. **150**, 440 (1959).
Scoville, A. de, et G. Leroux: Réflexions sur la portographie par voie splénique transpariétale. Acta chir. belg. **2**, 193 (1952).
— Portographie par voie splénique transpariétale. Son intérêt dans l'hypertension portale et l'hépatographie. Rev. méd. Liège **7**, 318 (1952).
— La circulation spléno-portale du chien. Arch. int. Physiol. **62**, 197 (1954).
— Hypertension portale segmentaire et lésions de l'étage abdominal sous-diaphragmatique. 59$^{e}$ Congr. Franc. Chir. 1957.
—, et G. Leroux: Déformations et thromboses de la veine splénique. Acta gastro-ent. belg. **10**, 629 (1956).
Sedgwick, C. E.: Bleeding esophageal varices. Amer. J. Surg. **93**, 313 (1957).
—, and M. A. Hume: Analysis of 42 procedures of portal hypertension. Arch. Surg. **78**, 359 (1959).
—, and Ch. M. Parrish: Portal hypertension. Surg. Clin. N. Amer. **35**, 667 (1955).
Seldinger, S. I.: A simple method of catheterization of the spleen and liver. Acta radiol. (Stockh.) **48**, 93 (1957).
Selkurt, E. E., and P. C. Johnson: Effect of acute elevation of portal venous pressure on mesenteric blood volume, interstitial fluid volume and hemodynamics. Circulat. Res. **6**, 592 (1958).
Semin, R. N.: Eine kritische Betrachtung zur Technik der Splenoportographie mit intrasplen. Druckmessung. Medizinische **13**, 523 (1958).
Sengstaken, R. W., and A. H. Blakemore: Balloon tamponage for the control of hemorrhage from esophageal varices. Ann. Surg. **131**, 781 (1950).
Senn, A., u. A. H. Blakemore: Neun Jahre Oesophagusvarizenbehandlung durch portale Dekompression. Erfahrungen und Ergebnisse. Chirurg **26**, 217 (1955).

SHEPS, S. G., J. A. SPITTEL, J. F. FAIRBAIRN and J. E. EDWARDS: Aneurysms of the splenic artery with special reference to bland aneurysms. Proc. Mayo Clin. **33**, 381 (1958).

SHERLOCK, S.: The portal circulation in cirrhosis. Gastroenterologia (Basel) **81**, 84 (1954).

— The intrasplenic pressure as an index of the portal venous pressure. IV$^e$ Congr. Gastroentérol., p. 63. Paris: Masson & Cie 1956.

— Liver failure. Brit. med. Bull. **13**, 136 (1957).

— W. H. J. SUMMERSKILL and A. M. DAWSON: The treatment and prognosis of hepatic coma. Lancet **1956 II**, 689.

— — L. O. WHITE and E. A. PHEAR: Portal systemic encephalopathy. Lancet **1954 II, 453.**

SILEN, W., and B. EISEMAN: The nature and cause of gastric hypersecretion following portacaval shunts. Surgery **46**, 38 (1959).

— D. L. MAWDSLEY, W. L. WEIRICH and H. A. HARPER: Studies of hepatic function in dogs with Eck fistula or portocaval transposition. Arch. Surg. (Chicago) **74**, 964 (1957).

SOMERS, K.: Cavernous transformation of the portal vein following umbilical sepsis. Brit. med. J. **1957**, No 5040, 335.

SOTGIU, G.: Le forme microspleniche dell'ostruzione spleno-portale. Minerva med. (Torino) **49**, 3241 (1958).

—, u. C. CACCIARI: Splenoportographie und Splenomanometrie. Verh. 60. Tagg Dtsch. Ges. Inn. Med. München, S. 649, 1954.

— — u. F. PISI: Diagnostischer Wert und klinische Anwendung der Splenoportographie. Acta hep.-splenolog. **6**, 103 (1959).

SOULIÉ, P., L. LÉGER et J.-R. SICOT: Mesure de la pression portale par cathétérisme des veines sushépatiques. Confrontation avec la splénomanométrie et -portographie. Presse méd. **64**, 319 (1956).

SOUZA PEREIRA, A. DE: Thrombose aigue de la veine porte et de ses branches. IV$^e$ Congr. Gastroentérol. Paris: Masson & Cie. 1954.

— Recherches sur l'artérialisation de la veine porte. Soc. europ. de chir. cardio-vascu. 1955.

— Recherches sur l'artérialisation du système portal. Minerva cardioangiol. europ. (Torino) **4**, 765 (1956).

STEINBERG, U.: Komplikationen bei der Laparoskopie. I. Beobachtungen bei Anlegen des Pneumoperitoneums. Z. ges. inn. Med. **11**, 557 (1956).

STREICHER, H.-J.: Indikationen und Ergebnisse der Milzexstirpation bei Splenomegalien. Langenbecks Arch. klin. Chir. **283**, 671 (1957).

SUMMERSKILL, W. H. J.: Hepatic coma in liver failure and gastro-intestinal hemorrhage treated with neomycin. Brit. med. J. **1958**, 1322.

— ST. J. WOLFE and CH. S. DAVIDSON: Ammonia intoxication and hepatic coma. Arch. intern. Med. **97**, 661 (1956).

— — — The management of hepatic coma in relation to protein withdrawal and certain specific measures. Amer. J. Med. **23**, 59 (1957).

— — — The metabolism of ammonia and alpha-ketoacids in liver disease and hepatic coma. J. clin. Invest. **36**, 361 (1957).

TALMA, S.: Chirurgische Öffnung neuer Seitenbahnen für das Blut der Vena porta. Berl. klin. Wschr. **35**, 833 (1898).

TANNER, N. C.: Discussion on gastroduod. hemorrhage as a surgical emergency. Proc. roy. Soc. Med. **43**, 147 (1950).

TANSINI, I.: Ableitung des portalen Blutes durch die direkte Verbindung der V. portae mit der V. cava. Neues Operations-Verfahren. Zbl. Chir. **29**, 937 (1902).

TAYLOR, W. J., and J. D. MYERS: Occlusive hepatic venous catheterization in the study of the normal liver, cirrhosis of the liver and noncirrhotic portal hypertension. Circulation **13**, 368 (1956).

THRON, H. L.: Die Physiologie des Niederdrucksystems im Kreislauf. Dtsch. med. Wschr. **83**, 1135 (1958).

TISDALE, W. A., G. KLATSKIN and W. W. L. GLERM: Portal hypertension and bleeding esophageal varices. New Engl. J. Med. **261**, 209 (1959).

TURNER, M. D., SH. SHERLOCK and R. E. STEINER: Splenic venography and intrasplenic pressures measurements in the clinical investigation of the portal venous system. Amer. J. Med. **23**, 846 (1957).

UNGEHEUER, E.: Die Bedeutung der Portographie bei der Behandlung des Pfortaderhochdrucks. Verh. dtsch. Ges. inn. Med. **123**, 662 (1954).

— Portale Hypertension und ihre Komplikationen. Tierexperimenteller Beitrag zur Therapie. Ergebn. Chir. Orthop. **39**, 1 (1955).

— Erfahrungen bei der chirurgischen Behandlung des Pfortaderhochdrucks. Langenbecks Arch. klin. Chir. **282**, 738 (1955).

— Operationsindikation bei den Komplikationen des Pfortaderhochdrucks. Zbl. Chir. **80**, 225 (1955).

Ungeheuer, E.: Pfortaderhochdruck: Diagnostik, Therapie und Prognose. Medizinische **13**, 444 (1956).
— Zur Therapie der Oesophagusvarizenblutung im Kindesalter. Langenbecks Arch. klin. Chir. **292**, 461 (1959).
—, u. K. H. Gasteyer: Lebensbedrohliche Oesophagusvarizenblutungen im Kindesalter und deren Behandlung. Münch. med. Wschr. **101**, 1900 (1959).
Valdoni, P.: Die portale Hypertension. Chirurgische Behandlung. Vortrag anl. ital. Woche, Universität München 2. 7. 1959.
Valdoni, P.: Meine Erfahrungen in der Behandlung des portalen Überdrucks. Helv. chir. Acta **21**, 442 (1954).
Vannotti, A.: A propos de l'anastomose portocave chez le cirrhotique. Helv. med. Acta **25**, 298 (1958).
Varay, A.: Biochemie de l'hypertension portale. Presse méd. **82**, 1834 (1958).
Volwiler, W., J. H. Grindlay and J. L. Bollman: The relation of portal vein pressure to the formation of ascites — an experimental study. Gastroenterology **14**, 40 (1950).
— — — A comparison of two types of experimental ascites. Proc. Mayo Clin. **25**, 31 (1950).
Vossschulte, K.: Über die Pathologie des Pfortaderüberdruckes und seine chirurgische Behandlung. Dtsch. med. Wschr. **79**, 604, 712 (1954).
— Über die Bedeutung der Oesophagusvarizen für die Therapie der portalen Hypertension. Helv. med. Acta **21**, 525 (1954).
— Die chirurgische Behandlung des portalen Hochdrucks. Ther. d. Gegenw. **94**, 127 (1955).
— Dissektionsligatur des Oesophagus bei Varizen der Speiseröhre infolge Pfortaderhypertonie. Chirurg **28**, 186 (1957).
— Place de la section par ligature de l'oesophage dans le traitement de l'hypertension portale. Lyon chir. **53**, 519 (1957).
— Erfahrungen mit der Dissektionsligatur des Oesophagus bei Pfortaderhypertonie. In: Leistungen und Ergebnisse der neuzeitlichen Chirurgie, S. 230. Stuttgart: Georg Thieme 1958.
Wagenknecht, Th. W., J. F. Noble and I. D. Baronofsky: Nature of bleeding in esophageal varices. Surgery **33**, 869 (1953).
Wakim, K. G., and F. C. Mann: The blood supply of the normal liver. Proc. Mayo Clin. **28**, 218 (1953).
Waldhausen, J. A., C. R. Lombardo, J. A. McFarland, W. P. Cornell and A. G. Morrow: Studies of hepatic blood flow and $O_2$ consumption during total cardiopulmonary bypass. Surgery **46**, 1118 (1959).
Walker, R. M.: Portocaval anastomosis. Lancet **1957 I**, 57.
— The pathology and management of portal hypertension. London: E. Arnold 1959.
Wallgren, A.: Acta paediat. microbiol. scand. **6**, Suppl. (1927).
Wanke, R.: Chirurgie der großen Körpervenen. Langenbecks Arch. klin. Chir. **282**, 703 (1955).
— Chirurgie der großen Körpervenen. Stuttgart: Georg Thieme 1956.
—, u. H. Eufinger: Die Chirurgie der portalen Hypertension. Dtsch. med. Wschr. **80**, 469 (1955).
— — Beitrag zur Frage der Beeinflussung der Lebercirrhose durch Verminderung der arteriellen Blutzufuhr zur Leber. Med. Klin. **52**, 640 (1957).
Wannagat, L.: Portalkreislaufstörungen im Farbphoto. IV[e] Congr. Gastroentérol. Paris: Masson & Cie. 1954.
— Das laparoskopische Splenoportogramm bei der hepatitischen Zirrhose. Acta hepat. (Hamburg) **3**, 204 (1955).
— Die laparoskopische Splenoportographie. Klin. Wschr. **33**, 750 (1955).
— Bedeutet die laparoskopische Splenoportographie einen Fortschritt auf dem Gebiete der medizinischen Röntgendiagnostik? Fortschr. Röntgenstr. **84**, 509 (1956).
— Das laparoskopische Splenoportogramm bei der hepatitischen Cirrhose. Schweiz. med. Wschr. **21**, 635 (1956).
— Störungen des Pfortaderkreislaufs im Splenoportogramm. 4. Freiburger Symposium 1956.
Wantz, G. E., and M. A. Payne: The emergency portacaval shunt. Surg. Gynec. Obstet. **109**, 549 (1959).
Ward-McQuaid, J. N.: Splenic arterial aneurysm. Brit. med. J. **1958**, 1448.
Warren, W. D., and H. W. Muller: A clarification of some hemodynamic changes in cirrhosis and their surgical significance. Ann. Surg. **150**, 413 (1959).
Webster, L. T., and Ch. S. Davidson: The effect of cortisone and hydrocortisone on hepatic coma. Gastroenterology **33**, 225 (1957).
Weese, M. S. de, M. M. Figley, W. J. Fry, R. Rapp and H. L. Smith: Clinical appraisal of percutaneous splenoportography. Arch. Surg. **75**, 423 (1957).
Welch, C. E.: The treatment of upper gastrointest. hemorrhage. Amer. Surg. **23**, 900 (1957).

WELCH, C. E., A. W. ALLEN and G. A. DONALDSON: Surgical management of massive acute upper gastrointestinal hemorrhage. New Engl. J. Med. **252**, 921 (1955).
— J. E. KILEY, TH. S. REEVE, E. F. GODDRICH and F. H. WELCH: Treatment of bleeding from portal hypertension in patients with cirrhosis of the liver. New Engl. J. Med. **254**, 493 (1956).
WELCH, C. ST., H. F. WELCH and J. H. CARTER: The treatment of ascites by side to side portavacal shunt. Ann. Surg. **150**, 428 (1959).
WEZLER, K., u. A. BÖGER: Die Dynamik des arteriellen Systems. Der arterielle Blutdruck und seine Komponenten. Ergebn. Physiol. **41**, 292 (1939).
—, u. W. SINN: Das Strömungsgesetz des Blutkreislaufs. Aulendorf i. Württ.: Editio Cantor 1953.
WHIPPLE, A. O.: The problem of portal hypertension in relation to the hepatosplenopathies. Ann. Surg. **122**, 449 (1945).
WHITE, L. P., E. A. PHEAR, W. H. J. SUMMERSKILL and SH. SHERLOCK: Ammonium tolerance in liver disease: observations based on catheterization of the hepatic veins. J. clin. Invest. **34**, 158 (1955).
WITTE, P. DE, et R. DETIEGE: Retentissement cardio-circulatoire de l'hypertension portale. Acta gastro-ent. belg. **18**, 371 (1955).
WOLFE, S. J., B. B. FAST, J. M. STORMONT and CH. S. DAVIDSON: Treatment of hepatic coma: Use of certain Krebs urea cycle intermediates (L-Arginine, DL-Ornithine). J. Lab. clin. Med. **51**, 672 (1958).
WOLFF, H. P., K. R. KOCZOREK u. E. BUCHBORN: Aldosteron und Adiuretin bei Leberkranken. 4. Freiburger Symposium 1956.
— — — Aldosteron und Adiuretin bei Leberkrankheiten. Acta endocr. (Kbh.) **27**, 45 (1958).
YOUNG, PH. C., CH. R. BURNSIDE, H. C. KNOWLES jr. and L. SCHIFF: The effects of intragastric administration of whole blood on the concentration of blood ammonia in patients with liver disease. J. Lab. clin. Med. **50**, 11 (1957).
ZEID, S. S., PH. C. YOUNG and J. T. REEVES: Rupture of the esophagus after introduction of the Sengstaken-Blakemore tubus. Gastroenterology **36**, 128 (1959).
ZEILICOFF, R., G. BUZZI e A. BERTOLOTTO: Esplenoportografica. Pren. méd. argent. **44**, 1051 (1957).
ZENKER, R.: Die massive Oesophagusblutung. Dtsch. med. Wschr. **82**, 533 (1957).
—, u. R. BERCHTOLD: Chirurgie des portalen Gefäßsystems. Dtsch. med. J. **9**, 281 (1958).
— G. HEGEMANN u. H. J. PEIPER: Zur Zweckmäßigkeit und Durchgängigkeit portocavaler Anastomosen. Schweiz. med. Wschr. **86**, 1302 (1956).
ZIEVE, L.: The apparent meaning of liver function tests. Symposion on liverfunction, p. 644, 1958.
ZÖLLNER, N., u. P. BIRK: Die Bestimmung des Blutammoniaks und ihre Ergebnisse bei Leberkrankheiten. Klin. Wschr. **36**, 570 (1958).
ZOPFF, G.: Pfortader-Leberkreislauf, Stoffwechsel und Kollaps. Langenbecks Arch. klin. Chir. **197**, 319 (1939).

## Einleitung

Der Symptomenkomplex der portalen Hypertension ist seit Ende des letzten Jahrhunderts bekannt. Die erste Ecksche Fistel am Menschen wurde schon 1903 ausgeführt. Die chirurgische Behandlung des Pfortaderhochdrucks hat sich jedoch erst in den letzten 10 Jahren zunehmend durchgesetzt, dank den Fortschritten der Diagnostik über die Natur und Lokalisation des Pfortaderhindernisses, dank den Erkenntnissen über die Lebertherapie und dank den Fortschritten der Anaesthesie und der operativen Technik.

Wenn auch beim Pfortaderhindernis die Natur selbst die Tendenz hat, das Pfortaderblut über spontane portocavale Anastomosen abzuleiten, und wenn auch die künstlichen portocavalen Anastomosen diese natürliche Tendenz wirkungsvoll unterstützen, so ist doch die Ausschaltung der Leber aus dem Pfortaderkreislauf nicht ohne Folgen. In diesem Zusammenhang ist die Frage von Bedeutung, ob die portocavale Seit-zu-Seit-Anastomose noch eine hepatopetale Pfortaderströmung ermöglicht oder ob sie eine funktionelle End-zu-Seit-Anastomose ist. Dieser Frage sind wir tierexperimentell nachgegangen.

Unser weiteres Ziel war, zu zeigen, daß das Verständnis der charakteristischen Symptome und die röntgenologische Funktions- und Lokalisationsdiagnostik, die Splenoportographie, für die Indikationen zur chirurgischen Behandlung des Pfortaderhochdrucks von großer Bedeutung sind.

Zum Schluß beurteilen wir die heute geübten chirurgischen Verfahren, die Ergebnisse und die sich daraus abzeichnenden Indikationsstellungen.

# I. Tierexperimenteller Beitrag über Druck- und Stromverhältnisse in der Pfortader bei portocavalen Anastomosen

## A. Einführung und Problemstellung

Die Ergebnisse tierexperimenteller Behinderung des Pfortaderabflusses wurden seit jeher mit den Erscheinungen der Pfortaderstenose oder des Pfortaderverschlusses beim Menschen verglichen. Claude Bernhard stellte vor 100 Jahren experimentell fest, daß nach der Unterbindung der Pfortader die Tiere zugrunde gingen. Die Kontroverse, ob der Tod nach Pfortaderunterbindung durch Verbluten in die Gefäße der Baucheingeweide oder durch Störung der Leberfunktion, vom Genfer Physiologen Schiff (1881) als „narcotisation par l'interruption de la circulation veineuse hépatique" bezeichnet, zustande komme, regte auch Nikolai Wladimirowitsch Eck zu seinen Arbeiten über die nach ihm benannte portocavale Fistel an.

Jede Strombehinderung in der Pfortader wirkt sich einerseits auf das Abfluß-, andererseits auf das Zuflußgebiet aus. Charakteristisch ist dabei, daß die Folgeerscheinungen im Abflußbereich, also in der Leber, sehr protrahiert oder kaum zu fassen sind, währenddem die Erscheinungen im Zuflußgebiet je nach Grad der Stenosierung akut oder gar stürmisch sein können.

*Wirkung der Pfortaderstenose auf die Leber:*

Aus vielen früheren Versuchen (zitiert bei Enderlen 1914) geht hervor, daß die Leber bei Verschluß der Pfortader atrophiert.

Über die Verteilung der Blutzufuhr auf die Arteria hepatica und Vena portae haben 1940 Grindlay, Herrick und Mann Versuche am Hund ausgeführt. Mit Hilfe der Thermostromuhr stellten sie folgende Durchströmungswerte (cm$^3$/min) fest:

| | Arteria hepatica | Vena portae |
|---|---|---|
| Hund in Narkose. . . . . | 44—163 | 145—505 |
| Hund ohne Narkose . . . | 33—65 | 106—474 |

Stewart (1958) ermittelte bei Verwendung eines elektromagnetischen Flow-Meters beim Hund einen Pfortaderdurchfluß von 13—31 (Mittelwert 24,6) cm$^3$ je min/kg Körpergewicht.

Bollmann u. Mitarb. (1953) fanden beim lebenden Hund mit totalem Verschluß der Pfortader eine Verminderung der mit der Bromsulfaleinmethode geschätzten Leberdurchblutung um die Hälfte. Den gleichen Effekt auf die Leber haben auch Eingriffe, welche das Pfortaderblut von der Leber ableiten, wie z.B. die Ecksche Fistel, eine Seit-zu-Seit-Anastomose zwischen Pfortader und unterer Hohlvene mit Ligatur der Pfortader leberwärts. So stellten Hallett u. Mitarb. (1952) und Bradley u. Mitarb. (1953) mit Hilfe der Bromsulfalein-

Clearance-Methode eine Verringerung der Leberdurchblutung von 50% nach einer Eckschen Fistel fest.

Führt man eine sogenannte „umgekehrte Ecksche Fistel" aus, bei der nicht die Pfortader leberwärts, sondern die Cava herzwärts ligiert wird, so daß das gesamte Cavablut in die Leber strömt, wird weder der Allgemeinzustand noch die Leberfunktion beim normalen Hund beeinträchtigt (Mann 1922, 1926, 1927 und 1931). Dies haben Grindlay und Bollman 1952 mit Hilfe der Leberregeneration verifiziert. An partiell hepatektomierten Hunden wurden Ecksche Fisteln, umgekehrte Ecksche Fisteln, Stenosen der Vena portae allein und mit gleichzeitiger Stenosierung der Vena cava angelegt. Nach Stenosierung der Vena cava oder nach typischer Eckscher Fistel war die Regeneration sehr gering. Nach umgekehrter Eckscher Fistel oder bei Stenosierung der Vena portae + Vena cava inferior war die Regeneration sehr gut.

Silen u. Mitarb. (1957) wiesen an normalen Hunden die Bedeutung eines genügenden Blutstroms zur Leber nach, indem sie Tiere mit Eckscher Fistel, mit totaler Ableitung des Portalblutes, mit Tieren verglichen, denen sie die distale Cava inferior mit der efferenten Pfortader leberwärts und die afferente Pfortader mit der Cava herzwärts verbunden hatten (portocavale Transposition). Diese Transpositionshunde zeigten gegenüber den normalen Hunden keine Unterschiede in Leberfunktion und Durchblutung (mit Bromsulfalein-Clearance gemessen), währenddem die Hunde mit Eckscher Fistel an Gewicht verloren, zunehmende Hypoproteinämie, verminderte Leberdurchblutung und eine weit verringerte perorale Ammonium-Lactat-Toleranz zeigten.

Kürzlich gingen Owsley u. Mitarb. (1958) experimentell der Frage nach, ob in der geschädigten Hundeleber bei normalen Pfortader-Cava-Verhältnissen oder bei portocavaler Transposition Durchblutungsunterschiede bestehen. Von ihren 21 über 2 Jahre mit Chloroform und Alkohol geschädigten Hunden überlebten nur 10, und nur 4 davon entwickelten einen Pfortaderhochdruck mit Druckwerten von 24—33 cm Wasser. Bei diesen 4 wurde eine Transposition ausgeführt. Zwei Hunde wiesen postoperativ eine unveränderte Bromsulfalein-Clearance, 2 eine gegenüber der voroperativen schlechtere Clearance auf. Die Versuche von Owsley zeigen überdies deutlich, wie schwierig es ist, einen durch Cirrhose bedingten Pfortaderhochdruck im Tierexperiment zu erzeugen.

Leichter ist beim Hund der experimentelle Nachweis, daß nach künstlich gesetzter Einengung der extrahepatischen Pfortader eine spätere operative totale Ableitung des Pfortaderblutes keine Veränderung der Leberdurchblutung und der Leberfunktion verursacht (Grindlay 1957).

*Zusammenfassend* kann gesagt werden, daß die durch Einengung und Verschluß der Pfortader und demzufolge durch mangelnden venösen Zufluß erzeugte Atrophie und Funktionseinbuße der Leber von der noch vorhandenen oder sich kollateral entwickelnden hepatopetalen Zirkulation abhängt.

Es erschien uns deshalb für die Entscheidung, eine portocavale Anastomose anzulegen, wichtig zu untersuchen, ob eine portocavale Seit-zu-Seit-Anastomose in ihrer Funktion einer Eckschen Fistel (d.h. End-zu-Seit-Anastomose) gleichkommt, oder ob bei der Seit-zu-Seit-Anastomose doch ein Teil des Pfortaderblutes in die Leber fließt.

Für die Durchströmung der Pfortader und der Leber gilt wie überall in der Hämodynamik die Beziehung

$$\text{Strom} = \frac{\text{Druck}}{\text{Widerstand}},$$

für die der Physiologe POISEUILLE die Formel

$$i = \frac{p \cdot \pi \cdot r^4}{8 \cdot \vartheta \cdot 1}$$

($i$ = Strom, $p$ = Druck, $r$ = Gefäßradius, $\vartheta$ = Viscosität des Blutes, $l$ = Länge des Gefäßes)

entwickelt hat. Nach WEZLER und SINN (1953) hat das Gesetz für den Kreislauf nur Gültigkeit, wenn auch die Bahnelastizität berücksichtigt wird.

Daß diese Dehnbarkeit gerade im Portalsystem eine wesentliche Rolle spielt, hat RIECKER (1955) in Durchströmungsversuchen an Hunden gezeigt. Danach erfolgte der Stromstärkezuwachs im Pfortadergebiet vorwiegend durch Widerstandsverminderung, als Ausdruck der passiven Dehnbarkeit der Gefäßwand, währenddem die Zunahme der Strömung im arteriellen System im wesentlichen auf Druckzuwachs beruht. Infolge der großen Dehnbarkeit der normalen Pfortaderäste wird eine vermehrte Splanchnicusdurchblutung kaum zu erheblichem Pfortaderdruckanstieg führen, wenn nicht gleichzeitig eine Veränderung der Gefäßwiderstände in der Leber besteht (SCHWIEGK 1955).

## B. Methodik

### 1. Versuchsobjekt

Wir verwendeten für unsere Versuche normale männliche und weibliche Hunde mit Körpergewichten von 6,5—34 kg.

### 2. Mittel

#### a) Wärmeleitsonde nach HENSEL (Abb. 1)

Das Meßsystem ist im Ende eines 0,9 mm dicken Polyäthylen-Schlauches eingebaut und besteht aus einer spitzennahen, elektrisch geheizten (I) und einer 10—15 mm entfernt gelegenen ungeheizten Lötstelle (II) eines Kupfer-Konstantan-Thermoelementes (HENSEL, RUEFF und GOLENHOFEN 1954; GRAF, GOLENHOFEN und HENSEL 1956; BOCK, GRAF und HENSEL 1957). Gemessen wird die Temperaturdifferenz (hier als Thermospannung in $\mu$V) zwischen geheizter (I) und ungeheizter Lötstelle (II), die über ein Spiegelgalvanometer photokymographisch registriert wird. Dadurch, daß sowohl die geheizte wie die ungeheizte Lötstelle nahe zusammen in derselben Sonde liegen, spielen Temperaturschwankungen von außerhalb des Meßortes keine Rolle. Die Sonde wird empirisch für die Messung von Wärmeleitzahlen geeicht.

Das Prinzip der Meßmethode ist je nach Ort der Anwendung folgendes:

**aa) In der Leber.** Eine absolute Messung der Leberdurchblutung ist mit der Wärmeleitsonde nicht möglich. Relative Durchblutungsänderungen werden jedoch empfindlich registriert, da die Wärmeleitfähigkeit, richtiger die Scheinleitfähigkeit, des Organs annähernd proportional zum Zeitvolumen der Durchblutung ist (GRAYSON 1952; GRAF, GOLENHOFEN und HENSEL 1957: zitiert bei BOCK, GRAF und HENSEL 1957), Die Scheinleitzahl, d.h. die durch die Blutströmung scheinbar erhöhte Wärmeleitzahl, wird nach der Formel

$$\lambda = \frac{K \,.\, I^2}{\vartheta}$$

errechnet. ($I$ ist die Heizstromstärke der geheizten Sondenspitze, $\vartheta$ deren Übertemperatur und $K$ eine empirisch für jede Sonde zu ermittelnde Eichkonstante.)

Die Übertemperatur der geheizten Lötstelle (maximal etwa 3°C) nimmt also mit erhöhter Wärmeleitzahl, d.h. vermehrter Durchblutung, ab. Bleibt $I$ konstant, kann $\vartheta$ fortlaufend als reziprokes Maß der Wärmeleitzahl bzw. Durchblutung registriert werden. Die Durchblutung wird in Einheiten der Wärmeleitzahl $\lambda$ angegeben. Im CGS-System der Physik hat $\lambda$ die Dimension: cal $cm^{-1}$ $sec^{-1}$ $grad^{-1}$.

**bb) In der Pfortader.** In Anlehnung an GRABNER und NEUMAYR (1956), die ein der Wärmeleitsonde ähnliches Gerät zur Messung der Strömung in der Lebervene angegeben haben, benutzen wir die Wärmeleitsonde nach HENSEL zur Feststellung der Strömung in der Pfortader. Zu diesem Zweck wird eine Wärmeleitsonde in die Pfortader selbst gelegt. Hier kann die Blutströmung jedoch nicht mit der Wärmeleitzahl quantitativ beurteilt werden, weil es sich im Gefäß nicht mehr um eine diffus nach allen Seiten gerichtete Strömung handelt wie im Capillargebiet eines Organs, sondern um eine solche mit einer Vorzugsrichtung. Für die Anwendung im Gefäß gilt: je niedriger die Themperaturdifferenz zwischen geheizter und ungeheizter Lötstelle des Thermoelements, um so größer ist die Strömungsgeschwindigkeit im Gefäß. Da die Temperaturdifferenz thermoelektrisch gemessen wird, heißt das Prinzip: Je niedriger die Thermospannung (in $\mu$V), desto größer die Strömungsgeschwindigkeit.

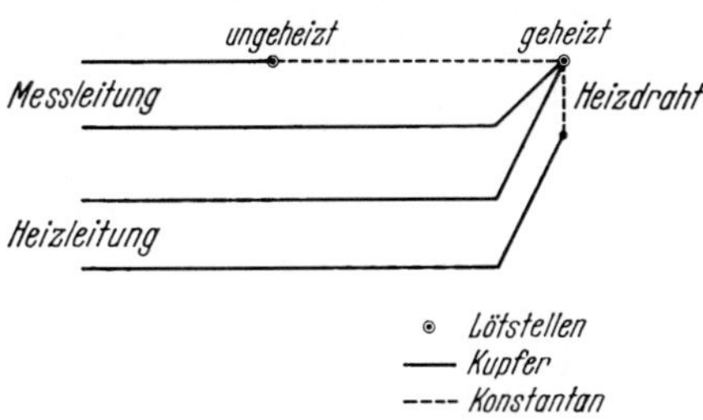


Abb. 1. Schematischer Aufbau der Wärmeleitsonde

Unter Berücksichtigung der laminären Strömung in einem Blutgefäß liegt es auf der Hand, bei wandständiger oder zentraler Lage der Sondenspitze unterschiedliche Meßergebnisse anzunehmen.

Wir haben diese Annahme beim lebenden Hund nachgeprüft, indem wir von der Vena femoralis aus die Sonde in die Vena cava inferior eingeführt haben und dort unter Sicht die Sondenspitze entweder wandständig oder zentralständig fixierten (Versuch 11). Die Messungen erfolgten sowohl in normaler, ungehinderter Strömung als auch bei vollständig stillstehendem Blut nach proximalem und distalem Abklemmen der Cava.

| | Thermospannung | |
|---|---|---|
| | bei Strömung | bei stillstehendem Blut |
| Sonde zentralständig . . . . | 55 $\mu$V | 71 $\mu$V |
| Sonde wandständig . . . . | 61 $\mu$V | 75 $\mu$V |

Daß die wandständige Strömungsgeschwindigkeit geringer ist als die zentrale, entspricht durchaus dem Charakter der laminären Strömung. Der Unterschied der $\mu$V-Zahlen der Thermospannung zwischen zentraler und wandständiger Sondenlage war erheblich. Er konnte somit nicht außer acht gelassen werden.

Wir haben versucht, eine von HENSEL für die Messung im Gefäß konstruierte Sonde (Abb. 2) zu benutzen. Bei dieser Sonde lag die Sondenspitze im Zentrum eines Ringes von 5 mm Durchmesser, der durch eine Speiche an der Sondenspitze befestigt war. Der Ring hielt die Spitze der Sonde im Zentrum des Gefäßquerschnittes. Während der Anwendung dieser Sonde kann es aber rasch zur Thrombenbildung im Ring. Wegen der Anlage der portocavalen Anastomose und der

Versuchsarbeit mit dieser Anastomose mußten wir auf eine Heparinisierung des Hundes und damit auch auf die Applikation der Ringsonde verzichten.

Daß bei stillstehendem Blut ein Unterschied zwischen der Thermospannung der wandständigen und zentralen Sonde besteht, konnte auch so ausgelegt werden, daß die Gefäßwand bei eröffneter Bauchhöhle zum Teil an Luft grenzte und deshalb bei wandständiger Sonde die Wärme schlechter abgeleitet wurde.

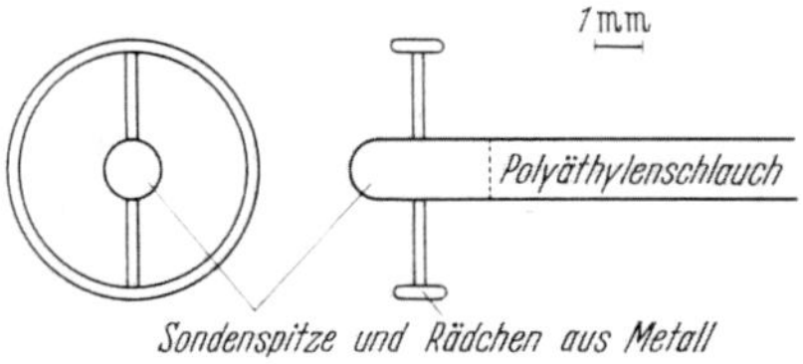

1 mm
Polyäthylenschlauch
Sondenspitze und Rädchen aus Metall

Abb. 2. Schema der Sondenspitze im Ring

Da aber die Differenz der $\mu$V-Zahlen zwischen Strömung und stillstehendem Blut sowohl bei wandständiger wie bei zentraler Sondenlage ungefähr gleich groß war, war die Meßmethode zur Feststellung geeignet, ob vor Abklemmen des Gefäßes eine Blutströmung vorhanden war oder nicht. Wenn eine Strömung bestand, so mußte beim Abklemmen die Thermospannung ansteigen. Änderte sich die Thermospannung nicht, so strömte vorher das Blut nicht. Die Voraussetzung war, daß die Sondenlage während des Abklemmens nicht verändert wurde, da durch den Wechsel der Sonde von axialer zu wandständiger Lage ebenfalls ein Anstieg der Thermospannung hervorgerufen und so ein Abfall der Strömungsgeschwindigkeit vorgetäuscht werden konnte. Zur Vermeidung dieses Fehlers wurde die Sonde weit in einen intrahepatischen Zweig der Pfortader eingeschoben, so daß Manipulationen an der Pfortader sich nicht auf die Lage der Sonde auswirken konnten.

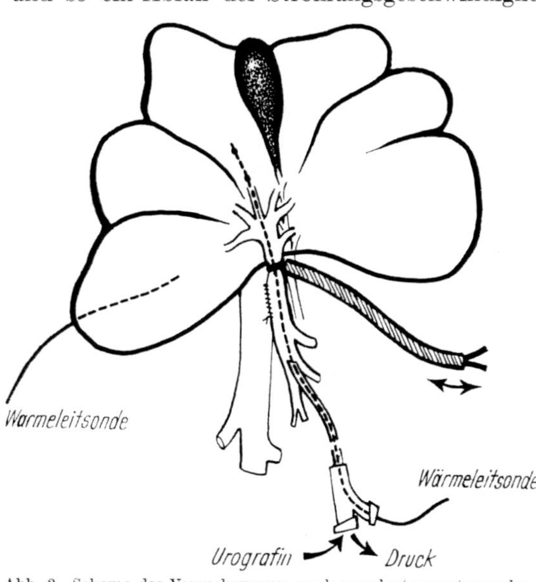


Abb. 3. Schema des Versuchsganges nach angelegter portocavaler Seit-zu-Seit-Anastomose

Auf eine quantitative Auswertung der Strömungsmessungen wurde verzichtet, weil nur eine Eichung mit künstlicher Strömung in situ sinnvoll ist, diese aber bei dem hier bearbeiteten Problem auf zu große Schwierigkeiten stieß, wegen der Unmöglichkeit der Fixation der Sonde in der Pfortader selbst. Eine verläßliche Lagerung der Sonde war nur in den intrahepatischen Zweigen der Pfortader möglich. In diesem Zusammenhang sei darauf hingewiesen, daß auch Grabner und Neumayr ihre Methode nur als „semiquantitative" bezeichneten.

Aus diesen Gründen wurde die Fragestellung darauf beschränkt, ob bei der Seit-zu-Seit-Anastomose überhaupt eine Strömung im lebernahen Teil der Pfortader vorhanden ist oder nicht.

### b) Druckmessung

Da wir nicht auf die Registrierung von rasch wechselnden Drucken angewiesen waren, führten wir in unseren Versuchen die Druckmessung mit der einfachen Steigrohrmethode aus. Der Nullpunkt war jeweils das Niveau der Pfortader am Leberhilus. Der arterielle Druck wurde mit einem Quecksilbermanometer gemessen, das durch einen Katheter mit der Arteria femoralis verbunden war.

### c) Seriogramm

Zur röntgenseriographischen Darstellung der Pfortader und ihrer Stromrichtung verwendeten wir die Rollfilmkassette nach JANKER. Diese erlaubte eine Bildfolge in Abständen von 1 sec.

Als Kontrastmittel wählten wir das Urografin (Schering), pro Injektion durchschnittlich 5—10 cm³ der 76%igen Lösung. Um eine genügende Kontrastdichte zu erhalten, war ein Injektionsdruck von 100—150 cm Wassersäule nötig.

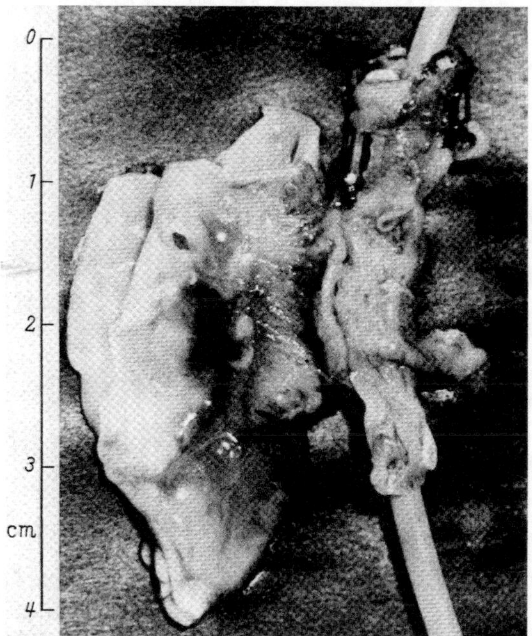


Abb. 4a. Portocavale Seit-zu-Seit-Anastomose des TV 12. Durch die Pfortader ist ein Katheterchen geschoben (linkes Ende lebernahe). Der markierende Silberklips ist an der linken Anastomosenecke gut sichtbar, ebenso die evertierende Anastomosennaht zwischen Pfortader und V. cava

### 3. Versuchsgang (vgl. Abb. 3)

Vorbereitung des Hundes mit Morphium 1—2 Std vor Versuchsbeginn. Narkoseeinleitung mit Nembutal i.v. Lagerung des Hundes auf dem Röntgentisch.

a) Operative Freilegung der Pfortader und der Vena cava inferior durch queren Oberbauchschnitt. Aufsuchen und Umschlingen der Arteria coeliaca und Arteria mesenterica superior.

Präparieren eines Astes der Vena mesenterica superior und Einbinden der Polyvinyl-Kanüle mit Doppelansatz für Wärmeleitsonde und Druckmessung (bzw. Kontrastmittelinjektion).

Einführen der Wärmeleitsonde in einen Leberlappen.

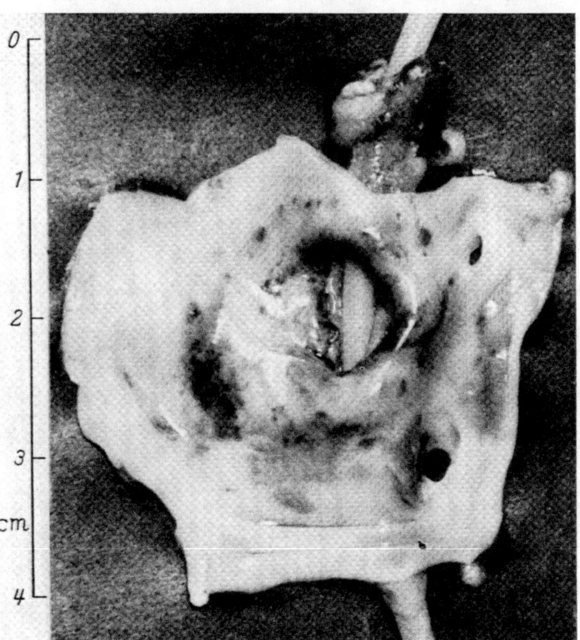


Abb. 4b. Gleiche Anastomose von der Cavaseite eröffnet

Bestimmung der Ausgangswerte für die Druckmessung. Verdoppelung bis Verdreifachung des Pfortaderausgangsdruckes durch partielle Einengung der

Venae portae. Dann Strangulation der Arteria coeliaca und mesenterica superior und Beobachtung des Druckabfalles in der Pfortader.

b) Partielles Abklemmen der Cava mit einer Satinsky-Klemme. Strangulierung des Pfortaderstammes leber- und mesenterialwärts mit einem durch einen kleinen Gummischlauch gezogenen Bändchen. Dauer des Abklemmens 30 bis 40 min. Anlegen einer portocavalen Seit-zu-Seit-Anastomose. Markierung der Anastomosenecken mit je einem Silberklips.

Bestimmung des maximalen Pfortaderdruckes während der Operation und des Druckabfalles bei Öffnen der Anastomose. Verhalten des Drucks bei Freigabe des arteriellen Zustroms.

c) Strom- und Druckmessung bei reiner Seit-zu-Seit-Anastomose und bei Eckscher Fistel, mit und ohne initiale, partielle Pfortaderverengerung.

Röntgenseriogramme.

d) Entbluten des Hundes. Herausnahme und Inspektion der Anastomose und Photoaufnahme (Abb. 4a u. b).

Die im ganzen an 15 Hunden ausgeführten Versuche wurden mit 1—15 numeriert. Die Versuche 1—5 waren aus technischen Gründen nicht auswertbar.

## C. Ergebnisse und Diskussion

### 1. Wirkung der Pfortaderstenose auf die Pfortaderperipherie

Die früheren tierexperimentellen Ergebnisse, daß beim Meerschweinchen, Kaninchen und beim Hund die brüske Unterbrechung der portalen Zirkulation nach kurzer Zeit zum Tode führt, haben auch neuere Untersuchungen bestätigt. Die Überlebensdauer nach der Pfortaderligatur ist bei der Ratte 15 min (KENNER 1959), beim Kaninchen 15 min bis 2 Std, beim Hund 30 min bis $2^1/_2$ Std (DE SOUZA PEREIRA 1954). Die Beobachtung der abdominalen Viscera ergibt eine nach der portalen Ligatur rasch zunehmende venöse Stauung. Die Darmschlingen und das Mesenterium des Dünn- und Dickdarmes werden tief cyanotisch, und es treten Suffusionen auf. Es kommt auch zu Blutaustritt in den Darm. Die Milz schwillt mächtig an. Zur gleichen Zeit werden die Leber und die Nieren blasser. DE SOUZA PEREIRA hat bei einigen seiner Versuchstiere unmittelbar nach Aussetzen der Atmung den Thorax und das noch schlagende Herz eröffnet. Er fand fast leere Ventrikel. Er schloß daraus, daß der Tod infolge Pfortaderligatur durch die rapide Ansammlung und Stagnierung des Blutes in der Peripherie der Pfortader zustande kommt (nach RAFFUCCI 1953: Sequestration des Blutes im gastrointestinalen Gefäßbett), wobei der Druck im portalen System rasch ansteigt und sich dem arteriellen Druck nähert. Der maximale Wert wird nach DE WITTE (1955) in 15 min, nach unseren Versuchen in 5—10 min erreicht. Der arterielle Druck sinkt andererseits durch den verminderten venösen Rückfluß langsam ab. DE SOUZA PEREIRA konnte durch gleichzeitige Registrierung des Druckes in der Carotis und Pfortader kurvenmäßig sehr schön zeigen, wie sich der arterielle und der portale Druck bei etwa 600—700 mm Wassersäule vereinen.

In der Tabelle 1 finden sich die maximalen Druckwerte, die sich während der operativen portocavalen Seit-zu-Seit-Anastomose einstellten, bei der die Pfortader mit einer Satinsky-Klemme verschlossen war. In 3 Versuchen (8, 11, 15) waren die Druckwerte 80 cm Wasser und mehr. Hier kam es zu ausgedehnteren Infarcierungen des Dünndarms und Mesenteriums. In den anderen Versuchen waren die Pfortaderdrucke niedriger, so daß im peripheren Pfortadergebiet nur Stauungen und Cyanose oder nur geringe Infarcierungen entstanden. In allen Versuchen wurde vor dem Abklemmen der Pfortader die Arteria coeliaca und mesenterica superior stranguliert. Damit läßt sich die Toleranzfrist für die folgende

Pfortaderunterbrechung gut zweimal verlängern (MALLET-GUY und DEVIC 1954). HEPP und MERCADIER (1954) versuchten durch einen kleinen By-pass zwischen der Vena pancreatico-duodenalis und einer Nierenvene mittels Polythenkatheter die Toleranzzeit zu verlängern. Diese portocavale Ableitung war aber nicht genügend, die Stauungssymptome länger als einige Minuten zu verzögern.

Andererseits können Kollaps und Tod durch i.v.-Infusionen von Blut, Plasma oder Plasmaersatz wirksam bekämpft werden. Wir verabreichten unseren Hunden während des ganzen Versuchs 500 cm³ „Macrodex" pro etwa 90 min.

All dies beweist eindeutig, daß die Folgen des brüsken Pfortaderverschlusses hämodynamischer und nicht toxischer oder nervöser Natur sind. Resektionen der Nervi vagi oder splanchnici hatten absolut keine Wirkung (DE SOUZA PEREIRA 1954).

Die Reaktion der peripheren portalen Zirkulation auf den brüsken Pfortaderverschluß ändert sich mit der Tierart. CHILD (1954) konnte eindeutig nachweisen, daß Affen (Makaken) zum großen Teil die Pfortaderligatur überlebten (59 von total 76 Versuchsaffen). Dabei ging der portale Hochdruck innerhalb 7—10 Tagen wieder auf normalen Wert zurück, d.h. daß bei diesen Tieren die Stauung durch einen rasch einsetzenden Kollateralkreislauf kompensiert wurde (GALLUS 1954).

Daß auch beim Hund eine partielle, langsame und progressive Stenose der Pfortader mit dem Leben vereinbar ist, haben schon GILBERT und VILLARET (1906) eindeutig experimentell nachgewiesen und erstmals im Tierversuch die typischen Symptome der portalen Hypertension erzeugt.

Aus unseren Versuchen geht hervor, daß sich der Pfortaderdruck durch partielle Strangulation des Pfortaderstammes auf eine beliebige Höhe einstellen läßt (Tabelle 1). Wir haben bei den Versuchstieren 8—14 den normalen Pfortaderdruck von 10—16 cm Wasser (nach STEWART 1958, 7,5—17 mm Hg) durch Umschlingung der Pfortader mit einem Wollfaden auf den doppelten bis dreifachen Wert erhöht.

Bei Überlebenshunden nach totaler Ligatur oder unvollständig-progressiver Einengung der Pfortader geht der erhöhte Pfortaderdruck in der Folgezeit auf normalen Wert zurück, weil sich einerseits zwischen den durch Ligatur getrennten Teilen des Pfortadersystems ein venöser Kollateralkreislauf bildet (VOLWILER, BOLLMAN und GRINDLAY 1950; DE SOUZA PEREIRA 1954), d.h. ein hepatopetaler Kollateralkreislauf, andererseits auch über peritoneale Verwachsungen mit der Bauchwand und den Organen des kleinen Beckens, des Retroperitoneums oder des Zwerchfells (VILLARET, zitiert bei GALLUS 1954) ein spontaner portocavaler, d.h. ein hepatofugaler Kollateralkreislauf entsteht (HEPP und MERCADIER 1956).

Das Zustandekommen dieser hepatofugalen und hepatopetalen Kollateralkreisläufe bei einem Hindernis im Pfortadersystem hat auch in der humanen Pfortaderpathologie eine große klinische und therapeutische Bedeutung.

### 2. Wirkung der Ausschaltung des arteriellen Hauptzuflusses auf die Leber und Pfortaderperipherie

Der hepatopetale Kollateralkreislauf ist auf der arteriellen Seite ebenso bedeutsam. Die heutigen Kenntnisse über die Folgen des unterbrochenen arteriellen Zuflusses zur Leber gehen zurück auf die Versuche HABERERs (1906) an Hunden und Katzen. Danach wurde die Ligatur der Arteria hepatica propria sogar nach Abgang der Arteria gastro-duodenalis, aber vor Abgang der Arteria gastrica dextra zumeist noch vertragen, da ein genügender Kollateralkreislauf über die Gastrica dextra bestand. Bei der Ligatur jenseits der Arteria gastrica dextra kam es zur Lebernekrose.

1916 stellte Narath fest, daß eine arterioportale Anastomose, d.h. eine Anastomose zwischen Arteria hepatica und Vena portae nach Ligatur der Arteria hepatica leberwärts die Wirkung der arteriellen Ligatur nicht vollständig verhüten konnte. Die Narathschen Versuche wurden später bestätigt (Markowitz, Rappaport und Scott 1949). Diese Autoren konnten auch zeigen, daß es trotz Erhöhung des Blutstroms in der Pfortader durch eine umgekehrte Ecksche Fistel zu den Folgen der Hepaticaligatur in der Leber kam. Auch ihre Versuche, die Funktion der Arteria hepatica durch Arterialisation der Pfortader zu substituieren, waren nicht überzeugend. Auch neuere Versuche von Pillet (1958) lassen erkennen, daß die Arterialisation der Vena portae noch voller Probleme steckt.

Die Versuche von Markowitz, Rappaport und Scott (1949) sind deshalb von historischer Bedeutung, weil sie dabei die lebensrettende Rolle der Antibiotica bei der Ligatur der Arteria hepatica entdeckten. Ihre Folgerung daraus war: „the immediate urgent function of the hepatic artery is to keep the $O_2$ oxygen tension of liver sufficiently high to discourage proliferation of unaerobic bacteria."

Daß eine plötzliche Sperre des Gesamtzuflusses zur Leber (Sperre der Pfortader, Arteria hepatica propria distal des Abganges der Gastro-duodenalis, Arteria coeliaca und mesenterica superior) im Verlaufe einer Stunde praktisch in 100% tödlich ist, bewies Raffucci (1953) an 50 Hunden. Dabei spielte keine Rolle, ob die Hunde mit Antibiotica behandelt waren oder nicht. Die Toleranzgrenze war 20 min (mit Penicillin oder Aureomycin 35 min). Wenn aber die Sperre intermittierend vorgenommen wurde (2×15 min mit einer Pause von 30 min dazwischen), starben von 9 Hunden nur 3.

Rappaport, Lotto und Longheed (1954) haben besonders die Leberfunktionen, die Leberdurchblutung und die Ausbildung des arteriellen Kollateralkreislaufs bei etappenweisen Unterbrechungen des Gesamtzuflusses zur Hundeleber untersucht. Bei der ersten Operation wurde die Arteria hepatica communis ligiert und eine partielle Ecksche Fistel hergestellt, bei der zweiten Operation alle Äste der Arteria hepatica ligiert und bei der dritten Operation die Eck-Fistel vervollständigt. Von den anfangs 29 Hunden konnte bei 11 die dritte Operation gemacht werden. Die Leberdurchblutung (mit der Bromsulfalein-Clearance-Methode errechnet) war nach der zweiten Operation um 10—20%, nach der dritten Operation um 18—48% reduziert.

Die Versuche von Rappaport u. Mitarb. ergaben deutlich, daß eine graduelle und schrittweise Gefäßobstruktion den Zufluß aus kollateralen Gefäßbereichen erhöht. Ob man mit Jefferson u. Mitarb. (1952) annehmen kann, daß die Entstehung der Lebernekrose nur eine Frage des Kollateralkreislaufes sei, ist heute noch nicht bewiesen. So fanden z.B. Horvath, Farrand und Larsen (1957) bei der Ligatur der Arteria hepatica communis und allen afferenten arteriellen Ästen zur Leber an 15 Hunden 15 und 57 Tage nach der Operation, verglichen mit den Werten von nicht operierten Kontrolltieren, keine wesentliche Änderung der Leberdurchblutung. In den später geopferten Hunden konnten sie keine Ausbildung eines Kollateralkreislaufes beobachten. Sie folgerten deshalb, daß die Entwicklung eines Kollateralkreislaufes nicht der Hauptfaktor für das Überleben sei, sondern daß der portale Zufluß den arteriellen Ausfall kompensiere. Histologische Untersuchungen ergaben allerdings eine Atrophie des Leber gewebes.

In unseren Versuchen 8—15 folgte nach der Strangulation der Arteria coeliaca und mesenterica in allen Fällen ein sehr deutlicher Druckabfall in der Pfortader, in 6 Versuchen auf niedrigere Werte als die normalen Ausgangswerte, obschon eine partielle Strangulation der Pfortader bestand (Tabelle 1). Marion (1954) fand in 2 ähnlichen Versuchen eine drucksenkende Wirkung der Ligatur der Arteria mesenterica superior und coeliaca von $3^1/_2$ cm Wasser.

Die Strömungsverhältnisse verhielten sich längst nicht so einheitlich wie die Druckwerte. In 4 Versuchen (Versuch Nr. 10, 12, 13 und 14) fiel die Strömung sowohl in der Leber wie auch in der Pfortader deutlich ab, wie die Abb. 5 (Versuch 10) zeigt.

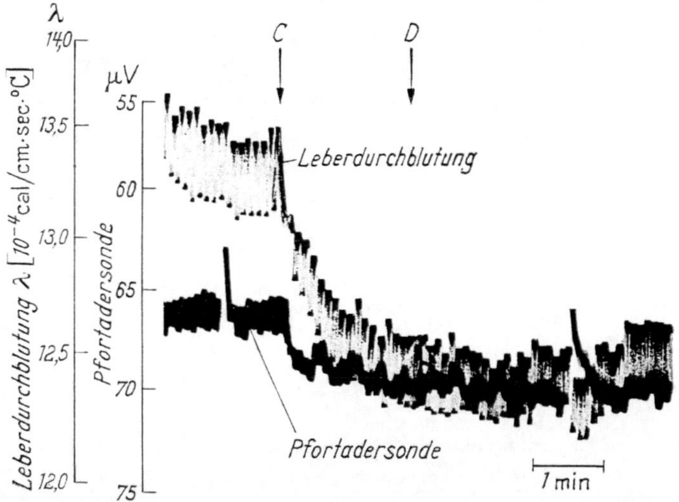


Abb. 5. Registrierte Leberdurchblutung und Pfortaderströmung bei Abklemmen der Arteria coeliaca (*C*) und Arteria mesenterica cranialis (*D*) vor Anlage einer portocavalen Anastomose (TV 10)

## 3. Wirkung der portocavalen Anastomose auf den Pfortaderdruck (Tabelle 1)

Die Messungen wurden unmittelbar vor und nach der Operation durchgeführt. Auf spätere Druckmessungen haben wir aus folgenden Gründen verzichtet: 1. wegen veränderter äußerer und physiologischer Versuchsbedingungen und 2. wegen der Tendenz der nach Einengung der Pfortader erzeugten portalen Hypertension durch spontane Anastomosen auf normale Werte zurückzugehen (Marion 1954).

Unseren Messungen bei der Seit-zu-Seit- und Eckschen Anastomose lagen absolut die gleichen Versuchsbedingungen zugrunde.

### a) Druckwerte bei der Seit-zu-Seit-Anastomose

Die Ausgangswerte waren die beim Hund normalen Pfortaderdruckwerte. Diese wurden in den Versuchen 8—14 durch partielle Einengung der leberhilusnahen Pfortader auf 2—3fachen Wert erhöht. Nach Öffnen der angelegten Anastomose fielen die Pfortaderdrucke auf niedrigere Werte ab (außer 3 ungefähr gleichbleibenden in den Versuchen 8, 13 und 15), durchschnittlich um 5 cm. Marion (1954) hatte in seinen Versuchen eine Reduktion von durchschnittlich 3 cm.

Hier ist noch zu sagen, daß wir in allen Versuchen bei der Ligatur der Arteria coeliaca und mesenterica vor Anlegen der Anastomose regelmäßig einen Anstieg des arteriellen Blutdrucks feststellten. Diese Tatsache steht im Gegensatz zu den Untersuchungen von Heymans und Neil (1958) über Baroreceptoren im Gebiet des Mesenterialkreislaufs. Sie fanden bei Verschluß dieser Arterien keinen wesentlichen Blutdruckanstieg.

Tabelle 1. *Zusammenstellung der Druckwerte in der Pfortader und Aorta vor und nach portocavaler SzS- und Eckscher Anastomose* (Pfortaderdruck in cm Wasser, arterieller Druck in mm Hg)

| Versuchs-Nr. | 8 | 9 | 10 | 11 | 12 | 13 | 14 | 15 |
|---|---|---|---|---|---|---|---|---|
| Ausgangswerte | | | | | | | | |
| Pfortaderdruck . . . . . . . | 15 | 12 | 13 | 16 | 13 | 10 | 14 | 10 |
| Arterieller Druck (Mitteldruck) | 90 | 115 | 125 | 120 | 140 | 130 | 95 | 150 |
| Nach partieller Einengung der Pfortader | | | | | | | | |
| Pfortaderdruck . . . . . . . | 30 | 42 | 28 | 30 | 34 | 26 | 30 | 55 |
| Nach Verschluß der Arteria coeliaca | | | | | | | | |
| Pfortaderdruck . . . . . . . | 24 | | 19 | 18 | 24 | 21 | 4 | 7 |
| Arterieller Druck . . . . . . | 110 | | 135 | 130 | 155 | 130 | 125 | 145 |
| Nach Verschluß der Arteria mesenterica superior | | | | | | | | |
| Pfortaderdruck . . . . . . . | 22 | 4 | 11 | 17 | 8 | 10 | 20 | 4 |
| Arterieller Druck . . . . . . | 110 | 150 | 135 | 130 | 170 | 140 | 110 | 145 |
| Während der portocavalen Anastomosenoperation (V. portae abgeklemmt) | | | | | | | | |
| Maximaler Pfortaderdruck . . | 80 | 40 | 60 | 80 | 75 | 72 | 25 | 90 |
| Nach Öffnen der SzS-Anastomose | | | | | | | | |
| Arterieller Druck . . . . . . | 80 | 115 | 115 | 130 | 135 | 150 | 100 | 160 |
| Pfortaderdruck . . . . . . . | 14 | 8 | 4 | 7 | 8 | 11 | 8 | 11 |
| Nach Umwandlung der SzS-Anastomose in Eck-Fistel | | | | | | | | |
| Pfortaderdruck . . . . . . . | 14 | 8 | 4 | 8 | 8 | 11 | 8 | 11 |
| Nach Abklemmen der SzS-Anastomose an der Vena cava | | | | | | | | |
| Pfortaderdruck . . . . . . . | — | 28 | — | — | — | — | 25 | 18 |
| Nach wiederhergestellter SzS-Anastomose | | | | | | | | |
| Pfortaderdruck . . . . . . . | — | 12 | — | — | — | — | 8 | 10 |

Der während der Operation maximal erhöhte Pfortaderdruck fiel nach Freigabe der Anastomose in der Zeit von 15—30 min auf die in Tabelle 1 angegebenen Werte. Da der Pfortaderdruck durch eine Einengung der Pfortader vor Anlegen der Anastomose mindestens um das Doppelte erhöht wurde, darf der Druckabfall auch unter Berücksichtigung des sehr variablen Leberwiderstandes (Riecker 1955) zweifellos als echter Entlastungseffekt angesehen werden. Die Eliminierung der partiellen Einengung der Pfortader zwischen Anastomose und Leberhilus hatte keinen Einfluß mehr auf den Pfortaderdruck.

In 2 Versuchen (9 und 14) haben wir nach beendigtem Druckabfall die Anastomosenöffnung in der Cava kurzfristig wieder abgeklemmt, so daß Pfortader- und Cavastrombahn wieder getrennt waren. Dabei stieg der Pfortaderdruck ungefähr auf die Ausgangswerte an.

### b) Druckwerte bei der Eckschen Fistel (= End-zu-Seit-Anastomose)

Wenn nach angelegter Seit-zu-Seit-Anastomose die Pfortader zwischen Anastomose und Leberhilus ligiert wurde (nach der Originalangabe von Nikolai W. Eck), entstand im Prinzip eine End-zu-Seit-Anastomose. Durch diese Umwandlung der Anastomose blieb der Pfortaderdruck in allen Versuchen (8—15) unverändert. Auch an der Mündungsstelle der Anastomose in der Vena cava inferior war durch Katheterisierung von der Vena femoralis aus keine Druckdifferenz zwischen Seit-zu-Seit- und Eckscher Anastomose festzustellen (Versuch 8 und 15).

Aus diesen Untersuchungen der Druckverhältnisse geht folgendes hervor: Würde man die Anastomosenfunktion nur nach dem Druckablauf beurteilen, könnte man annehmen, daß auch die reine Seit-zu-Seit-Anastomose eine funktionelle End-zu-Seit-Anastomose ist. Im Sinne des Ohmschen Gesetzes muß aber zur funktionellen Beurteilung der Anastomose ebenso die Strömung und der Widerstand mit berücksichtigt werden.

## 4. Durchströmung der Seit-zu-Seit-Anastomose (mit und ohne Einengung der Pfortader leberwärts) und Stromrichtung in der Pfortader zwischen der Anastomose und der Leber

Marion vertrat am Europäischen Gastroenterologenkongreß in Paris 1954 die Ansicht, daß die portocavale Anastomose einen Sog erzeuge, der sich sowohl auf die Pfortaderperipherie wie auch auf die intrahepatische Pfortader auswirke. Auch bei der normalen Hundeleber fließe ein kleiner Teil intrahepatischen Blutes retrograd durch den Shunt ab. Auch Linton (1953), Hunt (1954) und Hallenbeck (1955) erwähnten die Möglichkeit, daß bei der Seit-zu-Seit-Anastomose kein Blut zur Leber gehe, sondern daß im Gegenteil Blut aus der Arteria hepatica die Pfortader rückwärts in Richtung Shunt durchfließe.

In jüngster Zeit fanden Longmire u. Mitarb. (1958) an operierten Patienten mit Pfortaderhochdruck, daß sich nach portocavalen Seit-zu-Seit-Anastomosen in die periphere Pfortader injiziertes, an Serumalbumin gebundenes Radiojod zum großen Teil in der Cava und nur zum kleinen Teil in der Pfortader leberwärts nachweisen ließ. Den gleichen Vorgang konnten sie auch mit Kontrastmittel im Röntgenbild darstellen. Von besonderer Bedeutung war aber der Nachweis des markierten Serumalbumins in der prähepatischen Pfortader, nachdem es in die Arteria hepatica injiziert worden war. Dabei war die Quantität des radioaktiven Serums in der Pfortader wesentlich größer, wenn vorher ein portocavaler Seit-zu-Seit-Shunt gelegt worden war. Longmire stellte also in der proximalen Pfortader nach einer Seit-zu-Seit-Anastomose einen „bidirectional flow" fest. Die Stromrichtung würde nach der Meinung des Autors durch den Druckwechsel während der normalen Tätigkeit bestimmt. Auf diese Abhängigkeit der Pfortaderströmung auf die Umgebung hatte schon Zopff (1939) hingewiesen, indem schon ein Atemzug zu vorübergehender Störung des Gleichgewichts des Pfortaderstroms führen kann.

In diese „theoretischen Möglichkeiten" (Hallenbeck 1955) der Pfortaderströmung bei portocavalen Seit-zu-Seit-Anastomosen Einblick zu gewinnen, war

Tabelle 2

| Versuch | Mit der Wärmeleitsonde nachgewiesene Strömung in der Pfortader zwischen SzS-Anastomose und Leber | | Seriographisch nachgewiesener Kontrastmittelstrom von der Vena mesenterica superior zur SzS-Anastomose und | |
|---|---|---|---|---|
| | bei eingeengter Pfortader | bei normaler Pfortader | bei eingeengter Pfortader in die | bei normaler Pfortader in die |
| 6 | | + | | Cava + Porta |
| 7 | | + | | |
| 8 | | | Cava | |
| 9 | | | Cava | Cava + Porta |
| 10 | + | | Cava + Porta | |
| 11 | + | ++ | Cava | Cava + Porta |
| 12 | — | | Cava | Cava |
| 13 | | | Cava | Cava + Porta |
| 14 | + | | Cava + Porta | |
| 15 | | + | | Cava + Porta |

die Hauptaufgabe unserer Versuchsreihe. Dem Umstand, daß wir nicht in jedem der Versuche 6—15 den geplanten Versuchsgang innehalten konnten, lagen die technischen Schwierigkeiten von Venenexperimenten zugrunde.

Abb. 6 zeigt die Sondenlage (TV 11)

*Durchströmung der Seit-zu-Seit-Anastomose ohne Einengung der Pfortader leberwärts* (Tabelle 2):

Die Vergleichsmessungen mit der Wärmeleitsonde, die möglichst weit in einen intrahepatischen Pfortaderast eingeführt wurde (Abb. 6), erfolgten in den Versuchen 6, 7, 11 und 15. Bei Verschluß der Pfortader unmittelbar leberwärts von der Seit-zu-Seit-Anastomose (= Ecksche Anastomose = End-zu-Seit-Anastomose) kam in allen Versuchen ein deutlicher Anstieg der Thermospannung zustande, d.h. eine Verminderung der Strömung (Abb. 6a). Wenn uns die Wärmeleitsonde bei der Seit-zu-Seit-Anastomose einen einwandfreien Strom in der Pfortader zwischen Anastomose und Leber angab, konnte sie uns nichts aussagen über die Stromrichtung. Wir haben deshalb gleichzeitig in den Versuchen 6, 11 und 15 von der Pfortaderperipherie (Vena mesenterica superior) aus die portocavale

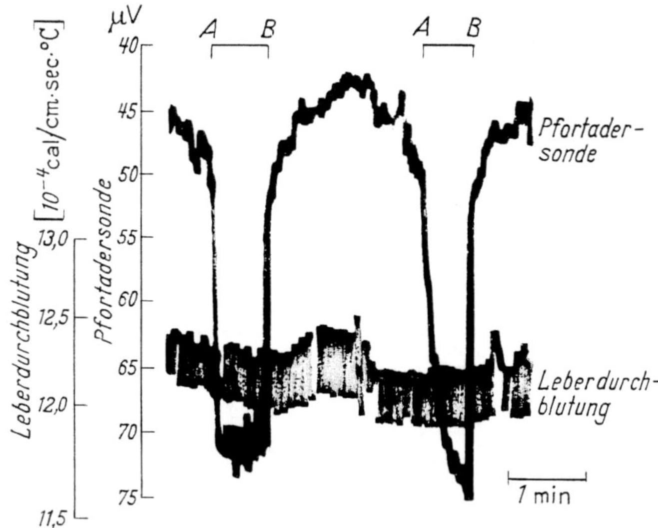


Abb. 6a. Pfortaderströmung und Leberdurchblutung nach Anlegen einer portocavalen Anastomose. Bei *A* Strangulierung des zur Leber führenden Teiles der Pfortader zwischen Anastomose und Sondenspitze: Rascher Anstieg der Thermospannung in der Wärmeleitsonde = Abfall der Strömung. Bei *B* Öffnen der Strangulierung

Anastomose mit Kontrastmittel durchströmt und dies im Seriogramm festgehalten. Dabei zeigte sich eindeutig, daß das Kontrastmittel durch die Anastomose sowohl in die Cava als auch in die Pfortader leberwärts floß (Abb. 7).

*Durchströmung der Seit-zu-Seit-Anastomose mit Einengung der Pfortader leberwärts:*

Die Einengung als widerstandserhöhendes prähepatisches Hindernis war dieselbe, die vor Ausführung der Anastomose durch Erhöhung des Pfortaderdruckes ums Doppelte bis Dreifache angelegt wurde. Die Vergleichsmessungen mit der Wärmeleitsonde erfolgten hier in den Versuchen 9, 10, 11, 12 und 14. Wurde die Seit-zu-Seit-Anastomose in eine Ecksche Anastomose verwandelt und umgekehrt, gab die Wärmeleitsonde bei nicht abgeklemmter Pfortader in 3 Versuchen (10, 11 und 14) eindeutigen Hinweis für eine Strömung, in Versuch 9 einen fraglichen und in Versuch 12 keinen Hinweis. In den Versuchen 10 und 14 bestätigte auch das Röntgenbild den Kontrastmittelstrom durch die eingeengte Pfortader leberwärts (Abb. 8 u. 8a). In den Portogrammen der Versuche 9, 11 und 12 stellte sich nur die durch die portocavale Anastomose gefüllte Vena cava dar und keine Pfortader leberwärts.

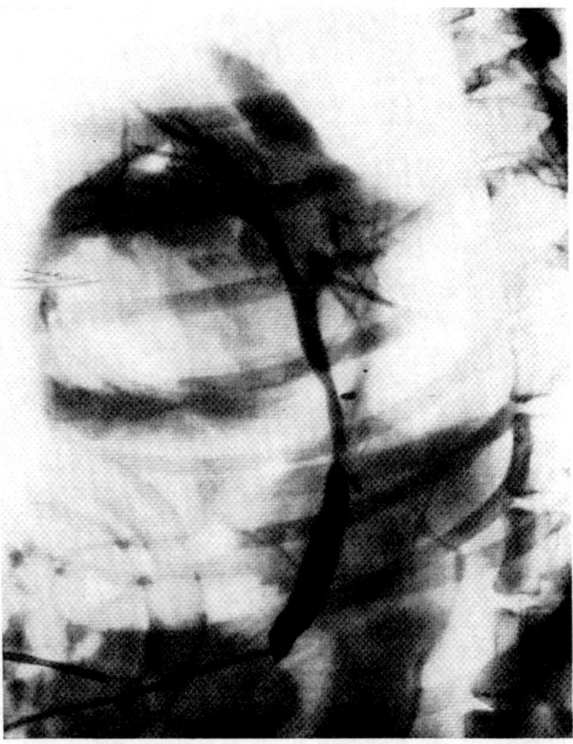

Abb. 7. Hund in rechter Seitenlage. Keine Einengung der Pfortader. Das Kontrastmittel erreicht gleichzeitig durch die SzS-Anastomose die Vena cava als auch durch die Pfortaderstrombahn die Leberperipherie (TV 15)

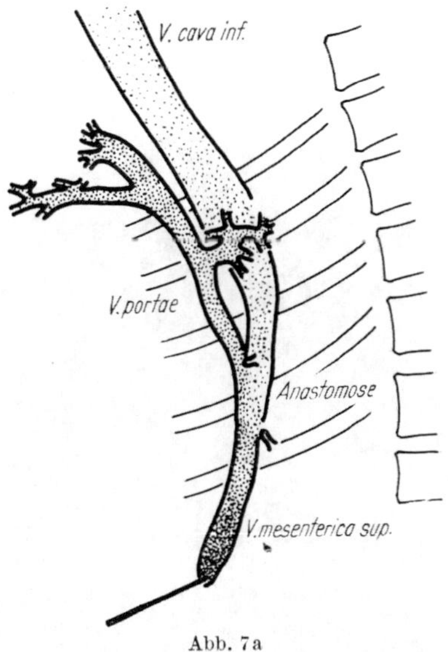


Abb. 7a

Aus den Durchströmungsversuchen mit und ohne Einengung des zur Leber führenden Pfortaderstammes ging mit Deutlichkeit hervor, daß bei der Seit-zu-Seit-Anastomose ein Stromanteil auch durch die Pfortader in Richtung Leber fließt. Daß die Größe dieses Stromanteils einmal abhängig ist von der Größe des Widerstandes zwischen Anastomose und Leber, zeigte Versuch 11. Die Thermospannung an der Wärmeleitsonde war bei eingeengter Pfortader wesentlich höher als bei der frei durchgängigen, d. h. die Strömung bei freier Pfortader deutlich größer. Eine Bestätigung dafür waren zudem die Röntgenaufnahmen. Bei eingeengter Pfortader war der Kontrastmittelstrom leberwärts zu gering, um eine genügende

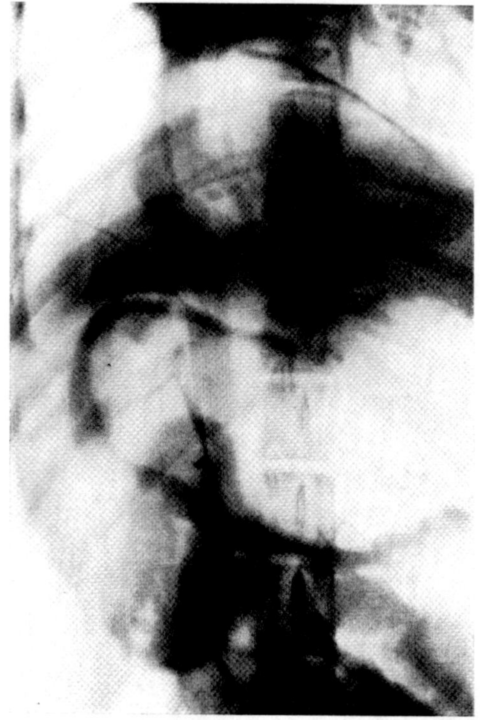

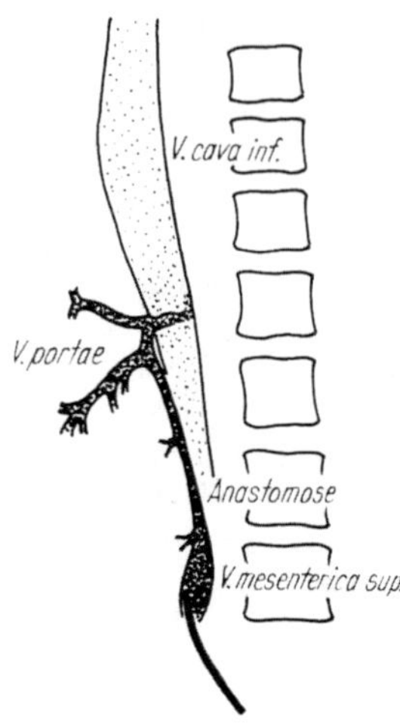


Abb. 8. Das in die Vena mesenterica superior injizierte Kontrastmittel stellt sowohl die Vena cava wie die intrahepatische Pfortader dar (bei eingeengter Pfortader. in Rückenlage des Hundes) (TV 14)

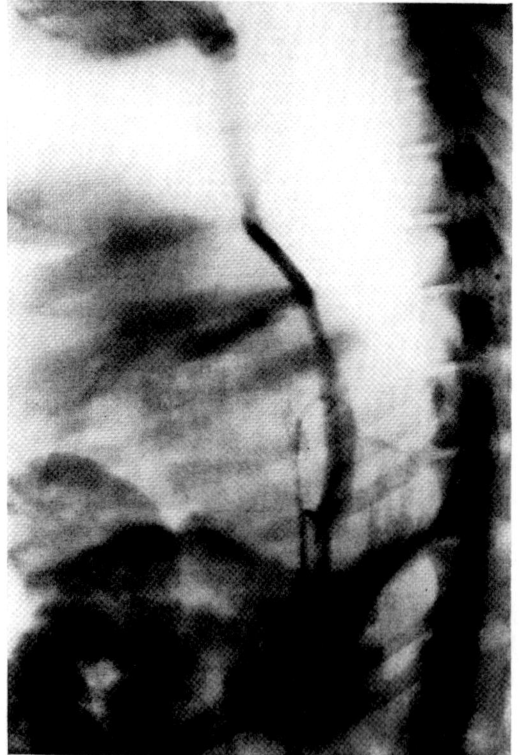

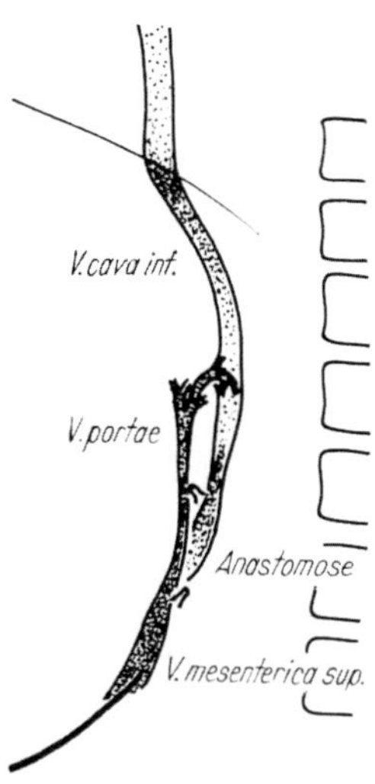


Abb. 8a. Bei Hund in Rechtslage und Injektion des Kontrastmittels in die Vena mesenterica superior gleiche Situation wie in Abb. 8 (TV 14)

Schattendichte zu erzeugen. Bei freier Pfortader stellte sich die Pfortaderaufzweigung in der Leber dar. Der Injektionsdruck des Kontrastmittels in die Vena mesenterica superior war in beiden Fällen ungefähr der gleiche.

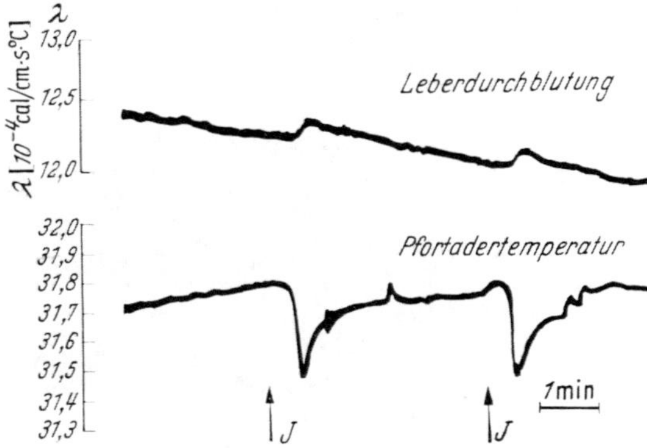

Abb. 9. Leberdurchblutung und Bluttemperatur in dem zu Leber führenden Teil der Pfortader nach Anlage einer portocavalen Seit-zu-Seit-Anastomose. Bei *I* Injektion von Ringerlösung von 10°C durch die Kanüle in die Vena mesenterica superior. Der Injektionsdruck ist anfangs gering, wird dann gesteigert. Injizierte Menge etwa 20 cm³. Injektionsdauer 30 sec. In den ersten 25 sec wurden 10 cm³ injiziert, in den folgenden 5 sec der Rest. Dabei stieg der Injektionsdruck auf etwa 150 cm $H_2O$ an

Es besteht kein Zweifel, daß nicht nur der Grad des Widerstandes leberwärts von der Anastomose eine Rolle spielt, damit eine Strömung in die Leber zustande kommt, sondern auch der Druck in der zuführenden Pfortaderperipherie, d.h. in unserer Versuchsanordnung der Injektionsdruck. Zur Röntgendarstellung haben wir wiederholt versucht, mit dem Injektionsdruck in physiologischen Grenzen zu bleiben. Aber auch mit einem solchen von 40—50 cm Wassersäule war die Verdünnung des Urografins noch derart, daß keine genügende Kontrastdichte entstand. Nur bei einem Injektionsdruck von 100—150 cm Wasser (= ungefähr arterieller Druck) waren kontrastreiche Bilder möglich.

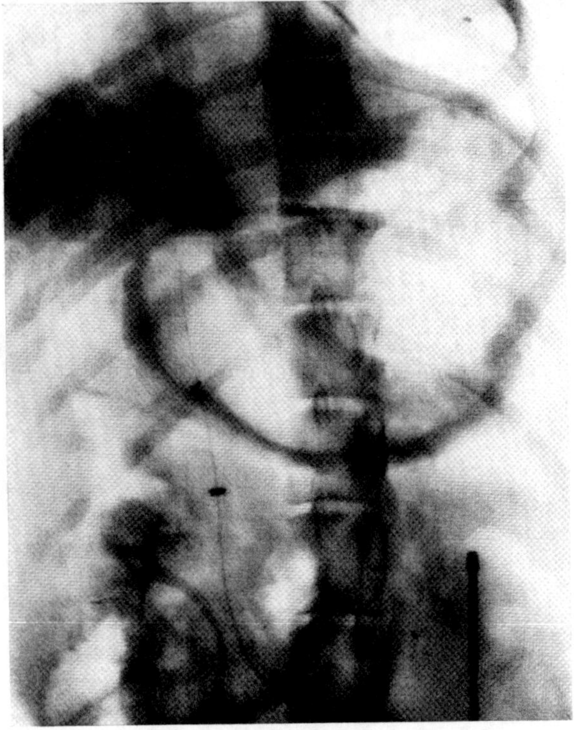
Abb. 9a. Sondenlage TV 14

Die Bedeutung des Injektionsdrucks zeigte deutlich folgendes Vorgehen in Versuch 14: an Stelle von Kontrastmittel wurde Ringerlösung von 10°C zuerst unter geringem Druck und schließlich mit einem Druck von 150 cm Wassersäule instilliert. Gleichzeitig wurde mit einem Thermoelement die Bluttemperatur in der Pfortader gemessen. Bei hohem Injektionsdruck fiel die Bluttemperatur deutlich ab, weil es entsprechend zu vermehrter und zudem kalter Strömung in die Pfortader leberwärts kam (Abb. 9).

Wie sich ein erhöhter Druck in der lebernahen Pfortader auf die Strömung auswirkt, konnten wir in einer Röntgenserie in Versuch 15 festhalten. Wir banden in die Vena coronaria ventriculi pfortadernahe eine Knopfkanüle ein und instillierten mit etwa arteriellem Druck Urografin. Die Abb. 10 gibt das Experiment wieder. Das Kontrastmittel floß zum Teil in

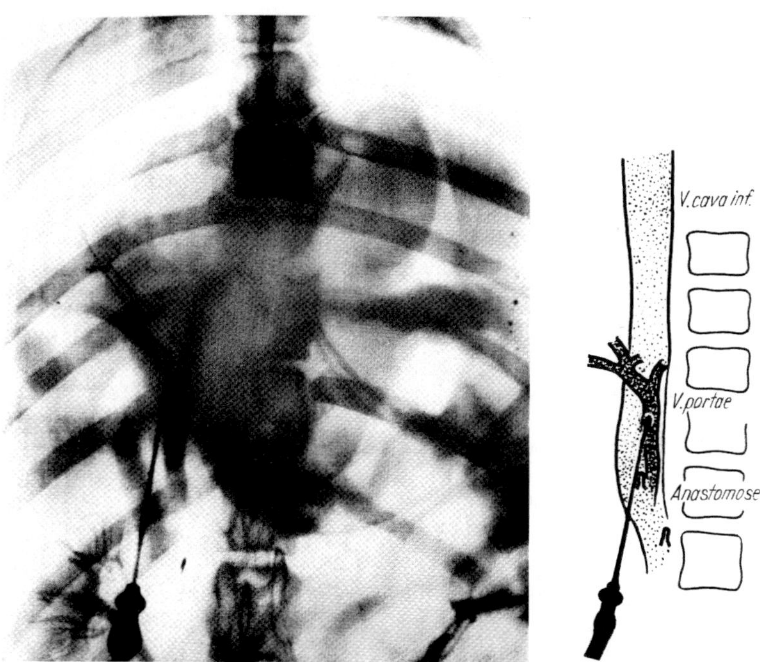


Abb. 10. Kontrastmittelinjektion durch eine in die Vena coronaria pfortaderwärts eingebundene Kanüle: Das Kontrastmittel fließt sowohl in die Leberperipherie als auch retrograd durch die Anastomose in die Vena cava (TV 15)

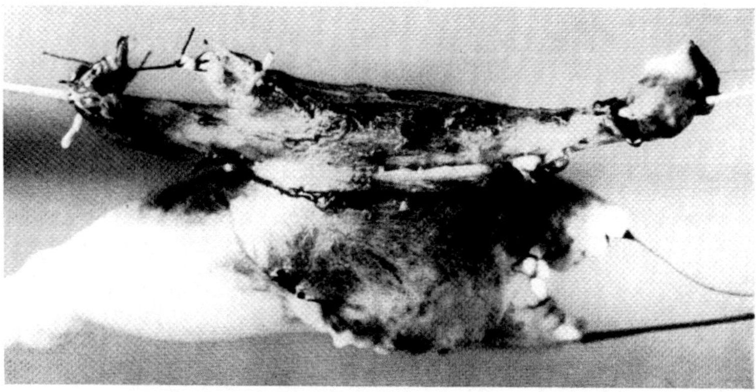

Abb. 11. Portocavale Seit-zu-Seit-Anastomoes des TV 13, extendiert an allen vier zu- und abführenden Gefäßenden

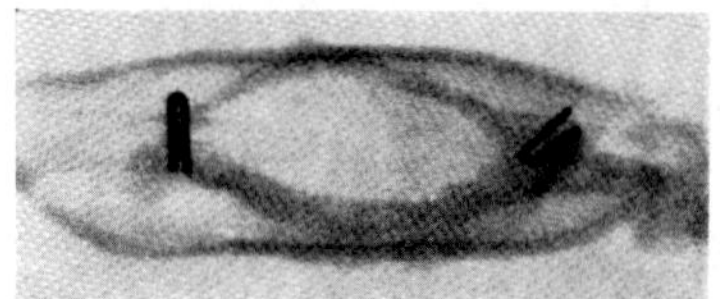

Abb. 11 a

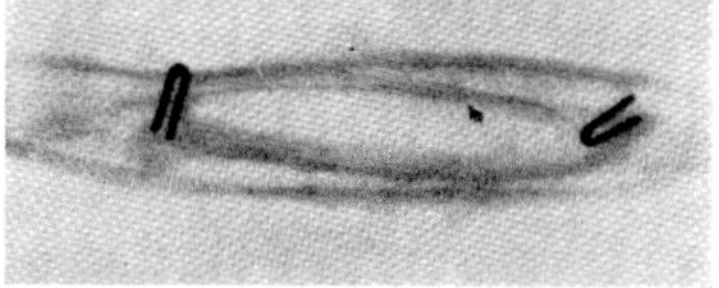

Abb. 11 b

Abb. 11a. Röntgenaufnahme des Anastomosenringes (in der Anastomosenachse) bei geringem Zug

Abb. 11b. Anastomosenring unter starkem Zug

die intrahepatischen Pfortaderäste, zum Teil retrograd zur Anastomose und in die Vena cava inferior. Ein solcher retrograder Strom von der Leber zur Anastomose ist somit möglich, wenn Überdruck im proximalen Pfortadergebiet herrscht oder, was wahrscheinlicher ist, wenn der Druck in der peripheren Pfortader temporär absinkt und im Bereich einer gut funktionierenden Seit-zu-Seit-Anastomose Null oder negativ wird.

Für die Funktion der Seit-zu-Seit-Anastomose sind nicht nur die Gefäßkaliber, der größte Durchmesser und die Operationstechnik maßgebend, sondern ebenso die Spannungslosigkeit der fertigen Anastomose. Zur Demonstration des Spannungseffektes haben wir die Anastomose des Versuchshundes 13 entfernt und sie ähnlich der natürlichen Lage in ein variables Zugsystem eingespannt (Abb. 11). Den Anastomosenring haben wir durch Röntgenaufnahmen festgehalten. Bei geringer Spannung ist der Anastomosenring ein weites Oval (Abb. 11a), mit zunehmender Spannung wird er mehr und mehr schlitzförmig (Abb. 11b).

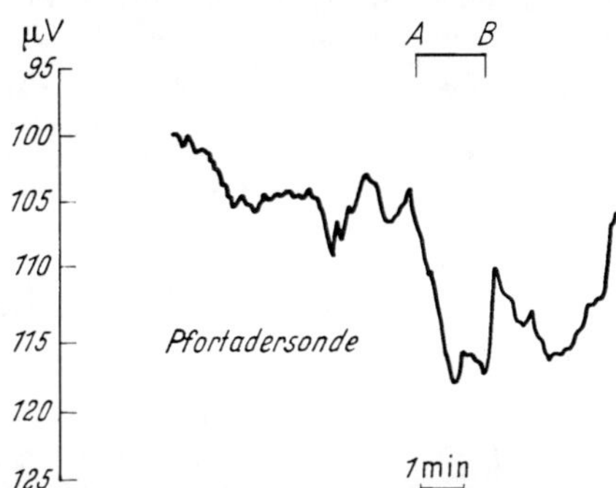

Abb. 12. Pfortaderströmung beim Menschen (Cirrhosepatient) nach Anlegen einer portocavalen Seit-zu-Seit-Anastomose. Bei *A*—*B* Abklemmen des zur Leber führenden Teiles der Pfortader zwischen Anastomose und Sondenspitze. Deutliche Zunahme der Thermospannung, bzw. ein Strömungsabfall. Nach Öffnen der Klemme langsamer und unregelmäßiger Anstieg der Strömung, weil die Klemme zur Schonung der Anastomose vorsichtig entfernt werden mußte

Dieselbe Untersuchung haben wir am Cirrhosepatienten nach portocavaler Seit-zu-Seit-Anastomose vorgenommen. Die Sonde gab auch hier eine eindeutige Strömung in der Pfortader, in der Seit-zu-Seit-Anastomose und Leber an, die durch temporäres Abklemmen dieses Pfortaderteils sofort abfiel (Abb. 12). Das in die Vena mesenterica superior injizierte Kontrastmittel ließ sich auch in der Pfortaderaufzweigung in der Leber erkennen. Das Beispiel zeigt, daß trotz Widerstandserhöhung in der Leber durch die Cirrhose ein hepatopetaler Pfortaderstrom noch vorhanden ist.

Zusammenfassend geht aus unseren Durchströmungsversuchen der portocavalen Seit-zu-Seit-Anastomose hervor, daß auch bei gut funktionierender Anastomose in der proximalen Pfortader (leberwärts der Anastomose) ein Stromanteil zur Leber fließt. Die Größe dieses Stromanteils hängt vor allem ab vom Widerstand in der proximalen Pfortader bzw. Leber und vom Druck in der peripheren Pfortader.

Nur in einem einzigen (Nr. 12) von 10 Versuchen konnte weder mit der Wärmeleitsonde noch mit dem Röntgenkontrastverfahren ein solcher Stromanteil leberwärts der Anastomose festgestellt werden.

Wir dürfen somit annehmen, daß die portocavale Seit-zu-Seit-Anastomose keine funktionelle End-zu-Seit-Anastomose ist.

## II. Symptome des Pfortaderhochdrucks und ihr Einfluß auf die chirurgischen Indikationen

Ein Hindernis in der Pfortaderstrombahn, sei es intra- oder extrahepatisch, hat Stauung vor dem Hindernis, Gefäßdilatation, Stromverlangsamung und Druckerhöhung im portalen System und einen Kollateralkreislauf zum druckniedrigeren Cavasystem zur Folge. Hunt (1954) hielt weniger die Druckerhöhung als vielmehr die Stromverlangsamung für ausschlaggebend, währenddem Kalk

(1958) der Ansicht war, daß der Hochdruck im Pfortadergebiet das einzige obligatorische Symptom ist und alle anderen Zeichen konsekutiv und fakultativ sind. In diesem Sinne spricht auch die Hypertrophie der Längsmuskulatur der extrahepatischen Pfortaderwege als Ausdruck für eine gesteigerte Arbeitsleistung (Köhn und Richter 1959).

Daß die Beurteilung des Drucks für die chirurgische Indikationsstellung wesentlich ist, haben Moreno, Rousselot und Panke (1958) mit Untersuchungen an 83 Patienten mit Pfortaderhindernissen nachgewiesen. Sie fanden, daß Patienten mit blutenden Oesophagusvaricen durchweg einen höheren Druck hatten als blutungsfreie, und daß eine ungefähre Beziehung besteht zwischen Druck, Kollateralbildung und Milztumor.

Auf diese Hauptzeichen des Symptomenkomplexes der portalen Hypertension, den Kollateralkreislauf und den Milztumor, ferner auf die Bedeutung des Ascites und der Leberfunktion für die Indikationen zur operativen Behandlung des Pfortaderhochdrucks möchten wir näher eingehen.

## A. Kollateralkreislauf

Eine Darstellung von Markoff (1955) gibt die bekannten vorgebildeten portocavalen Kommunikationsmöglichkeiten wieder (Abb. 13):

1. Anastomosen der Magenvenen (Venae gastricae breves und Vena coronaria ventriculi) mit den Venae oesophageae und perioesophageae zum Azygossystem.
2. Anastomosen der Pfortader mit der Vena umbilicalis im Ligamentum falciforme zu den Venae epigastricae.
3. Anastomosen der Vena haemorrhoidalis superior über den Plexus haemorrhoidalis mit den Venae haemorrhoidalis media und inferior.

Über weitere Kommunikationen zwischen dem portalen und cavalen System haben besonders Doehner, Ruzicka, Rousselot und Hoffman (1956) auf Grund von 40 postmortalen Portographien, vorwiegend an Cirrhosepatienten, berichtet. Aus dieser und einer weiteren Zusammenstellung von Lore, Matten und Gerold (1958) über präexistierende portocavale Shunts führen wir die folgenden möglichen Kommunikationen an, weil sie besonders für die chirurgische Indikation von Bedeutung sind:

4. Kollateralverbindungen zwischen der Milzoberfläche und der lateralen Bauchwand und vor allem auch Verbindungen vom Netz mit der Bauchwand.
5. Verbindungen über den retroperitonealen Plexus.
6. Verbindungen der intrahepatischen Pfortaderäste mit den Venae diaphragmaticae und transhepatische Verbindungen mit der Vena coronaria oder mit dem unteren Cavasystem.
7. Kommunikationen zwischen den Venae oesophageae und perioesophageae mit der linken Lungenvene.
8. Portorenale und splenorenale Kommunikationen.
9. Portoadrenale und portoovariale Kommunikationen.

ad 1. Die Angaben über die Häufigkeit der Oesophagusvaricen bei intrahepatischem Block sind sehr schwankend, je nachdem diese oesophagoskopisch, portographisch am lebenden oder toten Patienten und oesophagographisch erfaßt werden. Sicher ist heute, daß auch schon eine akute Hepatitis eine Varicose im Oesophagus erzeugen kann (Haerter und Palmer 1959). Aus mehreren Quellen nahm kürzlich Nachlas (1958) an, daß durchschnittlich 60% der Cirrhosepatienten Varicenträger sind.

Die Bedeutung der Oesophagusvaricen liegt weniger in der Häufigkeit, als vielmehr in der Rupturgefahr wegen der exponierten Lokalisation. Die massive

Varicenblutung kommt in 20—30% der Cirrhosen zustande (COHN und BLAISDELL 1958; KROOK 1956; NACHLAS 1958), d.h. ungefähr in einem Drittel bis zur Hälfte der Varicenträger.

Nach den Erfahrungen werden 25% bis über 50% der ersten massiven Blutung nicht überlebt (NACHLAS 1958, ROUSSELOT 1957, COHN 1958, BECKMANN 1955), d.h. ein Zwölftel bis ein Viertel der Varicenträger erliegen der ersten Blutung.

Von den Patienten, die eine erste Blutung überstehen, haben aber nur 12—50% (nach einer Sammelstatistik von ROY-CAMILLE 1959) die Chance, mit konservativer Therapie länger als 1 Jahr zu leben. Das erklärt zur Genüge, daß bisher die überstandene erste Varicenblutung die klassische Indikation zur chirurgischen drucksenkenden Behandlung war.

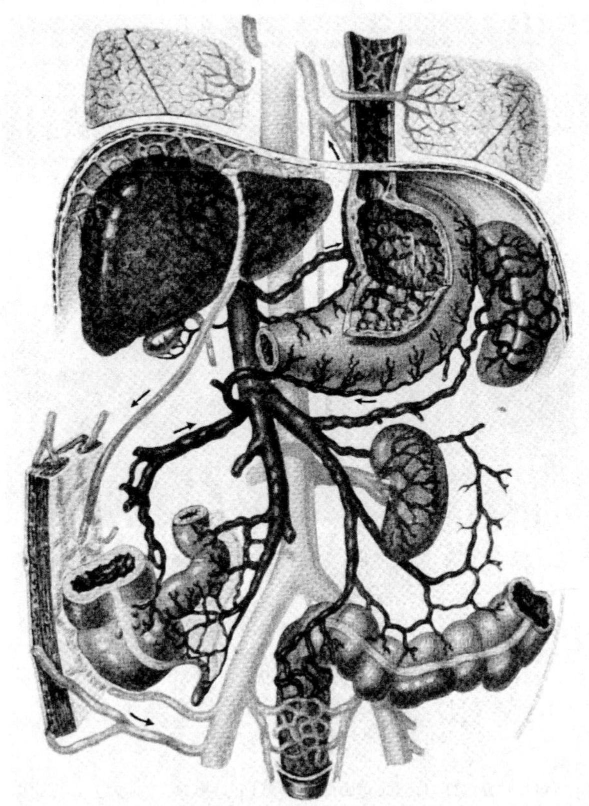

Abb. 13. Schema von MARKOFF (Ciba-Symposium, 1955) der häufigen Verbindungen zwischen dem Pfortaderund dem Cavasystem

In neuerer Zeit wird auch von internistischer Seite empfohlen (KALK 1958), Patienten mit ausgeprägter portaler Hypertension und ausgedehnten Oesophagusvaricen zu operieren, ehe die gefährliche Blutung eintritt. Es fehlt nicht an Kritiken dieser Indikationsstellung, besonders von NACHLAS (1955 und 1958), der auf Grund der vielen noch unklaren Probleme des Symptomenkomplexes des Pfortaderhochdrucks die Wirksamkeit und Berechtigung der operativen Therapie überhaupt in Zweifel zieht.

Die neueren Ergebnisse über die Koincidenz von hohem Pfortaderdruck und blutenden Varicen (MORENO u. Mitarb. 1958; TURNER und SHERLOCK 1957) berechtigen auch unseres Erachtens zur Annahme, daß Varicen bei hohem Druck und portographisch schlecht ausgebildetem übrigem Kollateralkreislauf sehr blutungsgefährdet sind. Hier scheint eine differenzierte Indikationsstellung zur operativen Therapie logisch (KROOK 1956), bevor es zur ersten, eventuell tödlichen Blutung kommt.

Daß die Oesophagusvaricen vorwiegend im distalen Drittel des Oesophagus vorkommen, erklären anatomische Untersuchungen (BUTLER 1951; PIETRI und GUNTZ 1959). Die kollateralen Zuflüsse zum Magen-Speiseröhren-Varicensystem variieren sehr, je nach der Lokalisation des portalen Hindernisses. Eine gewisse Konstanz besteht im Verlauf solcher Kollateralen, indem sie zuerst außerhalb des Magens verlaufen, dann die Magenwand durchdringen und schließlich submukös zur Kardia und in den unteren Oesophagus gelangen (Pietri 1959). In der Kardia bestehen meist 3—4 submuköse Stämme. Erhebliche Magenvaricen sind nicht selten (Evans 1958) (Abb. 14). Sie lokalisieren sich elektiv an der hinteren inneren Wand der kleinen Kurvatur.

Daß die perioesophagealen Kollateralvenen selten sind, liegt nach Pietri (1959) und Leger u. a. (1959) in der Anatomie des Hiatus. Wichtiger ist der paraoesophageale Kollateralkreislauf, der prävertebral verläuft.

Auch aus anatomischer Sicht ist es wahrscheinlich, daß der hämodynamische Entlastungseffekt der gastrooesophagealen Kollateralen der geringste aller Kollateralwege ist, wie Doehner u. Mitarb. (1956) angenommen haben. Rousselot, Moreno und Panke (1959) kamen zum Schluß, daß der gastrooesophageale Kollateralstrom keine wesentliche Druckentlastung bedingt, obschon er

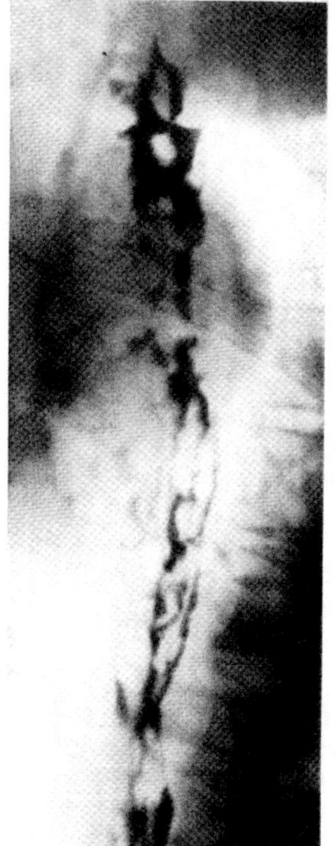

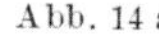

Abb. 14 a

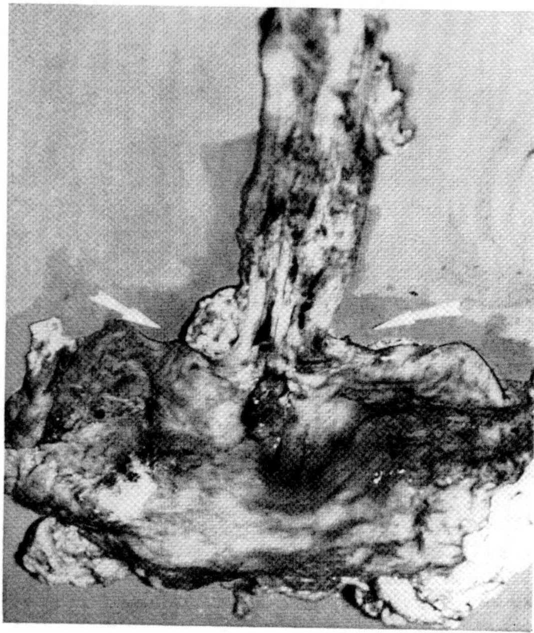

Abb. 14 b

Abb. 14a u. b. a Oesophagogramm. b Postmortales Oesophagus-Magen-Präparat eines 50jährigen Cirrhosepatienten, der nach der ersten massiven Varicenblutung im Leberkoma starb. Die Blutung erfolgte durch eine Ruptur des im Bild gut erkennbaren großen Varicenkonvoluts an der kardianahen kleinen Kurvatur. Die Pfeile deuten den Hiatusring an

imstande ist, die Leberdurchblutung zu verringern. Auch Leger vertrat immer die Ansicht, daß den Oesophagusvaricen keine funktionelle Bedeutung zukommt (Leger und Montete 1959). Deshalb wäre von seiten der Kollateralfunktion kaum ein Nachteil zu erwarten, wenn die blutenden Oesophagusvaricen nach erfolgloser konservativer Behandlung mit der Ballonsonde von Sengstaken und Blakemore direkt chirurgisch angegangen werden. Bei einzelnen Druckmessungen nach dieser Behandlung konnte Leger auch keine Steigerung des Pfortaderdruckes nachweisen.

Als operatives Verfahren hat sich uns dazu am besten die transthorakale-transoesophageale Varicenumstechung nach Crile (1950), Boerema (1954) und Linton (1953) bewährt.

ad 2. 1835 beschrieben erstmals CRUVEILHIER, dann 1907 von BAUMGARTEN je einen Fall mit großer Milz, kleiner Leber und offener Umbilicalvene. Nach CHENG u. Mitarb. (1954), LEMAIRE und HOUSSET (1956) unterscheidet man heute zwischen einer Cruveilhier-Baumgartenschen Krankheit und einem Cruveilhier-Baumgartenschen Syndrom. Der Unterschied besteht darin, daß bei der Krankheit eine kongenitale Mißbildung der extra- oder intrahepatischen Pfortader mit Offenbleiben der Vena umbilicalis vorliegt. Beim weit häufigeren Syndrom bestehen nach LEMAIRE eine Cirrhose und portale Hypertension, die zur Rekanalisation der Nabelvene führen. CHENG faßte den Begriff des Cruveilhier-Baumgartenschen Syndroms weiter, indem nach ihm vorspringende parumbilicale Venen, Pfortaderhochdruck, Splenomegalie und eine atrophische Leber charakteristisch sind. Irgendein erworbener Pfortaderverschluß kann zu einem solchen Syndrom führen, wie wir kürzlich an einem 50jährigen Patienten mit einem großen Pankreaskopf-Carcinom erlebten: Äußerlich fand sich ein typisches Caput Medusae, laparoskopisch eine fingerdicke Vena umbilicalis im Ligamentum falciforme.

Es versteht sich, daß bei operativen Eingriffen ein solcher Kollateralkreislauf geschont werden muß.

ad 3. HENSCHEN stellte 1938 anläßlich seines Referates über die nach ihm benannte subdiaphragmale Ligatursperre der Oesophagusvaricen fest, daß man sich bei portaler Hypertension aus einer „güldenen" Ader kaum verbluten könne. Hämorrhoiden als Begleiterscheinungen eines noch latenten Pfortaderhochdrucks geben aber hin und wieder Anlaß zu Hämorrhoiden-Operationen. Von unseren 100 wegen portaler Hypertension untersuchten Patienten waren 3 in der Vorgeschichte an Hämorrhoiden operiert worden, darunter sogar ein 4jähriges Mädchen.

ad 4. Bei verwachsener und großer Milz kann diese mit dicken Kollateralvenen in den Verwachsungen mit der Umgebung verbunden sein, was eine Milzexstirpation zu einem schweren Eingriff macht (PATEL 1955). Besonders von BLAIN (1950) und DOGLIOTTI (1954) wird in diesen Fällen von der Milzentfernung abgeraten, um damit die Möglichkeit des Auswegs des gestauten Pfortaderbluts nicht zu stören. Nach Ansicht dieser Autoren kann eine Ligatur der Arteria lienalis die Kollateralfunktion der Milz und jener Umgehungsvenen noch erhöhen.

KALK (1958) wies auf die bevorzugte Lokalisation von Verwachsungen der beiden Colonflexuren und des umgebenden Netzes mit der Bauchwand hin. Wir konnten uns mehrfach bei Laparoskopien und Operationen von der Häufigkeit solcher venenreichen, strangförmigen oder flächenhaften Verwachsungen, spontanen Veränderungen im Sinne der Talmaschen Operation, überzeugen. Auch diese sind, wenn immer möglich, bei Operationen zu schonen.

ad 5. Ausgedehnte retroperitoneale Kollateralen, meist als venöser Plexus imponierend, können im Bereich des Duodenalknies die operative Auspräparierung der Vena cava zur portocavalen Anastomose sehr erschweren. EDWARDS (1951) hob die Bedeutung der Kommunikationen zwischen Viscera und Retroperitoneum hervor.

ad 6. Umgehungsvenen gehen auch von der intrahepatischen Pfortader ab. Vor allem werden von der Arbeitsgruppe DOEHNER, RUZICKA und ROUSSELOT (1956 und 1957) die transhepatischen Kollateralvenen erwähnt, die einen Pfortaderhauptast oder periphere Äste mit der Vena coronaria ventriculi, dem vertebralen Plexus oder mit der unteren Vena cava verbinden. Häufiger sind wahrscheinlich Kommunikationen der intrahepatischen Pfortader mit den Venae diaphragmaticae. Eine entsprechende Untersuchung wies auch uns auf die Bedeutung dieses Kollateralstroms hin:

Unmittelbar nach dem Exitus letalis eines 50jährigen Cirrhosepatienten im Coma hepaticum wurde die Vena cava inferior freigelegt, nach distal ligiert und leberwärts mit einer Kanüle versehen. Einbinden einer Kanüle in die Arteria hepatica in Richtung zur Leber. Abklemmen der Vena cava superior herzwärts der einmündenden Lebervenen. Kanülierung der Pfortader leberwärts. Die Kanüle der Pfortader und Vena cava leiteten wir in getrennte Meßgefäße. Dann wurde die Leber durch die Arteria hepatica mit total 3 Litern mit Stärke versetzter Kochsalzlösung perfundiert. Aus der Pfortader konnten durch Reflux 120 $cm^3$ Blut gewonnen werden (dieses Blut mit negativer Jod-Probe). Auch aus der isolierten Vena cava flossen nur 150 $cm^3$ blutiger, jod-negativer Flüssigkeit ab. Die gesamte in die Arteria hepatica perfundierte stärkehaltige Flüssigkeit entleerte sich weder über den natürlichen Ausfluß, die Lebervenen, noch retrograd aus der Pfortader, sondern durch die Zwerchfellincision aus zahlreichen auf der Muskelschnittfläche stark erweiterten Gefäßen und sammelte sich in der rechten Pleurahöhle an. Auf Grund der histologisch nachgewiesenen atrophischen Lebercirrhose bestand hier mindestens postmortal eine totale intrahepatische Ableitung der durch die Arterie und Pfortader zufließenden Flüssigkeit in die Venae diaphragmaticae. Herrick und Mann haben dieses Phänomen schon 1907 beschrieben. Unser Beispiel zeigte aber erneut, wie effektiv natürliche Kollateralen auch intrahepatisch sein können.

Diese Erklärungen zu den einzelnen Kollateralmöglichkeiten mögen andeuten, daß die Kenntnis dieser Kollateralwege nicht nur von theoretischem Interesse ist, sondern bei der Indikationsstellung des chirurgischen Eingriffs berücksichtigt werden muß. Prinzipiell sollen durch eine Operation bestehende natürliche Anastomosen mit wirksamem Durchmesser von 10 mm und mehr nicht ersetzt, sondern ergänzt werden. Wenn im Splenoportogramm, auf dessen Technik und Beurteilung wir besonders im Kapitel III eingehen, nebst den gastrooesophagealen Kollateralvenen, die in den meisten Fällen ein insuffizienter, d.h. widerstandsreicher Shunt sind, eine funktionstüchtige, natürliche Anastomose zur Darstellung gelangt, planen wir, wenn möglich, einen Eingriff abseits vom natürlichen Shunt, um ihn durch eine Gefäßverletzung nicht zu gefährden.

## B. Splenomegalie

Am Europäischen Gastro-Enterologen-Kongreß in Paris 1954 wurde von da Costa und Grayson die Rolle der Milz als regulierendes und ausgleichendes Organ des Portalkreislaufs hervorgehoben. Grayson war auf Grund eigener Tierversuche der Ansicht, daß die Milz wahrscheinlich nicht nur als einfacher Druckkompensator funktioniert, sondern daß eine kompliziertere Beziehung zwischen Leber und Milz besteht, wie schon Eppinger (1920) im Rahmen des reticuloendothelialen Systems angenommen hatte.

Ein Ausdruck für die Problematik dieser Beziehungen sind die Diskussionen über eine Krankheit, die der Florentiner Kliniker und Pathologe Guido Banti 1894 erstmals beschrieben hat. Banti (1898) vermutete, daß die Leberveränderungen eine direkte Folge der Milzerkrankung seien, die er als Fibroadenie bezeichnete.

Schon Banti unterstrich die charakteristische Evolution des Leidens: Im ersten, dem anämischen Stadium, nimmt die Milzvergrößerung ständig zu; im zweiten, dem Übergangsstadium, kommt es zum Subikterus und zu Magen-Darmstörungen und im dritten Stadium zum Ascites und zu den Merkmalen der atrophischen Cirrhose. Banti fand bis zu seiner zusammenfassenden Arbeit im Jahre 1910 an 50 beobachteten und in der Literatur gesammelten Fällen immer dieselbe Symptomatik. Deren exakte Darstellung hat die späteren Nachprüfungen (vor allem durch Patrassi und seine Mitarbeiter 1942) überstanden und gilt im wesentlichen noch heute.

Im Laufe der Zeit wurde diese Symptomatologie der ursprünglichen Bantischen Krankheit mehr und mehr mit dem Symptomenkomplex der portalen Hypertension vermengt. Das Banti-Syndrom wurde dafür der Sammelbegriff. Mit der

Frage, ob hinter dem Banti-Syndrom nicht in jedem Fall ein Pfortaderhochdruck auf Grund eines Hindernisses in der Pfortaderstrombahn steckt, hat sich eingehend die Milzklinik in New York beschäftigt (ROUSSELOT 1949): Die Durchuntersuchung von 31 Fällen mit ähnlicher Banti-Symptomatologie ergab bei 16 ein Hindernis, bei 15 keine Anhaltspunkte für einen obstruierenden Mechanismus (ohne Portographie und nur mit vereinzelter Druckmessung). ROUSSELOT vermutete schon damals, daß die Indikationen und die Prognose vorwiegend von der Erkennung und der Lokalisation des obstruierenden Faktors abhängen.

Schon bald nach dem Tode BANTIs wurde vorgeschlagen, die Bezeichnung Bantische Krankheit durch den elastischeren Begriff Banti-Syndrom zu ersetzen. Dieser Vorschlag wurde auf dem Italienischen Internistenkongreß 1939 sanktioniert. Damit wurden das ursprüngliche Krankheitsbild BANTIs durch die Intestinalblutung ergänzt und dabei je nach Überwiegen einer vasculär-kongestiven oder mesenchymal-proliferativen Komponente vorwiegend kongestive und vorwiegend fibröse Formen unterschieden.

Nach den Worten RÖSSLEs (zitiert bei PATRASSI 1942) hatte BANTI das Verdienst, als erster auf die Möglichkeit einer primären Erkrankung der Milz bei der Lebercirrhose hingewiesen zu haben. PATRASSI, einer der besten Kenner des Banti-Problems, war der Ansicht, daß die Milz und Leber entweder gleichzeitig oder nacheinander vom selben unbekannten Agens getroffen werden, und daß der Prozeß identisch ist, sei er isoliert im einen oder anderen Organ oder in beiden gleichzeitig. Er bezeichnete die Bantische Krankheit als ,,assoziiertes splenohepatisches Syndrom" von überaus langsamem Verlauf, das im terminalen Stadium den Typ der splenomegalen Lebercirrhose darstellt. Wie schon einige Jahre vorher von den italienischen Internisten vorgeschlagen, zählte auch PATRASSI die kongestive Splenomegalie zum gleichen Symptomenkreis unter dem Sammelbegriff der Bantischen Syndrome.

Zum selben Syndrom gehört auch die dynamische Milzinsuffizienz PATRASSIs, die später EWERBECK (1943, 1949) als ,,hämodynamische Milzdekompensation" und ,,Pseudo-Banti" bezeichnete, durch deren Pseudonym der Autor selbst die Verwandtschaft mit den von BANTI beschriebenen Veränderungen mindestens im Endstadium angab. Im Gegensatz zur Banti-Krankheit ist aber bei der Milzdekompensation von EWERBECK die Stauung von zentraler Bedeutung. Ein Beweis dafür ist die reversible Dekompensation bei Beseitigung der Stauung durch eine portocavale Anastomose unter Belassung der Milz (EWERBECK 1958).

Wenn GÜTGEMANN u. Mitarb. (1958) in ihrer ausführlichen Arbeit über die Milzvenenstenose schreiben, daß eine hämodynamische Milzdekompensation ohne faßbares Hindernis um so weniger zu begründen ist, je genauer die klinische Diagnostik ist, müssen wir dieser Ansicht nur beipflichten. Ohne Splenoportographie (wenn möglich Seriographie) kann ein Hindernis in der Pfortaderstrombahn nicht ausgeschlossen werden. Daß man nur mit der Mesenterialveneninspektion eine Pfortaderstenose diagnostizieren und daraus eine Operationsindikation ableiten kann (FELKEL und FREISLEDERER 1958), verlangt unseres Erachtens eine sehr große Übung und Erfahrung. Wir haben auch im Kindesalter Druckmessung und Splenoportographie (wie wir es in Kapitel III beschreiben), in gegebenen Fällen in Narkose, ohne jeglichen Nachteil für das Kind ausgeführt.

Zur chirurgischen Indikationsstellung bei stauungsbedingten Milztumoren halten wir uns an folgende Richtlinien: 1. Splenektomie allein: Sie kommt dann in Frage, wenn samt der Milz das isolierte Pfortaderhindernis in der Vena lienalis (Kontrolle durch intraoperative Druckmessung und eventuell Portographie von einem Ast der Vena mesenterica superior aus) entfernt werden kann. Läßt sich auf Grund von Mißbildungen oder Verwachsungen keine genügend lange und vor allem genügend weite (über 10 mm optimal) Vena lienalis auspräparieren, begnügen wir uns auch bei trunculärem Pfortaderblock mit der alleinigen Splenektomie, wenn keine oder nur geringe Oesophagusvaricen ohne stattgehabte Blutung vorhanden sind. Besteht aber eine Varicenblutungsgefahr, muß bei isolierter Splenektomie bis zu 50—60% der Fälle (Patel 1957, MacPherson 1959) auch nach Jahren mit einer Postsplenektomieblutung gerechnet werden.

2. Splenektomie mit subdiaphragmaler Ligatursperre (Henschen 1938), am besten mit der Durchtrennung und Wiedervereinigung des Magenquerschnittes (Tannersche Operation) oder mit der Dissektionsligatur nach Vossschulte: wenn bei trunculärem Pfortaderhindernis eine splenorenale Anastomose nicht möglich ist.

3. Splenektomie mit splenorenaler Anastomose: Verfahren der Wahl bei trunculärem Block und genügend weiter, gut mobilisierbarer Milzvene. Die Indikation dazu ist eventuell auch gegeben, wenn bei intrahepatischem Block ein sehr großer Milztumor mit schwerem Hypersplenismus besteht (Blakemore 1955).

## C. Ascites

Die klinische Erfahrung hat gezeigt, daß das prähepatische Pfortaderhindernis viel seltener einen Ascites erzeugt als das intrahepatische und das posthepatische. Krook (1956) stellte unter seinen untersuchten Lebercirrhosen nur in 35% einen Ascites fest, während er in der Literatur Angaben von 48—78% fand.

Die Untersuchungen von Volwiler, Grindlay und Bollman (1950), Mallet-Guy u. Mitarb. (1952 und 1954) zeigten, daß dem mechanischen Faktor in der Ascitesentstehung nicht die Hauptrolle zukommt. Eine direkte Beziehung zwischen Pfortaderhochdruck und Ascites besteht nicht (Volwiler u. a. 1950; Pontes 1954; Schwiegk 1955; Linton 1959). Die Erfahrung zeigte sogar, daß sich Pfortaderhochdruck (und damit die Blutungsgefahr aus Varicen) und Ascites meist ausschließen. Dazu paßt die Feststellung von Caroli, Paraf und Schwarzmann (1951), Baggenstoss und Wollaeger (1956) über eine gewisse Abhängigkeit des Ascites vom Grad des Kollateralkreislaufs (je mehr Kollateralen, desto geringer der Ascites).

Nach der Auffassung von Schwiegk (1955) beschränkt sich der mechanische Faktor für die Ascitesentstehung auf eine Capillardrucksteigerung der Leber- oder Splanchnicusregion, entscheidend begünstigt durch eine Hypalbuminämie und Natrium- und Wasserretention durch vermehrte Aldosteron- und Adiuretin-Wirkung (Wolff, Koczorek und Buchborn 1958).

Die Indikation zur chirurgischen Beeinflussung eines Ascites ist demnach aus 2 Gründen eine relative: 1. weil das mechanische Moment nicht im Vordergrund steht, und 2. weil mit dem Ascites vielfach ein schwererer Leberschaden parallel geht. Deshalb lehnen Kalk (1958), Blakemore (1958), Gütgemann (1959) und Walker (1959) Anastomosenoperationen bei vorhandenem Ascites ab. In den letzten Jahren wurde wiederholt auf die Bedeutung des postsinusoidalen Blocks (Walker 1959) oder „out-flow-block“ (Welch 1959) für die Ascitesgenese hingewiesen. McDermott (1959) sprach sogar von einem intrehepatischen Chiari-Syndrom.

Vielleicht ist man in gewissen Fällen von therapieresistentem Ascites und fehlendem Kollateralkreislauf doch berechtigt, die Indikation zum operativen Vorgehen zu erwägen: portocavale Anastomose Seit-zu-Seit (um auch die Entlastung durch Stromumkehr in der Leber zu ermöglichen) oder Splenektomie (Mallet-Guy u. a. 1959).

### D. Leberfunktionsstörung

Es ist heute selbstverständlich, daß die Beurteilung der Leberfunktion eines jeden Patienten mit Lebercirrhose zusammen mit dem internistischen Fachkollegen zu erfolgen hat.

Gewisse Richtlinien für die Indikationsstellung zur portocavalen Anastomose geben die Durchschnittswerte der Leberfunktionstests von 64 sogenannten „god risk“- und von 53 „poor risk“-Patienten aus dem operativen Krankengut von Blakemore (1955) (Tabelle 3).

Tabelle 3

| | „good risk“ | „poor risk“ |
|---|---|---|
| Serumalbumin . . . . . . . | 4,2 g-% | 3,4 g-% |
| Prothrombinzeit über der Norm | 3,3 sec | 4,7 sec |
| Bromsulfalein-Retention (nach 30 min). . . . . . . . . . | 21,1% | 34% |
| Bilirubin im Serum . . . . . | 0,9 mg-% | 1,5 mg-% |

Wie sehr das Operationsrisiko auch in der Hand des erfahrenen Operateurs mit dem Leberzustand zusammenhängt, erkennt man an der Operationsmortalität Blakemores (1955): Von 59 Patienten mit normaler Leber starben an Operationsfolgen 6,7% hingegen von 203 Cirrhosepatienten 19%.

In Anlehnung an eine Tabelle von Blakemore fordern wir für unsere Operationsindikation folgende Testwerte:

1. Serumalbumin nicht unter 3,5 g-%.
2. Prothrombinzeit nicht über 4 sec verlängert (d.h. kein Prothrombinwert unter 50%, bei 11 sec = 100%). Dabei empfiehlt es sich, den Vitamin K-Test nach Koller auszuführen, um eine Resorptionsstörung des K-Vitamins aus dem Darm auszuschließen.
3. Bromsulfaleinretention nicht über 25% (nach 45 min).
4. Gesamtbilirubin im Serum unter 1,5 mg-%.

## III. Die Lokalisationsdiagnostik des Pfortaderhochdrucks und ihre Bedeutung für die chirurgische Indikationsstellung

### A. Laparoskopie

Kelling (Dresden) berichtete erstmals 1901 an der Tagung Deutscher Naturforscher und Ärzte über die von ihm erfundene Coelioskopie, die später Jacobaeus (1910) als Laparoskopie bezeichnete. Die Hoffnung Kellings, daß es eine geläufige, ungefährliche, aseptische und schmerzlose Untersuchung werde, ging bis heute in Erfüllung. Dazu haben die Arbeiten von Henning, Kalk, Markoff und K. Nissen im deutschen Sprachgebiet, diejenigen von Caroli und Calame im französischen und von Ruddock im englischen Sprachgebiet beigetragen. Bei umsichtiger Indikationsstellung, Beherrschung der Technik, Kenntnissen der Schwierigkeiten und Komplikationen und der Grenzen der Leistungsfähigkeit in der Beurteilung der inneren Organe darf man wohl heute die Laparoskopie nicht mehr als „Harpunendiagnostik“ (Bürger 1957) bezeichnen.

#### 1. Vorbereitung

Es ist zweckmäßig, den Patienten am Vortag gut abzuführen. Am Untersuchungsmorgen ist der Patient nüchtern. Eine Stunde vor Untersuchungsbeginn wird ihm eine intramuskuläre Mischspritze gegeben (Dolantin 50 mg, Atosil 50 mg und Megaphen 25 mg). Damit sind die meisten Patienten schläfrig, aber jederzeit ansprechbar. Trifft dies nicht zu, so geben wir bei Beginn der Untersuchung nochmals die Hälfte der erwähnten Mischspritze intramuskulär, ohne

Megaphen. Wir waren auch bei jüngeren Patienten nie gezwungen, zur Anlage eines quantitativ genügenden Pneumoperitoneums zu curarisieren. Während der ganzen Untersuchung kontrollieren wir den Blutdruck. Sinkt der Blutdruck auf 100 systolisch ab, legen wir eine Infusion an und halten Analeptica bereit.

Der Patient wird auf dem Röntgenkipptisch in einer Drehmulde (Hersteller: Siemens-Reiniger-Werke) gelagert. Für die Anlage des Pneumoperitoneums halten wir uns an die Technik von Kalk oder machen die Lufteinblasung nach Caroli mit Hilfe eines Pneumothoraxapparates. Ein Vorteil der Methode nach Caroli ist der, daß man mit dem Pneumothoraxapparat den intraabdominalen Druck besser kontrollieren kann als mit dem Spritzenstempel. Wir füllen Luft ein bis zu einem Enddruck im Abdomen von + 20 cm Wassersäule. Dazu benötigen wir bei einem Abdomen mittleren Alters 3—5 Liter Luft. Besteht bei dem Patienten ein Ascites, muß dieser zuerst abpunktiert und dann mit Luft ersetzt werden.

## 2. Komplikationen

Gewisse Gefahrenmomente bestehen bei der Anlage des Pneumoperitoneums. Zu beachten sind das Mediastinalemphysem und der Spontanpneumothorax, ferner die Luftembolie, seltene Komplikationen, die aber gelegentlich auftreten. Zuletzt hat Rosenbaum (1958) darüber berichtet. Gerade bei den Patienten mit portaler Hypertension bieten oft abnorme Verwachsungen des Netzes oder der Dünndarmschlingen Schwierigkeiten zur Ausdehnung des Pneumoperitoneums. Deshalb empfahl Wannagat (1955 und 1956), vor Einführung des Laparoskops die Pneumoperitoneumgröße mit einer langen dünnen Nadel unter Luftaspiration auszutasten. Eine Veröffentlichung von Petzold und Bartels (1957) über eine Oesophagusvaricenblutung bei Anlage eines Pneumoperitoneums zeigt, daß man beim Pfortaderhochdruck auch mit einer solchen Komplikation rechnen muß.

In der Technik des Einführens des Laparoskops halten wir uns an die Angaben von Kalk (1951). Als Instrument verwenden wir in neuerer Zeit das auskochbare Photolaparoskop der Firma Richard Wolf in Knittlingen. Neben den allgemeinen Gegenindikationen wie Kreislaufdekompensation, Zwerchfellhernie und sehr schlechten Leberfunktionen bieten vor allem die Verwachsungen, besonders nach vorherigen Abdominaloperationen, zumindest erhebliche Schwierigkeiten für die Laparoskopie.

## 3. Indikation

Die Hauptindikation ergibt sich aus einer Äußerung Kalks: „Die portale Hypertension wird im Laparoskop erkannt.“ Zu erkennen sind einmal prall gefüllte, dunkelblau schillernde venöse Gefäße (vor allem an der großen Magenkurvatur), dann intraabdominelle Varicenbildungen, Konvolute von geschlängelten und erweiterten Venen, vor allem in Verwachsungen zwischen den beiden Colonflexuren oder der Milz mit der Bauchwand. Die Beurteilung der Oberfläche der Leber, ihrer Farbe und ihrer Größe ergibt in vielen Fällen einen Hinweis für die Lokalisation des Pfortaderhindernisses. Die Darstellung und Beurteilung einer vergrößerten Milz macht meist keine Schwierigkeiten. Ist die Milz jedoch wenig vergrößert oder normal, ist es oft nicht einfach, sie in das Blickfeld des Laparoskops zu bringen. Oft ist der untere Pol der Milz vom aufliegenden Netz bedeckt. Meist gelingt es leicht, das Netz mit der langen Punktionskanüle vorsichtig wegzuschieben (Wannagat). Wesentlich ist dabei, daß man den Patienten am Kopfende aufkippt und ihn in Rechtslage drehen kann.

Die Indikation zur Laparoskopie gewinnt entscheidend an Bedeutung, wenn mit ihr Organpunktionen kombiniert werden, d.h. wenn unter Kontrolle des Auges die Leber zur Punktionsbiopsie und die Milz zur Druckmessung und Splenoportographie punktiert werden. Dadurch ist die Punktion nicht nur eine gezielte, sondern auch die damit verbundene Blutungsgefahr auf ein Minimum beschränkt.

## B. Druckmessung

### 1. Wahl des Nullpunktes, Meßmethode und Normalwerte

Bei der Druckmessung im Pfortadersystem messen wir den Differenzdruck zum gewählten Nullpunkt. Die Wahl und Bestimmung des Nullpunktes ist natürlich für Vergleichsmessungen von entscheidender Bedeutung.

Paton, Reynolds und Sherlock (1953) und Atkinson und Sherlock (1954) haben für ihre Druckmessungen in der Leber und in der Milz den Nullpunkt 5 cm dorsal vom Sternalwinkel (Angulus Ludovici) angegeben. Diesen Nullpunkt empfiehlt neuerdings auch Bühlmann (1958) für alle Druckmessungen im großen Kreislauf.

Zur Beurteilung des Pfortaderdrucks geben Messungen unter statischen Verhältnissen mit einfachen Meßmethoden, wie z.B. mit der Wassersäule im Steigrohr, exakte Resultate. Gegenüber elektrischen Membranmanometern hat das trägere Meßsystem, besonders bei Venendruckmessungen, den praktischen Vorteil, den Mitteldruck durch Artefakte weniger gestört wiederzugeben (Bühlmann).

Die Normalwerte des Pfortaderdrucks haben nach den Angaben in der Literatur, die besonders Moreno (1957) zusammengestellt hat, eine große Schwankungsbreite von 5—20 cm Wassersäule, was nicht zuletzt auf die Verwendung verschiedener Nullpunkte zurückzuführen ist (Taylor und Myers 1956).

### 2. Druckmessung in der Milz

Die Messung des Druckes in der Milzpulpa, die mit der Pfortaderstrombahn frei kommuniziert, geht hauptsächlich auf die Arbeiten von Atkinson und Sherlock (1954), Lebon u. Mitarb. (1953), Leger (1954) und Davis, Hugh und Schindel (1954) zurück. Zwischen dem Milzinnendruck und dem auf eine andere Art gemessenen Pfortaderdruck besteht zumindest eine lineare Beziehung. Diese annähernde Übereinstimmung geht aus einer Zusammenstellung eigener milzpunktierter Patienten, deren effektiver Pfortaderdruck bei einer späteren Operation direkt in einem Ast der Vena mesenterica superior gemessen wurde, hervor (Tabelle 4). Daß zum Vergleich dieser Druckwerte Einflüsse der Narkose, Änderungen des arteriellen Blutdrucks berücksichtigt werden müssen, ist klar.

Tabelle 4

| | Pfortaderblock | | | Pfortaderdruck (cm $H_2O$) | |
|---|---|---|---|---|---|
| | intra-hepatisch | trun-culär | lienal | ante op. (Milz) | intra op. (V. mes. sup.) |
| G. B. 1901 | + | | | 48 | 31 |
| F. B. 1905 | + | | | 30 | 33 |
| A. D. 1903 | + | | | 45 | 37 |
| G. S. 1937 | | + | | 35 | 32 |
| J. H. 1889 | + | | | 31 | 31 |
| G. H. 1901 | + | | | 34 | 48 |
| W. J. 1916 | + | | | 28 | 28 |
| D. O. 1946 | | + | | 42 | 40 |
| J. P. 1908 | + | | | 30 | 30 |
| H. B. 1905 | + | + | | 45 | 38 |
| D. S. 1934 | + | | | 60 | 30 |
| F. St. 1896 | + | + | | 35 | 26 |
| A. V. 1899 | + | | | 45 | 36 |
| J. Z. 1902 | + | | | 31 | 35 |
| B. Sp. 1937 | | + | | 28 | 48 |
| G. Z. 1910 | + | | | 31 | 37 |

Die von uns geübte Technik der Milzpunktion lehnt sich im allgemeinen an diejenige von Wannagat (1956) an. Damit kann praktisch jede Milz ins

Gesichtsfeld des Laparoskops gebracht werden. Die Punktion der Milz erfolgt immer am Ort der Wahl, um die Kanülenspitze möglichst in Hilusnähe der Milz zu führen.

Eine durch die Milzpunktion verursachte Nachblutung, die zum Kollaps oder gar zur Indikation operativer Blutstillung durch Laparotomie führte, haben wir bei über 100 Milzpunktionen nicht erlebt.

## 3. Druckmessung in der Leber

Auf dem Prinzip der Messung des sogenannten Lungencapillardrucks (Hellems u. Mitarb. 1948) beruht die Messung des Pfortaderdrucks mittels Lebervenenkatheterisierung, deren Technik erstmals Myers und Taylor (1951) beschrieben haben. Der Herzkatheter wird bis zum Anschlag in eine rechte Lebervene eingeführt. Durch die Blockierung der Lebervene und Aufhebung der Strömung in ihrem Abflußraum kann auf den Druck im dahinterliegenden Kreislaufgebiet geschlossen werden (Bühlmann 1958). Myers und Taylor bezeichneten diesen Druck ursprünglich als „sinusoidalen", später (Taylor und Myers 1956) als „wedged hepatic veine pressure". Im deutschen Sprachgebiet ist die Rede vom Druck in der verschlossenen oder okkludierten Lebervene oder Lebervenole (Krook und Overbeck 1955; Bücherl u. Mitarb. 1958).

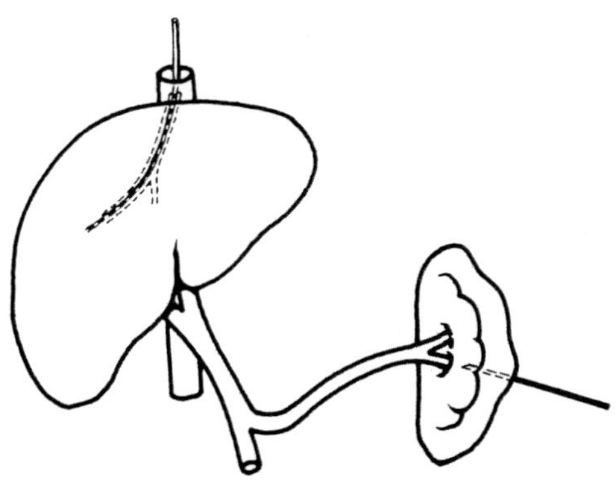

Abb. 15. Schema der Druckmessung: in der Leber durch den Lebervenenkatheter und in der Milz durch die Punktionskanüle

Von den verschiedenen Autoren wird eine weitgehende Übereinstimmung des Drucks in der verschlossenen Lebervene mit dem Pfortaderdruck im Tierversuch und beim Menschen betont. Für die Beziehung Lebervenendruck—Pfortaderdruck sind jedoch zwei den Lebervenendruck beeinflussende Faktoren zu berücksichtigen (Taylor und Myers 1956), nämlich die Einflüsse des Leberarteriendrucks und der intrahepatischen Kollateralen. Auf Grund solcher zwischen dem Capillargebiet und der verschlossenen Lebervene mündender Kollateralen erklärten sich Reynolds u. Mitarb. (1957) die von ihnen in cirrhotischen Lebern gefundenen, durchschnittlich tieferen Druckwerte in der Lebervene.

Die Kombination der Druckmessung in der Milz- und Lebervene gewährt einen Einblick in die Lokalisation des Pfortaderhindernisses (vgl. Abb. 15). Wenn der Druck im Katheter bei Verschluß der kleinen Lebervene erhöht ist und beim Zurückgehen des Katheters in die zentralere Vene oder in die Vena cava nicht abfällt, dann ist das drucksteigernde Hindernis posthepatisch, in der Lebervene, in der Cava oder am Herzen. Ist der Okklusionsdruck in der Leber normal, der Druck in der Milz aber hoch, kann ein prähepatisches Hindernis lokalisiert werden. Eine genauere prähepatische Lokalisation läßt aber die Druckmessung nicht zu. Da aber unter anderem die Splenoportographie lokalisatorisch weit mehr leistet, haben wir in unserer Untersuchungstechnik auf die Lebervenenkatheterisierung verzichtet.

Ist durch eine vorgängig operativ entfernte Milz die Milzpunktion, Druckmessung und Kontrastdarstellung der Pfortader nicht mehr möglich, kommen außer der Laparotomie und Aufsuchen einer Netz- oder Mesenterialvene folgende Verfahren in Betracht:

a) Der direkte Weg zur Pfortaderdruckmessung in der Leber, den BIERMAN u. Mitarb. (1955) vorgeschlagen haben, indem sie die Leber transcutan punktierten und durch ein Venogramm verifizierten, ob die Kanülenspitze in einem Pfortaderast lag. Bei 144 solchen Leberpunktionen soll es zu keinen ernstlichen Komplikationen gekommen sein.

b) Ein unseres Erachtens zweckmäßigeres Verfahren ist die von CAROLI (1947) angegebene Punktion des pericholecystischen Venenplexus unter laparoskopischer Sicht, da damit eine prähepatische Druckmessung und Venendarstellung möglich ist.

### 4. Druckmessung im Rectum

Druckmessung im Rectum durch Bestimmung des Capillardrucks in einer Rectumschleimhautfalte, ein unblutiges Meßverfahren, das DEMLING u. Mitarb. (1955 und 1956) entwickelt haben. An 170 Untersuchungen konnten sie überprüfen, daß der zur Anämisierung dieser Schleimhautfalte nötige Druck bei Cirrhosepatienten um 200—300% über dem mittleren Normwert war.

### 5. Druckmessung im Oesophagus

respektive in den Oesophagusvaricen, durch das Oesophagoskop (ALLISON 1951) kann schwerlich als Routineuntersuchung in Frage kommen.

## C. Splenoportographie

### 1. Entwicklung und Terminologie

Das Bedürfnis einer Venographie der Pfortader entstand mit den ersten Interventionen an der Pfortader zur systematischen Behandlung der portalen Hypertension (BLAKEMORE und LORD 1945). 1951 hatten ABEATICI und CAMPI in Turin und LEGER in Paris durch Kontrastmittelinjektion in die Milz eine Phlebographie der Pfortader erreicht. Um die Weiterentwicklung dieses Verfahrens haben sich besonders DE SCOVILLE (1952) in Lüttich, ROUSSELOT, RUZICKA und DOEHNER (1953) in New York, GVOZDANOVIC (1954) in Zagreb (percutane lienoportale Venographie), SOTGIU (1954) in Bologna (Splenoportographie), WANNAGAT (1954) in Bad Mergentheim und BERGSTRAND und EKMAN (1957) in Lund verdient gemacht.

### 2. Methode

Die Punktion der Milz kann entweder blind oder unter laparoskopischer Sicht erfolgen. Die meisten Autoren treten für das zeitlich zweifellos raschere blinde Vorgehen ein. Dessen Technik haben neuerdings BERGSTRAND und EKMAN (1957), CACCIARI, PISI und CAVALLI (1957) ausführlich beschrieben. Von 175 ihrer blinden Splenoportographien wurde bei 21 die ganze Kontrastmitteldosis extralienal deponiert. ATKINSON (1955) schrieb von 20% Fehlinjektionen in die Bauchhöhle. Wenn auch bei geübter Hand die blinde Milzpunktion nur in seltenen Fällen nicht gelingt [nach einer persönlichen Mitteilung von ABEATICI (1958) in 1—3%], so kann sie nie zum Milzhilus gezielt sein, weder bei kleiner noch bei großer Milz.

Die gezielte Punktion ist nur möglich unter laparoskopischer Sicht, die WANNAGAT entwickelt und an einem großen Krankengut erprobt hat. Wir haben im allgemeinen die Technik von Wannagat (1956) übernommen, ziehen aber das Seriogramm der Einzelaufnahme vor. Als Kontrastmittel verwenden wir das sehr gut verträgliche Urografin, 76%ig, der Firma Schering, Berlin. Davon werden zuerst 10 cm³ injiziert und Depotlage und Ablauf des Kontrastmittels entweder am Durchleuchtungsschirm verfolgt oder mit einer Einzelaufnahme bei Injektionsschluß festgehalten. Für das eigentliche Portogramm werden 30 cm³ Kontrastmittel möglichst rasch in die Milz injiziert, und zwar von Hand, um mit dem Gefühl einen eventuellen Widerstand zu erfassen. Je nach dem auf Grund der vorausgegangenen Probedurchleuchtung oder -aufnahme vermuteten Funktionszustand der Pfortader folgen unmittelbar nach der Injektion 3—6 Aufnahmen in Abständen von 3—5 sec. Ergibt sich aus dieser ersten Serie die Indikation, eine frühere oder spätere Phase des Pfortaderstroms zu testen, so kann dies ohne weiteres mit einer zweiten oder dritten Kontrastmittelinjektion geschehen. Da das Kontrastmittel sehr schnell durch die Niere ausgeschieden wird, kommt es auch nach 90—100 cm³ injiziertem Urografin zu keinen Nebenerscheinungen.

Am Schluß der Untersuchung wird die Kanüle zentimeterweise in Abständen der Gerinnungszeit unter Kontrolle durch das Laparoskop aus der Milz entfernt.

### 3. Komplikationen

Die schwerste Komplikation ist die Blutung. Nach einer Zusammenstellung von Anacker über 1100 Splenoportographien ist sie in etwa 1% beobachtet worden. Daß Wannagat an über 600 Untersuchungen nie eine größere Blutung erlebt hat, spricht zweifellos für die laparoskopische Methode, da die Milz durch das Pneumoperitoneum geringere Atemexkursionen macht und die Punktion unter Sicht erfolgt, so daß die Rißgefahr wesentlich kleiner ist. Leger (1956) und Porcher (1954) meinten allerdings, die Blutungsgefahr der Milzpunktion sei beim Pneumoperitoneum eher größer, weil sich das parietale Peritoneum nicht der Milz anlegen und verkleben könne.

Eine weitere Gefahrenmöglichkeit besteht in der Druckerhöhung durch die Injektion. Je stärker die Stauung im Pfortadersystem ist, desto größer die Druckzunahme. Den höheren Druck in der Milzpulpa unmittelbar nach der Injektion hält Wannagat für ein charakteristisches Symptom der portalen Hypertension.

Am normalen Hund konnten Bergstrand und Ekman (1957) die früheren Versuche von Dreyer (1954) bestätigen, daß auch rasch in die Milz injiziertes Kontrastmittel den Druck in der Pfortader nicht beeinflußt. Beim Pfortaderhochdruck mit fortgeschrittener Milzfibrose ist aber eine Druckübertragung auf die Pfortader nicht unwahrscheinlich. Massive Varicenblutungen einige Stunden nach der Splenoportographie (Turner 1957 und eigene Beobachtung) könnten damit in Zusammenhang sein.

Eine ungeklärte Frage ist die Pfortaderwandschädigung durch das hochprozentige, jodierte Kontrastmittel und die sekundäre Thrombosegefährdung. Wannagat (1956) beschrieb einen Fall mit akuten Erscheinungen und Thromboseverdacht einen Tag nach der Untersuchung. Die Beschwerden gingen unter Heparin-Medikation rasch zurück.

Kritisch betrachtet, ist die Splenoportographie nicht absolut frei von Komplikationsmöglichkeiten. Diese können aber mit den nötigen Vorsichtsmaßnahmen und vor allem mit der Milzpunktion unter laparoskopischer Sicht bestimmt unter 1% gehalten werden. In unserem bescheidenen Krankengut von über 100 Untersuchungen haben wir bis anhin keinen der erwähnten Zwischenfälle erlebt.

## 4. Indikationen

Wie heute die periphere Gefäßchirurgie ohne Aortographie, Arteriographie oder Venographie undenkbar ist, so muß auch für die Pfortaderchirurgie die präoperative Splenoportographie gefordert werden. Sie ist geradezu grundlegend zur physiopathologischen und diagnostischen Abklärung der Varicenblutungen, der sogenannten Splenomegalien (SOTGIU 1959) und auch des Ascites unbekannter Ursache (TURNER und SHERLOCK 1957).

Die französische Schule (LEGER, MENEGAUX 1957) empfahl die systematische Anwendung der Splenoportographie bei jeder intestinalen Blutung zur Differentialdiagnose der Blutungsquelle. Wegen der eventuellen Drucksteigerung während

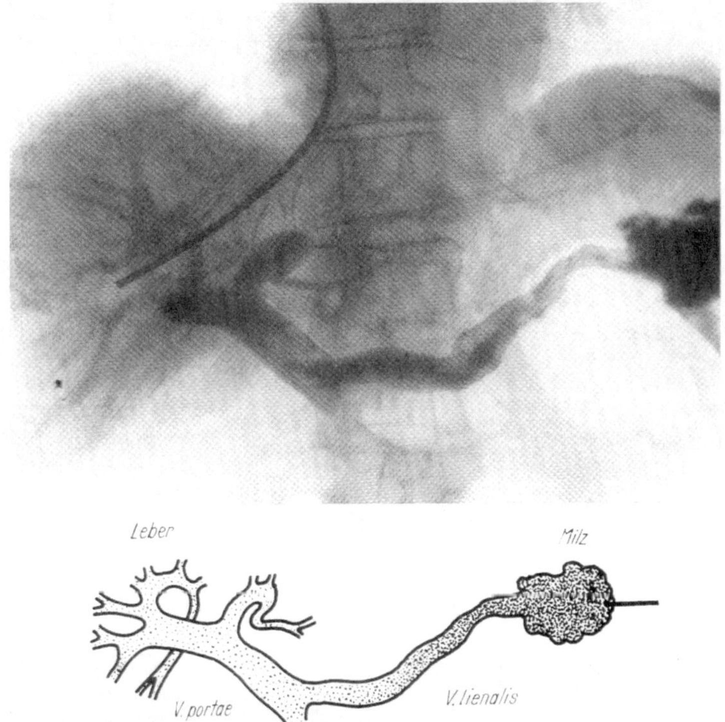


Abb. 16. Normales Splenoportogramm (in die Leber eingeführt ein Herzkatheter zur Druckmessung in der „verschlossenen Lebervene")

der Injektion und wegen der möglichen Gefäßdilatation durch das jodhaltige Kontrastmittel (WANNAGAT 1956) sind wir im Blutungsstadium mit der Portographie zurückhaltender und warten einige Tage ab. Mit LEGER sind wir aber der Meinung, daß vor jeder operativen Entfernung einer großen Milz, besonders wenn die Genese des Milztumors unklar ist, eine Druckmessung und eine Splenoportographie vorzunehmen ist.

## 5. Beurteilung

### a) Normale Röntgenanatomie

Nach der Kontrastmittelinjektion in die Milzpulpa stellt sich zeitlich aufeinanderfolgend das extrahepatische Portogramm während der ersten 5 sec, das intrahepatische Portogramm nach 5 sec und das diffuse Hepatogramm nach 10 sec dar (LEROUX, DE SCOVILLE 1956). Extrahepatisch enthält normalerweise nur die direkte hepatopetale Strombahn Kontrastmittel, d.h. die Milzvene und der Pfortaderstamm, und keine in diese Gefäße einmündenden anderen Pfortaderäste (Abb. 16). Lage und Verlauf der Vena lienalis und portae sind abhängig von der Lage und Größe der Milz, der linken Niere, des Pankreas und der Leber (GVOZDANOVIC 1955). Schon im normalen Portogramm kann es zu sogenannten Strömungsphänomenen, im Englischen als „streaming" oder „stream line phenomenon" bezeichnet (RUZICKA, DOEHNER und ROUSSELOT 1956; BERGSTRAND und EKMAN 1957), kommen. RUZICKA u. Mitarb. nahmen an, daß diese Phänomene dadurch entstehen, indem sich von einem Pfortaderast einmündendes Blut nicht mit dem kontrastmittelhaltigen Milzblut mischt. Nach den Erfahrungen von RUZICKA u. a. führen diese Strömungen zur Darstellung von Füllungsdefekten oder Verdünnungseffekten, die leicht zur Verdachtsdiagnose einer partiellen Pfortaderthrombose verleiten. Daß der Pfortaderstrom aus getrennten Anteilen besteht, ist eine alte Annahme. HENSCHEN hat 1932 am Deutschen Chirurgenkongreß eingehend über das sinistrotrope Stromverhalten des Milzblutes (vorwiegend in die linke Leberhälfte fließend) und das dextrotrope Verhalten des Mesenterialblutes (vorwiegend zur rechten Leberhälfte) referiert. Heute weiß man aus Erfahrung an Mensch und Tier, daß sich zumindest mit dem spezifisch schweren Kontrastmittel diese Stromtrennung nicht nachweisen läßt. Je nach Körperlage stellt sich der tiefergelegene Leberabschnitt besser dar: in Rückenlage die rechte und in Bauchlage die linke Leberhälfte (BERGSTRAND und EKMAN 1957). LEROUX und DE SCOVILLE (1956) fanden allerdings eine gleichmäßige Verteilung in der Leber, wenn eine genügende Menge Kontrastmittel injiziert wurde.

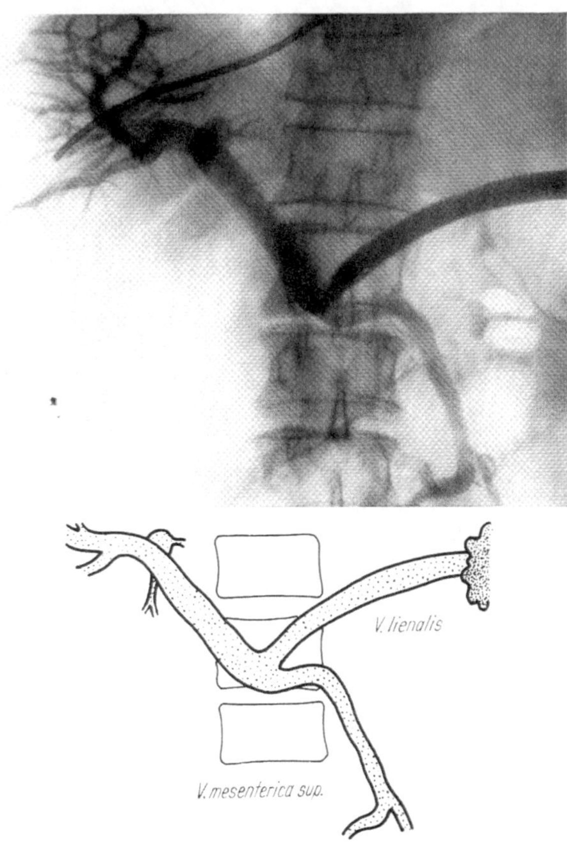


Abb. 17. Splenoportogramm bei Lebercirrhose mit Reflux des Kontrastmittels in die Vena mesenterica superior

## b) Röntgenologische Zeichen der portalen Hypertension

Kommt es zur Kontrastdarstellung weiterer Gefäße als nur der normal abtransportierenden Milzvene und Pfortader, ist das immer ein Zeichen einer Pfortaderstauung mit Druckerhöhung (WANNAGAT 1956). Für diese Kontrastmittelausweitung sind 3 Phänomene charakteristisch: 1. der orthostatische Effekt, 2. die Stromumkehr und 3. der Kollateralstrom.

1. Der orthostatische Effekt beruht auf der spezifischen Schwere des Kontrastmittels und auf der Stromverlangsamung und ist ferner lagebedingt. Je nach Körperlage ist dabei der Kontrastschatten an der tiefergelegenen Gefäß-

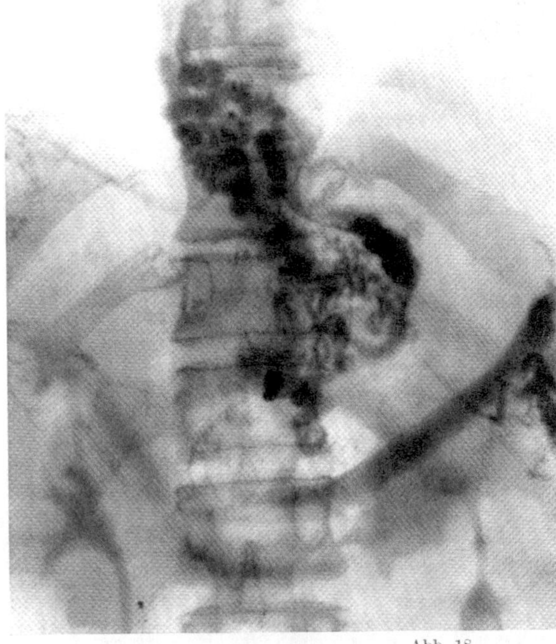

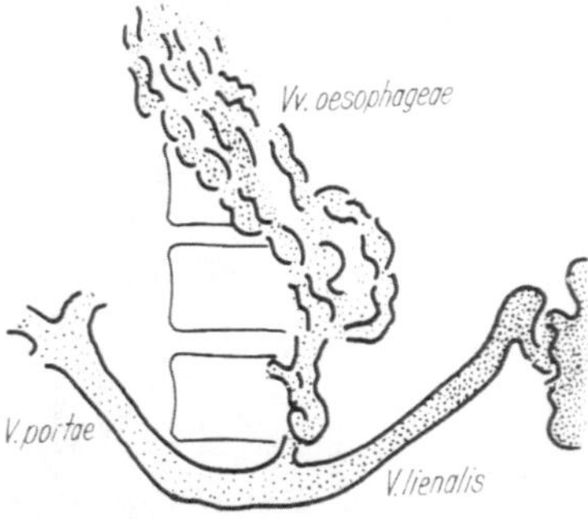


Abb. 18

Abb. 18. Splenoportogramm bei Lebercirrhose mit charakteristischem gastro-oesophagealem Kollateralkreislauf

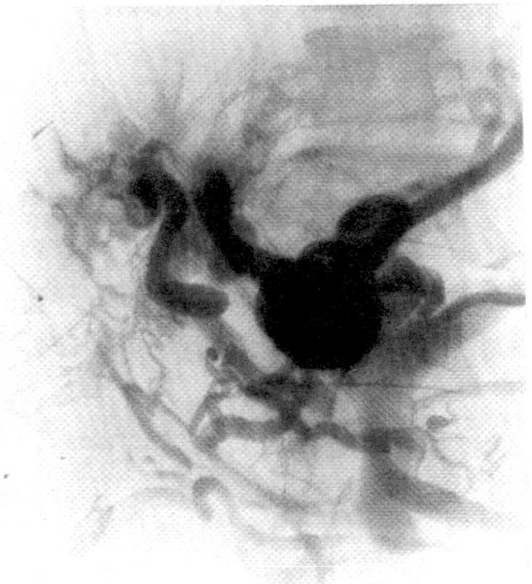

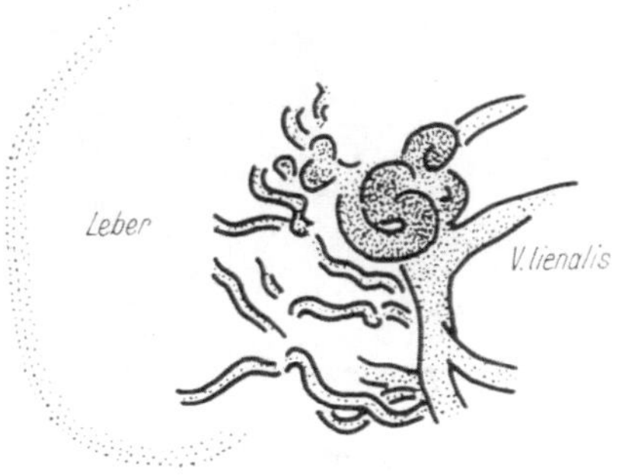


Abb. 19

Abb. 19. Splenoportogramm bei Lebercirrhose und Begleitthrombose des Pfortaderstammes (autoptisch verifiziert). Vom Zusammenfluß der Vena mesenterica superior und lienalis gehen multiple hepatopealet Kollateralvenen zur Leber

kontur am dichtesten. Da wir meist in Horizontallage untersuchen, beobachteten wir dieses Phänomen selten. Hingegen fanden wir in unseren Splenoportogrammen relativ häufig einen Reflux des Kontrastmittels in die Vena mesenterica superior oder inferior, je nach Rechts- oder Linkslage des Patienten in der Drehmulde (Abb. 17).

2. Der Reflux des Kontrastmittels in die Vena coronaria ventriculi und in die Venae gastricae breves, der auch bei aufgerichteter Körperlage bestehenbleiben kann, ist vielmehr durch eine Stromumkehr auf Grund des Pfortaderhindernisses bedingt (Leger 1956, Bergstrand 1957). Es besteht kein Zweifel, daß der Hauptzufluß und die Druckübertragung zu den Oesophagusvaricen über diese erwähnten Venen gehen. Mitunter läßt sich hier dieser umgekehrte und gleichzeitig kollaterale Strom bis weit in die perioesophagealen und oesophagealen Varicen verfolgen (Abb. 18). In den meisten Fällen von portaler Hypertension mit Varicenblutung sind im Portogramm eine erweiterte Vena coronaria oder erweiterte und geschlängelte, kurze Magenvenen erkennbar, aber nur zum Teil die Oesophagusvaricen selbst (in $^2/_3$—$^3/_4$ der Fälle nach Ruzicka u. Mitarb. 1956). Ob die Untersuchungstechnik eine Rolle spielt, ob es ein Verdünnungseffekt oder ein „Stauseephänomen" (Leger 1956) ist, ob spontane Shunts zwischen den Magenvenen und retroperitonealen Venen bestehen (Ruzicka 1956), ist ungewiß. Es ist auch die Ansicht von Wannagat, daß der röntgenologische Nachweis der Stromumkehr in der Vena coronaria genügt, um mit großer Wahrscheinlichkeit auf Vorhandensein von Oesophagusvaricen zu schließen, auch wenn diese weder im Portogramm noch im Oesophagogramm zur Darstellung kommen. Atkinson, Bernett, Sherlock und Steiner (1955) erinnerten daran, daß die Oesophagusbreipassage im Erkennen von Varicen unsicherer ist. In ihrem Krankengut ließen sich nur 60% der durch Portographie erhobenen Varicenbefunde

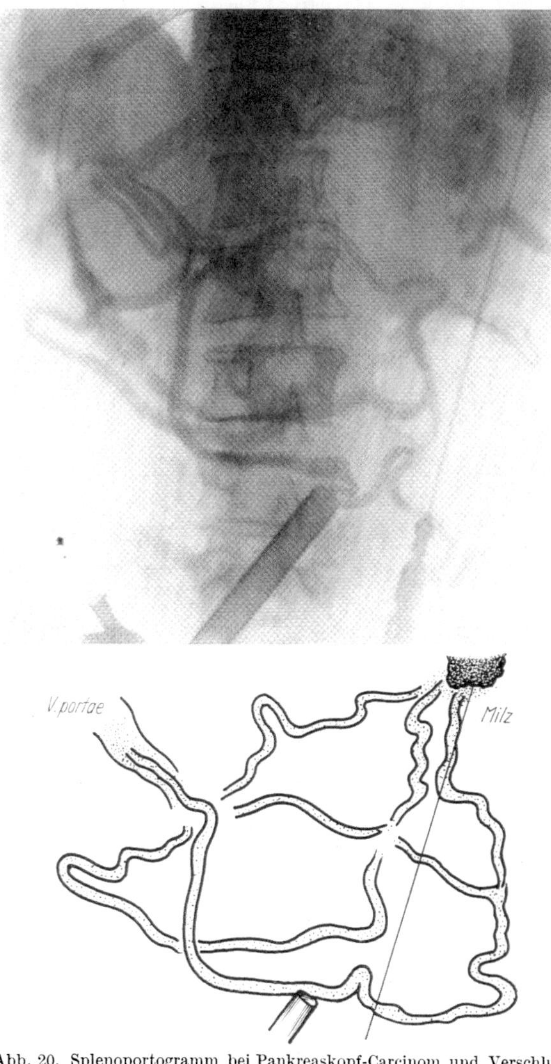

Abb. 20. Splenoportogramm bei Pankreaskopf-Carcinom und Verschluß der Pfortader. Vom Kontrastmitteldepot in der Milz aus kommt es über mehrere hepatopetale mesenteriale Kollateralvenen zur Darstellung der Pfortader

im Oesophagogramm bestätigen. Im Gegensatz dazu war LEGER (1959) der Meinung, daß die Varicen im Oesophagogramm weit besser zur Darstellung kommen: ein Beweis der funktionell geringen Bedeutung der Varicen (LEGER).

Wir stimmen der Ansicht von EVANS (1959) zu, daß zur Beurteilung der Varicen hinsichtlich einer chirurgischen Indikationsstellung sowohl das Oesophagogramm wie das Splenoportogramm notwendig sind.

3. Die Darstellung des übrigen Kollateralstroms, der Überbrückungs- und Umgehungsvenen ist diagnostisch und therapeutisch nicht minder wichtig. Hepatopetale Venen bei einem prähepatischen Hindernis müssen bei einer Operation tunlichst geschont werden, um die portale Blutversorgung der Leber nicht noch mehr zu beeinträchtigen (Abb. 19 und 20). Hepatofugale Kollateralen können auch eine Milzoperation zu einem für den Operateur schwierigen und für den Patienten schweren Eingriff machen (Abb. 21).

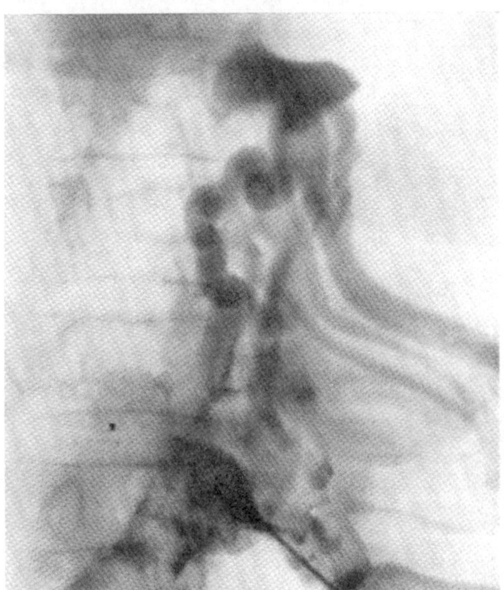

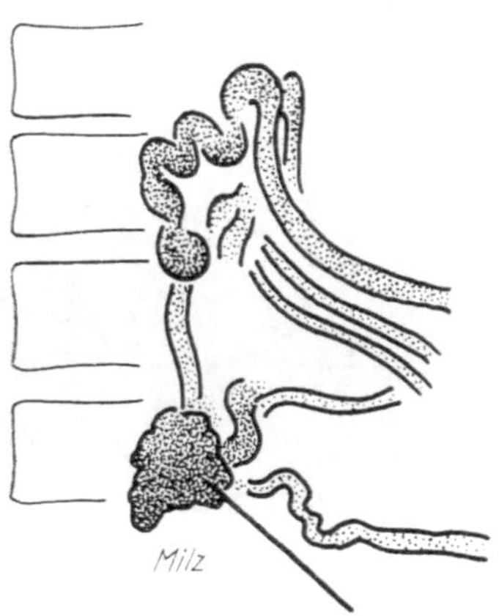


Abb. 21. Splenoportogramm bei ausgedehnter Thrombose der Milzvene bei Lebercirrhose. Von der Milz aus stellen sich mehrere kräftige hepatofugale Kollateralvenen zur Bauchwand dar

## c) Röntgenologische Lokalisation des Blocks

Die Pathologie der Milzvene und der Pfortader ist eigentlich erst durch die Splenoportographie zur klinischen Bedeutung gelangt (DE SCOVILLE und LEROUX 1956). Damit lassen sich heute in vielen Fällen die Sammelbegriffe wie Banti-Syndrom, Splenomegalie und Milzvenenstenose, d.h. ihre Ursachen lokalisieren.

Wir haben bis Anfang 1960 unter 100 Patienten mit Pfortaderhochdruck nur einmal splenoportographisch kein Hindernis gefunden. Bei 80 Patienten handelte es sich um einen intrehepatischen Block (66 Lebercirrhosen, 8 Leberechinokokken, 2 Metastasenlebern und 1 Boecksches Sarkoid), bei 18 um einen prähepatischen Block (davon 9 sogenannte Pfortaderkavernome) und um einen posthepatischen Block (Panzerherz).

Die Bedeutung der Lokalisationsdiagnostik möchten wir an einigen Beispielen demonstrieren:

**aa) Aneurysma der Arteria lienalis.** Eine 23jährige Patientin S. R. hatte seit Jahresfrist einen zunehmenden Milztumor mit Hypersplenismus. Durchgemachte ikterische Schübe ließen an eine Mitbeteiligung der Leber denken, obschon durch die klinische Durchuntersuchung ein ursächlicher Zusammenhang zwischen Milztumor und Leber nicht faßbar war. Es galt nun, die Verdachtsdiagnose Banti-Syndrom im Hinblick auf eine operative Behandlung splenoportographisch abzuklären (Abb. 22). Vom Kontrastmitteldepot am Milzhilus füllte sich ein riesiges Venenkonvolut, das sich nur spärlich in den Pfortaderstamm entleerte. Solche Venenaussackungen waren, wie im großen Kreislauf, verdächtig auf ein Aneurysma der Arteria lienalis. Wir vermuteten ein AV-Aneurysma. Bei der Operation bestätigte sich diese Diagnose eines pflaumengroßen, pulsierenden Aneurysmas am Milzhilus. Eine AV-Verbindung ließ sich aber nicht nachweisen. Mit der Milzexstirpation samt der Resektion des Aneurysmas und der Venenkonvolute war die segmentale portale Hypertension zu beheben.

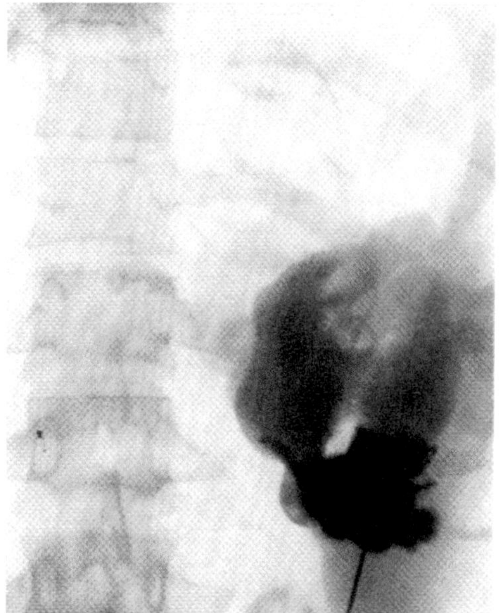

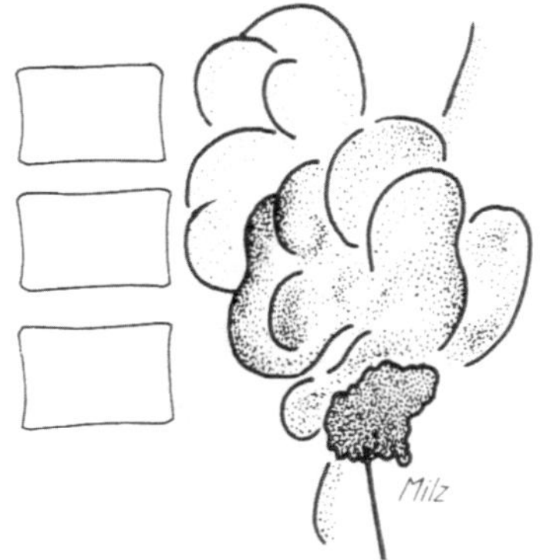


Abb. 22. Splenoportogramm bei Aneurysma der Arteria lienalis (Text unter aa)

**bb) Mißbildung der Vena lienalis und Vena portae.** Eine 22jährige Patientin B. S. hatte mit 7 und 9 Jahren unklare Leberschwellungen und seit einem halben Jahr eine zunehmende Milzschwellung. Im Oesophagogramm waren angedeutete Varicen vorhanden. Teerstühle oder Blutbrechen kamen aber nie vor. Da die Leberfunktionen normal waren, wurde uns die Patientin mit der Diagnose Milzvenenstenose zur operativen Behandlung geschickt. Der Milzinnendruck war erhöht (28 cm Wasser). Im Splenoportogramm (Abb. 23) war folgendes erkennbar: In der Frühaufnahme (a) (halbe Menge des Kontrastmittels injiziert) füllten sich vom Hilus aus eine magere und unregelmäßige Milzvene und gleichzeitig in Richtung zum Magenfundus mehrere geschlängelte Kollateralvenen. In der zweiten Aufnahme (b) nach 4 sec kam im Bereiche des Zusammenflusses der Vena lienalis und mesenterica superior ein Knäuel von erweiterten Venen zur Darstellung, der sich bereits in Richtung zum Magen, wahrscheinlich über die erweiterte Coronaria ventriculi, entleerte. In der dritten Aufnahme (c) nach 7 sec wurde dieser Kollateralabfluß entlang den Magenkurvaturen noch deutlicher. Ferner bestand ein angedeuteter Reflux des Kontrastmittels in die Vena mesenterica superior. Zur Leber hin stellte sich ein schwach gefüllter, rudimentärer Pfortaderstamm dar. Daß schon Kontrastmittel über die Nieren und Nierenbecken ausgeschieden wurde, beruhte auf einer vorgespritzten Kontrollaufnahme. Bereits nach diesen Aufnahmen mußten wir annehmen, daß das eigentliche Pfortaderhindernis nicht in der Milzvene, sondern mehr leberwärts lag. Der Venenknäuel

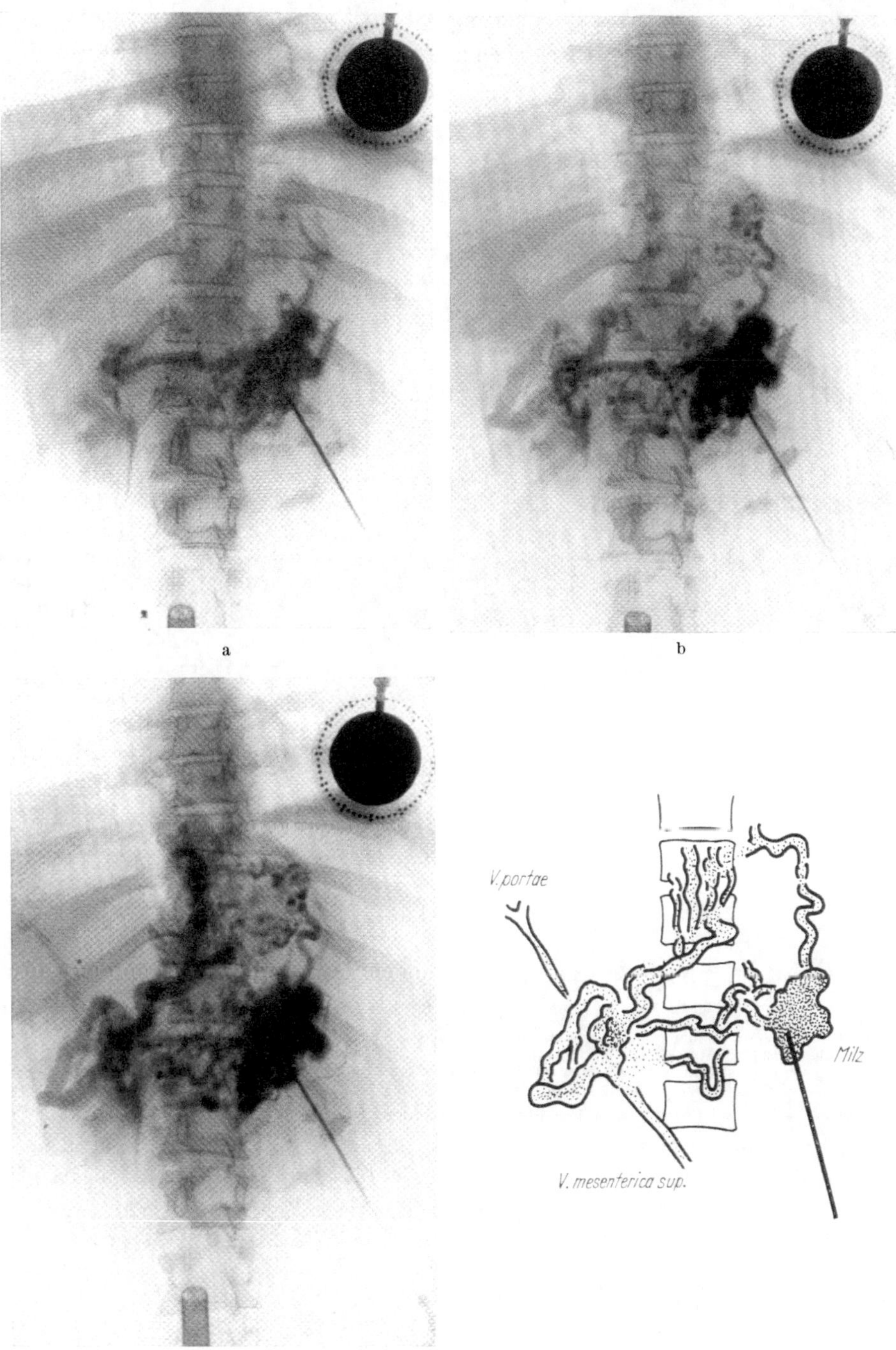


Abb. 23. Splenoportogramm bei „Pfortaderkavernom" (Text unter bb)

am Anfangsteil des Pfortaderstammes und das Rudiment dieses Stammes sprachen für eine Mißbildung in diesem Bereich.

Eine direkte portocavale Anastomose war hier wegen des rudimentär dargestellten Pfortaderstammes unmöglich. Daß auch kein gutgefüllter Milzvenenstamm vorhanden war, machte auch eine splenorenale Anastomose schwer durchführbar. Während der Operation haben wir durch ein Portogramm von einem Ast der Vena mesenterica superior aus nochmals die Gefäßverhältnisse an der Leberpforte festgehalten. Auch damit war kein Pfortaderstamm darstellbar, sondern an seiner Stelle multiple gewundene Überbrückungsvenen, was als sogenanntes Pfortaderkavernom bezeichnet wird. Die Ursache eines solchen Kavernoms kann eine Mißbildung oder eine postnatale Nabelinfektion, Thrombophlebitis und sekundäre kavernöse Umwandlung sein. Da die Milzvene bei der Operation in der Tat nur ein gut stricknadeldickes Gefäß war, kam eine splenorenale Anastomose nicht in Frage. Wir entfernten die große Milz ohne zusätzlichen Eingriff am distalen Oesophagus, weil die Patientin keine Blutungsanamnese hatte.

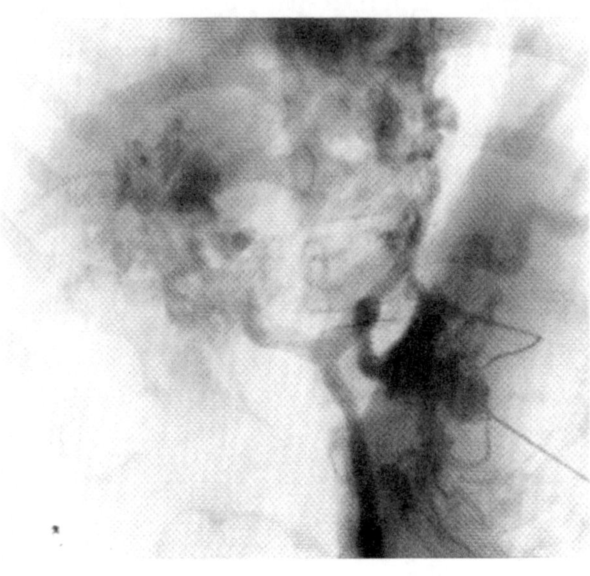

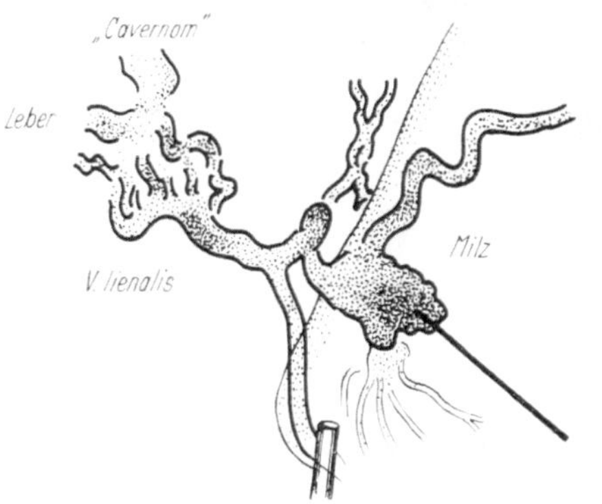


Abb. 24. Splenoportogramm mit den drei charakteristischen Zeichen eines Pfortaderhochdrucks: Splenomegalie, Kollateralstrom über die Venae gastricae breves und Reflux in die Vena mesenterica inferior. Ursache: „Kavernom" der Pfortader

**cc) „Pfortadercavernom".** Ein ähnliches Krankheitsbild bot ein 12jähriger Junge D. O., der seit dem 7. Lebensjahr eine große Milz und Teerstühle hatte und im letzten halben Jahr wiederholt Blut erbrach. Der Junge kam wegen Verdacht auf Banti-Syndrom bei Milzvenenthrombose in unsere Abklärung. Der Pfortaderdruck war mit 40 cm Wassersäule sehr erhöht. Im Splenoportogramm (Abb. 24) floß das injizierte Kontrastmittel zum Teil über die Venae gastricae breves zu den Oesophagusvaricen, zum Teil über eine intakte Milzvene in den Anfangsteil des Pfortaderstammes. Dann aber zweigte sich dieser in multiple gewundene und verschlungene Äste auf. Es war wiederum das Bild eines sogenannten Kavernoms der Pfortader. An Hand eines solchen Portogramms war die klassische Indikation zur Milzentfernung mit splenorenaler Anastomose gegeben. Seit dieser Operation war der Patient absolut blutungsfrei.

**dd) Funktionstüchtige, spontane, splenorenale Anastomose.** Ein 16jähriger Junge G. H. wurde uns als Banti-Syndrom mit einer stark vergrößerten Milz und

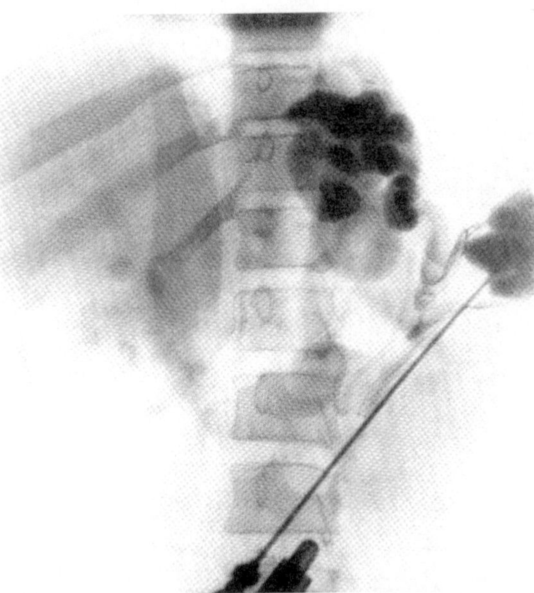

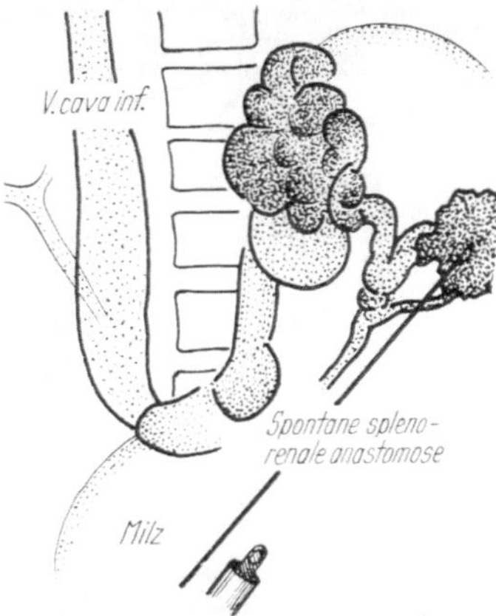


Abb. 25. Splenoportogramm bei Mißbildung des Pfortaderstammes. Spontane splenorenale Anastomose

ausgesprochenem Hypersplenismus zur operativen Milzentfernung überwiesen. Eine Blutungsanamnese hatte er nicht. Die Leberfunktionen waren normal. Zur Splenoportographie wurde zuerst ein Kontrastmitteldepot in den kranialen Milzteil gesetzt (Abb. 25). Von hier aus kam ein großes Venenkonvolut

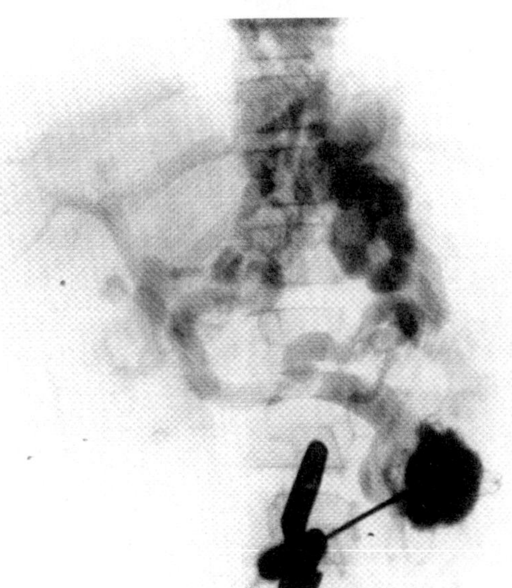

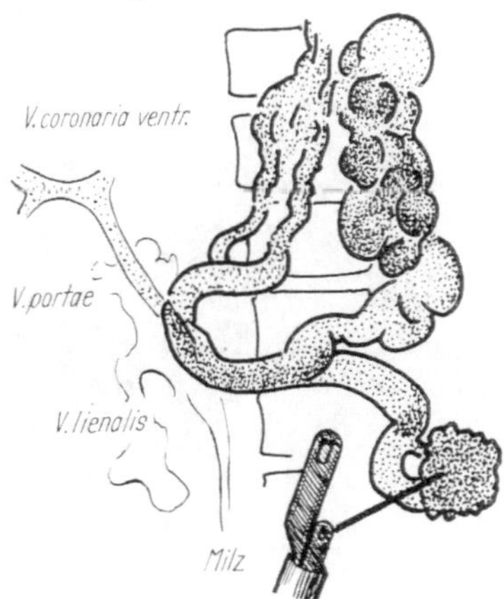


Abb. 26. Splenoportogramm bei Mißbildung des Pfortaderstammes. Kontrastmitteldepot im caudalen Milzpol. Aufnahme 7 sec nach Injektionsbeginn

medial und hinter dem kranialen Milzpol, dann eine breite Kontrastmittelstraße in die Gegend der linken Nierenvene und schließlich rechts der Wirbelsäule die Vena

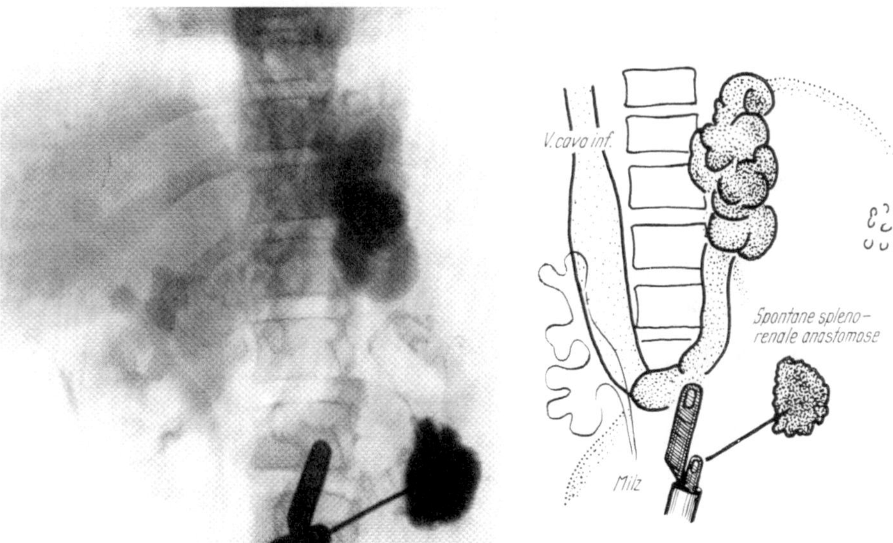


Abb. 27. Aufnahme 12 sec nach Injektionsbeginn

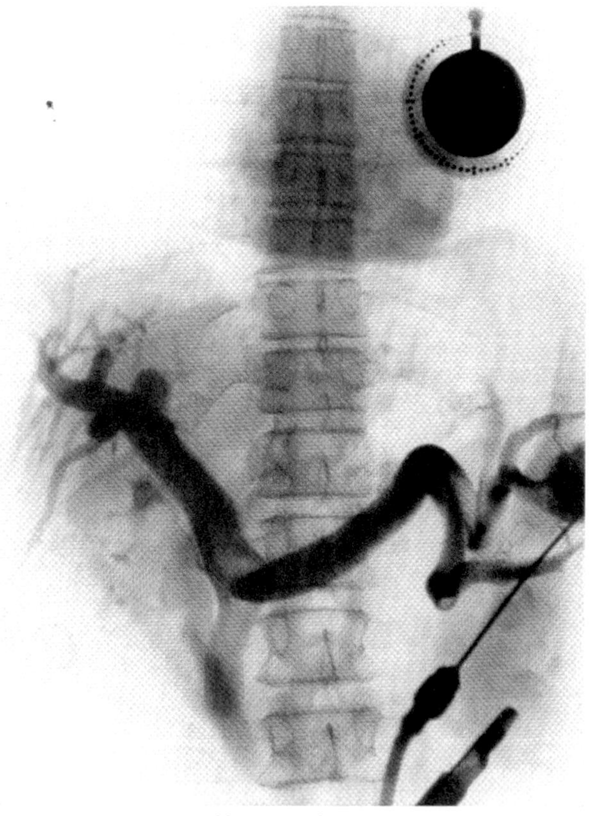

Abb. 28a (nach 5 sec)

cava inferior zur Darstellung. Nach diesem Bild bestand kein Zweifel, daß das varicöse Venenkonvolut am Milzpol über eine funktionstüchtige, spontane splenorenale Anastomose mit der linken Nierenvene und der Cava kommunizierte. Obschon sich die Milzvene nicht darstellte, durfte nicht ohne weiteres auf eine Milzvenenthrombose geschlossen werden, da der venöse Abfluß aus der Milz segmental erfolgen kann. Wir haben deshalb, immer unter laparoskopischer Sicht, den caudalen Milzteil punktiert und von hier aus splenoportographiert (Abb. 26). In diesem Bild war eine normale Milzvene zu erkennen, die aber breitlumig mit dem beschriebenen Venenkonvolut am oberen Milzpol in Verbindung stand. Die Milzvene mündete rechts der Wirbelsäule vorwiegend in eine erweiterte und geschlängelte Vena coronaria ventriculi und nur im

Nebenschluß in einen angedeuteten Pfortaderstamm. Die Spätaufnahme (12 sec nach Injektionsbeginn) (Abb. 27) ergab, daß sich auch das Blut aus dem unteren Milzpol über das Venenkonvolut und die splenorenale Anastomose in die Cava entleerte. Somit konnte auch in diesem Fall das Hindernis im Pfortaderstamm lokalisiert werden.

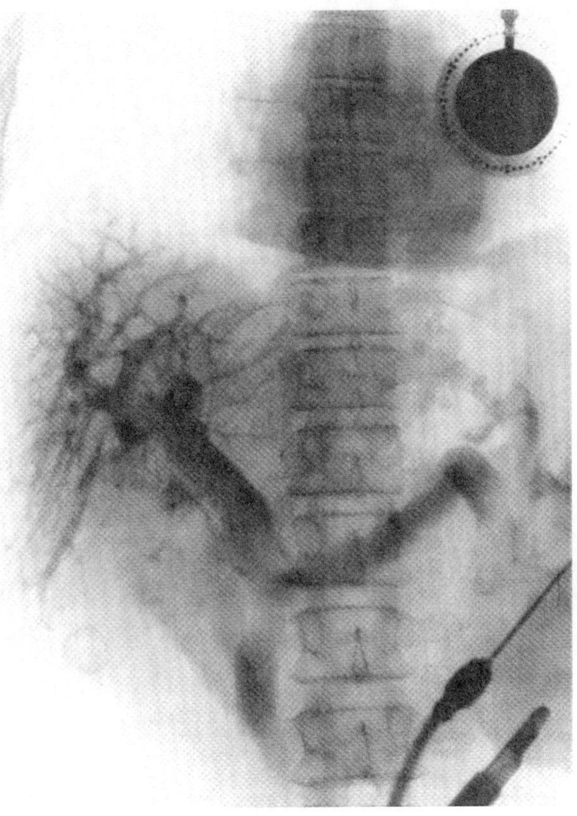

Abb. 28b (nach 9 sec)

Der Hauptbefund dieser Splenoportographie war aber die Darstellung eines wirksamen natürlichen splenorenalen Shunts, dessen Funktionstüchtigkeit nicht nur die Abflußgeschwindigkeit des Kontrastmittels aus der Milz, sondern auch die blutungsfreie Anamnese und das normale Oesophagogramm bestätigten. Dieser Befund war für die chirurgische Indikation entscheidend, weil diese natürliche splenorenale Anastomose eine operative erübrigte, vorausgesetzt, daß die große Milz mit der nötigen Vorsicht und Schonung des natürlichen Shunts entfernt wurde.

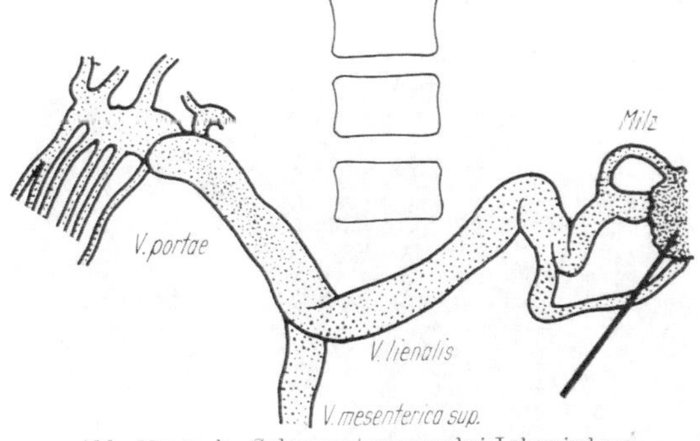


Abb. 28a u. b. Splenoportogramm bei Lebercirrhose

**ee) Lebercirrhose.** Ein 60jähriger Mann hatte in den letzten Jahren wiederholt Teerstühle, bis ihn eine massive Haematemesis zum Eintritt ins Krankenhaus zwang. Die klinische Untersuchung ergab eine derbe vergrößerte Leber und Milz. Die Oesophagusbreipassage ließ auch große Oesophagusvaricen erkennen. Der Tastbefund der Leber und die beeinträchtigten Leberfunktionen machten die Annahme einer Lebercirrhose als Ursache der Oesophagusvaricen wahrscheinlich. Bei der Splenomanometrie wurde ein Hochdruck von 35 cm Wasser festgestellt.

Im Splenoportogramm (Abb. 28a u. b) kam die große Milz zur Darstellung, dann vom Kontrastmitteldepot aus die intakte erweiterte Milzvene und Pfortader, ferner ein Reflux von Kontrastmittel in die Vena mesenterica superior. Etwas weiter leberwärts, an der unteren rechten Kante des ersten Lumbalwirbels, war die Einmündung der erweiterten Vena coronaria ventriculi erkennbar. Intrahepatisch war die Parallelstellung der Pfortaderäste im Bereich des rechten Leberlappens das augenfälligste Cirrhosezeichen (Bild des dürren Winterbaumes im Sturmwind: Wannagat). Weiter waren die Kaliberschwankungen und Abbrüche der kleinen Pfortaderäste charakteristisch für eine Lebercirrhose.

Der portographische Befund sprach durchaus für die Indikation zur direkten portocavalen Anastomose.

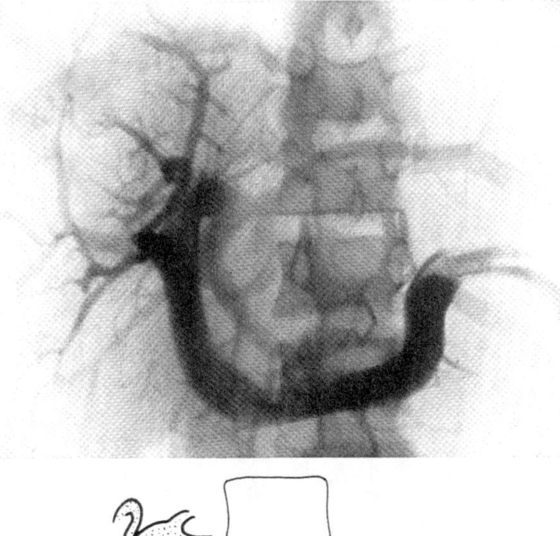

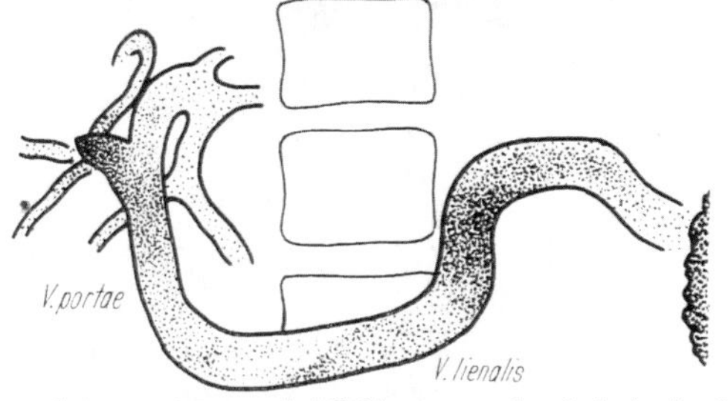


Abb. 29. Splenoportogramm bei Echinococcus alveolaris in der Leber. Verschluß des rechten Pfortaderhauptastes

**ff) Echinococcus alveolaris der Leber.** Daß das Splenoportogramm auch eine intrahepatische Lokalisationsdiagnostik erlaubt, zeigt das Beispiel eines 22jährigen Patienten K. H. mit Verdacht auf alveolären Leberechinococcus, der durch die Verlegung eines Teils der intrahepatischen Pfortader zu den Zeichen der portalen Hypertension geführt hatte. In der enorm großen Leber stellte sich der linke Pfortaderhauptast ungehindert dar, währenddem der rechte kurz nach seinem Abgang aus dem Pfortaderstamm

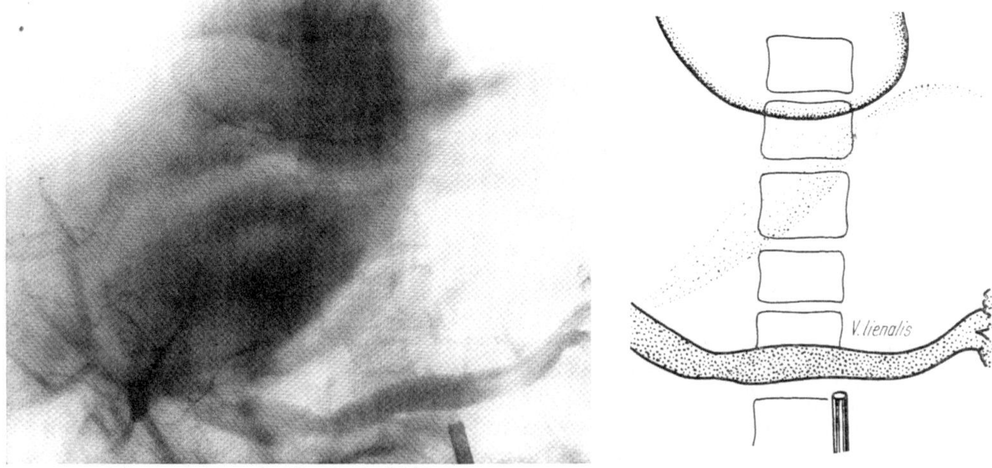


Abb. 30. Splenoportogramm bei Panzerherz. Deutliche Kalkschale entlang des Herzbeutels

konisch abbrach (Abb. 29). Der alveoläre Echinococcus hatte somit vorwiegend das paramediane Lebersegment in Hilusnähe befallen.

**gg) Panzerherz als posthepatischer Block.** Bei einem 25jährigen Patienten I. T. hatte ein posthepatischer Block in Form einer Pericarditis constrictiva über mehrere Jahre einen Pfortaderhochdruck mit vorwiegendem Ascites auf Grund einer Cirrhose (in Wirklichkeit kardialen Cirrhose) vorgetäuscht. Der Pfortaderdruck war deutlich erhöht (35 cm Wasser). Im Splenoportogramm (Abb. 30) war weniger die Darstellung der Pfortader und des Reflux in die Vena mesenterica superior maßgebend als vielmehr die Darstellung der perikardialen Kalkschalen. Durch die Perikardektomie konnte der Patient geheilt werden.

*Zusammenfassend* geht aus unseren Beispielen der häufigeren Formen des Pfortaderblocks hervor, daß die Splenoportographie ein wesentliches diagnostisches Hilfsmittel ist, den Symptomenkomplex der portalen Hypertension ätiologisch zu erfassen und zu lokalisieren. Die chirurgischen Indikationen und die Prognose sind weitgehend davon abhängig.

## IV. Beurteilung der chirurgischen Verfahren und Rückwirkung auf die Indikationen

Die chirurgische Behandlung des Pfortaderhochdrucks steht meist im Zeichen der Verhütung lebensbedrohlicher Blutungen aus Oesophagus- oder Magenvaricen. Es liegt auf der Hand, daß die dringlichen Maßnahmen zweckdienlicherweise am Oesophagus direkt erfolgen. Für die Eingriffe im Zeitpunkt der Wahl ist charakteristisch, daß sie nur selten kausal, sondern zwischen Ursache und Wirkung angreifen. Entweder leiten sie das venöse Blut aus dem portalen Hochdruckgebiet durch Anastomosen ab oder sie drosseln den arteriellen Zustrom durch Ligaturen. Die Milzexstirpation kann in gewissen Fällen kausal wirken, z.B. bei isolierter Milz-Venenstenose (Thrombose, Aneurysma der Arteria lienalis).

### A. Dringliche Eingriffe

#### 1. Oesophagus-Tamponade

Seit Westphal 1930 erstmals „über eine Kompressionsbehandlung der Blutungen aus Oesophagusvarizen“ mit einer Gottstein-Sonde berichtet hat, sind verschiedene aufblasbare Ballonsonden zu diesem Zweck entwickelt worden. Wir geben derjenigen von Sengstaken-Blakemore den Vorzug, weil damit die kardianahe kleine Magenkurvaturseite und gleichzeitig der Oesophagus komprimiert werden können (Abb. 31). Tierexperimentell wurde nachgewiesen, daß die Oesophaguswand für längere Zeit einen Druck von 20—30 mm Hg aushält, ohne Schaden zu erleiden (Sengstaken und Blakemore 1950).

Bei drohender oder eingetretener massiver Varicenblutung hält man sich am besten an das von C. S. Welch (1956) aufgestellte Dreipunkteprogramm:

1. Frühzeitige Einführung der Ballonsonde,
2. Entfernung des Blutes aus Magen und Darm und
3. Blutersatz, Vitamin K, Breitspektrum-Antibiotica.

Zur Technik des Vorgehens möchten wir die Angaben von Sengstaken und Blakemore (1950) und Blakemore (1955) folgendermaßen ergänzen:

1. Kontrolle der Dichtigkeit der Ballonsonde.
2. Transnasales Einführen der Sonde bis zur 50 cm-Marke.
3. Aufblähen des Magenballons mit 50—100 cm³ Luft und Zurückziehen der Sonde bis zum „Anschlag am Zwerchfell“ (meist zwischen der 42—45 cm-Marke).
4. Sedierung des Patienten mit Dolantin-Atosil i.v. + i.m., besonders zur Dämpfung des Brechreizes.

5. Befestigung der Sonde mit Polsterung unmittelbar außerhalb des Naseneinganges.

6. Aufblähen des Oesophagusballons mit Luft bis zum Druck von etwa 30 mm Hg. Dieser Druck wird laufend mit einem Manometer eines Blutdruckapparates kontrolliert.

7. Spülen des Magens.

8. Eventuell später Nachziehen der Sonde wegen Erschlaffens des Zwerchfelles. Laufend Druckkontrolle im Oesophagusballon. Sedierung nach Bedarf.

9. Nach spätestens 72 Std Ballonsonde entleeren, die Sonde aber liegenlassen. Kontrolle, ob Blutung rezidiviert.

Solange die Sonde in situ ist, muß der Patient dauernd überwacht werden. Neuerdings hat Kulick (1959) einen Apparat konstruiert, der gleichzeitig und laufend den Sondendruck und den Sondenzug kontrolliert und registriert.

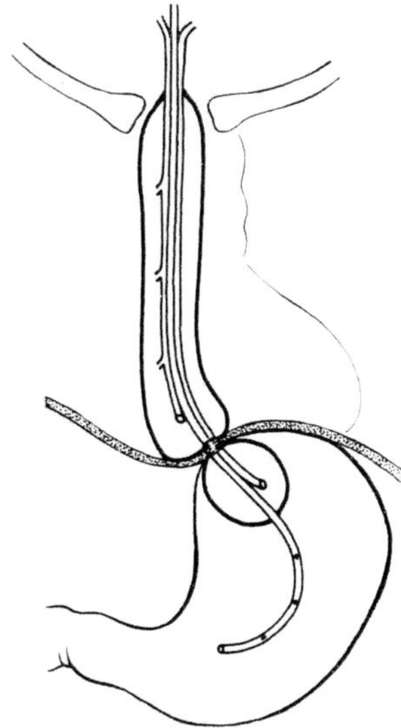

Abb. 31. Sengstaken-Blakemore-Ballonsonde in situ

Mit der Sengstaken-Blakemore-Sonde kann in den meisten Fällen die tödliche Verblutung verhindert werden (Sedgwick 1957, Partington 1958). In einem Drittel bis in der Hälfte der Fälle ist aber mit einem Blutungsrezidiv nach Entleerung der Sonde zu rechnen. Blakemore (1955) geht beim Rezidiv so vor, daß er die Ballonsonde wieder mit Luft füllt und intermittierend die Kompression oder Tamponade über 7—10 Tage, wenn nötig, fortsetzt. Er erachtet dieses Verfahren als schonender für diese sehr gefährdeten Patienten als die operative Varicenumstechung. Neuere Arbeiten von Zeid u. a. (1959) und Conn (1958) über beobachtete Komplikationen bei 50 mit der Ballonsonde versehenen Patienten lassen erkennen, daß die Ballontamponade keineswegs ungefährlich ist. Gerade bei verlängerter Anwendung der Sonde ist das Risiko von Druckschäden der Oesophaguswand zweifellos größer. Die häufigste Komplikation ist die Aspiration von Speiseröhreninhalt in die Luftwege, die um so gefährlicher wird, je tiefer man den Patienten wegen des Würgreizes sedieren muß. Hier ist die leichte Trendelenburg-Lagerung des Patienten (Lorant 1950) sehr zu empfehlen, nicht nur zum besseren Blutabfluß im Gebiet der Oesophagusvenen, sondern auch zur Verringerung der Aspirationsgefahr.

Wir möchten in diesem Zusammenhang nochmals betonen, daß jeder Patient mit Ballonsonde einer dauernden pflegerischen Überwachung bedarf.

Im Zusammenhang mit der Ansicht von Leger (1959), daß die durch Sondendruck ausgeschaltete Kollateralfunktion der Varicen keine Folgen zeige, sei auf eine Beobachtung von Magnenat (1959) hingewiesen, der an 2 Patienten während der Anwendung der Sonde eine akute Zunahme des Milztumors feststellte.

Die Tatsache, daß es bei der intermittierenden Ballonsondentherapie immer wieder zu kleineren bis größeren Blutansammlungen im Magen-Darm kommt, ist unseres Erachtens nicht zu unterschätzen. Diese dauernd anfallenden Blutabbauprodukte, besonders das Ammoniak aus dem Darm, können die Leberdekompensation, d.h. das Coma hepaticum auslösen (Liebowitz 1957).

Daß man mit einer künstlichen arteriellen Blutdrucksenkung (mittels Arfonad, Pendiomid) oder Unterkühlung keine Drucksenkung im Pfortadersystem erzielt, sondern im Gegenteil eine zusätzliche Verlagerung des Blutes dorthin, haben kürzlich SCHÖNBACH u. Mitarb. (1958) tierexperimentell gezeigt. Demgegenüber berichtete KUHLGATZ (1959) über 6 Patienten mit massiven Oesophagusblutungen, die er erfolgreich mit kontrollierter Hypothermie und Hypotension behandelte.

Bei der massiven Blutung ist entweder als erste Sofortmaßnahme oder in Kombination mit anderen Maßnahmen die Anwendung von Pituitrin intravenös eines Versuches wert. Im Tierversuch senkt Pituitrin den Pfortaderdruck, was auch an Patienten mit portaler Hypertension festgestellt werden konnte (LIEBOWITZ 1959). Es wurden mit Pituitrin Druckabfälle in der Pfortader erreicht, die den Drucksenkungen nach portocavalen Anastomosen entsprachen (SCHWARTZ u. a. 1959). Der Effekt war allerdings kurzfristig. Verabreicht wurden 20 E Pituitrin oder Pitressin, entweder in 200 cm Glucoselösung als Tropfinfusion über $^1/_2$ Std (SCHWARTZ 1959) oder in 20 $cm^3$ physiologischer Kochsalzlösung i.v. 2 E pro Minute (LIEBOWITZ 1959). Dies kann nach 4 Std wiederholt werden.

In unserem Krankengut der letzten Jahre haben wir 10 Patienten mit massiv blutenden Oesophagusvaricen und Lebercirrhose als Grundleiden mit der Ballonsonde behandelt. In allen Fällen konnte die akute Blutung gestoppt werden. Drei Patienten starben bei liegender Sonde im Coma hepaticum. Bei 4 Patienten rezidivierte die massive Blutung nach Weglassen der Ballontamponade nach 48 bis 72 Std. Zwei dieser Patienten haben wir mit der sofortigen transthorakalen-transoesophagealen Varicenumstechung durchgebracht.

## 2. Transthorakale Varicenumstechung

Man muß sich von vorneherein im klaren sein, daß diese Operation im Blutungsstadium für den Patienten eine erhebliche Belastung bedeutet. Handelt es sich doch bei diesen Varicenblutern meist um ohnehin gefährdete Cirrhosepatienten. Die Erfolgsbeurteilung dieses aus vitaler Indikation vorgenommenen Eingriffs kann deshalb nicht in erster Linie mit der Operationsmortalität erfolgen, sondern mit der Tatsache, daß damit ein Teil der sonst verlorenen Patienten gerettet werden kann. In einem nicht kleinen Teil der Blutungsfälle besteht eine einzige blutende Rupturstelle, die nur operativ zuverlässig versorgt werden kann (LEGER 1959). Je früher solche Fälle operiert werden, desto besser ist die Prognose, weil weniger Blut für den Kreislauf verlorengeht und weniger Blut im Darm über lebertoxische Abbauprodukte verarbeitet werden muß.

Die einfachste Technik ist die von CRILE (1950), BOEREMA (1954) und LINTON (1951) (Abb. 32): Dabei wird die linke Thoraxseite im Bett der 7. oder 8. Rippe eröffnet. Vor der Aorta wird die Pleura mediastinalis incidiert und das hier meist spindelig aufgetriebene untere Drittel des Oesophagus ausprapariert und umfahren. Erweiterte paraoesophageale Venen sind zu schonen. Der Oesophagus wird mit dem Finger behutsam aus dem Hiatus ausgelöst, ohne den Hiatus zu incidieren. Unter vorsichtigem Wegpräparieren des linken Nervus vagus wird der Oesophagus schichtweise längs eröffnet, wobei die Muskelschicht und Schleimhautschicht getrennt mit Haltefäden versehen werden. Mit der Längsincision sind wir nicht sparsam. Je nach dem Varicenbefund eröffnen wir ihn von der Höhe des Lungenhilus bis zur Kardia, wobei die Pars abdominalis des Oesophagus und die Kardia in den Thorax gezogen werden. Wie es schon CRILE beschrieben hat, sind 2—3 deutliche Varicensäulen vorhanden, die meist auf die kleine Kurvaturseite des Magens übergehen. Wichtig ist, die Varicen mit der fortlaufenden Durchstechungsnaht bis in den Magen zu verfolgen. Jede Varicensäule wird mit einer separaten fortlaufenden atraumatischen Seidennaht 4/0 von kranial caudalwärts bis zu ihrem Verschwinden in der Magenschleimhaut versorgt. Zum Schluß legen wir eine transnasal eingeführte dünne Verweilsonde in den Magen und verschließen den Oesophagus schichtweise mit feinen atraumatischen Seidennähten.

Die transthorakale Varicenumstechungsoperation kann transoesophageal (CRILE, BOEREMA, LINTON) oder extraoesophageal vorgenommen werden. NISSEN (1954) geht extraoesophageal so vor, daß er mit querliegenden Chromcatnähten in 1 cm Abständen die ganze Oesophaguswand faßt. Als Zugang wählt NISSEN die rechtsseitige Thorakotomie.

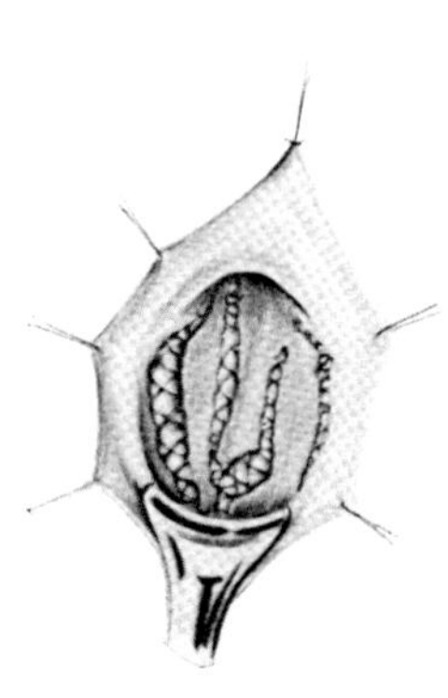

RAPANT (1957) hat eine Methode beschrieben, bei der nur die Muskelschichten incidiert und vom Schleimhautschlauch abgelöst und dann die Varicen extramukös durchstochen werden.

WALKER (1959) schlug vor, nach der Auslösung des Schleimhautschlauches aus der Muskelschicht im distalen Oesophagusdrittel diesen Schleimhautschlauch quer zu durchtrennen und durch Naht wieder zu vereinigen, d.h. eine Oesophagusdissektion (ohne Muskelschicht) auszuführen.

Das Verfahren von ALLISON (1959) ist unseres Erachtens zur akuten operativen Blutstillung weniger geeignet, dürfte aber als definitiver direkter Eingriff am Oesophagus im Blutungsintervall für bestimmte Fälle geeignet sein. Wir kommen darauf noch zurück.

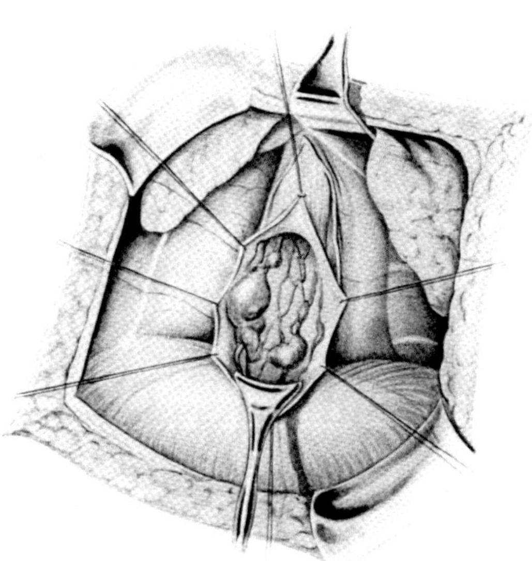

Abb. 32. Transthorakale transoesophageale Varicenumstechung nach CRILE, BOEREMA u. LINTON. Die Verschlußnaht der Oesophagotomie kann längs oder quer erfolgen

Dasselbe gilt auch für die von TANNER und von VOSSSCHULTE vorgeschlagenen Operationen.

Im Blutungsstadium halten wir es für das schonendste, zweckmäßigste und zeitsparendste, transthorakal das distale Drittel des Oesophagus in großer Ausdehnung längs zu eröffnen, um dann unter Sicht die eventuelle Rupturstelle und die Varicen durch gezielte Naht bis in den Magen zu veröden.

Das transabdominale, transoesophageale Vorgehen zur Varicenumstechung nach WELCH (1956) mag für den im Thorax ungeübten Operateur geeignet erscheinen. Der abdominale Zugang zur Kardia und besonders zum untersten Oesophagus ist aber ohnehin von abdominal aus meist sehr mühsam, so daß man bei blutenden Varicen auf große technische Schwierigkeiten stoßen kann. Zudem kann sich unter Berücksichtigung des Lebergrundleidens und der postoperativen Darmatonie die Laparotomie unter Umständen ungünstiger auswirken als die Thorakotomie.

Durch die natürliche Tendenz beim Pfortaderhochdruck, gastrooesophageale Kollateralbahnen zu schaffen, kann die örtliche Umstechung blutender Varicen in den meisten Fällen nur von vorübergehender Wirkung sein. Man hat einige Wochen Zeit, die Indikationen zur definitiveren Maßnahme abzuklären und den Patienten darauf vorzubereiten.

### 3. Dringliche portocavale Anastomosen

Es besteht kein Zweifel, daß eine massive Varixblutung, eine Thorakotomie zur Varicenumstechung und nach wenigen Wochen eine definitive portocavale Anastomose für eine cirrhotische Leber eine schwere Belastung bedeuten. O'Sullivan (1956) und Mikelsen, Pattison (1958) standen deshalb auf dem Standpunkt, daß in ausgewählten Fällen von blutenden Varicen mit passabler Leberfunktion der ,,emergency shunt" kein riskanterer Eingriff sei als die Umstechung oder gar die Oesophagogastrektomie. Mikelsen und Pattison hatten von elf operierten Patienten frühpostoperativ 4 Patienten und später im Leberkoma 2 Patienten verloren, Wantz und Payne (1959) von 24 operierten Patienten 11. Auch nach Panke, Moreno und Rousselot (1958) ist bei der portocavalen Notanastomose mit einer Operationsmortalität von 35—50% zu rechnen. Wir möchten noch hervorheben, daß man sich selbstverständlich vorher mittels Splenoportographie über die Durchgängigkeit und Intaktheit des Pfortaderstammes vergewissern muß, eine Untersuchung, die im Blutungsstadium zweifellos erschwert ist.

Die Indikation, ob Umstechung oder sofort Shunt, muß von Fall zu Fall abgewogen werden. Die Oesophagogastrektomie als dringliche Operation lehnen wir einerseits als im Blutungsstadium zu eingreifend und andererseits als primäre Operation als zu verstümmelnd ab.

## B. Eingriffe zum Zeitpunkt der Wahl

### 1. Anastomosen zwischen dem Pfortader- und unteren Cavasystem

Der Zweck künstlicher Anastomosen ist die bessere Ableitung des gestauten Pfortaderblutes, als es die bereits bestehenden natürlichen Kollateralen gewährleisten. Prinzipiell sind 2 Anastomosenarten zu unterscheiden (Child 1957): solche mit unterbrochener und solche mit erhaltener Pfortaderstrombahn.

#### a) Portocavale End-zu-Seit-Anastomose

Eine Anastomose mit unterbrochener Strombahn ist die *portocavale End-zu-Seit-Anastomose* (Abb. 33). Ihre Geschichte geht auf die ursprüngliche Ecksche Fistel zurück. N. V. Eck (1877) hat zwar seine Fistel Seit-zu-Seit zwischen Pfortader und Cava angelegt, aber die Pfortader leberwärts ligiert (Abb. 34). In der Funktion war es eine End-zu-Seit-Anastomose. Am Menschen wurde sie erstmals 1903 von Vidal in Frankreich mit Erfolg ausgeführt. Zur eigentlichen Operationsmethode wurde sie aber erst durch die Arbeiten von Wipple, Blakemore und Rousselot in New York unmittelbar nach dem zweiten Weltkrieg.

Blakemore (1958), Panke, Moreno und Rousselot (1958) und Rousselot, Moreno und Panke (1959) vertraten den Standpunkt, daß die End-zu-Seit-Anastomose hämodynamisch die beste Entlastung für das druckhohe Pfortadersystem erzielt.

Die operative Technik der portocavalen End-zu-Seit-Anastomose haben Madden (Blakemore und Voorhees) 1958, Liebowitz 1959 und Leger 1959 ausführlich beschrieben.

Blakemore (1949) war eine Zeitlang für die Seit-zu-Seit-Anastomose eingetreten. Einer der Gründe dazu war die Beobachtung einer ausgedehnten intrahepatischen Thrombosierung des am Leberhilus ligierten Pfortadersystems. Auch wir haben in unserem Krankengut einen Patienten nach einer End-zu-Seit- Anastomose an Leberversagen verloren, wobei die Autopsie eine vollständige Thrombosierung der Pfortader bis in die kleinsten intrahepatischen Äste ergab. Auch Valdoni (persönliche Mitteilung 1959) fürchtet diese Komplikation bei der End-zu-Seit-Anastomose.

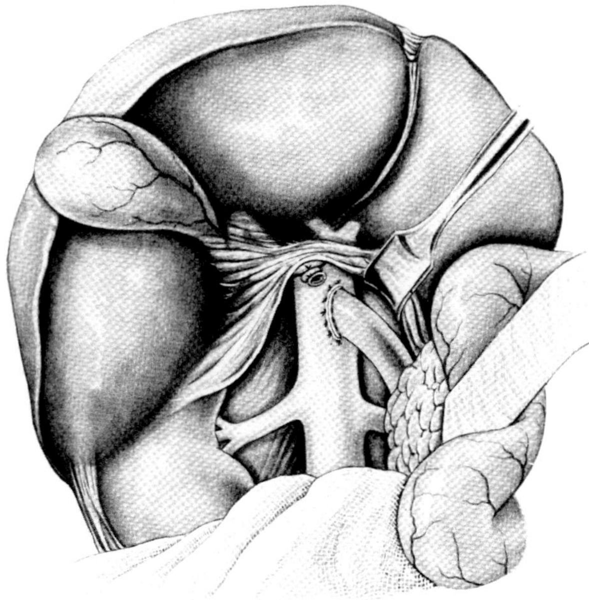

Abb. 33. Portocavale End-zu-Seit-Anastomose

Für die End-zu-Seit-Anastomose ist charakteristisch, daß sie wohl die effektivste Drucksenkung im Pfortadergebiet macht, aber gleichzeitig alles Pfortaderblut von der Leber ableitet. Die Durchblutungsverhältnisse in der cirrhotischen Leber sind zweifellos anders als in der normalen. Wenn sich in der normalen Leber die Durchblutungsanteile der Arterie und Pfortader wie 1:4 verhalten, so kann das Verhältnis bei der schweren Cirrhose wie 1:1 werden (Schwiegk 1955). Perfusionsversuche von cirrhotischen Lebern haben deutlich die Dissoziation von Pfortader und Lebervene gezeigt, d.h. die Ableitung des Pfortaderblutes über intrahepatische Kollateralen, so daß die Leberarterie zum funktionellen Hauptgefäß wird. Diese Versuchsergebnisse lassen die Vermutung aufkommen, daß die cirrhotische Leber eine künstliche Ableitung des Pfortaderblutes besser verträgt als eine normale. Neuere Versuche (Redeker 1958 und Gliedman 1959) ergaben aber, daß auch in der cirrhotischen Leber nach einer End-zu-Seit-Anastomose die Durchblutung um durchschnittlich 44% abnahm.

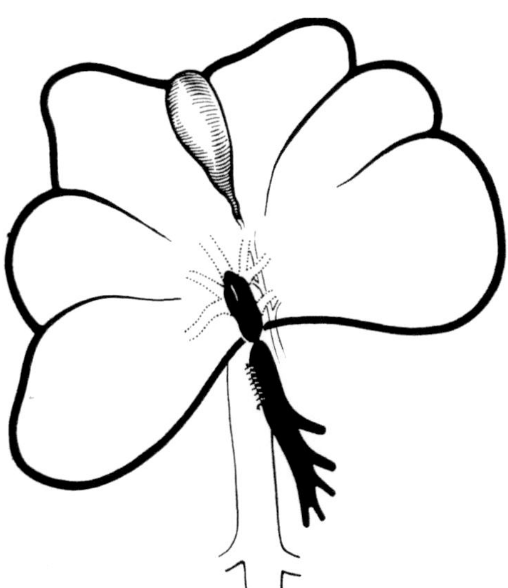

Abb. 34. Ecksche Fistel am Hund

Wenn einerseits die Bedeutung der Leberdurchblutung für die Regenerationsfähigkeit der Leber (Higgins und Mann 1932, Grindlay und Bollman 1952) und andererseits die Bedeutung der Regenerationsfähigkeit der Leber für die Prognose der Cirrhose berücksichtigt wird, sind aus dem Obengesagten Einwände gegen eine totale Ableitung des Pfortaderblutes durch eine End-zu-Seit-Anastomose gerechtfertigt.

### b) Anastomosen mit erhaltener Pfortaderstrombahn: portocavale Seit-zu-Seit-Anastomose (Abb. 35)

Franke und Jerusalem hatten 1911 die Idee, mit der reinen Seit-zu-Seit-Anastomose, der sogenannten falschen Eckschen Fistel, den Pfortader-Leberkreislauf nicht ganz auszuschalten. Rosenstein hat 1912 die Operation erstmals am Menschen ausgeführt. Technische Beschreibungen finden sich bei Ungeheuer (1955) und Longmire u. Mitarb. (1958). Verschiedene Autoren wie Linton (1953), Hunt (1954), Marion (1954) und Hallenbeck (1955) erwähnten die Möglichkeit, daß bei der Seit-zu-Seit-Anastomose kein Blut zur Leber gehe, sondern daß im Gegenteil Blut aus der Arteria hepatica die Pfortader rückwärts in Richtung Shunt durchfließe.

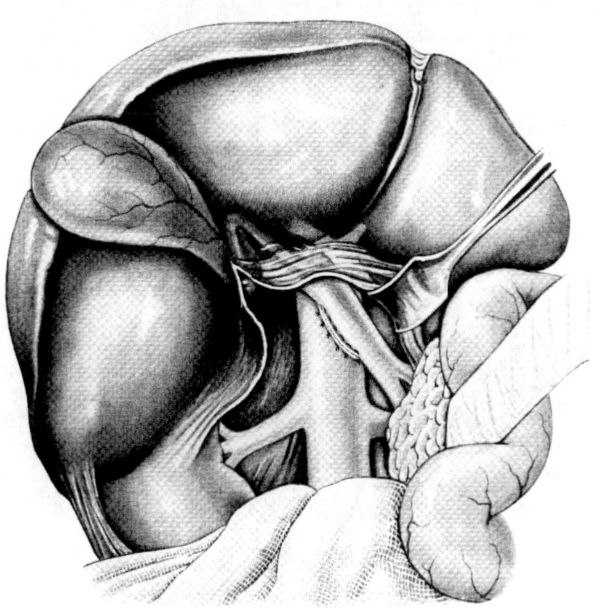

Abb. 35. Portocavale Seit-zu-Seit-Anastomose

Nach den Untersuchungen von Longmire (1958) und unseren eigenen Versuchen darf man annehmen, daß die Seit-zu-Seit-Anastomose keine funktionelle End-zu-Seit-Anastomose ist, sondern daß dabei die natürliche Pfortader-Leber-Strombahn auch bei erhöhtem Widerstand an und in der Leber noch von Pfortaderblut hepatopetal benützt wird. Nach Longmire (1958) bestand die Möglichkeit des „bidirectional flow", d.h. der hepatopetalen und hepatofugalen Strömung in der Pfortader. Schon Marion (1954) wies auf diese Möglichkeit hin, vor allem auch auf den Vorteil der Seit-zu-Seit-Anastomose, bei der sich eine intrahepatische Pfortaderstauung ausgleichen kann. Diese Hypothese hat in letzter Zeit wieder vermehrte Bedeutung erlangt, weil heute vorwiegend angenommen wird, daß bei der Lebercirrhose der hämodynamische Schlußeffekt derjenige einer postsinusoidalen Ausflußstenose ist.

Warren und Müller (1959) konnten mit intraoperativen Druckmessungen feststellen, daß bei schweren cirrhotischen Leberveränderungen der Druck in den Lebersinusoiden höher war als der Druck in der freien Pfortader, und daß deshalb eine Umkehr der Stromrichtung in der Pfortader zu erwarten war.

Diese Überlegungen spielen auch eine Rolle in der Indikationsstellung einer operativen Ascitesbehandlung (McDermott 1958).

Die Nachteile der Seit-zu-Seit-Anastomose sind vor allem technischer Art. Die anatomischen Verhältnisse erlauben es selten, Pfortader und Cava ohne jede Spannung und Zug aneinanderzulegen. Je größerem Zug die Anastomose ausgesetzt ist, desto schlitzförmiger wird die Öffnung und desto gefährdeter ist sie für eine sekundäre Thrombosierung. Bei der atrophischen Cirrhose besteht nicht selten ein hypertropher Lobus caudatus Spiegeli, der besonders zwischen Vena cava inferior und Pfortader ragt, so daß ohne seine partielle Resektion eine Seit-zu-Seit-Anastomose unmöglich ist.

### c) Klinische Ergebnisse und Folgen der portocavalen Anastomosen

Es fällt auf, wie verschieden die klinischen Ergebnisse sind und beurteilt werden, und wie verschieden und gar gegensätzlich die Indikationen gestellt werden. Die Gründe dazu sind zweifellos die vielen noch ungelösten Probleme des Krankheitskomplexes der portalen Hypertension und nicht zuletzt die „therapeutische Ambivalenz" der portocavalen Anastomosenoperationen; d.h. je besser das Pfortaderblut abgeleitet und das Pfortadersystem entlastet wird, desto belastender ist durch den Ausfall des Pfortaderzuflusses die Funktionseinbuße der Leber.

Damit ist für die Beurteilung der klinischen Ergebnisse der portocavalen Shunttherapie charakteristisch, daß weder die Funktion der Anastomose, noch die Funktion der Leber allein berücksichtigt werden darf, sondern nur beide Funktionen zusammen. Dasselbe gilt auch für die Wahl der Indikationen.

**aa) Operationsmortalität.** Die globale Operationssterblichkeit schwankt nach einer Zusammenstellung von Liebowitz (1959) von 7—37%, liegt bei der Mehrzahl der Autoren um 20% (Blakemore 1955, Hallenbeck 1957, Koncz 1957, Valdoni 1959). Differenziert man aber das Krankengut in extra- und intrahepatische Block-Patienten und diese wiederum in „good-risk"- und „poor-risk"-Patienten, so ergeben sich bei den operierten Fällen Blakemores folgende Mortalitätszahlen: bei operierten Patienten mit extrahepatischem Block 7%, mit intrahepatischem good-risk-Block 9% und mit poor-risk-Block 40%. Dies zeigt deutlich genug die weit schlechtere Operationsprognose einer fortgeschrittenen Lebercirrhose als Grundleiden.

**bb) Schicksal der Oesophagusvaricen.** Dieses ist weitgehend abhängig von der postoperativen und bleibenden Drucksenkung. Wenn durch die Anastomose der Pfortaderdruck nicht unter 30 cm Wasser gesenkt werden kann, ist die Gefahr eines postoperativen Blutungsrezidivs recht groß. Eine funktionstüchtige portocavale Anastomose sollte den Pfortaderdruck um 15—20 cm verringern. Hat die Anastomose einen kleineren Durchmesser als 1 cm, ist sie sehr gefährdet, sich später thrombotisch zu verschließen.

Nach Palmer (1957) verschwinden die Varicen nach adäquater portocavaler Anastomose in etwa 60% der Fälle. Rezidivblutungen sind in 10—20% zu erwarten (Linton 1956, Hallenbeck 1957).

**cc) Verhalten der Leberfunktionen.** Den funktionellen Zustand der menschlichen Cirrhoseleber vor und nach Shuntoperation zu beurteilen, ist oft wegen der großen Funktionsbreite der Leber schwierig. Allgemein sind postoperativ kaum wesentliche Änderungen der Leberfunktionsprüfungen zu erwarten, wenn sie präoperativ günstig ausgefallen sind (Koncz 1957). Sind aber die Proben schon vor der Operation pathologisch, ist mit einer Verschlechterung zu rechnen. Unmittelbar postoperativ geht meist eine Abweichung der Funktionsteste von der Norm auf Konto des Operationstraumas, der Anaesthesie und des Blutersatzes. Diese Veränderungen sollten aber nach Ablauf von 2 Wochen wieder ausgeglichen sein (Liebowitz 1959). An Hand des Krankengutes aus dem Massachusetts General Hospital mit 129 portocavalen Anastomosenoperationen fand Ebeling (1956) in 38% postoperative Leberinsuffizienzen, die zum Teil tödlich ausgingen.

Wir haben schon darauf hingewiesen, daß die Regenerationsfähigkeit der Leber von der Größe der Leberdurchblutung abhängt, und daß beim Hund die Regenerationsfähigkeit und die Leberfunktionen bei portocavaler Transposition oder umgekehrter Eckscher Fistel sich kaum unterscheiden von jenen bei normalen Verhältnissen. Wir haben auch erwähnt, daß die experimentelle Ecksche Fistel, also die portocavale End-zu-Seit-Anastomose, die Leberdurchblutung um etwa 50% herabsetzt.

In diesem Zusammenhang sind neuere ausgedehnte Untersuchungen von ROUSSELOT, MORENO und PANKE (1959) über das Verhalten der Leberdurchblutung vor und nach portocavalem Shunt (End-zu-Seit) bei Cirrhosepatienten von großem Interesse. Diese Autoren stellten vor allem fest, daß jeder ausgedehnte spontane Kollateralkreislauf die Leberdurchblutung verringerte, wobei es in den meisten Fällen durch die widerstandshohen Kollateralwege zu keiner Drucksenkung gekommen war. Daß besonders auch die gastrooesophagealen Umgehungen die Leberdurchblutung regelmäßig beeinflußten, spricht gegen die Annahme einer funktionellen Bedeutungslosigkeit der Oesophagusvenen.

Wurde bei diesen Cirrhosepatienten mit ausgebildetem Kollateralkreislauf eine portocavale Anastomosenoperation vorgenommen, so verminderte sich die bereits durch die spontane Ableitung des Pfortaderblutes reduzierte Leberdurchblutung nur geringgradig. Das hatte auch keine weiteren Leberstörungen zur Folge, ferner auch seltenere und mildere Ecksche Fistelsymptome, d. h. Zeichen einer Ammoniak-Intoxikation (vgl. unten). Durch diese Untersuchungen von ROUSSELOT, MORENO und PANKE (1959) erhält der Nachweis eines Kollateralkreislaufes vor der Operation eine ganz wesentliche indikatorische Bedeutung.

**dd) Leberkoma und episodischer Stupor.** „Die Mehrzahl aller Kranken mit Lebercirrhose endet im Leberkoma" (MARTINI 1956). Das Koma ist das Hauptsymptom oder das terminale Symptom irgendeiner Form der Leberinsuffizienz, der gefürchtetsten Komplikation und Folge von Operationen bei Cirrhosekranken. Dies unterstreicht deutlich genug, wie vorsichtig die Operationsindikation auf die jeweiligen Leberfunktionsteste abgestimmt werden muß, und wie wertvoll auch eine präoperative histologische Diagnose der Leberstruktur durch Punktionsbiopsie ist, worauf KALK wiederholt hingewiesen hat.

Seit der Entwicklung der Pfortaderchirurgie in den letzten 10 Jahren mehren sich Beobachtungen und Berichte über einen reversiblen komaähnlichen Zustand, den *episodischen Stupor* (McDERMOTT und ADAMS 1954). Ursächlich bezeichnender ist der im englischen Sprachgebiet ebenso geläufige Begriff der „portalsystemischen Encephalopathie" (SHERLOCK u. Mitarb. 1954).

Einen guten Einblick in die Probleme dieser hepato-portocerebralen Intoxikation geben die Arbeiten von NAJARIAN und HARPER (1958) und besonders HENNRICH und BREUER (1957), die auch deren Zusammenhänge mit der von der Pawlowschen Schule entdeckten Fleischvergiftung Eckscher Fistelhunde erläuterten. Die meisten Autoren (MARTINI 1956; REINBOLD 1956; YOUNG u. Mitarb. 1957; LAWRENCE u. Mitarb. 1959; DORTENMANN und MÜLLER 1959) sind der Meinung, daß es auf Grund des Leberleidens und auf Grund spontaner und operativer portosystemischer Ableitung des Pfortaderblutes und auf Grund eines vermehrten Eiweißabbaues im Darm (Blutung, zu eiweißreiche Nahrung) zu einer Anreicherung von Ammoniak im peripheren Blut und zu einer Störung des Aminosäurengleichgewichtes kommt. Die Normalwerte des Ammoniaks im Blut schwanken je nach der Bestimmungsmethode zwischen 40—70 $\gamma$-% (eine eingehende Beschreibung der Bestimmungsmethode nach CONVAY findet sich bei ZÖLLNER und BIRK 1958). Stuporöse Erscheinungen können auftreten bei Werten über 200 $\gamma$-%.

Da aber nicht in allen beobachteten Fällen eine Korrelation bestand zwischen Ammoniakanstieg und Symptomenbild, dürften wohl noch weitere unbekannte Faktoren mitspielen (LIEBOWITZ 1949).

Von klinischer Bedeutung sind Versuche von LICHTENHELD (1959) an Eck-Fistel-Hunden, die schon vor Anlegen der Fistel durch protrahierte Ligatur der

Pfortader einen portosystemischen Kollateralkreislauf entwickelt hatten. Bei diesen Hunden blieben die Eck-Fistelsymptome aus.

Mit diesen Versuchen übereinstimmend fanden ROUSSELOT, MORENO und PANKE (1959) an einem relativ großen Krankengut nach portocavalen Anastomosen nur seltene und milde Stuporanfälle, wenn schon vor der Operation ein gastrooesophagealer oder anderer Kollateralkreislauf ausgebildet war.

Diese Feststellungen sind für die Indikationsstellung sehr wichtig, ganz besonders für die noch umstrittene Indikation eines sogenannten prophylaktischen Shunts bei Patienten, die Oesophagusvaricenträger sind, aber noch nie geblutet haben.

Die Therapie des episodischen Stupors richtet sich nach den vermuteten Ursachen: Blutungskontrolle, Eiweißentzug, Darmentleerung, Neomycin + Bacitracin per os (nach BLAKEMORE 1958, über lange Zeit).

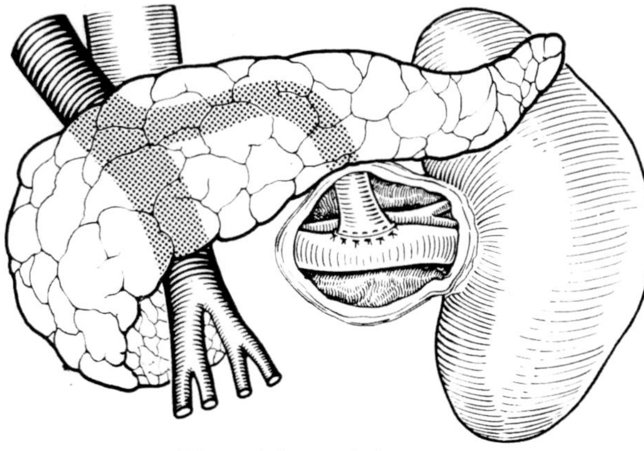

Abb. 36. Splenorenale Anastomose

Über die Anwendung von Arginin (nach NAJARIAN und HARPER 1958: 25 g in 500 cm³ Glucoselösung als Dauertropfinfusion für 2 Std, mit eventueller Wiederholung nach 8—12 Std) oder Natriumglutamat (nach MARTINI 1956: 20—80 g pro Tag intravenös) zur Bindung des Ammoniaks und Förderung der Harnstoffbildung fehlen noch eindeutige Ergebnisse. Wahrscheinlich ist eine günstige Wirkung dieser Aminosäuren nur dann zu erwarten, wenn noch genügend funktionstüchtiges Leberparenchym vorhanden ist.

Zusammenfassend kann man heute sagen, daß der episodische Stupor eine unliebsame Komplikation ist, mit der man nach jedem portocavalen Shunt rechnen muß, und zwar um so häufiger, je unausgebildeter der spontane portosystemische Kollateralkreislauf ist. Je schwerer der vorbestehende Leberschaden ist, desto gefährlicher wird diese Komplikation, weil dann die Leberinsuffizienz wahrscheinlich über den Ausgang des Komas entscheidet. All dies muß schon bei der Indikationsstellung zum operativen Shunt berücksichtigt und überlegt werden.

**ee) Magenulcera.** In den letzten Jahren wurden besonders von CLARKE u. Mitarb. (1958) und SILEN und EISEMANN (1959) Mitteilungen über gehäuftes Vorkommen von Magenulcera nach portocavalen Anastomosen gemacht. Eine Stellungnahme hinsichtlich der Indikationen scheint uns noch verfrüht.

### d) Splenorenale Anastomose (Abb. 36)

Bei prähepatischem Block, bei Cirrhose und partiell oder total thrombosierter Pfortader, bei Cirrhose mit ausgesprochener Splenomegalie und Hypersplenismus ist ohne Zweifel die Milzexstirpation mit splenorenaler Anastomose indiziert, vorausgesetzt, daß die vorgängige Splenoportographie eine weite und intakte Milzvene darstellte. BLAKEMORE hat die splenorenale Anastomose Ende des zweiten Weltkrieges erstmals ausgeführt, damals aber noch End-zu-End mit

Opferung der linken Niere. Heute wird die Milzvene End-zu-Seit in die linke Nierenvene eingepflanzt, und die Nierengefäße werden nur über die Zeit der Anastomosierung abgeklemmt. Eine neuere Beschreibung der Technik findet sich bei LEGER (1959) und LIEBOWITZ (1959).

Obschon die splenorenale Anastomose operationstechnisch schwieriger ist als die portocavale Anastomose, hat sie deneinen Vorteil, daß das Operationsrisiko kleiner ist als bei trunkulären Anastomosen [LINTON (1956) hat von 70 splenorenal operierten Cirrhosepatienten 13% postoperativ verloren. Rezidivblutungen traten bei den Überlebenden nur in 20% auf].

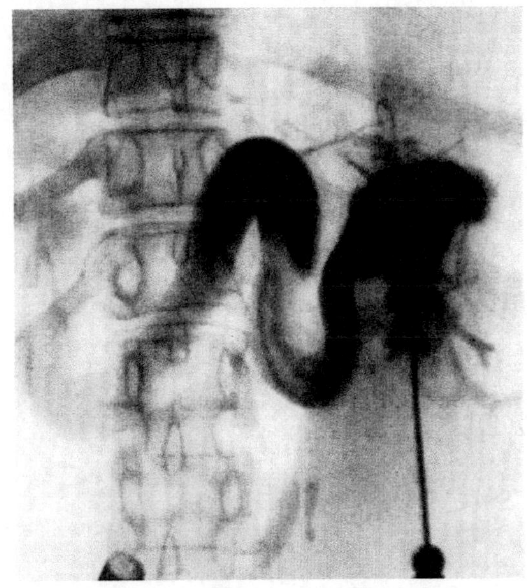

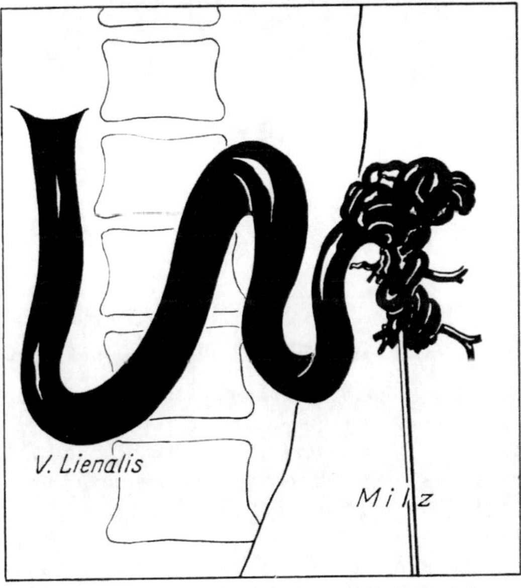


Abb. 37. Splenoportogramm bei splenomegaler Lebercirrhose

Daß aber mit radikulären Anastomosen ein geringerer Entlastungseffekt auf das Pfortadersystem erzielt wird, liegt auf der Hand. Es steht außer Zweifel, daß die sekundäre Thrombosierung der Anastomose und die Rezidivblutungen in einem höheren Prozentsatz zu erwarten sind als nach portocavalen Anastomosen. Immerhin ist auch mit der splenorenalen Anastomose eine effektive und dauerhafte Drucksenkung möglich, wie das folgende Beispiel zeigt:

Eine 44jährige Frau, M. B., hatte bereits eine massive Varicenblutung hinter sich. Die Ursache war eine splenomegale Lebercirrhose. Die laparoskopische Druckmessung in der stark vergrößerten Milz ergab einen Hochdruck von 30 cm. Im Splenoportogramm kam eine stark erweiterte und durch den Milztumor geschlängelte Milzvene zur Darstellung (Abb. 37). Am Zusammenfluß mit der Vena mesenterica superior war ein ausgesprochener Verdünnungseffekt mit Reflux des Kontrastmittels in die Vena mesenterica. Der Pfortaderstamm ließ sich nur schlecht beurteilen. Es war auch kein eigentlicher Kollateralkreislauf nachweisbar.

Die Oesophagusbreipassage zeigte einwandfreie Varicen.

Die Leberfunktionsprüfungen ergaben keine wesentliche Einschränkung der Funktion. Die Leberbiopsie lautete auf zum Teil noch im Umbau befindliche Lebercirrhose.

Für die Indikationsstellung waren folgende Punkte maßgebend: Splenomegalie mit ausgesprochenem Hypersplenismus. Keine Darstellung eines Kollateralkreislaufs. Weite anastomosenfähige Milzvene.

Wir hielten deshalb zur Unterbrechung des Hypersplenismus und zur Senkung des portalen Hochdrucks die Splenektomie mit splenorenaler Anastomose für den zweckmäßigsten Eingriff. Wir erreichten mit der Operation (3. 3. 59) einen portalen Druckabfall auf 20 cm. Das Oesophagogramm 4 und 12 Monate später zeigte keine Varicen mehr.

Da beim kindlichen portalen Hochdruck die prähepatische Ursache überwiegt, ist hier die splenorenale meist die Methode der Wahl (Hsia 1955). Entscheidend dazu ist hier besonders das Kaliber der Milzvene. Deshalb kann in vielen solchen Fällen die splenorenale Anastomose vor dem Schulalter nicht ausgeführt werden. Bis dahin muß versucht werden, mit konservativen und operativen Palliativmaßnahmen die Blutungsgefahr zu bannen (Ungeheuer und Gasteyer 1959; Clatworthy und Boles 1959).

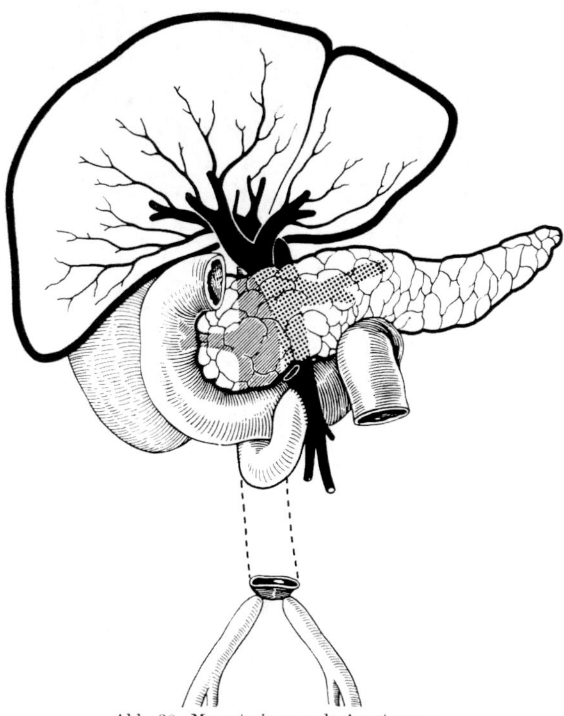

Abb. 38. Mesenterico-cavale Anastomose

### e) Mesenterico-cavale Anastomose

### (Marion 1953, Valdoni 1953, Clatworthy 1955, 1959)

Ist bei einem Hochdruckpatienten mit prähepatischem Block bereits die Milz entfernt worden und später ein Blutungsrezidiv aufgetreten, kommt bei großkalibriger Vena mesenterica superior eine solche mesenterico-cavale Anastomose in Frage, deren Technik besonders Clatworthy eingehend beschrieben hat (Abb. 38). Meist handelt es sich bei diesen Postsplenektomieblutern um Jugendliche.

Selbstverständlich gehört zur Indikationsstellung dieses Eingriffs eine vorgängige Darstellung der portalen Venenverhältnisse. Wenn die Milz entfernt ist, kann die Portographie nur blutig durch eine kleine Laparotomie und Freilegen eines mesenterialen Venenastes erfolgen.

In unserem Beispiel eines 15jährigen Mädchens, R. B., das mit 7 Jahren die ersten Varicenblutungen hatte, mit 12 Jahren splenektomiert worden ist und nach weiteren 2 Jahren wieder massiv zu bluten begann, stellte sich im Portogramm (Abb. 39) eine stark erweiterte Vena mesenterica superior dar und als Grund des portalen Hochdrucks ein typisches sogenanntes Pfortaderkavernom. Nach der Operation (mesenterico-cavale Anastomose am 16. 9. 57) war das Mädchen 1 Jahr lang blutungsfrei, starb dann aber plötzlich an einer erneuten abundanten Blutung. Bei der Autopsie war die mesenterico-cavale Anastomose thrombotisch verschlossen.

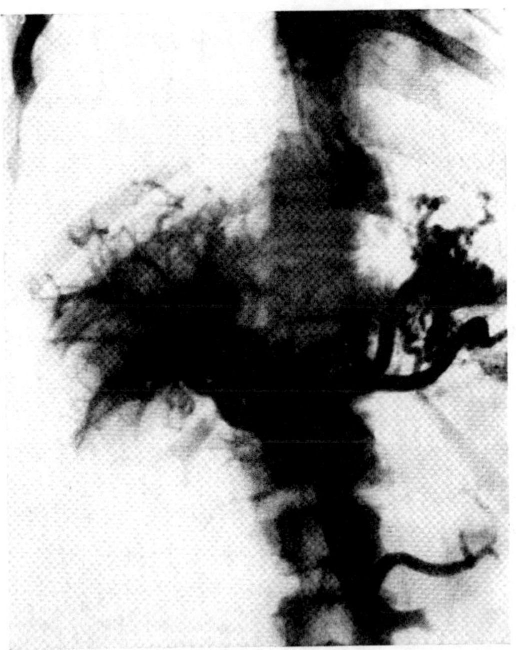

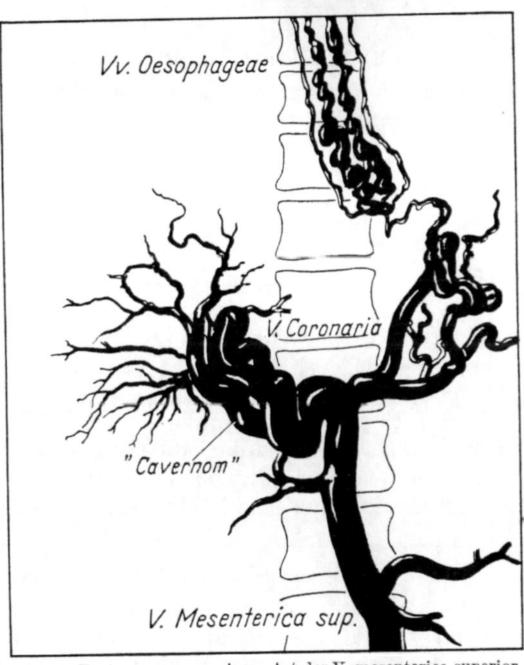


Abb. 39. Portogramm von einem Ast der V. mesenterica superior aus bei Status nach Milzexstirpation wegen Pfortaderhochdruck und Varicenblutung. Wegen Postsplenektomieblutungen und erweiterter V. mesenterica superior: Indikation zur mesenterico-cavalen Anastomose

## 2. Arterienligaturen, Arterialisation der Pfortader und Portalisation der Arteria hepatica

Während der ersten Entwicklungszeit der Pfortaderchirurgie mit den besonders bei fortgeschrittenen Cirrhosen nicht immer befriedigenden Resultaten der Shunt-Operationen berichteten Rienhoff (1951, 1953) und Berman, Hull (1951, 1952) über experimentelle Versuche und operative Behandlungen mit Ligatur der Arteria hepatica communis + lienalis + gastrica sinistra. Diesem Vorgehen lag die Überlegung zugrunde, daß es durch die Cirrhose in der Leber zur angiomatösen Umwandlung kommt, und daß durch die Ausschaltung des arteriellen Hauptzuflusses mehr Pfortaderblut in die Leber fließen kann. Einen günstigen Effekt hatte diese Behandlung besonders bei Cirrhosepatienten, bei denen weniger die Varicenblutung als vielmehr der Ascites im Vordergrund stand. Berman selbst (1957) schränkte die Indikation für solche Fälle ein und empfahl für blutende Varicen bei guter Leberfunktion die Anastomosenoperationen.

Wanke (1952) empfahl die Ligatur der Arteria coeliaca.

Wenn wir aber dem Urteil histodynamisch und histologisch hervorragender Kenner der Lebercirrhose wie Elias und Popper in Chicago folgen, wonach in der cirrhotischen Leber das meiste Pfortaderblut an den Knötchen vorbeifließt und die arterielle Ernährung für diese Knötchen sehr wichtig ist, müssen wir arterielle Ligaturen zur Behandlung des interhepatischen Blocks ablehnen.

In „poor-risk-Fällen" kann eine Ligatur der Arteria lienalis, wie sie Blain (1950) als „funktionelle Splenektomie" empfohlen hat, in Frage kommen. Eine nachhaltige Wirkung ist allerdings davon nicht zu erwarten.

Die Versuche von Narath (1916) über die Arterialisation der Pfortader durch arterio-portale Anastomose haben wir im experimentellen Teil erwähnt. 1954 hat Saegesser seine Anastomose zwischen Arteria hepatica und Pfortader mit Durchtrennung der Arterie proximal der Anastomose auch als arterioportale Anastomose bezeichnet, wobei es sich aber um eine Portalisation der Arteria handelt. Wir glauben, daß die Wirkung dieser Methode mehr in der Ligatur der Arteria hepatica und weniger in der Portalisation der Arterie zu suchen ist, da die Anastomose mit der meist kleinkalibrigen Arterie vermutlich sehr thrombosegefährdet ist. Über Erfahrungen mit dieser Operation ist bisher noch nicht berichtet worden.

## 3. Eingriffe an Oesophagus und Magen

### a) Ligatursperre der subdiaphragmalen Venenanastomosen (Henschen 1938)

Die Methode ist heute kaum mehr zu empfehlen, da sie die Oesophagusvaricen, den eigentlichen Locus minoris resistentiae, nicht erfaßt. Vom abdominalen Zugang ist die radikale Ligatursperre übrigens technisch nicht einfach.

### b) Dissektionsligatur des Oesophagus (Vossschulte 1957)

Technisch leichter und wirksamer ist diese Methode, weil auch die intraoesophagealen Kollateralen mit der Massenligatur an der Kardia erfaßt werden. Gleichzeitig wird die Milz entfernt.

### c) Hohe abdominale Magendurchtrennung und Wiedervereinigung durch Naht (transgastric porta-azygos disconnexion) (Tanner 1950)

Nach der vollständigen Durchtrennung des Magens werden besonders auch die Kollateralen im kleinen Netz und hinter dem Magen zwischen Ligaturen durchtrennt. Aber auch dieses Verfahren ist nicht ohne Rezidivgefahr (Valdoni 1959: persönliche Mitteilung). Dazu ist die technische Durchführung von abdominal schwer (Walker 1959).

Technisch einfacher ist zweifellos die *transthorakale Oesophagusdurchtrennung* nach Walker (1959), wobei die Muskelschicht im distalen Oesophagus längs eröffnet und dann erst der varicentragende Schleimhautschlauch des Oesophagus quer durchtrennt und mit Naht wieder vereinigt wird.

### d) Varicenumstechung (Linton, Rapant, Nissen)

Über die transthorakale transoesophageale Varicenumstechung (nach Crile, Boerema, Linton) im akuten Blutungsstadium haben wir bereits berichtet. Wir stellen auch die Indikation zu dieser Methode im Blutungsintervall, wenn es sich um Patienten handelt, die über 65 Jahre alt sind.

Die von Nissen (1954) und Rapant (1957) vorgeschlagenen Verfahren haben den einen Vorteil, daß sie das Oesophaguslumen nicht eröffnen.

Bei jugendlichen Postsplenektomieblutern auf Grund eines prähepatischen Pfortaderblockes, die portographisch keine Möglichkeiten für eine radikuläre portocavale Anastomose mehr bieten (Abb. 40), sind wir neuerdings für die Indikation zur *Devascularisationsoperation nach* ALLISON (1959).

ALLISON ging mit seiner Methode von der anatomischen Vorstellung aus, daß zwischen intra- und extraoesophagealem Venenplexus, besonders in der Kardiagegend und zwischen den benachbarten Oesophagus- und Magenpartien ausgedehnte und multiple Kommunikationen bestehen. Diese wurden schon durch exakte Untersuchungen von BUTLER (1951) nachgewiesen.

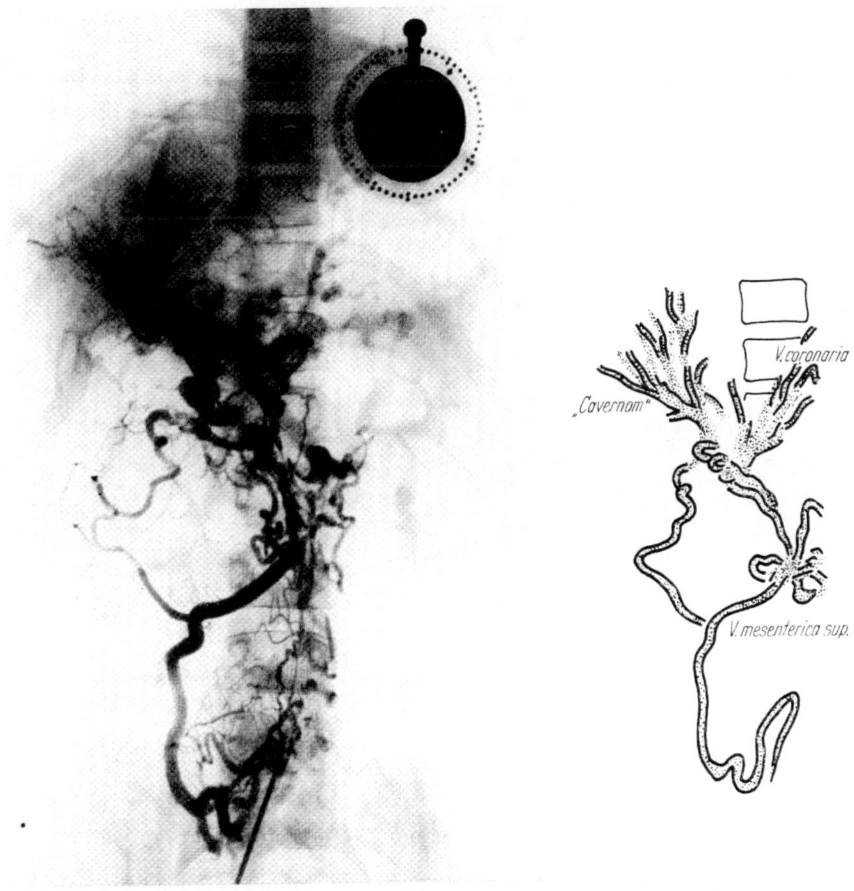


Abb. 40. Portogramm eines 13jährigen Mädchens mit „Pfortaderkavernom" und Postsplenektomieblutungen. Das in die V. mesenterica superior instillierte Kontrastmittel stellt keine anastomosenfähige Vene mehr dar

Nach thorako-abdominaler Incision im Bereich der 8. Rippe links und partieller Spaltung des Zwerchfells (Hiatus bleibt intakt) wird die proximale Magenhälfte an beiden Kurvaturen von allen Gefäßverbindungen befreit. Dann werden vom Thorax her der Oesophagus ausgelöst und seine Muskelschicht längs incidiert und am Schleimhautzylinder alle Gefäßkommunikationen und die Längsvenen mit Durchstechungsligaturen versorgt. Es ist klar, daß diese ausgedehnte Devascularisation an Oesophagus und Magen nur bei jüngeren Individuen indiziert ist, da die Operation bei exakter Technik mehrere Stunden in Anspruch nimmt und die arterielle Ernährung des isolierten Oesophagus-Magenteils etwas gefährdet.

### e) Resektionen

Sowohl die subtotale Oesophagusresektion (mit Anastomose des kranialen Oesophagusendes mit dem mobilisierten und in den Thorax verlagerten Magen) nach COOLEY und DE BAKEY (1954) als auch die partielle Oesophagogastrektomie mit oder ohne Zwischenschaltung einer ausgeschalteten Dünndarmschlinge (die verschiedenen Methoden hat in letzter Zeit HABIF 1959 in Wort und Bild zusammengestellt) halten wir nur für indiziert, wenn alle anderen Methoden versagt haben.

## 4. Splenektomie

Daß die alleinige Splenektomie zur Behandlung des Pfortaderhochdrucks eine ungenügende Maßnahme ist, beweist der hohe Prozentsatz von Rezidivblutungen in über 50% post splenectomiam (PATEL 1957, GÜTGEMANN 1959, MACPHERSON 1959). Die Indikation zur Splenektomie ist nur dann gegeben, wenn mit der Milz auch das portale Hindernis entfernt werden kann (im seltenen Fall der isolierten Milzvenenthrombose oder des Aneurysmas), wenn bereits ein wirksam drucksenkender spontaner splenorenaler Kollateralweg vorhanden ist, oder wenn sie mit anderen Operationsmethoden kombiniert wird, z.B. mit der splenorenalen Anastomose oder mit der Dissektionsligatur.

Aus der Chirurgischen Klinik des Kantonsspitals Winterthur
(Chefarzt: Prof. Dr. A. M. FEHR)

# Die chirurgische Behandlung chronischer Arterienverschlüsse der unteren Extremität, unter besonderer Berücksichtigung der Wiederherstellungschirurgie und ihrer strömungstechnischen Probleme*

Von

WALTER RIEBEN

Mit 68 Abbildungen

## Inhalt



* Herrn H. FREI, Dipl.-Maschineningenieur ETH, Leiter des Strömungslaboratoriums der Gebr. Sulzer AG, Winterthur, bin ich für seine Mithilfe bei den Strömungsuntersuchungen und für die Durchsicht des technischen Teils der Arbeit zu besonders herzlichem Dank verpflichtet. Ebenso danke ich Herrn Dr. med. A. MEIER-HAFTER, Chefarzt der Röntgenabteilung am Kantonsspital Winterthur, in dessen Institut die abgebildeten Röntgenaufnahmen und Photographien gemacht wurden, für die Überlassung derselben zur Publikation. Herrn Prof. A. MÜLLER, Direktor des physiologischen Institutes der Universität Fribourg, möchte ich für seine wertvollen Ratschläge bestens danken. Schließlich gilt mein Dank den Herren Dr. med. J. MENG und Dr. med. P. OERTLI für ihre Mitarbeit.

# Literatur

1. ALLEN, E., N. BARKER and E. HINES: Peripheral vascular disease. Philadelphia: W. B. Saunders Company 1955
2. ALLGÖWER, M.: Gefäßprothesen aus Polyvinylalkohol. Helv. chir. Acta **23**, 342—349 (1956).
3. MCALLISTER, F. F.: Experiences with replacement of segments of diseased femoral and popliteal arteries. Surgery **38**, 964—969 (1955).
4. ANZOLA, J., T. H. PALMER and C. S. WELCH: Long femoral and ileo-femoral grafts. Surg. Forum 243—251 (1952).
5. ARNULF, G.: Chirurgie artérielle, technique, indications, résultats. Paris: Masson & Cie. 1950.
6. ASCHOFF, L.: Über Thrombose. Vorträge über Pathologie, S. 230. 1925. Zit. nach H. MÜLLER-MOHNSSEN (187).
7. AUSTIN, D. J., and J. E. THOMPSON: Treatment of peripheral arteriosclerotic disease by arterial homografting. Amer. Surg. **22**, 1163—1167 (1956).
8. DE BAKEY, M. E., O. CREECH and J. P. WOODHALL: Evaluation of sympathectomy in arteriosclerotic peripheral vascular disease. J. Amer. med. Ass. **144**, 1227—1231 (1950).
9. DE BAKEY, M. E., E. S. CRAWFORD, O. CREECH jr. and D. A. COOLEY: Arterial homografts for peripheral arteriosclerotic occlusive disease. Circulation **15**, 21—30 (1957).
10. DE BAKEY, M. E., E. S. CRAWFORD, D. A. COOLEY and G. C. MORRIS: Surgical consideration of occlusive disease of the abdominal aorta and iliac and femoral arteries, analysis of 803 cases. Ann. Surg. **148**, 306—324 (1958).
11. DE BAKEY, M. E., D. A. COOLEY and G. C. MORRIS: Clinical application of a new flexible knitted dacron arterial substitute. Arch. Surg. (Chicago) **77**, 713—724 (1958).
12. DE BAKEY, M. E.: Advances in vascular surgery. Med. News (N.Y.) Jan. 28 (1959).
13. BARKER, W. F.: Distal operative angiography as an aid in end-arterectomy. Surgery **36**, 233—236 (1954).
14. BARKER, W. F., and J. A. CANNON: Late results following endarterectomy. West. J. Surg. **63**, 562—566 (1955).
15. BARKER, W. F.: Lateral arterial anastomosis. A point of technique. Angiology **10**, 90 (1959).

16. Bazy, L.: L'endartériectomie pour artérite oblitérante les membres inférieurs. J. int. Chir. **9**, 95—115 (1949).
17. Beaconsfield, P.: A. Effect of exercise of muscle blood flow in normal and symathectomized limbs. B. Collateral circulation before and after sympthectomy. Ann. Surg. **140**, 786—795 (1954).
18. Berge, T., and E. Johansen: Late results in the treatment of peripheral arterial insufficiency of the lower leg with lumbar sympathectomy. Angiology **9**, 342—348 (1958).
19. Berry, R. E., C. T. Flotte and F. A. Coller: A critical evaluation of lumbar sympathectomy for peripheral arteriosclerotic vascular disease. Surgery **37**, 115—129 (1955).
20. Betz: (Persönl. Mitt. an H. Müller-Mohnssen.) Beitr. path. Anat. **117**, 308 (1957).
21. Binkley, F. M., and E. J. Wylie: Surgical approaches to the popliteal artery. Amer. J. Surg. **96**, 213—220 (1958).
22. Bittner, W., u. H. Stephan: Unsere Indikation zur Sympathektomie unter Würdigung der Erfahrungen der letzten zehn Jahre. Langenbecks Arch. klin. Chir. **288**, 603—627 (1958).
23. Blakemore, W. S., H. B. Lehr and B. Roberts: Experience with arterial homograft bank. Report of one hundred consecutive arterial homografts. J. Amer. med. Ass. **162**, 1220—1222 (1956).
24. Block, W.: Haben Sympathikusoperationen bei Durchblutungsstörungen noch ihre Berechtigung? Zbl. Chir. **83**, 413—414 (1958).
25. Block, W.: Durchblutungsstörungen aus örtlich abgegrenzter Ursache. Ergebn. Chir. Orthop. **42**, 1—55 (1959).
26. Borst u. Enderlen: Über Transplantation von Gefäßen und ganzen Organen. Dtsch. Z. Chir. **99** (1) 54—163 (1909).
27. Boyd, A., A. H. Ratcliff, R. P. Jepson and G. W. James: Intermittent claudication a clinical study. J. Bone Jt Surg. B **31**, 325—355 (1949).
28. Braus, H.: Anatomie des Menschen. Berlin: Springer 1934.
29. Brown, R., Ch. Huggins and D. Koth: An experimental revaluation of the problem of small vessels replacement. Surgery **43**, 63—75 (1958).
30. Butcher jr., H. R., and J. R. Robinson: Experiences with arterial grafting for major arterial occlusive disease. Amer. J. Surg. **95**, 25—30 (1958).
31. Cannon, J. A., and W. F. Barker: Successful management of obstructive femoral arteriosclerosis by endarterectomy. Experience with a semiclosed technique in selected cases. Surgery **38**, 48—60 (1955).
32. Cannon, J. A.: The rationale of endarterectomy. West. J. Surg. **64**, 321—328 (1956).
33. Cannon, J., W. F. Barker and I. G. Kawakami: Femoral popliteal endarterectomy in the treatment of obliterative artherosclerotic disease. Surgery **43**, 76—93 (1958).
34. Carrel, A.: La technique opératoire des anastomoses vasculaires et la transplantation des viscères. Lyon méd. **98**, 859—864 (1902).
35. Cockett, F. B.: Common peripheral vascular conditions. Med. Wld (Lond.) vol. 83, 530 (1955).
36. Cohn, D. L.: Optimal systems: II. The vascular system. Bull. Math. Biophys. **17**, 219 (1955). Zit. nach H. Müller-Mohnssen (187).
37. Coller, F. A., K. N. Campbell, B. M. Harris and R. E. Berry: The early results of sympathectomy in far advanced arteriosclerotic peripheral vascular disease. Surgery **26**, 30—40 (1949).
38. Conn, J. H., and K. Sparkuhl: Arterial homografts. Experience with end to side vascular anastomosis. Amer. J. Surg. **94**, 695—704 (1957).
39. McCook, J., B. Milanés-Lopéz, F. Castillo, P. Carillo, E. Uguet and M. Pérez: Thromboendarterectomy in segmental arteriosclerotic thrombosis. Angiology **9**, 24—30 (1958).
40. Cooke, F. N., C. W. Hughes, E. J. Jahnke and S. F. Seeley: Homologous arterial grafts and autogenous vein grafts used to bridge large arterial defects in man. A report of 14 cases. Surgery **33**, 183—189 (1953).
41. Cortesi, N., e L. Miselli: La ganglectomia lombare nella terapia chirurgica delle arteropatie obliterati croniche degli arti inferiori. Risultati clinichi e rilievi semeiologici strumentali a distanza da 2 a 10 anni dall'intervento. Omnia ther. (Pisa) 8, 281—299 (1957).
42. Coulter, N. A., and J. R. Pappenheimer: Development of turbulence in flowing blood. Amer. J. Physiol. **158**, 401—408 (1949).
43. Cranley, J. J., L. G. Herrmann and R. M. Preuniger: Evaluation of factors which influence the circulation in extremities with obliterative arterial disease. Surgery **34**, 1076—1089 (1953).
44. Crawford, E. S., and M. E. de Bakey: The by-pass operation in the treatment of arteriosclerotic occlusive disease of the lower extremities. Surg. Gynec. Obstet. **101**, 529—535 (1955).

45. CRAWFORD, E. S., O. CREECH jr., D. A. COOLEY and M. E. DE BAKEY: Use of arterial homografts in 90 peripheral arterial lesions. Tex. St. J. Med. **51**, 700—703 (1955a).
46. CRAWFORD, E. S., O. CREECH jr., D. A. COOLEY and M. E. DE BAKEY: Treatment of arteriosclerotic occlusive disease of the lower extremities by excision and graft replacement or by-pass. Surgery **38**, 981—992 (1955b).
47. CRAWFORD, E. S., and M. E. DE BAKEY: The retrograde flush procedure in embloectomy and thrombectomy. Surgery **40**, 737—746 (1956).
48. CRAWFORD, E. S., O. CREECH jr., D. A. COOLEY and M. E. DE BAKEY: Treatment of arteriosclerosis occlusive disease in 101 lower extremities by arterial grafting. Sth. med. J. (Bgham, Ala.) **49**, 665—670 (1956).
49. CRAWFORD, E. S., M. E. DE BAKEY and D. A. COOLEY: Clinical use of synthetic arterial substitutes in three hundred and seventeen patients. Arch. Surg. (Chicago) **76**, 261—270 (1958).
50. CREECH jr., O., G. L. JORDAN jr., M. E. DE BAKEY, R. C. OVERTON and B. HALPERT: The effect of chronic hypercholesterolemia on canine aortic transplants. Surg. Gynec. Obstet. **101**, 607—614 (1955).
51. CREECH jr., O., M. E. DE BAKEY, D. A. COOLEY and B. HALPERT: Structural alterations in human aortic homografts one to two and one half years after transplantation. Surg. Gynec. Obstet. **103**, 147—154 (1956).
52. CREECH jr., O., E. S. CRAWFORD, D. A. COOLEY and M. E. DE BAKEY: By-pass procedure in treatment of arteriosclerotic occlusion of iliac and femoral arteries. Geriatrics **11**, 284—288 (1956).
53. CREECH jr., O., R. A. DETERLING jr., S. EDWARDS, O. C. JULIAN, R. R. LINTON and H. B. SHUMACKER jr.: Vascular prostheses. Report of the committee for the study of vascular prostheses of the society for vascular surgery. Surgery **41**, 62—80 (1957).
54. CREECH jr., O., M. E. DE BAKEY and R. CULOTTA: Digital blood flow following reconstructive arterial surgery. Arch. Surg. (Chicago) **74**, 5—19 (1957).
55. CRYSTAL, D. K., C. L. WAGNER and A. W. LOBB: Vascular grafting in the replacement of arterial aneurysm and occlusive disease. Amer. J. Surg. **92**, 255—260 (1956).
56. MCCUNE, W. S., and B. BLADES: The viability of long blood vessel grafts. Ann. Surg. **134**, 769—781 (1951).
57. DETERLING jr., R. A., and S. B. BHONSLAY: An evaluation of synthetic materials and fabrics suitable for blood vessel replacement. Surgery **38**, 71—89 (1955).
58. DETERLING jr., R. A.: The current status of blood vessel replacement. Surg. Gynec. Obstet. **104**, 227—232 (1957).
59. DETERLING jr., R. A.: Experience with permanent by-pass grafts in treatment of occlusive arterial disease. Arch. Surg. (Chicago) **76**, 247—260 (1958).
60. DEUCHER, F.: Persönliche Mitteilung.
61. DIBLE, J. H.: In peripheral vascular disorders von P. MARTIN, R. B. LYNN, J. H. DIBLE and I. AIRD. London: Livingstone 1956.
62. DIEZ, J.: Eine neue Methode der Sympathektomie zur Behandlung trophischer und gangränöser Affektionen der Glieder. Arch. de la conferencia de med. del hosp. Ramos Mejia 8, 130 (1924). Ref. Zentr.-Org. ges. Chir. **33**, 208.
63. DIMTZA, A.: Die Chirurgie des sympathischen Nervensystems. Helv. chir. Acta **12**, 35—71 (1945).
64. DIMTZA, A.: Arterienoperationen bei peripheren Zirkulationsstörungen. Helv. chir. Acta **19**, 259—265 (1952).
65. DIMTZA, A.: Prognose und Lebenserwartung bei Arterienthrombosen der Extremitäten. Periodische Mitt. der Schweiz. Lebensversicherungs-Ges. an die Schweizer Ärzte, Nr 37, 688—693 (1959).
66. DUBOST, CH.: Les greffes artérielles. J. int. Chir. **13**, 304—312 (1953).
67. DUNLOP, G. R., and R. SANTOS: Adductor-canal thrombosis. Trans. New Engl. surg. Soc. **37**, 51—64 (1956).
68. DUNLOP, G. R., and R. SANTOS: Adductor-canal thrombosis. New Engl. J. Med. **256**, 577—580 (1957).
69. DYE jr., W. S., J. H. OLWIN and O. C. JULIAN: Further considerations on indications for and limitations of direct surgery in arteriosclerosis. Circulation 8, 708—714 (1953).
70. DYE jr., W. S., W. J. GROVE, J. H. OLWIN and O. C. JULIAN: Two- to four-year behavior of vein grafts in the lower extremities. Arch. Surg. (Chicago) **72**, 64—68 (1956).
71. EASTCOTT, H. H.: Arterial grafting for the ischaemic lower limb. Hunterian Lecture. Ann. roy. Coll. Surg. Engl. **13**, 177—198 (1953).
72. EDWARDS, E. A.: Atypical manifestations of peripheral arteriosclerosis. New Engl. J. Med. **247**, 627—631 (1952).
73. EDWARDS, E. A., A. J. MCADAMS and C. CRANDE: Events leading to amputations in patients with arteriosclerosis. New Engl. J. Med. **249**, 514—519 (1953).

74. Edwards, E. A., and C. Crane: Lumbar sympathectomy for arterio-sclerosis. Status of one hundred patients five years after operation. Arch. Surg. (Chicago) **72**, 32—37 (1956).
75. Edwards, E. A.: Choice of therapy for peripheral arteriosclerosis. New Engl. J. Med. **256**, 875—880 (1957).
76. Edwards, E. A.: Evaluation of arterial reconstruction and sympathectomy by direct stimulation ergometry. Arch. Surg. (Chicago) **76**, 200—209 (1958).
77. Edwards, W. S., and J. S. Tapp: Chemically treated nylon tubes as arterial grafts. Surgery **38**, 61—70 (1955).
78. Edwards, W. S., A. Rich and E. Peter: Efficiency of new „Intima" linig arterial grafts in preventing thrombosis. Surg. Gynec. Obstet. **105**, 177—178 (1957).
79. Edwards, W. S., and C. Lyons: Three years' experience with peripheral arterial grafts of crimped nylon and teflon. Surg. Gynec. Obstet. **107**, 62—68 (1958).
80. Eiseman, B., W. G. Rainer, W. G. Malette and E. R. Huffman: Indications for direct arterial and aortic surgery in obliterative disease. Arch. Surg. (Chicago) **73**, 411—417 (1956).
81. Estes, J. E.: Surgical therapy of occlusive peripheral arterio-sclerosis. Angiology **9**, 114—125 (1958).
82. Fontaine, R., P. Buck, R. Riveaux, M. Kim et J. Hubinot: Sur le traitement des oblitérations artérielles. De la valeur respective des thrombectomies et thrombendartériectomies, des shunts artério-veineux et des greffes vasculaires (autogreffes veineuses fraîches). Lyon chir. **46**, 73 (1951).
83. Fontaine, R., M. Kim u. R. Kieny: Die chirurgische Behandlung der peripheren Durchblutungsstörungen. Helv. chir. Acta **21**, 499—533 (1954).
84. Fontaine, R., et Ch. Dubost: Les greffes vasculaires. Ass. franç. de Chir. 56e Congr. franç. de Chir., Paris 1954.
85. Francioli, P., et Ch. Hahn: Greffes vasculaires. Helv. chir. Acta **23**, 373—376 (1956).
86. Franke, H.: Probleme der modernen Chirurgie peripherer Gefäße. Bruns' Beitr. klin. Chir. **186**, 483—502 (1953).
87. Frymark, W. B., and J. M. Sullivan: Lumbar sympathectomy for arteriosclerotic peripheral vascular disease. Ann. Surg. **138**, 759—764 (1953).
88. Gask, C. E.: Zit. nach Ch. Rob 1913 (221).
89. Giberti, G., R. Vecchiati e G. Martinelli: Considerazioni sul trattamento chirurgico delle vasculopatie periferiche degli arti inferiori. Risultati clinichi immediati ed adistanza in 114 gangliectomie del simpatico lombare. Boll. Soc. med.-chir. Modena **57**, 896—926 (1957).
90. Gibson, A. H.: On the flow of water through pipes and passages having converging or diverging boundaries. Proc. roy. Soc. A **83**, 366—378 (1910).
91. Gibson, A. H.: On the resistance to flow of water through pipes or passages having divergent boundaries. Trans. roy. Soc. Edinb. **48**, 97—116 (1911—1912).
92. Gillhespy, R. O.: Intermittent claudication. Brit. med. J. **1957 II**, No 5060, 1543.
93. Girvin, G. W., M. C. Wilhelm and K. A. Merendino: The use of teflon fabrics as arterial grafts: an experimental study in dogs. Amer. J. Surg. **92**, 240—247 (1956).
94. Gluck, T.: Die moderne Chirurgie des Circulationsapparates. Berl. klin. Wschr. **70**, 1—29 (1898).
95. Goetz, R. H.: On the measurement of the collateral circulation with special reference to the indications for sympathectomy. Angiology **1**, 201—228 (1950).
96. Göthman, B.: Experimental and clinical studies on the reconstruction of arterial defects. Acta chir. scand. Suppl. 218 (1956).
97. Gottlob, R.: Die arteriellen Durchblutungsstörungen der unteren Extremität. Langenbecks Arch. klin. Chir. **272**, 1—20 (1952).
98. Grimson, K. S., G. J. d'Angelo, A. A. Zavaleta and A. P. Hustead: Lower thoracic and lumbar sympathectomy for arterio-sclerotic obliterative disease of the lower aorta and iliac arteries. Surgery **37**, 146—155 (1955).
99. Grimson, K. S.: Treatment of intermittent claudication, editorial. J. Amer. med. Ass. **163**, 186—188 (1957).
100. Grund, G.: Die Behandlung von Gefäßverschlüssen der Aorta und Hauptarterien. Dtsch. med. J. **6**, 551—554 (1955).
101. Güntert, W., u. E. A. Zimmer: Grundlagen für die Messung der Strömungsgeschwindigkeit des Blutes mittels einer röntgenkymographischen Meßmethode. Basel: S. Karger 1957.
102. Hallen, L. G.: Methods of preservation and fate of homologous arterial grafts. Acta chir. scand. Suppl. 204 (1955).
103. Harris, E. J., H. B. Shumacker, H. Siderys, T. C. Moore and P. F. Grimce: Pliable plastic aortic grafts. Experimental comparison of a number of materials. Arch. Surg. (Chicago) **71**, 449—459 (1955).

104. HARRISON, J. H.: Limitations to knitted synthetic tubes as vascular prosthesis. Arch. Surg. (Chicago) **74**, 557—561 (1957).
105. HARRISON, J. H.: Synthetic materials as vascular prosthesis. I. A comparative study of small vessels of nylon, dacron, orlon, ivalon sponge and teflon. Amer. J. Surg. **95**, 3—15 (1958a).
106. HARRISON, J. H.: Synthetic materials as vascular prosthesis. II. A comparative study of nylon, dacron, orlon, ivalon sponge and teflon in large blood vessels with tensile strength studies. Amer. J. Surg. **95**, 16—24 (1958b).
107. HEBERER, G.: Forschritte und Probleme der Wiederherstellungschirurgie großer Arterien. Langenbecks Arch. klin. Chir. **287**, 276—305 (1957).
108. HEINTZE, H. G.: Spätergebnisse nach lumbalen Grenzstrangresektionen. Zbl. Chir. **79**, 100—105 (1954).
109. HIERTONN, T.: Arterial homografts. Acta orthop. scand. 10 (1952).
110. HERGET, R.: Über den Einfluß der Resektion eines thrombosierten Arterienabschnittes auf periphere Durchblutungsstörungen. Langenbecks Arch. klin. Chir. **268**, 266—281 (1951a).
111. HERGET, R.: Früh- und Spätergebnisse nach Grenzstrangresektion bei Endangitis obliterans und Arteriosklerose. Langenbecks Arch. klin. Chir. **268**, 394—408 (1951b).
112. HERRMANN, L. G., and C. G. BOLLACK: Bridging defects in large arteries. A problem for arteriogenesis. Arch. Surg. (Chicago) **71**, 486—490 (1955).
113. HINES, E. A., and N. W. BARKER: Arteriosclerosis obliterans. A clinical and pathologic study. Amer. J. med. Sci. **200**, 717—730 (1940).
114. HIRSCH, S.: Über den gegenwärtigen Stand der Frage der Arteriosklerose. Medizinische **43**, 1495—1499 (1955).
115. HITCHCOCK, C. R., F. E. JOHNSON, J. U. BASCOM and T. O. MURPHY: Comparative results of various types of grafts and shunts in the treatment of occlusive peripheral vascular disease. Angiology **10**, 11—19 (1959).
116. HOLLE, G.: Lokalisationsfragen bei Arteriosklerose unter besonderer Berücksichtigung der Schenkelarterie. Zbl. Chir. **79**, 1641—1650 (1954).
117. HOLMAN, E., and R. HAHN: The application of the Z-plasty technic to hollow cylinder anastomosis. Ann. Surg. **138**, 344—350 (1953).
118. HOLMAN, E.: On circumscribed dilatation of an artery immediately distal to a partially occluded band: Poststenotic dilatation. Surgery **36**, 3—24 (1954).
119. HOLMAN, E.: The development of arterial aneurysms. Surg. Gynec. Obstet. **100**, 599 to 611 (1955).
120. HORTON, R. E.: Use of grafts in treatment of arteriosclerosis of lower limbs. Brit. med. J. **1**, 81—82 (1956).
121. HOYE, S. J., and R. WARREN: Follow-up studies of iliofemoral arterial reconstruction in arteriosclerosis obliterans. New Engl. J. Med. **254**, 102—106 (1956).
122. HUFNAGEL, CH. A.: The use of rigid and flexible plastic prosthesis for arterial replacement. Surgery **37**, 165—174 (1955).
123. HUGHES, C. W.: The primary repair of wounds of major arteries. An analysis of experience in Korea in 1953. Ann. Surg. **141**, 297—303 (1955).
124. HUMPHRIES, A. W., V. G. DEWOLFE and F. A. LEFEVRE: Analysis of one hundred twenty consecutive cases of major arterial grafts. J. Amer. med. Ass. **161**, 953—956 (1956).
125. HUMPHRIES, A. W., V. G. DEWOLFE and F. A. LEFEVRE: Major arterial grafting in one hundred sixty-nine consecutive cases. A preliminary report on incidence of success and failure. Arch. Surg. (Chicago) **74**, 65—70 (1957).
126. HUMPHRIES, A. W., V. G. DEWOLFE and F. A. LEFEVRE: Reversibility of pregangrene in the severly ischaemic limb. J. Bone Jt Surg. A **40**, 983—993 (1958).
127. HUMPHRIES, A. W.: Arterial grafts reduce loss of ischemic limbs. Med. News (N.Y.) Febr. 10 (1958).
128. JACOBSON, J. H., and F. F. MCALLISTER: The harmful effect of arterial grafting on existing collateral circulation. Surgery **42**, 148—155 (1957).
129. JAHNKE, E. J., and S. F. SEELEY: Acute vascular injuries in the Korean war. Ann. Surg. **138**, 158—177 (1953).
130. JASSINOWSKI, A.: Ein Beitrag zur Lehre von der Gefäßnaht. Langenbecks Arch. klin. Chir. **42**, 816—841 (1891).
131. JONES, T. I., and W. A. DALE: Study of peripheral autogenous vein grafts. Arch. Surg. (Chicago) **76**, 294—309 (1958).
132. JUDMAIER, F.: Die operative Behandlung obliterierender Arterienerkrankungen und ihre Indikation. Münch. med. Wschr. **97**, 813—817 (1955).
133. JUDMAIER, F.: Präventive chirurgische Maßnahmen bei arteriellen Gefäßverschlüssen. Vortrag 76. Tagg der Dtsch. Ges. Chir. 1959.

134. JULIAN, O. C., W. J. GROVE, W. S. DYE, J. OLWIN and P. H. JORDAN: Direct surgery of arteriosclerosis. Ann. Surg. **136**, 459—474 (1952).
135. JULIAN, O. C., W. S. DYE, W. J. GROVE and J. OLWIN: Direct surgery in segmental arteriosclerosis. J. Bone Jt Surg. A **35**, 905—916 (1953).
136. JULIAN, O. C., R. A. DETERLING jr., W. S. DYE, S. BHONSLAY, W. J. GROVE, M. L. BELIO and H. JAVID: Dacron tube and bifurcation arterial prostheses produced to specification. Arch. Surg. (Chicago) **78**, 260—270 (1959).
137. KAUTZKY, R., u. FR. BRUSSATIS: Venentransplantation und Thromboendarteriektomie als Behandlung der Claudicatio intermittens. Langenbecks Arch. klin. Chir. **283**, 375 bis 427 (1956).
138. KELLY, P. J., D. C. DAHLIN and J. M. JANES: Clinicopathological study of ninety-four limbs amputated for occlusive vascular disease. J. Bone Jt Surg. A **40**, 72—78 (1958).
139. KIRTLEY, J. A., S. Y. GARRETT and R. S. MARTIN: An evaluation of lumbar sympathectomy in 200 consecutive cases of peripheral vascular disorders. Surgery **33**, 256—267 (1953).
140. KONCZ, J.: Begrenzung der Anzeigestellung zur Sympathektomie bei peripheren Durchblutungsstörungen. Langenbecks Arch. klin. Chir. **269**, 223—246 (1951).
141. KREMER, K.: Chirurgie der Arterien. Stuttgart: Georg Thieme 1959.
142. KREMER, K.: Herstellung, Aufbewahrung und Anwendungsbereich der alloplastischen Gefäßtransplantate. Dtsch. med. Wschr. **84**, 594—597, 608—609 (1959).
143. KUNLIN, J.: Le traitement de l'ischémic artéritique par la greffe veineuse longue. Rev. Chir. (Paris) **70**, 206—235 (1951).
144. KUNLIN, J.: El problema del injerto vascular en la arteritis de los miembros. Angiología **10**, 1—6 (1958).
145. LAUFMAN, H., R. HOHF, V. BERNHARD and O. TRIPPEL: End-to-side by-pass homograft without resection in segmental arterial occlusion. Arch. Surg. (Chicago) **73**, 418—431 (1956).
146. LAUFMAN, H.: Diskussionsbemerkung. Arch. Surg. (Chicago) **76**, 259 (1958).
147. LEARMONTH, J.: The surgery of the sympathetic nervous system. Lancet **1950 II**, 505 to 508.
148. LERICHE, R.: De la résection du carrefour aorta-iliaque avec double sympathectomie lombaire pour thrombose artéritique de l'aorte: Le syndrome de l'oblitération termino-aortique par artérite. Presse méd. **48**, 601—604 (1940).
149. LERICHE, R.: Quatorze essais de thrombectomie artérielle suivant la méthode de Jean Cid dos Santos, thromboendartériectomie désobstruante. Mém. Acad. Chir. **74**, 100—107 (1948).
150. LEXER, E.: Die ideale Operation des arteriellen und des arteriovenösen Aneurysma. Langenbecks Arch. klin. Chir. **83**, 459—477 (1907).
151. LEXER, E.: Ideale Aneurysmaoperation und Gefäßtransplantation. Verh. dtsch. Ges. Chir. **42**, 113—116 (1913).
152. LINDBOM, A.: Arteriosclerosis and arterial thrombosis in the lower limb; a roentgenological study. Acta radiol. (Stockh.) Suppl. **80** (1950).
153. LINDER, F.: Arterienresektion und Transplantation. Zbl. Chir. **83**, 407—413 (1958).
154. LINTON, R. R., and C. V. MENENDEZ: Arterial homografts: a comparison of the results with end-to-end and end-to-side vascular anastomoses. Ann. Surg. **142**, 568—583 (1955).
155. LINTON, R. R.: Some paratical considerations in the surgery of blood vessels grafts. Surgery **38**, 817—834 (1955).
156. LINTON, R. R.: Diskussionsbemerkung. Arch. Surg. (Chicago) **74**, 77 (1957a).
157. LINTON, R. R.: Diskussionsbemerkung. Surgery **41**, 171 (1957b).
158. LINTON, R. R.: Diskussionsbemerkung. Ann. Surg. **148**, 340 (1958).
159. LISTERUD, M. B., and H. N. HARKINS: A clinical analysis of experiences with lumbar sympathectomy at the King county hospital. West. J. Surg. **64**, 189—195 (1956).
160. LLOYD, H. E. D.: Prognosis of intermittent claudication. Brit. med. J. **1957 II**, No 5055, 1242.
161. LOOSE, K. E.: Die Arterienresektion im Rahmen sympathicus-chirurgischer Therapie bei peripheren Durchblutungsstörungen. Chirurg **21**, 352—356 (1950).
162. LORD jr., J. W., and P. W. STONE: The use of autologous venous grafts in the peripheral arterial system. Arch. Surg. (Chicago) **74**, 71—79 (1957).
163. LUKE, J. C.: The value of lumbar sympathectomy in intermittent claudication. Surgery **41**, 165—171 (1957a).
164. LUKE, J. C.: The value of surgery in the treatment of the arteriosclerotic leg. Postgrad. Med. **22**, 10—20 (1957b).
165. LUKE, J. C.: Diskussionsbemerkung. Arch. Surg. (Chicago) **76**, 260 (1958).
166. LÜSCHER, E. F.: Die physiologische Bedeutung der Thrombocyten. Schweiz. med. Wschr. **86**, 345—351 (1956).

167. McMAHON, CH. E.: Follow-up observation and evaluation of sympathectomies in obliterative arterial disease. Amer. J. Surg. **90**, 306—316 (1955).
168. MALAN, E., A. PUGLIONISI, F. ASCHIERI, G. TATTONI and C. MALCHIODI: Arterial circulation in obliterative arterial disease of the limbs. II. Arterial pressure. Angiology **7**, 495—498 (1956a).
169. MALAN, E., A. PUGLIONISI, F. ASCHIERI, G. TATTONI and C. MALCHIODI: Arterial circulation in obliterative arterial disease of the limbs. III. Circulation time. Angiology **7**, 499—502 (1956b).
170. MANDL, R.: Blockade und Chirurgie des Sympathikus. Wien: Springer 1953.
171. MANDL, R.: Persönliche Erfahrungen zur Sympathikuschirurgie. Langenbecks Arch. klin. Chir. **276**, 95—97 (1953).
172. MANN, F. C., J. F. HERRICK, H. E. ESSEX and E. J. BALDES: The effect on the blood flow of descreasing the lumen of an blood vessel. Surgery **4**, 249—252 (1938).
173. MARTIN, P., R. B. LYNN, J. H. DIBLE and I. AIRD: Peripheral vascular disorders. London: Livingstone 1956.
174. MARTIN, P., and H. GAYLIS: Peripheral artery grafting: description of an operation. Brit. med. J. **2**, 371—376 (1957).
175. MARTIN, P.: Pathological anatomy of artherosclerosis and its relation to peripheral artery grafting. Angiology **9**, 349—352 (1958).
176. MARTORELL, F.: Arterial grafts in arterosclerosis obliterans. Angiology **9**, 250 (1958).
177. MASSARELLI, J. J., and J. E. ESTES: Atherosclerotic occlusion of the abdominal aorta and iliac arteries: a study of 105 patients. Ann. intern. Med. **47**, 1125—1137 (1957).
178. MAVOR, G. E.: Intermittent claudication and sympathectomy. Lancet **1955 II**, 794—796.
179. MAVOR, G. E.: Shunt arterial homografts. An experimental study with a note on clinical implications. Brit. J. Surg. **44**, 99—102 (1956).
180. MENG, J., u. W. RIEBEN: Zur Sauerstoffbehandlung bei peripheren Durchblutungsstörungen. Schweiz. med. Wschr. **87**, 525—528 (1957).
181. MILLER, H. H., H. D. CALLOW, G. S. WELCH and CH. E. McMAHON: The fate of artery grafts in small arteries. Surg. Gynec. Obstet. **92**, 581—588 (1951).
182. MOORE, R. C., A. RIBERI and H. KAJIKURI: Freeze-dried and alcohol preserved homografts for replacement of small arteries. Surg. Gynec. Obstet. **103**, 155—162 (1956).
183. MORTON, J., and E. MAHONEY: A long-term study of externally supported venous and arterial heterografts. Surgery **43**, 381—387 (1958).
184. MÜLLER, A.: Experimentelles zur Hydromechanik und Hämodynamik. Z. ges. exp. Med. **39**, 157—275 (1924).
185. MÜLLER, A.: Die Strömungsverhältnisse in einem Krümmer mit kleinem Krümmungsradius. Arch. Kreisl.-Forsch. **19**, 281—312 (1953).
186. MÜLLER, E., u. H. OTTO: Untersuchungen über Art und Bedeutung strömungsmechanischer Vorgänge bei der Coronarthrombose nach Coronarsklerose. Virchows Arch. path. Anat. **328**, 353—363 (1956).
187. MÜLLER-MOHNSSEN, H.: Über hydrodynamische Ursachen der Arteriosklerose- und Thromboselokalisation in den Coronararterien. Beitr. path. Anat. **117**, 283—314 (1957).
188. MURPHY, T. O., J. J. HAGLIN, C. W. LILLIHEI and R. L. VARCO: The role of surgery in the treatment of arteriosclerosis of the mayor vessels. Minn. Med. **39**, 703—709 (1956).
189. NELSON, A. R., and I. R. TRIMPLE: A critique on the therapeutic value of lumbar sympathectomy. Surgery **39**, 797—804 (1956).
190. NEUHAUS, G., u. W. SCHMITZ: Hämodynamische Untersuchungen nach homoio- und alloplastischen Aortentransplantationen. Bull. Soc. int. Chir. **17**, 59—63 (1958).
191. OMI, K.: Beiträge zur idealen Aneurysma-Operation. Über die zirkuläre Gefäßnaht und über die Transplantation der Gefäße an Menschen. Dtsch. Z. Chir. **118**, 172—190 (1912).
192. OSROVE, L. L.: Evaluation of lumbar sympathectomy in advanced arteriosclerotic peripheral vascular disease complicated by gangrene. Amer. J. Surg. **89**, 600—603 (1955).
193. OWEN, K. O., and C. G. ROB: Technique for by-pass operations in femoral arterial disease. Brit. med. J. **1956 II**, 273—275.
194. PALUMBO, L., T. GORDEON, W. GRAY and M. A. CLAMAN: Lumbar sympathectomy in the treatment of peripheral vascular diseases. Comparision of results of two series. Arch. Surg. (Chicago) **74**, 596—601 (1957).
195. PALUMBO, L., G. W. GRAY and M. A. CLAMAN: Lumbar sympathectomy for peripheral arteriosclerosis. Amer. J. Surg. **94**, 478—481 (1957).
196. PÄSSLER, H. W.: Technik und Ergebnisse chirurgischer Eingriffe am sympathischen Nervensystem. Langenbecks Arch. klin. Chir. **276**, 97—100 (1953).
197. PATE, J. W., and PH. N. SAWYER: Some elastic characteristics of fresh and freeze-dried aortic grafts. Amer. J. Surg. **86**, 653—658 (1953).
198. PAYNE, H., N. RUDY and T. WINSOR: The by-pass graft; its use in arterial occlusive disease. Amer. J. Surg. **94**, 171—182 (1957).

199. Payr, E.: Beiträge zur Technik der Blutgefäß- und Nervennaht nebst Mitteilungen über die Verwendung eines resorbierbaren Metalles in der Chirurgie. Langenbecks Arch. klin. Chir. **62**, 67—93 (1900).
200. Petry, G., u. G. Heberer: Die Neubildung der Gefäßwand auf der Grundlage synthetischer Arterienprothesen. Langenbecks Arch. klin. Chir. **286**, 249—290 (1957).
201. Phelan, J. T., and J. F. Herrick: Some rheologic principles as applied to vascular surgery. Proc. Mayo Clin. **33**, 108—114 (1958).
202. Phelan, J. T., R. J. Botham, W. P. Young and E. R. Schmidt: The effect of suture material in determining the patency of small artery grafts. Surgery **43**, 969—973 (1958).
203. Phelan, J. T.: Some mechanics of fluid flow to be considered in the construction of an artery graft anastomosis. Angiology **9**, 242—244 (1958).
204. Popkin, R. J.: Sympathectomies in peripheral vascular diseases: Follow-up studies to twenty years. Angiology 8, 156—160 (1957).
205. Pratt, G.: The surgical problem in replacement aortic and arterial grafts. Surg. Gynec. Obstet. **107**, 107—114 (1958).
206. Rappert, E.: Hat die periarterielle Sympathektomie heute noch eine Berechtigung? Zbl. Chir. **80**, 504—510 (1955).
207. Ratschow, M.: Die peripheren Durchblutungsstörungen, 5. Aufl. Dresden: Theodor Steinkopff 1953.
208. Ratschow, M.: Gefäßkrankheiten, unter besonderer Berücksichtigung der peripheren Durchblutungsstörungen. Münch. med. Wschr. **98**, Nr 15, 16, 17, 18 (1956).
209. Ratschow, M.: Kritische Betrachtungen zu den konservativen und halbkonservativen Behandlungsmethoden bei Angioorganopathien. Medizinische **15**, 507—511 (1957).
210. Reboul, H., et P. Laubry: Quelques précisions sur la technique et les résultats immédiats et longues des endartériectomies. Déducations sur leurs indications. Acta chir. belg. **49**, 569—579 (1950).
211. Reynolds, O.: An experimental investigation of the circumstances which determine whether the motion of water shall be direct or sinuous, and of the law of resistance in parallel channels. Phil. Trans. B **174**, 935—982 (1883).
212. Richards, R. L.: Prognosis of intermittent claudication. Brit. med. J. **1957 II**, No 5053, 1091—1093.
213. Richter, H.: Der Druckabfall in gekrümmten glatten Rohrleitungen. VDI-Forsch.-Heft **338**, 1—30 (1933).
214. Rieben, W., u. J. Meng: Fortschritte in der Behandlung peripherer arterieller Verschlußerkrankungen. Helv. chir. Acta **24**, 403—410 (1957).
215. Rieben, W.: Zur Diagnostik und Therapie peripherer arterieller Verschlußerkrankungen. Ther. Umsch. **14**, 178—181 (1957a).
216. Rieben, W.: Zur Technik der Embolektomie. Helv. chir. Acta **24**, 588—594 (1957b).
217. Rieben, W.: Periphere arterielle Embolien. Schweiz. med. Wschr. **87**, 1385—1389 (1957c).
218. Rob, Ch.: Advances in surgery. Practitioner **171**, 352—360 (1953).
219. Rob, Ch., H. H. G. Eastcott and K. Owen: The reconstruction of arteries. Brit. J. Surg. **43**, 449—466 (1956).
220. Rob, Ch.: Place of direct surgery in treatment of obliterative arterial disease. Brit. med. J. **1956**, No 5000, 1027—1029.
221. Rob, Ch.: The indications for restorative surgery in arterial disease. J. roy. Coll. Surg. Edinb. **2**, 268—278 (1957a).
222. Rob, Ch.: Die Indikationsstellung zur operativen Wiederherstellung der Aorta und der größeren Arterien. Langenbecks Arch. klin. Chir. **287**, 305—311 (1957b).
223. Roberts, B., and G. W. Peskin: Operative management of arterial obstruction. Surg. Clin. N. Amer. vol. 37, 1683—1697 (1957).
224. Roberts, B., and D. Hoffman: Arterial grafting in severely ischemic legs. J. Amer. med. Ass. **166**, 1316—1322 (1958).
225. Royle, N. D.: The treatment of spastic paralysis by sympathetic ramisection. Experimental basis and clinical results. Surg. Gynec. Obstet. **39**, 701—720 (1924).
226. Samuels, S.: Problems in modern cardiovascular therapy. Intermittent claudication. Angiology **9**, 245—249 (1958).
227. Sanger, P. W., F. H. Taylor, R. E. McCall, R. Duchnese and G. le Page: Seamless synthetic arterial grafts. J. Amer. med. Ass. **160**, 1403—1404 (1956).
228. Dos Santos, J. C.: Sur la désobstruction des thromboses artérielles anciennes. Mém. Acad. Chir. **73**, 409—411 (1947).
229. Sauvage, L. R., and H. N. Harkins: Experimental vascular grafts: An evaluation relating to types, means of preservation and methods of suture in the growing pig. Surgery **33**, 587—635 (1953).

230. Sauvage, L. R., and S. A. Wesolowski: The influence of suture method upon the incidence of thrombosis in artery-artery, vein-vein and artery-vein-artery anastomoses. Surgery **36**, 227—232 (1954).
231. Sauvage, L. R., and S. A. Wesolowski: The healing and fate of arterial grafts. Surgery **38**, 1090—1130 (1955).
232. Sawyer, P. N., and J. W. Pate: Bio-electric phenomena as etiological agents in intravascular thrombosis. Surgery **34**, 491—499 (1953).
233. Schenk jr., W. G., J. H. Cosgriff jr. and J. G. Gray: Hemodynamic changes resulting from blood vessel grafts and prostheses. Surg. Gynec. Obstet. **103**, 213—220 (1956).
234. Schenk jr., W. G., and J. G. Stephens: Intra-arterial pressure studies in peripheral arterial reconstructions. Arch. Surg. (Chicago) **76**, 424—428 (1958).
235. Schmitz, E. J., L. R. Sauvage, E. A. Kanar and H. N. Harkins: Plication. Arch. Surg. (Chicago) **63**, 461—467 (1953).
236. Schmitz, E. J., L. R. Sauvage, E. A. Kanar, E. H. Storer and H. N. Harkins: The influence of length of diameter disproportion on the incidence of complications in autogenous venous grafts implanted in the abdominal aorta. Surgery **33**, 190—206 (1933).
237. Schönitz, A.: Die Arterienresektion in der Behandlung der Durchblutungsstörungen. Dtsch. med. J. 8, 69—74 (1957).
238. Seeley, S. F., C. W. Hughes and E. J. Jahnke jr.: Surgery of the popliteal artery. Ann. Surg. **138**, 712—717 (1953).
239. Senn, A., P. Lundsgaard-Hansen u. R. Wälti: Die heutigen Möglichkeiten der wiederherstellenden Arterienchirurgie. Schweiz. med. Wschr. **88**, 275—280 (1958).
240. Shaw, R. S., and R. Wheelock: Blood vessel grafts in treatment of chronic occlusive disease in femoral artery. Surgery **37**, 94—104 (1955).
241. Shumacker, H. B., and H. King: The use of pliable plastic tubes as aortic substitutes in man. Surg. Gynec. Obstet. **99**, 287—294 (1954).
242. Shumacker, H. B.: Surgical management of peripheral ischemic disorders. Amer. J. Med. **23**, 730—739 (1957).
243. Silbert, S., and H. Zazeela: Prognosis in arteriosclerotic peripheral vascular disease. J. Amer. med. Ass. **166**, 1816—1821 (1958).
244. Singer, H.: Beobachtungen beim Verschluß der Oberschenkelarterie. Zbl. Chir. **82**, 1510—1516 (1957).
245. Smith, R. G., M. Gullickson and D. A. Campbell: Some limitations of lumbar sympathectomy in arteriosclerosis obliterans. Early results in 100 consecutive cases. Arch. Surg. (Chicago) **64**, 103—107 (1952).
246. Smithwick, R. H.: Lumbar sympathectomy in the treatment of obliterative vascular disease of the lower extremities. Surgery **42**, 415—430, 567—578 (1957).
247. Soltész, L.: Die Bedeutung der Arteriektomie in der Behandlung der Arteriosklerosis obliterans. Zbl. Chir. **80**, 701—706 (1955).
248. Spaulding, W. B.: The prognosis of patients with intermittent claudication. Canad. med. Ass. J. **75**, 105—111 (1956).
249. Stammers, F. A. R.: Peripheral arterial disease. J. Bone Jt Surg. B **36**, 209—217 (1954).
250. Stich, R., M. Makkas u. C. E. Dowman: Beiträge zur Gefäßchirurgie; zirkuläre Arteriennaht und Gefäßtransplantation. Bruns' Beitr. klin. Chir. **53**, 113—160 (1907).
251. Stefanics, J., P. Görgö, S. Papp u. L. Ranky: Lumbale Sympathektomie bei obliterierender Arteriosklerosis der unteren Extremität. Zbl. Chir. **79**, 737—750 (1954).
252. Szilagyi, D. E., and P. R. Overhulse: Segmental aorto-iliac and femoral arterial occlusion: treatment by resection and arterial graft replacement. J. Amer. med. Ass. **157**, 426—433 (1955).
253. Szilagyi, D. E., J. G. Withcomb and R. F. Smith: The causes of late failures in grafting therapy of peripheral occlusive arterial disease. Ann. Surg. **144**, 611—634 (1956).
254. Szilagyi, D. E., Cl. P. Shonnard, J. Lopez y Lopez and R. Smith: The replacement of long and narrow arterial segments. An experimental study of heterografts and seamless woven nylon and teflon prostheses. Surgery **40**, 1043—1059 (1956).
255. Szilagyi, D. E., R. T. McDonald, R. F. Smith and J. G. Whitcomb: Biologic fate of human arterial homografts. Arch. Surg. (Chicago) **75**, 506—529 (1957).
256. Szilagyi, D. E., J. G. Whitcomb and C. P. Shonnard: Replacement of long and narrow arterial segments. II. Experimental studies with an elastic („Helanca") seamless woven nylon prosthesis. Arch. Surg. (Chicago) **74**, 944—953 (1957).
257. Takats, G. de, E. F. Fowler, P. Jordan and T. C. Risley: Sympathectomy in the treatment of peripheral vascular sclerosis. J. Amer. med. Ass. **131**, 495—499 (1946).
258. Takats, G. de: Revascularisation of arteriosclerotic extremity. Arch. Surg. (Chicago) **70**, 5—16 (1955).
259. Tavernier, L., et E. Perrin: Greffe artérielle hétéroplastique. Bull. Soc. méd. Hôp. Lyon **117**, 533—546 (1911).

260. Taylor, G. I.: The criterion for turbulence in curved pipes. Proc. roy. Soc. **84**, 243—249 (1929).
261. Telford, E. D., and H. T. Simmons: Sympathectomy in peripheral arteriosclerosis. Brit. med. J. **1946**, No. 4445, 386—387.
262. Totten, H. P.: Peripheral arteriosclerosis. Observations relating to surgical treatment. J. int. Coll. Surg. **23**, 275—289 (1955).
263. Le Veen, H. H., and J. R. Barberio: Tissue reaction to plastics used in surgery with special reference to teflon. Ann. Surg. **129**, 74—84 (1949).
264. Villard, F., L. Tavernier et E. Perrin: Recherches expérimentales sur les greffes vasculaires. Lyon chir. **6**, 144—171 (1911).
265. Voorhees jr., A. B., A. Jaretzki and A. H. Blakemore: The use of tubes constructed from Vinyon „N" cloth in bridging arterial defects. Ann. Surg. **135**, 332—336 (1952).
266. Waibel, P.: Die Wiederherstellungschirurgie organischer peripherer Gefäßerkrankungen. Schweiz. med. Wschr. **89**, 391—397 (1959).
267. Wanke, R.: Arterielle Gefäßkrankheiten und Sympathikuschirurgie. Münch. med. Wschr. **95**, 388—392 (1953).
268. Warren, R.: The diagnosis and treatment of chronic obliterative arterial disease of the extremities. Practitioner **175**, 248—253 (1955).
269. Warren, R.: Evaluation of thrombendarterectomy for arterio-sclerosis obliterans of the femoral artery. Surg. Gynec. Obstet. **104**, 571—578 (1957).
270. Weis, J.: Über eine Sonderstellung der Arteria femoralis bei den obliterierenden Gefäßerkrankungen. Münch. med. Wschr. **92**, 179—184 (1950).
271. Wesolowski, S. A., L. R. Sauvage, R. S. Pinc and C. C. Fries: Dynamics of blood flow in graft disproportions and in normal blood vessels. Surg. Forum **6**, 227—233 (1956).
272. Wesolowski, S. A., and L. R. Sauvage: Heterologous aortic grafts with special reference to recipient site, ethylene oxide freezedry preparation and species. Ann. Surg. **145**, 187—198 (1957).
273. Wylie, E. J., and J. S. McGuinness: The recognition and treatment of arteriosclerotic stenosis of major arteries. Surg. Gynec. Obstet. **97**, 425—433 (1955).
274. Wylie, E. J., and R. Gardener: Thromboendarterectomy, a clinical appraisal. Surgery **37**, 415—426 (1955).
275. Wylie, E. J., J. S. McGuinness and F. M. Binkley: Peripheral arteriosclerosis. Arterial grafting procedures. Indications and results. Arteriosclerotic arterial occlusion. Calif. Med. **87**, 149—154 (1957).
276. Wylie, E. J., and L. Goldman: The role of aortography in the determination of operability in arteriosclerosis of the lower extremities. Ann. Surg. **148**, 325—339 (1958).
277. Yamanouchi, H.: Über die zirkulären Gefäßnähte und Arterienvenen-Anastomosen sowie über die Gefäßtransplantationen. Dtsch. Z. Chir. **112**, 1—118 (1911).
278. Yeager, G. H., and R. A. Cowley: Anatomical observations on the lumbar sympathetics with evaluation of the sympathectomies in organic peripheral vascular disease. Ann. Surg. **127**, 953—966 (1948).
279. Yeager, G. H., R. A. Cowley and H. P. Curtis: Lumbar sympathectomy in organic peripheral vascular disease. Amer. J. Surg. **21**, 233—237 (1955).
280. Ziffren, S. E.: The surgical treatment of occlusive peripheral arterial disease. Angiology 8, 489—503 (1957).

## A. Einleitung und Definition

Die peripheren Arterienerkrankungen haben ihrer Häufigkeit und ständigen Zunahme wegen wesentlich an Bedeutung gewonnen. Durch die stürmischen Fortschritte in der Gefäßchirurgie sind die Behandlungsaussichten der Verschlüsse an Aorta, Aa. iliacae und den Stammarterien der unteren Extremität entscheidend gebessert worden. Gestützt auf eine Reihe von Pionierarbeiten vornehmlich aus der Jahrhundertwende (*34, 130, 150, 151, 94, 199, 88, 250, 26, 259, 264, 277, 191* u. a.) setzten erst im letzten Jahrzehnt erfolgreiche Bemühungen ein, verschlossene Arterien zu rekanalisieren oder durch ein Transplantat zu überbrücken. Grundlegend hierfür waren die Arbeiten von Dos Santos (1947) und Kunlin (1949).

Seither ist eine ganze Reihe von Übersichtsreferaten erschienen, die sich mit der Indikationsstellung, der Technik und den Ergebnissen dieser Methoden befassen (*9, 10, 11, 12, 44, 45, 46, 48, 49, 52, 53, 134, 135, 136, 154, 155, 218, 219,*

*220, 221, 222, 71, 82, 83, 84, 66, 55, 57, 58, 59, 69, 75, 79, 80, 81, 85, 86, 96, 99, 100, 107, 115, 120, 124, 125, 126, 127, 131, 132, 137, 141, 164, 174, 179, 193, 198, 205, 214, 215, 223, 224, 239, 240, 242, 252, 253, 258, 262, 266, 268, 269, 273, 274, 275, 280* u. a.). Die autoplastischen Venen- wurden bald von homoioplastischen Arterientransplantaten abgelöst. Die Entdeckung der Kunststoffe und der Gedanke, in den Kreislauf ein poröses Maschengewebe einzubauen, welches dem Wirtsorganismus die Möglichkeit gab, sich durch Fibrinabscheidung mit dem Fremdkörper innig zu verflechten, führten zu einem entscheidenden Fortschritt in der Gefäßchirurgie. Die Alloplastik hat sich für den Aorta- und Iliacaersatz bewährt (*10, 11, 12, 53, 59, 81, 107, 136, 142, 222* u. a.). In der peripheren Gefäßchirurgie ist zufolge zu kurzer Beobachtungszeit und zu geringer Anzahl implantierter Kunststoffprothesen nur ein vorläufiges Urteil erlaubt. Die Alloplastik scheint sich aber auch für die peripheren Arterienersatzoperationen immer mehr durchzusetzen (*3, 10, 11, 12, 49, 59, 77, 79, 136, 146*).

Die vorliegende Arbeit befaßt sich vorwiegend mit den *chronischen Arterienverschlüssen der A. femoralis superficialis und A. poplitea.* Diejenigen der Becken- und Unterschenkelarterien sind nur insofern berücksichtigt, als dies im allgemeinen Rahmen der chirurgischen Behandlung der Verschlüsse der Oberschenkelarterien notwendig erscheint. Ungefähr 80% der Verschlüsse im arteriellen Versorgungsgebiet der unteren Extremität betreffen die Oberschenkel- und Unterschenkelarterien. Über 60% davon lokalisieren sich in die A. femoralis. Die Arterienverschlüsse der Aorta betragen 1—2%, diejenigen der A. iliaca 16—20% (*267*).

Die arterielle Embolie (*216, 217*) und die akute Arterienthrombose, die Angioneuropathien (Raynaud-Phänomen, Sklerodermie usw.) und die Angiolopathien (Akrocyanose, Frostbeulen usw.) werden nicht besprochen.

Wir haben bis Juni 1959 19 Gefäßplastiken (15 Arteriohomoio- und 4 Allotransplantate) ausgeführt. Dabei mußten wir 6mal eine Thrombose des Transplantates erleben, die sich auf alle 4 alloplastischen Prothesen (Schweizerische Dacronprothesen) und 2 tiefgekühlte Homoiotransplantate bezogen.

Aus der verarbeiteten Literatur geht hervor, daß die häufige Thromboseentwicklung in den Transplantaten für die Chirurgen ein hemmendes und noch ungelöstes Problem der Wiederherstellungschirurgie bedeutet.

Im Zusammenhang mit unseren erwähnten Mißerfolgen hat mich dieses Problem besonders beschäftigt. Meines Erachtens stehen hier strömungstechnische Fragen im Vordergrund. Dazu habe ich in Zusammenarbeit mit Herrn H. Frei, Dipl.-Maschineningenieur ETH, Leiter des Strömungslaboratoriums der Gebr. Sulzer AG, Winterthur, eine Reihe von Untersuchungen gemacht, deren Anordnung und Ergebnisse in einem zweiten Teil dieser Arbeit geschildert und in Beziehung mit den Umgehungsanastomosen im menschlichen Organismus gebracht werden sollen.

## B. Pathologie und Pathogenese der peripheren chronischen Arterienverschlüsse

Zur Definition der chronischen Arterienverschlüsse muß zuerst auf ihre Pathogenese, pathologisch-anatomische Beschaffenheit und ihre Beziehung zum allgemeinen Krankheitsgeschehen der Arterien eingegangen werden. Wir unterscheiden embolische, traumatische, thrombotische, degenerativ-sklerotische und entzündliche Gefäßerkrankungen.

Die Pathogenese chronischer Verschlüsse nach peripherer Embolie durch konsekutive Thrombosierung ist bekannt. Das chronische Geschehen sollte eigentlich durch rechtzeitige Diagnose und Embolektomie vermieden werden können (*216*, *217*). Die Verschlüsse lokalisieren sich meistens auf Verzweigungsstellen, und nur selten auf Abschnitte, die durch Gefäßwandprozesse eingeengt sind.

Traumatische Veränderungen der Beinarterien mit konsekutiver Thrombose werden immer wieder beschrieben.

Die primäre Thrombose ist selten, erfolgt ohne sicher eruierbaren Grund und ohne histologische Wandveränderungen (*27*). Sie kommt meist bei Jugendlichen und am häufigsten an der A. poplitea vor.

Wenn im Blutgerinnungssystem und in der Hämodynamik keine Besonderheiten vorliegen, ist die Thrombose immer etwas Sekundäres. Sie pfropft sich auf entzündliche, degenerative und traumatische Veränderungen der Arterienwand oder auf ein embolisches Geschehen auf. Die Thrombose ist aber für den vollständigen Verschluß einer Arterie praktisch immer verantwortlich. Ihre Genese ist in diesem Zusammenhang genügend bekannt. Ich werde hier deshalb nicht näher auf sie eingehen. Sie wird in der Besprechung der strömungstechnischen Probleme bei Umgehungsanastomosen näher berücksichtigt.

Die histopathologische und pathologisch-anatomische Unterscheidung der degenerativ-sklerotischen von den entzündlichen Gefäßveränderungen ist schwer. Es bestehen fließende Übergänge, so daß das histologische Bild nicht immer in der Lage ist, eine Klärung herbeizuführen. Entzündliche und degenerative Veränderungen kommen nebeneinander vor (*24*, *25*). WANKE (*267*) hat darauf hingewiesen, daß von pathologisch-anatomischer Seite eine Ernährungsstörung der Gefäßwand auf dem Boden einer Permeabilitätsstörung angenommen wird, die mit den so ausgelösten Veränderungen eine einheitliche Pathogenese beider Erkrankungen darstellt. Diese generalisierte Ernährungsstörung ruft im Gebiet vorwiegend elastischer Arterien das Bild der Arteriosklerose, im Gebiet muskulärer Arterien (peripher) das Bild der Endangitis obliterans hervor. Beide Erkrankungen gleichen sich in den Endstadien immer mehr, so daß man die Endangitis obliterans bereits als eine akute, in Schüben verlaufende Arteriosklerose bezeichnet hat. Nur in Frühstadien können diese beiden Krankheitsformen noch eindeutig unterschieden werden.

Auch eine klinische Trennung in degenerative und entzündliche Erkrankung wird immer problematischer, da man in letzter Zeit immer mehr Fälle mit typisch endangitischer Symptomatologie trifft, bei denen die histologische Untersuchung sklerotische Veränderungen ergibt (*266*). Es handelt sich dabei um jüngere Patienten zwischen 40 und 50 Jahren mit progredienter Erkrankung. Rein entzündliche Veränderungen findet man eigentlich nur bei Patienten bis zu etwa 25 Jahren. Dem Alter und dem Rauchen kommen offenbar als ätiologische Faktoren nicht mehr die Bedeutung zu, die ihnen früher beigemessen wurde. Nicotinabusus treffen wir in der Vorgeschichte beider Krankheiten. In prognostischer Hinsicht ist aber doch festzuhalten, daß bei einer entzündlichen Ausgangslage die Krankheit in der Regel progredienter verläuft als bei rein degenerativ-sklerotischer.

Bedeutender zur Unterscheidung der beiden Krankheiten ist ihre Lokalisation im Arterienbaum. Entzündliche Veränderungen befallen in der Regel zunächst distalere Gefäße, wie diejenigen des Unterschenkels, des Fußes und der Zehen. In etwa der Hälfte der Fälle treten Phlebitiden auf. Charakteristischerweise werden auch die Gefäße der oberen Extremität befallen. Im Gegensatz dazu breiten sich die degenerativ-sklerotischen Prozesse vielmehr in den größeren Gefäßen aus. DIBLE (*61*) und LINDBOM (*152*) wiesen darauf hin, daß die Arteriosklerose selten die kleinen, d.h. die periphersten Gefäße der unteren Extremität befällt. Die Gefäße der oberen Extremität werden wenig häufig tangiert. Zu den besonderen Eigenarten der Arteriosklerose gehört es, sich nicht im gesamten

Gefäßsystem gleichmäßig auszubreiten, sondern einzelne Gefäßprovinzen zu bevorzugen (*116*). Dadurch entstehen unterschiedliche Krankheitsbilder, die in ihrer gesetzmäßigen Wiederholung außerordentlich charakteristisch sind.

Die durch die ausgedehnte Verwendung der Angiographie gewonnenen Erfahrungen der letzten Jahre haben gezeigt, daß die arteriosklerotischen Stenosen, viel häufiger als früher angenommen, segmentären Charakter haben. Das uns in dieser Arbeit interessierende Gebiet der A. femoralis und der A. poplitea weist nun außerordentlich häufig diese Segmentverschlüsse auf. Dabei mögen die Beschaffenheit des Gefäßes und die topographischen Beziehungen sowie die funktionellen Beanspruchungen maßgebend beteiligt sein. Der Segmentverschluß ist pathogenetisch nicht sicher geklärt. Das makro- und mikroskopische Bild ist eine Summe unspezifischer degenerativer Veränderungen, wie atheromatöse Intimaverdickungen, Mediasklerose und periarterielle Fibrose mit verschiedenem Grad von chronischer Entzündung. Diese Veränderungen unterscheiden sich von der gewöhnlichen Arteriosklerose lediglich durch ihr Ausmaß. Es sind pathogenetisch 2 Erklärungen möglich. Entweder handelt es sich um eine vorzeitige, ausdehnungsmäßig begrenzte Akzentuierung der diffusen Arteriosklerose, oder aber der Verschluß kann als Folge von rein lokal auslösenden Faktoren wie Gefäßbauart, anatomische Verankerung, mechanischer Stress, hämodynamische Einflüsse und circumscripte Entzündungsprozesse entstanden sein. Mit der ersten Hypothese läßt sich der vollständige, kurze Segmentverschluß bei fehlenden oder nur geringgradigen arteriosklerotischen Veränderungen im übrigen Arterienbett allerdings nur schwer in Einklang bringen.

Weis (*270*) hat auf die Sonderstellung der A. femoralis bei den obliterierenden Gefäßerkrankungen hingewiesen. Sie ist zusammen mit der A. poplitea ein vorwiegend muskuläres Organ mit starker Motorik. Nach Holle (*116*) lassen sich an ihr topographisch 4 Abschnitte unterscheiden:

1. Eine Strecke zwischen Leistenband und Abgang der A. profunda femoris.
2. Der anschließende Abschnitt bis zum Eintritt in den Adductorenkanal.
3. Ein kurzes Gefäßstück, das im Adductorenschlitz liegt, und
4. die eigentliche Kniearterie.

Sämtliche 4 Abschnitte besitzen verschiedene Lagebeziehungen zur Umgebung. Der erste Abschnitt verläuft über das Hüftgelenk. Durch entsprechende Bewegungen ist er starken Knickungen ausgesetzt. Zudem erfährt er durch den Abgang eines ungewöhnlich starken Astes (A. profunda femoris), der fast einer Halbierung des Gefäßes gleichkommt, besondere kreislaufmechanische Belastungen. Die nächste Gefäßstrecke verläuft verhältnismäßig gerade, in lockeres Bindegewebe eingehüllt, im Adductorenkanal. Hier verlassen nur einzelne dünne und nicht ganz konstante Muskeläste das Hauptrohr. Dagegen ist im dritten genannten Abschnitt, im Adductorenschlitz, das Gefäßbündel außerordentlich stark verankert. Vene und Arterie besitzen eine straffe Scheide aus Ring- und Achtertouren von Bindegewebe. In diesem Stück sind Schwankungen der Gefäßweite durch die Umgebung enge Grenzen gesetzt. Die größte Bewegungsfreiheit besitzt das Gefäß im Planum popliteum. Es verläuft hier in einer osteofibrösen Kammer, die durch die Fascia poplitea nach außen verschlossen und mit einem lockeren, leicht verformbaren Fettgewebe ausgefüllt ist, das keine weitere Unterteilung durch Septen zeigt. Es läßt sich nachweisen, daß alle diese Besonderheiten in der Art der Verteilung der Gefäßwandveränderungen ihren Ausdruck finden.

Im Bereiche der A. femoralis und der A. poplitea finden sich 2 Formen der Arteriosklerose: die Intimasklerose und die Mediaverkalkung. Beide Formen zeigen getrennte Lokalisation mit deutlichen Beziehungen zu besonderen Strukturen des Gefäßes, die ihrerseits durch Verlauf, Umgebung und Aufzweigung der Arterien bestimmt werden.

Eine Großzahl der Arterienverschlüsse lokalisiert sich in den Adductorenkanal. Die eben erwähnte Fascienfixation, verbunden mit chronischen Traumen, führt hier zu einer Periarteriitis, die durch die Gefäßwand die Intima erreicht und schließlich zur Thrombose führt (*27*, *67*, *68*, *116*, *132*). Diese Veränderungen sind oft bilateral und lassen sich am gleichen Patienten in verschiedenen Stadien verfolgen. Über Lokalisation und Häufigkeit der arteriellen Verschlüsse der unteren Extremität gibt eine Übersicht von Wanke (*267*) Auskunft (Tabelle 1). Der auffallend niedrige Hundertsatz von nur 14% aller normalen Befunde an der A. femoralis gewinnt noch an praktischer Bedeutung, wenn wir die Frage nach der Ein- oder Doppelseitigkeit der Femoraliserkrankungen anhand der Erfahrungen an 107 doppelseitigen Arteriographien beantworten. Es ergibt sich nämlich bei 94% eine Doppelseitigkeit der pathologischen Befunde. Ungefähr bei 2 von 3 Kranken mit Durchblutungsstörungen ist mit einem Verschluß der A. femoralis und bei jedem 6. Kranken mit einem Verschluß der Aorta-Iliaca zu rechnen.

Edwards (*75*) glaubt eine Beziehung zwischen lokalisiertem Befallensein und generalisierter Arteriosklerose ableiten zu können. Ist die Arteriosklerose auf ein kurzes Arteriensegment beschränkt, so neigt der Prozeß zu langsamer Progredienz und ist mit einer relativ guten Prognose nicht nur für die Extremität, sondern auch für das Leben des Patienten verbunden. Bei der generalisierten arteriosklerotischen Verschlußerkrankung ist die Progression des Leidens meist rascher und die Prognose für beide, Extremitäten und das Leben, schlechter. Der gleiche Autor macht aber darauf aufmerksam, daß diese klinische Unterteilung in 2 Arteriosklerosetypen nur relativ ist, da die Erkrankung vorwiegend generalisiert auftritt.

## C. Klinik

Die entzündliche Erkrankung der distaleren Gefäße führt meist sehr früh zu Ruheschmerzen und hauttrophischen Störungen, denen nur selten, wie bei der Arteriosklerose, Beschwerden im Sinne der Claudicatio intermittens vorangehen. Im Gegensatz dazu werden bei der Arteriosklerose zunächst größere Gefäße befallen, und der Beginn der Beschwerden mit intermittierendem Hinken ist die Regel. Der segmentförmige Charakter des thrombotischen Arterienverschlusses ist bei der Arteriosklerose im Unterschied zur Buergerschen Erkrankung häufig.

Die uns hier beschäftigenden chronischen arteriellen Verschlüsse entstehen sozusagen ausnahmslos auf dem Boden einer Arteriosklerose. Klinisch ist der arteriosklerotische Segmentverschluß charakterisiert durch die Claudicatio intermittens. Geringgradige Ischämie der Acren kann vorhanden sein. Treten Symptome auch in Ruhe auf, so findet man topographisch im Angiogramm in der Regel Verschlüsse in der Mehrzahl oder aber peripher am Unterschenkel oder am Fuß. Gangrän bei Segmentverschluß der A. femoralis-poplitea und A. iliaca ist selten, und bei aorto-iliacaler Obliteration ist ihre Entwicklung langsam und erfolgt meist erst spät (*75*, *177*, *252*). Isolierte Verschlüsse vermögen längere Zeit ohne Verschlimmerung zu bestehen. Sie können aber durch weitere Obliterationen kompliziert werden.

Klinisch bedeutungsvoll ist die Tatsache, daß das Vorhandensein von Ischämiesymptomen auf einen nahezu vollständigen Verschluß einer größeren Arterie hinweist. Untersuchungen von Wylie und McGuiness (*273*) und Humphries et al. (*127*) lassen annehmen, daß das Lumen der A. iliaca bis A. poplitea um etwa 75—90% verengt sein muß, um Zeichen der verminderten Durchblutung hervorzurufen. Mann et al. (*172*) hatten im Hundeexperiment nachgewiesen, daß das

Lumen der A. carotis um 90% eingeengt werden muß, bevor eine 50%ige Reduktion des Strömungsvolumens auftritt. Die Zunahme der Kollateralzirkulation bei Patienten mit Arterienprästenose und Stenosen läßt die Beobachtungen in der Klinik allerdings weniger quantitativ erscheinen. Die Prästenose ist häufig ein Intermediärstadium in der Entwicklung einer sich aufpfropfenden arteriellen Thrombose.

## I. Symptomatologie

Die Krankheitszeichen, welche den Patienten zum Arzt führen, treten vorwiegend erst dann auf, wenn als Folge der Gefäßwandschäden die Strombahn nennenswert eingeengt ist. Die Gefäßverschlüsse werden durch die Ausbildung eines kollateralen Kreislaufes meist ausgeglichen. Die Kompensation der Durchblutung distal einer Obliteration ist abhängig von der Geschwindigkeit der Strombahnverlegung und von der Zeitdauer, die zur Ausbildung des Kollateralkreislaufes benötigt wird. Dieser Hilfskreislauf genügt in der Regel dem Durchblutungsbedarf der Gewebe in Ruhe. Hauttrophische Störungen fehlen. Ruheschmerzen sind nicht vorhanden. Die zunächst segmentär vorhandenen Gefäßverschlüsse verursachen nur dann Beschwerden, wenn von der Muskulatur Arbeit verlangt wird. Der gegenüber der Ruhe enorm erhöhte Blutbedarf der tätigen Muskulatur kann durch den Kollateralkreislauf nur ungenügend gedeckt werden. Es kommt zum häufigsten Symptom der arteriellen Durchblutungsstörung, der *Claudicatio intermittens*. Die chronische, über längere Zeit andauernde Durchblutungsstörung bleibt selbstverständlich nicht ohne sekundäre anatomische Veränderungen der Peripherie. Die Mangeldurchblutung ist mit einem Gewebeschwund verbunden, der in den späteren Stadien durch eine Anschwellung verdeckt werden kann. Die Haut und das Gewebe sind atrophisch. Sie weisen gelegentlich Geschwüre (Ferse, Fußsohle, Unterschenkel) und Nekrosen auf. Die Haut ist blaß, sie fühlt sich kalt an. Je nach der Schwere der Durchblutungsstörung unterscheiden wir in Anlehnung an FONTAINE (*83*):

*Stadium 1.* Klinisch symptomarmer arterieller Verschluß: Kältegefühl, Paraesthesien, Hyperaesthesien, leichte Ermüdbarkeit der betroffenen Extremitäten, besondere Empfindlichkeit gegenüber Temperatureinflüssen, charakteristische Schmerzphänomene nach einseitiger Stellungsfixierung der befallenen Glieder, Störungen der Schweißsekretion, einseitiger Verlust der Behaarung, therapieresistente Mykosen.

*Stadium 2.* Belastungsischämie: Sie wirkt sich klinisch an den unteren Extremitäten als reine Claudicatio intermittens mit Symptomfreiheit im Ruhezustand aus.

*Stadium 3.* Ruheischämie: Decubitus-Nachtschmerzen.

*Stadium 4.* Trophische Geschwüre und Gangrän.

a) Begrenzter Brand.

b) Extensiver Brand.

Die Lokalisation des Hauptschmerzes läßt Rückschlüsse auf die Höhe des Gefäßverschlusses zu. So unterscheiden wir einen peripheren Typ (Fuß- und Knöchelschmerz), einen Oberschenkeltyp (Wadenschmerz) und einen Beckentyp (Schmerz im Oberschenkel, Gesäß und Kreuzbein). Die Symptomatologie wird also bestimmt durch die Höhe der Gefäßobliteration.

### 1. Aorta

Die Aortenthrombose lokalisiert sich entweder unmittelbar distal der Nierenarterien oder aber häufiger in den Bereich der Bifurkation mit Übergreifen auf die Aa. iliacae. Die Aortenbifurkationsstenose wird als LERICHE-Syndrom (*149*) bezeichnet: abnorme Müdigkeit und Ermüdbarkeit der unteren Extremitäten, doppelseitige Claudicatio in Glutealregion, Oberschenkel oder Fuß, diffuse Muskelatrophie, Fehlen oder Verzögerung der Pulsation und Oscillation in den Beinarterien, blasse Hautfarbe in Vertikallage, evtl. Impotentia coeundi und Hypertension. Die Progression dieses Leidens erfolgt stufenweise und ist oft heimtückisch. Es besteht Lebensgefahr, weil die Thrombose aufsteigen und die Nierenarterien mit einbeziehen kann. Gangränbildung ist relativ selten (*177*). Es ist erstaunlich, wie der entsprechende Kollateralkreislauf die Beintrophik über längere Zeit einigermaßen zu kompensieren vermag.

### 2. Arteriae iliacae

Die Obstruktion der A. iliaca communis oder der A. iliaca externa bewirkt analoge klinische Symptome wie die Aortenthrombose: Claudicatio intermittens in Oberschenkel und Wade, gürtelförmiger Krampf im Beckenbereich mit nicht selten ischiasartigem Ausstrahlen in die Oberschenkel. Der Femoralispuls kann fehlen, ist abgeschwächt oder verzögert. Die Aortographie hat häufig als einzigen Grund einer Claudicatio intermittens einen Iliacaverschluß bei sonst intaktem peripherem Gefäßsystem aufgedeckt.

Rücken-, Kreuz-, Gesäßschmerzen und Ischialgie sollen bei sonst negativem einschlägigem Befund an eine Durchblutungsstörung im Beckenbereich denken lassen. Ein Griff nach dem Femoralispuls würde die Diagnose einfach und schlagartig klären.

### 3. Arteria femoralis, Arteria poplitea

Für beide Verschlußtypen ist die Claudicatio der Wadenmuskeln das klassische Symptom. In der Regel verlaufen die Krankheitszeichen bei der Popliteaobstruktion stürmischer.

### 4. Unterschenkelstammarterien

Verschlüsse dieser Gefäße bedingen Fuß- und Knöchelschmerz sowie häufig Gangrän (*73*, *138*).

Als Faustregel kann gelten: je proximaler die Verschlußlokalisation, desto geringer die Ischämiesymptome.

An dieser Stelle sei noch auf eine relativ seltene Genese des intermittierenden Hinkens hingewiesen. Bei einer gewissen Zahl von Patienten können Gehfähigkeit und Durchblutung im distalsten Extremitätenanteil gestört sein, obschon alle Pulse vorhanden sind. Das Hauptproblem liegt hier nicht primär in den Hauptarterien, sondern in den selektiv befallenen Arterien und Arteriolen für Muskulatur und Haut (*72*, *246*).

## II. Diagnostik

Die meisten arteriellen Verschlußerkrankungen entwickeln sich gewissermaßen im Zeitlupentempo über Jahre. Der derzeitige diagnostische Blick richtet sich zu sehr auf Spätschäden. Zu den Frühsymptomen gehören charakteristische Schmerzphänomene nach Verharren in einer bestimmten Belastungsstellung der Glieder, Kältegefühl, besondere Empfindlichkeit gegenüber Temperatureinflüssen, Störungen der Schweißsekretion, Verlust der Behaarung, Störung des Nagelwachstums, Muskelatrophie, abnorme Ermüdbarkeit in den Beinen und therapieresistente Mykosen. Bei jüngeren Patienten sind rezidivierende Thrombophlebitiden fast immer ein Zeichen für ein krankes Gefäßsystem mit Beteiligung der Arterien. Dumpfe Schmerzempfindungen im Gesäß und Oberschenkel sind im Frühstadium der Gefäßerkrankung häufiger als der krampfartige Wadenschmerz.

Klassisches Symptom ist die Claudicatio intermittens, gemessen an der sogenannten Claudicatiodistanz. Schmerzen bei Muskelrheumatismus sind meist konstant vorhanden und werden durch Bewegungen der erkrankten Muskulatur verschlimmert. Neuritische Schmerzen treten spontan und periodisch auf und sind nachts vorwiegend heftig. Arthritis und Arthronose der Gelenke der unteren Extremität bedingen häufig Anlaufschmerzen und Beschwerden, die sich gegen Abend verstärken. Probatorische Lokalanaesthesie kann in differentialdiagnostischer Hinsicht klärend wirken. Ruhe- oder Dauerschmerz bedeuten fortgeschrittene Gefäßerkrankung und sind Prämonitorien der Gangrän.

Durch *Palpation* und *Auskultation* der peripheren Arterien kann der Arzt schnell und sicher feststellen, ob und wo die Strombahn unterbrochen oder eingeengt ist. Im Zeitalter der Arteriosklerose — die Luesdiagnose hat immer mehr Seltenheitswert — erscheint mir bei Patienten über 35—40 Jahren die Arterienpalpation ein sinnvollerer Reflex als die Prüfung mit dem Reflexhammer.

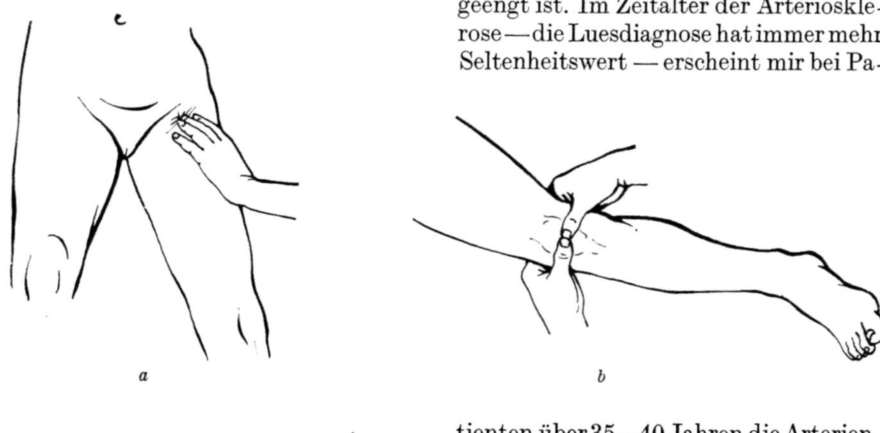

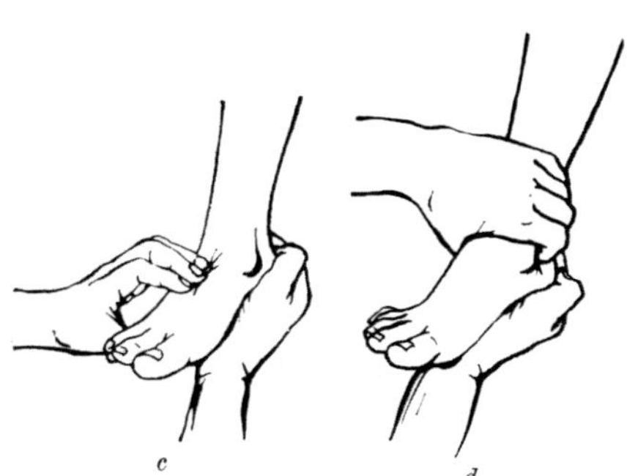

Abb. 1. Methodik zur Palpation der peripheren Arterien an der unteren Extremität: *a* A. femoralis; *b* A. poplitea; *c* A. dorsalis pedis; *d* A. tibialis posterior (aus Allen, Barker und Hines: Peripheral Vascular Diseases, Saunders 1955)

Die einzelnen *Pulse* sind mit großer Sorgfalt abzutasten. Sind die Pulse oder einer der beiden Femoralispulse nicht zu fühlen, liegen die Verschlüsse oben im Becken. Lassen sich die Popliteapulse nicht palpieren, handelt es sich um einen Verschluß im Bereiche der Oberschenkelarterien. Die Pulse in der Poplitea sind für den Anfänger nicht leicht zu tasten. Die Arterien sind hier in weiches Füllgewebe eingepackt. Ihre Palpation gelingt nur, wenn man die Arterie bei leicht gebeugtem Bein gegen die breite Tibiarückseite komprimiert. Leicht sind auch die Pulse der A. tibialis anterior und posterior zu tasten. Der Tibialis anterior-Puls kann auf dem Fußrücken bei vielen Leuten spontan fehlen. Am günstigsten tastet man ihn an der Vorderseite des Unterschenkels, direkt über dem Fußgelenk. Die A. tibialis posterior fühlt man am besten hinter dem inneren Knöchel. Fehlt einer der beiden Pulse, liegt ein Verschluß der Unterschenkelarterien vor. Hierbei hat das Fehlen des Posteriorpulses eine ernstere Prognose als der Ausfall des Anteriorpulses. Die Abb. 1a, 1b, 1c, 1d illustriert die Methodik zur Palpation der peripheren Arterien an der unteren Extremität. Die *Auskultation* stellt eine sehr wertvolle ergänzende Untersuchungsmethode dar. Über einer gesunden Arterie hört man bei der Auskultation nur einen Ton, wenn man die Arterie komprimiert. Am leichtesten ist die Auskultation der Femoralarterie. Hört man über diesen Arterien ohne Kompression bereits einen Arterienton oder gar ein schabendes Geräusch, kann man mit ziemlicher Sicherheit lumeneinengende Intimawucherungen annehmen. Auch die Auskultation der Femoralis im Adductorenkanal gelingt bei nicht zu dicken Patienten. Verengerungen der Aorta, der Iliaca oder Femoralis bedingen häufig ein lautes systolisches Geräusch mit maximaler Intensität direkt über dem Bezirk mit größter Lumenbehinderung. Dieses Zeichen ist von besonderem Wert bei Patienten mit tastbarem Femoralispuls und Verdacht auf lokalisierten Verschluß der distalen Femoralarterie. Findet man ein systolisches Geräusch über der Iliaca oder Aorta, so weist dies auf einen zusätzlichen, höheren, partiellen Verschluß hin. Derartige Feststellungen sind von entscheidender prognostischer und therapeutischer Bedeutung. Die Auskultation der peripheren Gefäße ergibt keine verwertbaren Ergebnisse (*207*, *208*).

Die *Lagerungsprobe* nach RATSCHOW (*207*) ist von besonderem Wert, da sie einfach und, wie exakte Messungsmethoden beweisen, zuverlässig ist. Aus dem Verhalten der Hautfarbe und dem Tempo der Wiederauffüllung der Venen nach Erheben der Glieder und anschließendem Herabhängenlassen sind weitgehende Schlüsse auf den Funktionszustand der peripheren Blutversorgung möglich. Der Arzt stützt zu diesem Zweck die aus der Horizontallage möglichst senkrecht erhobenen Beine des Kranken. In dieser Stellung läßt man den Patienten rotierende Bewegungen in den Sprunggelenken durchführen. Der Gesunde macht dies ohne Beschwerden mehr als 10 min lang. Schon bei geringer Behinderung der arteriellen Blutzufuhr kommt es nach kurzer Zeit zu leichenartigem Abblassen im Bereiche der Fußsohle und Schmerzen in der Wade. Jetzt wird der Kranke aufgefordert, sich aufzusetzen und die Beine hängen zu lassen. Während beim Gesunden nach 1—3 sec die reaktive Nachröte mit fast synchroner Venenfüllung wieder auftritt, erfolgt bei arteriellen Durchblutungsstörungen die Wiederauffüllung der Venen erheblich verspätet und nach der ebenfalls verzögerten Nachröte.

Diese Methoden reichen für die Praxis in der Klinik und Sprechstunde aus, um zu entscheiden, ob die Strombahn entweder im Bereiche der Gefäße des Beckens, der Oberschenkel oder in der Peripherie verändert ist. Weitere diagnostische Methoden wie Oscillographie, Hauttemperaturmessung, Plethysmographie, Rheographie, Messungen der Pulsabläufe und Bestimmung der Ausflutungszeit intramuskulär injizierter radioaktiver Isotopen sind von untergeordneter praktischer Bedeutung.

## III. Angiographie

Als wichtigste Untersuchungsmethode, welche die Gefäßwandprozesse des gesamten Gefäßsystems mit deren topographischen und anatomischen Einzelheiten objektiv erfassen läßt, gilt heutzutage die *Serienarteriographie*. Sie ist auch für Prognose und Anzeigestellung zur optimalen, vornehmlich chirurgischen Behandlung unentbehrlich geworden.

Routinemäßig angewandt, hat sie bei Durchblutungsstörungen der unteren Extremität zu folgenden bedeutungsvollen Erkenntnissen geführt:

a) Die Mehrzahl der Patienten hat einen *segmentären Verschluß* einer oder mehrerer Hauptarterien bei mehr oder weniger intakter Peripherie. Auf diese wichtige Tatsache — entscheidende Voraussetzung für eine erfolgreiche periphere Gefäßchirurgie überhaupt — haben DOS SANTOS (*228*), KUNLIN (*143*), JULIAN

(*134*), ROB (*218*), EASTCOTT (*71*), DE BAKEY (*9*), WARREN (*268*), HOYE (*121*), HUMPHRIES (*124*), MARTIN (*173*), WYLIE (*273*), SHAW und WHEELOCK (*240*) u. a., insbesondere aber LINDBOM (*152*) in seiner umfassenden Arbeit, hingewiesen. Die Angaben der verschiedenen Autoren schwanken hinsichtlich statistischer Ergebnisse und Auswertung stark. Sie sind in der Tabelle 2 zusammengefaßt. Aus dieser Tabelle geht auch die potentielle und effektive Operabilität hervor.

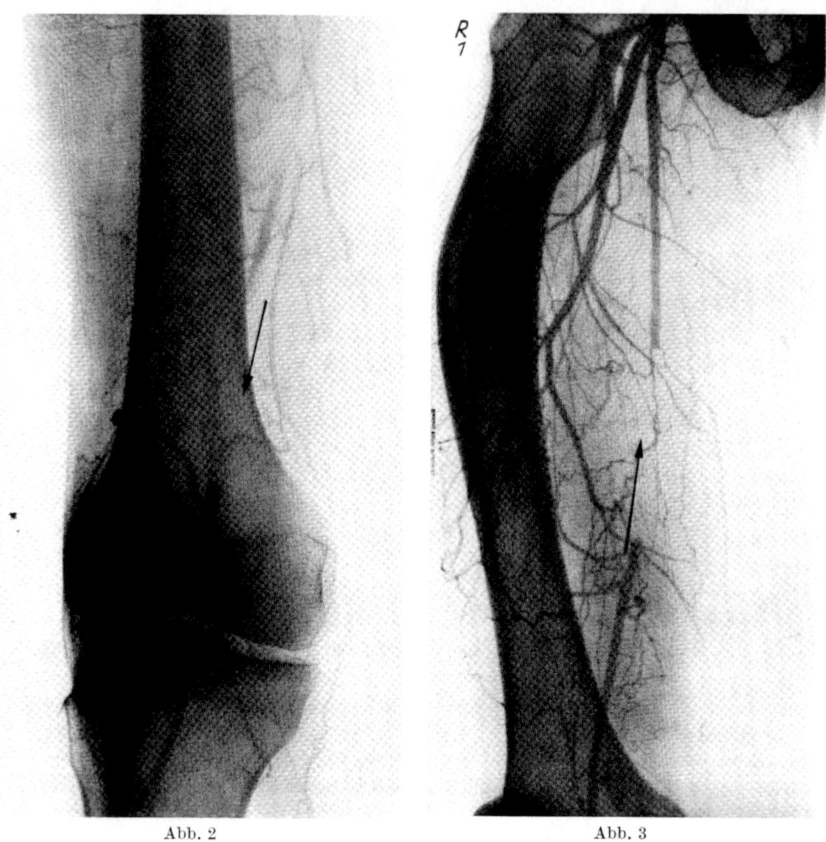


Abb. 2 Abb. 3

Abb. 2 u. 3. Segmentverschluß im Adductorenkanal mit Ausbreitung der Thrombose gegen distal (Abb. 2) und proximal (Abb. 3)

b) Die *lokalisierten Arterienverschlüsse* haben folgende *Prädilektionsstellen*:
Adductorenkanal (Abb. 2, 3),
Iliacagabel,
Aortenbifurkation.

Die Abb. 4, 5, 6 von LINDBOM (*152*) geben über die Lokalisation der Thrombosen in den Aa. femoralis, poplitea, tibialis anterior und tibialis posterior Auskunft.

c) *Intimaverdickungen* sind ebenfalls charakteristisch in den Aa. femoralis und poplitea, sowie den Unterschenkelarterien verteilt. Im Oberschenkel sind leichte Intimaverdickungen meist unmittelbar proximal des Kniegelenkes lokalisiert. *Der Poplitea-Abschnitt distal des Kniegelenkes weist auffällig selten Intima-Veränderungen auf.* Diese Tatsache ist chirurgisch-taktisch von entscheidender

Wichtigkeit. Wir werden darauf später zurückkommen (S. 360). Auch hier mag die Abb. 7 von LINDBOM (*152*) eine lange Beschreibung erübrigen.

d) Der Segmentverschluß tritt recht häufig bei relativ jungen Patienten zwischen dem 40. und 50. Lebensjahr auf.

e) Jenseits des 60. Lebensjahres sind die Verschlüsse häufiger multilokular und befallen mehr die Unterschenkel- als Oberschenkelarterien.

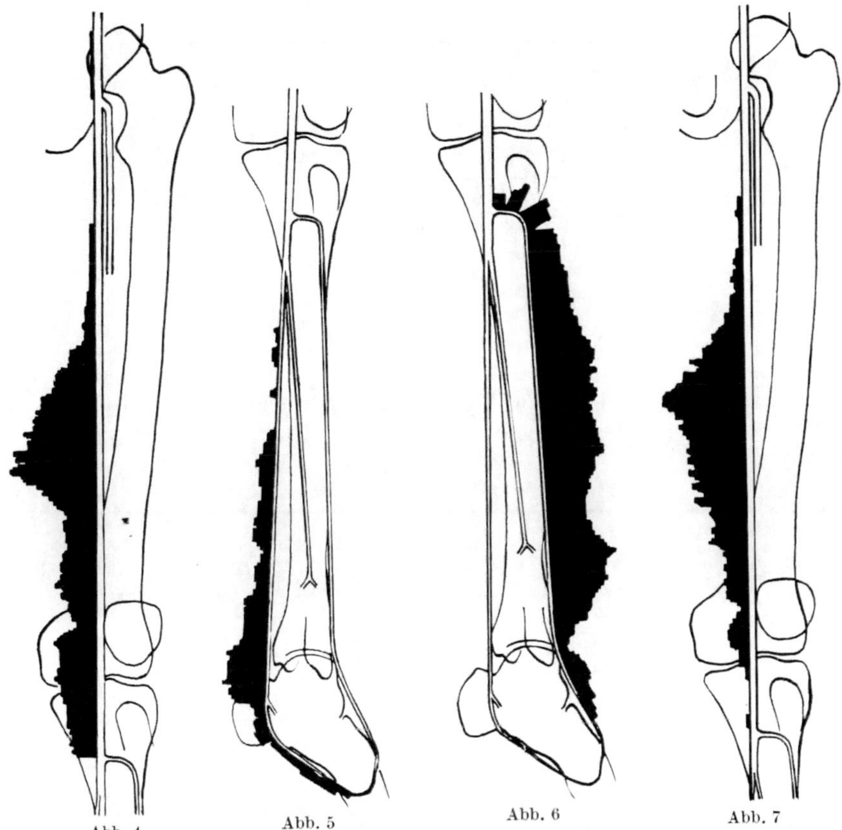


Abb. 4—6. Häufigkeit der Lokalisation der Arterienthrombosen (nach LINDBOM). Abb. 4: A. femoralis und poplitea. Abb. 5: A. tibialis posterior. Abb. 6: A. tibialis anterior. Die Prädilektionsstellen der Arterienthrombosen sind also: A. femoralis: Adductorenkanal; A. poplitea: Höhe des Kniegelenks; A. tibialis posterior: Höhe des oberen Sprunggelenks; A. tibialis anterior: Handbreit proximal des oberen Sprunggelenkes

Abb. 7. Häufigkeit der Lokalisation der Intimaverdickungen in den Aa. femoralis und poplitea (nach LINDBOM). Die A. poplitea distal des Kniegelenkes ist meist frei von Intimaveränderungen

f) Verschlüsse der Aortenbifurkation sind häufig solitär.

g) Die Verschlüsse, die sich vornehmlich distal der Iliacagabel lokalisieren, treten eher diffus auf, wobei die Hauptarterien beider Extremitäten in wechselndem Grad befallen sind.

h) Bei Patienten mit einseitiger Symptomatologie und arteriographischem Segmentverschluß der A. femoralis superficialis pflegt auf der „gesunden“ Gegenseite ein analoger, aber weniger intensiver Befund vorhanden zu sein (Tabelle 1).

i) Das Arteriogramm entspricht meist dem autoptischen Befund. Fehler in der Beurteilung beziehen sich praktisch immer auf eine Unterschätzung des effektiven anatomischen Befundes. Die röntgenkinematographische Meßmethode zur Bestimmung der Strömungsgeschwindigkeit des Blutes (*101*) würde in dieser Beziehung einen weiteren Fortschritt bedeuten. Da nach der Kontinuitätsgleichung

Tabelle 1. *Ergebnisse von 371 aorto- und arteriographischen Untersuchungen.* (Nach WANKE)

| | Obliteration % | Wand-veränderung % | Pathologische Veränderungen % | Normale Befunde % |
|---|---|---|---|---|
| Aorta . . . | 1 | 33 | 34 | 66 |
| Iliaca . . . | 17 | 18 | 35 | 65 |
| Femoralis . | 63 | 23 | 86 | 14 |

| | | |
|---|---|---|
| Doppelseitige Obliterationen . . . | 50% | d.h. 94% Doppelseitigkeit der pathologischen Befunde |
| Doppelseitige Wandveränderungen | 17% | |
| Obliteration der einen Seite, pathologische Wandveränderungen der andern Seite . . . . . . . . . | 27% | |
| Obliteration der einen Seite, andere Seite normal . . . . . . . . . | 6% | |

die Strömungsgeschwindigkeit mit dem Quadrat der Durchmesserveränderung des Gefäßes variiert, lassen sich indirekt Querschnittsverkleinerungen, bedingt durch Arterienwandveränderungen, vorwiegend Intimaproliferationen, bestimmen. Leider stellt die genaue Auswertung eines Strömungskymogramms eine zeitraubende Arbeit dar.

Tabelle 2. *Segmentverschlüsse-Operabilität*

| Autor | Klinisches Symptom | | Lokalisation | | |
|---|---|---|---|---|---|
| | Claudicatio intermittens | Ruheschmerz mit oder ohne Zehengangrän | Femoralis-Poplitea | Aorta-Iliaca | Aorta-Poplitea |
| DE BAKEY . . . . . | 75% e.o. | 55% e.o. | 60% e.o. | | |
| ROB . . . . . . . . | 66% p.o. | gewisser Anteil | 16,4% e.o. (Femoralis) 28% e.o. (Poplitea) | 38,6% e.o. | |
| HOYE-WARREN . . . | 78% e.o. | etwa 50% e.o. | | | |
| HUMPHRIES . . . . . | | etwa 50% e.o. | auf 1000 Aorto-Arteriographien über 50% e.o. | | |
| MARTIN . . . . . . . | | | 50% p.o. 33% e.o. | | |
| WYLIE . . . . . . . | | | 39% e.o. | 82% e.o. | 57% e.o. |
| SHAW-WHEELOCK . . | | | 25% p.o. etwa 15% e.o. | | |

e.o. = effektiv operabel; p.o. = potentiell operabel.

Die Serien-Angiographie ist die conditio sine qua non für einen allfälligen gefäßrestaurativen Eingriff. Die von BARKER (*13*) propagierte distale operative Arteriographie der A. poplitea zur Beurteilung des „run-off", d.h. des Abflusses distal der Obliteration, möchten wir nur ausnahmsweise empfehlen. Es ist ratsamer, mit einem zweiten Serienarteriogramm allfällige, für die chirurgische Indikation wichtige diagnostische Unsicherheiten klarzustellen. Die chirurgische Exploration der A. poplitea mit oder ohne definitiven gefäßwiederherstellenden Eingriff war in beinahe 30% der Fälle mit einer Thrombose der V. poplitea belastet (*276*).

Die Routine-Aortographie zur Bestimmung der Operabilität bei Verschlüssen der unteren Extremität möchten wir ablehnen, da sie trotz ihrer unbestreitbaren

Vorteile gegenüber der Arteriographie als diagnostische Untersuchung doch ausnahmsweise mit schweren Komplikationen (Nierenversagen, Querschnittssyndrom, Darmgangrän) belastet ist. Auf ein Aortogramm haben wir in allen Fällen verzichtet, bei denen der Femoralispuls in der Leistengegend gut tastbar, kein Stenosegeräusch proximal hörbar und die Oscillometerwerte am Oberschenkel unauffällig waren. Bestehen irgendwelche Zweifel über die Durchgängigkeit der Aorta und A. iliacae, so ist ein Aortogramm gerechtfertigt. Ungenügender Druck und reduziertes Blutvolumen proximal, zufolge Prästenosen im Beckenarteriensystem, sind nicht so selten mit ein Grund für eine Femoralis-Poplitea-Transplantatthrombose.

Julian (*134*) unterscheidet beim Femoralisverschluß röntgenologisch 4 verschiedene Stadien:

1. Umschriebener Verschluß mit gutem Kollateralkreislauf ohne Anzeichen einer darüber hinausgehenden Gefäßkrankheit.
2. Umschriebener Verschluß, jedoch Unregelmäßigkeiten in der distalen und proximalen Anschluß-Strecke.
3. Verschluß mit Ausdehnung in die A. poplitea und guten Kollateralen, welche diffus im Unterschenkel enden. Keine Darstellung der distalen Femoralis oder der A. poplitea (entweder auch peripher vorliegender Verschluß oder nur fehlende Füllung).
4. Kleines, aber erhaltenes Lumen. Diffuses Befallensein aller Gefäße.

Diese Stadieneinteilung ist für die Indikationsstellung zum gefäßrekonstruktiven Eingriff bedeutsam.

## IV. Prognose

Ein größerer chirurgischer Eingriff zur Behandlung von Arterienverschlüssen ist gerechtfertigt, wenn die Lebensaussichten der Patienten adäquat sind. Wie die allgemeine Lebenserwartung sich in Gegenwart peripherer Arteriosclerosis obliterans ausnimmt, ist noch nicht genügend dokumentiert. Stammers (*249*) machte die Angabe, daß nahezu alle Patienten mit Claudicatio-Beginn im Alter von 55—60 Jahren innerhalb von 5 Jahren an Coronararterienerkrankung sterben. Diese schwarzseherische Ansicht wurde allerdings von anderen Autoren nicht bestätigt. Spaulding (*248*) berichtete über eine Dreijahresmortalität von 13%, eine Fünfjahresmortalität von 25% bei 106 Claudicatio-Kranken, wobei die Fünfjahresmortalität bei 23 Patienten zwischen dem 55. und 60. Lebensjahr 30,4% betrug. Die Fünfjahresmortalität wird von Lloyd (*160*) mit 29,6% (125 Patienten), Gillhespy (*92*) mit 16,2% (92 Patienten), Richards (*212*) mit 28,3% (60 Patienten) angegeben. Bei Kranken mit Claudicatio ohne und mit Gangrän berichteten Hines und Barker (*113*) über eine Dreijahresmortalität von 54,6% (116 Patienten). Von 322 operierten Kranken erlagen nach Dimtza (*65*) 83,7% der Diabetiker und 44% der Nichtdiabetiker innerhalb 5 Jahren und 56,3% innerhalb 9 Jahren ihrem Grundleiden. Edwards (*74*) fand anhand von 100 wegen peripherer Arteriosclerosis obliterans lumbal sympathektomierten Patienten eine Fünfjahresmortalität von 35%, wobei der Hundertsatz bei Nichtdiabetikern 27% und bei Diabetikern 56% betrug. Berge und Johansen (*18*) bestimmten anhand von 46 lumbal sympathektomierten Kranken eine Vierjahresmortalität von 23,9%. Auf Grund einer Analyse an über 1000 Patienten mit Angio-Organopathien kommt Ratschow (*209*) zum Schluß, daß sich 30% innerhalb 2 Jahren verschlechterten oder starben. Nach Silbert und Zazeela (*243*) betrug die Zehnjahresmortalität bei 1198 Patienten mit verschiedenem Grad von peripherer Arteriosklerose 11% ohne Diabetes, 38% mit Diabetes, die Fünfzehnjahresmortalität 33% ohne Diabetes und 69% mit Diabetes.

Silbert und Zazeela (*243*) stellen fest, daß die Lebenserwartung bei Patienten mit unkomplizierten (ohne Diabetes) peripheren Arterienverschlüssen gegenüber den normalen Individuen nicht verkürzt ist. Bei Arteriosclerosis obliterans kombiniert mit Diabetes oder Hypertension ist aber die Lebenserwartung signifikant schlechter (*74, 243, 212, 248*).

Über die *Extremitätenprognose* fanden wir in der uns zur Verfügung stehenden Literatur nur wenige Angaben. Unter konservativer Therapie besserte sich die *Claudicatio intermittens* nach Ratschow (*209*) in 40—50%. Sie blieb stationär in 20—30% und verschlechterte sich, inklusive der Todesfälle, in 30%. Nach Silbert und Zazeela (*243*) besserte sich die Claudicatio oder blieb stationär bei 66% der Nichtdiabetiker und 37% der Diabetiker. Bei Richards (*212*) nimmt sich die Prozentquote der gebessert oder stationär gebliebenen Claudicatio-Patienten mit 62,8% aus.

Die *Gangränquote*, welche zu Unter- oder Oberschenkelamputation führte, wird von Richards (*212*) mit 10%, Hines und Barker (*113*) mit 25%, Spaulding (*248*) mit 25%, Silbert und Zazeela (*243*) bei Nichtdiabetikern mit 8%, bei Diabetikern mit 34% angegeben. Die letzten Autoren finden beim akuten Femoralisverschluß eine Amputationsrate von 12% bei Nichtdiabetikern und 32% bei Diabetikern. Die Amputationsquote der sympathektomierten und arteriektomierten Patienten von Dimtza (*65*) betrug 7,3% im ersten Jahr und 12,7% in einem Zeitraum von 2—6 Jahren.

Die Amputationsrate ist also bei konkommittierendem Diabetes wesentlich höher (*243, 65*), nicht aber bei gleichzeitig vorhandener Hypertension (*248, 212*).

Die oben angeführten statistischen Angaben bezüglich der Extremitätenprognose bei peripheren Arterienverschlüssen sind nur sehr bedingt verwertbar. Es fehlt durchweg ein genau definiertes Krankengut, d.h. in unserem Fall serienarteriographisch gesicherte, höhen-, ausdehnungs- und zahlenmäßig differenzierte Verschlüsse von der Aorta bis zur A. poplitea. Die Unterteilung in die verschiedenen Stadien der Durchblutungsstörung wird unterschiedlich gehandhabt. Begriffe wie gebessert-stationär, in Prozenten ausgewertet, sind bei Claudicatio fragwürdig, da der Gehschmerz ein Symptom darstellt, das subjektiv Spontanremissionen unterliegt, und bei dem der psychotherapeutische Effekt nicht zu unterschätzen ist (s. S. 380).

Es ist erstaunlich, daß in der so umfangreichen Literatur über periphere Gefäßkrankheiten wirklich verwertbare Statistiken bezüglich der Prognose der konservativ behandelten Patienten mit Claudicatio, Ruheschmerz und Gangrän fehlen. Dieser Mangel erschwert die Indikationsstellung zu operativen Methoden im Einzelfall ganz wesentlich. Tatsache ist, daß die Progredienz der Durchblutungsverschlechterung unberechenbar und nicht vorauszusehen ist.

## D. Chirurgische Therapie

Mit den chirurgischen Eingriffen am *Sympathicus* begann anfangs der 20er Jahre in der Behandlung von peripheren Durchblutungsstörungen eine neue Epoche. Ende der 40er Jahre wagte sich die Chirurgie mit der *Thrombendarteriektomie* an die unmittelbare Wiederherstellung des Strombettes, die *Gefäß-Restauration*. Einen entscheidenden Fortschritt aber erreichte die Gefäßchirurgie mit der Entwicklung des *Arterienersatzes*.

Da die Ätiologie der organischen Durchblutungsstörungen noch immer ungeklärt ist, besteht die Möglichkeit einer kausalen Therapie bis heute nicht. Deshalb kann nur die Verbesserung der Durchblutungsbilanz einer betroffenen Extremität Ziel der Behandlung sein. Es kann durch direkte oder indirekte

Therapiemethoden erreicht werden. Wir wollen uns vorerst mit der ersten Behandlungsart, der Wiederherstellungschirurgie, befassen. Nur sie ist imstande, die Zirkulation so zu verbessern, daß sie unter höchsten Anforderungen der Gewebe nicht versagt. Die Pulse werden wieder fühlbar, die Oscillometerwerte normalisieren sich, die Ischämiesymptome wie Claudicatio, Ruheschmerz, trophische Störungen verschwinden, und Nekrosen demarkieren sich rasch.

## I. Wiederherstellungschirurgie

Grundsätzlich stehen in der Wiederherstellungschirurgie 2 Methoden zur Verfügung: die Thrombendarteriektomie und die Arterienersatzoperationen.

### 1. Thrombendarteriektomie

Das Prinzip der Thromendarteriektomie besteht in der radikalen Entfernung allen Füllgewebes einschließlich der Arterienintima und eines Teiles der Media. Dank dem Bestehen eines Spaltraumes zwischen innerer und äußerer Media

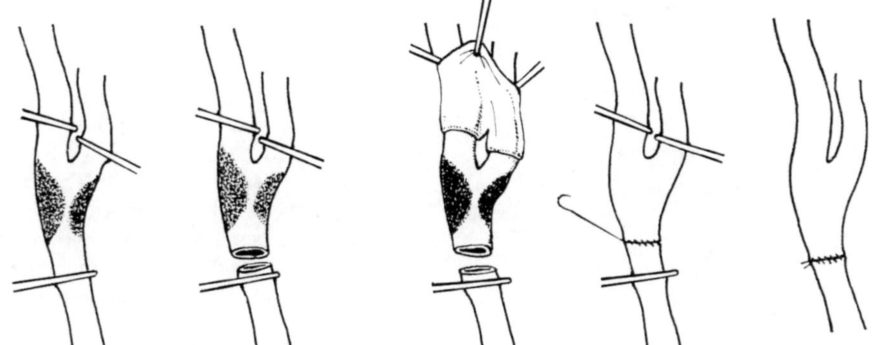

Abb. 8. Thrombendarteriektomie durch quere Durchtrennung des Gefäßes (A. carotis communis) nach DE BAKEY

gelingt dies technisch meist ohne größere Schwierigkeiten. Es sind 4 Varianten der Methode vorgeschlagen worden:

Rekanalisation von mehreren kurzen Längsschnitten aus (*14*, *33*, *228*, *148*, *5*, *31*, *269*, *137*), Längsschlitzung der Arterie in der ganzen Ausdehnung der Obliteration (*16*, *210*, *274*), durch einzelne Querschnitte (*135*) und schließlich durch die vollständige quere Durchtrennung des Gefäßes (*12*, Abb. 8).

Für Femoralis- und Popliteaverschlüsse scheint die von CANNON und BARKER (*31*, *32*) ausgearbeitete und verfeinerte, halbgeschlossene Technik am meisten Aussicht auf Erfolg zu bieten. Die Abb. 9, 10 geben Methodik und Instrumentarium im Original wieder.

*Technik*

Patient in Rückenlage. Bein etwas auswärtsrotiert und im Kniegelenk etwa 45° gebeugt. Incision über dem distalen Oberschenkel medial, mit Beginn unmittelbar proximal des Kniegelenkes. Freilegen des Übergangs der A. poplitea-femoralis. Anschlingen der Arterie inklusive ihrer Seitenäste mit feinen Gummibändchen. Abtasten der Gefäßwand zur Bestimmung der Ausdehnung des Verschlusses und der Bandbeschaffenheit. Beurteilung der retrograden Blutung durch Punktion oder kleine Arteriotomie. Nur bei genügendem Abfluß distal führt man eine 3 cm lange Arterienincision aus. Ein feiner Polyäthylenkatheter wird in den distalen Arterienschenkel zur Heparinberieselung eingeführt und die Arterie peripher abgedrosselt. Nun wird in eine Grenzschicht eingegangen, innerhalb welcher sich die äußeren Gefäßwandschichten von der Elastica interna mit Intima und Thrombus nahezu von selber lösen (Abb. 11). Wenn sich 2 Grenzschichten anbieten, wähle man die äußere. Die Lösung führt man stumpf mit einem feinen Elevatorium oder einer Knopfsonde in der entsprechenden Schicht aus. Das ganze Füllgewebe, einschließlich der Intima und Elastica, trennt sich wie eine feste Wurst von deren Inhalt und liegt schließlich auf kurze Distanz lose im äußeren Gefäßschlauch. Die zirkulär befreite Innenschicht ist anschließend quer zu durchtrennen. Über den proximalen Querschnitt wird nun ein feiner Drahtschlingenstripper (ähnlich dem extraluminalen Mayo-Varicenstripper) geführt und die Thrombendarteriektomie unter steten, vorsichtigen, rotierenden Bewegungen soweit als möglich gegen proximal zu entwickelt. Stößt man auf Widerstand, wird die Arterie an dieser Stelle freigelegt und wenn nötig eine neue Arteriotomie ausgeführt. Nach CANNON und BARKER (*31*) gelingt die Mobilisierung dieser inneren Gefäßhülse meist bis über die Bifurkation der A. femoralis communis, so daß häufig nur eine zweite Arteriotomie notwendig wird. Sobald die Verschlußstelle nach zentral oder peripher überschritten ist, kommt es zu einem kräftigen Blutaustritt, der sofort durch das Schließen von bereits vorher angelegten Arterienklemmen gestillt wird. Die Ausräumung des Gefäßschlauches muß vollkommen und seine Innenwand möglichst glatt sein. Eine Perforation muß natürlich vermieden werden. Sie droht besonders, wenn Verkalkungen mehrere Schichten der Wand durchsetzen. Wird sie aber doch undicht, muß die Perforationsstelle übernäht und am besten zusätzlich durch ein freies oder gestieltes Muskelläppchen gedeckt werden. Schlimmstenfalls ist der mißlungenen Thrombendarteriektomie eine Arterienersatzplastik anzuschließen. Besonderer Sorgfalt bedürfen die Übergangsstellen am zentralen und peripheren Ende. Es entsteht ja zwangsläufig dort eine Stufe, wo die Entfernung der inneren Arterienwandschicht anfängt bzw. aufhört. Am proximalen Ende sind die Verhältnisse noch etwas günstiger. Wenn

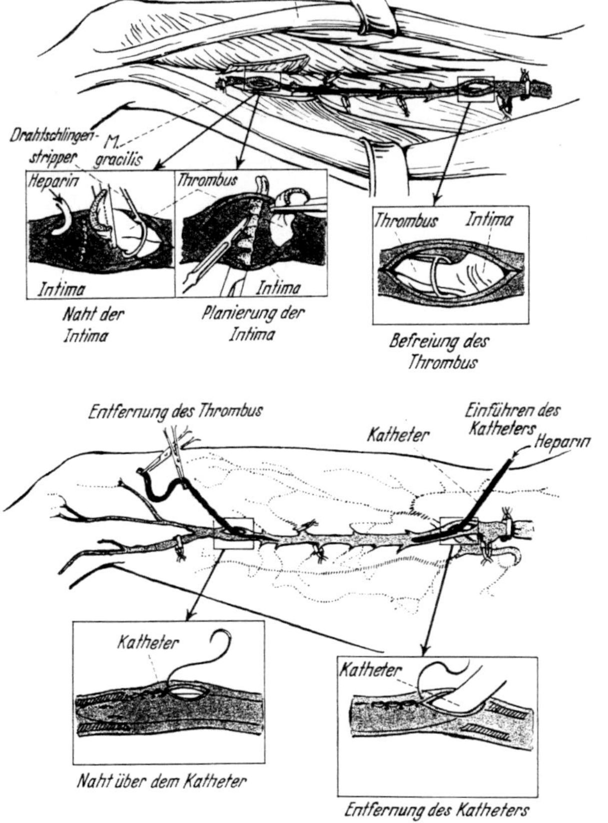

Abb. 9. Thrombendarteriektomie mittels halbgeschlossener (semiclosed) Technik nach CANNON und BARKER

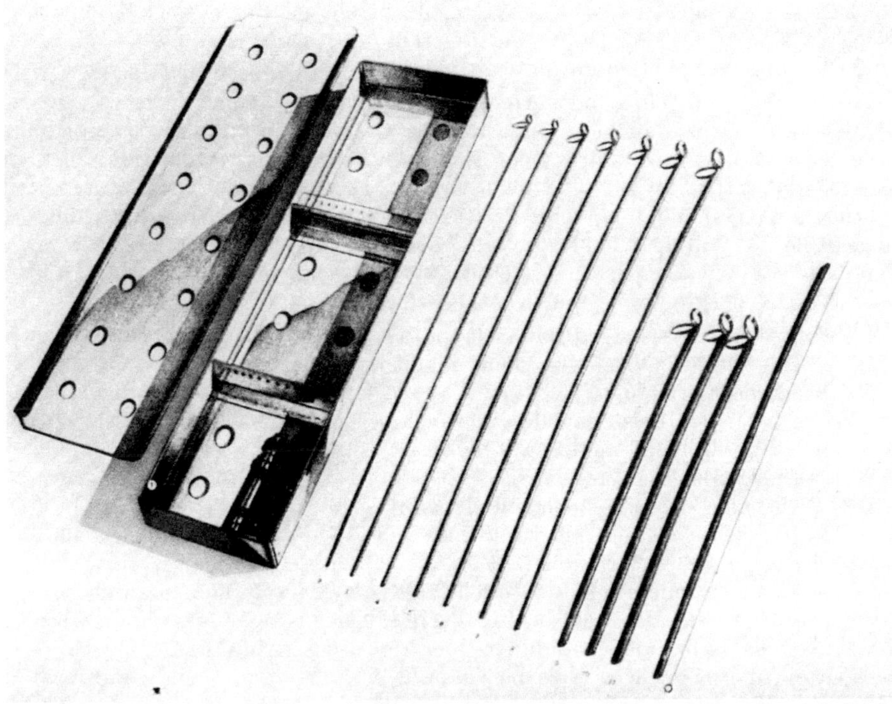

Abb. 10. Satz der Drahtschlingenstripper (stripping loops) nach CANNON und BARKER (Hersteller: A. L. Bresler, 339 1/2 N. Sierra Bonita Ave., Los Angeles, Calif.)

man sich durch Betasten von außen mit dem Finger und im Lumen mit der Excisionszange oder einem kleinen Löffel davon überzeugt hat, daß nichts mehr in das Gefäßlumen vorragt und beim Öffnen der Klemmen ein kräftig pulsierender Blutstrom austritt, so sind spätere Störungen weniger zu befürchten. Gewebsfetzchen, die noch unbemerkt in das Lumen hängen, werden ja vom Blutstrom an die Wand angedrückt. Am distalen Ende ist dies nicht der Fall. Wenn hier Intimateile in das Gefäßinnere hängen, werden sie nämlich vom Blutstrom, der sich zwischen ihnen und der eigentlichen Gefäßwand fängt, dissezierend in das Lumen gedrängt. Dadurch wird der Blutstrom entscheidend behindert und die Gefahr einer Rethrombosierung ist sehr groß. Man muß also an der peripheren Grenze der Rekanalisation unter Verlängerung des Schnittes besonders sorgfältig für einen glatten Rand der stehenbleibenden Intima sorgen und darauf achten, daß sie sich hier nicht von den äußeren Wandschichten löst. Ist diese Tendenz zu erkennen, so empfiehlt es sich, den Intimarand durch einige feine Gefäßnähte an die äußeren Wandschichten anzusteppen. Schließlich werden die Arteriotomien unter vorgängigem Einlegen eines Katheters verschlossen, wobei darauf geachtet werden muß, daß die Naht die Arterie

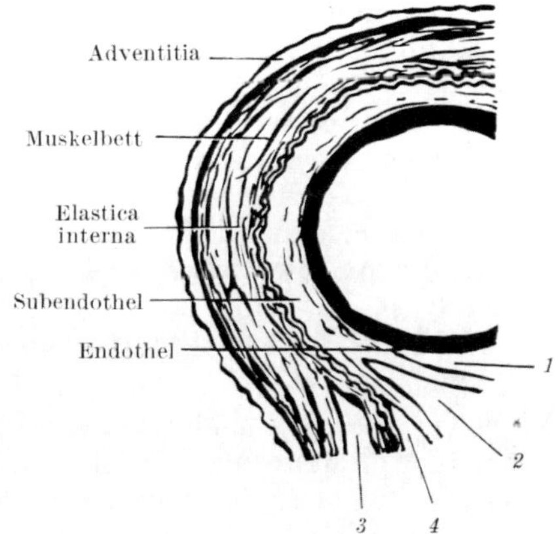


Abb. 11. Trennungsmöglichkeiten des Thrombus von der Gefäßwand bei der Thrombendarteriektomie. *1* Zwischen Thrombus und Endothel = ungünstig; *2* subendothelial; *3* zwischen Elastica interna und subendothel; *4* im Muskelbett

nicht zu stark einengt. Es folgt sorgfältigste Kontrolle aller etwa noch blutenden Stellen im Operationsfeld, da die bei der Thrombendarteriektomie geforderte Heparinisierung des Patienten natürlich postoperative Hämatome begünstigt.

Der Vorteil der Thrombendarteriektomie gegenüber der Arterienersatzoperation liegt darin, daß kein körperfremdes Gewebe für die neue Strombahn verwendet wird und die Ernährung der Gefäßwand genügt, sofern die Media nicht zu ausgedehnt entfernt wird. Nachteile sind die Schwächung der Gefäßwand mit möglicher Aneurysmabildung und Ruptur sowie die durch Schaffung rauher intimaentblößter Wandpartien bedingte erhöhte Neigung zur sekundären Thrombose und die zufolge der per- und postoperativ notwendigen Heparinmedikation zu befürchtenden Hämatome mit eventueller sekundärer Infektion.

Nach einigen Rückschlägen hat sich die Thrombendarteriektomie mit peroperativer Heparinmedikation für streng lokalisierte Verschlüsse der Aorta und der Aa. iliacae bewährt (*10*, *219*, *275* u. a.). Die Ergebnisse der arteriellen Desobstruktion distal des Leistenbandes waren unbefriedigend bis schlecht (s. Tabelle 7), bis CANNON und BARKER (*31*) dank ausgefeilter Technik und engbegrenzter Indikation die Ergebnisse verbesserten und der Methode erneuten Auftrieb verliehen. Mit zunehmendem Bekanntwerden der zum Teil schlechten Spätresultate nach Homoiotransplantationen bei Femoralis-Popliteaverschluß haben sich einige Gefäßchirurgen (*269*, *274*, 39 u.a.) erneut der Thrombendarteriektomie zugewendet und die Ergebnisse von CANNON und BARKER (*31*) teilweise bestätigt. Die Beobachtungszeiten sind noch zu kurz — 5 Jahre müssen gefordert werden — und die Anzahl der Operationen zu gering, um ein abschließendes Urteil zu ermöglichen. Erst die Zukunft wird zeigen, ob sich die nur noch von wenigen Chirurgen ausgeführte Thrombendarteriektomie der A. femoralis-poplitea rechtfertigt. WYLIE (*276*) ist offenbar reumütig erneut wieder zur Gefäßplastik zurückgekehrt.

Die Ansichten über die Indikation zur Thrombendarteriektomie gehen noch auseinander. Während die Mehrzahl der Gefäßchirurgen die Operation nur bei kurzen umschriebenen Verschlüssen gelten läßt, sieht CANNON (*32*) gerade in ausgedehnten Obliterationen ein ideales Anwendungsgebiet. Ähnliche Unterschiede werden auch bezüglich der Lumenweite gemacht. Der Großteil der Autoren glaubt nur bei größeren Gefäßen (Aorta, Iliaca) an ein erfolgversprechendes Operieren. Doch wenden CANNON und BARKER (*31*) die Thrombendarteriektomie auch bei Verschlüssen der A. femoralis an. Die weitlumigen Arterien weisen bessere hämodynamische Verhältnisse auf und neigen daher nicht so zu sekundären Thrombosen. Die Erfolgsaussichten steigen also mit der proximalen Lage und der Kürze des Prozesses. Selbstverständlich muß die Durchblutung peripher des Herdes frei sein. Unterhalb der A. poplitea ist der Eingriff zwecklos.

Eine postoperative Antikoagulantienprophylaxe hat streng individuell zu erfolgen, da die Gefahr postoperativer Nachblutungen bei systematischer Anwendung groß ist. Abschließend ist festzustellen, daß die Thrombendarteriektomie meines Erachtens bei kurzen Segmentverschlüssen im Gebiet der A. femoralis-poplitea, d.h. vornehmlich bei Status nach arteriellen Embolien, angewendet zu werden verdient.

## 2. Arterienersatzoperationen

In der modernen Arterienchirurgie kommt den Gefäßtransplantaten die zentrale Stellung zu. Das ideale Material für den Arterienersatz wäre das Arterienautotransplantat. Seine Verwendung fällt jedoch wegen des Fehlens entbehrlicher Arterien praktisch außer Betracht.

## a) Autologe Venentransplantate

Zu Beginn der Arterienersatzära wurde vorwiegend das autologe Venentransplantat verwendet. Durch appositionelles Wachstum kann sehr bald eine funktionelle Anpassung der Venenwand an den arteriellen Kreislauf einsetzen. Die autologe Venenplastik persistiert als lebendes Gewebe ohne Muskel- und Elastizitätsverlust. Wegen des Klappenapparates sollen Venen um 180° gedreht werden. Daraus resultiert ein weiterer möglicher Vorteil. Die um 180° gedrehte Vene entspricht der von Gibson (*91*) für die Technik postulierten, leicht divergierenden Röhre (s. S. 408). Ein Nachteil des Venentransplantates ist seine Wandschwäche. Sie kann zu Dilatation und aneurysmatischer Ausweitung führen. Dadurch entwickeln sich unerwünschte Wirbelbildungen mit konsekutiver Thrombose. Rupturen sind ebenfalls beschrieben. Berichte über derartige Venenveränderungen beziehen sich auf Transplantationen bei großen Gefäßen und nur selten auf solche bei kleineren peripheren Arterien (*131*). Die bisherige Erklärung dafür, dies sei Folge des höheren Drucks, ist wohl kaum stichhaltig, da eine geringe Druckdifferenz zwischen Aorta und A. femoralis besteht. Ebensowenig überzeugt der Hinweis, die Venenerweiterungen treten zufolge des fehlenden Muskelpolsters im Abdomen, zum Unterschied gegenüber der Extremität, auf. Experimentell angebrachte Umhüllungen der Venentransplantate vermochten nämlich, mit Ausnahme der Fältelung der erweiterten Venenwand (*235*), die Aneurysmabildung nicht zu verhüten. Eine viel glaubwürdigere Erklärung ist die der Durchmesserdifferenz zwischen der zu überbrückenden Arterie und des meist kleinkalibrigen Venentransplantates (Laplacesches Gesetz).

Trotz ihrer physiologischen Vorteile ist das autologe Venentransplantat immer mehr durch die Arteriohomoioplastik verdrängt worden. Folgende Gründe sind hiefür verantwortlich: Oft ist es schwierig, eine gesunde Vene (Varicosis, Thrombose der in der Regel verwendeten V. saphena magna) zu finden. Die Beschaffung des erforderlichen Venenstückes ist zeitraubend und gewebetraumatisierend. Die Operation vermittels Vene ist technisch schwieriger, da sie zufolge ihrer geringen Wanddicke verletzlicher und eine adäquate Spannung schwieriger zu realisieren ist. Die fragwürdige Überlegenheit des homoioplastischen Arterienersatzes liegt wohl auch im Umstand, daß der Großteil der Gefäßchirurgen ihre technischen und taktischen Erfahrungen vermittels des Venentransplantates gesammelt hat. Zur Rekonstruktion verletzter Arterien in der Peripherie hat sich im Koreafeldzug die autologe Venenplastik der Arteriohomoiotransplantation als überlegen erwiesen (*40*, *123*, *129*).

Die unmittelbar postoperativen Resultate in der Behandlung peripherer arterieller Verschlußerkrankungen sind bei allen gebräuchlichen Transplantatarten ungefähr gleich. Spätthrombosen sind nach Linton (*156*) bei der autologen Venentransplantation äußerst selten. Linton (*158*) hat denn auch kürzlich seinen Weg zurück zur Venenplastik mit folgenden Worten formuliert: "For obliterative disease of the femoral arteries, I would place first, without question, a saphenous vein autograft, put in by the end-to-side bypass-technic."

## b) Homoioplastische Arterientransplantate

Sie hat, mit der Entwicklung der modernen Gefäßchirurgie parallel gehend, große Bedeutung erlangt. Fragen der Konservierung und der Sterilisation infizierter Transplantate wurden gelöst und das spätere Schicksal der Implantate eingehend untersucht (*4*, *29*, *51*, *56*, *96*, *102*, *109*, *112*, *141*, *181*, *182*, *197*, *229*, *231*, *253*, *255* u.a.). Im Gegensatz zur autoplastischen Gefäßverpflanzung wird das von anderen Individuen derselben Art entnommene Transplantat immer im Laufe der Zeit abgebaut und vom Wirtsorganismus in der Hauptsache bindegewebig substituiert. Nach der Überpflanzung erfolgt der Ersatz der Intima unter gleichzeitiger Organisation einer dünnen wandständigen thrombotischen Auflage, die sich an den Stellen des untergehenden Endothels bildet. Neben der Intima werden auch alle andern Teile der überpflanzten Arterie ersetzt. Nur elastische Elemente bleiben etwas länger, wenn auch meist stark fragmentiert, erhalten. Trotz der weitgehenden Umgestaltung der inneren Struktur und der damit verbundenen Nachteile übernimmt das Implantat sofort die Funktion eines Blutleiters. Das Endergebnis ist fast immer ein Bindegewebschlauch, der eine von der Vorbehandlung und Konservierungsart sowie von der spezifischen Wirtsreaktion abhängige Neigung zur atheromatösen bzw. calcifizierenden Umwandlung aufweist. Dies trifft für alle Homoiotransplantate zu, ob sie nun frisch oder in irgendeiner Weise konserviert übertragen wurde. Es bestehen in dieser Hinsicht höchstens graduelle Unterschiede im Ablauf der Substitution. Genaue Voraussagen über das spätere Schicksal sind nicht möglich. Sie sind zum großen Teil abhängig von uns noch unbekannten biologischen und serologischen Differenzen zwischen Spender und Empfänger.

Der rechtzeitigen Transplantatbeschaffung und Aufbewahrung stehen zahlreiche Schwierigkeiten im Wege. Sie werden durch die Einschränkung des geeigneten Spenderkreises und die zeitliche Begrenzung der Entnahme nach dem Tode bedingt. So eignen sich am besten junge, gesunde Personen, die durch einen Unfall ad exitum kamen.

Konservierungs- und Sterilisationsmethoden haben die Aufbewahrung teilweise vereinfacht. Die Konservierung der Transplantate erfolgte zunächst durch Einlegen in Nährlösung verschiedener Art. Die Dauer der Verwendbarkeit blieb beschränkt. Die Grenze der Konservierungszeit lag bei 6 Wochen. Alkohol- und Formolfixation, als weitere Verfahren, führten zu schweren degenerativen Veränderungen mit Verkalkungen nach der Implantation. Längere Haltbarkeit wurde erreicht durch Tiefkühlung, welche eine Verlangsamung bzw. eine Unterbrechung der Stoffwechselvorgänge bewirkt. Durch die rasche Unterkühlung mit tiefen Temperaturen werden das Protoplasma und die Gewebeflüssigkeit der Gefäßstücke erhalten und die Bildung von Eiskristallen verhindert. Die Bevorratung in Tiefkühltruhen erfordert eine gewissenhafte Wartung. Dieser Konservierungsmethode haben wir uns seit 3 Jahren im Kantonsspital Winterthur bedient.

Die auf einem anderen Prinzip beruhende Gefriertrocknung (Lyophilisierung) ist dagegen heute von größtem praktischem Wert für die Erhaltung von Gefäßen und anderen Geweben. Sie erlaubt eine nahezu unbeschränkte Aufbewahrung der Arterien bei normaler Umwelttemperatur. Bei Gefriertrocknung wird das gefrorene Material durch Sublimation des Eises im hohen Vakuum entwässert. Der Vorteil der Methode liegt darin, daß das Gewebe ohne Denaturierung der nativen Eiweiße und ohne wesentliche strukturelle Veränderungen in eine unbeschränkt haltbare Form gebracht wird. Die Lyophilisierung benötigt eine etwas kostspielige Apparatur.

Für die breite Anwendung ist die chemische Sterilisation infizierter Arterien, die eine aseptische Entnahme unnötig macht, mit $\beta$-Proprio-Lacton und Äthylenoxyd zuverlässig. Neuere Untersuchungen über die Verwendung von Transplantaten, die mit radioaktivem Kobalt vorbehandelt waren, zeigten gleich gute Ergebnisse.

Die verschiedenen Konservierungsverfahren ergaben keine Unterschiede in der Intensität der Transplantat-Veränderungen. Häufig waren pathologische Erscheinungen schon 1 Jahr nach der Implantation nachweisbar. Sie traten aber in der Regel nach 2—3 Jahren auf und zeigten in sich folgenden Nachkontrollen hinsichtlich Frequenz und Intensität eine nicht zu übersehende Progredienz. Der Grund der Dilatationen und aneurysmatischen Erweiterungen liegt wohl darin, daß die Wandstärke des Transplantates nicht von dem das Gefäß organisierenden Bindegewebe abhängt, sondern vom Grad der Erhaltung elastischer Fasern. Sobald diese verschwinden, nimmt die Wandstärke rasch ab, und das organisierte Bindegewebe ist zu schwach zur Unterstützung der Wandfestigkeit. Die Veränderungen dürften deshalb entstehen, weil die bindegewebige Organisation von Homotransplantaten keineswegs so vollständig vor sich geht, wie zuerst vermutet wurde. Die zentralen Schichten der Media werden nur in Ausnahmefällen, die Intima überhaupt nicht von Bindegewebe durchdrungen. Die Ernährung dieser Schichten muß demzufolge leiden.

Die homoioplastischen Arterientransplantate wurden in den vergangenen Jahren auf breiter Basis verwendet. Die Frühergebnisse waren fast immer sehr gut. Erst nach längerer Beobachtung wurden die ersten Einwände erhoben. In etwa 10% der Fälle verkalkten und dilatierten die Aortentransplantate. Sie führten in nicht unerheblicher Zahl zu schwersten, meist tödlichen Blutungen.

Im Bereich peripherer Arterien muß in erster Linie mit thrombotischen Verschlüssen des Transplantates gerechnet werden. Die Transplantatobliteration vollzieht sich allmählich, so daß selten akute Durchblutungsstörungen auftreten. Reicht der sich zwischenzeitlich ausgebildete Kollateralkreislauf für die Ernährung nicht aus, sind oft erfolgreiche Nachoperationen möglich. SZILAGYI (*253*) konnte in seinen gründlichen und umfassenden Nachuntersuchungen an 268 operierten Patienten, bei einer Beobachtungsdauer von 1—41 Monaten, zeigen, daß ungefähr 25% der aorta-iliacalen und ungefähr 50% der femoralen Homoiotransplantate serienangiographisch Konturenunregelmäßigkeiten aufwiesen. Die Transplantate im Bereich der A. femoralis zeigten stärkere Veränderungen. Drei Jahre nach der Arterio-Homoioplastik sind angiographisch nur etwa $^1/_3$ der Femoralistransplantate frei von signifikanten strukturellen Veränderungen. In SZILAGYIs (*253*) Krankengut sind 79% der Homotransplantate als Früherfolge zu bezeichnen. Von diesen sind, 1—4 Jahre nach der Operation, nur noch 46% durchgängig.

Die Erfahrungen, die man mit der Homoioplastik bei Erkrankung und Verletzung peripherer Arterien gemacht hat, lassen sich dahingehend zusammenfassen, daß ihre Anwendung zu vertreten ist. Nach mindestens 80%igen Anfangserfolgen muß durchschnittlich in 40% der Fälle mit thrombotischen Spätverschlüssen gerechnet werden (Tabelle 9).

### c) Heterologe Arterientransplantate

Die Übertragung einer tierischen Arterie in den menschlichen Kreislauf ist unter bestimmten Voraussetzungen möglich, aber wenig erfolgversprechend. Die biologische und serologische Differenz zwischen Spender und Empfänger ist noch größer als bei der Homoioplastik. Sie hat zur Folge, daß die histologischen und serologischen Vorgänge der Transplantatsubstitution bei weitem stürmischer ablaufen. Man sieht oft völlige Nekrotisierung des Implantates und fast immer eine Obliteration der Strombahn. Nur in äußerst seltenen Ausnahmefällen bleibt die Passage frei (*183*, *272*).

Nachdem in den letzten Jahren mit formol- und alkoholfixierten Homoiotransplantaten relativ günstige Resultate erzielt worden sind, hat man folgerichtig diese Konservierungsmethoden auf die Heteroplastik übertragen. Formalin führt zu einer Denaturierung des Eiweißes und damit auch zur Vernichtung der artspezifischen Eigenschaften. Unter diesen Voraussetzungen dürfte das Ausgangsmaterial keine Rolle spielen. Die späteren Erfahrungen haben dies bestätigt. Sie waren teilweise so zufriedenstellend, daß tierische Gefäße auch bei Menschen überpflanzt worden sind. Es ist aber zu bedenken, daß bei diesen Konservierungsarten die Transplantate schon frühzeitig verkalken. Die Indikation zur Heteroplastik ist heute wohl kaum mehr gegeben.

### d) Alloplastische Transplantate

Durch die Überpflanzung synthetischer Prothesen bei plastischen Operationen am arteriellen Gefäßsystem ist in den letzten Jahren ein entscheidender Fortschritt erzielt worden. Er wurde eingeleitet durch Untersuchungen von VOORHEES, JARETZKI und BLAKEMORE (*265*) sowie von SHUMACKER und KING (*241*). Das Ausgangsmaterial bildeten Kunststoffasern aus Vinyon-N, Polyvenyl-Formal (Ivalon) und Nylon, später aus Orlon, Dacron und Teflon, um nur die wichtigsten zu nennen. Eine ideale Gefäßprothese sollte folgende Eigenschaften besitzen:

Gute Gewebeverträglichkeit mit minimaler Fremdkörperreaktion; eine Porosität, die den Vorgang der Organisation ideal gestaltet und trotzdem bei der Implantation nicht zu bedrohlichen initialen Blutungen führt;

einen gewissen Grad von Bindegewebsreaktion, die möglichst rasch und vollständig abgeschlossen ist;

gute Konsistenz des Materials zur Erleichterung der Naht; eine gewisse Elastizität, die aber trotzdem eine Abknickung (Gelenkbeugen) mit entsprechender Behinderung des Blutstroms verhütet;

genügende initiale Wandstärke, die über Jahre unbeeinflußt bleibt und nicht unter Werte absinkt, die dem Blutdruck nicht mehr standhalten;

Resistenz gegen chemische und chemisch-physikalische Einflüsse;

keine pharmakologische oder nachteilig biologische Wirkung auf den Körper.

Vinyon-N, Polyvenyl-Formal (*2*) und Orlon zeigten zu geringe Gewebsverträglichkeit, die sich in zu starker Bindegewebsreaktion äußerte. Orlon und Nylon büßen nach der Implantation einen erheblichen Teil ihrer Zerreißfestigkeit ein. Immerhin haben EDWARDS und TAPP (*77*) mit ihrer Nylonprothese noch keine Ruptur gesehen. Klinisch war Nylon auch in der Peripherie sehr befriedigend. Trotzdem ist EDWARDS (*79*) dazu übergegangen, Teflon zu verwenden. Teflon ist sehr gewebefreundlich. Es hat sich auf Grund seiner physikalischen und chemischen Eigenschaften den andern synthetischen Prothesen überlegen gezeigt (*93, 103, 104, 105, 106, 142, 254, 263*). Dacron ist sehr elastisch und gewebefreundlicher als Nylon. Teflon und Dacron (*11, 49, 53, 59*) haben sich in der Gefäßchirurgie am besten bewährt. Die gewebliche Durchwachsung ist rasch, vollständig und diskret. Unverträglichkeit ist seltener als bei Homoiotransplantaten. Die Wandstärke bleibt erhalten, und die Fasern werden vom Körpergewebe nicht angegriffen. Die klinische Erfahrung hat die experimentellen Befunde bestätigt. Die ideale Verflechtung von körpereigenen Zellen und Fremdkörpergewebe scheint zum ersten Male der Anschauung von der Unmöglichkeit der Alloplastik zu widersprechen. Experimentell erzeugte Hypercholesterinämien (*50, 53*) bestätigten inzwischen die größere Widerstandskraft der synthetischen Transplantate. Sie wiesen im Gegensatz zu homoioplastischen Arterien keine oder nur ganz unbedeutende Ablagerungen von Cholesterin und Kalksalzen auf. Zudem sind die Prothesen gegenüber Infektionen weniger anfällig als Homoiotransplantate (*53*).

Ein weiterer Vorteil der Alloplastik besteht darin, daß biegsame Prothesen hergestellt werden können. So haben EDWARDS und TAPP (*77*), HARRIS (*103*) und HUFNAGEL (*122*) flexible Tuben durch eine fortlaufende zirkuläre Faltung (Crimped-Nylon) entwickelt. SZILAGYI, WHITCOMB und SHONNARD (*256*) erreichen den gleichen Effekt durch Verflechtung verschieden gedrehter und damit elastischer Fäden (Helanca-Nylon). Eine gewisse Elastizität kann auch durch eine diagonale Webart erreicht werden. SANGER, TAYLOR, McCALL, DUCHESNE und LE PAGE (*227*) fanden, daß gestrickte Prothesen im Gegensatz zu gewobenen oder geflochtenen ebenfalls eine gewisse Elastizität aufweisen, die aber nicht in Längsrichtung begrenzt ist. Neben dem Vorteil, daß die Abknickungsgefahr gering ist, besteht der Nachteil einer Dilatation als Folge der Querelastizität (*104*, *105*).

HARRISON (*104*) kommt auf Grund seiner experimentellen Untersuchungen zum Schluß, daß die Dicke der Fibrininnenauskleidung einer synthetischen

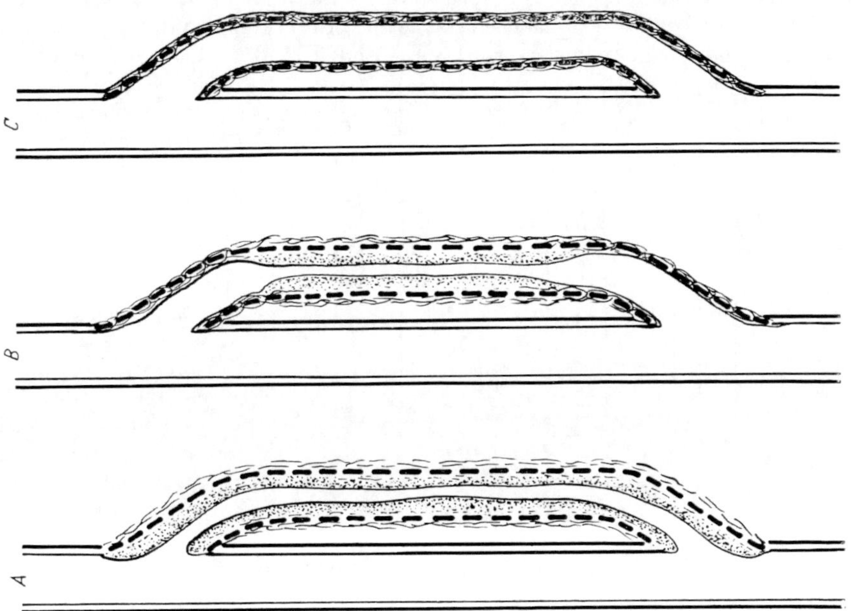


Abb. 12 A—C. Organisation der synthetischen Transplantate. A Niederschlag einer Fibrinschicht an der Innenfläche der Prothese. Die Dicke dieses Fibrinfilmes hängt ab von der Art des Materials, ist aber unabhängig vom Prothesendurchmesser. B Das Fibrin wird allmählich ersetzt durch Bindegewebe, welches durch die Maschen des alloplastischen Gewebes wächst. C Die Innenfläche der organisierten Prothese ist bedeckt durch eine dünne Bindegewebsschicht, welche der Arterienintima sehr ähnlich ist. Der thrombotische Verschluß der synthetischen Prothese erfolgt meist dann, wenn die Fibrinschicht an Dicke zunimmt und nur selten, wenn das Fibrin bereits durch Bindegewebe ersetzt ist

Prothese unabhängig ist von ihrem Durchmesser. Der Fibrinmantel beträgt durchschnittlich (1—)2 mm.

Bis vor kurzer Zeit war man der Ansicht, daß in der Peripherie die Homoioplastik der Alloplastik überlegen sei. EDWARDS und LYONS (*79*), DE BAKEY u. Mitarb. (*11*) und JULIAN u. Mitarb. (*136*) haben auf Grund ihrer guten klinischen Ergebnisse bewiesen, daß die Verwendung der synthetischen Prothesen auch bei peripheren arteriellen Verschlußerkrankungen vorteilhaft ist. Es ist anzunehmen, daß sich die Alloplastik in der Peripherie durchsetzen wird.

Die großen Vorteile der alloplastischen Transplantate sind einleuchtend. Sie können leicht und sicher sterilisiert und ohne Wartung aufbewahrt werden. Außerdem ist es ohne Schwierigkeiten möglich, einen Prothesenvorrat aller Längen, Weiten und Formen bereitzuhalten. Die modernen synthetischen Prothesen können beliebig zurechtgeschnitten werden.

Ein Nachteil der Alloplastik ist der oft erhebliche anfängliche Blutverlust. Dieser kann vermindert werden, indem man das Transplantat vor der Implantation in etwa 30 cm³ Patientenblut leicht durchknetet. Das Blut dringt so in die Maschen des Gewebes ein, gerinnt dort und dichtet die Prothese teilweise ab. Trotzdem blutet es meist nach Freigabe des Blutstroms. Im allgemeinen genügt eine kurze Kompression mit heißen Tüchern. Zur Implantation selbst ist zu bemerken, daß sich kein Allotransplantat so leicht wie eine homoioplastische Arterie einnähen läßt. Die Anastomosierung ist trotzdem relativ einfach und stößt eigentlich nie auf technische Schwierigkeiten. Als gemeinsames Merkmal besitzen diese Prothesen fast alle eine dünne, von der Web- bzw. Flechtart und von der Fadenstärke abhängige Porosität. Eine gewisse Blutdurchlässigkeit ist erwünscht, doch soll ein starker initialer Blutverlust vermieden werden. In den Interstitien des Gewebes scheidet sich nach Freigabe des Blutstromes Fibrin ab, welches später bindegewebig organisiert wird. Als Endzustand resultieren 2 innig verflochtene Maschenwerke aus der synthetischen Faser und Bindegewebe. Die Innenauskleidung wird wie bei der Homoioplastik in erster Linie durch ein vom Empfängergefäß einwachsendes Endothel gebildet. Außerdem kommt ein Einsprossen von außen durch die Maschen des Transplantates in Betracht. Die Abb. 12 gibt in schematischer Zeichnung das Schicksal des synthetischen Transplantates wieder. Die Untersuchungen von PETRY und HEBERER (*200*) haben gezeigt, daß die poröse Prothese eine echte Gefäßneubildung aus körpereigenen Zellen ermöglicht.

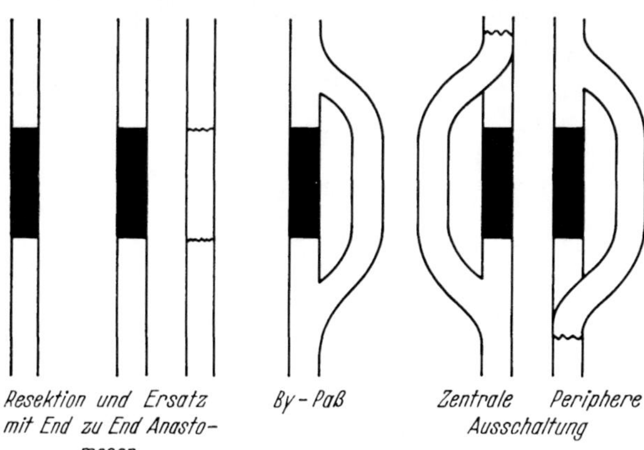


Abb. 13. Operationsmethoden bei Arterienverschluß

## 3. Taktik und Technik der Arterienersatzoperation: Umgehungs-(By-pass-)Plastik

Entscheidend für das Gelingen einer Transplantation sind unter anderem Taktik und Technik der Operation.

Grundsätzlich kann der Gefäßverschluß durch verschiedene Methoden behandelt werden (Abb. 13).

1. Resektion und Ersatz durch Interposition eines Transplantates End-zu-End.
2. Umgehung der in situ belassenen Obliteration.

a) Ohne Ausschaltung: mit End-zu-Seitanastomosen proximal und distal (Bypassplastik).

b) Zentrale Ausschaltung der Stammarterie mit Anastomosen End-zu-End proximal und End-zu-Seit distal.

c) Periphere Ausschaltung der Stammarterie mit Anastomosen End-zu-Seit proximal und End-zu-End distal.

Einen ganz wesentlichen Fortschritt brachte die Verdrängung der Resektion mit End-zu-Endimplantation durch die Umgehungsoperation oder By-passplastik mit End-zu-Seitanastomosen (*143*, *35*, *154*, *44*, *145*, *179*, *38* u.a.). Die Überlegenheit der By-passplastik kommt in der Tabelle 3 zum Ausdruck.

Tabelle 3. *Vergleich der Ergebnisse bei Resektion mit End-zu-Endanastomosen und Umgehungsoperation mit End-zu-Seitanastomosen*

| Autor | Resektion mit End-zu-Endanastomosen | | | | Umgehungsoperation mit End-zu-Seitanastomosen | | |
|---|---|---|---|---|---|---|---|
| | Lokalisation | Anzahl Operationen | Anzahl Thrombosen | % | Anzahl Operationen | Anzahl Thrombosen | % |
| Linton | Femoralis | 22 | 5 | 22,7 | 31 | 0 | 0,0 |
| | | 23 | 6 | 26,0 | 37 | 1 | 2,7 |
| | total | 45 | 11 | 24,4 | 68 | 1 | 1,4 |
| | | Beobachtungszeit 20 Monate | | | Beobachtungszeit 12 Monate | | |
| De Bakey et al. | Femoralis | 12 | 3 | 25,0 | 85 | 12 | 11,7 |
| | total | 57 | 14 | 24,5 | 153 | 14 | 9,1 |

Die Umgehungsoperation hat gegenüber der Resektion mit End-zu-Endnaht folgende Vorteile:

1. Schonung der Kollateralen. Die präoperative Durchblutung wird nicht verschlechtert.

2. Anastomosenweite frei wählbar. Jede noch so meisterhaft ausgeführte End-zu-Endanastomose führt unweigerlich zu einer Schrumpfung, die sich bei den kleinkalibrigen peripheren Gefäßen besonders ungünstig auswirkt (vgl. Abb. 63).

3. Lage der proximalen Anastomose kann im Bereich genügenden Zuflusses gewählt werden.

4. Resektion der erkrankten Arterie ist überflüssig. Große Hautincisionen und langdauernde Gefäßdissektion mit dadurch erhöhter Infektionsgefahr bleiben erspart.

5. Entwickelt sich eine Thrombose des Transplantates, führt sie praktisch nie zu einer Zirkulationsverschlechterung gegenüber dem präoperativen Zustand. Im Gegensatz dazu bedeutet die Thrombosierung der End-zu-Endanastomose eine Komplikation, welche viel schwerwiegender ist und mehrere Amputationen erforderte

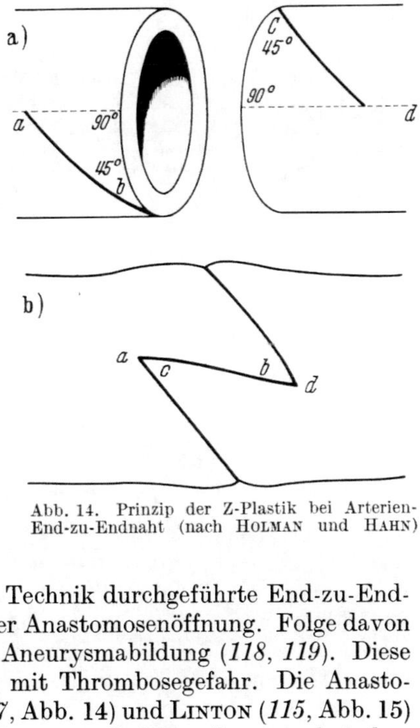

Abb. 14. Prinzip der Z-Plastik bei Arterien-End-zu-Endnaht (nach Holman und Hahn)

Prima vista besteht ein Nachteil der End-zu-Seit- gegenüber der End-zu-Endanastomose darin, daß sie zufolge der Abzweigung schlechtere Strömungsverhältnisse gewährleistet. Jede nach der üblichen Technik durchgeführte End-zu-Endvereinigung führt aber zu einer Einengung der Anastomosenöffnung. Folge davon ist eine poststenotische Dilatation oder gar Aneurysmabildung (*118*, *119*). Diese Lumenverengerung führt zu Wirbelbildung mit Thrombosegefahr. Die Anastomosenmethoden von Holman und Hahn (*117*, Abb. 14) und Linton (*115*, Abb. 15) gewährleisten günstigere Strömungsverhältnisse. Zufolge ihrer technischen Schwierigkeiten und wohl auch wegen erhöhter Rupturgefahr haben sich diese Nahttypen nicht eingebürgert. Die Strömungsprobleme der End-zu-Seitanastomose werden in einem besonderen Kapitel besprochen.

Die By-passplastik ist also bei peripheren arteriellen Verschlußerkrankungen zur Methode der Wahl geworden. Sind die Voraussetzungen für eine Umgehungsoperation bei Arterienverschlüssen distal des Leistenbandes gegeben (s. später unter Indikation), so hängen die Lokalisationen der proximalen und distalen End-zu-Seitanastomosen vorwiegend von der im Serienarteriogramm eruierbaren Durchgängigkeit und Wandbeschaffenheit der A. femoralis communis und der A. poplitea ab. Die Serienarteriographie gibt wohl darüber Auskunft, ob die A. poplitea sich mit Blut bzw. Kontrastmittel auffüllt. Die Kenntnis von den Prädilektionsstellen der Intimaveränderungen (*61, 114, 152, 175*) ist aber wichtig in der Planung einer By-passoperation. Merkwürdigerweise bzw. glücklicherweise ist der distale Abschnitt der A. poplitea, d.h. zwischen Kniegelenkshöhe und der Aufteilung in die Unterschenkelarterien, sehr häufig frei von schweren Intimaverdickungen (Abb. 7, 17). Die A. femoralis communis weist eher selten starke Wandveränderungen auf. *Eingedenk dieser bedeutsamen Tatsachen ist also bei der By-passplastik die periphere End-zu-Seitanastomose in der A. poplitea distal der Kniegelenkslinie und die zentrale knapp proximal der Femoralisaufteilung in A. femoralis profunda auszuführen.* Dieser auf pathologisch-anatomischen Gegebenheiten beruhenden Forderung steht eine mechanische gegenüber. Überbrückt ein Transplantat Gelenkbeugen — in unserem Fall vorwiegend diejenige des Kniegelenkes —, so besteht bei Flexion die Gefahr der Abknickung. Eindrücklich ist der von Szilagyi (*253*) mitgeteilte Fall, bei dem es, 3 Wochen nach der Operation, über Nacht zur Thrombose des Arteriohomoiotransplantates kam, als der Patient mit angezogenen Knien schlief. Da die modernen Plastikprothesen relativ stark abgewinkelt werden können, ohne daß der Blutstrom nennenswert gehindert wird, ist das Periculum der Abknickung wohl gering.

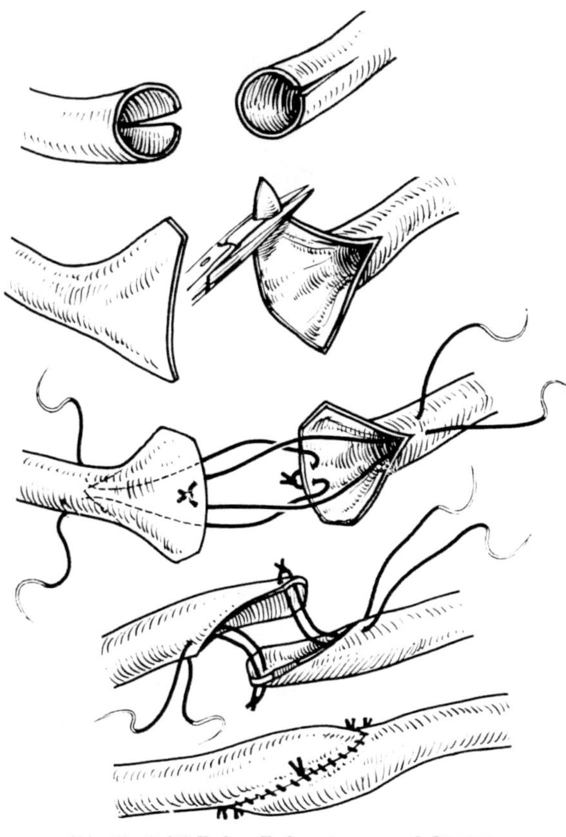
Abb. 15. Gefäß-End-zu-Endanastomose nach Linton

Die Technik der By-passplastik wird ausführlich beschrieben. Es wird auf in der Literatur wenig berücksichtigte Einzelheiten hingewiesen. Dies scheint mir auch deshalb bedeutungsvoll, weil sich gewisse Probleme erst in eigener Erfahrung stellten, nachdem ich sie als Zuschauer bei erfahrenen Gefäßchirurgen nicht genügend beobachtet hatte.

Bei der *Schnittführung* ist einerseits die soeben besprochene Wahl des Ortes der Anastomosen und andererseits die für den Eingriff günstigste Lagerung des Patienten zu berücksichtigen. Der Zugang muß adäquat und für den Chirurgen bequem sein. Umlagerung des Patienten ist tunlichst zu vermeiden. Diesen

Forderungen wird folgende Position des Kranken gerecht (Abb. 16): Patient in Rückenlage. Operationsbein im Kniegelenk um etwa 45° gebogen und auswärtsrotiert. Das gesunde Bein wird, in Hüft- und Kniegelenken stark flektiert, auf einer separaten Extremitätenstütze ausgiebig abgewinkelt, so daß der Operateur dem zu operierenden Bein gegenüber, also medial für den distalen Eingriff, bequem sitzen kann. Ist die Anastomose peripher abgeschlossen, so wechselt der Chirurg seine Position auf die Lateralseite des kranken Beines für den Zugang proximal. Diese Lagerung des Patienten gestattet auch die von Rob, Eastcott und Owen (*219*) ausgearbeitete Synchronoperation mit 2 Equipen, je einer für den distalen und proximalen Operationsakt. Damit wird die Operationsdauer erheblich abgekürzt.

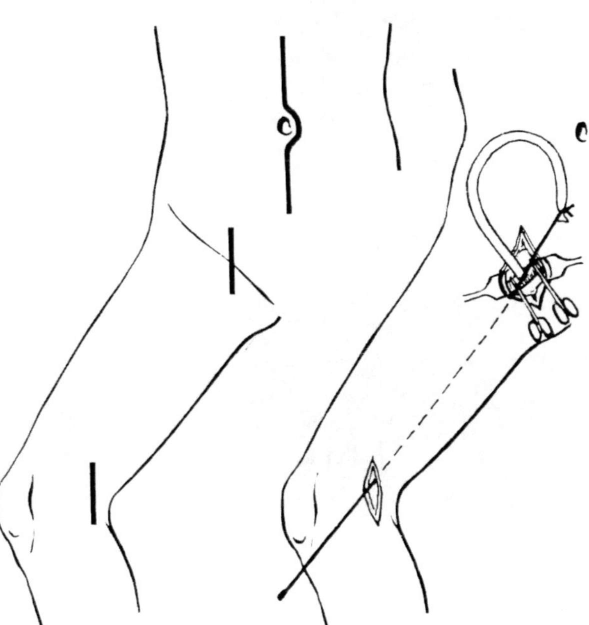

Abb. 16. Lagerung und Schnittführung für die By-passplastik

Der *Zugang zur A. poplitea* bedarf einer etwas eingehenderen Besprechung. Man hat die Wahl zwischen einem medialen, lateralen und dorsalen (*21*, *238*). Letzterer hat sich besonders für die Poplitea-Aneurysmen bewährt. Bei Arterienverschlüssen empfiehlt sich der mediale, da er im Gegensatz zum dorsalen keine Umlagerung erfordert. Vom lateralen möchten wir auf Grund eigener Erfahrungen abraten, obschon er bei nicht so selten unangenehm lateralem Situs der A. poplitea vorteilhaft wäre, aber dazu verleitet, die Anastomose lateral statt medial auszuführen. Dabei muß das Transplantat zwangsläufig die Wirtsarterie kreuzen und teilweise umschlingen, womit der Thrombosierung Vorschub geleistet wird. Bei Einhalten gewisser anatomischer und technischer Kriterien gibt der mediale Zugang eine gute Übersicht über die ganze A. poplitea bis zu ihrer distalen Bifurkation in A. poplitea und A. peronea. Distal davon sind die Möglichkeiten der Arterienchirurgie erschöpft, da sich praktisch immer eine postoperative Thrombose der Unterschenkelstammarterie, als prohibitive Komplikation, entwickelt. Die Abb. 18 A, B, C illustrieren die anatomischen Strukturen, auf die man beim medialen Zugang stößt.

Der 8—12 cm lange Hautschnitt, dessen Übergang vom mittleren ins distale Drittel auf Kniegelenkslinienhöhe liegt, erfolgt parallel der Beinachse und des Verlaufes der V. saphena magna. Diese muß geschont werden, da die Operationen an der A. poplitea von einer relativ hohen Thrombosequote der V. poplitea, die dorsal und leicht lateral der Arterie verläuft, gefolgt sind. Der N. saphenus, der häufig die Schnittlinie kreuzt, wird ebenfalls abgeschoben. Seine Verletzung kann unangenehme neuralgiforme Schmerzen oder Anaesthesie verursachen. Nach Eingehen zwischen M. vastus medialis und M. sartorius wird als erstes tiefes anatomisches Gebilde die A. poplitea sichtbar. Obschon ihre Darstellung distal durch die muskulotendinösen Ausläufer der Mm. sartorius, semimembranosus, semitendinosus und gracilis beschränkt ist, erlaubt die Durchtrennung des Bindegewebes rund herum um die Arterie, diese, nach Anschlingen mit einem oder zwei feinen Gummikathetern, genügend vorzuziehen. Der uns von der Firma Ulrich, St. Gallen, eigens hergestellte Wundspreizer gewährt nun eine ausgezeichnete Übersicht (Abb. 19). Erweisen sich Arterienpulsation oder retrograde Blutung und Wandbeschaffenheit als günstig für die distale Anastomose, so wird die Wunde zugedeckt und der inguinale Operationsakt begonnen. Andernfalls kann durch Mobilisierung der einengenden muskulotendinösen Gebilde nach ventral oder dorsal die A. poplitea auf eine Strecke von weiteren 4—6 cm ohne Schnitterweiterung dargestellt werden. Weist die präoperative Serienarteriographie nur auf Durchgängigkeit des distalen Abschnittes der A. poplitea hin, so muß der Hautschnitt von vorneherein peripherer, mit Zentrum über der Kniegelenkslinie angelegt werden. Die Arterie wird zwischen Mm. gastrocnemius und soleus und durch Abheben des ersteren nach ventral oder dorsal — je nachdem, wie es die Situation erfordert — aufgefunden. Der Zugang wird aber durch Durchtrennung des Gastrocnemius an seinem ligamentären Ursprung wesentlich erleichtert. Da der motorische Nerv distal einmündet, kann der befreite Gastrocnemius ausgiebig abwärtsgeschlagen werden. Die A. poplitea wird so bis zum Abgang der A. tibialis anterior übersichtlich dargestellt. Nach Durchtrennung der medialen Muskelanteile des Soleus kann die Arterie weiter mobilisiert werden, was aber nur in Ausnahmefällen notwendig erscheint.

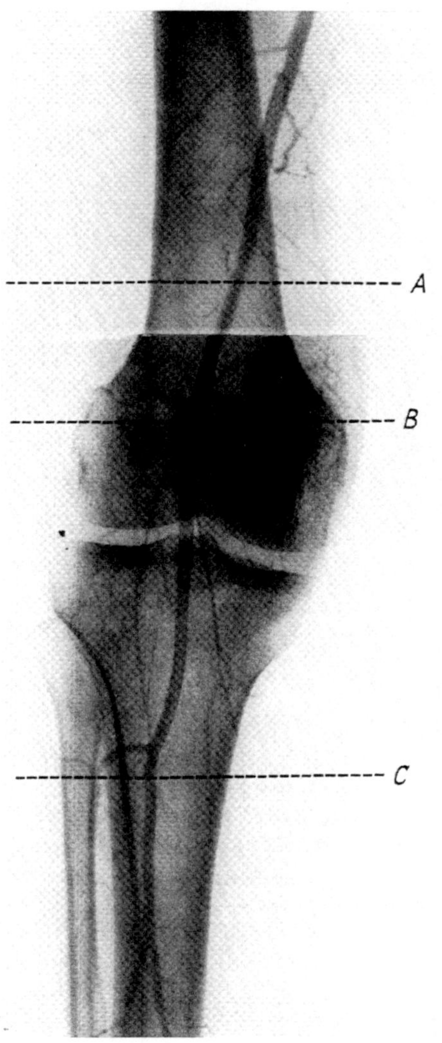

Abb. 17

Ist der optimale Sitz der distalen Anastomose ausfindig gemacht, wird in diesem Bereich die Adventitia (ähnlich wie bei der periarteriellen Sympathektomie) entfernt. Allfällige lose Adventitialefzen erschweren beim Anlegen der Naht die Übersicht bei der Stichführung.

Es folgt nun die Präparation der A. femoralis communis inklusive Abgangsstellen der A. femoralis superficialis und A. femoralis profunda von einem ungefähr 8 cm langen Hautlängsschnitt über der palpablen Arterie. Die Incision ist proximal begrenzt durch das Leistenband. Auch hier wird die günstigste Stelle

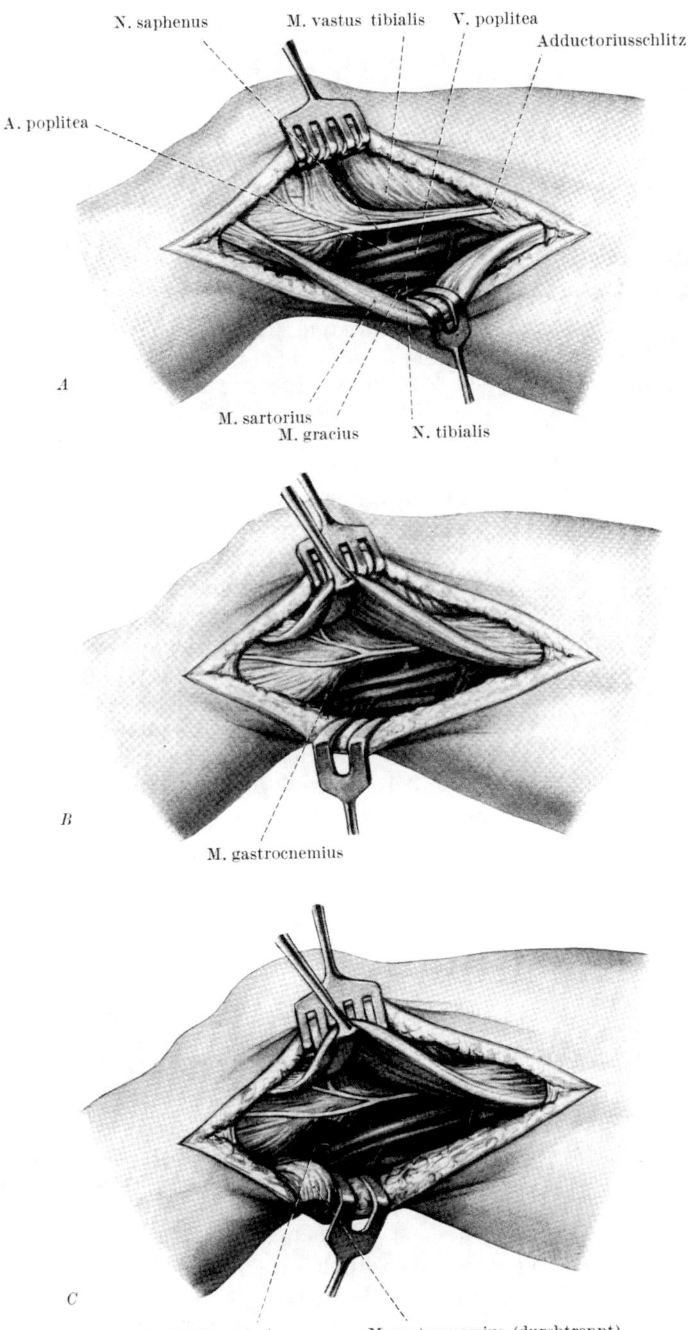


Abb. 18

Abb. 17 u. 18. Arteria poplitea. Proximale A. poplitea (mit beginnender endangotischer Einengung im Adductorenschlitz). Mittlere A. poplitea (mit diskreten Intimaveränderungen erkennbar an den schummerigen Kontrastaussparungen). Distale A. poplitea (ohne Befund). *A*, *B*, *C* entsprechen der distalen Begrenzung der in Abb. 18 dargestellten A. poplitea für die Anastomose ermittelt. Sie liegt dort, wo eine kräftige Arterienpulsation fühlbar ist, die unmittelbar weiter distal in eine schwächere übergeht oder überhaupt verschwindet. Erscheint die Wandbeschaffenheit der Arterie daselbst ungünstig, so muß man sich entweder für eine zusätzliche lokale Thrombendarteriektomie oder aber zur extraperitonealen Freilegung der A. iliaca externa durch einen zum Leistenband parallel verlaufenden suprainguinalen Schnitt entscheiden. Wir bevorzugen das letztere. Die A. iliaca externa kann rasch und sicher dargestellt werden (keine abgehenden Seitenäste) und zeigt mehrheitlich gute Wandbeschaffenheit. Die Thrombendarteriektomie erschwert die anschließende End-zu-Seitanastomose wegen zu dünner Arterienwandung im Verhältnis zur synthetischen Prothese und macht die Naht etwas unsicher.

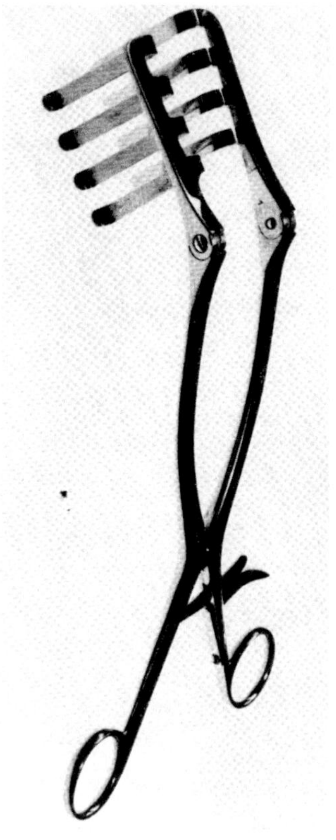

Abb. 19. Poplitea-Wundspreizer (Firma Ulrich, St. Gallen)

Sind die Voraussetzungen für die Anastomosen peripher und zentral erfüllt, so läßt man bei Verwendung eines alloplastischen Transplantates dort, wo die proximale Arteriotomie zu liegen kommt, durch eine mittlere Nadel mit Schlauchansatz etwa 30 cm³ Patientenblut in eine Schale fließen. Die synthetische Prothese wird im Patientenblut leicht durchgeknetet. Zu gut gemeintes, wiederholtes und kräftiges Durchspülen hat nicht den gewünschten, sondern den gegenteiligen Effekt, indem die Fibrinabscheidung dadurch verzögert oder überhaupt verunmöglicht wird. Diese Vorgerinnung (preclotting) im porösen Transplantat hat die Verminderung des initialen Blutverlustes zum Ziel. Diese Vorbehandlung der Prothese soll mindestens 10 min vor der Implantation beendet sein.

Nun wird die Tunnelierung für das Transplantat von beiden Schnittstellen aus digital bewerkstelligt. Die *subfasciale Lage* des Implantates ist der subcutanen vorzuziehen. Letztere bedingt eine Abknickung durch die zwangsläufig notwendigen Fascienlücken und entbehrt der Muskelpolsterung, welche Schutz gewährt. Die Tunnelierung von der Leiste bis in die Kniekehle muß zwecks Vermeidung einengender Bezirke großzügig erfolgen und kann einen etwa 3 cm langen Hilfsschnitt in der Oberschenkelmitte erfordern. Nun wird das Transplantat durchgezogen. Dazu verwendet man am besten eine Babcock-Sonde, eine lange dünne Kornzange oder ein Oesophagoskop (*193*). Verdrehungen des Implantates müssen vermieden werden.

Die distale Anastomose wird zuerst ausgeführt. Dadurch wird die Zeit, während der die Durchblutung des Fußes durch die Abdrosselung der A. femoralis communis und A. femoralis profunda zur Anlage der proximalen Anastomose empfindlich beeinträchtigt wird, um etwa die Hälfte verkürzt. Die Arterienklemmen werden nun distal sinngemäß angelegt. Dabei ist darauf zu achten, sie möglichst weit voneinander anzulegen, um eine gute Übersicht zu haben. Nachdem die Klemmen gesetzt sind, werden zur Thromboseverhütung distal und proximal davon je 5 cm³ Heparinlösung (2 cm³ Liquemin = 10000 E auf 20 cm³) mit einer Nadel in die Arterie injiziert. Nun wird die Arteriotomie durch Längsincision ausgeführt. Ihr Ausmaß soll der vorgängig ausgemessenen Distanz entsprechen, die aus der in einem Winkel von 45° mit Spezialschere (Abb. 20) abgeschnittenen Prothese resultiert. Dieser Verzweigungswinkel hat sich in unseren Strömungsversuchen als optimal herausgestellt. Ob die Arteriotomie lediglich als Längsschnitt oder mittels ellipsenförmiger Excision zu erfolgen hat, ist noch nicht entschieden. Eingedenk der Tatsache, daß jede Gefäßanastomose durch allmähliche Fibrosierung zu einer Verkleinerung des Stoma führt, empfiehlt sich eher eine sparsame ellipsoide Excision als lediglich die Incision. Dieser Entscheid ist auch abhängig von der Wandbeschaffenheit der Wirtsarterie. Eine elastische Arterie wird sich nach Incision oder Excision weit mehr retrahieren als ein schwer arteriosklerotisch verändertes starres Gefäß. Eine sparsame Arteriotomie-Excision von 1—2 mm wird die oft knifflige Naht übersichtlicher und müheloser gestalten, da die arteriellen Wandlefzen sich so geradezu kongruent zum Prothesenquerschnitt präsentieren und nicht durch Pinzetten mit ihrer Traumatisierungsgefahr unter dem Implantat hervorgezogen werden müssen. BARKER (*15*) hat die Überwendlingsnaht der Arteriotomielefzen empfohlen, um die Anastomosierung einfacher und sicherer ausführen zu können (Abb. 21). Vor einer zu ausgiebigen ellipsoiden Excision ist aber zu warnen,

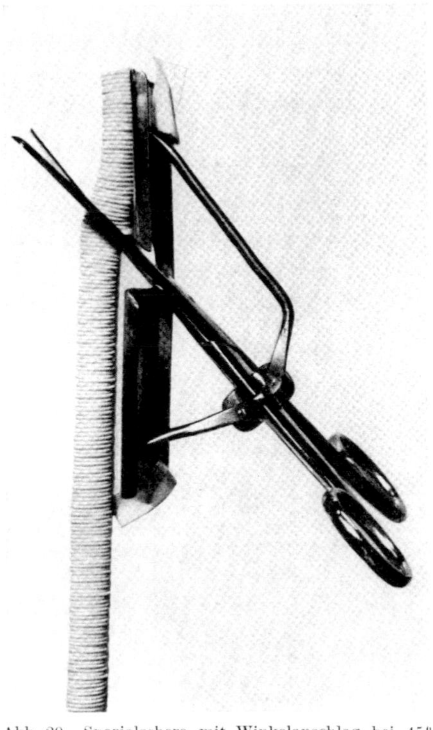

Abb. 20. Spezialschere mit Winkelanschlag bei 45° (Firma Ulrich, St. Gallen)

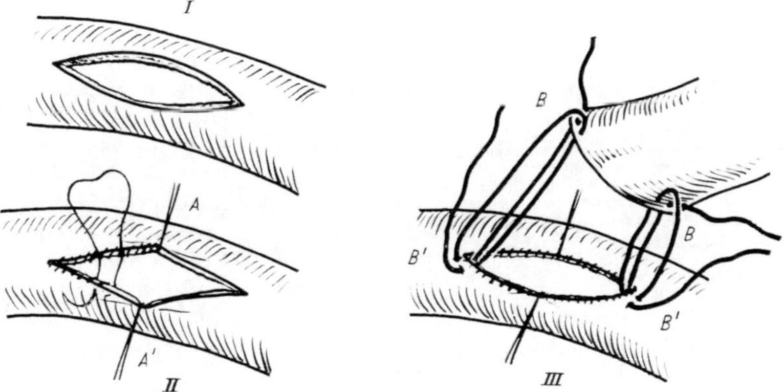


Abb. 21. Nahtmethode nach BARKER. *I* Incision der Wirtsarterie. Gezähnelte und von der Media etwas abgehobene Intima. *II* Überwendlingsnaht (*A*—*A*¹) teilweise vollendet. *III* Beginn der Anastomose mit Eckpfeilernähten (*B*—*B'*)

da dadurch der Querschnitt des Wirtsgefäßes zu empfindlich eingeengt würde (vgl. Abb. 22).

Bezüglich der *Gefäßnahttechnik* gibt diejenige nach BLALOCK bei gesunden Arterien die beste Dichtigkeit. Diese evertierende U-Naht ist nach KREMER (*141*) auf Grund seiner experimentell-histologischen Untersuchungen der invertierenden Technik überlegen. SAUVAGE und WESOLOWSKI (*230*) fanden anhand ihrer Tierexperimente den gleichen Prozentsatz thrombotischer Verschlüsse bei beiden Nahttypen. Bei degenerativ veränderten Gefäßwänden ist aber die fortlaufende invertierende Carrel-Naht vorzuziehen. Nur sie erlaubt die Stichführung von innen nach außen. Dadurch werden atheromatöse Stellen nicht abgehoben, sondern durchstochen. Die Gefahr der Entwicklung von Abscheidungsthromben und der zusätzlichen Gefäßwandschwächung wird dadurch verringert. Für die End-zu-Seitanastomosen vermittels Vene oder Arterie hat sich die Nahttechnik nach KUNLIN-COCKETT (*143*, *35*) bewährt (Abb. 23). In leicht modifizierter Form eignet sie sich auch sehr gut für die synthetische Prothese. Wesentlich für die Gefäßnaht ist grundsätzlich die peinlich genaue Stichführung unter Mitnahme aller Wandschichten. Ein gefährlicher Fehler liegt in der Nahtverankerung lediglich der Intima, da eine Incision in eine sklerotisch veränderte Arterie der Retraktion der Media und der Protrusion der Intima Vorschub leistet. Bei verletzlichen, stark degenerativ veränderten Gefäßen sollte relativ mehr Arterienwand gefaßt werden. Wie im Kapitel über Strömungsprobleme noch ausführlicher besprochen wird, ist, gestützt auf hämodynamische Überlegungen die, End-zu-Seitanastomose trompetenförmig zu gestalten. Von wesentlicher strömungstechnischer Bedeutung ist ferner die Dimension der Prothese, die zur Überbrückung des verstopften Wirtsgefäßes verwendet wird. Sie muß verjüngt (oder isodimensional) sein.

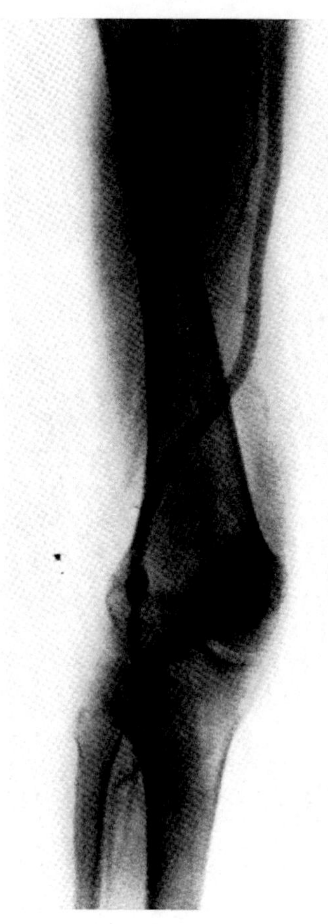

Abb. 22. Kontrollarteriographie einer 6 Monate zuvor durchgeführten Femoralis-Popliteabypassplastik (tiefgekühltes Homoiotransplantat) wegen schwerer Claudicatio mit ausgedehntem Verschluß der A. femoralis superficialis. Trompetentrichterförmige Einmündung in die A. poplitea. Diese ist unmittelbar distal der Anastomose etwas eingeengt und zeigt eine diskrete poststenotische Dilatation

Das *Nahtmaterial* — im allgemeinen Seide — heilt als Fremdkörper ein. In seiner Umgebung sind oft Fremdkörperriesenzellen zu beobachten, da Seide bedeutend stärkere Reaktionen als Nylon oder Dacron bewirkt (*202*). Der Heilungsvorgang geht derart vonstatten, daß ein den Defekt abdichtender feiner Thrombus bindegewebig organisiert wird. In diesem Narbengewebe läßt sich eine neue, mit Endothel überzogene Intima nachweisen. Der Defekt wird also narbig verschlossen. Nebst der geringeren Fremdkörperreaktion haben Nylon und Dacron meines Erachtens den Vorteil, daß dieses Material wesentlich besser als mit Öl gleitfähig gemachte Seide schlüpft und demzufolge das Einreißen arteriosklerotischer Plaques vermindert. Wir verwenden als Nahtmaterial Dermalon 0000 und 00000 mit elliptischer atraumatischer Nadel.

Nach Vollendung der distalen Anastomose wird die proximale gleich ausgeführt. Ob vorgängig die Klemmen distal temporär oder endgültig oder nicht entfernt werden sollen, ist nirgends schlüssig beantwortet. Die Freigabe des Blutstromes vor der Abdrosselung für die proximale Anastomose würde die temporäre Ischämie beheben und die Prothese via retrograde Blutung weiter abdichten. Besonders bei ungenügendem „back bleeding" besteht aber zufolge stark verlangsamter Blutströmung Thrombosegefahr für das Transplantat. Die Beantwortung dieser theoretischen Erwägung wird wohl erst durch ausgedehnte praktische Erfahrungen möglich sein. Bis jetzt haben wir die Klemmen distal und proximal, aus Angst vor der Transplantatthrombose, synchron entfernt.

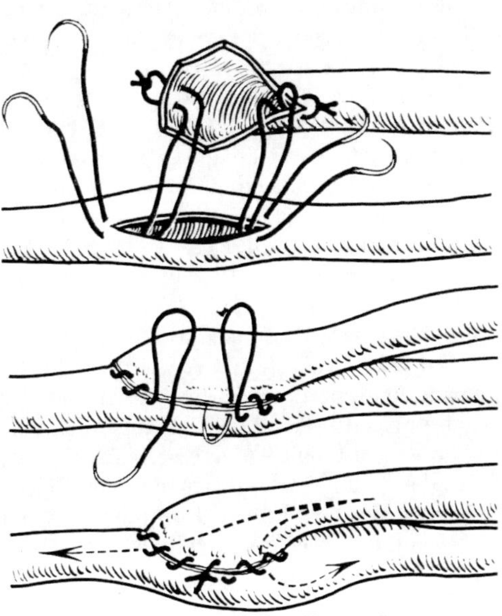
Abb. 23. Nahttechnik nach KUNLIN-COCKETT

Ein weiteres Problem bietet die Spannung des Transplantates. Steht die Prothese unter zu starkem Zug, besteht die Gefahr der Nahtdehiszenz. Im Gegensatz dazu neigt ein zu locker und lose eingelegtes Implantat zufolge Krümmungen oder gar Abknickungen zu Thrombosen. JULIAN (*136*) empfiehlt für die gewobene Dacronprothese diese approximativ bis zu $^3/_4$ ihrer ursprünglichen Länge zu strecken, d.h. es sind beispielsweise zur Überbrükkung eines 20 cm langen Defektes 15 cm des nicht ausgespannten Transplantates nötig. Jedenfalls ist daran zu denken, das in Knie- und Hüftgelenken gebeugte Bein nach erfolgter distaler und vor Anlegen der proximalen Anastomose zu strecken, oder diesem Umstand bei unveränderter Ausgangslagerung des Patienten Rechnung zu tragen. Andernfalls wird das Implantat zu kurz.

Vor der endgültigen und vollständigen Freigabe des Blutstroms ist für adäquaten Blutersatz zu sorgen. Die Blutung aus der synthetischen Prothese kann abundant und in kürzester Zeit erfolgen. Wir bereiten jeweils 2 Venen für Transfusionen vor, die gegebenenfalls eingepumpt werden. Meist erfolgt ein mehr oder weniger intensiver Blutdruckabfall, dessen Prophylaxe oder Kompensation mit allen Mitteln erfolgen muß (s. unter Anaesthesie). Gleichzeitig werden heiße Tücher auf die Prothese gelegt, die sofort nach Lösen der Gefäßklemmen komprimiert wird. Nun bezähme man sich — und lüfte den Tücherschleier erst nach 3—5 min. In dieser Zeit sind Anastomosen und Prothesen meist dicht. Eine Retusche ist nur ausnahmsweise notwendig. Eine genaue Blutstillung ist unerläßlich. Hämatome mit konsekutiver Kompression von Arterie oder Transplantat oder gar nachfolgender Sekundärinfektion sind sehr unliebsame Komplikationen.

Sollte eine gute Pulsation im Transplantat oder peripher der distalen Anastomose ausbleiben, so muß das Implantat revidiert werden. Eine kurze Incision in die Prothese, die anschließend mühelos wieder vernäht werden kann, genügt. Meist kann ein frisches Koagulum in der distalen oder proximalen Anastomose entfernt werden. Gegebenenfalls muß man sich zur möglichst restlosen Ausschwemmung der Thrombusmassen, eventuell auch aus dem Wirtsarteriensystem, der retrograden Durchspültechnik bedienen (*47*, *216*).

Die *Anaesthesie* dieser Patienten bedarf eines kurzen Hinweises. Das Ziel der Narkose muß sein, einen signifikanten Blutdruckabfall während oder nach der Operation zu vermeiden. Jede Hypotonie kann nicht nur die Thrombose im Transplantat oder in dem zu überbrückenden Wirtsarteriensystem, sondern auch in den Coronar-, Hirn- und gegenseitigen Extremitätenarterien beschleunigen. Ein intensiver Blutdruckabfall ist vornehmlich dann zu befürchten, wenn die Zirkulation nach erfolgter Anastomosierung freigegeben wird. Folgende Faktoren sind dafür verantwortlich: der Blutverlust aus Transplantat oder Anastomose, die reaktive Hyperämie in der abgedrosselten Extremität, der Eintritt von Stoffwechselprodukten in den allgemeinen Kreislauf, welche eine vasodepressorische Wirkung auslösen. Der Anaesthesist muß darauf vorbereitet sein, den Blutverlust rasch zu ersetzen.

Nach Eingriffen am peripheren Gefäßsystem ist eine genaue *postoperative Betreuung* notwendig. Die Thrombosegefahr ist, je nach Lage des Falles, durch die Medikation von Antikoagulantien zu mindern. Wir verwenden ab 2. oder 3. Tag Sintrom und stellen die Prothrombinzeit um 40% ein. Aus hämodynamischen Gründen ist die Extremität etwas unter das Niveau des Herzens zu lagern. Der Patient bleibt 10—14 Tage im Bett, d.h. bis die Gefäßnaht sich einigermaßen gefestigt hat. Nach 3 Wochen ist die Naht voll belastungsfähig. Eingedenk des Falles von SZILAGYI (S. 360) empfiehlt es sich, die Patienten darauf aufmerksam zu machen, lang andauernde Beugung der Knie- und Hüftgelenke zu unterlassen.

Die *Wiederkehr der Fußpulse* nach der By-pass-Plastik variiert von unmittelbar nach Entnahme der Gefäßklemmen bis zu einigen Tagen. Diese interessante Erscheinung hat folgende Erklärungsmöglichkeiten: Sie kann als Rationalisierungsphänomen aufgefaßt werden, indem unter zunehmendem Druck das distale Strombett allmählich geöffnet wird. Die hypoxämische Muskulatur schluckt eine Zeit so viel Blut, daß die Fußpulse erst dann tastbar werden, wenn der normale Gefäßtonus wieder hergestellt ist. Der Vasospasmus als Folge der Manipulation am Gefäßsystem kann an diesem Phänomen ebenfalls ursächlich beteiligt sein.

Es ist sinnlos, bei fehlenden Fußpulsen unmittelbar postoperativ die Flinte ins Korn zu werfen oder gar eine Reoperation zu beschließen. Man warte vorerst ruhig einen oder zwei Tage ab.

## 4. Komplikationen

*Blutungen, Thrombosen und Infektionen* sind die Komplikationen, die nach Eingriffen am arteriellen Gefäßsystem zu befürchten sind.

Von diesen steht die *Thrombosierung des Transplantates* an erster Stelle. Ohne allgemeine Operationskontraindikation hat die Wiederherstellungschirurgie vorwiegend auf die Vermeidung dieser sekundären Thrombosierung zu achten. Wichtigste Voraussetzung ist dabei die richtige serienangiographische Auswahl der Fälle.

Man kann die Transplantatthrombosen in Sofort-, Früh- und Spätthrombosen unterteilen. Sofortthrombosen sind bei richtiger Indikationsstellung fast ausschließlich Folgen operationstechnischer Fehler. Die Ursachen sind vielfältig, wirken sich jedoch praktisch immer *hämodynamisch* aus. Intensität und Ausdehnung sowohl des proximal als auch des distal des Transplantates liegenden Verschlußprozesses sind in der Genese der Transplantatthrombose von Bedeutung (s. Kapitel strömungstechnische Probleme).

Schließlich ist die Thrombose abhängig vom *Material des Transplantates* und der Wirtsreaktion. Eine Publikation von diesbezüglichem Interesse war diejenige von SAWYER und PATE (*232*), welche auf eine bioelektrische Potentialdifferenz zwischen der Intima und Adventitia von frischen Arterienhomoiotransplantaten und der Wirtsarterie hinwiesen. Dieses Phänomen scheint die negativ geladenen Erythrocyten anzuziehen und so die Thrombosebildung anzuregen. Bei lyophilisierten Transplantaten bestand keine Potentialdifferenz. Allerdings wurden die Befunde an der thorakalen und abdominalen Aorta und nicht an den peripheren Arterien gewonnen. Die ausgeklügelsten Konservierungs- und Sterilisationsmethoden der Arterio-Homoio- und Heterotransplantate vermochten kein nur annähernd ideales Ersatzmaterial zur Verfügung zu stellen. Das autologe Venentransplantat führt über Dilatation und Aneurysmabildung zu Wirbelströmungen und damit zur Thrombose. Homologe Arterientransplantate zeigen in der ersten postoperativen Periode wenig Versager. Sie bringen eine erhaltene Intima mit. Diese wird aber mit der Zeit zerstört. Es kommt zu Ulcerationen der lumenwärts gelegenen Oberfläche. Dies ist der Grund, warum die homologe Arterientransplantate häufig nach 6 Monaten und später thrombosieren. Alloplastische Transplantate sind dagegen in der ersten postoperativen Periode wegen Fehlens einer Intima unphysiologischer. Wird aber diese kurze Gefahrenperiode überschritten, sinkt die Thrombosierungsquote. Die synthetische Prothese wird nämlich rascher und vollständiger organisiert. Nach etwa 4—6 Monaten ist sie bereits weniger verwundbar als das Homoiotransplantat. Bei der Homoio- ist die Frühthrombose im Gegensatz zur Alloplastik seltener, die Spätthrombose dagegen häufiger.

Ob die *Länge des Transplantates* die Thrombosequote beeinflußt oder nicht, wird unterschiedlich beantwortet. McCUNE und BLADES (*56*) und SCHMITZ et al. (*236*) kommen auf Grund ihrer Tierexperimente zum Schluß, daß Erfolg oder Mißerfolg nicht durch die Länge des Transplantates bedingt sei. ANZOLA et al. (*3*) folgern aus ihren Untersuchungen, daß bei Ersatz der peripheren Arterien die Thromboserate mit zunehmender Transplantatlänge steige.

*Blutungen* sind entweder Folge von Nahtinsuffizienzen oder Nekrosen im Homoiotransplantat bzw. technischer Unvollkommenheiten (Web- und Flechtart) in den synthetischen Prothesen. Nahtdediszenzen werden bei einwandfreier Technik und anatomisch unveränderter Gefäßwand höchstens dann beobachtet, wenn die Nahtreihe unter zu großer Spannung steht. Oft geht der massiven Blutung ein Naht-Aneurysma voraus, welches früher oder später rupturiert. Begünstigt wird die Nahtdehiscenz naturgemäß durch degenerative und entzündliche Gefäßveränderungen. In derartigen Fällen kann es sogar im Gebiet der intra operationem angelegten Gefäßklemmen zu schweren Schädigungen mit Bildung sekundärer Aneurysmen und Rupturen kommen. Derartige Gefäßschäden prädisponieren zur Aufsplitterung der Wand. Man muß bei der Naht peinlichst darauf achten, alle Schichten zu fassen. Andernfalls springen leicht Intimateile ventilartig in das Lumen vor, behindern die Strömung oder führen zum Aneurysma dissecans (s. auch Nahttechnik).

Treten postoperative Hämatome auf, müssen sie abpunktiert oder nach Entfernung einer oder zweier Hautnähte entleert werden. Die Resorption läßt sich durch Injektionen von Permease beschleunigen. Unbehandelte Blutergüsse begünstigen, als geeigneter Nährboden, die Infektion. Sie gefährden auch rein mechanisch durch Druck den Transplantatkreislauf (s. Kapitel Strömungstechnische Probleme). Durch bindegewebige Organisation des Hämatoms kann zudem eine Verkleinerung des Anastomosenstoma resultieren.

Auf eine recht häufige, glücklicherweise ungefährliche Komplikation sei noch hingewiesen: das *Ödem* im Fuß- und Unterschenkelbereich. Es ist in erster Linie bedingt durch eine Thrombose der V. poplitea. Diese Vene wird für die Anlage der distalen Anastomose zwangsläufig auf kurze Distanz von der A. poplitea freipräpariert. Durch besonders atraumatisches Operieren läßt sich die Thrombosequote der V. poplitea wohl verringern, aber nicht gänzlich verhüten. WYLIE (*276*) gibt an, daß diese Komplikation in etwa 30% der Fälle eintritt. Das Ödem wird durch eine vorsichtige Kompressionsbandagenbehandlung günstig beeinflußt. Nach 3—6 Monaten verschwindet es meist vollständig.

Einer unserer Patienten, ein 57jähriger Elektromonteur, das Opfer einer geradezu lehrbuchmäßigen gefäßchirurgischen Komplikationsserie, mag die glücklicherweise seltenen Schwierigkeiten beleuchten. Am 4. postoperativen Tage nach Femoralis-Poplitea-Bypass-Anastomose mit tiefgekühltem Homoiotransplantat kam es zu einer abrupten massiven Blutung aus der Leistenwunde. Die Revision ergab keine Anastomoseninsuffizienz, sondern ein schlitzförmiges Leck am Transplantat fingerbreit distal der End-zu-Seitnaht. Der Defekt wurde übernäht. Eine analoge Blutung aus einem noch peripehereren nekrotischen Transplantatbezirk erfolgte einen Tag später. Das Homoiotransplantat wurde nun entfernt und eine Dacronprothese Iliaca-Poplitea mit Wiederherstellung des Fußpulses implantiert. Mit Ausnahme dieser zwei einzigen, histologisch total nekrotischen Gefäßbezirke, deren Genese unklar bleibt, erwies sich diese tiefgekühlte Arterie sonst als völlig normal. Die Pechsträhne brach aber noch nicht ab. 5 Tage später, während der Defäkation, erfolgte ein akuter Schmerz im rechten Unterbauch mit tastbarem, pulsierendem Tumor. Da die Beinzirkulation unbehelligt blieb, verzichteten wir auf eine erneute Intervention, bis der Patient weitere 6 Tage später nach einem Hustenstoß kollabierte. Die nochmalige Revision ergab ein geplatztes Nahtaneurysma in der arterio-sklerotisch veränderten Gefäßwand. Während der Blutstillung thrombosierte die Dacronprothese. Eine nochmalige Transplantation kam aus vitalen Gründen nicht mehr in Frage. Die Tragödie endete mit der Femuramputation.

Unser während 2 Jahren gefestigtes Vertrauen in das tiefgekühlte Homoiotransplantat ist — allerdings nur auf Grund dieses einen Falles — erschüttert, so daß wir jetzt alloplastische Prothesen bevorzugen. Eine weitere Konsequenz besteht darin, daß bei Nahtaneurysmen Zuwarten gefährlicher ist als Zugreifen, da die Ruptur früher oder später doch erfolgt.

## 5. Antikoagulantienbehandlung

In der Gefäßchirurgie ist die postoperative Heparinmedikation durch die *peroperative* praktisch vollständig verdrängt worden. Unmittelbar nach Abklemmen der Arterie proximal und distal sind je 5 cm$^3$, d.h. total 20 cm$^3$ einer Heparinlösung (2 cm$^3$ = 10000 E auf 20 cm$^3$ NaCl) zu injizieren. Eine vorsichtig dosierte und kontrollierte postoperative Heparinbehandlung empfehlen wir nur noch bei Embolektomien distal des Leistenbandes mit unbefriedigender retrograder Blutung.

Die postoperative Antikoagulantientherapie führen wir mit Sintrom durch. Wir beginnen mit der Medikation am 2. oder 3. Tag nach dem Eingriff. Der Quick wird um 40% gehalten. Die Dauer der Sintrombehandlung machen wir abhängig vom Grad und Ausmaß des überbrückten arteriellen Verschlußprozesses und den Gefäßveränderungen im distalen Arterienbett. Wir befürworten bei arterienthrombosegefährdeten Patienten, klinisch und arteriographisch beurteilt, eine lang andauernde Sintrommedikation von mindestens 6 Monaten. Trotzdem erlebten wir aber 4 Wochen postoperativ eine Dacrontransplantatthrombose bei gut eingestelltem Quick. Wir glauben, daß in diesem Fall die Silikonisierung der synthetischen Prothese die Thrombosierung ausgelöst hat.

Zwei unserer Todesfälle standen mit der Heparinmedikation in Zusammenhang.

Der erste, 61jährige Patient, erlitt einen in der Literatur nach Liquemingabe nirgends erwähnten anaphylaktischen Schocktod. 8 Tage nach der Umgehungsgefäßplastik wurden wegen Verdacht auf beginnende Transplantatthrombose 12500 E Liquemin innert 4 min intravenös injiziert. Unmittelbar anschließend kam der Patient, trotz sofort durchgeführter Herzmassage, ad exitum. Die Sektion ergab ein frei durchgängiges Transplantat und kein organisches Leiden, welches den plötzlichen Tod erklären konnte. Offenbar war es zufolge der 8 Tage zuvor peroperativ applizierten Dosis von 20000 E Liquemin zur Sensibilisierung gekommen. Nach Rücksprache mit Prof. KOLLER, Zürich, drängt sich folgende praktische Konsequenz auf: Bei Patienten, die bereits früher Heparin erhielten, ist vor einer erneuten Medikation eine Testmenge von $^1/_{10}$ cm$^3$ oder 500 E i.v. zu applizieren und erst bei guter Verträglichkeit die therapeutische Dosis zu geben.

Beim zweiten Patienten, einem 62jährigen Hypertoniker, wurde nach 8tägiger Serpasilvorbehandlung eine alloplastische Bypass-Anastomose ausgeführt. Wir verwendeten dazu zum vierten Male die schweizerische Dacronprothese, die auf Initiative von DEUCHER (*60*) durch einen Textil-Ingenieur in St. Gallen hergestellt wird. Aus Furcht vor hämodynamisch-kardialen Komplikationen bei diesem Hypertoniker versuchten wir durch Silikonisierung der Protheseninnen- und Außenflächen den peroperativen Blutverlust zu verringern. 24 Std nach der komplikationslosen Gefäßplastik erfolgte die Transplantatthrombose. Wir entschlossen uns zur Thrombektomie und verabreichten 10000 E Liquemin. Nach der Operation kam es zu einem immer massiveren Blutverlust aus der Prothese mit unbeherrschbaren Blutdruckschwankungen. Schließlich verabreichten wir Protaminsulfat. Die Blutung sistierte sofort. Leider kam der Patient 24 Std später an zunehmender Kreislaufinsuffizienz ad exitum. Die Autopsie ergab nebst einem frei durchgängigen Transplantat ein Hypertonikerherz und einen alten und frischen Erweichungsherd in den linken Stammganglien. Unsere Überlegungen bezüglich der Silikonisierung der Protheseninnen- und außenflächen erwiesen sich als trügerisch. Auf Grund dieses einen Falles versuchen wir experimentell abzuklären, ob das Ausmaß der Silikonisierung die mikroskopisch faßbare Organisation, insbesondere die Thrombosierung der Kunststoffprothesen, wirklich beeinflußt. Bei unserem Patienten wurde dieser 24 Std alte und offenbar zufolge der ungewöhnlich ausgiebigen Silikonisierung auffällig dünne Fibrinfilm durch die geringe Liquemindosis rasch aufgelöst.

## II. Operationen am Sympathicus

Sie werden in der vorliegenden Arbeit, deren Hauptzweck die Besprechung der Probleme der Wiederherstellungschirurgie ist, nur summarisch berücksichtigt. Ziel der Eingriffe am Sympathicus ist, die Spasmen zu beseitigen und eine maximale Erweiterung der Kollateralen und Anastomosen mit konsekutiver Erhöhung der Blutzufuhr zur Peripherie zu erreichen. Es gibt folgende Verfahren:

1. Eingriffe am übergeordneten vegetativen Nervensystem und den Nebennieren.

a) Temporäre Sympathicusblockade mit einem Anaestheticum.

b) Permanente Ausschaltung der sympathischen Ganglien und Nerven: lumbale Grenzstrangresektion.

c) Splanchnicusexairese und einseitige oder subtotale Epinephrektomie.

2. Eingriffe am peripheren Nervensystem.

a) Periarterielle Sympathektomie.

b) Arterienresektion.

Die wiederholte *Sympathicusanaesthesie* ist bei Operationskontraindikation und akuten Ischämiesymptomen wertvoll. Die *lumbale Sympathektomie* wird in eine obere und untere Grenzstrangresektion unterteilt. Bei der ersten wird der Sympathicus von L 1 (eventuell Th 12) bis unterhalb L 3, bei der letzteren von L 2 bis L 4 bzw. L 5 entfernt. Die hohe lumbale Sympathektomie (*83, 98, 170, 171* u.a.) scheint im Vergleich zur unteren wirksamer zu sein. Dies ist vornehmlich dann der Fall, wenn der arterielle Verschlußprozeß mehr proximal liegt. Die Ausweitung der lumbalen Grenzstrangresektion nach oben kann aber, besonders bei doppelseitiger Entfernung der proximalen Lumbalganglien, eine totale Impotenz hervorrufen. Die Genese dieser Komplikation ist noch nicht geklärt. Es ist zu betonen, daß das Gefäßleiden selbst, ohne Entfernung des oder der ersten Lumbalganglien, recht häufig zu Potenzstörungen Anlaß gibt, die allerdings postoperativ akzentuiert auftreten können.

Die *Operationen am Splanchnicus und den Nebennieren* haben sich bei den uns vorwiegend beschäftigenden arteriosklerotischen Verschlüssen nicht bewährt (*83*).

Die *periarterielle Sympathektomie* scheint nur mehr historischen Wert zu besitzen. Trotzdem sie in wenigen Fällen langdauernde Erfolge zeitigte, ist sie wohl heutzutage kaum mehr indiziert (*83, 206*).

Die von Leriche inaugurierte *Arterienresektion* basiert auf der Vorstellung, daß von einem verschlossenen Arteriensegment über das vegetative Nervensystem ein vasoconstrictorischer Dauerreiz ausgesendet wird. Die Arteriektomie findet in der Literatur eine stark sich widersprechende Beurteilung (*64, 110, 153, 161, 237, 247*). Wichtig für den Erfolg scheint die Kombination der Arterienresektion mit der Sympathektomie. Auf Grund neuerer Beobachtungen und hämodynamischer Überlegungen mißt Singer (*244*) dem Ausmaß der Arteriektomie eine wichtige Bedeutung zu. Bei Gefäßresektion und intra operationem ausgeführten Arteriogrammen stellte der Autor eine retrograde teilweise Füllung der vor dem Verschluß liegenden A. femoralis superficialis fest. Diese Arterie füllt sich gewissermaßen als Blindsack, so daß ein Teil des Blutes nutzlos im nicht völlig verschlossenen Femoralisgebiet versackt. Dieses kurzgeschlossene Blut kann durch ausgiebige Resektion der A. femoralis superficialis, grundsätzlich bis zum Abgang der A. profunda femoris, für die ischämische Extremität zurückgewonnen werden. Klinisch sollen die Ergebnisse nach dieser Arteriektomietechnik besser sein.

## III. Andere Operationen

### 1. Arterio-venöse Anastomose

Die arterio-venöse Fistel stellt nur eine Ausnahmemethode dar. Wenn alles verloren scheint, konservative Maßnahmen und Sympathicuschirurgie bereits versagt haben und eine Gefäßrekonstruktion anatomisch unmöglich ist, kann der arterio-venöse Shunt als letzter Rettungsversuch bei drohender Amputation ausgeführt werden. Die Wirkung der arterio-venösen Anastomose ist abhängig von dessen Lage. Hohe Fisteln an der Femoralis oder Iliaca vermögen das Blut nicht bis zum Fuß zu fördern, selbst wenn man distal des Shunts die venösen Seitenäste unterbindet. Am zweckmäßigsten erfolgt die Anlage der Anastomose möglichst distal im Adductorenkanal (*83*). Diese Operationen ergeben noch durchschnittlich bei jedem fünften derartigen Kranken eine Besserung. Eine Schädigung des Herzens ist bei Ligatur der Vene proximal der arterio-venösen Anastomose kaum zu befürchten. Wir glauben, bei einem Patienten mit der arterio-venösen Fisteloperation, kombiniert mit dem ganzen Therapiearsenal, die Amputation verhütet zu haben.

## 2. Periphere Nervenausschaltung

Der Gedanke, jene Nerven zu durchtrennen oder temporär auszuschalten, welche die Claudicatio auslösenden ischämischen Muskeln innervieren, stammt von BOYD (*27*). Nach dieser „Myoneurektomie" verrichten die gelähmten Muskeln beim Gehen keine Arbeit, so daß der Claudicatioschmerz ausbleibt. Die Methode hat ihre Grenzen. Es ist oft schwierig, die für den Schmerz verantwortlichen Muskeln zu lokalisieren. Mehrere Muskelgruppen, z.B. Mm. gastrocnemius und soleus, können gleichzeitig von der Geh-Ischämie befallen werden. Zudem kann der Claudicatioschmerz weithin ausstrahlen. BOYD (*27*) berichtete über schlagartige Erfolge nach Durchtrennung des N. peroneus profundus bei Claudicatio, beschränkt auf die Tibialis anterior-Muskelgruppe. Die Durchtrennung des N. tibialis zur Denervation der Mm. gastrocnemius und soleus führte meist zu keinem guten Ergebnis. Bei ischämisch bedingten Fußschmerzen kann die Blockade des N. tibialis posterior auf Höhe des äußeren Knöchels versucht werden.

## 3. Tenotomie der Achillessehne

BOYD (*27*) hat später das Verfahren der Myoneurektomie in der Weise vereinfacht, daß er mit der Durchtrennung der Achillessehne die Unterschenkelflexoren ausschaltete. Diese Muskelgruppe spielt in der Genese der Claudicatio die größte Rolle. Auf Kosten einer gewissen Funktionsstörung, die sich mit der Zeit bessert und an die sich der Patient teilweise adaptiert, wird ein schmerzfreies Gehen ermöglicht. Wir haben die Achillessehnentenotomie zweimal durchgeführt. Ein Patient wertete den Eingriff bald als Erfolg, der andere war erst nach längerer Angewöhnungszeit damit einigermaßen zufrieden.

## 4. Scarifikation

Die ersten Versuche von seiten der Chirurgie mit dem Ziel der Gewebeerhaltung bestanden in der Umschneidung von nekrotischen Bezirken und Scarifikation der angrenzenden gesunden Hautstellen. Durch Schaffung künstlicher Wundflächen glaubte man, die Durchblutung in notleidenden Gebieten reflektorisch zu verbessern. Es ist schwer, sich über den Wert dieses Eingriffes ein Bild zu machen. Die Entlastung durch Ödemabfluß dürfte eine günstige Rolle spielen. Es stellt sich aber die Frage, ob nicht durch die Scarifikation die Durchblutung verschlechtert, statt verbessert wird. Der Blutbedarf für die Extremität dürfte doch wohl durch die Wundheilung gesteigert sein. Folge davon wäre, wegen der begrenzten Erhöhung der Blutzufuhr, eine negative Bilanz zwischen Angebot und Nachfrage mit entsprechender Durchblutungsverschlechterung. Die Scarifikation findet in günstiger gelagerten Fällen, die wahrscheinlich auf eine andere Therapie noch ansprechen, keine Anwendung. Sie wird daher wohl nur noch als ultima ratio versucht, wenn alle anderen Behandlungsmaßnahmen versagen (*207*, *266*).

## 5. Präventive chirurgische Maßnahmen

Einen völlig neuen Weg beschritten DUNLOP (*67*, *68*) und JUDMAIER (*133*). Die Großzahl der Arterienverschlüsse der untern Extremität lokalisiert sich anhand der Arteriogramme im Hunter-Kanal. Im Adductorenschlitz ist das Gefäßbündel außerordentlich stark verankert. Arterie und Vene werden daselbst durch eine straffe Scheide aus Ring- und Achtertouren von Bindegewebe eingeschnürt. Chronische lokalisierte Mikrotraumen durch Knieflexion und Sitzen auf der Stuhlkante begünstigen offenbar wegen dieser Fascienfixation einen mehr oder weniger circumscripten periarteriellen Entzündungsprozeß, der schließlich auch auf die inneren Gefäßwandschichten übergreifen kann. Bei Thrombosen im Adductorenkanal, bedingt durch die soeben erwähnten ätiologischen Faktoren, verspricht demzufolge die operative Befreiung der A. femoralis superficialis ein günstiges Ergebnis. Die *Schlitzung der Adductorenfascie* hat denn auch nach Dunlop (*67*, *68*) und Judmaier (*133*) bei unvollständigem Verschluß der Arterie (s. Abb. 24)

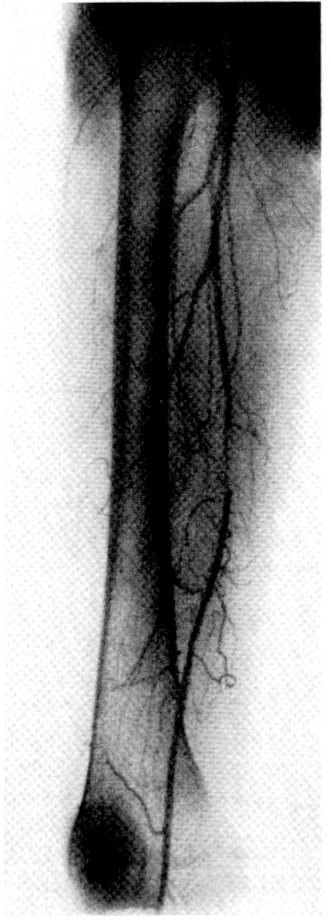

Abb. 24

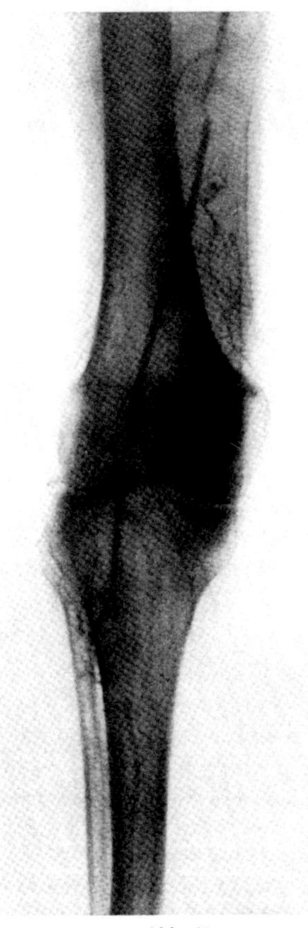

Abb. 25

Abb. 24. Unterschiedliche endangotische Veränderungen der A. femoralis superficialis im Adductorenkanal. Die kurze, nahezu vollständig obliterierte Gefäßstrecke proximal dürfte dem Eingang, die angedeutete Prästenose distal dem Ausgang des Canalis adductorius entsprechen. Geeignet für die Schlitzung der Membrana vastoadductoria

Abb. 25. Kurze Prästenose der A. femoralis superficialis im Adductorenkanal. Endangotische Veränderungen in der mittleren A. poplitea. Von den Unterschenkelstammarterien füllt sich lediglich die A. peronea via Kollateralkreislauf („peroneal leg"). Therapievorschlag: Schlitzung des Adductorenkanals plus lumbale Sympathektomie simultan. Erst bei negativem Resultat Gefäßplastik

erfreuliche Resultate gezeitigt. Dunlop (*68*) berichtete bei 6 von 7 operierten derartigen Patienten über ein gutes subjektives und objektives Ergebnis (vgl. Abb. 25). Wie bereits darauf hingewiesen wurde (S. 346), sind Prästenosen der A. femoralis superficialis im Adductorenkanal häufig bilateral und am gleichen Patienten in verschiedenen Stadien nachzuweisen. Meines Erachtens stellt sich demzufolge die bedeutsame Frage, ob nicht auch bei nur einseitiger Symptomatologie die doppelseitige Arteriographie zur Routinemethode berechtigt. Nur so lassen sich Frühveränderungen der A. femoralis superficialis im Adductorenkanal feststellen und einer rechtzeitigen operativen Adductorenschlitzung zuführen. Klinisch ist es oft der Fall, daß eine diskrete Symptomatik der einen Seite von einer intensiveren der anderen abgelöst wird. Dieser Entwicklung könnte möglicherweise durch eine frühzeitige arteriographische Diagnostik und entsprechende chirurgische Therapie Einhalt geboten werden. Diese Forderung scheint mir um so stichhaltiger, als die postulierten diagnostischen und therapeutischen Methoden ungefährlich sind.

Erst die Zukunft wird allerdings zeigen, ob die Entdeckung dieses vielversprechenden Gefäßneulandes der chirurgischen Prophylaxe die Entwicklung der häufigsten Lokalisation der Arterienthrombose zu beeinflussen vermag. Jedenfalls sind meines Erachtens diese präventiven chirurgischen Maßnahmen eines konsequenten Versuches wert. Es ist zu wünschen, daß dieser Methodik ein durchschlagenderer Erfolg beschieden sein wird als den Maßnahmen beim Scalenus anticus-Syndrom, das in enger Analogie steht zur Adductorenkanalthrombose.

## IV. Wiederherstellungschirurgie oder Sympathicuschirurgie?

Einleitend sei darauf hingewiesen, daß es eine kausale Therapie der arteriellen Verschlußerkrankungen nicht gibt. Eine Rückbildung der bereits bestehenden Gefäßveränderungen darf nicht erwartet werden.

Grundsätzlich lassen sich folgende Therapiemöglichkeiten unterscheiden:

1. Rein konservativ.
2. Sympathicuschirurgie.
3. Wiederherstellungschirurgie.
4. Konservativ plus Sympathicuschirurgie.
5. Konservativ plus Wiederherstellungschirurgie.
6. Konservativ plus Sympathicus- plus Wiederherstellungschirurgie.
7. Sympathicus- plus Wiederherstellungschirurgie.

Die rein konservativen Erfolge sind — diese Auffassung teilen auch namhafte internistische Angiologen — bei arteriosklerotischen und endangotischen Durchblutungsstörungen beschränkt. Nicotinverbot, Regulierung der Bewegung und Gewichtsbeschränkung (fettarme Diät), eventuell unterstützt durch lipoidspaltende Medikamente bei Hypercholesterinämie sind ratsam. Ein vorhandener Diabetes muß sorgfältig kontrolliert werden. Nicht unwesentlich scheint mir die Anleitung dieser Patienten zu guter Fußpflege und den Bürgerschen Gefäßübungen.

Da alle angepriesenen Vasodilatatoren generell wirken, erzielen sie lediglich eine *allgemeine Durchblutungsbesserung*. Aus Gründen der Hämometakinesie kann das zur Verfügung stehende Quantum Blut nur den örtlichen Verhältnissen entsprechend jeweils verlagert werden. Infolgedessen füllen sich gesunde Gefäßgebiete mehr mit Blut als die notleidenden kranken. Deshalb sind adrenolytisch oder sympathicolytisch wirkende Medikamente oder Gase, intraarteriell appliziert, noch am wirksamsten (*180*). Synkardiale Massage und physikalische Behandlung bleiben in ihrem Effekt zeitlich begrenzt.

Eine Besserung der negativen Durchblutungsbilanz ist vielmehr nur von solchen Maßnahmen zu erwarten, die in den gestörten Gefäßbezirken allein eine Verbesserung der Trophik erzeugen. Die Gefäßrestauration und die Operationen am Sympathicus werden dieser Forderung gerecht. Man kann diese beiden Therapiearten als direkte und indirekte chirurgische Methoden bezeichnen. Ihre *Angriffspunkte* sind grundsätzlich verschieden. Damit sind auch ihre *Grenzen* gekennzeichnet.

## 1. Operabilität

a) Die *Restaurationschirurgie* ist möglich, wenn die Arterienverschlüsse der unteren Extremität in Ein- oder Mehrzahl vollständig umgangen und die distale Anastomose im Bereich der A. poplitea oder ausnahmsweise im proximalsten

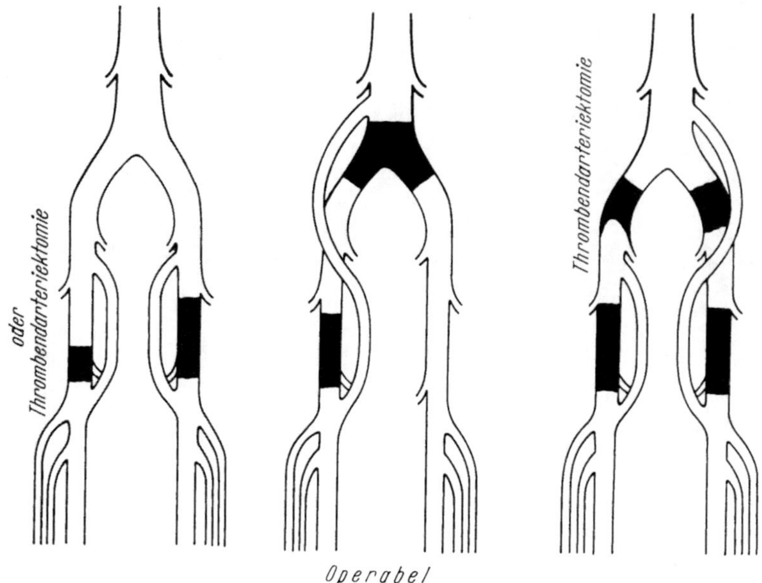


Abb. 26. Operabilität bei Arterienverschlüssen

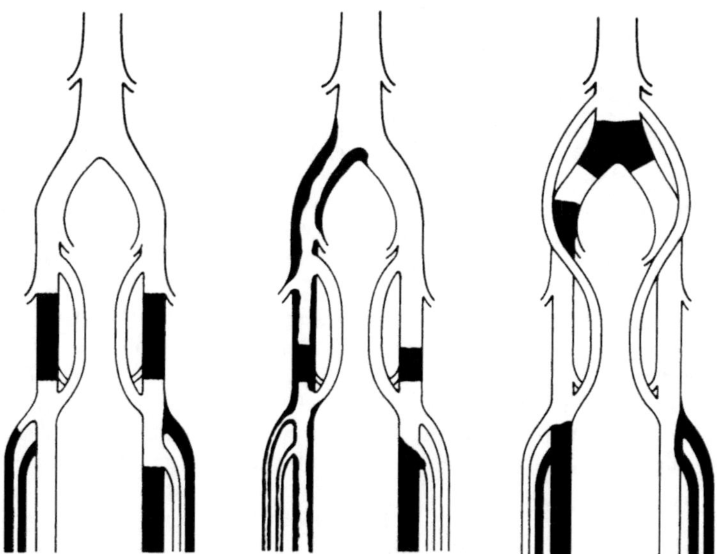


Abb. 27. Operabilität bei Arterienverschlüssen

Abschnitt der A. tibialis posterior angelegt werden kann. Weiter peripherwärts sind der restaurativen Chirurgie Grenzen gesetzt, weil eine Gefäßnaht dieser kleinlumigen Arterien praktisch immer eine Thrombose zur Folge hat. Die Länge oder die Zahl der Obliterationen zwischen Aa. renales und distaler Popliteabifurkation sind prinzipiell ohne Bedeutung. Ist das periphere Arteriensystem verstopft, so ist eine Gefäßersatzoperation illusorisch. Bei Veränderungen der Arterienstrombahn proximal der Obliteration liegen die Verhältnisse etwas anders. Zentralwärts wird sich in der überwiegenden Mehrzahl dieser Fälle ein Arterienbezirk eruieren lassen, der die Anlage einer Umgehungsplastik gestattet. Wichtig ist dabei, daß man sich nicht scheut, durch Schaffung eines großzügigen Zuganges den bestmöglichen Arterienabschnitt auszuwählen.

Die Operabilität wird also in erster Linie bestimmt durch den Zustand des Arteriensystems distal des Verschlusses. Bei geringgradigen pathologischen Veränderungen daselbst ist die Erfolgsquote hoch. Umgekehrt wird bei graduell zunehmendem Verschlußprozeß auch im distalen Arterienbett die Mißerfolgsrate steigen. Je nach dem Ausmaß der Querschnittsbeeinträchtigung im distalen und proximalen Strombett lassen sich folgende Typen unterscheiden: *operabel, bedingt operabel, inoperabel* (Abb. 26, 27, 28, 29, 30, 31, 32). Lokale Inoperabilität besteht nur dann, wenn alle 3 Unterschenkelarterien verstopft sind. Ist mindestens eine davon durchgängig, so ist eine Gefäßrestauration möglich.

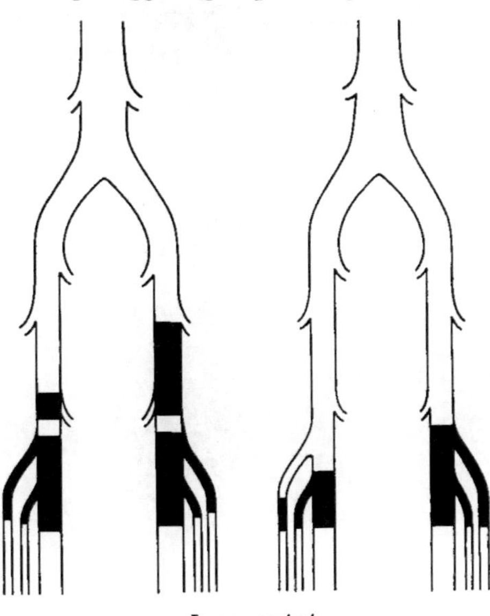

Abb. 28. Operabilität bei Arterienverschlüssen

b) Die Voraussetzungen für die *Eingriffe am Sympathicus* sind im Gegensatz zur Wiederherstellungschirurgie nicht klar umrissen. Den Sympathicusoperationen sind keine eigentlichen Grenzen gesetzt. Sie versuchen über die Hyperämisierung den vom Organismus spontan ausgelösten Selbstheilungsvorgang zu unterstützen. Die potentielle Wirksamkeit dieser Sekundärzirkulation wird bei Patienten mit minimaler Durchblutungsinsuffizienz, trotz vollständigen Verschlusses einer größern Arterie, bewiesen.

Leider stehen keine sicheren Hilfsmittel zur Verfügung, die eine zuverlässige Prognose der Grenzstrangresektion erlauben. Der wohl am meisten verwendete *Paravertebralanaesthesietest* gibt nur begrenzt Auskunft über das zu erwartende Ergebnis. Er besitzt eine prognostische Bedeutung offenbar nur dann, wenn die Hauttemperatur ansteigt. Dagegen vermag die Sympathektomie auch dann eine gute Wirkung zu erzielen, wenn die Hauttemperatur nach der temporären Sympathicusausschaltung unverändert bleibt. Das vegetative Nervensystem ist eben in seiner Reaktionsweise unkontrollierbar. Ob die Sympathektomie bei negativem Paravertebralanaesthesietest wirklich kontraindiziert ist, wird unterschiedlich beurteilt. De Takats (*257*), Mandl (*170*) und Koncz (*140*) lehnen unter dieser Voraussetzung eine Grenzstrangresektion ab.

Neben der fortlaufenden thermoelektrischen Hauttemperaturmessung soll der „venöse Stautest" nach Goetz (*95*) wertvolle Hinweise geben, ob man durch eine Sympathektomie eine Besserung der Durchblutung erwarten darf oder nicht.

Begrenzte Aussagen über die Funktion der Hautgefäße können auch durch Prüfung der reaktiven Hauterwärmung nach direkter oder indirekter Wärmezufuhr (Heißluft, Wechselbad) gemacht werden. Nach TELFORD (*261*) ist die Sympathektomie angezeigt, wenn die Hauttemperatur bei peroraler Gabe von 60 $cm^3$ Alkohol um $4^0$ ansteigt. SMITHWICK (*246*) mißt dem *Kollateralzirkulationstest* (Lagerungsprobe) und der Bestimmung des nervösen Vasoconstrictionsmechanismus vermittels Hauttemperaturmessungen und Plethysmographie

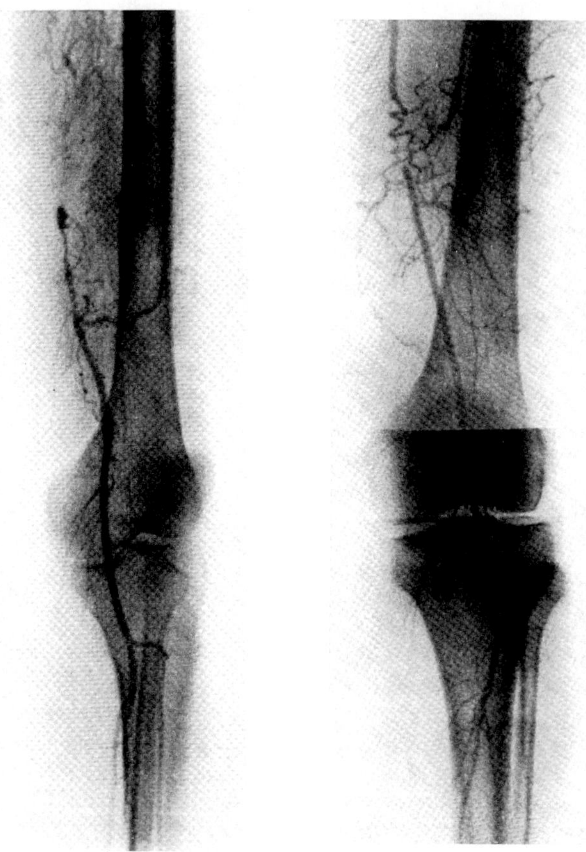

Abb. 29 Abb. 30

Abb. 29. 3 cm langer Segmentverschluß (Ablaufbild des Serienarteriogramms) der A. femoralis superficialis im Adductorenkanal. Distale A. poplitea und alle 3 Unterschenkelstammarterien ohne Befund: „Idealfall" für die Wiederherstellungschirurgie

Abb. 30. Kurzer Segmentverschluß der A. femoralis superficialis im Adductorenkanal. Endangotische Kaliberschwankungen der Unterschenkelstammarterien, vornehmlich der A. tibialis anterior: „operabel"

wichtige Bedeutung bei. Beträgt beim Lagerungsversuch die Errötungszeit (flushing time) *bis zu 20 sec*, so ist ein gutes Resultat nach Sympathektomie die Regel. Tritt die reaktive Hyperämie *nach 20 sec* auf, ist eine gute Prognose fraglich. 20—30 sec bedeuten eine Grenzkategorie, bei der gelegentlich eine Sympathicusoperation eine erfolgreiche konservative Amputation ermöglicht. Bei Errötungszeiten von *30 sec und mehr* ist die Situation meist hoffnungslos. Nach SMITHWICK (*246*) vermag dieser Test einen wertvollen Hinweis auf die zu erwartende spekulative Prognose der Sympathektomie zu geben. Zusammenfassend muß aber gesagt sein, daß die Vorproben für die Prognosestellung der Grenzstrangresektion unzureichend ist. Der einzige sichere Test, um sich über die Sympathektomie Rechenschaft zu verschaffen, ist — leider nur die Sympathektomie selbst. Es ist zu hoffen, daß durch die moderne Durchblutungsmessung mit der $I^{131}$-Gewebeclearance sich eine klarere Indikationsstellung zur Sympathektomie herauskristallisieren wird.

Der Mangel einer allgemeingültigen Abklärungsmethode ist schuld, daß die Patienten oft wahllos einfach sympathektomiert werden. LEARMONTH (*147*) hat

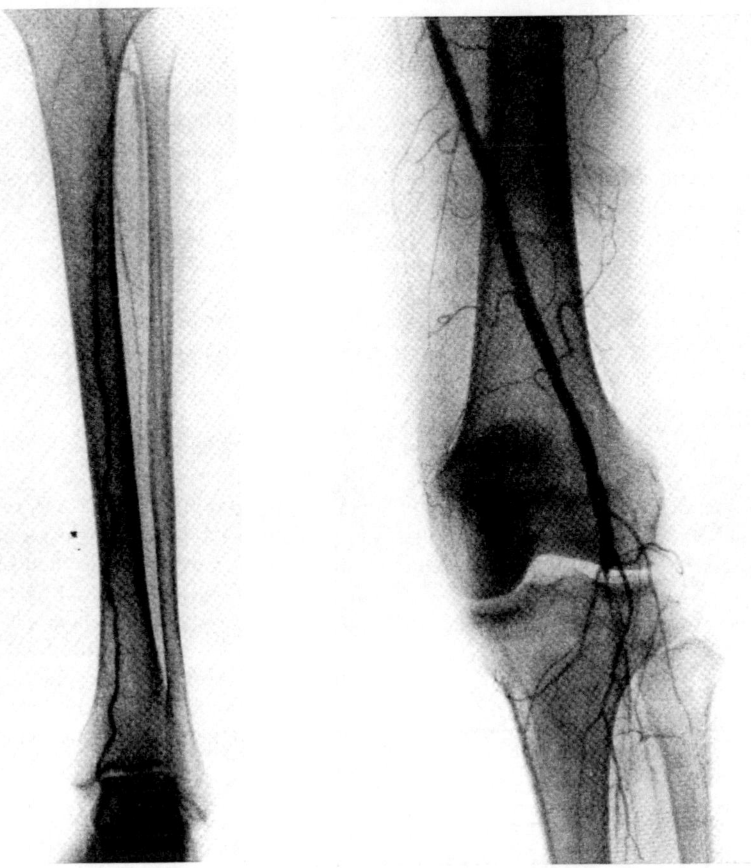

Abb. 31 Abb. 32

Abb. 31. Endangotisch veränderte, aber durchgängige Unterschenkelstammarterien. Aa. tibialis anterior und peronea mit verzögerter, jedoch vorhandener Kontrastdarstellung im Serienangiogramm (10 cm langer Verschluß der A. femoralis superficialis): „(bedingt) operabel“

Abb. 32. Distaler Popliteaverschluß. Keine Darstellung der Unterschenkelstammarterien: „inoperabel“

eindrücklich vor einer kritiklosen Vermehrung der Sympathicusoperationen gewarnt.

Die Mehrzahl der Sympathektomiebefürworter begründet ihre large Indikationsstellung mit dem Hinweis auf den großen Schutz gegen prospektive Arterienverschlüsse, ob sie nun chronisch oder akut verlaufen. Bewiesen wird dies anhand von einseitig sympathektomierten und geheilten Patienten, die früher oder später auf der nicht operierten Seite ein Gangrän bekamen. Derartige Paradefälle sind wohl ein Hinweis, aber kein Beweis. Sie verlieren an Wert, wenn man von Kranken aus der nicht operierten Gruppe hört, die vor 1 oder 2 Jahrzehnten die Sympathektomie ablehnten und in der Zwischenzeit völlig beschwerdefrei wurden und blieben. Dies zeigt nur, daß der Krankheitsverlauf in seiner Progredienz außerordentlich verschieden ist und spontane Remissionen von beträchtlicher Dauer möglich sind, die eine Beurteilung therapeutischer Maßnahmen außerordentlich erschweren. Es wäre wohl aber fehl am Platz, die prophylaktische Wirkung der Sympathektomie auf mögliche weitere Gefäßobliterationen überhaupt zu negieren, da die Ausnahmen der spontan Geheilten selten sind.

### Wirkungsmechanismus

Er ist grundsätzlich bei diesen beiden chirurgischen Konkurrenzverfahren verschieden. Die Restaurationsmethode führt im Gegensatz zur Sympathicusresektion zur Wiederherstellung der arteriellen Blutstrombahn (Pulswellen) und zur Steigerung der Muskeldurchblutung. Bei beiden Methoden wird die Hautzirkulation erhöht. Die Gefäßrekonstruktion führt zu einer Normalisierung des Druckes (*168*, *169*, *233*, *234*). Die Sympathektomie dagegen bewirkt wahrscheinlich eine Herabsetzung des Blutstromwiderstandes und demzufolge keine effektive Hyperämie (*43*).

Die By-passplastik kann als eine große Kollaterale bezeichnet werden. Sie liefert praktisch die gleiche Blutmenge wie das zu ersetzende Gefäß, jedenfalls unvergleichlich mehr als die erweiterte „Sympathektomiekollaterale". Entsprechend ist denn auch das klinische Ergebnis.

## 2. Klinische Ergebnisse

Die Resultate sind anhand der mir zur Verfügung stehenden Weltliteratur in den Tabellen 5—14 zusammengestellt. Grundsätzlich ist folgendes festzuhalten: Ein tabellarischer Vergleich zwischen Sympathicus- und Wiederherstellungschirurgie ist nur schwer möglich. *Hinsichtlich der Grenzstrangresektion mangelt es an überzeugenden Statistiken.* Die Beachtung bestimmter Kriterien bei der Wertung des Erfolges ist notwendig. So hat man sich noch nicht geeinigt über die Unterscheidung der Schwere der hierher gehörigen Krankheitsbilder, die Indikation zur Operation, die Ausdehnung der Grenzstrangresektion und über den Grad der erreichten Besserung, d. h. was der einzelne Chirurg als Erfolg oder Mißerfolg bezeichnet. Es dürfte schwierig sein, im Einzelfall zu entscheiden, ob eine Durchblutungsverbesserung wegen oder ungeachtet der Therapie eingetreten ist. Remissionen sind ohne Behandlung möglich, da der Kollateralkreislauf sich mit der Zeit spontan verbessern kann. In der Beurteilung jedes Schmerzes ist größte Vorsicht am Platz. Bei der Claudicatio ist das Eintreten der Schmerzen nicht nur abhängig von der zurückgelegten Distanz und der dabei benötigten Zeit, sondern in hervorragendem Maße von der Schmerzempfindlichkeit und suggestiven Anfälligkeit des Patienten. ROB (*221*) hat im Ergometerversuch mit Kalkpillen den gleichen Effekt erzielen können wie mit Vasodilatatoren. Die Resultate waren derart, daß ROB (*221*), nicht ohne Ironie, folgert, Kalkpillen hätten sich in der Behandlung des intermittierenden Hinkens bewährt. Die Berichte über „Erfolge" mit Tranquillizers (*226*) sind ebenfalls in diesem Sinne zu werten. Aufschlußreich ist in dieser Beziehung endlich die vergleichende Statistik von LINTON (*157*, Tabelle 4).

Tabelle 4. *Ergebnisse mit und ohne Sympathektomie bei 38 Patienten mit Claudicatio* (R. LINTON 1957, Beobachtungszeit 3 Jahre)

| 19 Patienten | | 19 Patienten |
|---|---|---|
| mit Sympathektomie | | ohne Sympathektomie |
| 2 | geheilt | 2 |
| 13 | gebessert | 13 |
| 4 | verschlechtert | 4 |

Eine vernünftige statistische Auswertung erfordert in unserem Fall ein klinisch und serienarteriographisch geklärtes und über längere Dauer (besser 10 als 5 Jahre) kontrolliertes Krankengut. Von besonderem Gewicht scheint mir das Urteil von LINTON (*157*, Tabelle 4) und MAVOR (*178*), dessen Statistik von allen, die wir fanden, den gestellten Anforderungen am besten gerecht wird. Bei 54 Patienten, welche nur an einer Claudicatio (ohne Ruheschmerz und hauttrophische Störungen) litten, wurde nach genauer angiographischer Lokalisation des Verschlusses eine hohe lumbale Sympathektomie ausgeführt. Die Operation erfolgte durchwegs nicht früher als 6 Monate nach dem Einsetzen der Claudicatio. Die Kontrollen durch Befragung der Kranken 1—5 Jahre nach der Grenzstrangresektion ergab folgendes: In keinem Falle waren die Schmerzen völlig verschwunden. Nur bei 9 Patienten trat eine bemerkenswerte Besserung ein. Die übrigen 45 Kranken waren entweder nur unbedeutend gebessert, unverändert oder sogar schlechter als vor der Operation. MAVOR (*178*) gab der Auffassung Ausdruck, daß eine Besserung der Claudicatio wohl nur subjektiv sei und mit dem Wärmegefühl im Fuß nach der Sympathektomie zusammenhänge.

Tabelle 5. *Ergebnisse der lumbalen Sympathektomie bei arteriellen Verschlußerkrankungen der unteren Extremität*

| | | Anzahl | Gut – zufriedenstellend in % | |
|---|---|---|---|---|
| DIMTZA | 1945 | 137 | 78,8 | |
| LERICHE | 1948 | 501 | 50 | |
| YEAGER u. COWLEY | 1948 | 150 | 31 | |
| DE BAKEY et al. | 1950 | 124 | 62,9 | |
| | | 77 | 64,9 | Diabetiker |
| HERGET | 1951 | 137 | 68,6 | früh |
| | | | 55,9 | spät |
| SMITH et al. | 1952 | 153 | 35,7 | |
| GOTTLOB | 1952 | 81 | 92,5 | früh |
| | | | 54,2 | spät |
| MANDL | 1953 | 89 | 70 | |
| PALUMBO | 1953 | 49 | 88 | |
| WANKE | 1953 | 240 | 68 | |
| FRYMARK u. SULLIVAN | 1953 | 90 | 60 | |
| KIRTLEY et al. | 1953 | 100 | 76 | |
| FONTAINE et al. | 1954 | 551 | 55 | |
| STEFANICS et al. | 1954 | 115 | 60 | |
| BERRY et al. | 1955 | 391 | 34 | |
| McMAHON | 1955 | 36 | 81,6 | |
| YEAGER et al. | 1955 | 397 | 60,8 | |
| NELSON u. TRIMBLE | 1956 | 63 | 36,5 | |
| LISTERUD u. HARKINS | 1956 | 53 | 22,7 | Diabetiker |
| | | 94 | 49,4 | |
| EDWARDS, E. A. | 1956 | 100 | 90 | |
| | | | 70 | Diabetiker |
| BLOCK | 1957 | 120 | 60 | |
| PALUMBO | 1957 | 115 | 60 | |
| CORTESI u. MISELLI | 1957 | 71 | 89,8 | |
| GIBERTI et al. | 1957 | 114 | 65,3 | |
| SMITHWICK | 1957 | 100 | 94 | |
| BERGE u. JOHANSON | 1958 | 107 | 82,3 | |
| BITTNER u. STEPHAN | 1958 | 102 | 76,5 | |
| | Total | 4457 | 63 | |

Seit der Einführung der lumbalen Sympathektomie durch ROYLE (*225*) und DIEZ (*62*) vor mehr als 30 Jahren sind zahlreiche Veröffentlichungen erschienen. Der therapeutische Wert bleibt umstritten. Dies gilt vornehmlich für die Claudicatio. Die Urteile verschiedener Autoren stehen einander diametral gegenüber: hier großer Optimismus, dort größte Skepsis. Alle sind sich über die postoperative Erwärmung und Trockenheit der Haut einig. Der Beweis aber über die Steigerung der Muskeldurchblutung ist keineswegs erbracht, im Gegenteil. So ist es denn nicht erstaunlich, daß namhafte Autoren auch auf Grund ihrer praktischen Ergebnisse auf den sehr beschränkten Wert der lumbalen Sympathektomie bei der Claudicatio intermittens hinweisen. Unabhängig der fragwürdigen theoretischen Grundlagen ist aber doch in einem allerdings begrenzten Prozentsatz mit einem Sympathektomieerfolg auch beim intermittierenden Hinken zu rechnen.

Interessant und von gewisser Tragweite scheinen mir in dieser Hinsicht die Feststellungen von LUKE (*163*) und MAVOR (*178*). Beide Autoren weisen auf die unterschiedlichen Ergebnisse der lumbalen Grenzstrangresektion bei Claudicatio, bedingt durch Verschlüsse der A. poplitea einerseits und der A. femoralis superficialis andererseits, hin. Bei Obliteration der A. poplitea ist die Erfolgsquote der Sympathektomie hoch, bei solchen der A. femoralis tief. LUKE (*163*) bringt die unterschiedlichen Resultate mit der differenten Potenz der Kollateralzirkulation in Zusammenhang. Die relativ starken Äste der Aa. genu suprema, superiores und inferiores anastomosieren untereinander und umgehen die A. poplitea unter Verbindung mit den Aa. tibialis anterior und posterior oder ihrer Verzweigungen. Der Ersatzkreislauf bei Femoralisverschluß führt Blut mit niedrigerem Druck zur Poplitearegion, welcher sich bis zum Kniegelenk graduell verringert. Die Verbesserung dieser Kollateralzirkulation durch die Sympathektomie genügt aber offenbar nicht für den notwendigen Blutbedarf der Wadenmuskulatur bei Beanspruchung. BEACONSFIELD (*17*) kommt auf Grund seiner Untersuchungen zu einer gegenteiligen Schlußfolgerung. Er verzeichnete bei Femoralisverschlüssen eine bessere Wirkung auf den Kollateralkreislauf als bei Obliterationen der A. poplitea.

Tabelle 6. *Ergebnisse der lumbalen Sympathektomie bei Claudicatio intermittens und Ruheschmerz (Prägangrän)*

| | | Mißerfolge in % | |
|---|---|---|---|
| | | Claudicatio | Ruheschmerz |
| DE TAKATS et al. | 1946 | 56,3 | |
| TELFORD u. SIMMONS | 1946 | 0 | |
| COLLIER et al. | 1949 | 13 | |
| DE BAKEY et al. | 1950 | 14,4 | 21,4 |
| LEARMONTH | 1950 | selten gebessert | |
| SMITH et al. | 1952 | 67,1 | 61,1 |
| HAMILTON u. WILSON | 1952 | selten gebessert | |
| PAESSLER | 1953 | 16 | 25 |
| WANKE | 1953 | 57,1 | |
| FRYMARK u. SULLIVAN | 1953 | 61 | 61 |
| FONTAINE et al. | 1954 | 67 | 68 |
| HEINTZE | 1954 | 81 | 57 |
| STEFANICS et al. | 1954 | 43,4 | 35 |
| BERRY et al. | 1955 | 51,2 | 59,3 |
| MAVOR | 1955 | 83,3 | |
| LISTERUD u. HARKINS | 1956 | 47,7 | 55,9 |
| EDWARDS, E. A. | 1956 | 25 | |
| SHUMACKER | 1957 | ausnahmsweise gebessert | |
| SMITHWICK | 1957 | 24 | |
| POPKIN | 1957 | sehr selten | |
| BERGE u. JOHANSON | 1958 | 10,8 | 38,1 |
| BITTNER u. STEPHAN | 1958 | 25 | 16 |
| DETERLING | 1958 | 82 | |
| | Total | 43,4 | 45,2 |

Da andererseits die Gefäßrestauration noch ein zu junges Verfahren darstellt, liegen Publikationen über Resultate mit genügend langer Beobachtungszeit nur vereinzelt vor. Ein abschließendes Urteil über die Ergebnisse der Gefäßrekonstruktion ist also noch nicht erlaubt, um so mehr, als ihre dynamische Entwicklung vornehmlich bezüglich des Arterienersatzmaterials noch nicht abgeschlossen erscheint.

*Die Statistiken der Gefäßrestauration dagegen beruhen praktisch durchweg auf serienangiographisch gesichertem Krankengut.* Die Arteriographie ist ja für die Indikationsstellung der Gefäßrekonstruktion conditio sine qua non. Zudem ist die Beurteilung des Erfolges oder Mißerfolges klar. Sie stützt sich auf die angiographisch, palpatorisch oder oscillographisch verifizierte Durchgängigkeit des Transplantates oder der thromendarteriektomierten Arterie. Klinische, wohl vorwiegend subjektive Besserungen trotz Transplantatthrombose — offenbar nicht

Tabelle 7. *Ergebnisse der Thrombendarteriektomie bei Femoralis-Popliteaverschlüssen*

| Autor | | Lokalisation | Anzahl | Mißerfolge in % | |
|---|---|---|---|---|---|
| REBOUL u. LAUBRY . . | 1950 | Femoralis | 29 | 51,7 | |
| | | Poplitea | 11 | 45,4 | |
| FORTY . . . . . . . . . | 1953 | Femoralis | 7 | 28,5 | |
| FONTAINE et al. . . . . | 1954 | Femoralis | 15 | | |
| | | Poplitea | 5 } 23 | 91 | nach 5 Jahren |
| | | Iliaca | 3 | | |
| CANNON u. BARKER . . | 1955 | Femoralis-Poplitea | 37 | 32,4 | |
| ZIFFREN . . . . . . . | 1956 | Femoralis | 11 | 63,6 | |
| | | Poplitea | 4 | 75 | |
| KAUTZKY u. BRUSSATIS. | 1956 | Femoralis-Poplitea | 26 | 19,2 | sofort |
| | | | | 80,7 | nach 1 Jahr |
| | | | | 96,1 | nach 2 Jahren |
| WYLIE et al. . . . . . | 1957 | Femoralis | 17 | 23,5 | früh |
| | | | | 47 | spät |
| WARREN, R. . . . . . | 1957 | Femoralis | 17 | 23,5 | früh |
| | | | | 47 | spät |
| DE BAKEY et al. . . . | 1958 | Femoralis-Poplitea | 17 | 47 | |
| McCOOK et al. . . . . | 1958 | Femoralis | 8 | 25 | |
| CANNON et al. . . . . | 1958 | Femoralis-Poplitea | 45 | 34 | bis 63 Monate |
| | | Total | 252 | 43 | vorwiegend Frühresultate |
| | | | | 52,5 | vorwiegend Spätresultate |

Tabelle 8. *Ergebnisse der autoplastischen Venentransplantation bei Femoralis-Popliteaverschlüsse*

| Autor | | Lokalisation | Anzahl | Mißerfolge in % | |
|---|---|---|---|---|---|
| FONTAINE et al. . . . . | 1954 | Femoralis-Poplitea | 55 | 33,3 | früh |
| | | | | 66,6 | nach 1 Jahr |
| LINTON. . . . . . . . . | 1955 | Femoralis-Poplitea | 22 | 45 | früh |
| | | | | 45 | spät |
| KAUTZKY u. BRUSSATIS. | 1956 | Femoralis-Poplitea | 46 | 15,2 | sofort |
| | | | | 47,8 | nach 1 Jahr |
| | | | | 58,7 | nach 2 Jahren |
| | | | | 76 | nach 3 Jahren |
| DE TAKATS . . . . . . | 1955 | Femoralis | ? | 30 | |
| SHAW u. WHEELOCK . . | 1955 | Femoralis | 13 | 69,2 | |
| DYE et al. . . . . . . | 1956 | Femoralis | 30 | 50 | |
| MURPHY et al.. . . . . | 1956 | Femoralis | 13 | 15,3 | |
| ZIFFREN . . . . . . . | 1956 | Femoralis | 8 | 50 | |
| LORD u. STONE . . . . | 1957 | Femoralis | 8 | 50 | |
| ROB . . . . . . . . . | 1957 | Femoralis-Poplitea | 30 | 65 | bis nach 6 Jahren |
| LUKE . . . . . . . . | 1957 | Iliaca-Femoralis-Poplitea | 16 | 50 | |
| HOYE u. WARREN . . . | 1957 | Femoralis-Poplitea | 13 | 7,6 | früh |
| | | | | 53,8 | spät |
| | | | | 61,5 | total |
| KUNLIN . . . . . . . | 1958 | Femoralis-Poplitea | 51 | 20 | sofort |
| | | | | 78 | nach 8 Jahren |
| JULIAN et al. . . . . . | 1959 | Femoralis-Poplitea | 30 | 40 | früh |
| | | | | 60 | bis 5 Jahre |
| | | Total | 335 | 39 | vorwiegend Frühresultate |
| | | | | 54,7 | vorwiegend Spätresultate |

selten — sind nicht berücksichtigt. Es gelingt bei durchschnittlich mindestens 80% der Kranken, die als operabel angesehen werden, die arterielle Strombahn zu restaurieren. Die Claudicatio verschwindet, die peripheren Pulse werden wieder palpabel, die Oscillometerwerte normalisieren sich. Dieses unmittelbare Resultat

Tabelle 9. *Ergebnisse der homoioplastischen Arterientransplantation bei Femoralis-Popliteaverschlüssen*

| Autor | | Lokalisation | Anzahl | Mißerfolge in % | |
|---|---|---|---|---|---|
| EASTCOTT | 1953 | | 13 | 54 | |
| FONTAINE et al. | 1954 | Femoralis-Poplitea | 55 | 33,3 | früh |
| | | | | 66,6 | nach 1 Jahr |
| DE TAKATS | 1955 | Femoralis | ? | 10 | |
| SHAW u. WHEELOCK | 1955 | Femoralis | 13 | 23 | |
| ZIFFREN | 1956 | Femoralis-Poplitea | 6 | 66,6 | |
| AUSTIN u. THOMPSON | 1956 | Femoralis | 8 | 25 | |
| BLAKEMORE et al. | 1956 | Femoralis-Poplitea | 24 | 16 | früh |
| | | | | 25 | nach 1—2 Jahren |
| HORTON | 1956 | Femoralis-Poplitea | 28 | 64 | |
| PAYNE et al. | 1957 | Iliaca-Femoralis-Poplitea | 23 | 17,4 | früh |
| MARTIN u. GAYLIS | 1957 | Femoralis | 58 | 18 | bis zu $1^1/_2$ Jahren |
| LUKE | 1957 | Iliaca-Femoralis-Poplitea | 45 | 17,6 | früh |
| | | | | 50 | nach 3 und mehr Jahren |
| ROB | 1957 | Femoralis | 26 | 57,6 | spät |
| | | Poplitea | 14 | 35,7 | spät |
| HUMPHRIES et al. | 1957 | Femoralis-Poplitea | 106 | 33 | |
| | | | | 29 | enge Indikation |
| | | | | 42 | large Indikation |
| SZILAGYI et al. | 1957 | Femoralis-Poplitea | 71 | 22,5 | früh |
| | | | | 42 | spät |
| WYLIE et al. | 1956 | Femoralis-Poplitea | 18 | 5,5 | früh |
| | | | | 16,6 | spät |
| HOYE u. WARREN | 1957 | Femoralis-Poplitea | 16 | 12,5 | früh |
| | | | | 62,5 | spät |
| | | | | 75 | total |
| LINTON | 1958 | Femoralis-Poplitea | 117 | 6 | früh |
| | | | | 40 | nach 3 Jahren |
| LAUFMAN | 1958 | Femoralis-Poplitea | 42 | 21 | früh |
| | | | | 40 | spät |
| BUTCHER u. ROBINSON | 1958 | Femoralis-Poplitea | 19 | 36,8 | früh |
| | | | | 52,6 | spät |
| DETERLING | 1958 | Femoralis-Poplitea | 39 | 10 | früh |
| | | | | 20 | spät |
| DE BAKEY | 1958 | Femoralis-Poplitea | 83 | 15 | spät |
| | | Total | 824 | 27,2 | vorwiegend Frühresultate |
| | | | | 39,3 | vorwiegend Spätresultate |

ist so offenkundig, daß alle Bedenken, die bei der Beurteilung der Sympathicusoperationen erhoben wurden, hinfällig werden. Es ist damit erwiesen, daß die Früherfolge der restaurierenden Methoden bei den hierfür geeigneten Fällen von Claudicatio intermittens unvergleichlich besser sind als die aller anderen Behandlungsversuche.

Zugunsten der Sympathektomie darf aber folgendes nicht unerwähnt bleiben: Die Anzeigestellung zur Gefäßrestauration ist durch die pathologisch-anatomischen Verhältnisse begrenzt. Dies ist bei der Grenzstrangresektion nicht der Fall. Bei vielen Patienten kann nämlich die Sympathektomie ausgeführt werden, wenn die Möglichkeiten für die Gefäßrestauration bereits überschritten sind.

Tabelle 10. *Ergebnisse der alloplastischen Transplantation bei Femoralis-Popliteaverschlüssen*

| Autor | | Anzahl | Material | Mißerfolge in % | |
|---|---|---|---|---|---|
| McAllister . . . . | 1955 | 10 | Vinyon-N, Dacron, Nylon | 30 | |
| Crawford et al. . . | 1958 | 75 | Dacron (geflochten) | 0 | |
| Deterling . . . . | 1958 | 4 | 2 verschiedene Prothesentypen ? | 25 | sofort |
| | | | | 100 | spät |
| | | 6 | | 0 | früh |
| | | | | 17 | spät |
| Linton . . . . . . | 1958 | 12 | ? | 0 | früh |
| | | | | 91 | spät |
| Laufman . . . . . | 1958 | 20 | Nylon (Edwards-Tapp-Prothese) | 5 | |
| Edwards u. Lyons . | 1958 | 51 | Nylon (44mal) | 13,7 | früh |
| | | | Teflon (7mal) | 21,5 | spät |
| de Bakey et al. . . | 1958 | 247 | Dacron (geflochten) + Nylon (Edwards-Tapp) | 11,7 | früh |
| | | | | 21,5 | spät |
| | | | | | 6% erfolgreich reoperiert |
| | | | | 17 | totale Mißerfolge |
| | | 110 | Nylon (Edwards-Tapp) | 13,6 | früh |
| | | | | 31,8 | spät |
| | | | | | 10% erfolgreich reoperiert |
| | | | | 22 | totale Mißerfolge |
| | | 137 | Dacron (geflochten) | 10,2 | früh |
| | | | | 16 | spät |
| | | | | | 3% erfolgreich reoperiert |
| | | | | 13 | totale Mißerfolge |
| Julian et al.. . . . | 1959 | 63 | Dacron (gewoben) | 11 | |
| | | 54 | Femoralis-Poplitea | 12,7 | |
| | | 9 | Aorto-Poplitea | 0 | |
| | Total | 488 | | 10,7 | vorwiegend Frühresultate |
| | | | | 32,5 | vorwiegend Spätresultate |

Versager bei derartigen Kranken belasten deshalb die Sympathektomiestatistiken im Vergleich zu denjenigen der Gefäßrestauration zu Unrecht.

Die instruktiven Krankengeschichten folgender 2 Patienten, einer 58jährigen Telefonistin und eines 55jährigen Vorarbeiters, mögen den Wirkungsgrad beider Operationsverfahren illustrieren. Subjektiver und objektiver Befund und Verlauf sind bei beiden Kranken dermaßen analog, daß wir uns auf eine generelle Wiedergabe der Anamnese beschränken. Klinisch handelte es sich um eine vorwiegend einseitige Claudicatio mit serien-angiographisch nachgewiesenen Segmentverschlüssen der Aa. femorales superficiales links und rechts. Bei beiden Patienten wurde an der klinisch und arteriographisch schwerer befallenen Extremität vorerst eine By-pass-Operation mit tiefgekühltem Arteriohomoiotransplantat ausgeführt.

Die Fußpulse wurden wieder restituiert. Beide Patienten waren bezüglich der operierten Beine beschwerdefrei — bis die Claudicatio im Verlaufe der Zeit auf der Gegenseite zu erneuter Behandlung zwang.

Tabelle 11. *Vergleichende Zusammenstellung der Erfolgsquoten nach Sympathektomie und Wiederherstellungschirurgie* (Kontrollzeit je 1—4 Jahre)

| DE BAKEY et al. 1950 Sympathektomie | | CRAWFORD, DE BAKEY et al. 1956 Wiederherstellungschirurgie | |
|---|---|---|---|
| Anzahl Operationen | Erfolgsquote in % | Anzahl Operationen | Erfolgsquote in % |
| 124 | 62,9 | 101 | 92 |

Intraarterielle Injektion mit Sauerstoff und Vasodilatatoren waren ohne Wirkung. Die hohe lumbale Sympathektomie (nach positivem Paravertebralanaesthesietest) führte wohl zu einer angenehmen Überwärmung des Fußes, aber zu keiner nennenswerten Besserung der Claudicatio. Beide Patienten sind schwer damit zu trösten, daß das positive Ergebnis der Grenzstrangresektion oft 6 bis 12 Monate auf sich warten lasse. Sie waren von der ersten Operation, d.h. von der Gefäßplastik, so begeistert, daß sie wohl kaum Ruhe geben, bis die Arterienrekonstruktion auf der sympathektomierten Seite auch ausgeführt wird. Bei einem weiteren, 52jährigen Patienten hält der Erfolg knapp 3 Jahre nach der Arteriohomoioplastik noch an. Seine ehemals schwere Claudicatio bleibt „geheilt". Der Patient spielt wieder, wenn auch nur bei den Senioren, aktiv Fußball.

Tabelle 12. *Vergleich bei 137 Patienten mit schwerem Ischämiesyndrom unter analogen Bedingungen* (anamnestisch Claudicatio plus ein oder mehrere bedrohliche Ischämiesymptome: Ruheschmerz, Ulcus, Gangrän). (Nach HUMPHRIES)

| | Sympathektomie 66 Pat. (7 Jahre kontrolliert) | Gefäßplastik 71 Pat. (4 Jahre kontrolliert) |
|---|---|---|
| Amputation . . . . | 25 (38%) | 9 (12%) |
| Unbeeinflußt . . . | 12 (18%) | 4 ( 6%) |
| Gebessert . . . . . | 29 (44%) | 58 (82%) |
| davon symptomfrei | 3 | 47 |
| Rest-Claudicatio . | 26 | 11 |

Wie sind nun die Ergebnisse beim schweren Ischämiesyndrom?

Auch hier zeigte sich, daß die Wiederherstellungschirurgie der Sympathektomie überlegen ist. Allerdings sind bei derartigen Kranken die Möglichkeiten der Gefäßrestauration oft schon überschritten. Die Grenzstrangresektion aber mag noch recht viel Aussicht auf Erfolg bieten. Bedeutsam scheint mir jedoch die Tatsache, daß doch noch bei etwa 30 bis 50% dieser Patienten mit Prägangrän (HUMPHRIES *126*, *127*, ROBERTS und HOFFMAN *224*) ein gefäßrekonstruktiver Eingriff überhaupt ausgeführt werden kann, und die Mißerfolgsrate verhältnis mäßig erstaunlich gering ist. Die vergleichende Zusammenstellung von HUMPHRIES (*126*) ist wohl besonders instruktiv (Tabelle 13).

Tabelle 13. *Ergebnisse der Arterienersatzoperationen bei schwerem Ischämiesyndrom* (Ruheschmerz, Ulcus, Gangrän)

| Autor | | Anzahl | Mißerfolge in % | |
|---|---|---|---|---|
| LUKE . . . . . . . . | 1957 | 15 | 33 | |
| DE BAKEY et al. . . . | 1957 | etwa 66 | 13 | früh |
| | | | 18 | spät |
| HUMPHRIES . . . . . | 1958 | 71 | 18 | |
| ROBERTS u. HOFFMAN | 1958 | 21 | 9,5 | sofort |
| | | | 23 | spät |

Leider halten die vielversprechenden Frühresultate der Gefäßrestauration mit den Spätergebnissen nicht Schritt. Die Spätresultate müssen zu Bedenken Anlaß geben. So betragen die allerdings maximalen Spätthrombosenquoten der Thrombendarteriektomie 96% (KAUTZKY und BRUSSATIS *137*), der autologen Venentransplantation 78% (KUNLIN *144*), der Homoioplastik 62,5% (HOYE und WARREN *121*) und der Alloplastik mit den bisher am häufigsten verwendeten Dacronprothesen 16%. Die Alloplastik läßt sich allerdings hinsichtlich Spätergebnissen noch nicht schlüssig beurteilen, da ein genügend großes Krankengut mit genügend langer Beobachtungszeit bei peripheren Arterienverschlüssen noch nicht überblickt werden kann. Wie bereits erwähnt, scheinen die Transplantat-Spätthrombosen abhängig von der Progression des arteriellen Verschlußleidens und dem Typ des transplantierten Materials. Die Vermutung ist wohl berechtigt, daß die „ideale" Kunststoffprothese auch für die periphere Gefäßchirurgie in Bälde zur Verfügung stehen wird. Die Tabelle 12 beweist eindrücklich die schlechteren Resultate der Sympathektomie gegenüber der Wiederherstellungschirurgie bei Prägangrän.

Was die Wiederherstellungschirurgie bzw. die Sympathicuschirurgie allgemein bei arteriellen Verschlüssen (Claudicatio und Prägangrän) leisten, geht aus einer

Tabelle 14. *Transplantationsergebnisse nach* DE BAKEY, COOLEY *und* MORRIS

| Dacron-Prothesen | Zahl | Mortalität | Fehler d. Transplantat | Erfolge |
|---|---|---|---|---|
| Brust-Aorta | | | | |
| Aneurysmen | 51 | 13 (25%) | 0 | 38 (75%) |
| Thrombotischer Verschluß | 18 | 1 (5,5%) | 0 | 17 (94%) |
| Bauch-Aorta | | | | |
| Aneurysmen | 235 | 6 (2,6%) | 1 (0,4%) | 228 (97%) |
| Thrombotischer Verschluß | 163 | 1 (0,6%) | 3 (2,0%) | 159 (98%) |
| Periphere Arterien | | | | |
| Aneurysmen | 27 | 2 (7,0%) | 1 (4,0%) | 24 (89%) |
| Thrombotischer Verschluß | 243 | 2 (0,8%) | 17 (7,0%) | 224 (92%) |
| Gesamtzahl der Dacron-Prothesen | 737 | 25 (3,4%) | 22 (3,0%) | 690 (94%) |
| Gesamtzahl anderer synthetischer Prothesen | 341 | 29 (8,0%) | 27 (8,0%) | 285 (84%) |
| Gesamtzahl der Homoio-Transplantate | 593 | 62 (10%) | 24 (4,0%) | 507 (85%) |
| Gesamtzahl aller Transplantate | 1671 | 116 (7,0%) | 73 (4,0%) | 1482 (89%) |

Zusammenstellung von DE BAKEY (Tabelle 11) hervor. Auch hier zeigt sich die wesentlich höhere Erfolgsquote der Gefäßrestauration.

Wie die Spätresultate der Gefäßchirurgie verschlechtern sich auch diejenigen der Sympathicuschirurgie. HERGET (*111*), GOTTLOB (*97*) und BEACONSFIELD (*17*) haben darauf besonders hingewiesen. Es besteht ein deutlicher Unterschied zwischen Früh- und Spätergebnissen nach Sympathektomie. So reduziert sich bei HERGET (*111*) die Früherfolgsquote von 68,6% auf 55,9% und bei GOTTLOB (*97*) von 92,5 auf 54,2%. Bei beiden konkurrierenden Operationsmethoden gehen die Früh- und Spätergebnisse bei allerdings erheblich besseren Frühresultaten der Gefäßrestauration offenbar parallel. Zusammengefaßt sind also die Ergebnisse der Gefäßrestauration bei entsprechender Auswahl der Patienten denjenigen der Sympathicuschirurgie eindeutig überlegen. Absolut betrachtet, sollten alle Patienten mit chronischen peripheren Arterienverschlüssen der restaurativen Chirurgie zugeführt werden. Wie bereits erwähnt, ergeben sich aber für die restaurative Chirurgie Einschränkungen in der Indikationsstellung.

## 3. Indikationsstellung

Die Anzeige zur Operation ist von mannigfaltigen Faktoren abhängig. Anamnese, klinischer und serienangiographischer Befund, Alter des Patienten, soziale Stellung, allgemeine Prognose der chronischen arteriellen Verschlußerkrankungen hinsichtlich Lebens- und Extremitätenerwartung und die Komplikationen beider Operationsmethoden sind entsprechend zu berücksichtigen und sorgfältig individuell abzuschätzen.

Ohne allgemeine Operationsindikation (Herz-, Hirn-, Nierenerkrankungen usw.) hat die Restaurationschirurgie vorwiegend auf die Vermeidung der Thrombose im Transplantat oder im thrombendarteriektomierten Gefäßabschnitt zu achten. Zustrom und Abfluß müssen deshalb adäquat sein (s. S. 360). Ist dieses Postulat erfüllt, so bestimmen die übrigen oben erwähnten Kriterien über die Anzeigestellung zur Operation. Stadium der Durchblutungsstörung bzw. serienangiographischer Befund sind von ausschlaggebender Bedeutung. Wir möchten in Anlehnung an Waibel (*266*) 3 Indikationsgruppen unterscheiden.

### a) Absolute Indikation

Sie ist gegeben bei schwerem und schwerstem Ischämiesyndrom, um den unerträglichen Nachtschmerz zum Verschwinden zu bringen und um der Amputation vorzubeugen oder sie wenigstens möglichst sparsam durchführen zu können. Die bedrohliche Durchblutungsstörung ist gekennzeichnet durch Ruheschmerz, hochgradig pathologische Lagerungsprobe und pränekrotische Veränderungen der Haut. *Die Indikation ist hier imperativ.* Es mutet wie eine Ironie an, daß bei der Prägangrän als eindeutigster Indikation zum gefäßrekonstruktiven Eingriff die Grenzen des Verfahrens oft bereits überschritten sind. Die Mißerfolgsrate der By-pass-Plastik ist deshalb verständlicherweise recht hoch (s. Kapitel Strömungstechnische Probleme).

Heißt die Alternative Amputation oder erhaltende Operation, so ist trotz der niedrigen Erfolgsquote die Gefäßrekonstruktion unbedingt anzustreben (*126, 127, 10, 224, 164, 174* u.a.). Erstaunlich sind die Resultate dieser Autoren (Tabelle 13). Humphries (*127*) weist darauf hin, daß bei sehr larger Indikationsstellung durchschnittlich jede zweite Extremität dieser Patienten mit schwerstem Ischämiesyndrom gerettet werden kann. Im Krankengut von Roberts und Hoffman (*224*) wurden ungefähr 30% der als Amputationskandidaten hospitalisierten Patienten noch als geeignet für eine By-pass-Plastik befunden. Unter den 330 wegen Femoralis-Popliteaverschluß operierten Kranken von de Bakey u. Mitarb. (*10*) hatten etwa 20% prägangränöse Veränderungen. Trotzdem beträgt ihre durchschnittliche Früherfolgsquote 87%, die Späterfolgsquote 82%.

### b) Relative Indikation

Hier handelt es sich um eine Gruppe von Patienten, bei denen ohne Ruheschmerz und hauttrophische Störungen eine intensive Claudicatio vorhanden ist, die den Kranken in seiner Tätigkeit deutlich behindert. Die Untersuchungen ergeben eine stark defizitäre Durchblutung und angiographisch Zeichen einer Bedrohung des Ersatzkreislaufes zufolge Erkrankung von Kollateralen und deren Abgänge aus dem Stammgefäß. Ausnahmsweise ist vielleicht sogar nebst der Obliteration der A. femoralis superficialis der A. profunda femoris, die Hauptversorgungsquelle des Kollateralkreislaufes, pathologisch verändert. Bei jugendlichen Patienten ist die Gefäßrestauration wohl öfters relativ indiziert, da die arterielle Verschlußerkrankung meist progressiver verläuft und die Extremitätenprognose ernster ist.

### c) Wahloperation

Die Anzeigestellung dazu ist gegeben bei Kranken, die nur wegen einer Claudicatio in ihrer wirtschaftlichen und sozialen Stellung nennenswert beeinträchtigt sind. Die Claudicatio ohne Zeichen verringerter Ruhedurchblutung rechtfertigt wohl kaum eine Gefäßrekonstruktion, wenn der Patient durch die Beschwerden in seiner Lebensweise und Arbeitsfähigkeit nicht behindert ist.

Die Indikation zur Gefäßrestauration bei Prägangrän oder gar Gangrän ist also klar, wenn die allgemeinen und serienangiographischen Voraussetzungen erfüllt sind. Ist dies nicht der Fall, so tritt die Sympathicuschirurgie in ihr Recht.

Von entscheidender Bedeutung für die Indikationsstellung zu einem dieser beiden konkurrierenden Operationsverfahren sind ihre *Mortalität* und *Komplikationen*. Die Wiederherstellungschirurgie ist wohl durchschnittlich mit einer etwas höheren Todesziffer belastet. Darüber vermögen auch nicht die hervorragenden Statistiken der erfahrensten Gefäßchirurgen wie DE BAKEY, COOLEY, CREECH, CRAWFORD, LINTON, die Mayo-Klinik, HUMPHRIES, WARREN u.a. hinwegzutäuschen. Die Mortalität bei Gefäßplastiken an peripheren Arterien beträgt bei LINTON (*155*), der Mayo-Klinik und WARREN (*268*) 0%, bei DE BAKEY (*11*), der über das weitaus größte Krankengut verfügt, 0,8%, HUMPHRIES (*125*) 1,5%. DE BAKEY ist wohl vollauf berechtigt zu sagen, die Gefäßplastik bedeute für Patienten mit peripherem Arterienverschluß eine geringere Belastung als die Sympathektomie oder die Amputation. Es fehlt aber nicht an Stimmen, die auf höhere Mortalitätsziffern und Komplikationsquoten bei Gefäßrekonstruktionen aufmerksam machen (*82*, *83*, *84*). In manchen Spitälern war wohl zu Beginn jeder Gefäßplastikära die Mißerfolgsquote recht hoch. Auch wir wurden am Kantonsspital Winterthur leider nicht verschont. Wir mußten harten und bitteren Tribut leisten. Der primäre Optimismus macht auf diese Weise gern einem lähmenden Pessimismus Platz. Da an der Zukunft der peripheren Gefäßchirurgie wohl kaum zu zweifeln ist, gilt es, Einzelrückschläge, so hart sie Patienten und Chirurgen treffen mögen, zu überwinden und aus den Mißerfolgen Lehren zu ziehen. Wir haben bereits auf die Komplikationen an unserem eigenen Krankengut hingewiesen (S. 370).

Die Mortalität der Sympathektomie wird in Sammelstatistiken mit durchschnittlich 1—5% angegeben (*251*: 1%, *189*: 1,2%, *111*: 1,4%, *22*: 3%, *65*: 3%, *83*: 3,9%, *279*: 5,5%, *304*: 10%). Bei diesen Mortalitätsziffern ist zu berücksichtigen, daß die Sympathektomie einen abdominellen Eingriff mit all den Komplikationsmöglichkeiten darstellt. Im Gegensatz zur rein anatomisch begrenzten Anzeigestellung zur Gefäßrestauration ist die largere Indikation zu Sympathicuseingriffen hierfür ebenfalls verantwortlich zu machen.

Die *Komplikationen der Sympathicuschirurgie* seien nur summarisch erwähnt. Der schwerwiegendste Einwand gegen die Grenzstrangresektion betrifft die akuten *Gefäßkrisen* und die auch *länger andauernden paradoxen Gefäßreaktionen*. Aus diesem eigenartigen, in seiner Genese noch problematischen Phänomen kann eine glücklicherweise seltene, aber nennenswerte Verschlechterung des präoperativen Zustandes resultieren. Nach DE TAKATS (*257*) und MANDL (*170*) ist ein Temperatursturz nach paravertebralem Block oder Lumbalanaesthesie als unbedingt ungünstig zu werten. Diese Autoren sind der Auffassung, daß die Sympathektomie unter derartigen Bedingungen kontraindiziert ist. Eine weitere Komplikation bilden die *Potenzstörungen*. Ihre Ätiologie ist ebenfalls noch nicht sicher geklärt. Die Sexualstörungen sollten wohl bei der Schwere des dem Kranken drohenden Schicksals nicht überwertet werden. Schließlich sei noch auf das sogenannte *Postsympathektomiesyndrom* hingewiesen. Es äußert sich in unangenehmen irradiierenden Nervenschmerzen, die oft erst nach etwa 6 Monaten abklingen (*35*).

Vergleicht man die Mortalität und die Komplikation bei diesen beiden Operationsverfahren, so ist wohl folgende Schlußfolgerung berechtigt: Dank der langen Erfahrung mit der Sympathicuschirurgie sind Mortalität und Komplikationen kaum mehr zu beeinflussen. Anders liegen die Verhältnisse bei der Wiederherstellungschirurgie. Die Vervollkommnung der Technik und Taktik der Wiederherstellungschirurgie ist noch nicht abgeschlossen. Dies beweist, daß erfahrene Gefäßchirurgen hervorragende Resultate erreichen (*10*). Zudem läßt sich durch Verbesserung des Arterienersatzmaterials die Komplikationsquote sicher noch bedeutend vermindern. Von wesentlicher Bedeutung ist auch die Tatsache, daß die By-pass-Plastik auch bei Ausbleiben des erhofften Erfolges (Thrombosierung des Transplantates) praktisch nie zu einer Verschlechterung des präoperativen Zustandes Anlaß gibt. Sie entspricht somit dem alten ärztlichen Prinzip, des primum nihil nocere. Es ist allerdings behauptet worden, die Wiederherstellungschirurgie der Hauptstrombahn führe zu einem gefährlichen Rückgang des Blutvolumens im Kollateralkreislauf, den der Organismus bei Gefäßobliterationen kompensatorisch entwickle (*128*). Daraus wird auf eine Verschlechterung der Durchblutung gegenüber dem präoperativen Zustand bei Spätthrombosen der Transplantate geschlossen. Ob dieser Einwand stichhaltig ist, läßt sich schwer entscheiden. Tritt die Spätthrombose des Transplantates rasch ein, so ist die Durchblutungsverschlechterung verständlich. Es ist aber zu bedenken, daß die Spätthrombosierung des Transplantates mehrheitlich durch die Progression des Grundleidens, d.h. durch neue Arterienobliterationen mit Verlangsamung oder gar Stillstand des Blutes im Transplantat bedingt ist. Man könnte schließlich auch gegenteilig argumentieren und sagen, daß die primär erfolgreiche Gefäßplastik imstande war, die schlechte Durchblutung so lange zu kompensieren, bis die Thrombosierung des Transplantates die ursprüngliche oder durch das Grundleiden in der Zwischenzeit akzentuierte negative Durchblutungsbilanz wieder manifest werden läßt. Die Besprechung der Indikationsstellung erfordert schließlich noch eine Stellungnahme zur Frage, ob Sympathicus- und Wiederherstellungschirurgie kombiniert nicht mehr zu leisten vermögen. Angriffspunkte und Wirkungsweise beider Verfahren sind ja verschieden. Theoretisch scheint ihre gemeinsame Anwendung sinnvoll, da eine Potenzierung der Wirkung zu erwarten ist. Sie ist begründet in der Blutvolumenzunahme durch die wiederhergestellte Strombahn einerseits und die maximale Öffnung des Kollateralkreislaufes andererseits. Wie bereits erwähnt, scheint die Sympathektomie auch eine gewisse Gewähr gegen weitere Arterienobliterationen zu bieten. Über die gemeinsame Anwendung beider Operationen wird aber erst anhand eines über mindestens 10 Jahre kontrollierten großen Krankengutes ein Urteil gefällt werden können. Ob die beiden Methoden simultan, gestaffelt und in welcher Reihenfolge angewandt werden sollen, harrt noch der Klärung.

Meines Erachtens gilt es nun, bei der Indikationsstellung zwischen leichtem und schwerem Ischämiesyndrom zu unterscheiden. Ich möchte folgenden Therapieplan zur Diskussion stellen:

*I. Leichtes Ischämiesyndrom* (Claudicatio intermittens).

1. Popliteaobliteration: Primär Sympathektomie und lediglich bei unbefriedigendem Ergebnis sekundär Gefäßrestauration.

2. Prästenose im Adductorenkanal: Schlitzung der Membrana vasto adductoria plus Sympathektomie simultan.

3. Femoralisobliteration: a) Bei Kollateralzirkulationstest über 20 sec primär Gefäßrestauration, dazu bei günstigem peroperativem Verlauf und guten Allgemeinbedingungen simultane, andernfalls eventuell sekundäre Sympathektomie.

b) Bei Kollateralzirkulationstest unter 20 sec primär Sympathektomie und lediglich bei ungenügendem Resultat sekundär Gefäßrekonstruktion.

*II. Schweres Ischämiesyndrom* (Ruheschmerz, hauttrophische Störungen oder gar Gangrän).

Hier scheint die Kombination beider Operationen eher angezeigt als bei der reinen Claudicatio. Die Extremitätenprognose ist wesentlich ernster. Demzufolge ist ein intensiverer chirurgischer Einsatz, gewissermaßen im Kreuzfeuer, gerechtfertigt. Die Ergebnisse der Sympathektomie bei fortgeschrittenem Stadium der Durchblutungsstörungen sind relativ besser als bei der Claudicatio. Dies ist vornehmlich bei hauttrophischen Störungen der Fall. Der Wiederherstellungschirurgie aber sind bereits Grenzen gesetzt, da oft die lokalen Voraussetzungen nicht mehr erfüllt sind (s. Tabelle 2). Ist die Gefäßrekonstruktion aber anatomisch möglich, so erweist sie sich auch hier der Grenzstrangresektion als überlegen. Bei schwerem Ischämiesyndrom möchte ich (erfüllte Bedingungen zur Wiederherstellungschirurgie vorausgesetzt) folgenden Therapieplan befürworten:

*1. Ruheschmerz und Gangrän.* Gefäßrestauration allein oder kombiniert mit Sympathektomie simultan oder gestaffelt, je nach Operationsgang und Allgemeinbefinden.

*2. Trophische Geschwüre.* Sympathektomie und erst bei negativem Ergebnis Gefäßrestauration.

Die zeitliche Staffelung beider Operationsverfahren, d.h. primär Gefäßrestauration, sekundär Sympathektomie, hat einen prinzipiellen Haken. Die Patienten stellen sich nach der erfolgreichen Gefäßplastik nicht zur Grenzstrangresektion, da sie sich als geheilt fühlen und die Notwendigkeit eines neuen Eingriffs, vielleicht nicht ganz zu Unrecht, nicht einsehen.

Bei Obliterationen der abdominalen Aorta und der Beckenarterien ist die Sympathektomie von sehr begrenztem Wert. Daher gehören diese Verschlußtypen zur eigentlichen Domäne der Wiederherstellungschirurgie, um so mehr, als hier die Früh- und Spätergebnisse beachtlich hoch liegen. Sie sind denjenigen bei peripheren Obliterationen überlegen. Leider ist aber die Gefäßrestauration bei intraperitonaealen Eingriffen im Gegensatz zu denjenigen distal des Leistenbandes mit einem etwas erhöhten Operationsrisiko belastet. Die Extremitätenprognose bei Verschlüssen der distalen Aorta und Aa. iliacae ist besser als bei weiter peripheren Verschlüssen. Einmal mehr ist ersichtlich, daß das Abwägen des Pro und Kontra der Gefäßrekonstruktion einerseits und der Sympathektomie andererseits den Entscheid zu dieser oder jener Operation außerordentlich erschwert.

Man könnte über die Frage, ob Wiederherstellungschirurgie oder bzw. und Sympathicuschirurgie philosophieren. Warum z.B. diskutiert man nicht über die Arteriosklerose der oberen Extremitäten? Die Antwort ist einfach. Sie kommt daselbst nur selten vor. Die einleuchtendste Erklärung ist wohl die, daß der intraarterielle hämostatische Druck in der unteren Extremität wegen der mehrheitlich aufrechten Haltung des Menschen höher ist. Bringt man diese Erkenntnis in Beziehung zur Gefäßrestauration, so stellt sich ein interessantes Problem. Der häufigste Fehlschlag der Arterienplastik ist die Thrombosierung des Transplantates, bedingt durch die Progression des Arterienverschlußleidens distal des Transplantates. Dort ist ja tatsächlich das Arteriensystem nach der erfolgreichen Gefäßrekonstruktion einem höheren Druck ausgesetzt. Weiter ist folgendes zu bedenken: Die Sympathektomie führt wahrscheinlich zu einer Herabsetzung des peripheren Widerstandes im Arteriensystem. Die Wiederherstellungschirurgie ist gefolgt von einer Druckerhöhung im peripheren Strombett. Diese wäre durch die Kombination beider Operationsverfahren kompensiert. Die inkriminierte Progression der Arterienverschlußerkrankung durch die Gefäßplastik würde also illusorisch. Ob die Praxis dies bestätigt, bleibt der Zukunft vorbehalten.

Die Tatsache, daß weder die Sympathicus- noch die Wiederherstellungschirurgie eine kausale Therapie der Verschlußerkrankung darstellen, lenkt die Aufmerksamkeit auf einen grundsätzlichen Einwand gegen diese Methoden (*43*,

*176*). Er lautet: Es sei von vorneherein sinnlos, bei einem generalisierten und progredienten Leiden eine erkrankte Stelle operativ zu behandeln. Wohl alle Chirurgen sind sich darüber einig, daß Grenzstrangresektion und Gefäßrekonstruktion lediglich symptomatische Verfahren zur Beseitigung bzw. Kompensation von einzelnen Gefäßverschlüssen darstellen. Über den Sinn oder Unsinn der symptomatischen Therapie der Gefäßobliterationen (dies gilt prinzipiell für jede derartige Behandlung, auch die medikamentös-vasodilatatorische) entscheidet meines Erachtens nicht die Tatsache der Generalisation oder Progredienz des Leidens, sondern die Lokalisation der klinischen Symptome. Bei dem zitierten Einwand wird wohl nicht genügend beachtet, daß sich die Erkrankung in sehr vielen Fällen lange Zeit nur an einer Stelle so manifestiert, daß sie Krankheitswert erlangt. Dies beweisen zahlreiche Gefäßkranke, die viele Jahre praktisch nur an ihrer Claudicatio leiden.

Über den Wert eines chirurgischen Eingriffs bei chronischem Arterienverschluß kann man noch aus einem andern Grund geteilter Meinung sein. Bei vielen Patienten ist der Kollateralkreislauf doch offensichtlich gut ausgebildet, wenn die betreffende Extremität erhalten geblieben ist, so daß die Anzeigestellung zur Operation umstritten bleibt.

Bei all dieses Skepsis gegenüber der Chirurgie kann aber ein wesentliches Moment nicht genügend gewürdigt werden: *die Psyche des Gefäßpatienten*. Claudicatio und Ruheschmerz, die den Kranken zum Arzt führen, sind beängstigende und qualvolle Krankheitszeichen. Der allfällige Brand lauert wie ein Damoklesschwert. Nur in den wenigsten Fällen wird ein Claudicatiopatient beruhigt sein, wenn man ihn auffordert, seine Beinmuskulatur zu schonen. Auch wird man ihn nicht allzu häufig mit Pillen, Tropfen oder gar Spritzen, deren Wirkung ja subjektiv und objektiv wenig überzeugend sind, vertrösten können. Wie einleuchtend ist doch für diese Gefäßkranke die Tatsache, daß man eine verstopfte Arterie wieder durchgängig machen oder sie sogar ersetzen kann. Der erhoffte Erfolg nach der Gefäßrestauration ist — wenn er sich einstellt — dramatisch wie bei keiner anderen Therapie.

Zusammenfassend sei nochmals darauf hingewiesen, daß die richtige Auswahl der Patienten mit peripherem chronischem Arterienverschluß nur zur Gefäßrestauration oder bzw. und Sympathektomie eine außerordentlich schwierige und verantwortungsvolle ärztliche Aufgabe darstellt. Oberstes Gebot ist die Behandlung des Patienten und nicht des Arteriogramms. Man erweist z.B. einem Angina pectoris-Patienten mit Claudicatio durch eine erfolgreiche Gefäßrestauration einen schlechten Dienst, da man ihn erhöhten Gefahren aussetzt. Bei Kranken mit Angina pectoris kann die Angina cruris als sinnvolle periphere Herzbremse aufgefaßt werden.

Die richtige Entscheidung für eine Gefäßrekonstruktion oder Grenzstrangresektion kann die Rehabilitation eines Gefäßkrüppels erwirken. Der falsche Entschluß aber mag den Extremitätenverlust oder den Tod zur Folge haben.

Viele Patienten können und müssen konservativ behandelt werden. Die internistisch-medizinische Betreuung ist für alle Kranken notwendig. Trotzdem kommt aber doch die Konsultation eines in peripheren Gefäßleiden interessierten Chirurgen zustande, sogar wenn kardiale, cerebrale oder renale Veränderungen eine operative Kontraindikation darstellen. Gelegentlich wird ein Patient, dessen Durchblutungsstörungen mild und langsam progressiv verlaufen, unverhofft ein akutes Ischämiesyndrom zufolge Thrombose oder Embolie entwickeln. Eine vorgängig durchgeführte, sorgfältige angiologische Abklärung wird sich dann in dieser Notfallsituation als hilfreich erweisen. Kontrollen in Intervallen zur Beurteilung der Progredienz der Durchblutungsstörungen sind entscheidend zur

Erfassung des optimalen Zeitpunktes der Operation. Im Frühstadium der Arterienverschlußerkrankung vermag die Chirurgie mehr zu leisten als in Spätstadien. Die Verdienste der konservativen Therapie sollen nicht geschmälert werden. Jedoch vermögen Internist oder praktischer Arzt in gemeinsamer Zusammenarbeit mit einem Chirurgen die Resultate zu verbessern und mehr Extremitäten vor der Amputation zu bewahren. Was die Gefäßchirurgie grundsätzlich zu leisten vermag, ist aus der einzigartigen Statistik von DE BAKEY, COOLEY und MORRIS (*11*) (Tabelle 14) ersichtlich.

## E. Strömungstechnische Probleme und Untersuchungen

Die häufigste Komplikation der Wiederherstellungschirurgie ist die Thrombosierung des Transplantates. Die genaue Genese ist noch kaum erforscht (*201*, *203*). Es dürfte sich wohl um ein komplexes hämodynamisches Geschehen handeln.

Man mißt in jüngster Zeit den hydrodynamischen Einflüssen in der Thromboselokalisation immer größere Bedeutung bei (*114*, *186*, *187*, *271*). Es scheint demzufolge gegeben, diese Faktoren auch bei der Genese der Transplantatthrombose zu berücksichtigen.

Ich habe mir die Aufgabe gestellt, die einschlägigen hydrodynamischen Faktoren im Modellversuch abzuklären. Die bedeutenden Arbeiten von MUELLER (*184*, *185*) über die Hydro- und Hämodynamik waren dabei wegleitend.

### Physikalische Grundlagen

Man unterscheidet in der Hydrodynamik 2 Arten von Strömungen.

1. Die reine Laminarströmung: Die Flüssigkeit fließt schichtenartig. Es besteht keine spontane Wirbelbildung in der Flüssigkeit. Wirbel können durch Ablösungen hervorgerufen werden.

2. Die turbulente Strömung: Sie ist charakterisiert durch innere Wirbelbildung und Vermischung der Flüssigkeitsschichten. Sie tritt auf, wenn die Geschwindigkeit einen kritischen Wert $V_k$ überschreitet. Diese kritische Geschwindigkeit, bei welcher die laminare in turbulente Strömung übergeht, hängt ab von der Flüssigkeit und der Geometrie der Begrenzungsflächen. $V_k$ läßt sich experimentell feststellen. Dieser Umschlagspunkt ist gekennzeichnet durch die zugehörige Reynoldsche Zahl: $Re_k$. Die Formel lautet:

$$Re_k = \frac{VD}{\mu}$$

$V$ = Strömungsgeschwindigkeit
$D$ = Durchmesser des Leitrohres
$\mu$ = Viscosität der Flüssigkeit

Für glatte Rohre und Wasser bei Zimmertemperatur fand REYNOLDS (*211*) $Re_k$ annähernd 2300. COULTER und PAPPENHEIMER (*42*) bestimmten die Reynoldssche Zahl für das menschliche Blut. Sie beträgt $970 \pm 80$.

Andere Untersucher bestätigten die Feststellungen von REYNOLDS (*211*). Sie wiesen zusätzlich darauf hin, daß die Laminarströmung nicht nur von einem gegebenen Wert der Reynoldsschen Zahl abhängig ist. Die Stabilität des Stromdurchflusses durch Verzweigungen und Krümmer wird durch zusätzliche Faktoren bestimmt:

a) Form und Beschaffenheit des Rohreinganges.
b) Winkel der Rohrverzweigung.
c) Form und Ausmaß der Biegung des Rohres.
d) Beschaffenheit der inneren Rohrwandung.

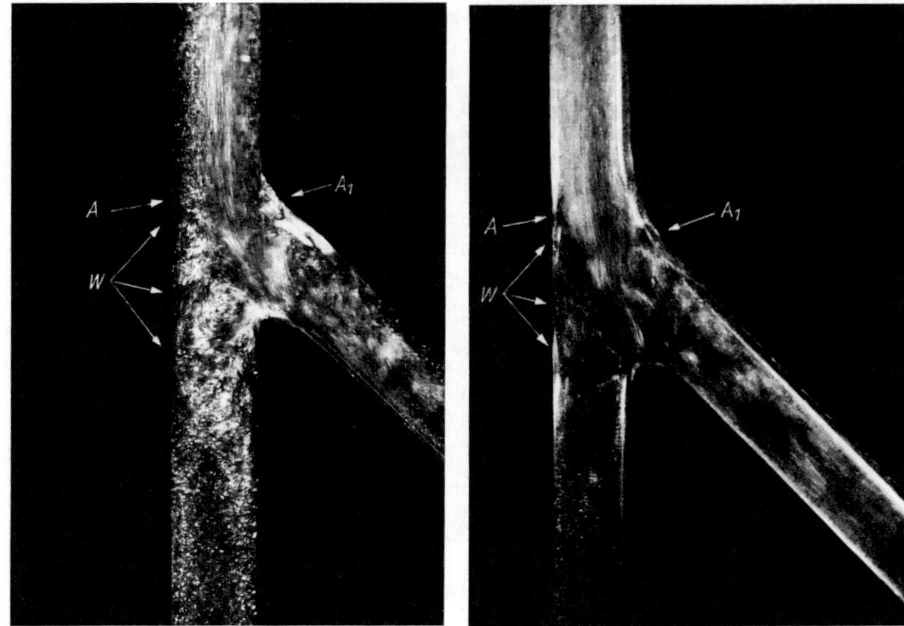


Abb. 33

Abb. 34

Abb. 33—36. 45°-Abzweiger in 4 Modifikationen (proximale Anastomosen). Von Abb. 33—36 nähert sich die Mündung immer mehr der optimalen Trompetenform. Hauptrohr stromabwärts abgeklemmt (Arterienverschluß)

Abb. 33. Isodimensionaler, scharfkantiger Abzweiger

Abb. 34. Isodimensionaler, gerundeter Abzweiger

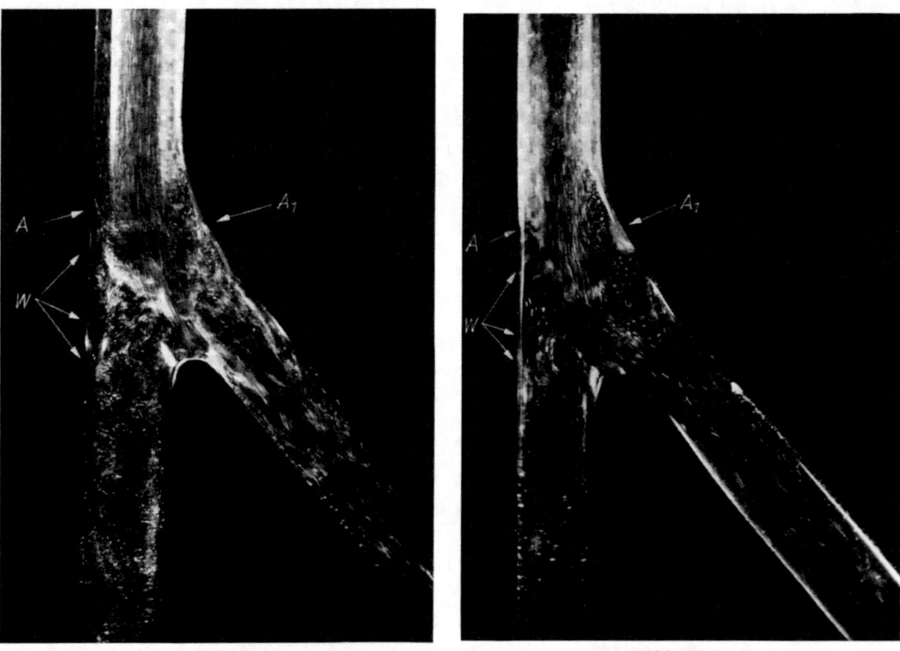


Abb. 35

Abb. 36

Abb. 35. Verjüngter, gerundeter Abzweiger

Abb. 36. Isodimensionaler, gerundeter Abzweiger mit Einschnürung unmittelbar stromabwärts der Verzweigung.

In den Abb. 33—36 große Wirbelzone $W$ im abgeschlossenen Hauptrohr. Diese reicht stromaufwärts bis zur Wandablösung $A$ im Hauptrohr. Eine weitere Ablösung $A_1$ findet sich an der Außenseite des Verzweigers. Die Intensität der Sekundärströmung nimmt in der Reihenfolge der Abb. 33—36 ab

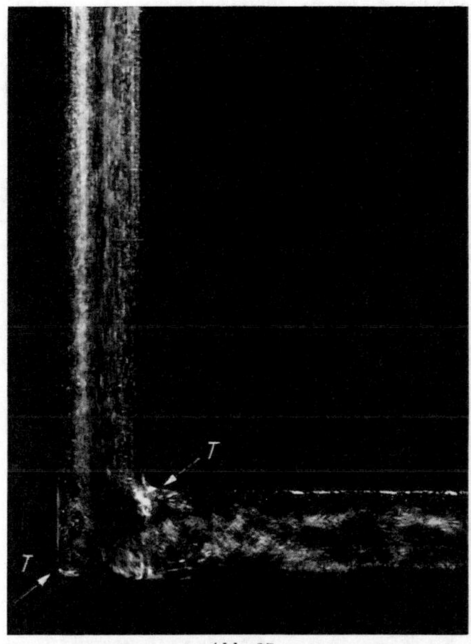


Abb. 37

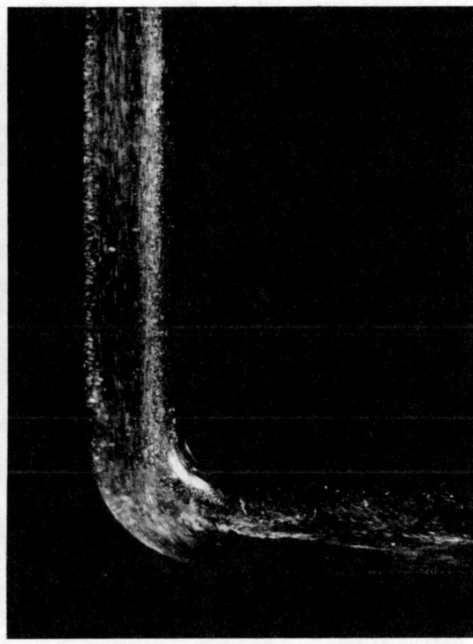

Abb. 38

Abb. 37. Rechtwinkliger, scharfkantiger Krümmer. Totwasserzone *T* an der äußeren Ecke des Krümmers, ebenso Totwasserzone *T* unmittelbar stromabwärts der Krümmerinnenseite. Intensive Sekundärströmung im Rohrabfluß. Unterschiedliche Strömungsgeschwindigkeiten: an der Außenseite erhöht, an der Innenseite verringert

Abb. 38. Rechtwinkliger, gerundeter Krümmer. Ablösungen weder an der Außen- noch an der Innenseite des Krümmers erkennbar. Im Vergleich zum rechtwinkligen, scharfkantigen Krümmer auffällig geringfügige Sekundärströmung stromabwärts des Krümmungsscheitelpunktes. Wie beim rechtwinkligen scharfkantigen Krümmer unterschiedliche Strömungsgeschwindigkeiten stromabwärts an der Außen- bzw. Innenseite des Krümmers

ad a) Um die Wirbelbildung bei Eintritt ins Rohr zu verhüten, forderte GIBSON (*90*, *91*) einen trompetenähnlichen Eingang (vgl. Abb. 33, 34, 35, 36, 43).

ad b) Der optimale Verzweigungswinkel beträgt etwa 45°.

ad c) Gerundete Krümmer unterscheiden sich wesentlich von geknickten Röhren, sog. Knieröhren (vgl. Abb. 37, 38, 39, 40, 41). Bei letzteren löst sich die Flüssigkeit von der Krümmerinnenseite unter Wirbelbildung ab. Diese Totwasserzone nimmt mit Zunahme des Krümmerradius ab. Bei sanft gerundeten Krümmern entstehen nur die durch Reibungseinfluß hervorgerufenen Sekundärströmungen (Abb. 41, 62).

ad d) Eine glatte Rohrinnenfläche vermeidet Wirbelbildungen. Ganz allgemein bieten Stromverzweigungen und Krümmer Grenzbedingungen zwischen laminaren Flüssigkeitsbewegungen und den Strömungen mit gestörtem Gleichgewicht. In diesen instabilen Strömungen ist die Ausbildung von geordneten

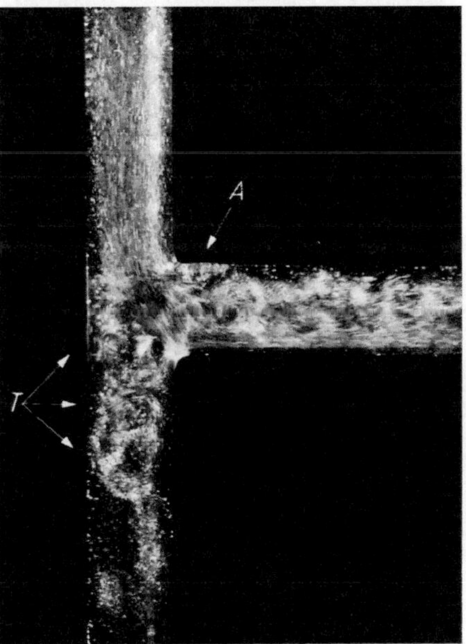


Abb. 39. Rechtwinklige, scharfkantige Abzweigung. Im durchgehenden Strang ist durch Drosselung der Gefäßverschluß nachgeahmt. Totwasserzone *T* mit nach unten abklingender Wirbelintensität. Ablösung bei *A*. Im stromabwärts gelegenen Abschnitt intensive, von Wirbeln durchsetzte Sekundärströmung

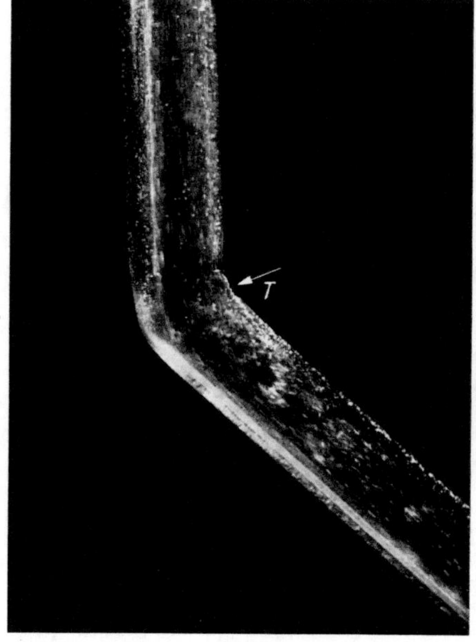


Abb. 40

Abb. 41

Abb. 40. Eckiger 45°-Krümmer. Totwasserzone *T* an der Innenseite der Krümmung. Starke Sekundärströmung stromabwärts der Krümmung

Abb. 41. Gerundeter 45°-Krümmer. Sekundärströmungen besonders von der Innenseite des Krümmers ausgehend. Im Vergleich zum eckigen 45°-Krümmer schwächere Sekundärströmungen im Abflußrohr

Wirbeln oder vollständiger Turbulenz die unmittelbare Folge. Dadurch entstehen Druckverluste (*90*, *91*, *213*, *260*), d.h. die Ökonomie des Strömungssystems wird ungünstig beeinflußt.

Für das Gefäßsystem des menschlichen Organismus gilt anatomisch (Abb. 42, 43) und dynamisch das Prinzip der Ökonomie. Gefäßverzweigungen und Gefäßkrümmungen sind so geschaffen, daß optimale Strömungsverhältnisse mit minimalem Druckverlust gewährleistet sind.

Cohn (*36*) hat ein hydraulisches System errechnet, das hinsichtlich Leistungsfähigkeit und Ökonomie des Betriebs als Optimalsystem zu bezeichnen ist. Dessen Anordnung stellt fast ein getreues Modell des menschlichen Blutkreislaufes dar.

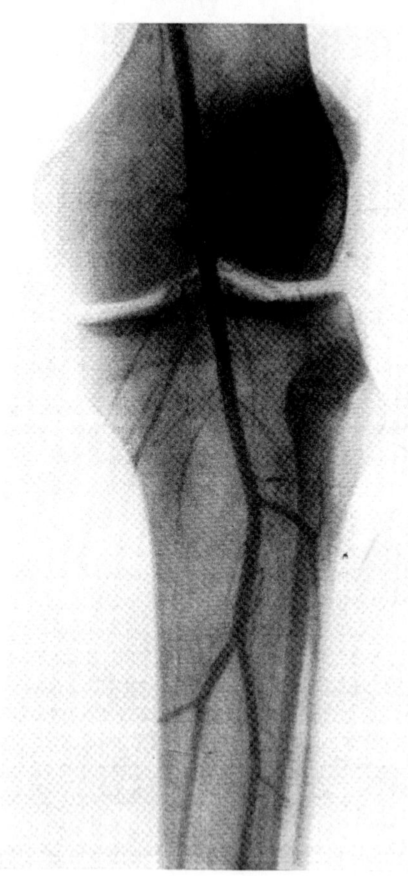

Abb. 42. Normale A. poplitea. Zu beachten ist die technisch optimale hydrodynamische Anordnung des Arteriensystems in der Knieregion. Trotz des scheinbar fast rechtwinkligen Abganges der A. tibialis anterior ergibt sich aus der kompensatorischen Biegung der A. poplitea eine nahezu symmetrische Gabelung, die derjenigen der Aa. tibialis posterior und peronea praktisch entspricht

Auch das mit einem Minimum an Energie durch dieses System getriebene Sekundenvolumen liegt in der physiologischen Größenordnung. So verwendet man in der Technik Teilungsstellen des menschlichen Gefäßsystems als Vorbild.

Diese Feststellungen ergeben, daß die Verzweiger des menschlichen Arteriensystems bezüglich Wirbelvermeidung optimal gestaltet sind. Ich habe versucht, in meinen Strömungsexperimenten — neben anderen — die im Blutkreislauf und in der Technik bewährten Verzweiger nachzuahmen. Dazu verwendete ich Glasverzweiger. Sie wurden anhand eines Araldit-Ausgusses des

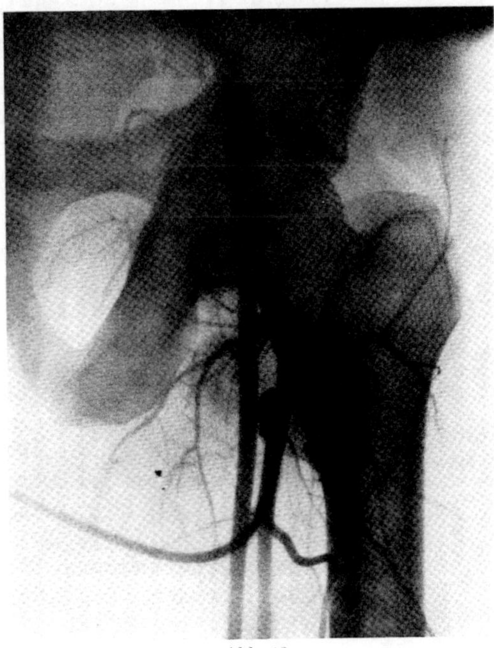

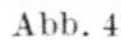

Abb. 43

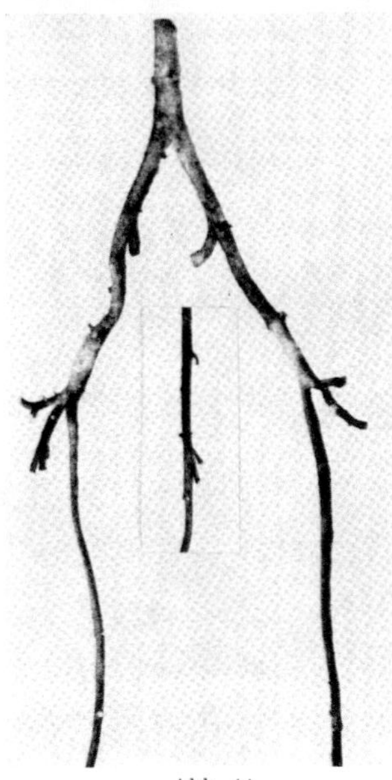

Abb. 44

Abb. 43. Normale Teilungsstelle der A. femoralis superficialis und A. femoralis profunda. Hydrodynamisch optimaler Verzweiger mit Trompetenform und sanftem kompensatorischem Krümmer: Vorbild für die Anlage einer End-zu-Seitanastomose

Abb. 44. Gefäßausguß mit Araldit von der Aorta abdominalis bis knapp distal der Teilungsstellen der Unterschenkelarterien (32jährige männliche Unfalleiche)

Gefäßsystems einer 32jährigen Unfalleiche mit makroskopisch intakten und zarten Arterien hergestellt (Abb. 44).

Unsere Versuchsanordnung (Abb. 45) besteht aus einem Stativ (*S*), welches den flüssigkeitsführenden Behälter, eine Mariottsche Flasche (*M*) und ein Rührwerk (*R*) trägt. Vom Auslauf derselben führt ein Schlauch in ein vertikales Glaszwischenstück. Dieses wird durch einen weiteren, abklemmbaren Schlauch mit den jeweils zu prüfenden Glasmodellen (*G*) verbunden. Von dort führt schließlich ein Verbindungsschlauch in ein Auffanggefäß (*A*). Durch entsprechende Drosselung des abführenden Röhrensystems wurde das Kreislaufmodell auf eine Strömungsgeschwindigkeit von 10 cm pro Sekunde abgestimmt. Dies entspricht der mittleren Strömungsgeschwindigkeit des Blutes in der Femoralarterie. Den Röhrendurchmesser wählte ich mit 9,5 mm entsprechend dem Durchmesser der A. femoralis.

Als Flüssigkeit verwendete ich im Vorversuch Wasser und im Hauptversuch schließlich als Blutersatz Periston und verdünntes Glycerin von der Viscosität des Blutes. Die Stromfäden wurden mit verschiedenen Holzstaubarten, feinstem

Aluminium- und Bronzepulver und Farblösungen sichtbar gemacht. Zur Erzielung einer gleichmäßigen Suspension muß die Oberflächenspannung mit einem Netzmittel (Tetrachlorkohlenstoff) erhöht werden. In den Vorversuchen hat sich eine Bronzestaubsuspension aus phototechnischen Gründen am besten bewährt.

Als äußerst kniffliges und schwieriges Problem erwies sich das Fotografieren der mit Bronzepulversuspension durchströmten Glasmodelle. Dies ist unter anderem bedingt durch die großen Unterschiede der Strömungsgeschwindigkeit in einem Verzweigermodell. Soll z.B. ein langsam drehendes Wirbelfeld abgebildet werden, so verschwinden wegen der dazu notwendigen langen Belichtungszeit Einzelheiten der Hauptströmung. Eine weitere fototechnische Komplikation bedeuteten die durch Glas und Bronzestaubkonglomerate bedingten Reflexe. Eine indirekte Beleuchtung, welche diese störenden Reflexe ausgemerzt hätte, genügte leider nicht, um die Stromlinien mit genügendem Kontrast und Schärfe zu Papier zu bringen. Das Polarisationsfilter hat sich nicht bewährt. Nur eine direkte Beleuchtung erwies sich als befriedigend. Wohl oder übel müssen damit die Reflexe in Kauf genommen werden. Momentaufnahmen geben das Strömungsbild im Gegensatz zur eindrücklichen laufenden Beobachtung nur unvollkommen wieder.

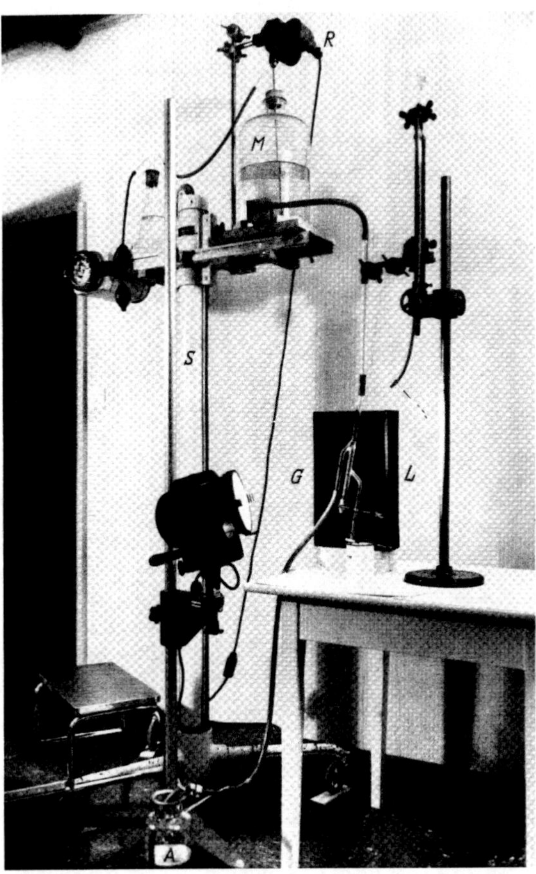

Abb. 45. Anordnung der Modelluntersuchungen. Vor dem schwarzen Lichtkasten *L* befindet sich einer unserer verschiedenartigen Glasverzweiger *G*. *S* Stativ; *M* Mariottesche Flasche; *R* Rührwerk; *A* Auffanggefäß

Vernachlässigt wurden in unserer Anordnung die Gefäßwandelastizität und der pulsierende Betrieb.

Bei den Untersuchungen interessierte mich das Strömungsbild. Ich konnte feststellen, daß an Abgangs- und Eingangsstellen (proximale und distale End-zu-Seitanastomosen), Krümmungen und Einengungen örtlich begrenzte Turbulenzerscheinungen und Sekundärströmungen auftreten, die sich unter bestimmten Bedingungen ändern. Auf strömungstechnische Einzelheiten wird im Text der Abb. 33—41,49—64 hingewiesen.

Im englischen Schrifttum wird die arteriosklerotische Arterienthrombose treffend als „bifurcational disease" bezeichnet (Abb. 46). Der häufige Sitz der Thrombosen hinter Gefäßverzweigungen oder hinter Engpässen spricht dafür, daß lokalisierte Wirbel die Thrombose begünstigen. Unseres Erachtens sind auch diese Wirbelbildungen für die Thromboseentstehung im Transplantat verantwortlich.

Wirbelströmungen und Totwasserzonen an Teilungsstellen, Gefäßkrümmungen und Gefäßverengerungen entfalten ihre Wirksamkeit durch ihre hydraulischen Eigenschaften und durch Einflüsse auf das Verhalten der im Blut gelösten und suspendierten Stoffe. Höchst wahrscheinlich werden Erythrocyten und Thrombocyten wie die Schwemmstoffe in den Flüssen und Kanälen oder in unseren Durchströmungsversuchen, gegenüber einer Verzweigungsstelle oder an der inneren Wand eines Krümmers abgebremst und zusammengeballt oder sie werden in Richtung der dort herrschenden Sekundärströmung gegen die Wand geschwemmt. Stromspaltung durch eine Teilungsstelle (*6*) oder eine einfache Krümmerströmung (*20*) genügen für die Vorgänge der Ablagerung und Sedimentation. Wesentlich verstärkt werden sie durch lokalisierte Wirbelbildungen (Walzenbildung nach Aschoff, *6*). Nach H. Mueller-Mohnssen (*187*) ist anzunehmen, daß sich auch hochmolekulare Plasmaeiweißkörper im Blut wie Schwemmstoffe in anderen strömenden Flüssigkeiten verhalten. Die Adsorption von Kolloid-, instabilen Fibrinoid- oder Lipoproteinkomplexen an die Intima mit Bildung von Niederschlagsmembranen wie auch das Eindringen gewisser Stoffe in die Gefäßwand durch Diffusion, Dialyse oder Ultrafiltration werden so erleichtert.

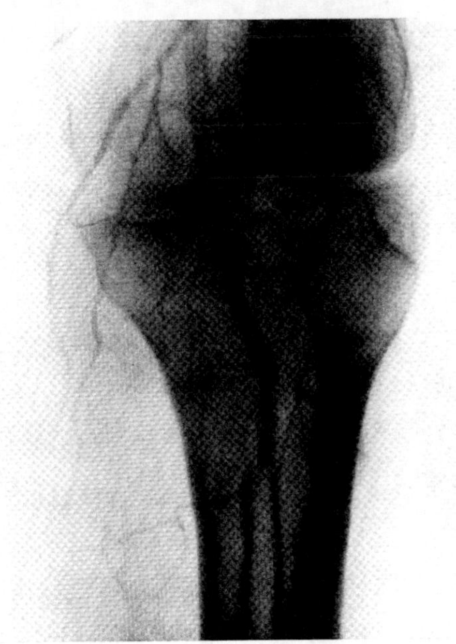

Abb. 46. Endangotische Veränderungen distal der Gefäßverzweigungen (bifurcational disease). Gefäßgabelungen (und Engpässe) bewirken lokalisierte Wirbelbildung, welche die Thrombose begünstigt

Geordnete Wirbelströmungen eignen sich in wesentlich größerem Maße als Sekundärströmungen, corpusculäre Teilchen aus der vorbeiziehenden Hauptströmung zu binden und zu sedimentieren. Die spezifisch leichteren Partikelchen werden dabei gewöhnlich im Innern des Wirbels festgehalten. Die spezifisch schwereren Teilchen werden an die Wand der Profile angelagert, ein Vorgang, der bei der Reinigung strömenden Wassers im Flußbau und in der Kanalisation praktische Verwendung findet. Auch unsere Untersuchungen lassen annehmen, daß ein und dieselbe Blutmenge in den Wirbelfeldern über längere Zeit kreist, ohne wesentlich von außen ergänzt zu werden. Die Sauerstoffspannung vermindert sich und damit der örtliche Gewebsstoffwechsel. Durch den latenten Gerinnungsprozeß, der sich normalerweise ständig im Gefäßsystem abspeilt (*166*), werden aus zerfallenden Thrombocyten Thrombin und andere Gerinnungsfaktoren frei. Sie werden im Wirbelfeld nicht wie im frei strömenden Blut zunehmend verdünnt, sondern in einer genau umschriebenen Zone angereichert. Dadurch wird eine weitere Plättchenagglutination und demzufolge die Gerinnung begünstigt.

Von den Gefäßchirurgen wurde die reine Strömungsverlangsamung als Ursache der Sedimentation und damit als Ursache der Thrombenbildung angesehen. Beobachtungen bei arteriellen Ligaturen und Kompressionen, bei denen es nicht zur Thrombose gekommen ist, beweisen aber, daß die Verschlechterung intravasaler Strömungsverhältnisse wohl selten für sich allein als Erklärung für die arterielle Thrombose ausreicht. Im Gegenteil, eine Strömung bedarf schon einer gewissen Energie, um durch Wirbelbildungen vorbeiströmende Partikeln festzuhalten, und um die zur Sedimentation kommenden Teilchen in ausreichendem Maß heranzuschaffen.

E. Mueller (*186*) sprach als erster den Gedanken aus, daß Thrombosen hinter Abgangs- und Teilungsstellen besonders dann als hydrodynamisch bedingt angesehen werden müssen, wenn periphere Widerstände im Stammgefäß vorhanden sind. Die Drosselung des Abflusses im verstopften Stammgefäß zeigte bei unseren Untersuchungen im By-pass-Glasmodell Wirbelfelder, die im Text der Abbildungen besprochen sind. Wahrscheinlich ist der Beginn einer Thrombose unmittelbar hinter einem Gefäßabgang nicht immer gleichbedeutend mit dem Ort seines Entstehungsbeginns. Der Thrombus entsteht wohl oft an einer peripher sitzenden Stenose, um dann in einer zentraleren Totwasserzone zu wachsen (*187*). Eine die Thrombenbildung begünstigende Wirbelströmung herrscht jedoch nicht nur zwischen einem Gefäßabgang und einem dicht unterhalb davon liegenden vollständigen Verschluß, sondern auch nach der Abgangsstelle und nach einer Einengung. Liegt ein Thrombus in einer solchen Zone, waren an seiner Entstehung sowohl die Einengung wie der Gefäßabgang schuld. Die Thrombose kann aber auch wesentlich durch die Teilungsstelle selbst bedingt sein. Dafür spricht, daß wir an der Verzweigung beginnend nicht nur stromabwärts, sondern auch stromaufwärts entwickelte Thromben finden (Abb. 2 und 3).

Selbstverständlich lassen sich die Verhältnisse im menschlichen Arteriensystem nicht ohne weiteres auf autologe Venen-, homologe Arterien- oder alloplastische Transplantate übertragen. W. Edwards, Rich und Peter (*78*) untersuchten im Hundeexperiment die Blutgerinnung durch zeitlich variiertes Abklemmen eines isolierten Segmentes der Bauchaorta. Eine Vergleichsstudie mit isolierten normalen Aortasegmenten, solchen aus Monate vorgängig implantierten Homoiotransplantaten und Nylonprothesen zeigten analoge Blutgerinnungsverhältnisse. Die Autoren folgern daraus, daß sich die Neointima eines Gefäßtransplantates hinsichtlich Blutgerinnung ohne weiteres mit der normalen Arterienintima vergleichen läßt. Die übrige Wandung des Arterienersatzmaterials ist gegenüber der normalen Arterie ebenfalls verschieden. Sowohl Längs- als auch allfällige Querelastizität der Transplantate gehen gewisse Zeit nach der Implantation teilweise verloren. Die Volumenelastizität bei Homoiotransplantaten nach längerer Implantationszeit ist größer als diejenige der Kunststoffprothesen bei wesentlich kürzerer Liegezeit (*190*). Zusammengefaßt scheinen also die Transplantatbedingungen vom Wirtsarteriensystem nicht allzu verschieden.

Unter Berücksichtigung all dieser Faktoren stellt die Transplantatthrombose, wie bereits erwähnt, ein komplexes strömungstechnisches Problem dar. Sie kontrastiert mit der Auffassung der Gefäßchirurgen, die außer im Arterienersatzmaterial einfach in Stromverlangsamung oder Stromstillstand (ungenügender „run-off") den eigentlichen Grund der Transplantatthrombosen erblicken. Nimmt im peripheren Arterienbett (distal der Popliteaanastomose) der Widerstand zufolge Querschnittbeeinträchtigung graduell zu, so wird durch eine allgemeine Verkleinerung der Strömungsgeschwindigkeit die Sedimentation in proximal gelegenen Wirbelzonen im Transplantat begünstigt. Anstelle der Strömungsflaute — die im venösen System eine Thrombose ermöglicht — übernehmen Wirbel die Rolle des hämodynamischen Faktors bei der Entstehung der Transplantatthrombose.

## F. Besprechung und Ergebnisse der strömungstechnischen Untersuchungen

In den Abb. 33—41 ist prinzipiell das Verhalten der Strömung in Krümmern und Abzweigungen dargestellt. In den Abb. 33—36, 49—64 werden speziell die technische Gestaltung der Gefäßanastomosen und die damit zusammenhängenden Strömungsfragen erläutert. Strömungstechnische Einzelheiten werden im Text der Abbildungen besprochen.

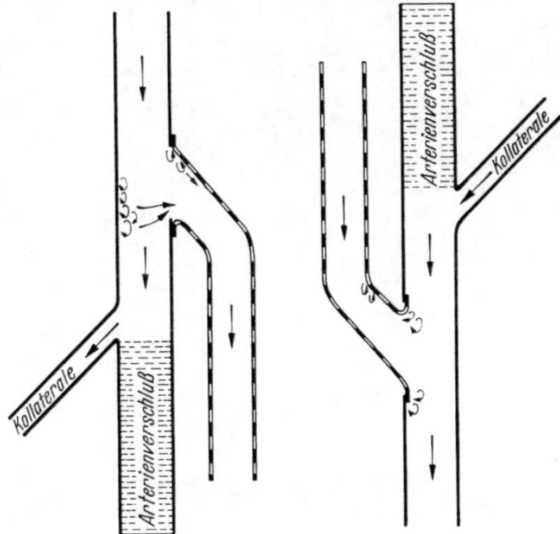


Abb. 47. Prospektive Thromboselokalisation auf Grund der Strömungsuntersuchungen

*Ergebnisse der strömungstechnischen Untersuchungen im Glasmodell*

1. Sowohl bei gutem als auch bei schlechtem Kollateralabfluß ist unbedingt ein verjüngter Verzweiger (Transplantat) zu verwenden (vgl. Abb. 49—56). Isodimensionale Verzweiger (Abb. 51—52) sind strömungstechnisch schlechter, d. h. thrombosegefährdeter. Überdimensio-

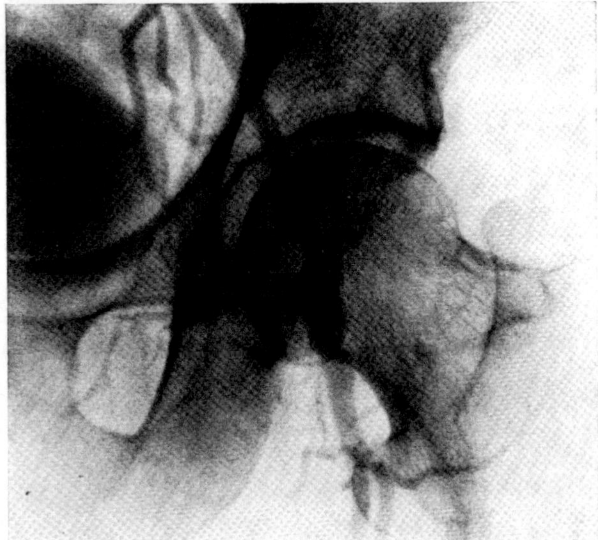

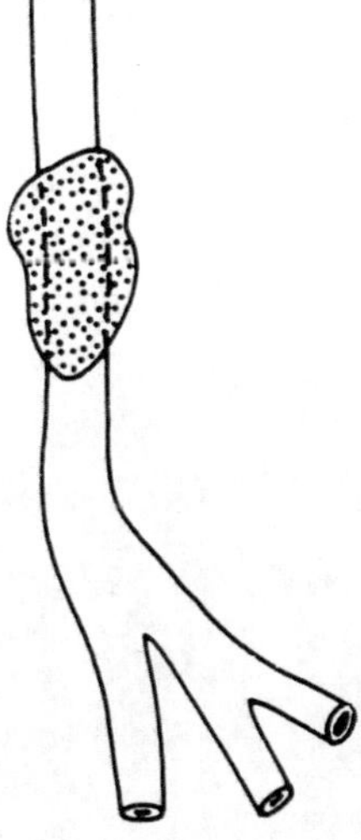

Abb. 48. Thrombose eines tiefgekühlten Homoiotransplantates unmittelbar distal der proximalen By-pass-Anastomose. Konische Zuspitzung des Kontrastschattens im Transplantat (der A. femoralis communis überlagert), welches nur noch auf eine etwa 2 cm lange Strecke offen ist. — Anamnese: 57jähriger Portier. Nächtliche Ruheschmerzen. Claudicatiodistanz knapp 20 m. Arteriographisch ausgedehnter Verschluß der A. femoralis superficialis mit dürftigem Kollateralkreislauf, der sehr verzögert die A. poplitea distal, aber doch noch auffüllt. Am 8. 5. 58 By-pass-Plastik. Kontrollarteriographie 3 Wochen später zeigt ideale Zirkulationsverhältnisse. Völlig beschwerdefrei bis Silvester 1958. Ischämierezidiv. Oben dargestellte Transplantatthrombose. Reoperation am 3. 2. 59. Wegen ausgedehnter Veränderungen der A. femoralis entschließt man sich zur Aorto-poplitea-By-pass-Plastik mit Schweiz. Dacronprothese. Gleichzeitig lumbale Sympathektomie. Wiederherstellung der Fußpulse, Oscillogramm normalisiert. Spitalentlassung nach 14 Tagen in beschwerdefreiem Zustand. Sintrommedikation. Trotz gut eingestelltem Quick Prothesenthrombose nach knapp 5 Wochen. Zirkulationszustand leidlich, aber zufolge Sympathektomie etwas besser als vor der Operation

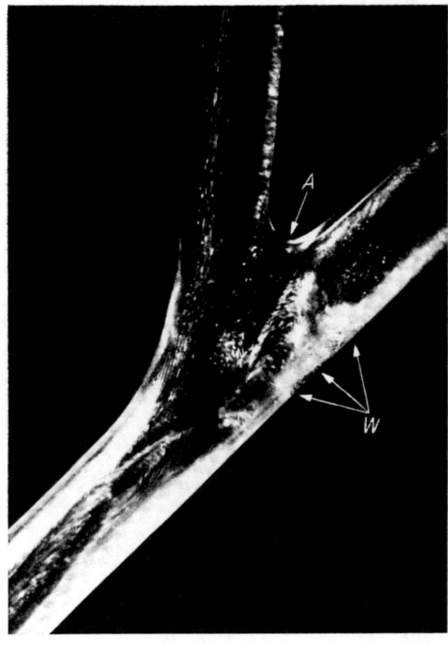


Abb. 49

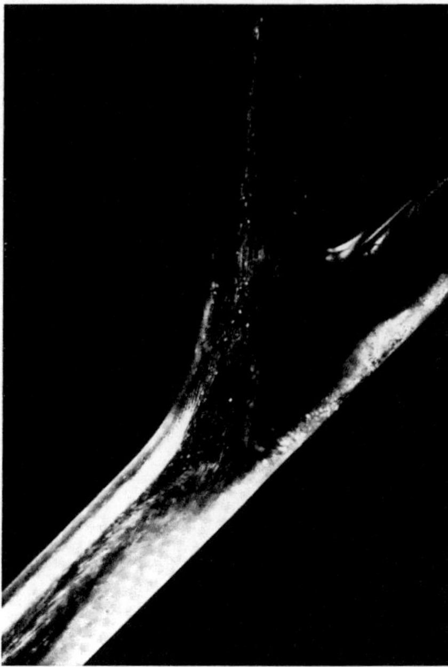

Abb. 50

Abb. 49. Gerundete 45°-Einmündung (distale Anastomose) ohne Zufluß (kein „run off" via Kollateralkreislauf). Ausgeprägtes Wirbelgebiet *W* im abgeschlossenen Teil des Hauptrohres. Zwei gegensinnig drehende Wirbel bilden bei *A* einen Staupunkt, von dem aus sich die Thrombose an der Dorsalfläche des Transplantates stromaufwärts fressen wird

Abb. 50. Gerundete 45°-Einmündung (distale Anastomose) mit Zufluß (geringer „run-off" entsprechend einer Strömungsgeschwindigkeit von nur 1 cm/sec). Die Wirbelzone ist verschwunden. Die Sekundärströmungen stromabwärts im Hauptrohr sind gegenüber der Abb. 42 vermindert

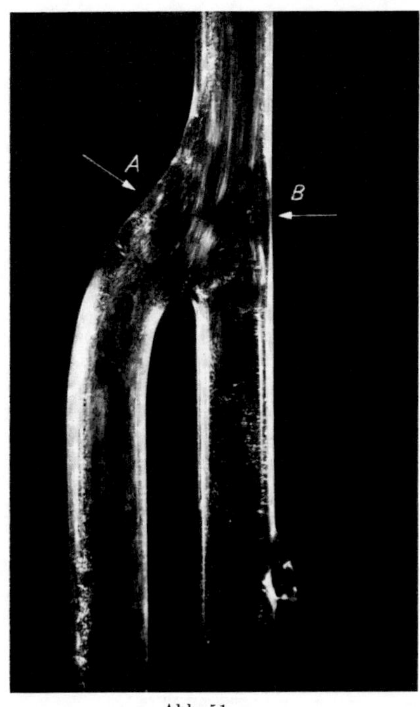


Abb. 51

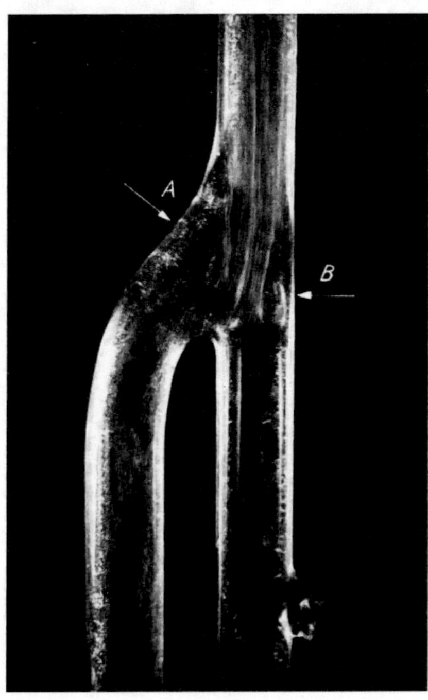


Abb. 52

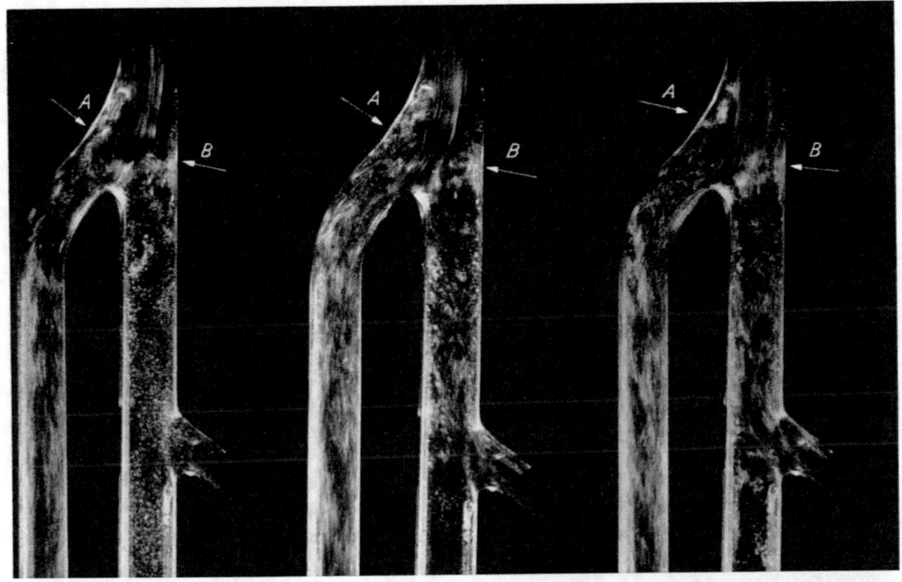


Abb. 53 Abb. 54 Abb. 55

Abb. 53. Verjüngter, gerundeter 45°-Abzweiger mit Krümmer und Kollaterale ohne Abfluß (proximale Anastomose). Hauptrohr und Kollaterale abgeklemmt. — Wie in Abb. 49 ausgeprägte Wirbelzonen im Hauptrohr, dagegen keine Ablösung an der Außenseite der Abzweigung. Thrombosegefahr bei *B*, nicht aber bei *A*

Abb. 54. Verjüngter, gerundeter 45°-Abzweiger mit Krümmer und Kollaterale mit Abfluß 4,6 cm/sec (proximale Anastomose). Hauptrohr stromabwärts abgeklemmt. — Die Wirbelzone im Hauptrohr ist weitgehend verschwunden. Trotz des gleichen Kollateralabflusses wie in Abb. 50 läßt sich noch keine Ablösungszone an der Außenseite der Verzweigung feststellen. Allerdings ist die Strömung im Verzweiger weniger geordnet als in Abb. 51. Praktisch keine Thrombosegefahr bei *A* und *B*

Abb. 55. Verjüngter, gerundeter 45°-Abzweiger mit Krümmer und Kollaterale mit Abfluß 6,4 cm/sec (proximale Anastomose). Hauptrohr stromabwärts abgeklemmt. — Kongruent zur zunehmenden Strömungsgeschwindigkeit im Hauptrohr haben sich die Strömungsverhältnisse im Verzweiger verschlechtert. Bildung einer im Vergleich zu Abb. 50 aber noch kleinen Ablösungszone an der Außenseite bei *A*. Geringgradige Thrombosegefahr bei *A*, nicht aber bei *B*

Abb. 56. Überdimensionierter, wenig gerundeter 45°-Verzweiger (proximale Anastomose). Hauptrohr stromabwärts abgeklemmt. — Im Vergleich zu Abb. 49 und 51 verbreiterte Wirbelzone an der Außenseite des Verzweigers und Wirbelbildung an der Innenseite des Krümmers bei *C*. Gegenüber verjüngten und isodimensionalen Abzweigungen ausgeprägte Turbulenz im Verzweiger. Thrombosegefahr bei *A*, *C* und *B*

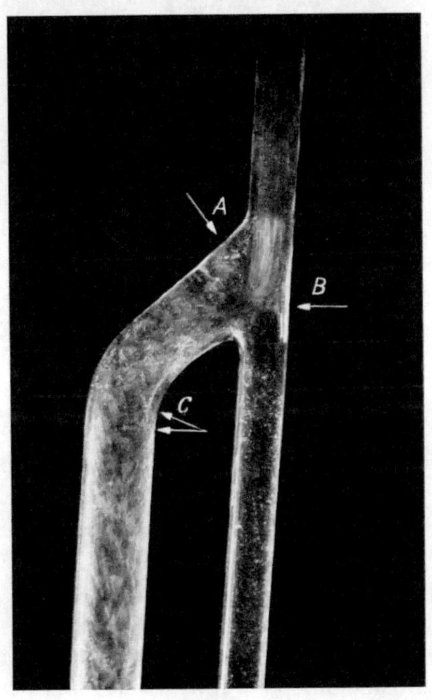


Abb. 56

Abb. 51. Isodimensionaler, gerundeter 45°-Abzweiger mit Krümmer und Kollaterale ohne Abfluß (proximale Anastomose). Hauptrohr und Kollaterale abgeklemmt. — Große Wirbelzone im abgeschlossenen Hauptrohr. Diese reicht stromaufwärts bis auf die Höhe des Beginns der Abzweigung. Eine weitere große Ablösung sieht man an der Außenseite des Verzweigers. Thrombosegefahr bei *A* und *B*

Abb. 52. Isodimensionaler, gerundeter 45°-Abzweiger mit Krümmer und Kollaterale mit Abfluß 4,6 cm/sec (proximale Anastomose). Hauptrohr stromabwärts abgeklemmt. — Die Wirbelzone im abgeschlossenen Hauptrohr ist praktisch verschwunden. Die Wandablösung hat sich im Hauptrohr stromabwärts verschoben. Die Ablösungszone auf der Höhe der Abzweigung wird aber verbreitert. Verstärkte Thrombosegefahr bei *A*, kaum aber bei *B*

nierte Verzweiger (Abb. 56) sind grundsätzlich abzulehnen. Diese Feststellungen gelten für die proximale und distale Anastomose.

2. Der optimale Abzweigungs- (Anastomosen-) Winkel beträgt 45°.

3. Der trompetenförmige, d.h. ausgerundete Aus- und Eingang des Verzweigers ist strömungstechnisch am besten.

4. Die prospektive Thromboselokalisation ist in der Abb. 47 (vgl. auch Abb. 48) schematisch dargestellt.

Die Transplantatthrombose ist abhängig vom Kollateralzufluß distal des Arterienverschlusses bzw. vom Kollateralabfluß proximal der Arterienobliteration.

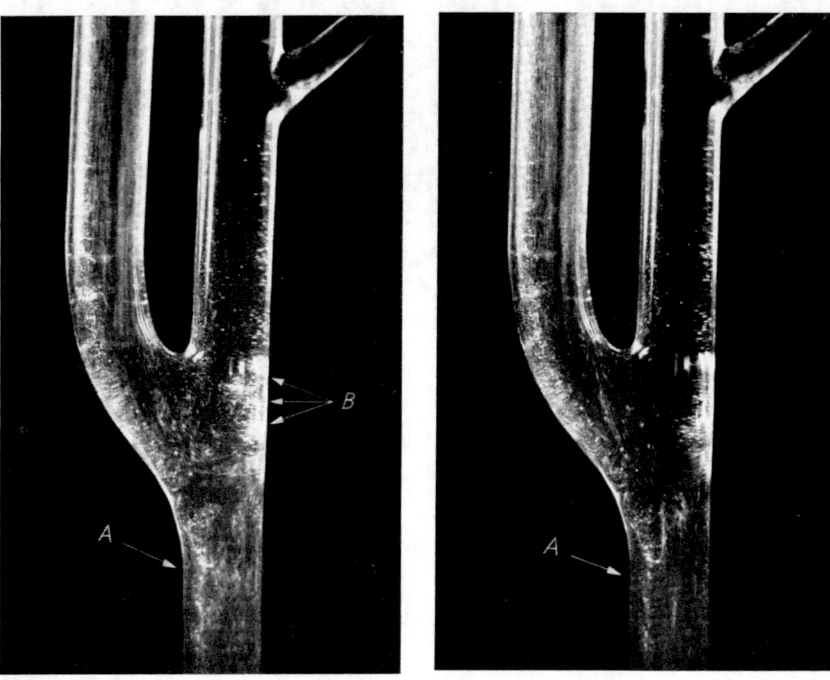


Abb. 57 Abb. 58

Abb. 57. Gerundete 45°-Einmündung mit Krümmer und Kollaterale ohne Zufluß (distale Anastomose). Hauptrohr und Kollaterale abgeklemmt. — Gegenüber der Mündungszone im abgeklemmten Hauptrohr große Wirbelzone bei *B*, welche an der Innenseite der Einmündung in den Verzweiger hineinreicht. Ablösungszone im Abflußrohr bei *A*. Sekundärströmung im Krümmer vor der Einmündung beginnend. Thrombosegefahr bei *B* und *A*

Abb. 58. Gerundete 45°-Einmündung mit Krümmer und Kollaterale mit Zufluß 4,6 cm/sec (distale Anastomose). Das große Wirbelfeld in der Mündungszone ist verschwunden. Ablösungszone im Abflußrohr bei *A*. Nur noch stromabwärts des Krümmers Sekundärströmungen sichtbar. Geringe Thrombosegefahr bei *A*

Bei schlechtem „run-off" ist eher eine Transplantatthrombose im Bereich der distalen, bei gutem im Bereich der proximalen Anastomose zu erwarten. Ein ungenügender Kollateralabfluß dürfte, bei richtiger Technik der By-pass-Plastik, die Hauptursache der Transplantatthrombose sein (s. S. 377: Operabilität). Demzufolge ist häufiger mit einer Thrombose im distalen Anastomosenbezirk zu rechnen. Dies um so mehr, da der Ort der proximalen Anastomose in einem Stromgebiet mit genügendem Kollateralabfluß — im Gegensatz zur distalen Anastomose — frei gewählt werden kann.

## G. Schlußfolgerungen

Aus unseren Untersuchungen und Überlegungen müssen bei der Anlage einer hämodynamisch optimalen By-pass-Plastik folgende Faktoren berücksichtigt werden (vgl. Abb. 65—68).

## 1. Verhältnis des Durchmessers von Wirtsarterie zu Transplantat bzw. Prothese

Verjüngte (und isodimensionale) Transplantate bewahren am besten die Ökonomie der Blutströmung. Strömungsgeschwindigkeit und Druckverlust entsprechen bei geringgradig vermindertem (oder gleichem) Durchmesser ungefähr physiologischen Verhältnissen.

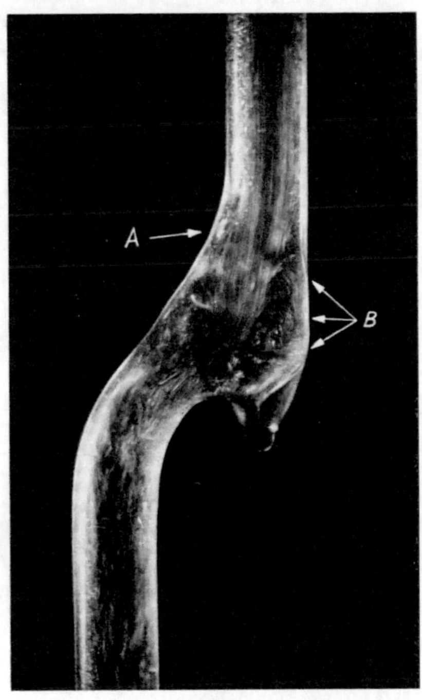


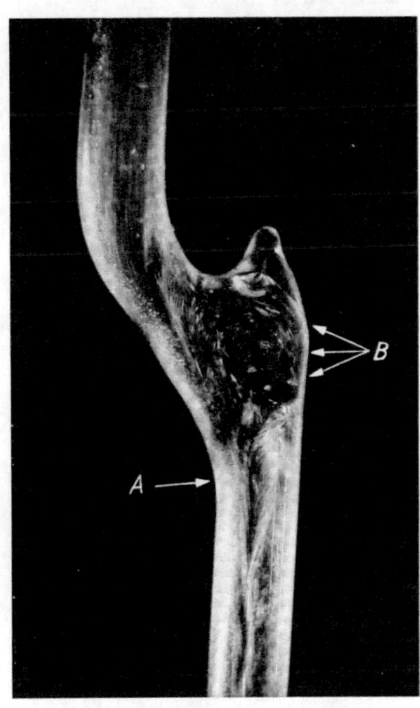


Abb. 59 Abb. 60

Abb. 59 (vgl. Abb. 49). Isodimensionaler, gerundeter 15° Abzweiger mit Krümmer (proximale Anastomose). Hauptrohr abgeschnürt (Ligatur der A. femoralis unmittelbar distal der proximalen Anastomose). — Große Wirbelzone bei *B* an der Innenseite des Hauptrohres, übergreifend auf den Verzweiger. Ablösung an der Außenseite der Abzweigung bei *A*. Die Ligatur der A. femoralis unmittelbar distal der proximalen Anastomose verbessert das Strömungsbild nicht. Die Thrombosegefahr wird dadurch nicht verringert. Die Ligatur hätte aber eine weitgehende Opferung des Kollateralkreislaufes hauptsächlich via A. profunda femoris zur Folge

Abb. 60 (vgl. Abb. 55). Isodimensionale, gerundete 45°-Einmündung mit Krümmer (distale Anastomose). Hauptrohr abgeschnürt (Ligatur A. poplitea unmittelbar proximal der distalen Anastomose). — Gegenüber Abb. 55 ausgedehntere Wirbelzone bei *B* auf der Höhe der Einmündung. Verstärkte Sekundärströmung im Mündungsgebiet. Ablösung bei *A*. Auch hier ist durch die Ligatur der zu überbrückenden Wirtsarterie, nebst der Opferung des Kollateralkreislaufes, keine Verringerung der Thrombosequote zu erwarten

Der Durchmesser der zu überbrückenden Wirtsarterie kann aus dem Angiogramm festgestellt werden. Der Vergrößerungskoeffizient, je nach Focus-Plattendistanz — durchschnittlich maximal 1 mm —, ist in Rechnung zu stellen. Hinsichtlich der alloplastischen Prothese ist zu berücksichtigen, daß ihr Lumen durch eine 1—2 mm dicke Fibrinschicht entsprechend verringert wird. Als Faustregel kann also gelten: Der im Angiogramm ausgemessene Durchmesser (ohne Berücksichtigung des Vergrößerungskoeffizienten) entspricht demjenigen der zu wählenden Prothese. Maßgebend ist der Arteriendurchmesser dort, wo die proximale Anastomose zu liegen kommen soll. Die Durchmesser in einem Prothesenset variieren meist von 2 zu 2 mm. Hat man die Wahl zwischen einem nächstgrößeren oder kleineren Durchmesser, so nehme man unbedingt die kleinere Prothese. Überdimensionierte Transplantate, wie sie z.Z. häufig für die Alloplastik verwendet werden, sind hämodynamisch schlecht. Dies geht aus unseren

Strömungsuntersuchungen eindeutig hervor (Abb. 56). Mit zunehmendem Durchmesser gegenüber der Wirtsarterie entwickeln sich im Transplantat in rasch steigendem Maße Wirbel- und Sekundärströmungen mit erhöhter Thrombosegefahr.

## 2. Technische Gestaltung der Anastomosen

### a) Anastomosenwinkel

Er beträgt optimal ungefähr 45°. Die technische Realisierung desselben erwies sich uns in der Praxis nicht so einfach, wie wir uns vorstellten. Die von uns konzipierte und von der Fa. Ulrich, St. Gallen, konstruierte Spezialschere mit

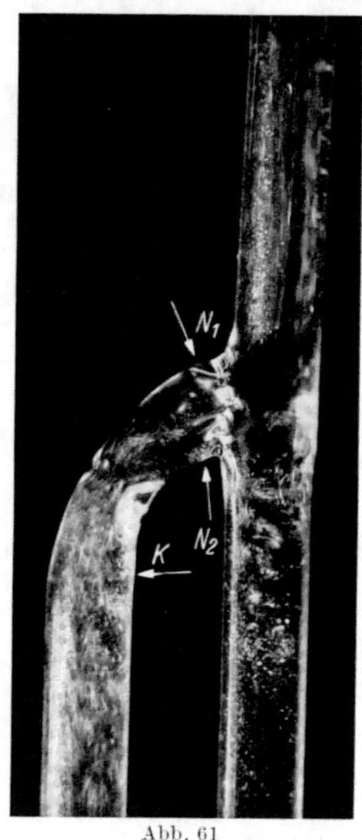


Abb. 61

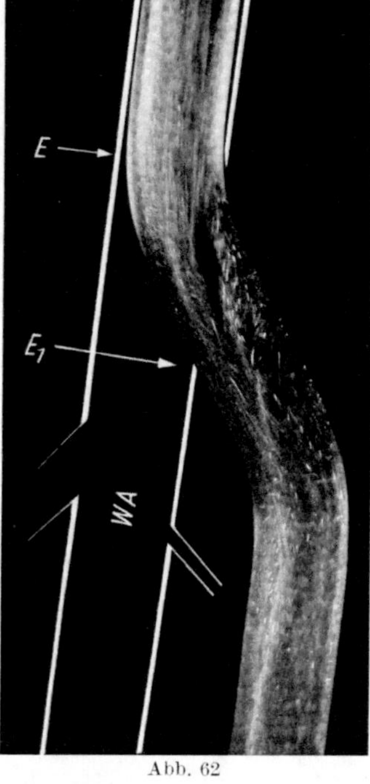


Abb. 62

Abb. 61. „Schlechte" proximale End-zu-Seitanastomose. — Dem Glasbläser wurde die Aufgabe gestellt, die in der klinischen Praxis verwendete Anastomosentechnik möglichst nachzuahmen. Dabei wurden folgende Punkte berücksichtigt: 1. Einschnürung durch die Naht (ungenaue Nahttechnik, allmähliche Fibrosierung der Anastomose). 2. Ins Lumen vorspringende Zacken (Lichtreflexe), bedingt durch ungleichmäßiges Fassen von Arterien- und Prothesenwandung mit entsprechender Wirbelbildung (Brückenpfeiler). 3. Zu stumpfer Anastomosenwinkel (etwa 60°). 4. Zu kleiner Krümmungswinkel, teilweise bedingt durch den stumpferen Anastomosenwinkel mit entsprechender Knickungsgefahr. — Im Vergleich zu Abb. 49 ausgeprägte Wirbelbildung unmittelbar nach der Naht bei $N_1$ und $N_2$, sowie stromabwärts des Knickes bei $K$. Die stromaufwärts von $K$ erkennbare helle Zone ist bedingt durch die Einschnürung des Glases (Lichtreflex). Im Vergleich zu Abb. 49 ist zudem die verstärkte Turbulenz im Verzweiger erkennbar

Abb. 62. Vorbild für eine hydrodynamisch optimale Gefäßumgehung: Doppelkrümmer. — Wirbelbildungen sind nicht sichtbar. Die Sekundärströmungen sind minimal. Eine Thrombose ist unter derartigen Voraussetzungen nicht zu erwarten. — Diese technische Anordnung würde folgendes chirurgisches Vorgehen bedingen: Arteriotomie, deren Länge dem Durchmesser des stabilen S-Rohres entsprechen müßte. Die verfestigte synthetische Prothese würde auf eine gewisse Strecke in der Wirtsarterie $WA$ stromaufwärts geschoben und mit der Gefäßwand auf Höhe des Scheitelpunktes des 1. Krümmers vernäht. — Diese Anastomosentechnik wäre hydrodynamisch ideal. Ihre klinische Anwendung stößt aber auf folgende Schwierigkeiten: 1. Kollateralabfluß bzw. -zufluß proximal bzw. distal des Arterienverschlusses würden unterbrochen. Eine allfällige Thrombose des Transplantates hätte eine erhebliche Durchblutungsverschlechterung gegenüber dem präoperativen Zustand zur Folge. Durch Excision des Prothesenabschnittes von $E$—$E_1$ proximal (und sinngemäß auch distal) wären theoretisch Kollateralabfluß bzw. -zufluß gewährleistet. Praktisch läßt sich aber eine entsprechend genaue Excision, die schließlich einer glattrandigen Gefäßverzweigung entsprechen müßte, nur schwer realisieren. 2. Die Durchmesser der zu überbrückenden Wirtsarterie und der Prothese müßten im Bereich der proximalen und distalen Anastomosen genau übereinstimmen. Dazu wäre ein reichhaltiges Prothesenset mit den verschiedensten Durchmessern proximal und distal erforderlich. 3. Zufolge der andangotischen Veränderungen der Wirtsarterie mit entsprechenden Querschnittsschwankungen in den Anastomosenbezirken müßte eine noch so genau verpaßte Prothese an ihrem proximalen Ende zirkulär vernäht werden. Andernfalls wäre zwischen Prothesen- und Gefäßwand mit einem dissezierenden Aneurysma zu rechnen. Im Bereiche der für diese Naht schwer zugänglichen dorsalen Arterienwand läßt sich diese Forderung nur unvollkommen verwirklichen

Winkelanschlag von 45⁰ (Abb. 20) gewährt eine sicherere Ausführung als von bloßem Auge. Zusätzlich ist aber auf eine peinlich genaue Stichführung zu achten.

### b) Form der Aus- und Einmündung des Transplantates

Ein trompetenförmiger, d.h. ausgerundeter Aus- und Eingang ist strömungstechnisch am besten. Der für die Wirbelbildung verantwortliche Widerstandskoeffizient ist so am geringsten (*90, 91, 201, 203*). Zu diesem Zweck empfiehlt sich die Excision einer etwa 1 bis maximal 2 mm breiten Ellipse aus der Wirtsarterie. Hierzu verwendet man mit Vorteil die Schere von SWEET. Das Excisat darf nicht zu breit sein, da sonst das Lumen der Wirtsarterie eingeengt wird.

Durch das Abschneiden der Prothese in einem Winkel von etwa 45⁰ resultiert eine Vergrößerung des Prothesenquerschnittes, die eine trompetenförmige Form einigermaßen gewährleistet. Die Incisionslänge in der Wirtsarterie soll der Länge des größten Durchmessers der abgeschnittenen Prothese entsprechen. Auch hier empfiehlt es sich, die geforderten Maße mit einem Zentimeter genau zu bestimmen.

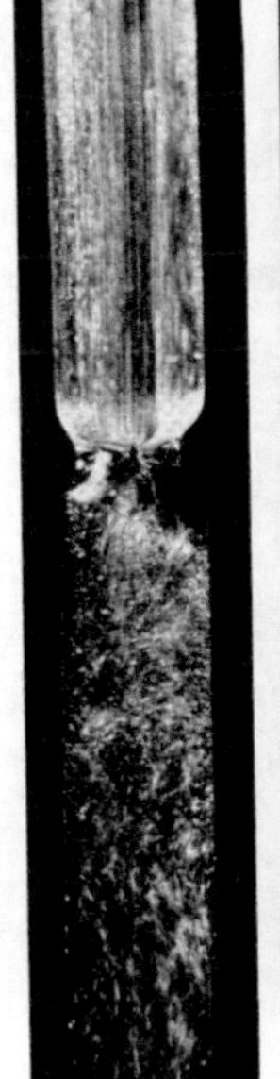

Abb. 63

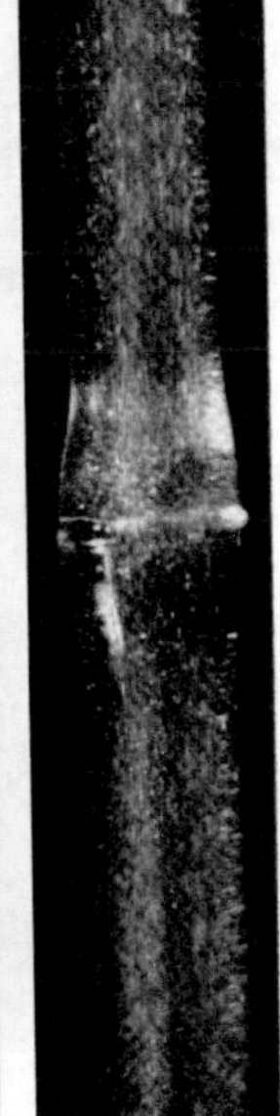

Abb. 64

Abb. 63. „Schlechte" End-zu-Endanastomose. — Durch die Naht ergibt sich eine Einschnürung mit nachfolgender Ablösung. Starke Turbulenz stromabwärts der Naht

Abb. 64. „Gute" End-zu-Endanastomose. — Praktisch durchgehende Laminarströmung. Eine Störung der Strömung ist nicht festzustellen. — HOLMAN und HAHN (*117*) zeigten in einer Reihe von eindrücklichen Untersuchungen den aneurysmatischen Effekt der poststenotischen Wirbelbildung, die distal einer Arterieneinengung auftritt (vgl. auch Abb. 22). Auch HALLEN (*102*), MAVOR (*179*), MOORE (*182*) und PHELAN et al. (*203*) haben darauf bei End-zu-Endanastomosen hingewiesen. Die Nahttechniken von HOLMAN (Abb. 14) und LINTON (Abb. 15) entsprechen ungefähr unserem Glasmodell

### c) Transplantat- bzw. Prothesenkrümmer

Die End-zu-Seitanastomosen erfordern zwangsläufig einen kompensatorischen Krümmer proximal und distal, da ja das Transplantat der Wirtsarterie ungefähr parallel verläuft. Die ausgleichende Krümmung bei einem Anastomosenwinkel von 45⁰ erweist sich hydrodynamisch als günstig. Aus zunehmend stumpferem Anastomosenwinkel resultiert immer ein kleinerer Krümmerradius mit erhöhter Thrombosegefahr. Kleinere Abzweigungswinkel sind technisch schwieriger auszuführen.

### d) Anastomosentechnik

Die Gestaltung der Anastomose hängt wesentlich von der *Stichführung* ab. Bei regelmäßigen Einstichen ringsherum erreicht man eine gleichförmige Vereinigung. Unterbleibt die peinlich genaue Stichführung, so entsteht eine ungleichmäßige Anastomose mit eckigen Einbuchtungen und Verziehungen. Dadurch wird die Wirbelströmung begünstigt. Faßt man an der proximalen Lefze mehr Gefäß- bzw. Prothesenwand als an der distalen, so wird der Anastomosenwinkel stumpfer und umgekehrt. Ein stumpfer Winkel erfordert eine entsprechend stärkere ausgleichende Krümmung. Es kann dadurch ein Kniekrümmer resultieren, welcher die Thrombose erleichtert. Wir waren immer wieder erstaunt, nach Aufschneiden der Anastomose feststellen zu können, welch wichtige Bedeutung einer genauen Stichführung für eine glatte und regelmäßige Anastomose in einem bestimmten Winkel zukommt.

### 3. Prothesenform: zylindrisch, konvergierend, divergierend?

Auf Grund der technischen Untersuchungen von Gibson (*90*, *91*) sollte für die By-pass-Plastik eine leicht divergierende Prothese (optimaler Divergenzwinkel 7—16°) verwendet werden. Das schmalere Transplantatende wäre mit dem proximalen Ende der Wirtsarterie zu anastomosieren, damit das Lumen zum distal weiterleitenden Arterienabschnitt leicht divergiert. Dadurch würde eine optimale Ökonomie des Strömungssystems gewährleistet. Entscheidend für die Genese der Transplantatthrombose ist aber weniger die Ökonomie des By-pass-Kreislaufes als die Bildung von Wirbelfeldern. Diesbezüglich besteht aber zwischen der technisch postulierten divergierenden Röhre und den bis anhin verwendeten zylindrischen Prothesen wohl kaum ein ins Gewicht fallender Unterschied. Zudem ist die zu überbrückende Distanz so kurz — bei Femoralis-Poplitea-Umleitungen etwa 35—50 cm —, daß ein nennenswerter Strömungsverlust wohl kaum eintritt. Es sei aber bemerkt, daß die Spätresultate bei autoplastischen

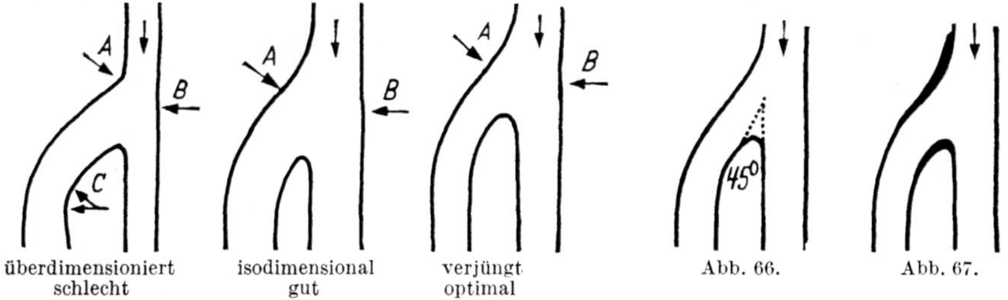


Faustregel: D im Angiogramm = D der Prothese

Abb. 65. Verhältnis des Durchmessers von Wirtsarterie zur Prothese

Abb. 66. Anastomosenwinkel

Abb. 67. Form der Aus- und Einmündung: trompetentrichterförmig

Venentransplantationen [Linton (*156*) erlebte keine Spätthrombosen] vielleicht auch deshalb günstig sind, weil die um 180° gedrehte Vene der von Gibson (*91*) für die Technik empfohlenen, leicht divergierenden Röhre entspricht. Eine diesem Postulat entsprechende Prothese ist noch nicht auf dem Markt. Nach Rücksprache mit dem Textil-Ingenieur wäre ihre Herstellung recht schwierig und kostspielig. Die guten Spätresultate der Venenplastiken in Lintons Krankengut beruhen wahrscheinlich weniger auf der Divergenz des Transplantates als vielmehr auf dessen Verjüngung (vgl. überdimensionierte und verjüngte Prothesen).

### 4. „Run-off"

(Stromvolumen, in dem dem Transplantat folgenden Gefäßabschnitt)

Die distal des Transplantates liegende Gefäßstrecke muß imstande sein, das Blutvolumen des Transplantates aufzunehmen, damit eine rasch sich entwickelnde Thrombose vermieden wird. Findet sich proximal der distalen Anastomose keine Kollaterale, entwickelt sich an der Anastomose ein Wirbelfeld, welches ebenfalls zur Thrombose des Transplantates führen kann (Abb. 49, 57). Ist jedoch ein minimaler Kollateralzufluß vor der Anastomose vorhanden, werden die Wirbelströmungen zum Verschwinden gebracht (Abb. 50, 58). Auf die Klinik übertragen heißt dies, daß die distale Anastomose zur Vermeidung einer Thrombose distal dieses Kollateralzuflusses angelegt werden muß. Auf Grund unserer Untersuchungen empfiehlt sich die Anlage der Anastomosen proximal und distal möglichst weit peripherwärts eines Kollateralab- bzw. -zuflusses.

Im Zusammenhang mit diesem Experiment wurde die Strömungsgeschwindigkeit des minimalen Kollateralzustroms gemessen. Sie beträgt 1 cm/sec gegenüber einer mittleren Strömungsgeschwindigkeit in den Arterien von 10 cm/sec.

Diese Feststellung verpflichtet bei schlechter Kollateralzirkulation, d.h. bei Prägangrän, die Serienangiogramme besonders spät nach den Kontrastmittelinjektionen durchzuführen. Die Auffüllung der A. poplitea via Ersatzkreislauf kann eben sehr langsam erfolgen. Eine zu frühe Exposition mag zu einem Fehlschluß verleiten. Eine stark verzögerte und zufolge entsprechender Verdünnung kontrastarme Anreicherung der distalen A. poplitea genügt aber für die Indikationsstellung zur Gefäßplastik bei schwerem Ischämiesyndrom.

## 5. Einengung des Transplantates

Sie führen zu neuer Wirbelbildung (Ablösung und Totwasserzone) an den Anastomosen. Man muß demzufolge bei der Lagerung des Transplantates darauf achten, derartige Einengungen zu vermeiden. Als Ursachen der Querschnittsbeschränkung des Transplantates kommen in Frage: enge Anastomosen, Führung des Transplantates über Fascienränder, Hämatome, länger andauernde Flexion im Hüft- und Kniegelenk (SZILAGYI). Die dadurch bedingte Erhöhung des peripheren Widerstandes führt zu einer Verringerung der Strömungsgeschwindigkeit. Demzufolge ist mit dem Wachsen der wegen Wirbelbildung bereits erfolgten Thrombosierungsbezirke zu rechnen.

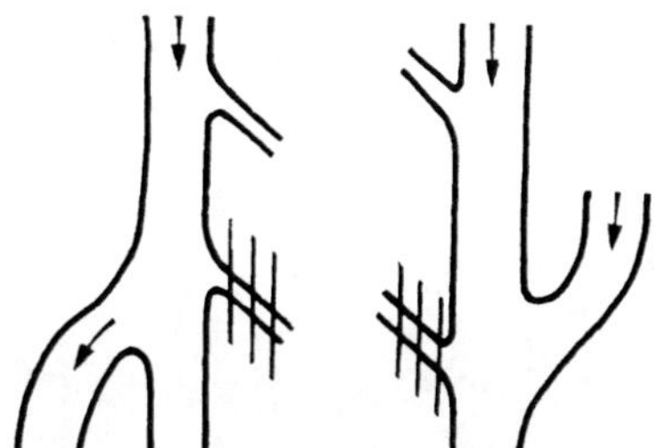

Abb. 68. Lokalisation der proximalen und distalen Anastomosen: proximal und distal möglichst weit peripherwärts eines Kollateralab- bzw. zuflusses.

Gegen all diese Feststellungen mag eingewendet werden, es handle sich um eine technische Spielerei, die klinisch bedeutungslos sei. Es kann als erwiesen gelten, daß Wirbelströmungen die Ausbildung arteriosklerotischer Polster ermöglichen und schließlich den Ausgang in eine Thrombose heraufbeschwören (*114*, *186*, *187*, *271*). In unseren Strömungsexperimenten läßt sich die Thrombolokalisation objektivieren. Die Thrombose ist dort zu erwarten, wo Wirbelfelder auftreten, d.h. an Aus- (Abb. 47, 51, 52, 53, 54, 55, 56, 61) und Einmündung (Abb. 47, 57, 58) und den Krümmern (Abb. 40, 61) im Transplantat. Mit der Ausbildung immer neuer Wirbelkeime nimmt der Prozeß der Transplantatthrombose lawinenartig seinen Fortgang.

Die Konsequenz unserer Untersuchungen ist demzufolge, an diesen gefährdeten Stellen Wirbelströmungen möglichst zu verhüten. Durch eine entsprechende Nahttechnik läßt sich dieses Postulat weitgehend verwirklichen. Die trompetenförmige Anordnung und der optimale Krümmer sind aber in der klinischen Praxis von chirurgisch-technischen Imponderabilien abhängig. Die Herstellung einer entsprechenden Dacronprothesenform erschien uns folgerichtig. Unser strömungstechnisch optimalstes Glasmodell diente als Vorlage für die Konstruktion eines Messinggußmusters. Dieses sollte es dem Textil-Ingenieur ermöglichen, durch Thermofixierung Trompetenform und Krümmer lediglich an den Prothesenenden zu stabilisieren. Die Festigkeit des alloplastischen Materials darf dadurch nicht leiden. Ein 2 mm messender Saum müßte durch entsprechende Isolierung des einen Endes des Messingmodells von der Thermofixierung ausgespart werden. Dieser weiche Prothesenrand würde eine für alloplastisches Material normale Nahttechnik erlauben.

Die einschlägigen Versuche zur Herstellung dieser neuen Prothese sind im Gang. Die Thermofixierung von Dacron- und Teflonprothesen erweist sich als technisch äußerst kniffliges Problem, das bis jetzt noch nicht befriedigend gelöst werden konnte. Möglicherweise läßt sich die Stabilisierung der Prothesenenden durch ein anderes technisches Verfahren verwirklichen.

Die Bewährung der in Entwicklung begriffenen neuen Prothese muß dann allerdings noch im Tierexperiment und in der Klinik erhärtet werden.

Aus der Chirurgischen Universitätsklinik Heidelberg
(Direktor: Prof. Dr. Dr. h. c. K. H. BAUER)

# Klinik, Behandlung und Statistik der Sarkome*

Von

GERHARD OTT und RUDOLF FREY

Mit 58 Abbildungen

## Inhalt



* Herrn Prof. Dr. Dr. h. c. K. H. BAUER zum 70. Geburtstag.

Dritter Teil

## Klinik der Sarkome



Vierter Teil

## Therapie und Prognose der Sarkome



# Literatur

(Die vor 1928 veröffentlichten Arbeiten finden sich in der ausführlichen Literaturzusammenstellung von H. Simon: Die Sarkome, Neue Deutsche Chirurgie, Bd. 43. Stuttgart: Ferdinand Enke 1928.)

Abrikossoff, A.: Weitere Untersuchungen über Myoblastenmyome. Virchows Arch. path. Anat. **280**, 723 (1931).
Ackermann, L. V.: Malignes Melanom der Haut. Amer. J. clin. Path. **18**, 602 (1948).

Ackermann, L. V.: Surgical pathology. St. Louis: C. V. Mosby Comp. 1953.
— Tumors of the retroperitoneum, mesentery and peritoneum. Washington 1954.
—, and S. Warren: Hemangiopericytoma of retroperitoneal space. J. Mo. med. Ass. **45**, 380 (1948).
—, and P. Wheeler: Liposarcoma. Sth. med. J. (Bgham, Ala.) **35**, 156 (1942).
Adams, K.: Retothelsarkom der Milz. Bruns' Beitr. klin. Chir. **188**, 1 (1954).
Aegerter, E. E., and A. R. Peale: Kaposis sarcoma. Arch. Path. (Chicago) **34**, 413 (1942).
Ahlström, C. G.: Über Geschwülste der Reticuloendothelien der Lymphknoten. Acta path. microbiol. scand. **10**, 241 (1933).
—, u. S. Welin: Zur Differentialdiagnostik der Ewingschen Sarkome. Ein Beitrag zur Kenntnis der primären Rztikulumzellensarkome des Skelets und der sogenannten eosinophilen Granulome. Acta radiol. (Stockh.) **24**, 67 (1943).
Albert, et H. Malherbe: Recherches sur le sarcome. Paris 1904.
Albertini, A. v.: Über Sarkombildung auf dem Boden der Ostitis deformans. Paget. Virchows Arch. path. Anat. **268**, 249 (1928).
— Histologische Geschwulstdiagnostik. Stuttgart: Georg Thieme 1955.
— Allgemeine Systematik der Geschwülste. In Handbuch der allgemeinen Pathologie, Bd. VI, Teil 3, S. 1. Berlin-Göttingen-Heidelberg: Springer 1956.
Alexander, F. W.: Malignant melanoma of the nasal septum. Laryngoscope (St. Louis) **64**, 123 (1954).
Alexander, J., and C. Haight: Pulmonary resection for solitary metastatic sarcomas and carcinomas. Surg. Gynec. Obstet. **85**, 129 (1947).
Allen, A., and S. Spitz: Malignant melanoma. A clinicopathological analysis of the witeria for diagnostic and prognosis. Cancer (Philad.) **6**, 1 (1953).
Allen, A. C.: In W. A. D. Anderson, Pathology. London 1953.
Allen, E. P.: Malignant melanoma, spontaneous regression after pregnancy. Brit. med. J. **1955**, No 4947, 1067.
Amaki, I.: Cytodiagnosis of malign tumors by means of the needle biopsy and smear method. Part 2. Cytological differences between carcinoma and sarcoma. Tôhoku J. exp. Med. **59**, 283 (1954).
Amos, B. B., and J. D. Wakefield: J. nat. Cancer Inst. **21**, 657 (1958).
Andersen, S. R.: The malignancy of giant cell tumors. Acta radiol. (Stockh.) **26**, 11 (1945).
Andersen, V.: Roentgen sarcoma. Acta radiol. (Stockh.) **45**, 155 (1956).
Anderson, P. A., M. B. Dockerty and Z. A. Buje: Myomatous tumors of the rectum. Surgery **28**, 642 (1950).
Anderson, W. A. D.: Pathology, 2. Aufl. London: H. Kimpton 1953.
—, and G. E. Zander: The pathologic effect of radioactive calcium and strontium on the bones of $CF_1$ mice. Nuclear Sci. Abstr. **7**, 668 (1953).
Angeli, A.: Voluminoso fibromixosarcoma mammario in donna affetta da grave forma tubercolare. Ann. ital. Chir. **33**, 686 (1956).
Anlyan, A. J., C. G. Lovingood and K. P. Klassen: Primary lymphosarcoma of the lung. Report of a case. Surgery **27**, 559 (1950).
Apitz, K.: Leukämie und Tumor. Ergebn. allg. Path. path. Anat. **35**, 1 (1940).
— Die neuen Anschauungen vom Plasmocytom des Knochenmarks, des sogenannten multiplen Myelom. Klin. Wschr. (1949) 1025.
Ashley, D. J. B., and E. C. Edwards: Sarcoma of the penis. Brit. J. Surg. **45**, 170 (1957).
Astoni: Phosphatase bei Geschwulstträgern. Atti Soc. lomb. Chir. **4**, 679 (1936).
Ault, G. W., R. S. Smith and A. F. Castro: Hemangiopericytoma of sigmoid colon; case report. Surgery **30**, 523 (1951).
Baaten, E. O.: Nachweis kleiner Radiummengen in Radiumarbeit. J. industr. Hyg. **19**, 193 (1937).
Bacon, H. C., and M. C. Tavenner: Rectal sarcoma and anorectal malignant melanoma. Amer. Surg. **82**, 709 (1951).
Bacon, H. E., L. F. Sherman and W. N. Campbell: Hemangiopericytoma; anusual extrarectal tumor. Minn. Med. **33**, 683 (1950).
Bacher, K. R.: Primäres Dünndarmsarkom unter dem klinischen Bild einer zweizeitigen Darmperforation. Zbl. Chir. **79**, 492 (1954).
Bade, H.: Das Ewing-Sarkom. Fortschr. Röntgenstr. **59**, 558 (1939).
—, u. G. Küntscher: Strahlenwirkung auf den Knochen. Fortschr. Röntgenol. **60**, 235 (1939).
Badgley, C. E., and M. Batts: Osteogenic sarcoma. Arch. Surg. (Chicago) **43**, 541 (1941).
Bailey, O. T.: Fibrosarcoma of the male urethra. J. Urol. (Baltimore) **32**, 103 (1934).
Baloridge, O. L., and C. A. Waldron: Malignant melanomas of the mouth. Oral Surg. **7**, 1108 (1954).
Barret, W. A., and E. J. McCagne: Histopathology in prognosis of kidney tumors. J. Urol. (Baltimore) **71**, 684 (1954).

Barth, G.: Erfahrungen und Ergebnisse mit der Nahbestrahlung operativ freigelegter Tumoren. Strahlentherapie **91**, 481 (1953).
Bastos, J.: Plasmophosphatase et tumoridelle ossi. Tumori **15**, 498 (1929).
Batts jr., M.: Periosteal fibrosarcoma. Arch. Surg. (Chicago) **42**, 566 (1941).
Bauer, K. H.: Mutationstheorie der Geschwulstentstehung. Berlin: Springer 1928.
— Elektrochirurgische Behandlung bösartiger Geschwülste. Fortschr. Ther. **7**, 705 (1931).
— Berufsschäden und Krebs. Kongr.-Ber. Verh. dtsch. path. Ges. **30**, 239 (1937).
— Mutationstheorie der Geschwulstentstehung. Neuere Ergebnisse auf dem Gebiet der Krebskrankheiten 1937.
— Erbbiologie der Geschwülste des Menschen. In Handbuch der Erbbiologie des Menschen, Bd. 4/II. Berlin 1940.
— Mutationstheorie der Geschwulstentstehung. Münch. med. Wschr. **90**, 681 (1943).
— Thorotrastschäden und Thorotrastsarkomgefahr. Chirurg **19**, 387 (1948).
— Syn- und Anticarcinogenese. Klin. Wschr. **27**, 118 (1949).
— Chemotherapie des Krebses mit mutativen Stoffen, mutative Syncarcinolyse. Klin. Wschr. **27**, 159 (1949).
— Chemotherapie maligner Tumoren. Kongr. Ref. Verh. dtsch. Ges. inn. Med. **55**, 364 (1949).
— Das Krebsproblem. Berlin u. Heidelberg: Springer 1949.
— Über percutane transfrontale Elektrokoagulation eines Hypophysentumors bei Acromegalie. Langenbecks Arch. klin. Chir. **267**, 164 (1951).
— Chemotherapie gegen Krebs. Umschau **50**, 7 (1950).
— Chemotherapie krebsbedingter Pleuraexsudate. Langenbecks Arch. klin. Chir. **271**, 253 (1952).
— Hypophysenausschaltung inkurabler Krebsfälle. Langenbecks Arch. klin. Chir. **284**, 438 (1956).
— Fortschritte auf dem Gebiete der klinischen Krebspathologie. Langenbecks Arch. klin. Chir. **295**, 54 (1960).
—, u. R. Frey: Geschwulst und Trauma. In Handbuch der gesamten Unfallheilkunde, Bd. 2. Stuttgart: Ferdinand Enke 1955.
—, u. E. Klar: Elektrokoagulation bei Hypophysentumoren. Brun's Beitr. klin. Chir. **180**, 321 (1950).
— — Zur Technik der perkutanen Hypophysenausschaltung durch radioaktives Gold. Chirurg **29**, 145 (1958).
— — u. E. Soder: Hypophyse und Elektrokoagulation. Langenbecks Arch. klin. Chir. **281**, 420 (1956).
Bauer, R.: Die Strahlentherapie der Retikulosen unter bes. Berücksichtigung der Lymphogranulomatose. Strahlentherapie **91**, 65 (1953).
Bayrd, and Heck: Multiple Myelome. J. Amer. med. Ass. **133**, 147 (1947).
Beck, A.: Zur Frage des Röntgensarkoms. Langenbecks Arch. klin. Chir. **133**, 191 (1910).
— Sarkome auf dem Boden chronisch entzündlicher Vorgänge. Dtsch. Z. Chir. **186**, 255 (1924).
Becker, J.: Kniegelenkssarkom nach Röntgenbestrahlung. Dtsch. Z. Chir. **248**, 11 (1937).
Becker, J.: Klinischer Erfolgsbericht über das stationäre Beobachtungsgut der Jahre 1906 bis 1939 des Heidelberger Krebsinstitutes. Strahlentherapie **72**, 351 (1943).
Becker, T., u. Fr. W. Storck: Über den Nachweis fluorescierender Farbstoffe im menschlichen Harn und Serum zur Frühdiagnose bösartiger Geschwülste. Zbl. Chir. **77**, 2384 (1952).
Begg, C. F., and R. Garret: Hemangiopericytoma occuring in the meninges; case report. Cancer (Philad.) **7**, 602 (1954).
Behring, I.: Beitrag zur Kenntnis der Tumoren in den langen Röhrenknochen, ihre Diagnose und Therapie. Acta chir. scand. **66**, 197 (1931).
Beller, 25 Fälle von Lupussarkom. Strahlentherapie **60** (1933).
Bellini, F.: Linfosarcoma e reticolosarcoma della mammiella. Tumori **42**, 737 (1956).
Belloni, Sulla natura delmorbo di Kaposi ad evoluzione linfosarcomatosa. Tumori **32**, 83 (1946).
Bennet, G. A.: In W. A. D. Anderson, Pathology. London 1953.
Berenblum, I.: Cancer Res. **1**, 44, 807 (1941). — Arch. path. (Chicago) **38**, 233 (1944). — Brit. med. Bull. **4**, 343 (1947).
Beretvas, Lupusstrahlensarkom. Arch. Derm. syph. (Berl.) **157**, 1119 (1929).
Berman, H., and F. S. Mainella: Liposarcoma of the thigh. N.Y. St. J. Med. **51**, 772 (1951).
Berman, L.: Malignant lymphoma. Blood 8, 195 (1953).
Berven, E. G. E.: Die radiologische Behandlung der Tonsillarsarkome. Acta radiol. (Stockh.) **6**, 183 (1926).

BESPALOV, G. S.: Über die intercelluläre Substanz in osteoplastischen Knochensarkomen. Arch. Pat. (Moskau) **17**, H. 4, 67 (1955).
BESSLER, W.: Das Beckenchondrom und Chondrosarkom. Virchows Arch. path. Anat. **323**, 72 (1953).
BETHGE, J. H. J.: Die Ewingtumoren oder Omoblastome des Knochens. Differentialdiagnose gegenüber den Knochenmetastasen der Neuroblastome des Sympathicus. Bruns' Beitr. klin. Chir. **187**, 304 (1953).
— Die Ewingtumoren oder Omablastome des Knochens. Differentialdiagnostische und kritische Erörterungen. Ergebn. Chir. Orthop. **39**, 327 (1955).
BETKE, Die Sarkome der Zunge. Bruns' Beitr. klin. Chir. **95**, 403 (1915).
BETZLER, H. J.: Erfahrungen in der Behandlung der Weichteilsarkome der Extremitäten. Langenbecks Arch. klin. Chir. **275**, 226 (1953).
— Zur Klinik der Sarcome. Medizinische **85** (1952).
— Fortschritte in der Beurteilung und der Behandlung der Weichteilsarcome. Medizinische **1958**, 257.
— Die Bewertung des Lokalrezidives in der Behandlung der Weichteilsarkome der Extremitäten und des Stammes. Langenbecks Arch. klin. Chir. **293**, 487 (1959).
— Zur Systematik und Klinik der Weichteilsarkome des Bewegungsapparates. Langenbecks Arch. klin. Chir. **295**, 457 (1960).
—, u. J. LEONHARDT: Sarkom in einer Laparotomienarbe. Z. Krebsforsch. **63**, 118 (1959).
BIELSCHOWSKY, F., and W. S. BULLOUGH: Epidermal mitotic activity and the induction of skin tumours mice. Brit. J. Cancer **3**, 282 (1949).
BIGNAMI, F.: Primäres Sarkom der Milz. Policlinico, Sez. prat. **1936**, 1127.
BILTRISS, R.: Bösartige Geschwülste beim Meerschweinchen nach Einführung radioaktiver Strahlenquellen. Bull. Cancer (Paris) **22**, 438 (1933).
BINGOLD, K., u. W. TRUMMERT: Die lymphogene Krankheitsausbreitung. Dtsch. med. Wschr. **78**, 1205 (1953).
BRAILSFORD, J. F.: Knochentumor-Diagnose. Proc. roy. Soc. Med. **40**, 787 (1947).
BLACK, M. M., H. BOLKER and W. E. HOWES: Leukemia, lymphosarcoma and Hodgkins disease. N.Y. St. J. Med. **49**, 943 (1949).
BLATTGERSTE, H.: Über einen Fall von lipoblastischem Sarkom. Zbl. Chir. **80**, 1797 (1955).
BLOODGOOD, J. C.: Value of preoperative irradiation in bone tumors. Amer. J. Surg. **27**, 35 (1935).
— The treatment of bone sarcoma. Amer. J. Roentgenol. **16**, 253 (1925).
BLUMENTHAL, F.: Strahlen als ursächliche und Heilfaktoren bei Tumoren. Arch. Derm. Syph. (Chicago) **33**, 1042 (1936).
BÖHMER, Strahlensarkome. Arch. Derm. Syph. (Berl.) **164**, 166 (1931).
BÖTTNER, H.: Dtsch. med. Rdsch. **2**, 471 (1948).
BOLTON, R.: Prostatasarkom. Chin. med. J. 765 (1935).
— Allgemeine Pathologie der malignen Geschwülste. Stuttgart: S. Hirzel 1924.
BORST, M.: Geschwulstlehre. 1902.
— Pathologische Histologie. Berlin: Springer 1938.
— Pathologische Histologie. München 1950.
BOYD, W.: Pathologie for the surgeon. Philadelphia 1956.
BRADLEY, R. L., J. M. COOK and M. M. KLEIN: Leiomyosarcoma of the stomach. Amer. J. Surg. **88**, 343 (1954).
BRADMORE, H. M., and C. G. SCORER: Recurrent perforation of the jejunum due to lymphosarcoma. Brit. J. Surg. **41**, 152 (1953).
BRAILSFORD, J. F.: Some experiencies with bone tumours. Proc. roy. Soc. Med. **40**, 787 (1947).
BRANDENBURG, W.: Beitrag zur Kenntnis der Riesengeschwülste. Myxo-lipo-fibrosarkom. Zbl. allg. Path. path. Anat. **93**, 400 (1955).
BRANDSTÄTER, P.: Beitrag zum primären Dünndarmsarkom. Zbl. Chir. **77**, 1822 (1952).
BRECKENRIDGE, R. L.: Liposarcoma of the breast. Amer. J. clin. Path. **24**, 954 (1954).
BRINKMANN, W. H.: Die embryonalen Mischgeschwülste der Nieren im Kindesalter. Langenbecks Arch. klin. Chir. **288**, 156 (1958).
BRODERS, A. C., R. HARGRAVE u. H. W. MEYERDING: Pathological features of soft tissue fibrosarcoma, with special reference to the grading of its malignancy. Surg. Gynec. & Obstet. **69**, 267 (1939).
BROMER, R. S.: The roentgen diagnosis of neoplasms of bone. Surg. Clin. N. Amer. **31**, 1745 (1952).
BROUGHTON-BARNES, E., E. S. DUTLIE and B. JOLLES: Case of sarcoma of the larynx. Brit. med. J. **116**, 1237 (1948).
BROWN, D. V., and TH. A. THORSON: Reticulum-cell sarcoma of rats. Apparent inhibition by X-irradiation. J. nat. Cancer Inst. **16**, 1197 (1956).

BROWNE, O'DONEL: Sarkom der Blase. Irish J. med. Sci. **13**, 531 (1935).
BRUCK, H., u. W. LORBEK: Ergebnisse der Radikaloperation des Mammacarcinoms. Langenbecks Arch. klin. Chir. **278**, 134 (1954).
BRUIJNE, J. I. DE: Wilms-Tumoren, maligne Nierengeschwülste beim Kind. Ned. T. Geneesk. **1950**, 513.
BUCALOSSI, P., V. PRICOLO e S. DI PIETRO: Considerazioni su 27 casi di tumori primitivi retroperitoneali. Tumori **41**, 685 (1955).
BUCHANAN, J. A., and E. T. HIGLEY: Brit. J. exp. Path. **2**, 297 (1921).
BÜNGLER, W.: Über die Entstehung von Hautsarkomen nach Sonnenbestrahlung und Fotosensibilisierung. Klin. Wschr. **16**, 1012. (1937).
BULLOCK, W. K., H. L. THOMPSON and G. GREGORY: Primary melanocarcinomas of the esophagus. Third histologically proved case. Cancer (Philad.) **6**, 578 (1953).
BURCKHARDT, H., u. W. MÜLLER: Versuche der Krebserzeugung durch lange fortgesetzte Einwirkung auf das Gewebe. Bruns' Beitr. klin. Chir. **130**, 364 (1924).
BURKE, E. M.: Sarcoma of the soft tissues. Amer. J. Cancer **35**, 234 (1939).
BURKHARDT, G.: Entstehung, Klinik und Behandlung des Fibromyxosarkoms der Mamma. Zbl. Chir. **80**, 792 (1955).
BURMEISTER, H.: Zur lipoblastischen Sarkomatose. Bruns' Beitr. klin. Chir. **188**, 35 (1954).
— Zur Chirurgie der primären retroperitonealen Geschwülste. Ärztl. Wschr. **1958**, 469.
BURNELL, G. H., and J. MAYO: Removal of the scapula for sarcoma, with retention of the arm. Aust. N.Z. J. Surg. **19**, 263 (1950).
BURR, R. C.: Osteogenic sarcoma developing on Pagets disease. Canad. med. Ass. J. **53**, 262, (1945).
BUSCH, E., and E. CHRISTENSEN: Tumors of peripheral nerves with special reference to neurogenous sarcomas. Acta psychiat. (Kph.) Suppl. **46**, 72 (1947).
BUSCHBAUM, Spindelzellsarkom nach Röntgenbestrahlung eines Portioca carcinoms. Diss. Frankfurt 1938.
CADE, S.: Sarcoma of bone. Ann. roy. Coll. Surg. Engl. **9**, 211 (1951).
— Soft tissue tumours, their natural history and treatment. Proc. roy. Soc. Med. **44**, 19 (1951).
CADE, S. S.: Osteogenic sarcoma. A study based on 133 patients. J. roy. Coll. Surg. Edinb. **1**, 111 (1955).
CADE, ST.: Malignant melanoma. Brit. med. J. **1957**, No 5011, 119.
CAHAN, W. G., N. L. HIGINBOTHAM, F. W. STEWART and B. L. COLEY: Sarcoma arising in irradiated bone. Report of eleven cases. Cancer (Philad.) **1**, 3 (1948).
CALAME, A.: Le sarcome gastrique. Observation de deux cas. Schweiz. med. Wschr. **86**, 545 (1956).
CALANDRIELLO, B.: I fibrosarcomi dello scheletro. Arch. Putti Chir. Organi Mov. **4**, 343 (1954).
CALLENDER, G. R.: Tumors and tumor like conditions, of the lymphocyte, the myelocyte, the erythrocyte and the reticulum cell. Amer. J. Path. **10**, 443 (1934).
CAMERON, J. A. P., and A. T. MARSDEN: Malignant osteoclastoma. J. Bone Jt Surg. B **34**, 93 (1952).
CAMPBELL, H. E., and A. E. LUBCHENKO: Primary splenic sarcoma. Surgery **26**, 847 (1949).
CAMPBELL, J. ARGYLL: Experimentelle Tumoren. Brit. J. exp. Path. **20**, 112 (1939).
CAMPBELL, M.: Clinical pediatric urology. Philadelphia and London 1951.
CAMPBELL, W. C.: Eine kritische Untersuchung lebender Kranker mit primären, bösartigen Knochentumoren. J. Amer. med. Ass. **105**, 1496 (1935).
CANALI, G.: Contributo allo studio dei tumori maligni della milzce con speziale riguardo ai tumori reticulo-endotheliali. Rif. med. **1942**, 1261.
CARBONERA, P., DE NICOLAI and C. VIVARI: A pathologic and clinical study of prismary reticulum cell sarcomas of the stomach. Arch. ital. Mal. Appar. dig. **24**, 335 (1958).
CAROLL, W. W.: Principles involved in surgical therapy of „encapsulated" fibrosarcoma of soft tissues. Surg. Gynec. Obstet. **84**, 403 (1947).
CARSTENSEN, G.: Die sekundäre Niereninsuffizienz beim Colon- und Rectum-Carcinom. Langenbecks Arch. klin. Chir. **293**, 434 (1960).
CATLIN, D.: Lymphosarcoma of the head and neck. Amer. J. Roentgenol. **59**, 354 (1948).
CAZZOLA, A.: Dell'adenosarcoma nell'adulto. Considerazioni inkruo a un caso clinico. Arch. ital. Urol. **18**, 294 (1941).
CEREDNICENKO-GUREVIC, L. J.: Mammasarkom. Chirurgija **2**, 86 (1952).
CHAOUL, H.: Die Nahbestrahlung. Leipzig: Georg Thieme 1944.
CHILDS, P.: Rhabdomyosarkoma of skeletal muscle. Brit. J. Surg. **37**, 230 (1949).
CHONT, L. K.: Radiology **34**, 714 (1940).
CHRISTENSEN, F. C.: Bone tumors. Ann. Surg. **81**, 1074 (1925).
CLARKE, J. M.: Maligant melanoma. Some pints intreatment and prognosis. Aust. N.Z. J. Surg. **22**, 8 (1952).

Clay, C. B., R. L. Evans and J. W. Snyder: Rhabdomyosarcoma and adenocarcinoma in the same uterus. Amer. J. Surg. **83**, 600 (1952).
Clay, J.: Brit. med. J. **1930**, 1083.
Clemmesen, J., and A. Nielsen: Cancer incidence in Denmark 1943 to 1953. Dan. med. Bull. **3**, 249 (1956).
—, and J. Sorensen: Malignant neoplasias of haemopoietic and comective times in various countries. Dan. med. Bull. **5**, 73 (1958).
Cocchi, Röntgensarkome. Strahlentherapie **65**, 173 (1939).
Codman, E. A.: Registry of bone sarcoma. Surg. Gynec. Obstet. **42**, 381 (1926).
Coenen, H.: Das Chordom. Bruns' Beitr. klin. Chir. **133**, 1 (1925).
Cohen, B. B., G. Kaplan, A. F. Lieber and B. Roswitt: Reticulum cell sarcoma with primary manifestation in the testis. Cancer (Philad.) **8**, 136 (1955).
Coley, B.: The treatment of osteogenic sarcoma by irradiation. Amer. J. Surg. **24**, **43** (1935).
— Trauma in malignant tumors of bone. Amer. J. Surg. **73**, 300 (1947).
— Neoplasms of bone and related conditions. Their etiology, pathogenesis, diagnosis, and treatment. New York: Paul B. Hoeber 1949.
—, u. N. L. Higinbotham: Das Trauma als ursächliches Faktum in der Entwicklung maligner Geschwülste. Ann. Surg. **98**, 991 (1933).
Coley, B. L., L. Higinbotham and C. Romieu: Hemipelvectomy for tumors of bone. Report of fourteen cases. Amer. J. Surg. **82**, 27 (1951).
—, and N. L. Higinbotham: Secondary chondrosarcoma. Ann. Surg. **139**, 547 (1954).
— — and L. Bowden: Endothelioma of bone. (Ewing's sarcoma.) Ann. Surg. **128**, 533 (1948).
— — and H. P. Groesbeck: Primary reticulum-cell sarcoma of bone. Summary of 37 cases. Radiology **55**, 641 (1950).
—, and R. L. Petersen: Malignant tumors of bone in children. J. Pediat. **15**, 327 (1939).
—, and L. Pool: Factors influencing the prognosis in osteogenic sarcoma. Ann. Surg. **112**, 1114 (1940).
Coley, W.: Bone sarcoma. Glasg. med. J. **126**, 49 (1936).
— Knochensarkome. Z. Krebsforsch. **45**, 285 (1936).
Coley, W. B.: Primary neoplasms of the lymphatic glands including Hodgkin's disease. Ann. Surg. **63**, 35 (1916).
Colley, T.: Tumours of the lacrimal gland. Brit. J. Ophthal. **15**, 305 (1931).
Compere, E. L.: The diagnosis and treatment of giant-cell tumors of bone. J. Bone Jt Surg. A **35**, 822 (1953).
Contzen, H.: Bösartige Umwandlung einer Riesenzellgeschwulst des Knochens. Bruns' Beitr. klin. Chir. **190**, 385 (1955).
Convay, H.: Tumors of the skin. Springfield 1956.
Conway, M. E.: Malignant melanomas and pigmented nevi. West. J. Surg. **60**, 517 (1952).
Cooper, W. G., and L. V. Ackermann: Cystosarcoma phylloides, with a consideration of its more malignant variant. Surg., Gynec. Obstet. **77**, 279 (1943).
Copeland, M. M., and L. F. Geschickter: Arch. Surg. (Chicago) **20**, 246 (1930).
— — Chondroblastic tumors of bone: benign and malignant. Ann. Surg. **129**, 724 (1949).
Corten, M. H.: Über ein Haemangioma sarcomatodes des Gehirns bei einem Neugeborenen. Frankfurt. Z. Path. **24/25**, 693 (1921).
Cosacesco, A.: Les images et le diagnostic radiologiques du reticulo-sarcome d'Ewing. Rev. Orthop. **35**, 417 (1949).
Coste, J.: Radiotherapie des Naevocarcinoms. Bull. Ass. franç. Cancer **25**, 641 (1936).
Courcy, C. B. de: Cancer of the thyreoid-evaluation of results in a recent series. J. int. Coll. Surg. **22**, 408 (1954).
Court Brown, W. M., and J. D. Abbati: The incidence of leucämia in ankylosing spondylitis treated with X-rays. Lancet **1955**, 1283.
Coventry, M. B.: The differential diagnosis of malignant bone tumors. Ann. Surg. **132**, 888 (1950).
—, and D. C. Dahlin: Osteogenic sarcoma. A critical analysis of 430 cases. J. Bone Jt Surg. A **39**, 741 (1957).
Cox, R. W.: „Hibernoma“ the lipoma of immature adipose tissue. J. Path. Bact. **68**, 511 (1954).
Cramer, H.: Problematik der Geschwulstkrankheit in der Jetztzeit. Med. Klin. **1946**, 337.
Crane, A. R., and R. G. Tremblay: Primary osteogenic sarcoma of the bladder, complete reviews of sarcomata of the bladder. Ann. Surg. **118**, 887 (1943).
Crane, R. P., and R. G. Tremblay: Myoblastoma. Amer. J. Path. **21**, 357 (1945).
Crone-Münzebrock, A., u. H. Poppe: Das Schicksal unserer Sarkom-Patienten. Strahlentherapie **95**, 376 (1954).

CRONKITE, E. P., V. P. BOND, R. A. CONARD, N. R. SHULMAN, R. S. FARR, ST. H. COHN, CH. L. DUNHAM and L. E. BROWNING: Response of human beings accidentally exposed to significant fall-out radiation. J. Amer. med. Ass. **159**, 430 (1955).
CRUSE, R., W. C. FISHER and F. C. USHER: Lymphangiosarcoma in postmastectomy lymphedema. A case report. Surgery **30**, 565 (1951).
CRUZ, M., B. L. COLEY et F. W. STEWART: Les ostéosarcomes post radiothérapiques. Sem. Hôp. Paris **34**, 98 u. 3017 (1958).
CULP, I. C.: Symposium über Radiostrontium, Bad-Kreuznach, 28.—31. 10. 1959.
CULP, O. S., and F. W. HARTMANN: J. Urol. (Baltimore) **60**, 552 (1949).
CURTIS, M. R., W. F. DUNNING and F. D. BULLOCK: Genetic factors in relation to the etiology of malignant tumors. Amer. J. Cancer **17**, 894 (1933).
CUSTER, R. P., and G. W. BERNHARD: The interrelationship of Hodgkin's disease and other lymphatic tumors. Amer. J. med. Sci. **216**, 625 (1948).
DAELS, G.: Experimentelle bösartige Geschwülste. Zbl. Chir. **33**, 1418 (1933).
DAHLIN, D. C., and E. D. HENDERSON: Chondrosarcoma. J. Bone Jt Surg. A **38**, 1025 (1956).
DALAND, E. M., and C. R. HAINES: Giant-cell tumors of bone. New Engl. J. Med. **254**, 587 (1956).
DARIER, J., et M. FERRAND: Dermatofibromes progressifs et recidivant on fibrosarcomes de la peau. Ann. dermat. Syph. (Paris) **5**, 545 (1924).
D'AUNOY and WRIGHT: Ann. Surg. **92**, 1059 (1930).
DAVIDS, B.: Über die Entstehung des Melanosarkoms oder maligne Entartung auf Grund neuer Befunde an 42 Tumoren menschlicher Augen. Z. Krebsforsch. **59**, 108 (1953).
DAVIE and COOK: Supervention of osteogenic sarcoma in Paget diseases. Brit. J. Surg. **25**, 299 (1937).
DAVIES, A. G. M.: Bone changes in Kaposi's sarcoma. J. Fac. Radiol. (Lond.) 8, 32 (1956).
DAVIS, F. M., and G. OLIVETTI: Primary lymphosarcomatosis of kidneys adrenal glands and perirenal adipose tissue. J. Urol. (Baltimore) **66**, 106 (1951).
DAWSON, E. K.: Liposarcoma of bone. J. Path. Bact. **70**, 513 (1955).
— I. R. INNES and W. F. HARVEY: Lymphosarcoma. Edinburgh. med. J. **44**, 645 (1937).
DELANNOY, E., M. MARTINOT et G. SOOTS: Sarcomes du mèsentére et du mèsocolon. Lyon chir. **54**, 394 (1958).
DELKESKAMP, A., u. H. POPPE: Beobachtungen atypischer, vom reticuloendothelialen System (RES) abstammender, medullogener Knochensarkome. Bruns' Beitr. klin. Chir. **191**, 151 (1955).
DENEKE, H.: Beitrag zur Prognose des Uvealsarkoms. Sonderdruck: Klin. Mbl. Augenheilk. **97**, 593 (1936).
DENKS, H.: Zur Frage der Röntgensarkome. Langenbecks Arch. klin. Chir. **168**, 215 (1931).
DERRA, E., u. F. BLITTERSDORF: Bericht über die Fälle von Mammacarcinom an der Chirurgischen Klinik und dem Johannisspital zu Bonn von 1928—1935. Langenbecks Arch. klin. Chir. **198**, 377 (1940).
DESAIVE, P., et H. BETZ: Considérations anatomo-cliniques a propos de l'evolution maligne du fibro-adéno-myxome intracanaliculaire géant du sein. Presse méd. **63**, 629 (1955).
DESGREZ, H., R. A. GUÉRIN et M. T. GUERIN: Intérêt diagnostique et thérapeutique des radioisotopes dans les tumeurs osseuses. J. Radiol. Electrol. **39**, 285 (1958).
DÉSJAQUES, R.: Cancer et blessures de guerre. Sarcome 21 ans apres une blessure de guerre. Rev. Chir. (Paris) **58**, 373 (1939).
DEUTICKE, Röntgensarkome. Bruns' Beitr. klin. Chir. **169**, 211 (1932).
DIAMOND, H. D., L. F. CRAVER and H. Q. WOODARD: Radioactive phosphorus. Cancer (Philad.) **10**, 143 (1957).
DICK, W.: Über sog. Impfmetastasen nach Brustkrebsoperationen. Langenbecks Arch. klin. Chir. **280**, 196 (1955).
— Carcinomrezidivoperationen. Langenbecks Arch. klin. Chir. **292**, 460 (1959).
DIEHL, W. K., and J. S. HAUGHT: Sarcoma of the vagina. Amer. J. Obstet. Gynec. **52**, 302 (1946).
DIENST, A.: Über den Bau und die Histogenese der angeborenen Nierengeschwülste. Z. gynäk. Urol. **4**, 45 (1914).
DIETHELM, L.: Die Behandlung der primär malignen Knochentumoren aus der Sicht des Strahlentherapeuten. In: Strahlenforschung und Krebsbehandlung. Urban & Schwarzenberg 1959.
DIETRICH, A.: Sarkom nach Kriegsverletzung. Z. Krebsforsch. **42**, 251 (1935).
— Allgemeine Pathologie und pathologische Anatomie, Bd. 2. Stuttgart: Hirzel 1948.
DINSMORE, R. S., W. S. DEMPSEY and J. B. HAZARD: Lymphosarcoma of the thyreoid. J. clin. endocr. **9**, 1043 (1949).
DIXON, C. F., and G. L. KRATZER: Surg. Clin. N. Amer. **31**, 1023 (1951).
DIXON, F. J., and R. A. MOORE: Tumors of the male sex organs. Washington 1952.
— — Testicular tumors. Cancer (Philad.) **6**, 427 (1953).

D'JAVID, I. F.: Lipomas of the large intestine. J. int. Coll. Surg. **33**, 639 (1960).
DÖRR, D., u. G. OTT: Kindliche und jugendliche Tumoren. (In Vorbereitung.)
DOOREN, P. v.: A case of giant myxoma of the breast, or cystosarcoma phylloides. Arch. chir. neerl. **7**, 12 (1955).
DOUB, H. P.: Malignant tumors of small intestine. Radiology **49**, 441 (1947).
DOWNIE, E. D., S. MACPHERSON, E. N. RAMSDEN, H. A. SISSON and J. VAUGHAN: The effect of dayly feeding of Sr $_{90}$ to rabbits. Brit. J. Cancer **8**, 408 (1959).
DROSTE, W. v.: Ergebnisse 25jähriger klinisch-chirurgischer Krebsbekämpfung. Ergebn. Chir. Orthop. **37**, 324 (1952).
DRUCKREY, H.: Experimentelle Krebsforschung. Med. Klin. **1939**, 2413.
— Krebserregende Stoffe. Med. Klin. **1940**, 12.
— Die Entstehung von Krebs. — Neuere Untersuchungen und Probleme. Mkurse ärztl. Fortbild. **10**, 199 (1960).
—, u. K. KÜPFMÜLLER: Dosis und Wirkung. In: Die Pharmazie, 8. Beiheft, 1. Erg.-Bd. Berlin: W. Saenger 1949.
— — Quantitative Analyse der Krebsentstehung. Z. Naturforsch. **3**b, 254 (1948).
—, u. D. SCHMÄHL: Experientia (Basel) **12**, 185 (1956).
DUDAS, P.: Nierengeschwülste des Säuglings. Arch. Kinderheilk. **122**, 133 (1941).
DUFFY, J., u. F. STEWART: Primary liposarcoma of bone. Amer. J. Path. **14**, 621 (1938).
DUKES: Sarcoma and melanoma of the rectum. Brit. J. Cancer **1**, 30 (1947).
DUNN, A. L., C. D. ESKELSON, J. F. MCLEAY, R. E. OGBORN and B. R. WALSKE: Preliminary study of radioactive product obtained from jodinating tetracycline. Proc. Soc. exp. Biol. (N.Y.) **104**, 12 (1960).
DURAND, L.: Indications et résultats du traitement des sarcomes de vessie. J. Urol. méd. chir. **56**, 642 (1950).
DU ROY, R. M., and K. C. SAWYER: Lymphosarcoma of the breast. Amer. Surg. **25**, 489 (1959).
DWINNEL, A. L., D. C. DAHLIN and R. K. GHORMLEY: Parosteal (juxtacortical) osteogenic sarcoma. J. Bone Jt Surg. A **36**, 732 (1954).
DWYER, G. K.: Fibrosarcoma of the larynx. Arch. Otolaryng. (Chicago) **58**, 442 (1953).
DYES, O.: Fünfjahresheilungen bei Sarkomen (1925—1933). Dtsch. Z. Chir. **251**, 77 (1939).
DYROFF, R., u. J. HORVATH: Ultraschallwirkung beim menschlichen Sarkom. II. histologischer Teil. Strahlentherapie **75**, 126—130 (1944).
EDWARDS, H. S., R. K. GHORMLEY and A. H. BULBULIAN: Primary tumors of the soft tissues of the extremities exclusive of epithelial tumors. Arch. Surg. (Chicago) **70**, 462 (1955).
EERLAND, L. D.: Lungen- und Pleurasarkom. Ned. T. Geneesk. **1955**, 759.
EHALT, W.: Bösartige Knochengeschwülste und pathologische Knochenbrüche. Wien. klin. Wschr. **1952**, 847.
EHLERS, P., G. OTT u. E. SODER: Über Hodentumoren unter Auswertung des Klinikkrankengutes der Jahre 1943—1959. Langenbecks Arch. klin. Chir. **294**, 511 (1960).
EHLERS, P. N., u. H. GRIMSEHL: Retroperitoneale Tumoren. Langenbecks Arch. klin. Chir. **291**, 271 (1959).
EHLERT, H.: Zur Osteosynthese bei Knochensarkomen. Langenbecks Arch. klin. Chir. **276**, 185 (1953).
EHRENHAFT, J. L., D. M. SENSENIG and M. S. LAWRENCE: Mesotheliomas of the pleura. J. thorac. Surg. **40**, 393 (1960).
EICHHORN, H. J.: Melanome der Haut, ein Beitrag zur Frage ihrer Malignität und Behandlung, Strahlentherapie **83**, 73 (1950).
EKER, R., and J. EFSKIND: Sarcoma of stomach. Part. I. Acta chir. scand. **111**, 386 (1956).
ELIAS, W. SH., CH. C. LUND and R. YONEMOTO: Neoplasms of the small intestine. Amer. J. Surg. **88**, 384 (1954).
ENGLMANN: Strahlenbehandlung des Sarkoms. Zbl. Chir. **59**, 724 (1932).
ENGSTRÖM, O.: Sarcoma of small intestine. Finska Läk.-Sällsk. Handl. **34**, 906 (1897).
ENTERLINE, H. T., J. D. CULBERSON, D. B. ROCHLIN and L. W. BRADY: Liposarcoma. A clinical and pathological study of 53 cases. Cancer (Philad.) **13**, 932 (1960).
ERF u. LAWRENCE: Clinical studies with the aid of radioactive phosphorus: radiophosphorus in leucemia. J. clin. Invest. **20**, 567 (1941).
ESSBACH, H.: Zur Frage der Lungensarcome. Verh. dtsch. Ges. Path. **31**, 415 (1939).
ESTRADE, J.: Étude analytique de 120 cas de naevo-carcinome. Bull. Ass. franç. Cancer **40**, 529 (1953).
EULER, H. v., u. B. SKARZYNSKI: Biochemie der Tumoren. Stuttgart: Ferdinand Enke 1942.
EVANS, H. N.: Histological appearance of tumors. Edinburgh: Livingstone 1956.
EVANS, N.: Malignant myomata and related tumors of the uterus. Surg. Gynec. Obstet **30**, 225 (1920).

EWING, J.: Diffuse endothelioma of bone. Proc. N.Y. path. Soc. **21**, 17 (1921).
— Neoplastic diseases. Philadelphia: W. B. Saunder Company 1928.
— Neoplastic diseases, 3. Aufl. Philadelphia and London: W. B. Saunders Company 1934.
— The place of the biopsy in bone sarcoma. Amer. J. Surg. **27**, 26 (1935).
— Revised classification of bone tumors. Surg. Gynec. Obstet. **68**, 971 (1939).
EYRE-BROOK, A. L.: Some radiosensitive bone tumours. J. Fac. Radiol. (Lond.) **7**, 222 (1956).
FARIA, G. DE: Frühdiagnose und Behandlung des Wilmsschen Tumors im Kindesalter. Rev. bras. Cir. **31**, 375 (1956).
*Faszikel des Atlas of Tumor pathology.* Armed Forces Institute of Pathology, Washington (1953).
FEATHER, H. E., and C. L. KULM: Total pancreatectomy for sarcoma of the pancreas. Ann. Surg. **134**, 904 (1951).
FEDEREVA, E. A.: To the clinic of the chloroma. Neuropath. **9**, 69 (1940).
FENSTER, E.: Entstehung eines Sarkoms nach schwerer Gewebsschädigung. Mschr. Unfallheilk. **45**, 12 (1938).
FENTON, A. N., and L. BURKE: Sarcoma of the uterus. Amer. J. Obstet. Gynec. **63**, 158 (1952).
FERGUSON, A. B.: Treatment of osteogenic sarcoma. J. Bone Jt Surg. **22**, 92 (1940).
FERGUSON, J. H.: Some limitations of cytological diagnosis of malignant tumors. Cancer (Philad.) **2**, 845 (1949).
FÈVRE, M.: Aspects radiologiques du granulome éosinophile des os en particulier au fémur et à la clavicule. Rev. Chir. orthop. **41**, 3 (1955).
FIEBELKORN, H.-J.: Spontanrückbildung von Lungenmetastasen eines Myxochondrosarkoms. Arch. Geschwulstforsch. **7**, 326 (1954).
FINESCHI, G.: Il sarcoma osteogenico-osteolitico. Arch. Putti Chir. Organi Mov. **8**, 9 (1957).
FIRKET, J., et DAMIEAN-GILLET: Cancer in early life and frequency of sarcomas relative. Rev. méd. Liège **5**, 723 (1950).
FISCHER, W.: Krebs und Rasse. Leipzig 1937.
— Zur Kenntnis der Sarkome. Virchows Arch. path. Anat. **310**, 100 (1943).
— Über Geschwulstmetastasen. Med. Welt **17**, 668 (1943).
FISCHER-WASEL, B.: Allgemeine Geschwulstlehre. In BETHE-BERGMANNS Handbuch der Physiologie, Bd. 14/II. Leipzig 1925.
FITZGERALD, W. L., and H. C. HARDIN jr.: Bilateral Wilms tumor in a Wilms tumor family. Case report. J. Urol. (Baltimore) **73**, 468 (1955).
FLAGGENGIESSER, W.: Über proliferierende Lipome und lipoplastische Sarkome. Virchows Arch. path. Anat. **307**, 663 (1941).
FLEMING: The development of fibrosarcoma as a result of the intraarticular injection of radium chlorid for therapeutic purpose. Amer. J. Cancer **37**, 329 (1939).
FLEMING and CHASE: The effects of administration of thorium dioxyd. Surgeon **63**, 145 (1936).
FOOT, N. C., G. A. HUMPHREYS u. W. F. WHITMORE: Renal tumors. J. Urol. (Baltimore) **66**, 190 (1951).
FORMIGGINI, B.: Il sarcoma congenito. Minerva ortop. (Torino) **5**, 207 (1954).
FORREST, A.: Intraorbital tumors. Arch. Ophthal. (Chicago) **41**, 198 (1949).
FORRESTER, J. S., and R. A. HOUSTEN: Hemangiopericytoma with metastasis; report of case with autopsy. A.M.A. Arch. Path. **51**, 651 (1951).
FOSGREEN, W.: Radioaktive Substanzen beim Unterkiefertumor. Diss. München 1936.
FOUCAR, F. H.: Rhabdomyosarkom der Prostata. Amer. J. Path. **10**, 753 (1935).
FOWLER, M., and H. D. SUTHERLAND: Malignant melanoma of the oesophagus. J. Path. Bact. **64**, 473 (1952).
FRANCIS, C. K., R. PHILIPS, J. J. NICKSON, H. Q. WOODARD, N. L. HIGINBOTHAM and B. L. COLEY: Massive preoperative irradiation in the treatment of osteogenic sarcoma in children. Amer. J. Roentgenol. **72**, 813 (1954).
FRANCIS, K. C., N. L. HIGINBOTHAM and B. L. COLEY: Primary reticulum cell sarcoma of bone. Report of 44 cases. Surg. Gynec. Obstet. **99**, 142 (1954).
— R. PILLIPS, J. J. NICKSON, H. Q. WOODARD, N. L. HIGINBOTHAM and B. L. COLEY: Massive preoperative irradiation in the treatment of osteogenic sarcoma in children. Amer. J. Roentgenol. **72**, 813 (1954).
FRANK, L.: Sarcoma of the spleen. Amer. J. med. Sci. **183**, 77 (1932).
FRANK, L. W., A. J. MILLER and J. C. BELL: Sarcoma of the small intestine. Ann. Surg. **115**, 544 (1942).
FREHLING, S., and M. LEO: Leiomyosarcoma of the kidney. Arch. Surg. (Chicago) **73**, 346 (1956).
FRETHEIM, B.: Maligne Knochentumoren. T. norske Laegeforen. **70**, 272 (1950).

Freudenberg, K.: Krankheitsfremde Todesursachen bei Carcinomkranken. Fortschr. Med. **75**, 697 (1957).
Freug, Ch.: Liposarcoma of the kidney: Review of the literature and case report. J. Urol. (Baltimore) **45**, 290 (1941).
Frey, R.: Statistische Gesetzmäßigkeiten beim Auftreten der Sarkome. Dtsch. Z. Chir. **263**, 1 (1949).
— Endschicksale bei 100 Knochensarkomen. Dtsch. Z. Chir. **270**, 82 (1951).
— Siehe K. H. Bauer u. R. Frey, Geschwulst und Trauma (dort weitere Literatur).
— J. Fischer-Wasels, H. J. Streicher, M. Tuchmann u. O. Wilke: Klinische und histologische Beobachtungen bei der Chemotherapie maligner Tumoren. Dtsch. Z. Chir. **270**, 282 (1951).
— I. Hauser u. W. Doerr: Experimentelle Untersuchungen über die Ultraschallwirkung auf das Jensen-Sarkom der Ratte. Z. Krebsforsch. **56**, 449 (1949) u. Dtsch. Z. Chir. **264**, 233 (1950).
—, u. W. Knauer: Sarkom und Trauma. Dtsch. Z. Chir. **263**, 59 (1949).
Friedewald, W. F., and P. Rous: J. exp. Med. **80**, 101 (1944).
Fritz-Niggli, H.: Strahlenbiologie. Stuttgart: Georg Thieme 1959.
Fuchs, W. A., A. Rüttimann u. M. S. del Buono: Zur Lymphographie bei chronischen sekundären Lymphödemen. Fortschr. Röntgenstr. **92**, 609 (1960).
Gahagan, H. Q., and H. M. Yearwood: Wilms' tumor: a review of five year survivals in the literature and report of two cases. J. Urol. (Baltimore) **62**, 295 (1949).
Ganz, P.: Die Nervengeschwülste des Thoraxinnenraumes. Chirurg **25**, 58 (1954).
Garbay, M., L. Perel, F. Loisillier, J. D. Picard et O. Salaun: Angiomes et angiosarcomes du sein. J. Chir. (Paris) **77**, 226 (1959).
Gardner, E. J., and H. P. Plenk: Hereditary pattern for multiple osteomas in a family group. Am. J. hum. Genet. **4**, 31 (1952).
Garrè, C.: Über sekundär maligne Neurome. Bruns' Beitr. klin. Chir. **9**, 465 (1892).
Garret, R.: Glioblastoma and fibrosarcoma of the brain with extracranial metastases. Cancer (Philad.) **11**, 888 (1958).
— and H. O. Mertz: Wilms' tumor in children. J. Urol. (Baltimore) **70**, 694 (1953).
Gasser, H.: Über das primäre Retothelsarcom der Leber. Virchows Arch. path. Anat. **326**, 296 (1955).
Gaulin, J. E.: Die Adenomyosarkome der Niere beim Kind (Wilmsscher Tumor). Presse méd. **1939**, 9.
Gaza, V. W.: Beobachtungen über Vitalfärbung an einem Knochensarkom. Bruns' Beitr. klin. Chir. **135**, 476 (1926).
Gee, V. R., and D. G. Pugh: Giant-cell tumor of bone. Radiology **70**, 33 (1958).
Gelderen, Ch. van: Riesenzellgeschwulst des distalen Femurendes. Helv. chir. Acta **14**, 102 (1947).
Gerstel, G., u. R. Janker: Über die Entwicklung eines Spindelzellsarkoms auf dem Boden einer monostatischen Ostitis deformans Paget. Dtsch. Z. Chir. **238**, 577 (1933).
Geschickter, C. F.: Tumors of muscle. Amer. J. Cancer **22**, 378 (1934).
— Bone tumors. Amer. J. Roentgenol. **34**, 1 (1936).
— Tumors of peripheral nerves. Arch. Path. (Chicago) **30**, 772 (1940).
— Tumors of the peripheral nerves. Amer. J. Cancer **25**, 377 (1935).
—, and M. M. Copeland: Tumors of bone. Amer. J. Cancer **15**, 261 (1931).
— — Tumors of bone. Philadelphia 1949.
Ghon, A., u. B. Roman: Über das Lymphosarcom. Frankfurt. Z. Path. **19**, 1 (1916).
Gibson, T. E.: Lymphosarcoma of the kidney. J. Urol. (Baltimore) **60**, 838 (1948).
Gilbert, J. B.: Prostatasarkome. J. Urol. (Baltimore) **63**, 32 (1934).
Gilmer, W. S., and G. D. McEvan: Central (medullary) fibrosarcoma of bone. J. Bone Jt Surg. A **40**, 121 (1958).
Gimpell, R. C., and J. D. Carballo: Ann. intern. Med. **45**, 1045 (1956).
Ginsburg, S.: Lymphosarcoma and Hodgkin's disease. Biologic characteristics. Ann. intern. Med. **8**, 14 (1934).
— Lymphosarcoma and Hodgkin's disease. Clinical characteristics. Ann. intern. Med. **10**, 337 (1936).
Gladially, F. N., and H. N. Green: Brit. J. cancer. **8**, 291 (1954).
Glass, H. G., G. W. Waldorn and G. Brown: Coexistent sarcoma, adenocarcinoma and Hashimoto's disease in a thyroid gland. Cancer (Philad.) **9**, 310 (1956).
Glasunov, M.: Über unreife, begrenzt und destruierend wachsende Rhabdomyoblastome. Frankfurt. Z. Path. **45**, 328 (1933).
Gleichmann, H. G.: Die embryonalen Mischgeschwülste der Niere im Erwachsenenalter. Z. Urol. **45**, 193 (1952).
Gliston, R. J.: A clinical and path. study of malignant melanoma. N.Y. St. J. Med. **52**, 1015 (1932).

Globus, Levin and Sheps: Primary sarcoma of brain. Ref. nach J. Amer. med. Ass. **127**, 1050 (1945).
Goes, M.: Statistischer Beitrag zum Sarkomproblem. Strahlentherapie **85**, 409 (1951).
— Knochenwachstum und osteogenes Sarkom. Strahlentherapie **89**, 193 (1952).
— Prognostische Kennzeichen der Fibrosarkome. Strahlentherapie **89**, 373 (1953).
— Zur Klinik und Behandlung der Rundzellensarkome. Strahlentherapie **91**, 429 (1953).
— Die Einteilung der Weichteilsarkome nach Krankheitsstadien. Bruns' Beitr. klin. Chir. **186**, 44 (1953).
— Zur Frage der Metastasierung der Weichteilsarkome nach Probeexcision bzw. Exstirpation. Bruns' Beitr. klin. Chir. **187**, 477 (1953).
Goldeck, H., u. D. Remy: Zur Pathogenese und Differentialtherapie der Infekt- und Tumoranaemien. Med. Klin. **47**, 245 (1952).
Golden, T., and A. P. Stout: Smooth muscle tumors of the gastrointestinal tract and retroperitoneal tissues. Surg. Gynec. Obstet. **73**, 784 (1941).
Gordon, L. Z., and H. Boss: Primary Rhabdomyosarcoma of the lung. Cancer (Philad.) **8**, 588 (1955).
Gottron, A. H.: Sarkom der Haut. Hautarzt **4**, 1 (1953).
Goyle, A. N.: Carcinoma and sarcoma of the same breast. Med. Res. **38**, 203 (1950).
Gräff, S.: Zur Morphogenese maligner Blastome des lymphatischen Apparates einschließlich Leukämie. Z. Krebsforsch. **59**, 94 (1953).
Graffi, A.: Untersuchungen über den Mechanismus der Cancerogenese und die Wirkungsweise cancerogener Reize. Abh. dtsch. Akad. Wiss. Berlin **1**, 1 (1953).
— Über den Mechanismus der Geschwulstbildung. Schweiz. Med. Wschr. **83**, 865 (1953).
Grampa, A.: Rassegna e contributo allo studio del reticulosarcoma a sede mammaria. Chirurgia (Milano) **7**, 129 (1952).
Grandbois, J., and E. Gaumond: Kaposi's sarcoma. Canad. med. Ass. J. **74**, 813 (1956).
Grashey, Clanner u. Meese: Strahlenbehandlung der Sarkome. Strahlentherapie **56**, 234 (1936).
Gray, C. D., and C. L. Biorn: Rhabdomyosarcoma of spermatic cord. J. Urol. (Baltimore) **74**, 402 (1955).
Gray, H. K., and F. B. Whitesell jr.: Primary fibrosarcoma of the lung. Surgical Clin. N. Amer. **185**, 30 (1950).
Gray, S. H., and C. E. Gruenfeld: Myoblastoma. Amer. J. Cancer **30**, 699 (1937).
Green, H. N., and H. J. Whitely: Cortisone and tumour growth. Brit. med. J. **1952**, No 4738, 538.
Gregory, A. R., and A. W. Wright: Malignant giant cell tumor of bone. N.Y. St. J. Med. **55**, 3269 (1955).
Greither, A.: Hirnmetastasen eines zum Melanom entarteten Pigmentnävus unter dem Bilde einer Meningitis. Hautarzt **1**, 25 (1950).
Gretener, A. J.: Klinik, Therapie und Prognose der Lymphosarkome. Strahlentherapie **97**, 514 (1955).
Griep, K.: Sarkom und Röntgenstrahlen. Zbl. Chir. **56**, 2947 (1929).
Grimes, O. F., E. B. Fenston and H. G. Bell: Sarcomas of the breast. Surg. Gynec. Obstet. **96**, 693 (1953).
— W. Weirich and H. B. Stepens: Primary lymphosarcoma of the lung. J. thorac. Surg. **27**, 378 (1954).
Grimseihl, H., u. W. Wenz: Zur Klinik der großen Mesenteriallipome. Langenbecks Arch. klin. Chir. **291**, 49 (1959).
Griswold, R. A.: Osteochondrosarcoma of the sternum. Arch. Surg. (Chicago) **55**, 681 (1947).
Gross, R. E.: The surgery of infancy and childhood. Phildaelphia and London 1953.
Gschnitzer, F., u. G. L. Minervini: Das zentrale Fibrosarkom des Knochens. Z. Orthop. **87**, 76 (1955).
Gütgemann, A., u. H. W. Schreiber: Die Chirurgie des Magensarkoms. Stuttgart: Georg Thieme 1960.
Gütig: Fibrosarkom nach Röntgenbestrahlung. Fortschr. Röntgenstr. **53**, 190 (1936).
Guilleminet, M., J. Feroldi, P. Morel et D. Germain: Les condition du diagnostic des réticulo-sarcomes osseux (tumeurs d'Ewing). Rev. Chir. orthop. **41**, 683 (1955).
Guleke, N.: Die bösartigen Geschwülste des Dickdarms und Mastdarms. Stuttgart: Ferdinand Enke 1957.
Gummel, H., u. G. Wittig: Über die Notwendigkeit einer Wertbestimmung maligner Tumoren. Chirurg **31**, 448 (1960).
Gumpel, R. C., and J. D. Carballo: A new concept of familial adenomatosis. Ann. intern. Med. **45**, 1045 (1956).
Haag, S.: Das primäre Lungensarkom. Diss. Med. Heidelberg 1961.

HAGEMANN, E.: Zur Kasuistik der Prostatasarkome im Kindesalter. Z. Urol. **46**, 677 (1953).
HAINES, C. E.: Wilms tumor. Amer. Surg. **20**, 885 (1954).
HALBERSTÄDTER: Berufssarkom bei einem Röntgentechniker. In Handbuch der Haut- und Geschlechtskrankheiten von JADASSOHN, Bd. 5/2. 1927.
HALLERBACH, H., u. K. RENNER: Struma maligna als Strahlenschädigung? Sonderdruck aus Strahlentherapie **113**, 111 (1960).
HALPERT, B., and W. V. THOMPSON: Fibrosarcoma of the epidymis. Arch. Path. (Chicago) **43**, 358 (1947).
HALSHOFER, L.: Zur Frage der sarkomatösen Entartung gutartiger Riesenzellentumoren der Knaben. Zbl. allg. Path. path. Anat. **91**, 325 (1954).
HAMILTON, J. E.: Ewings sarcoma (endothelia myeloma). Arch. Surg. (Chicago) **41**, 29 (1940).
HAMILTON, T.: Rhabdomyosarcoma of skeletal muscle. Another five year survival. Med. J. Aust. **1**, 419 (1957).
HAMPERL, H.: Lehrbuch der allgemeinen Pathologie und pathologischen Anatomie, 20. u. 21. Aufl. Berlin-Göttingen-Heidelberg: Springer 1954.
— Die Morphologie der Tumoren. In Handbuch der allgemeinen Pathologie, Bd. VI/3. Berlin-Göttingen-Heidelberg: Springer 1956.
HARELL, G. T., and A. T. DE VALK: Autogenous transplantation of a fibrosarcoma of skin during the application of a full-thickness skin graft. Ann. Surg. **111**, 285 (1940).
HARPER, H. J., and J. M. FEDER: Rhabdomyosarkoma. Report of a case presenting unusual features with reference to age, race, site of origin and manner of growth. Surgery **6**, 76 (1936).
HARRINGTON, S. W., u. J. M. MILLER: Fibrosarcoma of the mammary gland. Surgery **7**, 129 (1940).
HARRIS, M. S., M. M. HYMAN u. D. B. NEVIUS: A resectable form of multiple mesothelioma. Dis. Chest **35**, 127 (1959).
HARTMANN, H.: Bemerkenswerte Fälle von Hodentumoren. Langenbecks Arch. klin. Chir. **281**, 547 (1955).
HARVEY, R. M.: Wilms' tumor: evaluation of treatment methods. Radiology **54**, 689 (1950).
HATCHE, C. H.: The development of sarcoma after Irradiation. J. Bone Jt Surg. **27**, 179 (1945).
HATULEK, O.: Strahlenheilung einer Knochenmetastase. Radiol. Rdsch. **6**, 24 (1937).
HAVARD, C. W. H., and W. J. HANSBURY: Leiomyosarcoma of the lung. Lancet **1960**, 902.
HAYASHI, S.: Einflüsse der Ultraschallwellen auf das Wachstum des Rattensarkoms. Jap. med. Sci., Biophysics **5**, 162 (1938).
— Der Einfluß der Ultraschallwellen und Ultrakurzwellen auf den malignen Tumor. Jap. J. med. Sci., Biophysics **6**, 138 (1940).
HAYLES, A. B., R. L. J. KENNEDY, O. H. BEAHRS and L. B. WOOLNER: Carcinoma of the thyroid gland in children. Amer. J. Dis. Child. **90**, 705 (1955).
HEILMEYER, L., u. H. BERGMANN: Blut und Blutkrankheiten. In Handbuch der inneren Medizin. Heidelberg: Springer 1951.
HELLER, E. L., and W. K. SIEBER: Fibrosarcoma. A clinical pathological study of sixty cases. Surgery **27**, 539 (1950).
HELLNER, H.: Irrtümer der Diagnose bei Knochensarkomen und Probeexcisionen. Langenbecks Arch. klin. Chir. **169** (1932).
— Klinische Einteilung und Abgrenzung des Sarkoms und der Riesenzelltumoren des Knochens. Fortschr. Röntgenstr. **47**, 1 (1933).
— Knochengeschwülste. Zbl. Chir. **60**, 331 (1933).
— Knochenmetastasen. Ergebn. Chir. Orthop. **28**, 72 (1935).
— Ewingsches Knochensarkom. Langenbecks Arch. klin. Chir. **183** (1935).
— Experimentell erzeugtes osteogenes Sarkom durch Radiumbestrahlung. Zbl. Chir. **64**, 1187 (1937).
— Experimentelle Knochensarkome und ihre Beziehung zur Klinik.
— Experimentelle Knochensarkome. Bruns' Beitr. klin. Chir. **168**, 538 (1938). Zbl. Chir. **65**, 2833 (1938).
— Das Ewigsche Knochensarkom. Dtsch. med. Wschr. **1939 I**, 595.
— Zur Diagnose der Knochengeschwülste vom Standpunkt des Klinikers. Z. Orthop. **69**, Beil.-H., 181 (1939).
— Unfall und Knochengeschwulst. Hefte Unfallheilk. **25** (1939).
— Die Abgrenzung der Ostitis fibrosa. Chirurg **17**, 145, 199 (1947).
— Indikation und Technik der Knochengeschwulstoperation. Chirurg **19**, 97 (1948).
— Die Knochengeschwülste, 2. Aufl. Berlin-Göttingen-Heidelberg: Springer 1950.
— Behandlung und Prognose der Knochensarkome. Langenbecks Arch. klin. Chir. **270**, 54 (1951).
— Differentialdiagnose der wichtigsten Knochenerkrankungen. Med. Klin. **1952**, 478.

HELLNER, H.: Die chirurgische Behandlung der soliden und cystischen Riesenzellgeschwulst. Chirurg **29**, 149 (1958).
— Diagnostik und Therapie der Knochengeschwülste. In: Strahlenforschung und Krebsbehandlung. Urban & Schwarzenberg 1959.
HELLRIEGEL, W.: Zur Behandlung der malignen Melanome. Strahlentherapie **86**, 548 (1952).
— Strahlentherapie der Weichteilsarkome. Strahlentherapie **104**, 405 (1958).
HELMES and SCHULZ: Supervoltage radiation. Amer. J. Roentgenol. **55**, 533 (1946).
HENKE-LUBARSCH: Handbuch der speziellen pathologischen Anatomie und Histologie. Berlin: Springer 1926—1929.
HERBUT, P. A., F. R. MILLER and L. A. ERF: The relation of Hodgkin's disease, lymphosarcoma and reticulum cell sarcoma. Amer. J. Path. **21**, 233 (1945).
HERCIK, F., M. HRDLIKA u. J. SPINDRICH: Die biologische Wirkung des Ultraschalls. Sborn. lék. **44**, 15 (1942).
HERGARTEN, H., u. L. HERGARTEN: Das Melanoblastom und seine Therapie mit eigenen Erfahrungen in der Nahbestrahlungsmethode. Fortschr. Röntgenstr. **75**, 559 (1951).
HERMAN, J.: Sarcomatous transformation in multiple neurofibromatosis (von Recklinghausen's disease). Ann. Surg. **131**, 206 (1950).
HERZLER, A. E.: Fibrosarcomatous tumors of the skin and the trunk. Ann. Surg. **84**, 489 (1926).
HERZOG, G.: Die primären Knochengeschwülste. Zbl. allg. Path. path. Anat. **66**, 141 (1937).
— Die primären Knochengeschwülste. Jkurse ärztl. Fortbild. H. 7, 48 (1937).
— Die primären Knochengeschwülste. Z. Orthop. **69**, 138 (1939).
— Die primären Knochengeschwülste. In HENKE-LUBARSCH-ROESSLEs Handbuch der pathologischen Anatomie, Bd. IX/5. Berlin: Springer 1944.
HESS, H., u. R. DAUM: Beitrag zum Thema Hämangiopericytom. Langenbecks Arch. klin. Chir. **294**, 75 (1960).
HESS, P.: Therapie und Prognose des Melanoblastoms. Strahlentherapie **110**, 413 (1959).
HEYLMEIER, L.: Zwei Fälle von Leuko-Lymphosarkomatose der Haut. Med. Klin. **41**, 487 (1946).
HIGGINS, T. T.: Rhabdo-myosarcoma of the bladder. Brit. J. Urol. **24**, 158 (1952).
HIGH, H. C.: Sarcoma of the nose and sinuses. Laryngoscope (St. Louis) **61**, 803 (1951).
HIGINBOTHAM, N. L., and B. L. COLEY: The methods and effects of preoperative irradiation in the treatment of osteogenic sarcoma. Amer. J. Roentgenol. **47**, 902 (1942).
HILL, R. P., and F. N. MILLER: Adenomas of the breast. With case report of carcinomatous transformation in an adenoma. Cancer (Philad.) **7**, 318 (1954).
— and A. P. STOUT: Sarcoma of the breast. Arch. Surg. (Chicago) **44**, 723 (1942).
HILLENBRAND, H. J.: Tumoren des Nebenhodens. Zbl. Chir. **80**, 1649 (1955).
— Über Prostatasarkome im Kindesalter. Bruns' Beitr. klin. Chir. **256**, 173 (1942).
HILLER, J., A. JAKOB u. E. STRAUB: Zur Analyse des normalen und des pathologischen Eisenstoffwechsels mit Radioeisen. Strahlentherapie **89**, 596 (1953).
HINSBERG, K.: Akute Probleme der Krebsforschung. Med. Klin. **37**, 1145 (1941).
— Das Geschwulstproblem in Chemie und Physiologie. Wschr. Forschungsber. 57 (1942).
HINTZE, A.: Die Erfolge der operativen und Bestrahlungsbehandlung beim Sarkom. Langenbecks Arch. klin. Chir. **162**, 345 (1930).
— Erfolgsstatistik bösartiger Geschwülste. Zbl. Chir. **59**, 2626 (1932); **64**, 968 (1937).
HIROHASI, K., u. S. HYASI: Einflüsse der Ultraschallwellen auf Rattencarcinomtumor. Jap. J. med. Sci., Biophys. **5**, 162 (1938).
HOCH, A.: Röntgenkurabilität der Sarkome. Oncologia (Basel) **3**, 129 (1950).
HOCHBERG, L. A., and P. CRASTNOPOL: Primary sarcoma of the bronchus and lung. Arch. Surg. (Chicago) **73**, 74 (1956).
— G. E. HARRISON and A. BIENNES: Neurofibrosarcoma of the anterior mediastinum. J. thorac. Surg. **20**, 315 (1950).
HOFFERT, P. W.: Dermatofibrosarcoma protuberans. Surgery **31**, 705 (1952).
HOFFMANN, E.: Über das knollentreibende Fibrosarkom der Haut. Derm. Z. **43**, 1 (1925).
HOLDER, E.: Pyelogrammveränderungen bei retroperitonealen Tumoren. Langenbecks Arch. klin. Chir. **272**, 281 (1955).
— Beitrag zur klinischen Diagnostik des Angiosarkoms. Langenbecks Arch. klin. Chir. **280**, 233 (1955).
HOLLE, G.: Über die Deutung der sog. Myoblastenmyome. Zbl. allg. Path. path. Anat. **76**, 244 (1941).
HOLTHUSEN, H.: Radium bei der Tumortherapie. Zbl. Chir. **59**, 723 (1932).
HOMANN, E.: Lungenkrebs und Lungensarkom. Klin. Wschr. **37**, 1720 (1929).
HONSBERG, M., and A. KENIN: Primary reticulum cell sarcoma of bone. Amer. J. Surg. **94**, 584 (1957).

HOPKINS, J. A., and O. B. HUDSON: Kaposi's sarcoma: Penile and scrotal lesions. Brit. J. Urol. **25**, 233 (1953).
HORN, R. C., and H. T. ENTERLINE: Rhabdomyosarcoma: A clinicopathological study and classification of 39 cases. Cancer (Philad.) **11**, 181 (1958).
—, and A. P. STOUT: Granular cell myoblastoma. Surg., Gynec. Obstet. **76**, 315 (1943).
HORTON, C. E., and J. M. BAKER: Cystosarcomatoid phylloides. Amer. J. Surg. **80**, 896 (1950).
HORVATH, J.: Über die Wirkung der Ultraschallwellen auf das menschliche Sarcom. Strahlentherapie **75**, 119—125 (1944).
— Über die Wirkung der Ultraschallwellen auf das menschliche Carcinom. Klinik u. Praxis **1**, 1, 10, 12 (1946).
HUDSON, H. C.: Osteogenia sarcoma involving the left kidney. J. Urol. (Baltimore) **75**, 21 (1956).
HUECK, W.: Über das Mesenchym. Beitr. path. Anat. **103**, 308 (1939).
— Über die cellulare und organoide Betrachtungsweise der Geschwülste. Langenbecks Arch. klin. Chir. **202**, 382 (1941).
HUGUENIN, R., et J. GUELFI: L'utilisation du phosphore 32 dans les ostéosarcomes. Bull. Ass. franç. Cancer **39**, 256 (1952).
HULTBERG, S., u. V. B. ZIMMERMANN: Ein Beitrag zur Strahlenbehandlung der xanthomatösen Riesenzellengeschwülste. Strahlentherapie **100**, 489 (1956).
HURLEY, J. V.: Rhabdomyosarcoma of skeletal muscle. Austral. a. N.Z. J. Surg. **24**, 45 (1954).
IDELBERGER, K.: Die bösartigen Geschwülste des Skelettsystems. Chirurg **49**, H. 5 (1960).
IVERSON, L.: Bronchopulmonary sarcoma. J. thorac. Surg. **27**, 130 (1954).
IVINS, J. C., and D. C. DAHLIN: Reticulum-cell sarcoma of bone. J. Bone Jt Surg. A **35**, 835 (1953).
— M. B. DOCKERTY and R. K. GHORMLEY: Fibrosarcoma of the soft tissues of the extremities. Surgery **28**, 495 (1950).
JÄGER, H.: Tumeurs mélonique de la peau, diagnostic prognostic traitment. Oncologie (Basel) **6**, 66 (1953).
JAFFE, H.: Giant cell tumor (osteoclastoma) of bone. Ann. roy. Coll. Surg. Engl. **13**, 343 (1953).
JAFFE, H. L., L. LICHTENSTEIN and R. PORTIS: Giant cell tumor of bone. Its pathologic apperance, grading supposed variants and treatment. Arch. Path. (Chicago) **30**, 993 (1940).
JANNOPOULOS, N.: A case of both sides fibrosarcomo of the spermatic cord. Acta chir. hellencia **1**, 122 (1957).
JANSEN, H. H.: Zur Begutachtung parossaler Sarkome. Mschr. Unfallheilk. **63**, 297 (1960).
JANSSEN, W., u. G. WÜST: Zur Frage Hodgkin-Sarkom oder Retothelsarkom. Virchows Arch. path. Anat. **329**, 453 (1957).
JANSSON, G.: Roentgen treatment and the course of cure of giant cell tumor in the osseous system. Acta radiol. (Stockh.) **25**, 569 (1944).
JENKINSON, E. L., K. D. EPPERSON and W. H. PFISTERER: Amer. J. Roentgenol. **72**, 34 (1954).
JESSEN, C., u. O. STORM: Fibrosarcoma of the epididymis. Acta chir. scand. **110**, 244 (1955).
JÖNSSON, G.: Malignant tumors of the skeletal muscles, fasciae, joint capsules, tendon sheaths and serous bursae. Acta radiol. (Stockh.) Suppl. **36** (1938).
JOHNSON, M.: Knochengeschwülste. Berlin: Springer 1942.
— Irradiation ricknes in rats. Amer. J. Roentgenol. **56**, 631 (1946).
JOHNSTON, K. C.: Fibrosarcoma of the larynx. Laryngoscope (St. Louis) **67**, 1191 (1957).
JONAS, E.: Huge retro-vesical myxoma. Illionis med. J. **71**, 420 (1937).
JONES, T. E., and J. C. MCCLINTOCK: Liposarcoma. Ann. Surg. **98**, 470 (1933).
JONKHEERE, F., et M. VOTGUENNE: J. Chir. (Brux.) **6**, 55 (1935).
JUDD, E. S., and J. M. DONALD: Sarcoma of the kidney of the adult. Ann. Surg. **96**, 1028 (1932).
JÜNGLING, O.: Röntgenbehandlung chirurgischer Krankheiten. Leipzig: Hirzel 1924.
KÁDAS, L.: Histochemische Untersuchungen über die Melaninbildung in von der Haut ausgehenden malignen Melanomen. Acta morph. (Budapest) **2**, 11 (1952).
KAPLAN: Ein Fall von Röntgensarkom. J. Amer. med. Ass. **102**, 595 (1934).
KAPLAN, E. B.: Hemangiopericytoma of hand. Bull. Hosp. Jt Dis. (N.Y.) **10**, 69 (1949).
KAPLAN, J. J., and S. RUBENSFELD: Sarcoma of the soft tissue. Amer. J. Roentgenol. **37**, 53 (1937).
KAPLAN, R. W.: Eine Zahlenbilanz der Atombombenschäden in Hiroshima und Nagasaki. Dtsch. med. Wschr. **84**, 1028 (1959).
KAPOSI, M.: Zit. nach v. ALBERTINI 1955.
KARCHER, H.: Behandlung und Ergebnisse der Sarkomrezidive. Langenbecks Arch. klin. Chir. **284**, 485 (1956).
KARITZKY, B.: Ruhende und wuchernde Metastasen. Langenbecks Arch. klin. Chir. **274**, 17 (1952).

KAUFMANN, E.: Lehrbuch der speziellen pathologischen Anatomie für Studierende und Ärzte, 9. u. 10. Aufl., Bd. 1. Berlin u. Leipzig: W. de Gruyter & Co. 1956/58.
KAY, S.: Lymphosarcoma of the female mammary gland. Arch. Path. (Chicago) **60**, 575 (1955).
—, and H. J. WARTHEN: Hemangiopericytoma of rectum. Cancer (Philad.) **6**, 167 (1953).
KEELEY, J. L., A. C. ROONEY, GUZAUSKAS and G. BRYNJOLFSSON: Primary malignant melanoma of the oesophagus. Surgery **42**, 607 (1957).
KEHLER, W. H., and E. BECK: Cerebellar sarcoma with bone metastases. Radiology **63**, 736 (1954).
KELLER: Clinical syndrom following exposure to atomic bombexplosion. J. Amer. med. Ass. **131**, 504 (1946).
KENT, K. H.: Hemangiopericytoma; report of case with special reference to roentgen therapie. Amer. J. Roentgenol. **77**, 347 (1957).
KESSLER, F.: Klinik und Histopathologie eines Kaposi-Sarkoms des Skelets. (Bein, Becken und Wirbelsäule.) Z. Orthop. **93**, 122 (1960).
KESSON, C. W.: Eosinophilic granuloma of bone. Med. Press **1956**, No 6128, 366.
KETTUNEN, K.: Sarcoma of the stomach. Ann. Chir. Gynaec. Fenn. **48**, 66 (1959).
KIENBÖCK, R.: Ein Fall von Pagetscher Krankheit mit multiplen Sarkomen der Knochen. Bruns' Beitr. klin. Chir. **162**, 246 (1935).
— Röntgendiagnostik der Knochen und Gelenkkrankheiten. Berlin u. Wien: Urban & Schwarzenberg 1936.
KIMBOROUGH, R. A.: Sarcoma of the uterus. Amer. J. Obstet. Gynec. **28**, 723 (1934).
KING, E. S.: Malignant giant cell tumor of bone. Brit. J. Surg. **20**, 269 (1932).
KINGSBURY, H. A.: Surgical treatment of cancer of the thyroid. Amer. Surg. **22**, 847 (1956).
KINNUNEN, O., u. C. NUMERS: Endometrial sarcoma. Ann. Chir. Gynaec. Fenn. **42**, 250 (1953).
KINTZEN, W., u. R. WEBER: Das generalisierte eosinophile Granulom. Ann. paediat. (Basel) **177**, 329 (1951).
KIRSCHNER, M.: Bekämpfung der Krebskrankheit. Chirurg **12**, 177 (1940).
KISSELER, B., u. P. THURN: Zur Röntgenologie des Magensarkoms. Fortschr. Röntgenstr. **94**, 14 (1961).
KLAR, E.: Bericht über 456 Hypophysenausschaltungen (472 Eingriffe) mittels Elektrokoagulation bzw. Radio-Gold-Implantation auf percutanem, paranasalem Wege. Langenbecks Arch. klin. Chir. **294**, 497 (1960).
KLAYMANN, M. I., J. B. KIRSNER and W. L. PALMER: Gastric malignant lymphoma: increasing accuracy in diagnosis. Gastroenterology **29**, 536 (1955).
KLEIN, G., u. L. RÉVÉSZ: J. nat. Cancer Inst. **14**, 229 (1953).
KLEMPERER, P.: Myoblastoma of the striated muscle. Amer. J. Cancer **20**, 324 (1934).
KLOSE, H.: Die Struma maligna. Klin. Wschr. **1**, 1687 (1922).
KNERINGER, V., u. N. PREY: Exogastrisches Magensarkom unter dem klinischen Bild einer Pankreascyste. Klin. Med. (Wien) **10**, 559 (1955).
KNOLL, V.: Malignes Melanom. Dtsch. med. Wschr. **1951**, 1103.
KNOX, G.: Lymphosarcoma primary in the appendix. Arch. Surg. (Chicago) **50**, 288 (1945).
KNY, W.: Zur Frage der Liposarkome. Z. Krebsforsch. **56**, 560 (1950).
KÖNIG, F., u. E. SEIFERT: Wesen, Erkennung und Behandlung der Krebskrankheit. In Neue Deutsche Chirurgie, Bd. 57. 1937.
KOHLER, A.: Über Knochensarkome und ihre Strahlenreaktionen. Strahlentherapie **100**, 496 (1956).
KOLAR, J., R. VRABEC u. L. KRÁL: Über Sarkombildung in der strahlengeschädigten Haut. Fortschr. Röntgenstr. **91**, 312 (1959).
KOLLE, P.: Zur Behandlung und Prognose frühkindlicher Nierentumoren. Dtsch. med. Wschr. **84**, 1256 (1959).
KOLLER, S.: Über den mittleren Fehler beim Geschlechtsverhältnis. Arch. Rassenbiol. **30**, 403 (1936).
— Rassenunterschiede im Jahresgang der Sterblichkeit. Z. Rassenphysiol. **9**, 112 (1937).
— Graphische Tafeln zur Beurteilung statistischer Zahlen, 2. Aufl. Leipzig: Theodor Steinkopff 1942.
—, u. M. P. GEBHARD: Zur Krebshäufung im Bodenseegebiet. Z. Krebsforschg. **55**, 72 (1943).
KOLODNY: Bone sarcoma. Surg. Gynec. Obstet. **44**, 126 (1927).
KONJETZNY, G. E.: Das Magensarkom. Ergebn. Chir. Orthop. **14**, 256 (1921).
— Sarkombildung auf der Basis chronischer Entzündung. Zbl. Chir. **27**, 1793 (1922).
— Zur pathologischen Anatomie und Pathogenese der Ostitis fibrosa. Münch. med. Wschr. 2084 (1909).
— Die sog. „lokalisierte Ostitis fibrosa“. Langenbecks Arch. klin. Chir. **121**, 567 (1922).
KOULUMIES, M.: Cancer of the breast. Ann. Chir. Gynaec. Fenn. Suppl. **11** (1956).

Kragh, L. V., E. H. Soule and I. K. Masson: Benign and malignant neurilemmonas of the read and neck. Surgery Gynec. Obstet. **111**, 211 (1960).
Krantz, J. C., and Fr. F. Beck: Sound waves are fried as cancer treatment. Arch. phys. Ther. **20**, 370 (1939).
Kretschmer, H. L.: Arch. Surg. (Chicago) **41**, 370 (1940).
Krieger, W.: Über die in den Jahren 1938 bis 1951 beobachteten Uterussarkome. Diss. Heidelberg 1952.
Krüger, J.: Ein Beitrag zum Karzinosarkom der Mamma. Zbl. Chir. **80**, 1238 (1955).
Krumbhaar, E. B.: The lymphomatoid diseases. J. Amer. med. Ass. **106**, 286 (1936).
Kruse, C. A., W. H. Snyder and L. Chaffin: Reevaluation of neuroblastoma and Wilms-Tumor in infants and children. One hundred and eleven cases of retroperitoneal tumor. West. J. Surg. **62**, 505 (1954).
Kürten, H.: Prophylaxe hypotoner Kreislaufstörungen und ihre Rolle für die Krebsvorbeugung. Int. J. prophylakt. Med. u. Sozialhyg. **3**, 69 (1959).
Küttner, H.: Was erreichen wir mit der chirurgischen Behandlung des Sarkoms? Langenbecks Arch. klin. Chir. **121**, 91 (1922).
— Zur Frage der Geschwulstentstehung nach Röntgenbestrahlung von Gelenkstuberkulosen. Langenbecks Arch. klin. Chir. **164**, 5 (1931).
Kulka, E. W., and G. W. Duglas: Rhabdomyosarcoma of the corpus uteri. Cancer (Philad.) **5**, 727 (1952).
Kundrat, H.: Über Lymphosarkomatosis. Wien. klin. Wschr. **6**, 211 (1893).
Laberge, M. Y., W. G. Sauer and Ch. W. Mayo: Soft-tissue tumors associated with familial polyposis. Proc. Mayo Clin. **32**, 749 (1957).
Laforet, E. G.: Primary sarcoma of the spleen. Amer. J. clin. Path. **22**, 46 (1952).
La Manna, S., e A. Spinelli: Contribute alla conoscensa delle splenopatie chirurgiche. Tumori **14**, 204 (1940).
Lame, V., and R. R. Custer: On the diagnosis of malignant lymphoma of the gastro-intestinal tract. Ann. intern. Med. **40**, 57 (1954).
Lang, F. W., u. L. Halshofer: Über die Auffassung der kaposischen Krankheit als systematisierte Angiomatosis. Z. Krebsforsch. **42**, 68 (1935).
Lange, H. J., and F. K. McLean: Malignant neoplasms of the thyreoid. Surgery **26**, 862 (1949).
Lange, R. D., W. C. Moloney and F. Yamawaki: Leukämia in atomic bomb survivous. General observations. Blood **9**, 574 (1954).
Langenskiöld, E.: Die Heilungsaussichten der Knochensarkome. Nord. Chir. Kongr. Oslo Läsk.-Sällsk Hell., 1929, S. 313.
— Über osteosarkomverdächtige, gutartige Erkrankungen. Acta, chir. scand. **87**, 223 (1942).
Langenskiöld, F.: The diagnosis and treatment of tumors in the long bones. Finska Läk.-Sällsk. Handl. **71**, 313 (1929).
Langstadt, J. R., and C. T. Javert: Sarcoma and myomectomy. Cancer (Philad.) 8, 1142 (1955).
Laskin: The distribution of radiation of the atomic bombing of Nagasaki. Amer. J. Roentgenol. **55**, 525 (1946).
Lawler, R. H., P. F. Fox and H. Cohen: Primary fibrosarcoma of the great omentum. Amer. J. Surg. **69**, 135 (1945).
Lawrence u. Abasold: Vergleich der Wirkung von Röntgenstrahlen und Neutronen auf normales und Tumorgewebe. Proc. nat. Acad. Sci. (Wash.) **22**, 543 (1936).
Leb, A.: Strahlenbehandlung der Sarkome. Z. Krebsforsch. **49**, 249 (1940).
— Die Koordination der Strahlentherapie und der chirurgischen Behandlung bei malignen Knochentumoren. Radiol. austriaca **9**, 73 (1956).
Lebrun, J.: Tendances actuelles du traitement des ostéosarcomes. Acta chir. belg. **53**, 246 (1954).
Lehnerdt, F.: Zur Frage der Substitution des Calcium im Knochensystem durch Strontium. Beitr. path. Anat. **46**, 468 (1909).
Leibetseder, F.: Blutveränderungen beim Karzinom. Krebsarzt **15**, 107 (1960).
Lennert, K.: Über ein lipoblastisches Sarkom des Mediastinums, zugleich ein Beitrag zur Kenntnis der bösartigen Fettgeschwülste. Frankfurt. Z. Path. **62**, 685 (1949).
Leotta, N.: Sarcoma osteogene e sarcoma di Ewing. Lezione elinies. Rif. med. **43**, 3 (1941).
Lerner, B. A., and B. Fitzpatrick: The control of melanogenesis in human pigment cells. In: Pigment cell growth, herausgeg. v. M. Gordon. New York 1953.
Leucutia, T.: Radiotherapie der Weichteilsarkome. Detroit Radiol. **25**, 413 (1925).
— and J. C. Cook: Malignant degeneration of benign giant cell tumor of bone. Amer. J. Roentgenol. **62**, 685 (1949).
Levant, B.: Sarcoma of the penis. J. Urol. (Baltimore) **52**, 63 (1944).

LEVY, J. H., and E. R. PUND: Primary sarcoma of omentum. Report of two cases. Amer. J. Cancer **40**, 219 (1940).
LEWIS u. L. F. GESCHICKTER: Fortschritte der Geschwulst-Chirurgie. Zbl. Chir. **65**, 666 (1938).
LEXER, E.: Erkennungsfehler bei Knochensarkomen. Zbl. Chir. **58**, 2941 (1931).
LICHTENSTEIN, L.: Giant cell tumor of bone. J. Bone Jt Surg. A **33**, 143 (1951).
— Bone tumors. St. Louis: C. V. Mosby Comp. 1959.
—, and H. L. JAFFE: Chondrosarcoma of bone. Amer. J. Path. **19**, 553 (1943).
— — Ewing's sarcoma of bone. Amer. J. Path. **23**, 43 (1947).
LIDHOLM, S. O.: Hemangiopericytoma. Acta path. microbiol. scand. **38**, 186 (1956).
LIEBERMAN, Z., and L. V. ACKERMANN: Principles in management of soft tissue sarcomas. Surgery **35**, 350 (1954).
LIEBERMANN, A. v. WAHLENDORF: Über retroperitoneale Lipome. Langenbecks Arch. klin. Chir. **115**, 751 (1921).
LILIENFELD, A. M.: The relationship of cancer of the female breast to artificial menopause and matrital status. Cancer (Philad.) **9**, 927 (1956).
LIPSCOMB, P. R.: Surgical creation and repair of massive defects of the pelvis for osteomyelitis and bone tumor: early results in 4 cases. Proc. Mayo Clin. **27**, 441 (1952).
LOB, A.: Über primäre Pleura- und Lungenrandkrebse. Langenbecks Arch. klin. Chir. **273**, 530 (1953).
LO BIANCO, S., and L. ROSSI: Contributo allo ttudio dell'iperneframa renale nel bambino. Lattante **24**, 497 (1953).
LOCKWOOD, J. H.: Lymphosarcoma of the gastrointestinal tract. J. Amer. med. Ass. **150**, 435 (1952).
LODGE, W. O., H. M. JONES and M. E. N. SMITH: Malignant tumors of the temporal bone. Arch. Otolaryng. (Chicago) **61**, 535 (1955).
LONGLEY, J.: Sarcoma of prostate and bladder. J. Urol. (Baltimore) **73**, 417 (1955).
LONGO, V. J., J. R. MCDONALD and G. J. THOMPSON: Primary neoplasms of the epidymis. J. Amer. med. Ass. **147**, 937 (1951).
LORENZ, W.: Über die Beziehungen zwischen Retothelsarkom und Leukämien. Strahlentherapie **82**, 155 (1950).
LOTHE, F.: Multiple idiopathie haemorrhagic sarcomas of Kaposi in Uganda. 7. Int. Canc. Congr., London 1958.
LOWELL, L. M., and J. E. TUHY: Primary chondrosarcoma of the lung. J. thorac. Surg. **18**, 476 (1949).
LOWRENCE, ERF., and N. TUTTLE: Intracellular irradiation. J. appl. Physics **12**, 333 (1941).
LUBARSCH, O.: Der heutige Stand der Geschwulstforschung. Klin. Wschr. **1**, 1081 (1922).
LUBINUS, H. H.: Das Melanomproblem. Dtsch. Z. Chir. **285**, 646 (1957).
LÜCKE, A.: Handbuch der allgemeinen und speziellen Chirurgie, Bd. II/4. Erlangen: Ferdinand Enke 1869.
LUMB, G.: Tumors of lymphoid tissue. Edinburgh and London 1954.
—, and D. H. MACKENZIE: Round cell tumors of bone. Brit. J. Surg. **43**, 380 (1956).
LUND, R. H., u. M. IHNEN: Malignant melanoma. Surgery **38**, 652 (1955).
MACCHI, L., e L. PAPAGNI: Stato atenale della terapia radiologica degli osteosarcomi. Osp. maggiore **46**, 297 (1958).
MACDONALD, E. J.: Malignant melanoma in Connecticut (Minor u. Gorden). 1948.
MACKEE, G. M., and A. C. CIPOLLARO: Idiopathie multiple hemorrhagic sarcoma (Kaposi). Amer. J. Cancer **26**, 1 (1936).
MAGNUS, H. A., and H. L. C. WOOD: Primary reticulo sarcoma of bone. J. Bone Jt Surg. B **38**, 258 (1956).
MAGNUSSON, W.: The results of radiological treatment in cases of bone sarcoma at radiumhemmet, Stockholm. Acta radiol. (Stockh.) **12**, 101 (1931).
MAIER, G.: Über die Geschwulst-Metastasen durch retrograden Lymphtransport, besonders bei Darmschleimhaut-Metastasen. Schweiz. Z. allg. Path. **3**, 106 (1940).
MAIER, W.: Naevus und Melanom bei Kindern und Jugendlichen. Langenbecks Arch. klin. Chir. **296**, 455 (1960).
MANDL, W.: Erfahrungen über Dünndarmsarkome. Wien. med. Wschr. **1950**, 420—422.
MARCH, H. W., F. Y. LOUELOCK and H. BROWN: Fibrosarcoma of the mediastinum. Dis. Chest **28**, 431 (1955).
MARCONI, E.: Il tumore di Ewing e i tumori „tipo Ewing". Arch. Med. interna (Parma) **4**, 131 (1953).
MARCOZZI, G.: Variante istologiche e problemi istogenetice dei tumori mixocondrosarcomatosi della ossa. Arch. De Vecchi Anat. pat. **9**, 377 (1947).
MARCUSE, P. M., and A. P. STOUT: Primary lymphosarcoma of the small intestine. Cancer (Philad.) **3**, 459 (1950).

MARGGRAF, W.: Beitrag zur Diagnostik von Karcinomkranken durch elektrophoretische Serumfraktionierungen. Langenbecks Arch. klin. Chir. **273**, 608 (1953).
MARINO jr., A. W. M.: Hemangiopericytoma; a review of the literature and amplification. Dis. Colon Rectum **2**, 438 (1959).
MARKS, S., A. G. LYNN and L. K. BUSTAD: Fibrosarcoma involving the thyroid gland of a sheep given $J^{131}$ dayly. Cancer (Philad.) **10**, 587 (1957).
MARSCH: Sarkom und Tuberkulose. Zbl. Chir. **27**, 1057 (1922).
MARSHALL, S. F., and N. E. ADAMSON jr.: Gastric leiomyosarcoma: report of 20 cases with follow-up results. Surg. Clin. N. Amer. **39**, 719 (1959).
— — Sarcoma of the stomach; tumors lymphotic and reticuloendothelial origin (62 cases). Surg. Clin. N. Amer. **39**, 711 (1959).
—, and W. A. MEISSNER: Sarcoma of the stomach. Ann. Surg. **131**, 824 (1950).
MARTLAND, H. S.: The occurence of malignancy in radioactive persons. A general review of data galhered in the study of the radium, dial painters, with special reference to the occurence of osteogenic sarcoma and the inter-relationship of certain blood diseases. Amer. J. Cancer **15**, 2435 (1931).
MARUOKA, H.: Ovarialsarkom als Geburtshindernis. Mitt. jap. Ges. Gynäk. **11**, 52 (1934).
MARUYAMA, K.: Röntgenkater und Röntgentod. Fortschr. Röntgenstr. **46**, 1 (1932).
MARZULLO, P.: Il sarcoma della mammella feminile. Gazz. int. Med. Chir. **63**, 458 (1958).
MASINI, P.: Osteosarkom der Tibia, Amputation des Oberschenkels, Tod 5 Jahre später durch Stumpfrezidiv und Lungenmetastasen. Bull. Soc. chir. Marseille 362 (1935).
MASSON, P.: Tumeurs humaines, 2e édit. Paris: Librairie Maloine 1956.
MASTRAGOSTINO, S.: Das Liposarkom der Knochen. Beilageh. Z. Ortop. **84**, 275 (1954).
MAURER, H.-J.: Zur Frage der Häufigkeit maligner Tumoren im Alter unter besonderer Berücksichtigung der Lymphogranulomatose und des osteogenen Sarcoms. Ärztl. Wschr. **1955**, 461.
—, u. M. NOETZLI: Osteogenes Sarkom — gutartige Knochenveränderungen. Chirurg **30**, 7 (1959).
—, u. H. WENDT: Zur Frage des Zusammenhanges zwischen Karzinomhäufigkeit und Geburtsmonat bzw. Blutgruppe. Strahlentherapie **107**, 144 (1958).
MAXWELL, R. D., and K. N. MAXWELL: Brit. med. J. **1955**, 179.
MAY, O.: Sarkom nach Kriegsverletzung des Vorderarmes. Zbl. Chir. **64**, 32 (1937).
MCCARTHY, W. D., and G. T. PACK: Malignant blood vessel tumors. Surg. Gynec. Obstet. **91**, 465 (1950).
MCCORMACK, L. J., and W. F. GALLIVAN: Hemangiopericytoma. Cancer (Philad.) **7**, 595 (1954).
— M. B. DOCKERTY and R. K. GHORMLEY: Ewing's sarcoma. Cancer (Philad.) **5**, 85 (1952).
MCDONALD, J. H.: Primary fibrosarcoma of the tunica vaginalis. J. Urol. (Baltimore) **73**, 1069 (1955).
MCFARLAND, J.: Malignant myoma. Amer. J. Cancer **25**, 530 (1935).
MCKENZIE, D. A., J. R. MCDONALD and J. M. WAUGH: Leiomyoma and leiomyosarcoma of the colon. Ann. Surg. **139**, 67 (1954).
MCLEAY, J. F., R. W. BENEDICT and R. E. OGBORN: Tetracycline in tumor. Surg. Forum **11**, 79 (1960).
—, and B. R. WALSKE: Tetracycline fluorescence in bone lesions. J. Bone Jt Surg. A **42**, 940 (1960).
MCLEOD, J. J., D. C. DAHLIN and J. C. IVINS: Fibrosarcoma of bone. Amer. J. Surg. **94**, 431 (1957).
MCSWAIN, B., B. F. BYARD and W. D. INMAN: Ewing's tumor. Surg. Gynec. Obstet. **89**, 209 (1949).
MCVERRY, E. A., and M. LEVENE: Leiomyosarcoma of the colon. Brit. J. Surg. **44**, 189 (1956).
MCWHIRTER, R.: Giant-cell tumours, osteitis fibrosa, and bone cysts. J. Fac. Radiol. (Lond.) **4**, 1 (1952).
MCWHORTER, H. E., and L. B. WOOLNEB: Pigment nevi, juvenile melanomas and malignant melanomas in children. Cancer (Philad.) **7**, 564 (1954).
MEDILL, E. V.: Primary reticulum-cell sarcoma of bone. J. Fac. Radiol. (Lond.) **8**, 102 (1956).
MELICOW, M. M.: Primary tumors of the retroperitoneum. J. int. Coll. Surg. **19**, 401 (1953).
— T. H. PELTON and G. W. FISH: Sarcoma of the prostate gland. J. Urol. (Baltimore) **49**, 675 (1943).
MELNICK, P. J.: Histogenesis of Ewing's sarkoma of bone. Amer. J. Cancer **19**, 353 (1933).
MEREDITH, J. M., and C. H. BOSHER jr.: Case of granular-cell myoblastoma (organoid type) involving arm, lung and brain with twenty years survial. J. thorac. Surg. **35**, 80 (1958).
MERTEN, D., u. O. PRIBILLA: Die Kontamination durch Radiostrontium. Dtsch. med. Wschr. **85**, 1449 (1960).
MEVES, FRITZ: Der Erfolg der Sarkomtherapie an der Kieler Chirurg. Klinik. Dtsch. Z. Chir. **231**, 691 (1931)

MEYENBURG, V.: Schweiz. Z. Unfallmed. 3, 1 (1939).
MEYER, A. R.: Ein Fall von Ewingsarkom bei einem $1^1/_2$j. Kinde. Acta paediat. (Uppsala) 142 (1934).
MEYER, N.: Das Schicksal der Krebskranken. Reichsgesdh.bl. **15**, 177 (1940).
MEYER, P.: Drei Fälle von Uterussarkom. Bull. Soc. Obstét. Gynéc. Paris **25**, 4 (1934).
MEYERDING, H. W.: Surgical treatment of osteogenic sarkoma. Amer. J. Surg. **24**, 29 (1935).
— Prognosis in osteogenic sarcoma: The significance of gradation of degree of malignancy: The results of treatment. Liječ. Vjesn. **61**, 524 (1939).
—, and J. E. VALLS: Primary malignant tumor of bone. J. Amer. med. Ass. **117**, 237 (1941).
MIJAMOTO, S.: Thorotrastsarkome. Strahlentherapie **64**, 683 (1939).
MILLER, F., u. G. STRINGA: Zur mikroskopischen Diagnose von Knochengewächsen. Schweiz. med. Wschr. **82**, 356 (1952).
MILLER, J. M., and W. CARPENTER MACCARTY: Pathologie considerations of sarcoma of the mammary gland. Surgery **6**, 746 (1939).
MINOR, R. W., and M. GORDON: The biology of melanomas, vol. IV. New York: N.Y. Acad. Sci. 1948.
MINOT, G. R., and R. ISAACS: Lymphoblastoma: age and sex incidence, duration of disease and effect of roentgen-ray and radium irridation and surgery. J. Amer. med. Ass. **86**, 1185, 1265 (1926).
MINT, E. R.: Sarkoma of the kidney in adults. Ann. Surg. **105**, 521 (1937).
MITCHELL, F. N., and W. H. CABANISS jr.: Lymphosarcoma in an infant, with unusual cutaneous manifestations. Acta paediat. (Uppsala) **45**, 222 (1956).
MITCHELL, J. G.: Applications of nuclear physic to cancer research. Brit. J. Cancer **1**, 1 (1937).
MOMOYER: Acta chir. belg. **52**, 339 (1953).
MONNOYER, E.: Contribution à l'étude des sarcomes mammaires. Acta chir. belg. **52**, 341 (1953).
MONOD, O., u. BUCAILLE: Soll man die Neurofibromatosis des Mediastinums operieren. J. Chir. (Paris) **63**, 7 (1947).
MONTGOMERY u. VIECELLI: Strahlensarkom. Brit. J. Derm. **45**, 241 (1933).
MOORE, C., and P. C. IVERSON: Xeroderma pigmentosum. Showing common skin cancers plus melanocarcinoma controlled by surgery. Cancer (Philad.) **7**, 377 (1954).
MORDEJA, J.: Früherkennung bösartiger Knochengeschwülste. Dtsch. Gesundh.-Wes. **1953**, **349**.
MORELAND, R. B., and W. L. MCNAMARA: Liposarkoma. Arch. Surg. (Chicago) **45**, 164 (1942).
MORSE, W. H., and W. D. JARMAN: Sarcoma botryoides of the bladder in children. J. Urol. (Baltimore) **70**, 900 (1953).
MORTON, J. H., S. J. STABINS and J. J. MORTON jr.: Smooth muscle tumors of the alimentary canal. Ann. Surg. **144**, 487 (1956).
MORTON, J. J., and G. B. MIDER: Chondrosarcoma. Ann. Surg. **126**, 895 (1947).
MOSELEY, J. E., and M. H. BASS: Sclerosing osteogenic sarcomatosis. A radiologic entity. Radiology **66**, 41 (1956).
MOSKOWITZ, L.: Malignant melanoma. Amer. J. Surg. **75**, 283 (1948).
MOULONGUET, P., et R. ROSIN: Le sarcome ostéolytique à cellules géantes. J. Chir. (Paris) **70**, 669 (1954).
MUCCHI, L.: Die Differentialdiagnostik der gut und bösartigen Tumoren der Extremitäten mit Hilfe der Angiographie. Fortschr. Röntgenstr. **93** (1960).
MÜLLER, G.: Beitrag zur Statistik der Hautsarkome. Diss. Breslau 1939.
MÜLLER, O.: Anorectal malignant melanomas. Acta chir. scand. **96**, 39 (1947).
MULRY, W. C., and H. C. DUDLEY: Studies of radiogallium as a diagnostic agent in bone tumors. J. Lab. clin. Med. **37**, 239 (1951).
MULSOV: Berufssarkom eines Röntgenarztes. J. Amer. med. Ass. **96**, 2030 (1931).
MUNDT, E.: Das Retothelsarkom und die Retothelsarkomatose. Ergebn. inn. Med. Kinderheilk. **111** (1952).
MURRAY, M. R.: Cultural characteristics of three granular cell myoblastomas. Cancer (Philad.) **4**, 857 (1951).
—, and A. P. STOUT: Schwamm cell versus fibroblast as the origin of the specific nerve sheat tumor. Amer. J. Path. **16**, 41 (1940).
— — The glomus tumor. Amer. J. Path. **18**, 183 (1942).
MUSKULO, D.: Sarcoma de Ewing osteomyelitis. Difficultades de diagnostico. Rev. Asoc. méd. argent. **57**, 599 (1943).
MUSTAKALLIO, S.: Roentgenologic diagnosis and treatment of primary malignant bone tumors. Duodecim (Helsinki) **62**, 1047 (1946).
MYAMURA: Röntgensarkom nach bestrahlter Tuberkulose. Jap. J. Derm. 361 (1930).

Namikawa, K.: Einflüsse der Ultraschallwellen auf die Entwicklung des Hühnersarkoms. Jap. J. med. Sci., Biophys. **5**, 162 (1938).
Neely, J. M., and F. T. Rogers: Roentgenological and pathological considerations of Ewing's tumour of bone. Amer. J. Roentgenol. **43**, 204 (1940).
Nelson, C. E., H. C. Prout and P. H. Deeb: Sarcomas of soft tissues. Pitfalls in their diagnosis and management. A preliminary report of five hundred and fifty-three cases. West. J. Surg. **64**, 329 (1956).
Nilsson, H.: Primäres Lungensarkom. Nord. Med. **45**, 440 (1951).
Nobuoka: Einflüsse der Ultrakurzwellendurchflutung auf das Kaninchensarkom. Gann **31**, 269 (1937).
Noehren, T. H., and F. W. McKee: Sarkoma of the uterus. Amer. J. Obstet. Gynec. **34**, 740 (1937).
Nosko, L., u. S. Tappeiner: Therapie und Verlauf maligner Melanome. Strahlentherapie **95**, 389 (1954).
Novaes, A. S.: Sarcoma of thyroid gland. Rev. panl. Med. **47**, 70 (1955).
Novak, E.: Gynecologic and obstetric pathology, 4. Aufl. Philadelphia and London: W. B. Saunders Comp. 1958.
—, and E. R. Novak: Gynecologic and obstetric pathology. Philadelphia 1958.
Nylander, P. E. A., and S. Aukee: Primary sarcomas of the lung. Duodecim (Helsinki) **71**, 99 (1955).
Nyström: Übersicht der statistischen Arbeit 1911 bis 1921 des schwedischen Cancer-Vereins. 13. Verslg der Nord. Chir. Ver.igg Helsingfors.
Ober, W. B., J. A. Smith and F. C. Rouillard: Congenital sarcoma botryoides of the vagina. Cancer (Philad.) **11**, 620 (1958).
Ochsner, S., and A. Ochsner: Sarcoma of the stomach. Analysis of 17 cases. Ann. Surg. **142**, 804 (1955).
Odenthal, F.: Über die Beziehungen zwischen Retothelsarkom (Reticulosarkom) und Leukämien (Leukosen). Strahlentherapie **82**, 155 (1950).
O'Donoghue, J. B., and M. B. Jakobs: Lymphosarcoma of the stomach, report of case with some clinico-pathologic notations. Amer. J. Surg. **58**, 246 (1942).
Öhngren, L. G.: Malignant tumors of the maxilla and ethmoidal region. Acta oto-laryng. (Stockh.) Suppl. **18** (1933).
Oeser, H.: Strahlenbehandlung der Geschwülste. Berlin 1954.
Oettel, H., u. G. Wilhelm: Wege zur Chemotherapie des Krebses. Arzneimittel-Forsch. **4**, 691 (1954).
Ogata: Leukämie und Tumor. Z. Krebsforsch. **47**, 161 (1938).
O'neal, L. W., and L. V. Ackermann: Chondrosarcoma of bone. Cancer (Philad.) **5**, 551 (1952).
Onufrio: Sarkome nach Thorotrast. Ref. Med. **1938**, 51.
Ott, G., u. R. Frey: Statistische Auswertung und klinische Beobachtung bei 780 Sarkomkranken. Langenbecks Arch. klin. Chir. **295**, 971 (1960).
Ottemeyr, K. H.: Statistik der Sarkome. Z. Krebsforsch. **47**, 147 (1938).
Otto, F. M. G.: Retothelsarkomatose und Retotheliose im Kindesalter. Kinderärztl. Prax. Sonderh., 246—253 (1953).
Owen, M., H. A. Sissons and J. Vaughan: The effect of a single injection of high dose of Sr 90 (500—1000 $\mu$c kg) in rabbits. Brit. J. Cancer **11**, 229 (1957).
—, and J. Vaughan: Radiation dose and its relation to damage in the rabbit tibia following a single injection and dayly feeding of Sr 90. Brit. J. Cancer **8**, 424 (1959).
Pack, G. T.: A clinical study of pigment nevi and melanomas. In Minor u. Gordon. 1948.
— Surg. Gynec. Obstet. **86**, 374 (1948).
— Arch. Derm. Syph. (Chicago) **62**, 694 (1950).
— End results in the treatment of sarcomata of the soft somatic tissues. J. Bone Jt Surg. A **36**, 241 (1954).
—, and J. M. Ariel: Fibrosarcoma of the soft somatic tissues. Surgery **31**, 443 (1952).
— — Tumors of the soft somatic tissues. New York 1958.
—, and F. W. Eberhard: Rhabdomyosarcoma of sceletal muscle report of 100 cases. Surgery **32**, 1023 (1952).
— D. M. Gerber and I. M. Scharnagel: End results in the treatment of malignant melanomas. A report of 1190 cases. In: Pigment cell growth, herausgeg. v. M. Gordon. New York 1953.
—, and J. C. Pierson: Liposarcoma. Surgery **36**, 687 (1954).
—, and M. Scharnagel: The prognosis for malignant melanoma in the pregnant woman. Cancer (Philad.) **4**, 324 (1951).
—, and E. J. Tabah: Dermatofibrosarcoma protuberans. A report of thirty-nine cases. Arch. Surg. (Chicago) **62**, 391 (1951).

Pahl, W.: Beobachtungen bei sogenannten gutartigen Riesenzellengeschwülsten der Knochen und ihren malignen Varianten. Strahlentherapie **110**, 378 (1959).

Pais, C., u. R. Zanasi: Das Perithelsarkom des Knochenmarks (Ewing-Tumor). Klinische und pathologische Übersicht über 40 Fälle, anatomisch. Sci. med. ital. **4**, 465 (1956).

Palmer, E. D.: The sarcomas of the stomach: a review with reference to gross pathology and gastroscopic manifestations. Amer. J. dig. Dis. **17**, 186 (1950).

Palumbo, L. T.: Hemipelvectomy in treatment of osteogenic sarcoma of the ilium. Amer. J. Surg. **77**, 654 (1949).

Papa, A.: La testatasi nei tumori maligni della ossa. Med. sper. **9**, 389 (1941).

Paprikoff, G. J.: Über primäre bösartige Dünndarmgeschwülste. Diss. Heidelberg 1948.

Parker, F., and H. Jackson: Primary reticulum cell sarcoma of bone. Surg. Gynec. Obstet. **68**, 45 (1939).

Patter, H. T. van, and J. A. Drummond: Malignant melanoma occurring in xeroderma pigmentosum. Report of a case. Cancer (Philad.) **6**, 942 (1953).

Pearse, E. H. G.: The histogenesis of granular cell myoblastoma. J. Path. Bact. **62**, 351 (1950).

Pease, G. L., and J. M. Ariel: Tumors of the soft somatic tissues. New York 1958.

—, and I. R. McDonald: Lymphoblastomatous involvement of nonlymphoid organs. Amer. J. clin. Path. **17**, 181 (1947).

Peckham, B. M., and R. R. Greene: Rhabdomyosarcoma of the uterus. Amer. J. Obstet. Gynec. **63**, 1379 (1952)

Peller, S.: Über die Krebsmortalität und Sarkomatose bei Juden und Arabern. Z. Krebsforsch. **41**, 118 (1935).

Pendergras: The management of malignant tumor of the testis. Amer. J. Roentgenol. **55**, 555 (1946).

Penner, D. W.: Metastasizing dermatofibrosarcoma protuberans. Cancer (Philad.) **4**, 1083 (1951).

Peräsalo, O., and M. Vapaavouri: Sarcoma of the breast. Ann. Chir. Gynaec. Fenn. **45**, 18 (1956).

Perussia, F.: Die Behandlung der Melanoblastome: ein therapeutisches Problem. Fortschr. Röntgenstr. **75**, 137 (1951).

Petrea, I.: Nouvelles techniques cancerant l'hétérotransplantation du cancer humain. Boll. Cancer **45**, 146 (1958).

Pförringer: Zur Kenntnis der Röntgensarkome. Strahlentherapie **26**, 610 (1927).

Phaler, G. E.: Insufficiency fracture of the tibia resembling osteogenic sarcoma. Amer. J. Roentgenol. **45**, 209 (1941).

Phemister, D. B.: Cancer of the bone and joint. J. Amer. med. Ass. **136**, 545 (1948).

— Local resection of malignant tumors of bone. Arch. Surg. (Chicago) **63**, 715 (1951).

Piqué, Tanini et Serebrinsky: Transformatio sarcomatosa en una osteitis deformante de Paget. Bol. Soc. argent. Ciruj. **7**, 138 (1946).

Placentini, L.: Il sarcoma del tubo digerente. (Reticolosarcoma e linfosarcoma.) Arch. ital. Chir. **44**, 1—57 (1951).

— Arch. ital. Anat. Istol. pat. **24**, 254 (1951).

Platt, H.: Diagnosis and prognosis in sarcomas of bone. Ann. roy. Coll. Surg. Engl. **8**, 87 (1951).

Poer, D. H.: Lymphosarcoma of the gastrointestinal tract. Surgery **23**, 354 (1948).

Poglayen, C.: Arch. Putti Chir. Organi Mov. **4**, 305 (1954).

Polvani, R. D'Aló a Carlo: Le manifestazioni ossee linfogranuloma o del linforsarcoma. Radiol. med. (Torino) **41**, 1169 (1955).

Popkes, B.: Über Größe und Polymorphie der Zellkerne bei Lymphadenose und Lymphosarcom. Frankfurt. Z. Path. **66**, 252 (1955).

Poppe, E.: Osteogenic sarcoma. Acta radiol. (Stockh.) **31**, 335 (1949).

— Knochensarkomstatistik. Z. Krebsforsch. **42**, 184 (1935).

Porter, L., and W. E. Carter: Observations on tumors of the kidney region in children. Amer. J. Dis. Child. **20**, 323 (1920).

Pratsicas, A., u. A. Mavridis: Ein Fall eines Sarkomrezidivs, das unter den Erscheinungen einer chronischen Infektion verlief. Festschr. Gerulanos, S. 142. 1939.

Preston, F. W., W. S. Walsh and T. H. Clarke: Cutaneous neurofibromatosis. Arch. Surg. (Chicago) **64**, 813 (1952).

Prevo, S. B.: A clinical analysis of 205 cases of malignant bone tumor. J. Bone Jt Surg. A **32**, 298 (1950).

Pricolo, V.: I sarcomi della mammella. Tumori **42**, 710 (1956).

Priesching, A., u. H. Wasl: Zur Beurteilung der Behandlungsergebnisse bei malignen Melanomen. Chirurg **31**, 257 (1960).

Prosinger, F.: Beitrag zur Knochensarkomentstehung nach Unfall. Langenbecks Arch. klin. Chir. **272**, 392 (1952).

Prosperi, G. M. e P.: Citologia e proprietà fagocitorie dei tumori giganto cellulari dello ossa in riferimento alla loro rara malignità. Arch. De Vecchi Anat. pat. **9**, 1047 (1947).
Prossor, T. M.: Treatment of giant cell tumours of bone. J. Bone Jt Surg. B **31**, 241 (1949).
Puente-Duany, N., e C. Ramirez-Corredeira: Sarcoma de los mamas. Arch. cuban. Cancer. **12**, 1 (1953).
Puhl, H.: Braune Riesenzellgeschwülste. Langenbecks Arch. klin. Chir. **186**, 506 (1936).
— Die braunen Geschwülste und Cysten des Knochenmarks und ihre Stellung im Rahmen der primären Knochengeschwülste. Langenbecks Arch. klin. Chir. **194**, 1 (1938).
Pullinger, B. D.: The localisation of experimental tumors in scars and healing wounds. J. Path. Bact. **55**, 301 (1943).
Pypus u. Miller: Geschlechtsunterschiede beim Auftreten von Mäusesarkomen. Amer. J. Cancer **34**, 248 (1938).
Rabinovitch, J., D. M. Graylel, A. J. Swyer and B. Pines: Sarcomas of the small and large intestine. Surg. Gynec. Obstet. **85**, 333 (1947).
— — — — Sarcoma of the stomach. Amer. J. Surg. **80**, 550 (1950).
Rachmann, I. M.: Versuch der Diagnose und Therapie primärer Knochensarkome der Extremitäten. Chirurgija **10**, 47 (1949).
Radice, L.: Contribute alla terapia dei cesiddetti „sarcomi a mieleplassi“. Riv. Chir. Med. **7**, 261 (1941).
Raffauf, H. J.: Über ein primäres Sarkom der Gallenblase. Zbl. Chir. **77**, 2437 (1952).
Ragins, A. B., and F. L. Shively jr.: Sarcomas of the small intestine. Amer. J. Surg., N. s. **47**, 96 (1940).
Rajewski: Die physikalische Diagnostik der Radiumvergiftung. Strahlentherapie **69**, 3 (1941).
Randerath, E., u. Candreviotis: Zbl. allg. Path. path. Anat. **93**, 454 (1953).
Rankin, F. W., and S. G. Major: Tumors of the mesentery. Surg. Gynec. Obstet. **54**, 809 (1932).
Ranström, St.: Malignant lymphoma of the thyreoid and its relation to Hashimoto's and Brill-Symmers' disease. Acta chir. scand. **113**, 185 (1957).
Ratcliffe: Incidence and nature of tumors in captive bild mammals and birds. Amer. J. Cancer **17**, (1933).
Rath, C. E., and C. A. Finch: Chemical, clinical and immunological studies on the products of human plasma fraction. Serum iron transport. J. clin. Invest. **28**, 79 (1949).
Ray, E. H.: Sarkom der Prostata bei Kindern. J. Urol. (Baltimore) **34**, 686 (1935).
Rebell, F. G., and N. Hiatt: Leiomyosarcoma of the rectovaginal septum. Amer. J. Surg. **88**, 746 (1954).
Reddingius, T.: Über Riesenzellengeschwülste des Skelets. Geneesk. T. Ned.-Ind. 3180 (1939).
Redwitz, E. v.: In Lehrbuch der Chirurgie von R. Gohrbrand u. E. v. Redwitz, Magen und Zwölffingerdarm, 11. Aufl. Jena 1956.
Rehbock, D. J., and H. Hauser: Liposarcoma of bone. Amer. J. Cancer **27**, 37 (1936).
Reich, S. B.: Sarcoma of the uterus. A report of nine cases. Amer. J. Roentgenol. **61**, 830 (1949).
Reichenbach, W., u. K. Niederer: Diffuse Sarcomatose der Meningen. Mschr. Psychiat. Neurol. **127**, 11 (1954).
Reifferscheid, M.: Tumoren der extrahepatischen Gallenwege. Langenbecks Arch. klin. Chir. **261**, 513 (1948).
Reinhard, Moore and Bierbaum: Radioactive phosphorus in blood dyscrasias and neoplastic diseases. J. Lab. clin. med. **31**, 107 (1952).
Reisner, A.: Röntgenologischer Nachweis und Behandlung von Knochentumoren. Regensburg. Jb. ärztl. Fortbild. **5**, 218 (1956).
Reissigl, H., u. H. Schirmer: Lymphosarcom des Magens bei einem 12jährigen Mädchen. Beitr. klin. Chir. **190**, 129 (1955).
Rezek, Ph. R.: Über das gehäufte Vorkommen der Reticulumzellsarkome des Magens. Wien. klin. Wschr. **1954**, 612.
Reynolds, F. C., and W. E. Lansche: Hemangiopericytoma of the lower extremity. J. Bone Jt Surg. A **40**, 921 (1958).
Ribi, A.: Die Mamma-Carcinome der Chirurgischen Klinik Zürich in den Jahren 1935—1955. Oncologia (Basel) **11**, 288 (1958).
Richards, A. J.: Lymphosarcoma of the stomach. J. canad. Ass. Radiol. **6**, 60 (1955).
Richter, M.: In W. A. D. Anderson, Pathologie. London 1953.
Rickham, P. P.: Bilateral Wilm's tumor. Brit. J. Surg. **44**, 492 (1957).
Rieder, W.: Bösartige Geschwülste verschiedener Art in zeitlichen Abständen bei demselben Kranken. Langenbecks Arch. klin. Chir. **135**, 719 (1925).

RIEZLER, W.: Die Erschließung der Atomenergie und ihre Bedeutung für die Medizin. Med. Klin. **41**, 519 (1946).
RINGERTZ, N.: Phathologie of malignant tumors arising in the nasal and paranasal cavities and maxilla. Acta oto-laryng. (Stockh.) Suppl. **27**, (1938).
— Über das sog. Myoblastenmyom mit Beschreibung 7 neuer Fälle. Acta path. microbiol. scand. **19**, 112 (1942).
RIPSTEIN, C. B., and G. N. FLINT: Leiomyosarcoma of the gastrointestinal tract. Gastroenterology **20**, 315 (1952).
RIZZA, V.: Sarcoma puro fusocellulare primitivo del rene. Arch. ital. Urol. **18**, 147 (1941).
—, K. HASSELBACHER u. F. BARTH: Die Kombinationsbehandlung Krebskranker in der Chirurgie. Bruns' Beitr. klin. Chir. **199**, 355 (1959).
ROCKSTROH, H., u. H. NEEF: Beitrag zur Traumagenese des Brustbeinsarkoms. Bruns' Beitr. klin. Chir. **199**, 347 (1959).
RODÉ, J.: Die moderne Therapie des Melanoblastoms. Orv. Hetil. 1153 (1953).
RODRIGUES, ALV.: Radioactive Substanzen als Therapie des Krebses. Argent. Pat. 8, 40 (1936). [Portugiesisch.]
RÖSSLE, R.: Das Retothelsarkom der Lymphdrüsen. Beitr. path. Anat. **103**, 385 (1939).
— Über die Metastasierung bösartiger Geschwülste auf dem Schleimhautwege und ihre Bedeutung für das Problem der Malignität. Virchows Arch. path. Anat. **316**, 501 (1949).
ROFFO, A. H.: Krebs und Sarkom durch Ultraviolett- und Sonnenstrahlen. Z. Krebsforsch. **41**, 5 (1935).
— Role of ultraviolet rays in the development of cancer. Lancet **1936**, 472.
ROGERS, J. C. T.: Lymphosarcoma of gastrointestinal tract. Arch. Surg. (Chicago) **68**, 886 (1954).
ROHR, K.: Maligne Knochen und Knochenmarksneoplasien. (Vergleichende biologische und klinische Betrachtungen zwischen Knochentumoren und Leukosen.) Schweiz. med. Wschr. **1947**, 207.
ROHS, R., and L. RAIDER: Primary malignant bone tumors. Amer. J. Roentgenol. **56**, 75 (1946).
ROMEO, G.: Sul sarcoma primitivo della prostata. Ann. ital. Chir. **35**, 3 (1958).
RONES, B., and H. T. LINGER: Early malignant melanoma of the choroid. Amer. J. Ophthal. **38**, 163 (1954).
ROSE, J.: Sarkome der weiblichen und die Geschwülste der männlichen Brustdrüsen nach dem Material der chirurgischen Klinik Leipzig. Dtsch. Z. Chir. **246**, 151 (1936).
ROSENBAUM, F.-J.: Lebersarkom nach Thorotrast. Dtsch. med. Wschr. **84**, 428 (1959).
ROSENQUIST, H., u. G. F. SALTZMAN: Sacrococcygeale und vertebrale Chondrome und ihre Behandlung. Acta radiol. (Stockh.) **52**, 177 (1955).
ROSS, D. E.: Malignancy occurring in cystosarcoma phylloides. Amer. J. Surg. 88, 243 (1954).
ROSS, J. C.: Sarcoma of tongue. Brit. med. J. **1935**.
ROSS, R. C., T. R. MILLER and F. W. FOOTE: Malignant granular cell myoblastoma. Cancer (Philad.) **5**, 112 (1952).
ROSTOK: Indikationsstellung und Dauererfolg der Röntgenbestrahlung beim Sarkom. Fortschr. Ther. **4**, H. 8 (1928).
ROTH, D., and CH. J. FARINACCI: Jejunal leiomyosarcoma in a newborn. Cancer (Philad.) **3**, 1030 (1050).
ROUKKULA, M.: Sarcoma. Incidence and results of treatment. Ann. Chir. Gynaec. Fenn. **48**, Suppl. **91**, 1 (1959).
ROULET, F.: Das primäre Retothelsarkom der Lymphknoten. Virchows Arch. path. Anat. **277**, 15 (1930).
— Weitere Beiträge zur Kenntnis des Retothelsarkoms der Lymphknoten und anderer lymphoider Organe. Virchows Arch. path. Anat. **286**, 702 (1932).
ROUSSY, OBERLING et GUERIN: A propos de l'action sarcomatogene du dioxyde de thorium colloidal. Bull. Cancer (Paris) **25**, 6 (1936).
— — — Le cancer experimental provoqué par le dioxyde de thorium. Presse med. **1941 II**, 761.
RUFFEL, J.: Ein Fall von Melanoblastom der Vulva. Zbl. Gynäk. **329** (1935).
RULAND, L.: Tierexperimentelle Untersuchungen zur Frage der Geschwulstentstehung durch intravenöse Thorotrastinjektion. Chirurg **18**, 540 (1947).
— Die biologische Wertigkeit atypischer Knochengeschwülste. Bruns' Beitr. klin. Chir. **192**, 245 (1956).
RUSCH and BAUMANN: Tumorproduction in mice with ultraviolett irradiation. Amer. J. Cancer **35** (1939).
RUSSEL, D. S.: Malignant osteoclastoma. J. Bone Jt Surg. B **31**, 281 (1949).

Sabanas, A. O., D. C. Dahlin, D. S. Childs and J. C. Ivnis: Postradiation sarcoma of bone. Cancer (Philad.) **9**, 528 (1956).
Sako, K., and G. E. Moore: Lymphosarkoma of multicentric or secondary foci in distant sites over a period of 8 years. Cancer (Philad.) **12**, 625 (1959).
Saltzman, G. F.: Fibrosarcomata and their prognosis. Nord. med. **44**, 1235 (1950).
Salzer, G.: Die diffusen Pleuratumoren als chirurgisches Problem. Thoraxchirurgie **7**, 377 (1959).
Sammons, B. P., S. S. Sarkisian and M. C. Krepela: Juxtacortical osteogenic sarcoma. Amer. J. Roentgenol. **79**, 592 (1958).
Sandison, A. T.: Rhabdomyosarcoma of the ovary. J. Path. Bact. **70**, 433 (1955).
Santero, N.: Sui tumori giganto-cellulari della ossa. Arch. ital. Chir., Donati-Festschr. **5**, 463 (1938).
Sauerbruch, F.: Sarkom, Alter und Röntgenbestrahlung. Fortschr. Röntgenstr. **31**, 317 (1923).
Sauvage, R., et M. Merier: Fibrosarcome pulmonaire survenu dix-huit ans après une amputation de cuisse pour tumeur à myéloplaxes. Mém. Acad. Chir. **79**, 628 (1953).
Saxen, E.: Sarcoma and sarcomatoia carcinoma of the thyreoid. Ann. Chir. Gynec. Fenn. **40**, 34 (1951).
— Limits and fallacus of histopathologic diagnosis. [Finnisch.] Suom. Lääk.-L. **10**, 1512 (1955).
Schär, M., W. Minder u. A. Zuppinger: Die Belastung des Menschen durch ionisierende Strahlen. Praxis **49**, 779 (1960).
Scaglietti, O., e B. Calandriello: Il sarcoma parostale ossificante. Arch. Putti Chir. Organi Mov. **6**, 9 (1955).
Scalfi, A.: Polymorphes Sarkom des Samenstranges. Boll. Soz. med.-chir. **41** (1940).
Scharache, H., and J. Gainey: Soft tissue sarcoma of the shoulder with thirty-six years survival. Arch. Surg. (Chicago) **75**, 263 (1957).
Scheel, A., and E. Myhre: Malignant lymphomata. Acta radiol. (Stockh.) **40**, 63 (1953).
Schiller, H.: Lipoma in sarcomatous transformation. Surg. Gynec. Obstet. **27**, 218 (1918).
Schiller, W., and W. A. D. Anderson: Pathology. London 1953.
Schilling, V.: Das Blutbild und seine klinische Verwertung, 12. Aufl. Jena 1943.
Schinz, H. R.: Les résultats du traitement des sarcomes par les radiations. Arch. Pat. **11**, 301 (1939).
—, u. G. Damm: Züricher Erfahrungen bei parostalen Sarkomen. Oncologia (Basel) **11**, 19 (1949).
Schmidt, M. B.: Trauma und Gewächsbildung. Z. Krebsforsch. **47**, 91 (1938).
Schobinger, R., Ru Kan u. H. C. Moss: Significance of the venous phase in artheriographic studies of bone and soft tissue tumors. Cancer (Philad.) **11**, 315 (1958).
Schottenfeld, L. E.: Sarcoma of the breast. Amer. J. Surg. **88**, 229 (1954).
— D. M. Grayel and A. J. Trattler: Sarcoma of the testis. Amer. J. Surg. **83**, 589 (1952).
Schrank, P.: Über die Symptomatologie und Diagnostik des Sarcoma uteri. Z. Geburtsh. Gynäk. **127**, 232 (1947).
Schreiner, B. F., u. W. H. Wehr: 118 Fälle von Vulvakrebs. Surg. Gynec. Obstet. **58**, 1021 (1934).
Schubbert, G.: Medizin und Kernphysik. Dtsch. med. Wschr. **71**, 25 (1946).
Schubert, J.: Zur Wirkung kleinster Strahlendosen auf menschliche Embryonen. Dtsch. med. Wschr. **85**, 213 (1960).
Schulte, G., u. H. Lings: Röntgen- und Urethanbehandlung der Leukämien und artverwandter Tumoren. Strahlentherapie **78**, 245 (1948).
Schulte, K.: Ein Fall von lipoblastischem Sarkom der Nierenkapsel. Zbl. Chir. **76**, 584 (1951).
Schultz-Brauns: Die Geschwülste der Brustdrüse. In Handbuch der speziellen pathologischen Anatomie und Histologie von Lubarsch u. Henke, Bd. VII, Teil II. Berlin: Springer 1933.
Schulz, L. C.: Vergleichende Betrachtungen zum Sarkombefall bei Mensch und Hund. Z. Krebsforsch. **62**, 278 (1958).
Schumann, H. D.: Retrograde Melanommetastasen der Mamma. Zbl. Chir. **77**, 1886 (1952).
Schwaiger, M.: Zur Frage der sarkomatösen Entartung und Metastasierung hypernephroider Geschwülste. Frankfurt. Z. Path. **52**, 500 (1938).
Schwarz, K. G.: Fibrosarcom des Samenstranges. Zbl. Chir. **79**, 188 (1954).
Schwinger, A., and S. D. Hemley: Anterior mediastinal chondromyxosarcoma. Dis. Chest **24**, 670 (1953).
Scott, L. S.: Bilateral Wilm's tumor. Brit. J. Surg. **42**, 513 (1955).
Scott, R. K.: Tumours of bone. N.Z. med. J. **49**, 644 (1950).

SEEMEN, H. v.: Schleichende eitrige Osteomyelitis-Myositis ossifians circumscripta-Knochensarkom. (Zusammenhänge und Abgrenzung.) Dtsch. Z. Chir. **239**, 161 (1933).
SEGNI, M., J. FUKUSHIMA, S. FUJISAKU, M. KURIHARA, S. SAITO, K. ASANO and M. KAMOI: An epidemiological study on cancer in Japan. Gann. **48**, Suppl. (1957).
SEIDLING, MARINELLI and OSHREY: Die therapeutische Anwendung radioaktiven Jods. J. Amer. med. Ass. **130**, 14 (1946).
SEITZ, D., u. H. KALM: Zur Diagnose der primären Hirnsarkome. Dtsch. Z. Nervenheilk. **177**, 597 (1958).
SELBY, F.: Experimentel provocation of sarcoma with thorotrast. Lancet **1936**, 847.
— Geschwülste bei Ratten und Mäusen nach Einspritzung von Thorotrast. Brit. J. exp. Path. **19**, 100 (1938).
SELBY, H. M., R. S. SHERMAN and G. T. PACK: A roentgen study of bone metastases from melanoma. Radiology **67**, 224 (1956).
SEMB, O.: Primäres Nierensarkom bei einem tot geborenen Kinde. Zbl. Gynäk. **44**, 1089 (1894).
SEULBERGER, P.: Über primäre Sarkombildung in beiden Nieren. Dtsch. Z. Chir. **249**, 179 (1938).
SHAFER, W. G., and CH. T. FRISSELL: The melanoblastoma and retinal tumors. Cancer (Philad.) **6**, 360 (1953).
SHALLOW, T. A., and F. B. WAGNER: Primary fibrosarcoma of the liver. Ann. Surg. **125**, 439 (1944).
SHELTON, E., and M. E. RICE: J. nat. Cancer Inst. **21**, 163 (1958).
SHERWIN, B., and H. GORDIMER: Kaposi's sarcoma. Ann. Surg. **116**, 81 (1942).
— — Kaposi's sarcoma. Case report with unique visceral manifestations. Ann. Surg. **135**, 118 (1952).
SHIMKIN, M. B., E. B. BADREY, K. H. KELLEY, H. R. BIERMANN, P. ORTEGA and H. C. NAFFZIGER: Effects of surgical hypophysectomy in a man with malignant melanoma. J. clin. Endocr. **12**, 439 (1952).
— K. L. OPPERMANN, B. V. A. LOW-BEER and S. R. METTIER: Lymphosarcoma: An analysis of frequency, distribution and mortality at the university of california hospital. Ann. intern. Med. **40**, 1095 (1954).
SIEGMUND, H.: Virchows Arch. path. Anat. **293**, 458 (1934).
SIMMONS, C. C.: Malignant changes occurring in benign giant cell tumor of bone. Surg. Gynec. Obstet. **53**, 469 (1931).
— Primary malignant bone tumors. Amer. J. Surg. **27**, 19 (1935).
SIMON, H.: Die Sarkome. In Neue Deutsche Chirurgie, Bd. 43. Stuttgart: Ferdinand Enke 1928.
SIMON, L.: Ergebnisse einer 28jährigen Krebsbekämpfung. Bruns' Beitr. klin. Chir. **181**, 515 (1951).
SIMONS, A.: Zur Strahlenbehandlung des Zungensarcoms. Strahlentherapie **29**, 122 (1928).
SIMS, C. P., N. KIRSCH and R. G. MCDONALD: Hemangiopericytoma. Arch. Derm. Syph. (Chicago) **58**, 194 (1948).
SIROTA, H. H., and A. HURWITZ: Chondrosarcoma of the larynx. Arch. Otolaryng. (Chicago) **56**, 290 (1952).
SIRSAT, M. V.: Sarcoma of bone. (Observations on 150 cases. With special reference to incidence, location and pathology.) Indian J. Surg. **18**, 1 (1956).
SIRSAT, V.: Soft tissue sarcomas of the extremities and trunk. (A clinical and pathological study.) Indian J. Surg. 251 (1956).
SKJOLDBORG, H.: Embryonal liposarcoma. Acta radiol. (Stockh.) **39**, 242 (1953).
SLAUGHTER, D. P.: Surg. Gynec. Obstet. **79**, 89 (1944).
SMITH, L. W.: Certain so-called sarcomas of the thyreoid. Arch. Path. (Chicago) **10**, 524 (1930).
SMITH, W. G.: Desmoid tumors in familial multiple polyposis. Proc. Mayo-Clin. **34**, 31 (1959).
SMOKVINA, M., K. RIBKIN, A. BUNAREVIĆ, P. FRANKLOVIĆ u. A. ZIMOLO: Über einen multiplen, osteogenen, osteoplastischen Tumor von langsamem Wachstum. Fortschr. Röntgenstr. **94**, 44 (1961).
SNODDY, W. T.: Primary lymphosarcoma of the stomach. Gastroenterology **20**, 537 (1952).
SNYDER u. COLEY: Diagnosis of bone tumors by aspiration biopsy. Surg. Gynec. Obstet. **80**, 517 (1945).
SODER, E., u. G. OTT: Melanoblastome, ihre Bedeutung und Behandlung. Langenbecks Arch. klin. Chir. **294**, 582 (1960).
SOMMER, F.: Das Schicksal der Patienten mit malignem Melanom. Berl. Med. **7**, 6 (1956).
SOMMERS, J. G.: Histology and histopathologie of the eye and its adnexa. New York 1949.
SPEED, K.: Malignant degeneration of neurofibromatic of peripheral nerve trunks (v. Recklinghausen's disease). Ann. Surg. **116**, 81 (1942).

SPELLBERG, M. A., and S. ZIVIN: Lymphosarcoma of the gastrointestinal tract. Arch. intern. Med. **83**, 135 (1949).
SPENCER, F. M., E. N. COLLINS and R. F. RENSHAW: Sarcoma of the stomach. Chleveland Clin. Quart. **14**, 282 (1947).
SPERLING, L.: Malignant lymphoma of the gastrointestinal tract. Arch. Surg. (Chicago) **68**, 179 (1954).
SPITZ, S., and N. L. HIGINBOTHAM: Osteogenic sarcoma following prophylactic roentgenray therapy. Cancer (Philad.) **4**, 1107 (1951).
SPONSEL, L. H., J. R. McDONALD and R. K. CHORMLEY: Myxoma and myxosarcoma of the soft tissues of the extremities. J. Bone Jt Surg. A **34**, 820 (1952).
STADLER, H.: Zur Diagnose und Differentialdiagnose des Ewing-Sarkoms. Med. Klin. **44**, 1634 (1949).
STAEMMLER u. BAUER: Berufskrebse. Verh. dtsch. path. Ges. **30**, 188 (1937).
STARR, G. F., and M. B. DOCKERTY: Leiomyomas and leiomyosarcomas of the small intestine. Cancer (Philad.) **8**, 101 (1955).
STECH, H.: Erfahrungen über die Röntgenbestrahlung der Epitheliome, Sarkome und Melanome. Krebsarzt **3**, 370 (1948).
STECHER, G.: Die bösartigen Erkrankungen des haematopoetischen Systems. Ärztl. Sammelbl. **49**, Heft 5 (1960).
STECKLER, C., and M. LANDMAN: Cystosarcoma phylloides with metastasis. N.Y. Sk. J. Med. **50**, 339 (1950).
STEINER, CH. A., and L. H. PALMER: Angiosarcome of the colon with case report. Ann. Surg. **129**, 538 (1949).
STELZNER, F.: Erste Beobachtung eines Retothelsarkoms im Rectum. Chirurg **17**, 309 (1947).
— Das unpigmentierte Rectumsarkom ist ein Retothelsarkom. Langenbecks Arch. klin. Chir. **260**, 257 (1948).
STENGER, A.: Behandlung der Melanome. Chirurg **25**, 487 (1954).
STEPHENSON, H. E., S. GROSS, S. L. GUMPORT and H. W. MEYER: Cystosarcoma phyllodes of the breast. A review of the literature with the addition of 15 new cases. Ann. Surg. **136**, 856 (1952).
STERNBERG, C.: Zur Frage des sog. Ewing-Tumor. Frankfurt. Z. Path. **48**, 525 (1935).
STERNBERG, S. S.: Liposarcoma arising within a subcutaneous lipoma. Cancer (Philad.) **5**, 975 (1952).
STEWART, F., and M. M. COPELAND: Neurogenic sarcoma. Amer. J. Cancer **15**, 1235 (1931).
STEWART, F. W.: Primary liprosarcoma of bone. Amer. J. Path. **7**, 87 (1931).
— Tumors of the breast. Washington 1950.
STEWART, M. J., u. T. R. RICHARDSON: Giant cell tumor of bone. J. Bone Jt Surg. A **34**, 372 (1952).
STOREM, C., and K. P. KNUTSON: Liprosarcoma of the mediastinum. J. thorac. Surg. **22**, 300 (1951).
STOUT, A. P.: Solitary cutaneous and subcutaneous leiomyoma. Amer. J. Cancer **29**, 435 (1937).
— Is lymphosarcoma curable? J. Amer. med. Ass. **118**, 968 (1942).
— A discussion of the pathologie and histogenesis of Ewing's tumor of bone marrow. Amer. J. Roentgenol. **50**, 334 (1943).
— Liposarcoma, the malignant tumor of liproblasts. Ann. Surg. **119**, 86 (1944).
— Tumors of the blood vessels. Tex. St. J. Med. **40**, 362 (1944).
— Rhabdomyosarcoma of the skeletal muscles. Ann. Surg. **123**, 447 (1946).
— Fibrosarcoma. The malignant tumor of fibroblast. Cancer (Philad.) **1**, 30 (1948).
— Myxoma the tumor of primitive mesenchyma. Ann. Surg. **127**, 706 (1948).
— Tumors of the peripheral nervous system. Washington 1949.
— Hemangiopericytoma; study of 25 new cases. Cancer (Philad.) **2**, 1027 (1949).
— Lymphosarcoma and hodgkin's disease. R. I. med. J. **32**, 436 (1949).
— Atlas of tumor pathology. Washington 1951.
— Chondrosarcoma of the extraskeletal soft tissues. Cancer (Philad.) **16**, 581 (1953).
— Tumors of the soft tissues. Atlas of tumor pathology, sect. II, fasc. 5. Armed Forces Institute of Pathology. Washington 1953.
— Tumors featuring pericytes. Glomus tumor and hemangiopericytoma. Lab. Invest. **5**, 217 (1956).
—, and C. CASSEL: Hemangiopericytoma of omentum. Surgery **13**, 578 (1943).
—, and M. R. MURRAY: Hemangiopericytoma; vascular tumor featuring ZIMMERMANN's pericytes. Ann. Surg. **116**, 26 (1942).
STOWE, L. M., and J. J. WATT: Osteogenic sarcoma of the ovary. Amer. J. Obstet. Gynec. **64**, 422 (1952).

STRANSKY, E., and A. REYES: Lymphosarcoma in childhood. Ann. paediat. (Basel) **186**, 225 (1956).
STREICHER, H. J.: Chirurgie der Milz. Ergebn. Chir. Orthop. **42**, 392 (1959).
STRUTHERS, D.: Brit. J. soc. Med. **5**, 233 (1951).
STUCKE, K.: Doppelseitiges Brustdrüsensarkom. Chirurg **17**, 273 (1947).
— Indikation und Technik der Decortication. Langenbecks Arch. klin. Chir. **273**, 510 (1953).
— Über den Brustdrüsenkrebs beim Manne. Langenbecks Arch. klin. Chir. **260**, 16 (1948).
STURM, A.: Sarkomerzeugung durch Kohlenwasserstoffe. In Lehrbuch der pathologischen Physiologie von BECHER-BOHNENKAMP, S. 389.
SUGARBAKER, E. D., and L. F. CRAVER: Lymphosarcoma. J. Amer. med. Ass. **115**, 112 (1940).
SWEITZER, E., H. A. CUMMING and G. D. MCAFEE: Lymphosarcoma treated with nitrogen mustard. Arch. Derm. Syph. (Chicago) **61**, 12 (1950).
SWENSON, P. C., and A. B. STOUT: Amer. J. Roentgenol. **50**, 334 (1943).
SYLVEN, B.: Malignant melanoma of the skin. Report of 341 cases treated during the years 1929—1943. Acta radiol. (Stockh.) **32**, 33 (1949).
SYMMERS, D.: Giant follicular lymphadenoapthie with or without splenomegaly. Arch. Path. (Chicago) **26**, 603 (1938).
SZTANKAY, C., u. E. MESTER: Sarkome des Magen-Darmtraktes. Zbl. Chir. **85**, 2079 (1960).
TAFT: Die Radioaktivität des Thorotrast. J. Amer. med. Ass. **108**, 1778 (1937).
TAKIZAWA: Sarkomerzeugung durch Glukose. Gann **33**, 193 (1939).
TAVERNIER, L.: A propos du traitement des ostéosarcomes. Mém. Acad. Chir. **65**, 951 (1939).
TAYLOR, E. S.: Ann. Surg. **110**, 200 (1939).
TAYLOR, R. A. R.: Wilms' tumour. Brit. J. Surg. **37**, 283 (1950).
TEAHAN, R. W.: Fibrosarkoma of the soft somatic tissues. 7. Internat. Cancer Congr., London, 1958.
THOMPSON, A. D., and R. T. TURNER-WARWICK: Skeletal sarcomata and giant-cell tumor. J. Bone Jt Surg. B **37**, 266 (1955).
THOMPSON, G. J.: Tumors of the spermatic cord, epididymis and testicular tunics. Surg. Gynec. Obstet. **62**, 712 (1936).
THOMPSON, H. L., and J. M. OYSTER: Neoplasms of the stomach other than carcinoma. Gastroenterology **15**, 185 (1950).
THOMPSON, V. F., and C. T. STAGGALL: Chondrosarcoma of the proximal portion of the femur treated by resection and bone replacement. A six-year result. J. Bone Jt Surg. A **38**, 357 (1956).
TÖPPNER, R.: Wirkung der Röntgenstrahlen auf das Knochenmark. Z. ges. exp. Med. **109**, 3, 369.
TOOLAN, H. W.: Transplantable human neoplasmus maintained in cortisone-treated laboratory animals. Cancer Res. **14**, 660 (1954).
TORO, N.: La classificazione dei tumori maligni primitivi delle case. Chir. Organi Mov. **24**, 374 (1942).
TREVES, N., and D. A. SUNDERLAND: Cystosarcoma phylloides of the breast. Cancer (Philad.) **4**, 1286 (1951).
TROCH, P.: Rattensarkom-Veränderungen nach i. v.-Injektion von Peteosthor. Mschr. Krebsbekämpf. **10**, 211 (1942).
TRÖLL, ABRA: Das Sarkom in den langen Röhrenknochen mit besonderer Berücksichtigung des Traumas für die Ätiologie. Langenbecks Arch. klin. Chir. **163**, 2 (1930).
TROUP, J. B., and W. H. BICKEL: Malignant disease of the extremities treated by exarticulation. J. Bone Jt Surg. A **42**, 1041 (1960).
TRUEBLOOD, D. V.: Neurogenic sarcoma. Surg. Gynec. Obstet. **72**, 363 (1941).
— Cancer of the breast. Second statistical report of results. West. J. Surg. **62**, 571 (1954).
TUDWAY, R. C.: The place of external irradiation in the treatment of osteogenic sarcoma. J. Bone Jt Surg. B **35**, 9 (1953).
TUTTLE, N. ERF u. LAWRENCE: Radiophosphor zur Leukämiebehandlung. J. clin. Invest. **20**, 567 (1941).
UEHLINGER, E., CH. BOTSZTEJN u. H. R. SCHINZ: Ewingsarkom und Knochenretikulosarkom. Klinik, Diagnose und Differentialdiagnose. Oncologia (Basel) **1**, 193 (1948).
ÜHLINGER, D., u. E. SCHÜRCH: Experimentelles Ewingsarkom nach Mesothoriumbestrahlung beim Kaninchen. Z. Krebsforsch. **45**, 240 (1936).
ULIN, A. W., W. C. SHOEMAKER and C. F. FROIO: Rhabdomyosarcoma of the tongue. New Engl. J. Med. **250**, 98 (1954).
UMIKER, W., and H. JAFFE: Ossifying fibrosarcoma. Ann. Surg. **138**, 795 (1953).
UNANDER-SCHARIN, L.: On the tendency of Ewing's sarcoma to heal spontaneously and on the alterations due to irradiation. Act. orthop. scand. **18**, 430 (1949).
USADEL, W.: Zur Frage der Gut- und Bösartigkeit der Myxome. Langenbecks Arch. klin. Chir. **189**, 708 (1937).

VALLEBONA, A.: Methoden und Hilfsmittel zur Lokalisation tiefliegender Tumoren mit besonderer Berücksichtigung der Bewegungsbestrahlung. Strahlentherapie **97**, 489 (1955).
VALLEBONA, J.: La roentgen et radiumtherapia dei tumori delle ossa. Radiol. med. (Torino) **16**, 190 (1929).
VALLS, J., D. MUSCOLO u. F. SCHAJOWICZ: Reticulum-cell sarcoma of bone. J. Bone Jt Surg. B **34**, 588 (1952).
VARNEY, D. S.: Lymphosarcoma of the testis. J. Urol. (Baltimore) **73**, 1081 (1955).
VIETA, FR., and GREVER: Survey of Hodgkins diseases and lymphosarcoma in bone. Radiology **39**, 1 (1942).
VILLA, L., e G. OSELLADORE: Prednisone e neoplasie mesenchimali. A proposito di un blastoma primitivo della milza. Minerva med. (Torino) **11**, 1693 (1955).
VILLA, V. G.: Ameloblastic sarcoma in the mandible. Report of a case. Oral Surg. **8**, 123 (1955).
VIRCHOW, R.: Die krankhaften Geschwülste. Berlin 1863—1865.
VOGEL, K.: Sarkom und Trauma. Med. Klin. **4**, 286 (1908).
— Hautsarkomatose. Diss. Erlangen 1936.
WACHSTEIN, M., and E. WOLFE: General neurofibromatosis (v. Recklinghausen's disease) with local sarcomatous change and metastasis to regional lymph nodes. Arch. Path. (Chicago) **37**, 331 (1944).
WAGNER: Umwandlung eines radiumbestrahlten Ca der Schläfe in ein Sarkom. Acta radiol. (Stockh.) **9**, 370 (1928).
WALL, J. W. M. VAN DE: Sarcoma of the stomach. Arch. chir. neerl. **7**, 331 (1955).
WALLGREN, G. R.: Sarcoma of the prostate in children. Acta chir. scand. **108**, 205 (1955).
WALTERS, W.: Cardiac gastric ulcers. Arch. Surg. (Chicago) **41**, 542 (1940).
WALTHER, E. H.: Untersuchungen über Krebsmetastasen. I. u. II. Z. Krebsforsch. **46**, 313 (1937); **48**, 468 (1939).
WALTHER, O.: Resultate der Strahlenbehandlung bei Sarkomen. Strahlentherapie **64**, 59 (1939).
WANG, C. C., and M. D. SCHULZ: Ewing's sarcoma. A study of fifty cases treated at the Massachusetts General Hospital, 1930—1952 inclusive. New Engl. J. Med. **248**, 571 (1953).
WARD, M. P.: Sarcoma of vesical diverticula. Brit. J. Urol. **36**, 57 (1958).
WARREN, S., and W. A. MEISSNER: Tumors of the thyreoid gland. Washington 1953.
—, and J. P. PICENA: Reticulum cell sarcoma of lymph nodes. Amer. J. Path. **17**, 385 (1941).
—, and G. N. SOMMER: Fibrosarcoma of the soft parts with special reference to recurrence and metastasis. Arch. Surg. (Chicago) **33**, 425 (1936).
WATTENBERG, G. A.: Primary fibrosarcoma of senis. J. Urol. (Baltimore) **51**, 543 (1944).
WAUGH, W.: Fibrosarcoma occurring in a chronic bone sinus. J. Bone Jt Surg. B **34**, 642 (1952).
WAY, R. A.: Primary sarcoma of the bladder in children. J. Urol. (Baltimore) **67**, 688 (1952).
WEESE, M. S. DE: Extraocular malignant melanoma. J. Amer. Ass. **138**, 1026 (1948).
WEIL, S.: Die primären Knochensarkome. Z. Orthop. **89**, 29 (1957).
WEISHAAR, J.: Ergebnisse bei der Behandlung von Patienten mit Retothelsarkom. Strahlentherapie **107**, 85 (1958).
WEISS, C. A.: Carcinoma of right breast and sarcoma of left breast, eleven years intervening. J. int. Coll. Surg. **18**, 910 (1952).
WEISS, K.: Zur Röntgentherapie osteogener und parostaler Schaftsarkome. Strahlentherapie **86**, 565 (1952).
WEITZ, G.: Hemipelvektomie bei Oberschenkelsarkom. Chirurg **27**, 462 (1956).
WEITZNER, G.: Hämagglutiningehalt des Blutserums Karzinomkranker. Med. Klin. **52**, 1960 (1925).
WELLS, G. H.: Occurrence and significance of congenital malignant neoplasms. Arch. Path. (Chicago) **30**, 535 (1940).
WELSTON, S. D., and M. MARREN: Malignant melanoma of the rectum. J. int. Coll. Surg. **17**, 403 (1952).
WENZ, W., W. BADER u. H. D. WERLICH: Logetronographie. Langenbecks Arch. klin. Chir. **291**, 432 (1959).
WERNE, S.: Über Riesenzelltumor oder Osteoklastom. Chirurg **26**, 346 (1955).
WERNER, K., W. BADER, D. BUTTENBERG u. H. ZEITZ: Logetronographie in der Röntgenologie. Fortschr. Röntgenstr. **90**, 110 (1959).
WERTHEIMER, P.: Tumores inflammatoires par injection de thorotrast. Lyon chir. **41**, 72 (1946).
WESSEL, H. N.: Leiomyosarcoma of the spermatic cord. J. Urol. (Baltimore) **69**, 823 (1953).
WHITE, G., u. M. ELKIN: Primary malignant bone tumors. A report ninetythree cases observed at Pondville Hospital. New Engl. J. Med. **245**, 351 (1951).
WIDDOWSON, E. M., J. E. SLATER, G. E. HARRISON and A. SUTTON: Absorption, excretion and retention of strontium by breast-fed and bottle-feed babies. Lancet **1960**, 941.

WIDMAN, B. P.: Results of roentgen treatment of leucemia. Amer. J. Roentgenol. **55**, 377 (1946).
WILDNER, G. P.: Abh. dtsch. Akad. wiss. Med. **1**, 139 (1953).
— Probleme der Krebskrankenstatistik. Dtsch. Gesundh.-Wes. **1958**, 1618.
WILKIE, D. C.: Reticulum cell sarkoma of small intestine with perforation. Brit. J. Surg. **41**, 50 (1953).
WILLE, C.: Malignant tumors in nose and accessory sinuses. Acta otolaryng. (Stockh.) Suppl. **62**, 65 (1947).
WILLIAMS, R. R., D. C. DAHLIN and R. K. GHORMLEY: Giant-cell tumor of bone. Cancer (Philad.) **7**, 764 (1954).
WILLIAMS, W. J., and G. BANCROFT-LIVINGSTONE: Sarcoma of the uterus. Brit. J. Cancer **6**, 345 (1952).
WILLIS, R. A.: The pathology of osteoclastoma or giant-cell tumour of bone. J. Bone Jt Surg. B **31**, 236 (1949).
— Pathology of tumors. London: Butterworth & Co. 1948 u. 1953.
WILMS, M.: Die Mischgeschwülste der Nieren. Leipzig 1899.
WILSON, H.: Extraskeletal ossifying tumors. Ann. Surg. **95**, 113 (1941).
WILSON, T. W., and D. G. PUGH: Primary reticulum-cell sarcoma of bone, with emphasis on roentgen aspects. Radiology **65**, 343 (1955).
WINCKELMANN, B.: Beitrag zur Frage der Karzino-Sarkome der weiblichen Brustdrüse. Zbl. Chir. **75**, 1468 (1950).
WINDHOLZ, F. S.: Roentgendiagnosis of retroperitoneal liprosarcoma. Amer. J. Roentgenol. **56**, 594 (1946).
WINKEL, K.: Fluoreszenzbeobachtungen an Krebskranken. Krebsarzt **12**, 67 (1957).
WINKLER, K.: Ergebnisse der allgemeinen Pathologie. München: J. F. Bergmann 1931.
WISE, R. A.: Die Hemipelvectomie wegen maligner Tumoren des Beckens und Oberschenkels. Arch. Surg. (Chicago) **58**, 867 (1949).
— Hemangiopericytoma; surgical considerations. A.M.A. Arch. Surg. **65**, 201 (1952).
WITHE, G., and M. ELKIN: Primary malignant bone tumors. New Engl. J. Med. **245**, 351 (1951).
WITTWER u. LEUCUTIA: Strahlentumoren. Radiology **35**, 3424 (1940).
WOLFBAUER, J.: Sarkommetastase im Ureter. Z. Urol. **43**, 152 (1950).
WOLFF, E.: Pathology of the eye. London 1934.
WOLFF, J.: Die Lehre von der Krebskrankheit. Jena: Gustav Fischer 1913.
WOODARD and HIGINBOTHAM: Die Phosphatase als Kriterium der Strahleneinwirkung bei Knochengeschwülsten. J. Amer. med. Ass. **116**, 15 (1942).
WOODARD, H. Q.: The elation of tissue phosphatate to the disposition of radioactiv phosphorus in bone-tumors. J. appl. Physics **12**, 335 (1941).
WOODWARD: Sarkom und einzelnes Trauma. J. Amer. med. Ass. **126**, 725 (1944).
WRIGHT, C. J. E.: J. Path. Bact. **61**, 507 (1949).
WULF: Strahlenbehandlung der Knochenmetastasen. Acta radiol. (Stockh.) **20**, 40 (1938).
YABUSOE, M.: Über eisen- und Blutfarbstoffbestimmungen in normalem Gewebe und in Tumorgewebe. Biochem. Z. **157**, 388 (1925).
ZAHN: Krebsätiologie, zufälliges Trauma und Metastasen. J. Amer. med. Ass. **126**, 261 (1944).
ZEITLER, E.: Statistischer Beitrag zum Sarkomproblem. Strahlentherapie **108**, 428 (1959).
— Prognose und Therapie der Weichteilsarkome. Strahlentherapie **110**, 595 (1959).
ZISCHE, H., u. C. DAVIDSOHN: Über das Sarkom des Magens. Mitt. Grenzgeb. med. Chir. **20**, 377 (1909).
ZUKSCHWERDT, L., M. KNEDEL u. H. ZETTEL: Eiweißprobleme in der Chirurgie. Dtsch. med. Wschr. **77**, 640 (1952).

# Erster Teil

# Allgemeines

## Einleitung

Die Sarkome stellen in vielfacher Hinsicht ein besonderes Problem dar: Lokalisation, Ätiologie, klinischer Verlauf, Behandlung und Prognose sind anders als bei Carcinomen. Bei ihrem Formenreichtum, dem Vorkommen in allen Körperabschnitten und in allen Lebensaltern gewähren die Sarkome aufschlußreiche Einblicke in das Geschwulsträtsel, wobei Sarkome den Kliniker und den praktisch tätigen Arzt als eine der schwersten Krankheiten überhaupt, trotz ihrer relativen Seltenheit, besonders interessieren.

Seit Simons (1928) umfassender Monographie zu diesem Thema ist die Krebsstatistik in nahezu allen Ländern eingeführt und vervollkommnet worden. Deren Methoden wurden standardisiert, die ersten Ansätze vergleichbarer Erhebungen sind gegeben. Cytostatica sind als neue Waffe der Krebstherapie hinzugekommen. Die bewährten Methoden der Chirurgie und Strahlentherapie wurden ausgebaut. Das Schrifttum ist von Jahr zu Jahr lawinenartig angewachsen. Neue Erfahrungen sind zu alten getreten; die Neubearbeitung des alten Problems ist also gerechtfertigt.

# I. Begriffsbestimmung, Klassifikation und Nomenklatur

Die Vielfalt der Geschwulstformen läßt sich, wie so manches in der Natur, nur unvollkommen in bestimmte, wohldefinierte Gruppen einteilen. Zwar waren die Geschwülste von jeher bei allen Rassen in allen Ländern dieselben, ihre Klassifizierung und Benennung wandelte sich aber je nach vorherrschender Lehrmeinung von Land zu Land und oft sogar von Institut zu Institut.

Viele *Einteilungsprinzipien* sind versucht worden. Bevor Histologie und pathologische Anatomie ein gültiges Fundament zur Kennzeichnung der Tumoren geben konnten, orientierte man sich ausschließlich am *makroskopischen Befund.* So kennzeichnete in der Antike und lange Zeit danach *Krebs* (griech. *καρκινός*, lat. cancer) die besonders beim Brustkrebs aufgefallene, wie Krebsglieder sich ausbreitende, mit Venenstauungen einhergehende Wuchsform. Der auf Galen zurückreichende Begriff *Sarkom* (griech. *σάρξ* = Fleisch) sollte ursprünglich die helle Fleischfarbe zahlreicher Geschwülste beschreiben, später wurde er für polypöse Geschwulstformen der Nasenhöhle und Gebärmutter verwendet, schließlich vorwiegend für die schwammartigen Gelenkneubildungen und war praktisch gleichbedeutend mit Fungus (lat. = Schwamm). In der Folgezeit erfuhr dieser Begriff noch gar manche Wandlung und war schließlich so vieldeutig, daß besonders Kliniker empfohlen haben, ihn ganz aus dem medizinischen Sprachgebrauch fallen zu lassen (Lücke 1869).

Eine ganz neue Sinngebung erhielt der Sarkombegriff durch Virchow (1864), der das *histologisch-histogenetische Prinzip* zur Grundlage der Geschwulsteinteilung erhob. Die Einteilung erfolgt dabei nach der Systematik normaler Körpergewebe, dessen Strukturen die Tumoren zumindest in der Zellform, bis zu einem gewissen Grad auch in der Gewebestruktur weitgehend beibehalten. Ihr liegt die Annahme zugrunde, daß Geschwülste aus homologen Gewebezellen entstehen: omnis cellula e cellula ejusdem generis. Dieses Prinzip blieb unübertroffen und ist die überwiegend anerkannte Grundlage der Geschwulstklassifikation geblieben (Willis 1948, Hamperl 1950, Stout 1951, Anderson 1953, v. Albertini 1955 u.a.). *Der Sarkombegriff* ist seither auf die bösartigen Geschwülste der mesenchymalen Gewebe beschränkt. *Carcinome* leiten sich demgegenüber von den parenchymatösen und epithelialen Geweben ab (Virchow 1864). Krebs und Cancer sind im Laufe der Zeit zu gleichbedeutenden übergeordneten Begriffen für alle bösartigen Geschwülste geworden.

Es darf nicht vergessen werden, daß diese Klassifizierung ein Postulat beinhaltet. Über die Histogenese der Geschwülste wissen wir in Wirklichkeit recht wenig. Der Einteilung, gewonnen durch anatomisch-histologische Untersuchungen, liegt die beschreibende Morphologie zugrunde. Die entstehungsgeschichtliche Erklärung für diese Formen ist nach wie vor hypothetisch. Hueck (1939, 1941) versuchte daher die Sarkome nicht nach ihrer cellulären Struktur, sondern entsprechend ihrem *organoiden Aufbau* zu klassifizieren. Hierbei bleibt die Herkunft der Zellen, eine Unterscheidung in Stroma und Parenchym, sowie die Wertigkeit der einzelnen Bauelemente zunächst außer acht. Es interessiert vielmehr, wie die einzelnen Teile einer Geschwulst ineinandergefügt sind.

Neuere Bestrebungen versuchen die Sarkome unter Betonung regionaler Besonderheiten *(regionale Klassifizierung)* neu zu klassifizieren. So soll eine Unterscheidung in cutane, epi-, intra- und intermuskuläre Weichteilsarkome der Extremitäten besonderen Wert für die Prognose haben (BETZLER 1959, 1960). Abgesehen davon, daß Größe und Ausdehnung der zur Behandlung kommenden Sarkome eine solche Einteilung schwierig machen, ohne entsprechend ausgedehnte Operation ist sie überhaupt nicht durchführbar. Derartige Merkmale können nach unserer Ansicht für eine verfeinerte Gruppierung der Sarkome herangezogen werden, eine übergeordnete histologisch-histogenetische Einteilung dürfte dadurch nicht erübrigt werden.

*Sarkome sind bösartige Geschwülste, die von den mesenchymalen Binde-, Stütz- und Füllgeweben abstammen.* Diese Begriffsbestimmung scheint einfach und eindeutig. In der praktischen Anwendung zeigen sich aber erhebliche Schwierigkeiten, die *weitere Einschränkungen notwendig* erscheinen lassen. Weitgehend entdifferenzierte Geschwülste, Hirntumoren, maligne Melanome, Tumoren der Keimdrüsen, Mischtumoren (Hypernephrome, Parotismischtumoren, Wilms-Tumoren, Teratome u.a.), Thymome, Leukämien und andere maligne Neubildungen zeigen mancherlei Besonderheiten, ihre histogenetische Abkunft ist oft nicht erkennbar.

SIMON (1928) rechnet z.B. Hypernephrome, Gliome, Thymome, Seminome, Desmoide u.a. zu den Sarkomen. HOCH (1950) faßt unter dem Sarkombegriff alle nicht carcinomatösen malignen Tumoren außer den Geschwülsten des Nervengewebes zusammen. Zahlreiche Autoren zählen die malignen Melanome zu den Sarkomen, andere wieder zu den Carcinomen. ROUKKULA (1959) faßt alle mesenchymalen bösartigen Geschwülste außer Leukämien, Plasmocytome, Hodgkin, meningeale Sarkome, Synovial-Sarkome, Melanosarkome, Mischgeschwülste, Endotheliome, Hirn- und Keimdrüsentumoren als Sarkome zusammen. Auch GÜTGEMANN und SCHREIBER (1960) erfassen unter den Magensarkomen noch lokalisierte Hodgkin-Fälle.

Zweifelsohne, auch heute ist der *Sarkombegriff* in mancher Hinsicht *noch unklar*, eine allgemeingültige Abgrenzung und Klassifizierung tut not. Bei der Vielfalt von ungeklärten Fragen sind bislang statistische und klinische Untersuchungen verschiedener Autoren nur mit Vorbehalt vergleichbar, einfach weil sie Verschiedenes unter denselben Begriffen erfassen.

Ist die Zuordnung verschiedener Tumoren zu den Sarkomen und die Gruppierung der zahlreichen Geschwulstformen schon strittig, so liegt auch die *Benennung der verschiedenen Sarkome* im argen. Trotz der Gleichartigkeit aller Tumoren in den verschiedensten Ländern und Rassen ist eine international gültige Nomenklatur, neben der Klassifizierung die Voraussetzung vergleichbarer statistischer und klinischer Erfahrung, ein unerfülltes Zukunftsideal. Für dieselbe Geschwulstart finden sich ganze Reihen verschiedenartigster Bezeichnungen, ja unter derselben Bezeichnung wird gelegentlich Heterologes verstanden.

CULP und HARTMANN (1949) fanden z.B. für die malignen frühkindlichen Tumoren der Niere 53 verschiedenartige Bezeichnungen.

Das Problem ist erkannt; um Abhilfe zu schaffen, hat ein internationales Komitee für Tumornomenklatur der Internationalen Union gegen Krebs eine vorläufige *Liste der histologischen Nomenklatur* ausgearbeitet [Z. Krebsforsch. **63**, 75 (1959)]. Die Einteilung dieser Liste hält sich weitgehend an die Gruppierung innerhalb der internationalen Klassifizierung der Krankheiten (Manual of the International Classification of Diseases, Injuries and Causes of Death, Vol. I, World Health Organization, Geneva 1957). Neben einer bestimmten Nomenklatur hat diese Einteilung den besonderen Vorteil für eine statistische Bearbeitung des Sarkomproblems, daß möglichst wenige, dafür aber relativ einheitliche

Tabelle 1. *Mesenchymale Tumoren*

| Gutartige Geschwülste | Bösartige Geschwülste |
|---|---|
| **1a. Bindegewebe** | |
| Fibrome<br>Desmoid (invasives Fibrom)<br>Xanthom<br>Xanthofibrom (Fibroxanthom, Histiocytom, sklerosierendes Hämangiom)<br>Dermatofibrom (subepidermale noduläre Fibrose) | [Dermatofibrosarcoma protuberans, wurden nicht miterfaßt]<br>Fibrosarkom (einschließlich Spindelzellsarkom)<br>alveoläres Weichteilsarkom |
| **1b. Schleimbildendes Gewebe** | |
| Myxom | Myxosarkom |
| **1c. Fettgewebe** | |
| Lipom<br>Fetales Fettzellen-Lipom (Hibernom) | Liposarkom |
| **2. Muskelgewebe** | |
| Leiomyom<br>Rhabdomyom<br>gekörnt-zelliges Myoblastom (Myoblastenmyom) | Leiomyosarkom<br>Rhabdomyosarkom<br>bösartiges gekörnt-zelliges Myoblastom (malignes Myoblastenmyom) |
| **3. Gefäßgewebe** | |
| gutartiges Hämangioendotheliom (capilläres Hämangiom)<br>kavernöses Hämangiom (Kavernom)<br>arterielles Hämangiom (arterio-venöses Angiom, Haemangioma racemosum)<br>Lymphangiom (cystisches Hygrom)<br>Glomus-Tumor (Glomangiom)<br>Hämangiopericytom | bösartiges Hämangioendotheliom (Hämangiosarkom)<br>bösartiges hämorrhagisches Sarkom (Kaposi)<br>bösartiges Hämangiopericytom |
| **4. Ossales Gewebe** | |
| Chondrom (Enchondrom)<br>Osteochondrom<br>Chondroblastom (gutartig)<br>Chondromyxoides Fibrom<br>Osteom<br>Osteoidosteom (nicht osteogenes Fibrom, fibröser Metaphysendefekt)<br>Riesenzelltumor (Osteoclastom, myelogener Riesenzelltumor) | 1. parossales Sarkom (fibroplastisches und Spindelzellsarkom)<br>2. bösartiger Riesenzelltumor (bösartiges Osteoclastom)<br>3. Osteosarkom (osteogenes Sarkom), zu unterscheiden in:<br>a) osteoides Osteosarkom<br>b) chondroides Osteosarkom<br>c) muköses, fibröses und Kombinationsformen verschiedener Osteosarkome<br>d) Chondrosarkom (chondroplastisches Sarkom)<br>4. Ewing-Sarkom und Reticulozellsarkom<br>5. Chordom |
| **5. Gelenke, Sehnenscheiden und Schleimbeutel** | |
| gutartiges Synoviom<br>Riesenzelltumor der Sehnenscheiden und Gelenke einschließlich villonoduläre Synovitis | Synovialsarkom (bösartiges Synovialom) |
| **6. Seröse Häute** | |
| gutartiges Mesotheliom, zu unterscheiden in:<br>a) adenomatöses Mesotheliom<br>b) papilläres Mesotheliom<br>c) fibröses Mesotheliom | bösartiges Mesotheliom (bösartiges Endotheliom), zu unterscheiden in:<br>a) papilläres bösartiges Mesotheliom<br>b) tubuläres bösartiges Mesotheliom |

Gruppen zusammengefaßt sind und daß bislang umstrittene Geschwulstformen in besonderen Gruppen erfaßt werden. Doch reicht auch diese Einteilung für klinische Fragestellungen nicht aus.

Für das Sarkomproblem interessieren vor allem die hier als *mesenchymale Tumoren* bezeichneten Geschwülste. Nachfolgende, *dieser Arbeit zugrunde liegende Einteilung* hält sich weitgehend an diese Gruppierung. Als *Sondergruppe* wurden vergleichsweise die *malignen Melanome* erfaßt. Es sei jedoch von vornherein betont, daß wir maligne Melanome nicht den Sarkomen zuordnen möchten. Weil für klinische Belange eine rein histologische Gruppierung nicht ausreichend ist, wurden die *Sarkomerkrankungen verschiedener innerer Organe* und Organsysteme mit ihrer eigenen, vorwiegend therapeutischen Problematik gesondert erfaßt. Eine weitere Gruppe stellen die von den Schwannschen Scheiden (GESCHICKTER 1935) oder Hirnhäuten ausgehenden *neurogenen Sarkome*. Aus der Gruppe der malignen Tumoren des lymphatischen Gewebes wurden die *Lympho- und Reticulosarkome* für die Bearbeitung des Sarkomproblems miterfaßt.

Unter weitgehender Anlehnung an die internationale Einteilung werden somit *nachfolgende Sarkomgruppen unterschieden* (Tabelle 1—3, die in Klammern gesetzten Bezeichnungen geben einige der bekanntesten Pseudonyme wieder).

Betreffs der besonderen Schwierigkeiten in der Klassifizierung von *Knochensarkomen* sei auf die Ausführungen von HELLNER (1951, 1955) hingewiesen.

Die *Synovialome* und *bösartigen Mesotheliome* sind hier unter den Sarkomerkrankungen miterfaßt. ALBERTINI (1956) rechnet sie dagegen zu den Geschwülsten des Epithelgewebes. Zahlenmäßig sind sie so gering, daß sie für die Statistik der Sarkome praktisch keine Fehlerquelle abgeben. Nachfolgend wurden sie nicht gesondert erfaßt, sondern sind unter der Gruppe „Rest" ausgewertet.

*Liposarkome* sind ebenfalls äußerst selten; wir konnten nur 5 Fälle beobachten. Bei der statistischen Auswertung wurden sie, wie auch die *reinen Myosarkome*, in der Gruppe der Bindegewebssarkome erfaßt.

Tabelle 2. *Tumoren des melaninbildenden Gewebes* (nicht zu den Sarkomen zu zählen)

| Gutartige Geschwülste | Bösartige Geschwülste |
|---|---|
| blauer Naevus<br>Pigment-Naevus (gutartiges Melanom), zu unterscheiden in:<br>a) intradermaler Pigment-Naevus<br>b) komplexer Pigment-Naevus<br>c) intraepidermaler Pigment-Naevus<br>papillärer Pigment-Naevus | bösartiges Melanom (Melanosarkom, Melanocarcinom), zu unterscheiden in:<br>a) epitheloidzelliges Melanom<br>b) spindelzelliges Melanom<br>c) Kombinationsformen |

Tabelle 3. *Sarkome verschiedener Organe und Organsysteme*

a) Neurogenes Sarkom (vom Nervenstützgewebe ausgehend, einschließlich Sarkom der Hirnhäute)
b) Lymphosarkom und Reticulosarkom des lymphatischen Gewebes (einschließlich Milzsarkom)
c) Brustdrüsensarkom
d) Sarkom der Verdauungsorgane
e) Lungensarkom
f) Sarkom des Urogenitalsystems (einschließlich Wilms-Tumoren)
g) Schilddrüsensarkom

Alle übrigen bösartigen Tumoren wurden in dieser Arbeit nicht unter den Sarkomerkrankungen erfaßt. Die Vielfalt der malignen Hoden- und Ovarialtumoren wurden, soweit sie vom Keimepithel ausgehen, nicht berücksichtigt; ebensowenig wurden Hirntumoren, von den Nervenzellen oder Paraganglien ausgehende Tumoren, Tumoren endokriner Drüsen, Retinoblastome, Leukämien, Thymome, Plasmocytome, Hodgkin-Fälle und Teratome subsummiert.

Besonderer Erwähnung bedürfen die *Mischgeschwülste.* Ihre Abgrenzung und Zuordnung ist umstritten und im Einzelfall meist schwierig. In dieser Arbeit wurde die Vielfalt dieser Tumoren (Parotismischtumoren, Hoden-, Mediastinalteratome, Hypernephrome u.a.) nicht miterfaßt. *Adenosarkome der Niere* wurden mitgezählt, obgleich sie zu den Mischtumoren zu rechnen sind; doch sind sie zahlenmäßig gering, so daß sie für die Sarkomstatistik praktisch keine Fehlerquelle abgeben. Seit der klassischen Beschreibung durch Max Wilms (1899), einem Leipziger Chirurgen, werden diese Tumoren auch oft als Wilms-Tumoren bezeichnet.

Eine relativ seltene Tumorart stellen die *Carcinosarkome,* je nach Überwiegen der einen oder anderen Zellform wird das Carcinoma sarcomatodes und das Sarcoma carcinomatodes unterschieden. Das gleichzeitige Vorkommen von Carcinom- und Sarkomgewebe kann auf verschiedenem Wege zustandekommen: 1. In einem Carcinom kann das Stroma sekundär maligne entarten, 2. Epithelreste in einem Sarkom können sekundär maligne werden, 3. es kann sich um räumlich getrennte, gleichzeitig entstandene Tumoren handeln, die erst sekundär innig miteinander verwachsen sind. Alles in allem handelt es sich um äußerst seltene Tumorformen, die in dieser Arbeit nicht berücksichtigt werden.

Die histologischen Kriterien gehen im Groben aus der genannten Einteilung hervor. Doch sind sicherlich bei dieser Einteilung Ergänzungen notwendig. So sind beispielsweise die Rundzellensarkome bei den Bindegewebssarkomen nicht aufgeführt. Periostale Spindelzellsarkome sind in der ursprünglichen Einteilung noch nicht den Knochensarkomen zugerechnet gewesen usw. Kurz, die histologischen Untergruppen der genannten Geschwulstformen reichen nicht aus. In dieser Arbeit wurden daher weitere histologische Gruppen für Knochen- und Bindegewebssarkome gesondert erfaßt.

Unter *Weichteilsarkomen* — ein Begriff, der in dieser Einteilung nicht berücksichtigt ist — sind alle Sarkome derjenigen weichen, mesodermalen und mesenchymalen Gewebe zu verstehen, die der Formgebung, Stützung, Fortbewegung und Ernährung dienen, mit Ausnahme des lympho-reticulären Gewebes und der malignen Melanome (Betzler 1958, Zeitler 1959).

## II. Allgemeine Histologie der Sarkome

Diese Arbeit hat nicht zum Ziel, die vielgestaltige pathologische Morphologie der Sarkome aufzuzeichnen. Dazu sei auf die pathologische Fachliteratur verwiesen (Ackermann 1953, v. Albertini 1953, Borst 1938, Dietrich 1948, Evans 1956, Ewing 1934, Hamperl 1954, 1956, Hellner 1950, Henke-Lubarsch 1926, Herzog 1937, Kaufmann 1956/58, Lichtenstein 1954, Masson 1956, Novak 1958, Winkler 1930, Stout 1953).

Ein umfassendes Abbildungsmaterial der Histologie maligner Geschwülste findet sich im „Atlas of tumor pathology, Armed forces institute of pathology, Washington D.C.“. — An Hand von 1349 Weichteilsarkomen stellte Stout (1953) ein übersichtliches Bildmaterial des makroskopischen und mikroskopischen Befundes dieser Tumoren zusammen.

Nachfolgend sollen nur die wesentlichsten, seit langem feststehenden Erkenntnisse über die Histologie der Sarkome kurz *für eine erste Orientierung zusammengefaßt* werden.

Bei den ausdifferenzierten (reifen) Geschwülsten gelingt eine Einordnung relativ leicht, wenn auch die Bestimmung der Bösartigkeit nicht immer sicher möglich ist. Mit zunehmender Unreife und Zellvielgestaltigkeit (Polymorphie) wird die Bestimmung der Geschwulstart immer schwieriger. Am Ende dieser Reihe stehen völlig undifferenzierte Geschwulstzellen, die überhaupt nicht mit normalerweise vorkommendem Gewebe verglichen und einer bestimmten Geschwulstart zugeordnet werden können. Dieser Grenzen unseres histologischen Erkennungsvermögens muß man sich bewußt bleiben.

Die einzelne Sarkomzelle läßt meist keine besonderen Merkmale erkennen, durch welche sie von normalen Körperzellen unter allen Umständen unterschieden werden könnte. Darum kann die histologische Diagnose nur aus der feingeweblichen Untersuchung eines größeren Zellverbandes im Zusammenhang mit der gesunden Nachbarschaft und unter Berücksichtigung des klinischen und gegebenenfalls des röntgenologischen Befundes gestellt werden. Man findet jedoch immer:

1. ein Zurücktreten der funktionellen Strukturen zugunsten der vegetativen, d.h. ein Zurücktreten der inter- und intracellulären Strukturen zugunsten der Zellen, der Kerne und Kernteilungen und
2. eine mangelhafte Gewebsreife im Vergleich zum normalen Vergleichsgewebe. Dies Abirren vom Typus ist oft so bedeutend, daß ein Vergleich mit dem fertig differenzierten Zustand eines Muttergewebes nicht mehr möglich ist.

## A. Sarkome niederster Gewebsreife

Diese Tumoren sind nur aus Zellen oder einem Syncytium (Meristome, FISCHER-WASEL 1925) aufgebaut; sie bestehen aus Rund-, Spindel- und vielkernigen Riesenzellen und werden danach als groß- oder kleinzellige *Rundzellensarkome* bezeichnet.

*Riesenzellsarkome* entstehen in der Regel dadurch, daß bei der überstürzten Kernteilung keine Teilung des Protoplasmas erfolgt, so daß vielkernige, plasmoidale Bildungen entstehen. Finden sich gemischte Zellformen verschiedener Größe (Rund-, Spindel- und Riesenzellen), so werden diese Tumoren als *polymorphzellige Sarkome* bezeichnet. Dies ist ein Zeichen größter Zellverwilderung, meist zugleich Ausdruck besonders stürmischer Zellproliferationen. In manchen unreifen Sarkomen, den *Alveolarsarkomen*, liegen die Zellen nicht diffus verteilt, sondern haufenweise beisammen in den Maschen eines bindegewebigen Stromas.

## B. Sarkome höherer Gewebsreife

### 1. Sarkome des Bindegewebes

#### a) Fibroplastisches Sarkom

Das fibroplastische Sarkom besteht aus Bündeln langgestreckter, spindeliger Zellen, zwischen welche fibrilläre Substanz auch von der Art der dünnen argentophylen Fasern eingelagert ist. Die Zellen sind zahlreicher, größer und unterschiedlicher in der Form als in Fibromen. Ein Stroma ist meist kaum zu erkennen. Zellreiche und zellärmere Arten sind zu finden. Fehlen die Fibrillen vollständig, so resultiert das sogenannte *Spindelzellsarkom*, das in dieser Arbeit mit den Fibrosarkomen in einer Gruppe erfaßt wurde. Die ausdifferenzierte Form, in der Haut lokalisiert als Dermatofibrosarkome protuberans bezeichnet, metastasiert ausgesprochen selten.

#### b) Myxosarkom

Das Myxosarkom bildet gallertige, weiche, grauweiße Geschwulstmassen, die zu Zerfall und Blutungen neigen. Es findet sich meist eine reichliche Gefäßbildung. Zwischen den wuchernden Geschwulstzellen liegt schleimige Grundsubstanz. Die meisten Zellen scheinen mit ihren Fortsätzen zusammenzuhängen, so daß man die Vorstellung eines Zellnetzes gewinnt ähnlich dem mikroskopischen Bau des Mesenchyms. Die Zellpolymorphie und Kerndegenerationen mit Karyorhexis, Pyknose, Protoplasmavacuolen und schleimiger Auflösung des Protoplasmas, bei fehlenden Lipoplasten und Riesenzellen, sind oft stark ausgeprägt. Klinisch handelt es sich um keine besonders bösartigen Sarkome. Sie metastasieren nur selten. Teilweise werden entsprechende Anteile in anderen malignen Tumoren beobachtet, wie z.B. in Lipo-, Fibro-, Rhabdomyosarkomen u. a. Sie zeichnen sich durch ihre hartnäckige Rezidivneigung aus. Nach RIBBERT (1910), USADEL (1937), KOLB (1954) u.a. entstehen sie z.T. sekundär aus benignen Myxomen.

STOUT (1948) beschrieb z.B. einen derartigen Fall, bei dem binnen 36 Jahre 8 Rezidivoperationen ohne Anhalt für eine Metastasierung durchgeführt wurden (s. auch Fall 29). Wohl das größte beobachtete Myxosarkom von über 5 kg beschreibt JONAS (1937).

Myxosarkome sind nach WILLIS (1953) von den Fibrosarkomen nicht wesensverschieden, wegen ihrer großen Rezidivneigung sind sie trotz der äußerst seltenen Metastasierung als maligne zu betrachten. STOUT (1948) bezeichnet alle derartigen Tumoren als Myxome, während McDONALD und GHORMELEY (1952) Myxome und Myxosarkome unterscheiden.

### c) Liposarkom

Das Liposarkom ist in seiner hochausdifferenzierten Form selten. Die typische Form normaler Fettzellen wird dabei nicht erreicht, die Zellformen entsprechen weitgehend denen der Histogenese der Fettzellen, wobei die Fähigkeit zur Fettbildung das charakteristische Merkmal dieser vielgestaltigen Tumorzellen ist. Häufig finden sich auch Fettriesenzellen. Die Zusammenfassung der Fettzellen zu Fetträupchen fehlt. Vereinzelt gehen diese Tumoren von benignen Lipomen aus (SCHILLER 1918, WRIGHT 1948, BERMAN und MAINELLA 1951, STERNBERG 1952 u.a.). Die nur selten metastasierenden und langsam infiltrativ wachsenden Tumoren können gewaltige Größen erreichen, bis zu 32 kg schwere Geschwülste wurden beschrieben (STOUT 1948). Sie zeigen eine hohe Rezidivhäufigkeit (ACKERMANN und WHEELER 1942). Bevorzugte Lokalisationen sind das Retroperitoneum und die unteren Extremitäten (JONES und McCLINTOCK 1933, STOUT 1948, ENTERLINE u.a. 1960).

Weitgehend entdifferenzierte Formen lassen sich nur schwer von anderen Bindegewebssarkomen abgrenzen. Nimmt man die ausdifferenzierten Formen heraus, so metastasieren die weniger differenzierten in etwa 40% der Fälle (STOUT 1948). Die entdifferenzierten Formen sind weitgehend myxomatösen und fibroplastischen Sarkomen ähnlich. Durch die verschiedene Zuordnung ist es wohl zu erklären, daß diese Gruppe von Sarkomen die häufigste Geschwulstform unter den Weichteilsarkomen im Beobachtungsgut von PACK und ARIEL (1958) ausmachten. 53 Fälle wurden von ENTERLINE u.a. (1960) mitgeteilt, je nach Morphologie und Zellform unterscheiden dieselben 5 Gruppen unterschiedlicher Malignität.

SIEGMUND (1934) beschrieb ein besonderes Krankheitsbild, die *lipoplastische Sarkomatose* mit den Merkmalen einer multiplen Geschwulstbildung des fettbildenden Gewebes, das sich von den Liposarkomen durch das expansive Wachstum, die multiple Anlage der Geschwülste, fehlende Metastasierung und die histologisch weitgehende Differenzierung der Geschwulstzellen unterscheidet. Ähnlich der Neurofibromatose und Lymphosarkomatose betrachtet er dieselbe als Systemerkrankung des Fettgewebes. Das Krankheitsbild, häufig ist die retroperitoneale Lokalisation, ist klinisch durch einen bösartigen Verlauf gekennzeichnet. Gelegentlich finden sich diese Tumoren aber auch über weite Teile des Körpers ausgebreitet (BURMEISTER 1954). Entsprechende Fälle aus unserem Beobachtungsgut teilten HOLDER (1952), GRIMSEHL und WENZ (1959) mit. Nicht weniger als 15 Einzeltumoren des Retroperitonealraums in einem Fall sah LIEBERMANN u. WAHLENDORF (1921). Charakteristisch ist die hohe Rezidivquote bei den operierten Fällen.

Eine Sammelstatistik über 278 Lipome des Peritonealraumes findet sich bei D'JAVID (1960).

## 2. Myosarkome

Unter den myoplastischen Sarkomen werden 3 Formen unterschieden: Leiomyosarkome, ausgehend von der glatten Muskulatur, Rhabdomyosarkome, ausgehend von der quergestreiften Muskulatur, und die bösartigen gekörnt-zelligen Myoblastome.

### a) Leiomyosarkome

Die *Leiomyosarkome* sind knotige Tumoren von weißrötlicher oder gelbbrauner Farbe. Mikroskopisch findet man Bündel spindelförmiger, glatter Muskelfasern mit ausgeprägter Polymorphie. Gelegentlich finden sich im Cytoplasma Myofibrillen. Gegenüber benignen Myomen sind diese Geschwülste oft schwer abgrenzbar (EVANS 1920, STOUT 1937). Nach McFARLAND (1935) sollen Metastasen das einzig sichere Zeichen der Malignität sein. Primärsitz ist meist der Uterus oder Verdauungstrakt (STOUT 1953).

### b) Rhabdomyosarkome

Bei den *Rhabdomyosarkomen* kann die bündelweise Anordnung der Zellen sowie die Querstreifung der im acidophilen Cytoplasma gelegenen Myofibrillen weitgehend oder auch gänzlich fehlen (JÖNSSON 1938, HORN und ENTERLINE 1958). Große Vacuolen enthalten in der Regel Glykogen. Makroskopisch sind es meist lappige, grauweiße oder rötlich hämorrhagische Geschwülste, die gelegentlich einmal multipel auftreten. Insgesamt sind sie selten. PACK und EBERHART (1952) stellten 100 Fälle zusammen: Sie gehen meist von der quergestreiften Muskulatur der Extremitäten aus (STOUT 1946), wobei die Häufigkeitsverteilung etwa dem Muskelvolumen entspricht. Gelegentlich wachsen diese Tumoren sehr langsam. HARPER und FEDER (1936) konnten so z.B. einen Fall über mehr als 50 Jahre verfolgen.

### c) Bösartig gekörnt-zelliges Myoblastom

Das bösartige *gekörnt-zellige Myoblastom* wurde erstmalig von ABRIKOSSOFF (1926) beschrieben. Inzwischen ist es weitgehend als eigene Geschwulstform anerkannt (GLASUNOV 1933, KLEMPERER 1934, GRAY und GRUENFELD 1937, HORN und STOUT 1943, MURRAY 1951, ROSS, MILLER und FOOTE 1952, STOUT 1953 u.a.). Neben 7 eigenen Fällen konnte RINGERTZ (1942) bereits 70 weitere aus dem Schrifttum zusammenstellen. Histologisch ist es gekennzeichnet durch die acidophile Granula im Cytoplasma. Als häufigste Lokalisation wird die quergestreifte Extremitätenmuskulatur angegeben.

## 3. Sarkome der Gefäßgewebe

Angiosarkome werden ebenfalls meist in 3 Formen eingeteilt: in bösartige Hämangioendotheliome, bösartige Hämangiopericytome und in hämorrhagische Sarkome (Kaposi-Sarkome). Nicht der Gefäßreichtum eines beliebigen Sarkoms erlaubt uns die Diagnose: angioplastisches Sarkom, sondern es muß nachweislich sein, daß die Gefäßneubildung die eigentliche Tendenz des geschwulstbildenden Prozesses ist. Es entstehen in diesen Sarkomen keine Gefäße, sondern nur unreife, angioplastische Formationen. Die Sarkome des Gefäßgewebes sind histologisch und makroskopisch außerordentlich vielgestaltig. Geschwulstmatrix sind die Endothelien der Blut- und Lymphgefäße und die Perithelien der Blutgefäße. (Möglicherweise können aber auch Leiomyosarkome einmal von den Gefäßen ausgehen.)

### a) Bösartiges Hämangioendotheliom

Die bösartigen *Hämangioendotheliome* lassen ihre Unreife daran erkennen, daß in der Regel keine typischen Endothelrohre gebildet werden, sondern solide Endothelsprosse, die netzartig zusammengeschlossen sind. Oft wuchern die Zellen auch diffus. Vielfach sind die unvollkommenen Blut- und Lymphräume erweitert und mit serösen oder hyalinen Massen gefüllt. Im Hämangioendotheliom ist der Inhalt gebildeter Röhren Blut. Von Hämangiopericytomen lassen sich diese Geschwülste am ehesten durch den Nachweis der argentophilen Fasern unterscheiden. Bei bösartigen Hämangiopericytomen finden sich die Geschwulstzellen außerhalb des Reticulumfasernetzes.

### b) Bösartiges Hämangiopericytom

Die bösartigen *Hämangiopericytome* bestehen aus Blutgefäßen, deren Endothelien ein durchaus normales Bild bieten. Außen auf den Endothelien und den Reticulinfasern liegen meist in vielfacher Lage die Geschwulstzellen auf.

Früher wurden diese Geschwülste den Glomus-Tumoren gleichgesetzt. Zum Unterschied von diesen sind sie aber schmerzlos, wachsen infiltrativ ohne Kapselbildung und zeigen histologisch keinen organoiden Aufbau.

### c) Kaposi-Sarkom

*Kaposi-Sarkome* gehen meist von der Haut in Form charakteristischer multipler, rötlicher Flecken aus (Bone und Kratzman 1949). Die Herde sind meist mit hyperkeratotischem Epithel bedeckt. Histologisch bestehen Ähnlichkeiten mit kavernösen Hämangiomen, die vorwiegend auch in den tieferen Epidermisschichten gelegen sind, wobei in älteren Herden Spindelzell- und Fibroplastenproliferationen neben Lymphocyten und Histiocyten zu finden sind (Aegerter und Peale 1942, Allen 1953). Histologisch identische Tumorformen finden sich gelegentlich auch an inneren Organen (Lang und Haslhofer 1935, Sherwin und Gordimer 1952) und im Skelet (Davies 1956, Kessler 1960). Klinisch zeichnen sich diese Zellneubildungen durch besonders langsames Wachstum aus (Ackermann und del Regato 1954). Ältere Personen sind bevorzugt, wobei das männliche Geschlecht eindeutig überwiegt (McCarthy und Pack 1950). Ätiologie und Sarkomcharakter sind bislang nicht gesichert (Nödel 1950, Stout 1953).

Vereinzelt werden auch *Lymphangiosarkome* beschrieben, bei denen die Endothelien gleichenden Zellen im Bereich unregelmäßiger capillärer Spalten liegen. Blut fehlt in diesen Gewebsspalten; klinisch findet sich ein Lymphödem.

## 4. Knochensarkome

Die Vielfalt morphologischer Bilder bei den Knochensarkomen gab Anlaß zu einer Unzahl verschiedenartiger Klassifizierungen. Um diese Schwierigkeiten zu vermeiden, haben wir unser Beobachtungsgut im wesentlichsten in nur 4 Gruppen unterteilt, wobei wir auch die fibroplastischen und Spindelzellsarkome, die klinisch die Zeichen eines Knochentumors aufwiesen, miterfaßt haben. Wir unterscheiden:

1. Fibroplastische und Spindelzellsarkome,
2. bösartige Riesenzelltumoren,
3. Osteosarkome (einschließlich der Chondrosarkome),
4. Ewing-Sarkome und Reticulozellsarkome (ohne Myelome).

### a) Fibro- und Spindelzellsarkome

Das histologische Bild dieser Tumoren entspricht ganz den Geschwulstformen des Bindegewebes (s. S. 445). Klinische Bedürfnisse geben aber die Berechtigung, diese meist vom Periost ausgehenden Tumoren als eigene Geschwulstgruppe unter die malignen Knochentumoren zu zählen. Diese Tumoren werden, wie auch die übrigen Fibrosarkome (s. S. 461), gehäuft in höheren Altersklassen beobachtet (Geschickter und Copeland 1931). Insgesamt sind sie relativ selten (Tabelle 7, S.473). In den von uns beobachteten Fällen verhalten sie sich zu den echten primären Knochengeschwülsten wie 1:12; Dwinnel, Dahlin und Ghormley (1954) sahen nur 15 Fälle bei etwa 400 osteogenen Sarkomen, wobei die Metaphysen bevorzugt betroffen waren. Ein Teil dieser Tumoren geht sicherlich auch vom Knochen und Knochenmark aus (zentrale Fibrosarkome — GSCHNITZER und MINERVINI 1955). Über 22 Fälle berichteten GILMER und McEVAN (1958). BATTS (1941) unterscheidet 2 Formen, die häufigere destruktive oder osteolytische und die reaktive.

Manche Autoren nehmen an, daß diese Sarkome z.T. aus primär benignen Geschwülsten entstehen (GESCHICKTER und COPELAND 1939, SCALIETTI und CALANDRIELLO 1955), eine vereinzelt auch traumatisch bedingte Entstehung wird von JANSEN (1960) bejaht.

### b) Riesenzellgeschwülste

*Riesenzellgeschwülste* der Knochen sind häufiger benigne. Sie finden sich vorwiegend in den Epiphysen langer Röhrenknochen (SIMMONS 1931, GESCHICKTER und COPELAND 1931, HELLNER 1952) und werden bevorzugt zwischen dem 20. und 40. Lebensjahr diagnostiziert (WILLIS 1949, FRETHEIM 1950, JAFFE 1953). Insgesamt treten die malignen Geschwulstformen seltener primär auf (MOULONGUET und ROSIN 1954, WERNE 1955, PAHL 1959), meist entstehen sie sekundär aus benignen Formen. Nach GEE und PUGH (1958) entarten rund 9% aller gutartigen Riesenzellgeschwülste maligne. LEUCUTIA und COOK (1949) geben 10 bis 15%, PAHL (1959) 10—33% an. Offenbar hat diese benigne Geschwulstform als fakultative Präsarkomatose zu gelten, wobei Röntgenbestrahlungen, Operationen, pathologische Frakturen, lokale Infekte usw. oftmals eine bedeutsame Rolle bei der malignen Degeneration zukommt (HELLNER 1958, CAHAN u.a. 1948, LICHTENSTEIN 1951, SPITZ und HIGINBOTHAM 1951, JAFFÉ 1953, GREGORY und WRIGHT 1955, CONTZEN 1955, ANDERSEN 1956 u.a.). Histologisch sind diese Geschwülste aus osteoblastenähnlichen großen und kernreichen (bis zu 100 Kerne) Zellen aufgebaut. Diese Riesenzellen liegen in einem Netz runder oder spindelförmiger Zellen.

### c) Osteosarkome

*Osteosarkome* sind zweifelsohne die häufigste Art der Knochensarkome (Tabelle 7 — BADGLEY und BATTS 1941, MEYERDING und VALLS 1941, ROSH und RAIDER 1946, GESCHICKTER und COPELAND 1949, FRETHEIM 1950, BENNET 1953, BLACK und SPER 1957, CONVENTRY und DAHLIN 1957 u.a.). Histologisch findet sich eine Vielfalt verschiedenster Formen: osteoide, chondroide, muköse, fibröse Anteile werden allein oder in den verschiedensten Kombinationen beobachtet.

*Chondrosarkome* können primär oder sekundär entstehen. Primär gehen sie meist vom Epiphysenknorpel im Adoleszentenalter aus (GESCHICKTER und COPELAND 1949, HELLNER 1950, COLEY und HIGINBOTHAM 1954, DAHLIN und HENDERSON 1956), doch können sie grundsätzlich in allen Knochen mit enchondraler Ossifikation auftreten (MORTON und MIDER 1947), bevorzugt gehen sie in rund 50% der Fälle vom Femur-, Tibia-, proximalen Humerusende und Becken aus (DAHLIN und HENDERSON 1956). Multiple cartilaginäre Exostosen sind zudem als präsarkomatöse Veränderungen dieser Geschwulstart anzusehen (O'NEAL und ACKERMANN 1952), sekundär entstehen sie meist aus Knochenchondromen (BENNET 1953). Nach JAFFÉ (zit. nach IDELBERGER 1960) entarten solitäre Exostosen nur in 1—2% der Fälle maligne, dagegen steigt die Häufigkeit bei multiplen Exostosen auf 11%. Die höchste Gefährdung ist bei systemartigen Skelet-Enchondromatosen, wie z.B. der Ollierschen Wachstumsstörung, festzustellen, Enchondrome der Phalangen entarten dagegen äußerst selten (COLEY 1959, DAHLIN und HENDERSON 1956). Diese Geschwülste wachsen in der Regel nur langsam und metastasieren selten (LICHTENSTEIN und JAFFE 1943).

Den *osteoplastischen Sarkomen* und zahlreichen Sarkomen mit verschieden ausdifferenzierten Geschwulstzellen (Osteochondromyxo-, Osteofibrosarkome u.a.) gelingt noch eine reichliche Osteoid- und Knochenbildung.

Vereinzelt entstehen auch einmal chondroplastische und osteoplastische Sarkome außerhalb des Skelets und zeigen damit die erhaltene potentielle Möglichkeit bösartiger mesenchymaler Zellen sich auch zu chondro- und osteoplastischen Zellformen zu differenzieren (WILSON 1941, STOUT und VERNER 1953, UMIKER und JAFFÉ 1953).

### d) Ewing-Sarkome

*Ewing-Sarkome* wurden erstmalig von EWING (1921) beschrieben. Die Hypothese von FOOTE und ANDERSON (1941) und COLEY (1949), wonach diese Tumoren von vasculären Zellelementen ausgehen, blieb nicht unwidersprochen. Nach STOUT (1943), JAFFE und LICHTENSTEIN (1947) gehen sie von mesenchymalen Zellelementen des Knochenmarks aus. LUMB und MACKENZIE (1956) u.a. sind der Meinung, daß auch heute die Histogenese dieser Geschwülste unklar ist. Diese Tumoren werden fast ausschließlich im kindlichen und jugendlichen Alter beobachtet (GESCHICKTER und COPELAN 1930, NEELY und ROGERS 1940). Meist findet sich klinisch eine lokale Hyperthermie (K. H. BAUER 1949, BENNET 1953), so daß leicht Verwechslungen mit einer Osteomyelitis vorkommen können. Die im Bereich dieser Tumoren gelegentlich auftretende Knochenneubildung, die auch zu der charakteristischen zwiebelschalenartigen Struktur im Röntgenbild führt, ist lediglich als reaktive Neubildung des gesunden Knochengewebes auf die Zerstörung des Knochens durch den Tumor zu verstehen.

Insgesamt ist diese Geschwulstform gar nicht so selten (Tabelle 7). Im Beobachtungsgut von SIRSAT (1956) sind es sogar die häufigsten Knochentumoren, bei COLEY, HIGINBOTHAM und BOWDEN ist es die zweithäufigste Form nach den osteogenen Sarkomen. GESCHICKTER und COPELAND (1931) fanden 65 Ewing-Sarkome unter 460 Knochensarkomen, CORMACK u.a. (1952) 80 unter 500.

Die Tumorzellen sind in Strängen oder Nestern angeordnet, zwischen diesen befindet sich ein fein vascularisiertes Stroma. Die Zellen stellen sich nur als nackte Kerne dar, wobei das Cytoplasma ganz zart und kaum als solches zu erkennen ist. Die runden bis ovalen Kerne sind homogen gefärbt, von gleicher Größe, mit spärlichen Nucleolen (CORMACK, DOCKERTY und GHORMLEY 1952). Die Regelmäßigkeit der Kerngröße sowie die homogene Kernfärbung ist neben dem Fehlen von spindeligen, mehrkernigen und Riesenzellen besonders wichtig. Nach BETHGE (1955), der eine ausführliche Literaturübersicht zusammenstellte, soll nur beim Reticulumzellsarkom ein kollagen-argyrophiles Fasernetz zu finden sein.

### e) Reticulozellsarkome

*Reticulozellsarkome* der Knochen, in Tabelle 7 mit den Ewing-Sarkomen zusammengefaßt, sind myelogene Geschwülste, die erstmals von PARKER und JACKSON (1939) von den Ewing-Sarkomen abgegrenzt wurden. STOUT (1943), MAGNUS und WOOD (1956) halten eine Unterscheidung für nicht berechtigt. Nach UEHLINGER, BOTSZTEJN und SCHINZ (1948) wird das Reticulozellsarkom bevorzugt in den mittleren Lebensjahren beobachtet, im Gegensatz zum Ewing-Sarkom, das in der Regel Kinder und Jugendliche befällt und eine schlechtere Prognose haben soll. Ebenfalls zum Unterschied von den Ewing-Sarkomen sollen die Knochenepiphysen mitbetroffen sein. Periostale Reaktionen fehlen meist (VALLS und SCHAJOWICZ 1952). FRANCIS, HIGINBOTHAM und COLEY (1954), die selbst 44 derartige Tumoren beobachten konnten, finden die Extremitätenknochen etwa doppelt so häufig befallen wie das Rumpfskelet. Männer sollen häufiger erkranken als Frauen (WILSON und PUGH 1955).

**Plasmazell-Tumoren** der Knochen wurden hier nicht erfaßt, zumal dieselben eher zu der großen Geschwulstklasse der Leukämien zu rechnen sind. Ganz vereinzelt wurde diese Geschwulstform auch primär als Weichteiltumor in Haut, Mediastinum, Respirations- und Verdauungskanal, im Mittelohr, Augenlider und Brustwand lokalisiert beobachtet.

### f) Chordome

Zu erwähnen sind noch *Chordome*, insbesondere deren maligne Formen, die bevorzugt im Bereich der Schädelbasis und des Kreuzbeins lokalisiert sind und von Resten der embryonalen Chorda dorsalis ausgehen. Histologisch sind diese Tumoren durch kleinere, teilweise multivacuoläre, oft mehrkernige Zellen charakterisiert, die Glykogen enthalten. Besonders kennzeichnend ist eine reichlich schleimige Abscheidung zwischen den Chordomzellen (HERZOG 1937). Sie metastasieren selten, die Hauptgefahr liegt bei der chirurgischen Therapie in lokalen Rezidiven (ROSENQUIST und SALTZMAN 1955). Insgesamt ist es eine äußerst seltene Geschwulstform.

Als **sekundäre osteogene Sarkome** werden alle Knochensarkome bezeichnet, welche sich aus einer gutartigen, anlagebedingten Knochengeschwulst entwickeln, also aus Exostosen, Chondromen, Osteomen, oder auf dem Boden chronischer Knochenmarkserkrankungen, wie Ostitis deformans Paget, Ostitis fibrosa, Radiumostitis, Osteomyelitis usw. entstehen.

In seltenen Fällen werden auch **Liposarkome der Knochen** beschrieben (STEWART 1931, REHBOCK und HAUSER 1936, DUFFY und STEWART 1938, EWING 1939, DAWSON 1955 u.a., MASTRAGOSTINO 1954).

## 5. Bösartige Melanome

Morphologisch finden sich bei diesen Tumoren sowohl epitheliale wie bindegewebige Strukturen, die eine gemeinsame Zuordnung zu den Carcinomen oder Sarkomen verbieten. Hinzu kommen die zahlreichen Untersuchungen, denen zufolge sich diese Pigmentzellen von Zellen der Neuralrinne herleiten. Hiernach würden diese Geschwülste in Beziehung zu den malignen Tumoren des Nervengewebes stehen.

Manche Autoren, wie DURANNTE und UNA, vertreten die epitheliale Natur dieser Zellen, andere, wie RECKLINGHAUSEN und H. FISCHER, glauben, die Herkunft der Melanomzellen aus dem mesenchymalen Gewebe ableiten zu können. KROMAYER führt ihre Entstehung auf metaplastische Vorgänge zurück. Nach MASSON stehen sie den Schwannschen Zellen nahe, und FEYERTER (1936, 1938) sieht in ihnen Endothelzellen des Peri-Endoneurioms, sie müßten demnach als Fehlbildungen neurogener Herkunft aufgefaßt werden. Diese neuroektodermale Genese wurde durch JOHN gestützt, der in den Naevi argyrophile Nervenfasern nachweisen konnte.

Die genannten Schwierigkeiten rechtfertigen es, die Tumoren des melaninbildenden Gewebes als Sondergruppe zusammenzufassen, die *nicht den Sarkomen* vorbehaltlos *zugerechnet werden* darf, und auf eine weitere Gruppierung zu verzichten.

Melanome bauen sich feingeweblich aus teils runden, teils länglichen Zellen mit meist kräftig angefärbten, zentral oder peripher liegenden Zellkernen auf. Diese sogenannten Naevuszellen gruppieren sich in Säulen oder Nestern und bilden die Naevuszellhaufen. Ein mehr oder weniger großer Teil der Naevuszellen enthält das eisenfreie Pigment Melanin, das diesen Geschwülsten das charakteristische Aussehen verleiht. Im allgemeinen entspricht die Lage der Naevuszellen der makroskopisch sichtbaren Pigmentation der Haut, vielfach erfolgt jedoch ein flächenhaftes Ausbreiten der Geschwulstzellen nach allen Seiten hin, besonders bei den malignen Formen.

Im Protoplasma ist das Melanin in Form kleinster bis gröberer Granula enthalten. Viele maligne Zellen sind unter überreichlicher Pigmentbildung zugrunde gegangen. Die freigewordenen Pigmentteile finden sich im Stroma. Die Stromapigmentierung ist als Pigmentresorption aus den Geschwulstzerfallsherden aufzufassen.

Häufig findet sich in Melanosarkomen außer Melanin auch Hämosiderin, welches aus Blutungen stammt. Durch eine positive Eisenreaktion ist es leicht vom Melanin zu unterscheiden.

Von unseren 130 Patienten gaben 58 an (44,6%), seit Jahren, meist bereits seit der Kindheit, einen Leberfleck oder ein Muttermal an derselben Stelle bemerkt zu haben. Nur 51 (39,2%) verneinten ausdrücklich einen derartigen Zusammenhang. Bei 21 Patienten fehlt eine dementsprechende Anamnese oder der Primärherd war nicht zu ermitteln. Bei 5 Patienten handelt es sich um Sarkome der Choroidea. Man darf somit annehmen, daß über die Hälfte aller malignen Melanome von einem Naevus ausgehen (SODER und OTT 1960).

Nach ACKERMANN (1948) entstehen 61% aller malignen Melanome *sekundär* aus bisher gutartigen Melanomen und nur $^1/_3$ *primär* aus melaninhaltigen Zellen einer bis dahin unauffälligen Haut. GILSTON (1952) findet bei 32% von 44 erfaßten Fällen in der Anamnese einen Naevus. DE WEESE (1948) gibt 71%, PACK (1948, 1950) 50% und WRIGHT nur 22% an.

Matrix der malignen Melanome kann aber sicher auch das übrige Pigmentgewebe der Cutis, des Auges, des Zentralnervensystems sein. Gelegentlich finden sie sich nämlich auch an anderen inneren Organen.

Die *Art des Muttermals* soll nach mehreren Autoren *Bedeutung für die* Gefahr einer *Malignisierung* haben. Nach ACKERMANN (1948) entstehen die meisten bösartigen Melanome aus einem flachen, weichen, nicht behaarten braunen Mal, das nicht über 2—3 cm groß ist. Nach ALLEN und SPITZ (1953) entartet der intradermale Naevus niemals maligne. Nach LUBINUS (1957) soll neben dem blauen Naevus ausschließlich der dermo-epidermale Naevus (junctional naevus), zwischen epidermalem Epithel und subepithelialem Bindegewebe lokalisiert, bzw. der zusammengesetzte Naevus (compound naevus), der entsprechende Anteile enthält, bösartig werden können.

## 6. Neurogene Sarkome

Hirntumoren, Paranangliome, Neurome usw. sind hier nicht erfaßt, sondern nur die Sarkome peripherer Nerven, die von den bindegewebigen Nervenscheiden ausgehen. Als Geschwulstmutterzelle werden meist Schwannsche Zellen angesehen, sie werden daher auch als Schwannome, maligne Neurilemmome oder Neurosarkome bezeichnet. In Gewebekulturen derartiger Tumoren ließ sich nachweisen, daß diese Tumorzellen noch teilweise die prospektive Potenz zur bindegewebigen Faserbildung haben (MURRAY und STOUT 1940, 1949). Das perineurale Fibrosarkom könnte somit theoretisch von denselben Zellen ausgehen (STEWART und COPELAND 1939). Nach STOUT (1949), KAUFMANN (1958) u.a. sollte daher eine besondere Benennung dieser Tumoren nicht durchgeführt werden, sie sollten z.B. wie die Sarkome der Dura als Fibrosarkome usw. bezeichnet werden. Mikroskopisch findet man spindelzellige, seltener polymorphe z.T. riesenzellhaltige Tumoren.

Ein Teil dieser Tumoren entwickelt sich auf dem Boden einer Neurofibromatose (Morbus Recklinghausen). Unter unserem Beobachtungsgut fanden sich 4 derartige Fälle. Die Neurofibromatose kann daher als fakultative Präsarkomatose gelten.

Entsprechende klinische Beobachtungen wurden von SPEED (1942), WACHSTEIN und WOLFE (1944), HERMAN (1950), KRAGH, SOULE und MASSON 1960 u.a. mitgeteilt. PRESTON, WALSH und CLARKE (1952) fanden unter 61 Patienten mit einer Neurofibromatose bei 10 (16%) eine sarkomatöse Entartung der Tumoren. GARRE (1892), MONOD und BUCAILLE (1947), HOSOI (1931) und GANZ (1954) fanden etwa in 10% neurogene Sarkombildungen bei Patienten mit einer Neurofibromatose.

## 7. Sarkome der lymphatischen Gewebe

In unserem Beobachtungsgut ließen sich Lymphosarkome und Reticulozellsarkome in den meisten Fällen nicht mehr trennen, zumal die letztere Form erst relativ spät als besondere Geschwulstform unterschieden wurde. Lymphatische Leukämien, Lymphogranulomatosen und großfollikuläre Lymphadenosen (Morbus Brill-Symmers) wurden nicht miterfaßt.

*Lymphosarkome* entstehen fast ausschließlich in Lymphknoten, seltener in der Haut, Orbita oder im Verdauungstrakt. Histologisch ist das reticuläre Grundgewebe mit eingelagerten lymphoiden Zellen charakteristisch. Sie wurden bereits 1893 von KUNDRAT beschrieben.

*Reticulozellsarkome* stammen offensichtlich von reticuloendothelialen Zellen ab. Lymphatische Tumorzellen und Follikelbildungen fehlen. ROULET (1930, 1932) erkannte erstmalig diese Tumoren als eigene Geschwulstform und unterschied sie damit von den Lymphosarkomen. WARREN und PICENA (1941) sehen in ihnen die am wenigsten ausdifferenzierten Tumoren des lymphatischen Gewebes überhaupt.

Rund 85% der von uns beobachteten Patienten hatten bereits bei der ersten klinischen Behandlung multiple Metastasen oder zeigten eine systemartige Ausbreitung dieser malignen Neubildungen (Abb. 46, S. 538).

### 8. Sarkome innerer Organe

Diese Tumoren zeigen histologisch keine Besonderheiten gegenüber den bereits genannten zahlreichen Geschwulstformen. Ihre Zusammenfassung in einer besonderen Gruppe entspricht vorwiegend klinischen Bedürfnissen, doch lassen sich hierbei auch, wie noch zu zeigen sein wird, aufschlußreiche statistische Gesetzmäßigkeiten ablesen. Diese Organsarkome sind z.T. in dem Abschnitt über Gewebs- und Organverteilung der Sarkome näher beschrieben (S. 471), z.T. in dem Abschnitt über die Behandlung und Prognose dieser Tumoren (S. 541).

## III. Eigenes Beobachtungsgut

In 35 Jahren, von 1925—1959, wurden an der Chirurgischen Universitätsklinik Heidelberg unter insgesamt 198611 stationär behandelten Patienten 780 histologisch gesicherte Sarkomerkrankungen beobachtet. Diese Zahl, bislang eine der größten überhaupt, aus einem einzigen klinischen Beobachtungsgut, ist groß genug, um mit hinreichender Wahrscheinlichkeit zahlreiche statistische Gesetzmäßigkeiten zur Sarkomhäufigkeit in Relation zu Alter, Geschlecht, Lokalisation usw. aufzuzeigen. Unbeachtet bleiben müssen hier Fälle, die zum größten Teil in Spezialkliniken behandelt werden; hierzu gehören: Ovarial- und Uterussarkome, Sarkome des Nasen-Rachenraumes und des Kehlkopfes, Sarkome des Gehörganges, Orbitasarkome, ein Teil der Kiefersarkome und Hautsarkome. Wegen ihrer relativen Seltenheit dürften jedoch diese Zahlen die gefundenen Werte kaum beeinträchtigen. Sie in klinischen Statistiken mitzuerfassen, bleibt eine noch zu lösende Aufgabe einer zentralen Registrierung zahlreicher Kliniken oder gar ganzer Bezirke.

Von unseren 780 Patienten konnte von 722, das sind rund 93%, Spätschicksal, Todestag und Todesursache durch Rückfragen bei den Patienten, Angehörigen, Bürgermeister- und Gesundheitsämtern sowie bei anderen Krankenhäusern ermittelt werden.

Zweiter Teil

# Statistik der Sarkome

### 1. Formen statistischer Erhebungen

Zeigt die Kasuistik die Variabilität eines Krankheitsbildes, so läßt eine statistische Auswertung zahlreicher Krankheitsfälle gesetzmäßige Wesenszüge erkennen, die für Klinik, Therapie, Prognose und Erforschung der Ätiologie von wesentlicher

Bedeutung sind. Unabdingbare Voraussetzungen zuverlässiger Statistiken sind eine genügend große Zahl von Beobachtungen, in vielen Fällen entsprechend lange Beobachtungszeiten und nicht zuletzt eine unfrisierte, auslesefreie Auswertung.

Einer Statistik der Sarkome sind bis heute Grenzen gesetzt. Wie bereits ausgeführt, fehlt eine klare Abgrenzung des Sarkombegriffes. Verschiedene Autoren fassen unter diesem Begriff verschiedene Tumorarten zusammen, ihre Ergebnisse sind kaum unmittelbar vergleichbar. Hinzu kommt, daß die verschiedenen *Formen der Statistik* jeweils eine kaum berechenbare Auslese der Gesamtfälle einer Bevölkerung erfassen.

Am meisten zu erwarten wäre von einer *Morbiditätsstatistik*, die zentral alle histologisch gesicherten Erkrankungen registriert, alle therapeutischen Maßnahmen erfaßt und eine Überprüfung und Korrektur der Diagnose an Hand der Todesursachenstatistik und Sektionsbefunde ermöglicht und bei einer möglichst großen Bevölkerungszahl über eine Zeitspanne von wenigstens 10 Jahren reicht.

Die Möglichkeit zur Durchführung derartiger Erhebungen zeichnet sich durch die Einführung einer *gesetzlichen Meldepflicht* von Krebserkrankungen und -sterbefällen in einigen europäischen Ländern ab.

So konnte kürzlich ZEITLER (1959) über entsprechende Erhebungen im Bezirk Saale 1952—1958 (635 Sarkompatienten) die ersten Mitteilungen machen.

In Westdeutschland wird eine entsprechend verbesserte Registrierung seit 1954 in Hamburg versuchsweise erhoben. Eine Bearbeitung dieser Erhebungen unter dem Gesichtspunkt des Sarkomproblems liegt allerdings nicht vor.

Die *Todesursachenstatistik*, auf den amtlichen Totenscheinen fußend, ist bislang die umfassendste Erhebung zum Krebsproblem. Leider läßt die international gültige Klassifizierung der Sterbeursachen keine histologische Gruppierung zu. Zahlreiche Todesfälle an Sarkomerkrankungen sind unter den Krebssterbeziffern verschiedener Organe subsummiert.

Entsprechend den Todesursachenstatistiken erfassen *Sektionsstatistiken* niemals die geheilten Fälle. Zudem leiden dieselben unter einer einseitigen Auslese (K. H. BAUER 1961). Ihnen fehlt meist die große Zahl. Die Alters- und Geschlechtsverteilung, die Häufigkeit verschiedener Todesursachen u.a. geben nur ein vom tatsächlichen Geschehen verzerrtes Bild wieder.

Sogenannte *Repräsentativstatistiken* von Kranken- und Lebensversicherungen, einzelnen Städten u.a. kranken ebenfalls an einer unkontrollierbaren einseitigen Auslese. Soziale Faktoren, fehlende Histologie, unterschiedliche Alters- und Geschlechtsverteilung und vieles andere machen genaue Erhebungen für das Sarkomproblem unmöglich oder zumindest ungenau.

Allen bislang angeführten Statistikformen fehlen weitgehend klinische und anamnestische Angaben. Statistiker und Pathologen sehen nur das Ende der ungünstig verlaufenen Krankheitsfälle, der Kliniker aber den Anfang, Verlauf und das Ende. Zwangsläufig kann er aus solcher Erfahrung weit mehr Aussagen über charakteristische Eigenarten einer Erkrankung machen. *Klinische Krankenhausstatistiken* bleiben somit immer ein unentbehrlicher Beitrag. Eine umfassende Sarkomstatistik kann nur im Zusammenwirken all dieser Statistikformen einmal entstehen.

Auch klinische Statistiken kranken an einer Auslese der beobachteten Fälle. Fachkliniken erfassen gesondert Erkrankungen einzelner Organe. Der Anteil der Knochensarkome schwankt so beispielsweise je nach Zusammensetzung des Krankengutes verschiedener Fachkliniken zwischen 7 und 48% (GOES 1953). In strahlentherapeutischen Kliniken sind sie durchweg niedriger als in chirurgischen, während hier die Lymphosarkome, die nur zu oft systematisiert auftreten und damit dem Chirurgen das Messer aus der Hand nehmen, die häufigste Sarkomart stellen (NELSON u. Mitarb. 1956, ROUKKULA 1959).

Bislang ist somit die klinische Statistik wertvollstes Erfahrungsgut zur statistischen Bearbeitung des Sarkomproblems. Eine *Statistik*, fußend auf dem

Krankenmaterial *einer großen Chirurgischen Klinik,* hat zudem besonderen Wert. Geheilte Sarkompatienten erreichen den Pathologen überhaupt nicht, den Strahlentherapeuten nur zum Teil. Spezialkliniken erfassen nur die Erkrankungen einzelner Organe. Der vorgeschobene Posten zu möglichst umfassenden Erhebungen ist zweifelsohne die chirurgische Klinik.

Die *Heilziffern* sind dementsprechend auch in strahlentherapeutischen Kliniken durchweg niedriger als in chirurgischen. So ermittelte HOCH (1950) nur 15%, ROUKKULA (1959) nur 19,7% 5-Jahresheilungen (s. hierzu S. 511).

## 2. Häufigkeit der Sarkome

Angaben über Mortalität und Morbidität von Sarkomerkrankungen differieren stark. Neben den Schwierigkeiten einer verläßlichen statistischen Erfassung sind besonders auch Unterschiede im Altersaufbau (s. S. 465) von großer Bedeutung. So sind bis heute nur Annäherungswerte möglich und diese wiederum haben nur Gültigkeit für Bevölkerungen etwa gleicher Altersverteilung.

Aus zahlreichen statistischen Erhebungen wird für die meisten *europäischen Länder* ein *Verhältnis der Sarkom-Carcinomhäufigkeit von 1:20* angegeben (s. S. 465), d.h. etwa 5% der Krebssterbefälle kommen auf Sarkomerkrankungen (K. H. BAUER 1949, 1960; FREY 1949, S. 464). Dieser Relationswert soll nunmehr einer Schätzung für Westdeutschland zugrunde gelegt werden.

1957 starben in der Bundesrepublik bei einer Bevölkerung von 50,46 Millionen Einwohnern insgesamt 106959 Menschen an Krebs. Die Krebsmortalität, die Sterbeziffer je 100000 Einwohner, beträgt demnach rund 211. Setzt man hierbei einen Sarkomanteil von 5% voraus, so starben im gleichen Zeitraum 5348 Menschen an einem Sarkom, *d.h. rund 10 Menschen je 100000 Einwohner,* jährlich sind das *0,01% der Bevölkerung.*

Diese Werte liegen durchaus im Bereich der Angaben für andere Länder mit einer vergleichbaren mittleren Lebenserwartung. NYSTRÖM (1922) errechnete so für *Schweden* einen Sarkomanteil von rund 5%; bei 5000—6000 Krebssterbefällen sterben hier rund 200 bis 300 Menschen jährlich an einem Sarkom.

ROUKKULA (1959) errechnete nach Angaben mehrerer Autoren eine jährliche Sarkomsterblichkeit je 100000 Einwohner für *Finnland* von 7,19, für Dänemark von 7,03. Bedenkt man, daß hierbei die Melanosarkome nicht zugezählt wurden, so dürften diese Werte durchaus mit der obigen Schätzung für Westdeutschland übereinstimmen.

Von diesen Mortalitätsziffern ausgehend läßt sich nur unter Einbeziehung zahlreicher Unsicherheitsfaktoren auf die Erkrankungsziffern, die *Morbidität,* schließen (s. hierzu WILDER 1959). Vorauszusetzen wären allgemeingültige Heilziffern für Sarkomerkrankungen. Darf man aber die Erhebungen ZEITLERs (1959) als Test nehmen, so kommt im Bezirk Halle *1 Sarkomkranker auf 3143 Einwohner,* d.h. 0,03% der Einwohner sind an einem Sarkom erkrankt.

*Unzulänglich* sind hierfür Berechnungen, die sich allein auf ein *klinisches Beobachtungsgut* beziehen. Als Beispiel dafür seien die Werte für die Chirurgische Universitätsklinik Heidelberg angegeben. 1925—1959 wurden hier 198611 Patienten stationär behandelt, 114372 davon seit 1943. Die 780 histologisch gesicherten Sarkomfälle im gleichen Zeitraum machen also 0,4% des gesamten Beobachtungsgutes aus, das ist etwa das Zehnfache der tatsächlichen Sarkomhäufigkeit.

*Zusammenfassend* läßt sich somit feststellen:

1. Rund 5% der Krebssterbefälle gehen in Ländern mit einer hohen mittleren Lebenserwartung auf Kosten einer Sarkomerkrankung.

2. Nach einer Schätzung an Hand der Todesursachenstatistik für Westdeutschland sind dies jährlich rund 0,01% der Einwohner.

3. Die Morbidität, d.h. die Zahl der Erkrankungen pro Einwohner, ist mit 0,03% etwa dreimal so hoch, wie die Mortalität.

### 3. Zunahme der Sarkomhäufigkeit

Die Bearbeitung dieser Fragestellung setzt eine lückenlose statistische Erfassung aller Sarkomfälle einer größeren Bevölkerung über lange Zeiträume voraus, um irreführende Schwankungen in der Sarkomhäufigkeit auszuschalten und eine reelle Zunahme der Sarkomgefährdung entsprechend der Zunahme der allgemeinen Krebssterblichkeit (K. H. BAUER 1961) unter Berücksichtigung des Altersaufbaues der erfaßten Bevölkerung festzustellen. Diese Bedingungen, die gleichzeitig eine histologisch detaillierte Krebsstatistik erfordern, sind bislang in keinem Land erfüllt.

Die in einigen europäischen Ländern eingeführte gesetzliche Krebsmeldepflicht dürfte nach Abschluß einer verbesserten statistischen Erfassung die Ermittlung gültiger Werte zulassen.

Auch der Versuch, diese Frage an Hand der 780 Sarkompatienten der Chirurgischen Universitätsklinik Heidelberg zu überprüfen, kann höchstens einen Hinweis geben, die Fehlerquellen sind mannigfaltig.

Der jährliche Zugang an neuen Sarkomerkrankungen kann sicherlich nur in Relation zum Gesamtbeobachtungsgut der Klinik Aussagewert haben. Faßt man die schwankenden Jahresziffern zu 5-Jahresgruppen zusammen und bezieht dieselben auf je 1000 stationär behandelte Patienten des gleichen Zeitraumes, so findet sich eine *eindeutige Zunahme* (Abb. 1). Diese Zunahme geht beinahe ausschließlich *zu Lasten der Bindegewebs- und Knochensarkome, z. T. auch der malignen Melanome.*

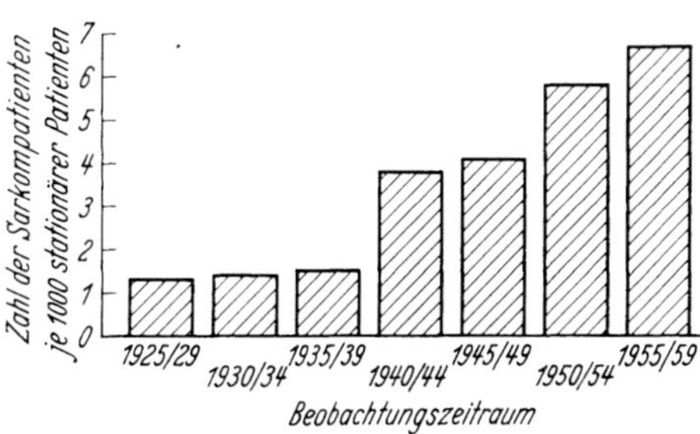


Abb. 1. Zahl der Neuzugänge an Sarkompatienten je 1000 stationär behandelter Patienten der Chirurgischen Universitätsklinik Heidelberg 1925—1959

Inwieweit allerdings diese überraschend hohe Zunahme der Sarkomhäufigkeit Folge eines erhöhten Zuganges von Krebspatienten an eine krebschirurgisch besonders bekannte Klinik, inwieweit Folge einer verbesserten Diagnostik oder veränderten Altersverteilung der Bevölkerung im Einzugsgebiet der Klinik u. a. ist, läßt sich im einzelnen nicht bestimmen. Ein „Gesetz der konstanten Häufigkeit spontaner Sarkome" (FREY 1949) ist bislang nicht bewiesen. Am Beispiel der Berufskrebse, z. B. bei Leuchtzifferblattmalerinnen, hat die Krebsstatistik bereits ihren Wert als Wegweiser zur Krebsverhütung nachgewiesen. Eine reelle Zunahme der Sarkomhäufigkeit wäre für Fragen der Ätiologie und eventuellen Prophylaxe von erheblicher Bedeutung.

In diesem Zusammenhang verdient eine Beobachtung ganz besondere Beachtung. *Knochensarkome* bedingen in unserem Beobachtungsgut ganz überwiegend *die Zunahme der Sarkomhäufigkeit nach 1950.* (Ansonsten findet sich noch eine gewisse Zunahme der Bindegewebssarkome und der malignen Melanome.) Die Zunahme der *Knochensarkome* geht bislang ganz überwiegend *zu Lasten der kindlichen und jugendlichen Patienten,* während sie sich bei den Bindegewebssarkomen und malignen Melanomen auf alle Altersklassen verteilt. Augenfällig kommt diese Tatsache durch die Berechnung des mittleren Erkrankungsalters der Patienten von 1925—1949 gegenüber 1950—1959 zur Darstellung (Abb. 2). Während in allen übrigen Sarkomgruppen das mittlere Erkrankungsalter konstant blieb, verschob sich dasselbe um rund 8 Jahre in die jüngeren Altersklassen bei den Knochensarkomen.

Eine statistische Untersuchung kann Hinweise geben, bestimmte Faktoren anklagen, zur Beweisführung bedarf es weiterer klinischer Beobachtungen und des experimentellen Nachweises.

Aus den verschiedensten Ländern kommt nun die alarmierende Nachricht, daß die radioaktive Verseuchung, vorwiegend bedingt durch den „outfall“ radioaktiven Strontiums, von Jahr zu Jahr zunimmt. Vielfach wird diese insgesamt meßbare Zunahme der Strahlenbelastung für Mensch und Tier bagatellisiert, weil sie zu geringgradig sei, um eine wesentliche erhöhte Gefährdung zu begründen. Vergessen wird dabei allerdings, daß die anzuschuldigenden Stoffe durch Nahrung, Wasser usw. stetig einverleibt, sich in bestimmten Organen oder Geweben selektiv anreichern, ablagern und über Jahre verbleiben. So mehren sich Feststellungen, daß der *Gehalt an radioaktivem Strontium im Knochen* des Menschen bereits um ein Vielfaches *zugenommen* hat. Diese Verseuchung des Skelets mit radioaktivem Strontium macht beim kindlichen und jugendlichen Menschen z.B. auch in Westdeutschland bereits ein Vielfaches von der des Erwachsenen aus (Abb. 3).

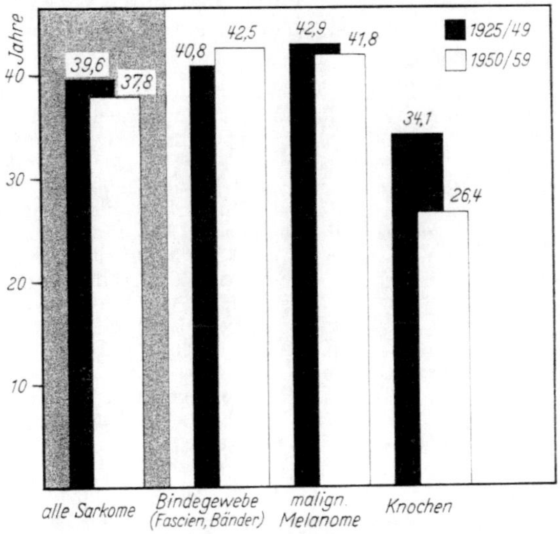

Abb. 2. Das mittlere Erkrankungsalter bei Sarkompatienten insgesamt, bei Bindegewebssarkomen, malignen Melanomen und Knochensarkomen 1925—1949 gegenüber 1950—1959. Dieses mittlere Erkrankungsalter blieb bei nahezu allen Sarkomgruppen konstant, bei den Knochensarkomen ist aber eine Verschiebung um rund 8 Jahre in die jugendlichen Altersklassen feststellbar (Beobachtungen der Chirurgischen Universitätsklinik Heidelberg)

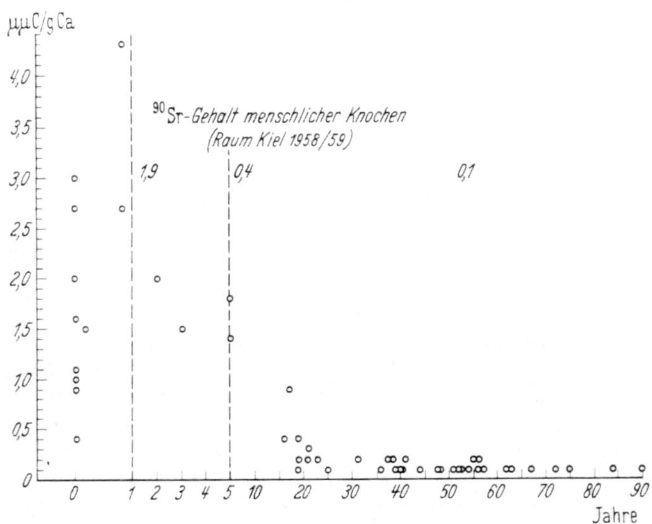


Abb. 3. Gehalt menschlicher Knochen an radioaktivem $Sr_{90}$ in Westdeutschland 1958/59. Jugendliche haben zur Zeit einen um den Faktor 15 bis 20 höheren Betrag an $Sr_{90}$ als Erwachsene (nach MERTEN u. PRIBILLA 1960)

Zwangsläufig ist dies Folge des gesteigerten Knochenan- und -umbaues im wachsenden Skelet, bei der weitgehenden Unfähigkeit des Organismus, zwischen Calcium und Strontium zu unterscheiden (LEHNERDT 1909). Eindeutig ist aber die Knochensarkome auslösende Eigenschaft des radioaktiven Strontiums im Tierexperiment gesichert.

Diese zusätzliche Strahlenbelastung des Menschen hat ihre besondere Tragik. Jeder Mensch ist ihr unvermeidlich ausgesetzt; selbst bei einem sofortigen Stop der Atomexplosionen werden noch über viele Jahre aus der Stratosphäre radioaktive Substanzen auf die Erde zurückfallen, der heute bereits meßbare Gehalt an Sr 90 in Trinkwasser, Milch, Getreide und selbst tierischen Nahrungsmitteln wird eher noch zunehmen. Das jugendliche Skelet ist dabei ungleich mehr gefährdet als das Skelet des Erwachsenen; bereits im Skelet des Neugeborenen findet sich heute ein meßbarer Strontiumgehalt von etwa 5 mg, im Kleinkindesalter nimmt dieser Wert rasch zu, bei kuhmilchernährten Kindern wesentlich schneller, infolge des rund achtfachen Strontiumgehalts der Kuhmilch gegenüber der Brustmilch der Frau (WIDDOWSON, SLATER, HARRISON und SUTTON 1960). *In Westdeutschland* (Raum Kiel) betrug z. B. der *Gehalt an radioaktivem Strontium* 1958/59 *im jugendlichen Skelet* bereits *das 15- bis 20fache des Erwachsenen* (CULP 1959, MERTEN u. BRIBILLA 1960) (Abb. 3); dies beruht darauf, daß der Calciumaustausch beim Erwachsenenskelet wesentlich geringer ist und nur etwa 2% pro Jahr beträgt. Bei einer Halbwertzeit des radioaktiven Strontiums von 28 Jahren ist daher nach etwa $7^1/_2$ Jahren noch die Hälfte des eingelagerten Isotops im menschlichen Knochen vorhanden (biologische Halbwertszeit).

Nach Angaben der britischen Atomenergiebehörde hat sich der Gehalt der Knochen an radioaktivem Strontium bei 48 aus beliebiger anderer Ursache verstorbener Kinder bis zu einem Alter von 5 Jahren, seit den etwa 30 Atombombenversuchen bis 1958 nahezu verdoppelt. Diese Behörde weist hierbei ebenfalls auf die zunehmende Gefahr einer durch radioaktive Spaltpartikelchen bedingten Auslösung von Leukämien und Knochensarkomen gerade bei Kindern hin (zit. nach K. H. BAUER 1961).

Der höchstzulässige Gehalt an Sr 90 pro Liter Milch wurde in den USA durch das amerikanische Gesundheitsministerium von 80 auf 33 Mikro-mikro-Curie herabgesetzt. Chemiker entwickelten hier ein Verfahren, dieses radioaktive Element mittels Filter aus pulverisierten Tierknochen zu adsorbieren.

Es ist somit wohl begründet, die Zunahme der Knochensarkomhäufigkeit im jugendlichen Alter mit der erhöhten Strahlenbelastung des ossalen Gewebes vorwiegend durch den nachweisbaren erhöhten Gehalt an radioaktivem Strontium zu erklären, neben der zunehmenden medizinischen Anwendung ionisierender Strahlen (SCHÄR, MINDER u. ZUPPINGER 1960) (erinnert sei hier auch an die Struma maligna bei Kindern und Jugendlichen als Strahlenschädigung; Literatur bei HALLERBACH und RENNER 1960). Dieser Hinweis bedarf der Bestätigung umfangreicher Erhebungen.

Die Todesursachenstatistik scheint uns hierfür nicht geeignet. Wahrscheinlich werden hier unter Knochentumoren als Todesursache überwiegend metastatische Knochentumoren mit erfaßt. Die häufigsten Knochensarkome, die Osteosarkome (s. S. 461), lassen, wie alle Untersucher beinahe ausnahmslos feststellten, einen markanten Häufigkeitsgipfel im Alter zwischen 10 und 30 Jahren erkennen (s. Abb. 8b). In den Todesursachenstatistiken fehlt dieser Gipfel (Abb. 5). Eine altersabhängige Häufigkeitsverteilung bereinigter Sterbeziffern an Knochentumoren lassen hier einen Kurvenverlauf erkennen, der viel eher für Carcinome charakteristisch ist. In der Todesursachenstatistik Westdeutschlands fehlt diese klinisch beobachtete, zunehmende Knochensarkomgefährdung, die bei den eventuell ebenfalls durch erhöhte Strahlenbelastung ausgelösten leukämischen Erkrankungen — die erhöhte Leukämierate bei den Überlebenden nach der Atombombenexplosion in Hiroshima und Nagasaki (LANGE, MOLONEY und YAMAWAKI 1954, KAPLAN 1959) weisen hierauf eindringlich hin — eindeutig nachweisbar ist. Dies zeigen parallelperspektive Darstellungen bereinigter Knochensarkom- und Leukämiesterbeziffern für Westdeutschland 1952—1957 besonders augenfällig (Abb. 4 und 5).

*Zusammenfassend* kann man feststellen:

1. Eine Zunahme der Sarkomgefährdung ist bislang nicht sichergestellt. Im eobachtungsgut der Chirurgischen Universitätsklinik Heidelberg findet sich aber eine beachtliche Zunahme der Sarkompatienten je 1000 behandelter Kranker insbesondere seit 1950.

2. Diese Zunahme der Sarkomhäufigkeit geht auf Kosten der Knochen- und Bindegewebssarkome.

3. Die höheren Knochensarkomziffern gehen ganz überwiegend zu Lasten kindlicher und jugendlicher Patienten, so daß sich hier das mittlere Erkrankungsalter von 1950—1959 gegenüber 1925—1949 um rund 8 Jahre in die jüngeren ltersklassen verschoben hat.

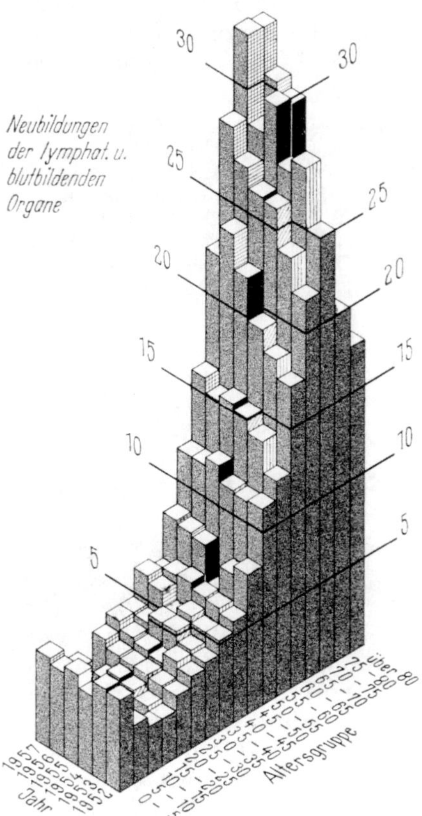


bb. 4. Parallelperspektive Darstellung der Todeslle an bösartigen Neubildungen der lymphatischen ıd blutbildenden Organe verschiedener Altersgruppen ›ezogen auf jeweils 100000 gleichaltrige Einwohner ›sselben Jahres) in Westdeutschland 1952—1957. — ıhr für Jahr nimmt die Gefährdung, an einer der:tigen Krebserkrankung zu sterben, nahezu in allen ltersklassen zu. — Im frühkindlichen Alter sterben mehr als im kindlichen und jugendlichen Alter

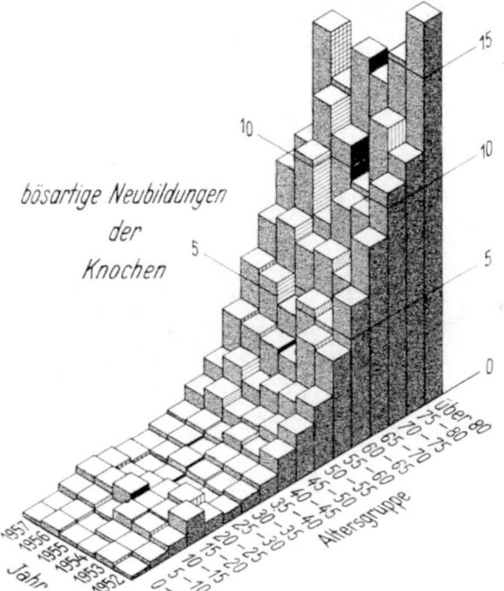


Abb. 5. Parallelperspektive Darstellung der Todesfälle an bösartigen Neubildungen der Knochen verschiedener Altersgruppen (bezogen auf jeweils 100000 gleichaltrige Einwohner desselben Jahres) in Westdeutschland 1952 bis 1957. In dieser Statistik fehlt nahezu vollkommen die in zahlreichen Untersuchungen bestätigte Häufung im jugendlichen Alter. Es ist zu vermuten, daß hier metastatische und andere Knochenveränderungen subsumiert sind. So läßt sich keine zunehmende Gefährdung feststellen

4. Die Zunahme jüngerer Knochensarkompatienten wird in Beziehung gebracht ıit der nachweisbaren Anreicherung radioaktiven Strontiums im wachsenden nochen. (Für Leukämien ist an Hand der Todesursachenstatistik von Westeutschland ebenfalls eine von Jahr zu Jahr zunehmende Gefährdung festtellbar.)

Sollten sich unsere Beobachtungen bestätigen, so wären dieselben der erste tatistische Hinweis für eine erkennbare reelle zunehmende Knochensarkomefährdung und zugleich für die tatsächliche erhöhte Krebsgefährdung der Bevölerung durch die zunehmende Strahlenbelastung seit etwa 10 Jahren.

## 4. Altersabhängigkeit der Sarkome

Die Sarkomerkrankungen lassen eine weitgehend gleichmäßige Verteilun über nahezu alle Altersklassen erkennen. Die Abnahme der Häufigkeit jenseit des 60. Lebensjahres dürfte zweifelsohne auf die niedrigeren Bevölkerungszahle höheren Alters und die seltenere Zuführung dieser Patienten zu einer chirurgische Behandlung zu beziehen sein. Ein Häufigkeitsgipfel ist im 6. Lebensjahrzehn feststellbar (Abb. 6).

ROUKKULA (1959) findet bei 568 Sarkompatienten ebenfalls einen Häufigkeitsgipfe zwischen 50—59 Jahren (127 Fälle = 22,4%). W. FISCHER (1943) ermittelte bei 1536 Sarkom fällen ein Maximum um das 50. Lebensjahr, wobei fast 50% aller Sarkomfälle, gegenübe nur 12% der Carcinomfälle, vor dem 40. Lebensjahr liegen. SIMON (1926) findet das 5. Lebens jahrzehnt bevorzugt. Nicht zu verwerten sind Untersuchungen an zu kleinem Beobachtungs gut. So findet z.B. CADE (1959) bei nur 149 Weichteilsarkomen das 3. Lebensjahrzehn besonders betroffen. 42% von 150 Knochensarkomen waren unter 20 Jahre alt (SIRSA 1956). HOCH (1960) ermittelte bei 111 Sarkompatienten einen deutliche Häufigkeitsgipfel in den ersten Lebens jahren. Derselbe dürfte aber nac allgemein gültigen krebsstatistische Erfahrungen ganz auf das Kont der 455 mitgerechneten Leukämie und Hodgkin-Fälle gehen, welch die häufigsten aller kindlichen Krebs stellen und diesen Häufigkeitsgipfe aufweisen.

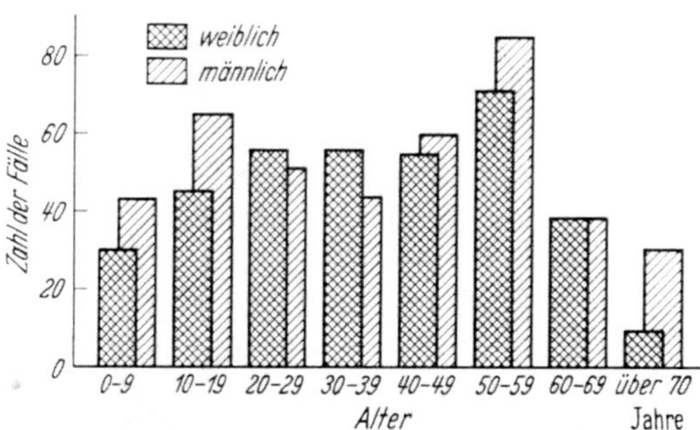


Abb. 6. Das Alter von 423 männlichen und 357 weiblichen Sarkompatienten bei der ersten Diagnosestellung (Beobachtungen der Chirurgischen Universitätsklinik Heidelberg)

Die *Altersverteilung* zeigt offen bar eine *gewisse Konstanz i Ländern gleicher mittlerer Lebens erwartung und entsprechenden Altersaufbau.* In Japan, Finnland England u.a. findet sich daher ebenfalls die prozentual höchste Häufigkei zwischen dem 50. und 65. Lebensjahr (SEGNI u. Mitarb. 1957, ROUKKULA 1959)

So ermittelte einfache Altersverteilungen der Sarkomfälle sind irreführend un zur Ermittlung einer *echten Altersabhängigkeit* der Sarkome ungeeignet. Normaler weise sind die jüngeren Altersklassen in den Bevölkerungen wesentlich höhe besetzt, Beziehungen zum Alter können nur unter Berücksichtigung dieser Tat sache aufleuchten, d.h. *die Sarkomfälle gleichen Alters müssen in Relation zu de Bevölkerungszahlen derselben Altersgruppe gesetzt werden,* wie dies z.B. in de Abb. 4 und 5 bereits geschehen ist.

In Abb. 7 geschah dies recht willkürlich, indem die Sarkomziffern gleiche Alters der Jahre 1925—1959 der Heidelberger Chirurgischen Universitätsklini auf je 100000 Einwohner Westdeutschlands im Jahre 1957 bezogen wurden Zugleich wurden die Krebssterbeziffern in Westdeutschland 1957 je 100000 Ein wohner gleichen Alters im selben Jahre eingezeichnet. Selbstverständlich sin die so gefundenen Werte in ihrer Höhe für die Sarkomsterblichkeit unverbindlich es soll hierbei nur die allgemeine Tendenz einer Altersabhängigkeit nachgewiese werden. Dabei läßt sich aber sicher noch folgendes ablesen:

1. Die *Sarkomhäufigkeit steigt mit dem Alter,* d.h. die Gefährdung, an eine Sarkom zu erkranken, nimmt mit dem Alter zu. Sarkome sind somit durchau nicht die Krebserkrankungen des kindlichen und jugendlichen Alters, wie älter Autoren zunächst angenommen haben (s. z.B. LÜCKE 1869).

2. Die *altersabhängige Zunahme* ist *für Sarkome ungleich niedriger als für Kreb allgemein.* Bedenkt man, daß in den Todesursachenstatistiken nur etwa 5% Sarkome und rund 5% Leukämien enthalten sind, daß also rund 90% auf Koste

ɜr Carcinome gehen, so kann man den sprunghaften altersabhängigen Anstieg in ɜr allgemeinen Krebssterbestatistik in Abb. 7 durchaus als gültiges Spiegelbild ɜr Carcinomhäufigkeit betrachten.

3. Die *Relation Carcinom: Sarkom verschiebt sich in den ersten Lebensjahr- hnten gewaltig zugunsten der Sarkome.* [Sarkome sind in den frühen Alters- lassen sogar häufiger als Carcinome, wie aus Abb. 11 zu ersehen ist (s. auch . 463).]

4. *In Bevölkerungen mit* relativ *niedriger mittlerer Lebenserwartung* fallen die öheren Altersklassen mit ihrer relativ hohen Carcinomsterblichkeit weitgehend eg. Zwangsläufig muß hier der *Sarkomanteil n der Gesamtkrebssterblichkeit höher* sein. Dies t eine entscheidende Begründung für die bis- ng festgestellten erheblichen „geographischen nterschiede in der Carcinom : Sarkom-Rela- on" (siehe S. 464).

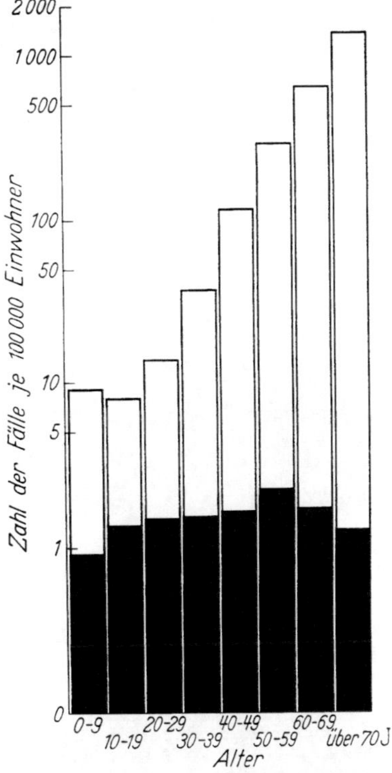


Abb. 7. □ Die Zahl der Krebstodesfälle in Westdeutschland 1957 je 100000 gleichaltriger Einwohner. ■ Die Zahl der Sarkompatienten der Chirurgischen Universitätsklinik Heidelberg je 100000 Einwohner desselben Alters in Westdeutschland 1957

Neben Sarkomen nehmen auch Leukämien, wie e meisten Organkrebse, zahlenmäßig mit dem Alter ı (Abb. 4), doch ist dieselbe bei beiden viel geringer ısgeprägt als die altersabhängige Zunahme der Ge- mtkrebssterblichkeit, bedingt durch das Überwiegen ɜr Carcinomsterbefälle.

KRIEGER (1952) berichtet über 25 Uterussarkome, ie an der Heidelberger Universitäts-Frauenklinik )38—1951 beobachtet wurden, die alle im Alter vischen 51 und 70 Jahren auftraten.

Pleurasarkome bevorzugen die Altersklasse zwi- hen 40 und 60 Jahren (EERLAND 1955).

Einer weiteren *altersabhängigen Aufschlüsse- ıng* der Sarkomerkrankungen *in verschiedene 'arkomgruppen* steht bislang eine zu kleine ahl beobachteter Fälle entgegen.

So kann auch die in Abb. 8a—e durch- eführte Aufgliederung in die zahlenmäßig größ- ɜn Gruppen keinen Anspruch auf Allgemein- ültigkeit erheben. Die zahlreichen Uneben- eiten im Kurvenverlauf dürften weitgehend 'olge zu kleiner Zahlen sein. Auch hier müßte tets noch die Beziehung zum Bevölkerungs- ufbau in Rechnung gestellt werden; der regel- ıäßige Abfall nach dem 60. Lebensjahr ist z.B. ı jedem Fall durch die fehlende Erfassung lterer Patienten in einer chirurgischen Klinik edingt. Die relative Seltenheit im höheren Alter ist zugleich Folge einer geringeren ᛒesetzung dieser Altersklassen in der Bevölkerung des Einzugsgebietes der Klinik.

*Bindegewebesarkome* werden insgesamt mit dem Alter häufiger (Abb. 8a). ıuffallend sind die hohen *Knochensarkomziffern* im jugendlichen Alter (Abb. 8b). )ie vergleichsweise erfaßten Fälle von *malignen Melanomen* kommen scheinbar ehäuft im mittleren Lebensalter vor (Abb. 8c). Die Lymphosarkome zeigen ine Neigung, geringgradig mit dem Alter zuzunehmen (SHIMKIN u.a. 1954, IAURER 1955) (Abb. 8d). Die Sarkomerkrankungen der Verdauungsorgane eigen einen Häufigkeitsgipfel im 6. Lebensjahrzehnt (Abb. 8e).

Alles in allem läßt sich zumindest feststellen, daß die *altersabhängige Zunahme 'er Sarkomhäufigkeit bei verschiedenen Sarkomarten unterschiedlich hoch* ist.

Offenbar entarten mesenchymale Gewebe durchweg mit dem Alter häufiger zu Sarkomen, jedoch mit unterschiedlich starker Tendenz bei verschiedenen Gewebearten. Zahlreiche andere Autoren kommen zu entsprechenden Ergebnissen (BURKE 1939, BETZLER 1951, HELLRIEGEL 1957 u.a.).

Die einzelnen Sarkomgruppen lassen sich noch bis zu bestimmten histologisch einheitlichen Tumortypen aufteilen. Es zeigt sich sodann, daß zwar maligne Entartungen mesenchymaler Gewebe insgesamt mit dem Alter zunehmen, daß aber die Entartung zu *bestimmten Tumorarten* meist eine *charakteristische Altersbevorzugung* zeigt.

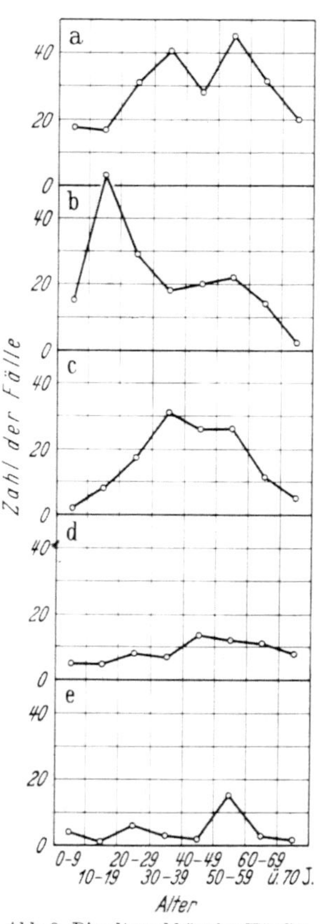


Abb. 8. Die altersabhängige Häufigkeitsverteilung der a) Bindegewebs-, b) Knochensarkome, c) der malignen Melanome, d) Lymphosarkome und e) Sarkome der Verdauungsorgane

So findet BETZLER (1951), daß die 6—15% aller Knochensarkome ausmachenden Ewing-Sarkome zu etwa 95% auf die beiden ersten Lebensjahrzehnte entfallen. Die primär osteogenen Sarkome, nach HELLNER (1952) die myxochondro-, chondroplastischen und osteoplastischen Sarkome, sind typisch für das Pubertäts- und jugendliche Alter (GESCHICKTER und COPELAND 1931, 1949), während die sekundären osteogenen Sarkome (maligne Entartung einer Riesenzellgeschwulst, eines Morbus Paget, Chondroms, Osteochondroms usw.) hauptsächlich im Alter von 35—55 Jahren erfolgen (IDELBERGER 1960), entsprechend den Fibrosarkomen (HELLER und SIEBER 1950). Parostale Sarkome zeigen eine zunehmende Häufung im höheren Alter (SCHINZ und DAMM 1949).

Wilms-Tumoren treten beinahe ausschließlich im frühkindlichen und kindlichen Alter auf, vereinzelt wurden diese Geschwülste sogar bei Feten beobachtet. So sahen beispielsweise BARRET und MCCAGUE (1954) einen 1850 g schweren Nierentumor bei einem $6^1/_2$ Monate alten Feten. FARIA (1956) sah doppelseitige Wilms-Tumoren bei einem lebensunfähigen Neugeborenen, eine entsprechende Beobachtung teilt RICKHAM (1957) mit. Eine Sammelstatistik von 1000 Fällen zeigt die Bevorzugung der 2—3jährigen Kinder, die Häufigkeit nimmt nach dem 4. Lebensjahr steil ab, am wenigsten sind Kinder nach dem 10. Lebensjahr betroffen (SCOTT 1956), doch werden sie vereinzelt auch bei Erwachsenen (LOEB 1949, GLEICHMANN 1952), ganz selten sogar bei Greisen beobachtet (CLAV 1930). Insgesamt machen sie rund 20% aller Krebse im Kindesalter aus (GARRET und MERTZ 1953, GÜNTHER 1952).

Auch bei Leukämien sind entsprechende Gesetzmäßigkeiten festzustellen, im Kindes- und Jugendalter werden beinahe ausschließlich akute Formen beobachtet, chronische myeloische und lymphatische Leukämien treten erst in höheren Altersklassen auf (CLEMMESEN und SØRENSEN 1958, STECHER 1960).

Die Sarkomhäufigkeit verschiedener Organe und Gewebe nimmt mit dem Alter unterschiedlich stark zu, bestimmte histologisch einheitliche Tumorformen bevorzugen gewisse Altersklassen. Daraus folgt zwangsläufig in der Summe der Fälle ein *unterschiedliches mittleres Erkrankungsalter* für diese Sarkome. Dasselbe liegt für Carcinome mit ihrer stärkeren Altersabhängigkeit wesentlich höher, im Krankengut der Heidelberger Chirurgischen Universitätsklinik z.B. durchweg weit über 50 Jahre (v. DROSTE 1948). Sarkomerkrankungen werden dagegen durchschnittlich bereits um das 40. Lebensjahr manifest, Knochensarkome um das 30., während Sarkome des Urogenitalsystems, bedingt durch die hier miterfaßten Wilms-Tumoren, bereits um das 20. Lebensjahr in der Summe der Fälle auftreten (Abb. 9).

BRODES u. Mitarb. (1939) ermittelten für 152 Fibrosarkome ein mittleres Erkrankungsalter von 43 Jahren, wobei die Patienten mit Spindelzellsarkomen durchschnittlich 12 Jahre ınger als solche mit fibroplastischen Sarkomen waren. MEYERDING und VALLS finden für osteo- ɜne Sarkome und Fibrosarkome des Skelets ein mittleres Erkrankungsalter von 29,6 Jahren; [cLEOD, DAHLIN und JVINS (1957) bei 50 Fibrosarkomen der Knochen ein solches von 38,5 Jah- ɜn. PRIESCHING und WASL (1960) ermittelten bei 68 Patienten mit malignen Melanomen ein ıittleres Erkrankungsalter von 48 Jahren. Patienten mit Magensarkomen haben ein Durch- ɜhnittsalter von rund 49 Jahren (GÜTGEMANN und SCHREIBER 1960, WALTERS u.a. 1940), dem- ɜgenüber liegt es für die Magencarcinome etwa bei 60 Jahren. Relativ hoch ist das mittlere ɪrkrankungsalter der Liposarkome, das von ENTERLINE u.a. mit 53 Jahren angegeben wird.

Eine weitere Folge der unterschiedlichen Altersabhängigkeit *verschiedener* *'arkomgruppen* ist ihre *verschiedene Bedeutung für einzelne Altersgruppen.* Rechnet ıan den prozentualen Anteil der Sarkomgruppen in den einzelnen Altersklassen us, so kommt diese Tatsache augenfällig zur Darstellung (Abb. 10). Die Sarkome er Fascien und Bänder gewinnen ınerhalb des gesamten Sarkom- eschehens mit dem Alter relativ ıehr und mehr an Bedeutung. )ie Knochensarkome haben im ugendlichen und die Sarkome es Urogenitalsystems, bedingt urch die Wilms-Tumore, im kind- ıchen Alter ihre relativ größte 3edeutung.

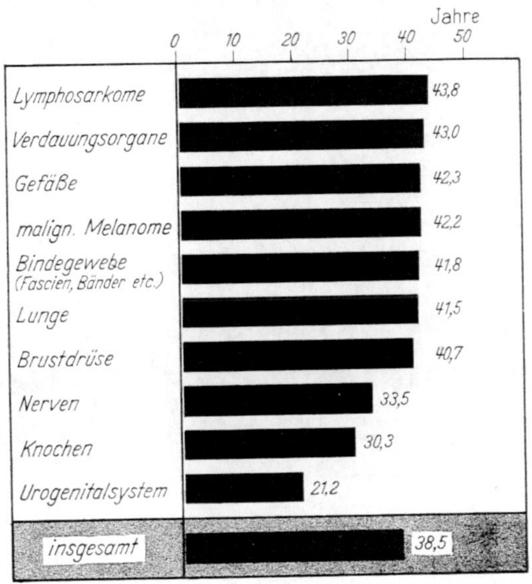


Abb. 9. Das unterschiedliche mittlere Erkrankungsalter bei verschiedenen Sarkomgruppen

Abb. 7 läßt zwar die unter- chiedliche altersabhängige Zu- ıahme der Sarkom- und Car- inomgefährdung erkennen. Die iemlich willkürliche Berechnung les klinischen Beobachtungsgutes n Beziehung zu den Bevölke- ungszahlen in Westdeutschland äßt aber genauere quantitative 3eziehungen der Sarkom- und )arcinomhäufigkeit nicht erken- ıen. Um dies zu erhellen, haben vir das gesamte Beobachtungs- ;ut maligner Geschwülste an der Heidelberger Chirurgischen Klinik der Jahre 1943—1959 bei Patienten bis zum 30. Lebensjahr erfaßt. 450 histo- ogisch gesicherte Fälle, aufgeschlüsselt in Altersklassen von je 6 Jahren, zeigen ;indeutig, daß *im Kindes- und Jugendalter Sarkome insgesamt* wesentlich *häufiger ıls Carcinome sind* (Abb. 11). Erst etwa *ab dem 30. Lebensjahr sind Carcinome ıäufiger* als Sarkome. Carcinome nehmen danach mit dem Alter so sprunghaft :u, daß sie, faßt man alle Altersklassen zusammen, schließlich 90—95% aller Krebse ausmachen. In dieser Berechnung wurden Mischgeschwülste und Leuk- ımien, die ja bei weitem die häufigsten malignen Tumoren in den frühen Alters- ılassen stellen, nicht mitgezählt. In den ersten Lebensjahren werden echte )arcinome kaum je beobachtet (DÖRR und OTT).

Was sich an der Häufigkeit aller Carcinome und Sarkome zeigt, gilt in gleichem Maße 'ür einzelne Organsarkome. Auch hier sind meist bis zum 30. Lebensjahr Sarkome häufiger ıls Carcinome, wie es z.B. eine Sammelstatistik der malignen Dünndarmgeschwülste 552 Fälle) erkennen läßt (Abb. 12 nach PAPRIKOFF 1952), und eine solche der Magensarkome ın Hand von 613 Fällen (GÜTGEMANN und SCHREIBER 1960).

*Zusammenfassend* läßt sich somit feststellen:

1. Sarkome nehmen insgesamt mit dem Alter zu.

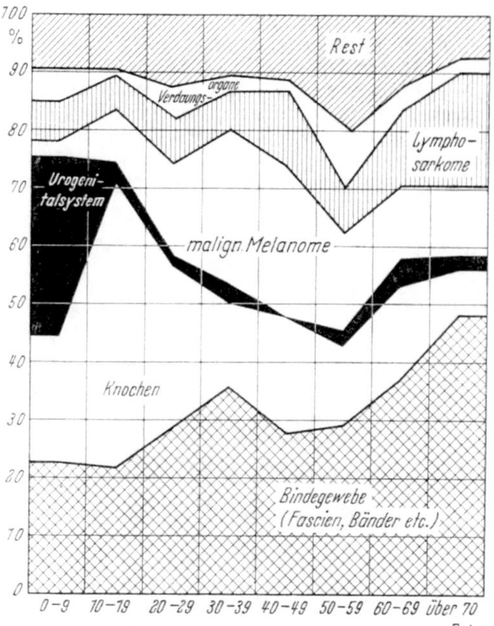


Abb. 10. Prozentualer Anteil verschiedener Sarkomgruppen an der Sarkomhäufigkeit insgesamt in verschiedenen Altersgruppen. Die Bindegewebssarkome haben eine mit dem Alter zunehmende „relative Bedeutung", während dieselbe für die Sarkome des Urogenitalsystems (bedingt durch die Wilms-Tumoren) im kindlichen und für Knochensarkome im jugendlichen Alter besonders hoch ist

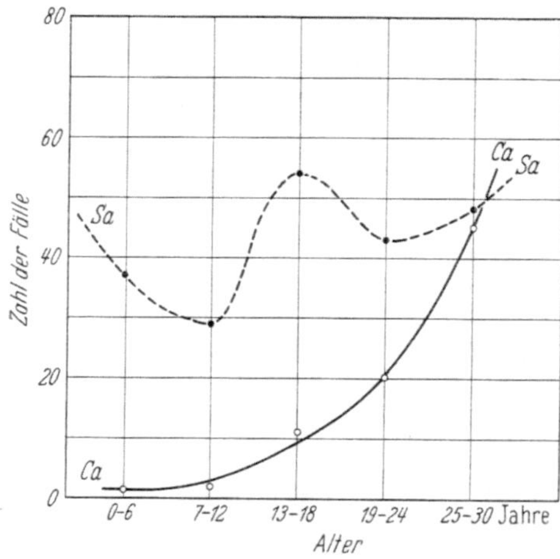


Abb. 11. Altersverteilung bei 211 Sarkomen und 79 Carcinomen im Alter bis zu 30 Jahren. (Fälle der Chirurgischen Universitätsklinik Heidelberg 1943—1959 nach DÖRR und OTT.) Der Häufigkeitsgipfel der Sarkome im jugendlichen Alter ist durch die Häufung der Knochensarkome in diesem Alter bedingt

2. Diese altersabhängige Zunahme ist ungleich geringer im Vergleich zu Carcinomen.

3. Die Sarkomhäufigkeit verschiedener Organe und Gewebe nimmt ebenfalls in der Regel mit dem Alter, bei den einzelnen allerdings unterschiedlich stark zu. Das mittlere Erkrankungsalter ist daher für verschiedene Sarkomgruppen in Bevölkerungen gleicher mittlerer Lebenserwartung unterschiedlich hoch, und die einzelnen Organ- und Gewebesarkome haben in verschiedenen Altersklassen eine unterschiedliche relative Bedeutung.

4. Einzelne histologisch einheitliche Sarkome (Ewing-Sarkome, Wilms-Tumoren u.a.) treten in bestimmten Lebensaltern bevorzugt auf.

5. Vor dem 30. Lebensjahr sind Sarkome insgesamt häufiger als Carcinome. Einzelne Organsarkome sind ebenfalls in den ersten Lebensjahrzehnten häufiger als entsprechende Carcinomerkrankungen. Ja, in den ersten Lebensjahren überhaupt, wie auch bei kongenitalen Krebsen, werden neben Mischtumoren und Leukämien fast ausschließlich Sarkome beobachtet.

## 5. Geographische und rassische Unterschiede in der Sarkomhäufigkeit

Die Ungenauigkeit des Sarkombegriffs, der unterschiedliche Stand der Registrierung in den einzelnen Ländern u.a. lassen detaillierte Angaben über geographische, geophysikalische und rassische Unterschiede der Sarkomhäufigkeit kaum zu. Zahlreiche Einzelbeobachtungen liegen vor. Fast ausnahmslos weisen die Untersuchungen auf einen höheren Sarkomanteil bei afrikanischen und einigen asiatischen Ländern hin.

W. FISCHER (1943) findet, daß in warmen Ländern Sarkome relativ häufiger sind, bei Malaien und Chinesen machen sie rund 20—40% der bösartigen Geschwülste aus. WOLFF berichtet bereits 1913, daß Sarkome unter den Eingeborenen in den deutschen Kolonien Afrikas häufiger als Carcinome vorkommen. ROUKKULA (1959) errechnete für Finnland einen

Anteil der Sarkome von 3,63% an der Gesamtkrebssterblichkeit. Nach CLEMMESEN u. NIELSEN (1956) beträgt derselbe 2,94% ohne maligne Melanome in Dänemark. ALBERT und MALHERB (1904) ermittelten unter 2087 untersuchten malignen Geschwülsten 124 Sarkome (5,94%), v. MILECKI fand unter 487 Krebssektionen 31 Sarkome (6,36%). Klinische Krankenhausstatistiken geben stark unterschiedliche Werte an, HOCH (1950) findet z.B. 13,2%, HELLRIEGEL nur 2,5%. Auch für Japan wurde ohne die malignen Melanome ein Anteil von 3,09% ermittelt (ROUKKULA 1959). Man wird wohl kaum fehlgehen, wenn man für die meisten europäischen Länder einen Sarkomanteil am Gesamtkrebsgeschehen von rund 5% annimmt (K. H. BAUER 1949, 1960; FREY 1949). Demgegenüber sollen Sarkome bei Juden (SCACHTER 1931), wie auch bei Arabern (PELLER 1933, 1934) relativ häufiger sein gegenüber Carcinomen. SCACHTER (1931) bezieht diese Beobachtung auf Besonderheiten des Bindegewebes bei diesen Völkern. Nach FREY (1949) werden für Ägypten durchschnittlich 21%, Schanghai 30% und Kamerun sogar bis zu 40% Sarkome an allen malignen Tumoren angegeben.

Es liegt nahe, solch augenfällige Unterschiede der Sarkomhäufigkeit irgendwie mit rassischen, geographischen oder klimatischen Faktoren in Beziehung zu bringen. Doch, wie bei den meisten Untersuchungen zur Krebsdemographie, muß man mit derartigen Schlußfolgerungen äußerst zurückhaltend sein. Die Unterschiede lassen sich nämlich bereits weitgehend durch den andersartigen Bevölkerungsaufbau erklären. Aus Abb. 7 (S. 461) erhellt, daß die Sarkomhäufigkeit in jüngeren Altersgruppen wesentlich höher in Beziehung zu den Carcinomen ist als in höheren Altersklassen, weil der altersabhängige Anstieg der Tumorhäufigkeit verschieden hoch ist. Zwangsläufig ist somit auch *bei Völkern mit niedriger mittlerer Lebenserwartung ein höherer Sarkomanteil an der Gesamtkrebssterblichkeit zu erwarten* gegenüber Völkern mit einer hohen mittleren Lebenserwartung.

Eine Ausnahme wird allerdings fast durchweg bestätigt, die *Seltenheit maligner Melanome bei Negern.* Offenbar bietet eine starke Pigmentierung der Haut einen weitgehenden Schutz vor der Auslösung dieser nicht den Sarkomen zuzurechnenden Tumoren, wenn auch keinen absoluten. So konnten MORRIS und HORN (1959) allein 9 eigene Beobachtungen bei 430 Fällen der Weltliteratur mitteilen.

Kaposi-Sarkome (s. S. 448) sollen in Uganda besonders häufig sein (LOTHE 1958). Nach McCARTHY und PACK (1950) sowie SHERWIN und GORDIMER (1952) wird diese Tumorform besonders bei Juden und in Italien gefunden.

*Alles in allem,* geographische Unterschiede der Sarkomhäufigkeit sind weitgehend durch den unterschiedlichen altersabhängigen Bevölkerungsaufbau bedingt. Rassische und klimatische Unterschiede sind von untergeordneter Bedeutung.

Bevölkerungen gleicher Altersverteilung zeigen dieselbe Sarkomhäufigkeit (s. S. 460), denselben Sarkomanteil an der Gesamtkrebssterblichkeit (s. S. 455) und nahezu identische Organ-, Gewebsverteilung und histologische Differenzierungsgrade der Sarkome (s. S. 472).

## 6. Verhältnis der Sarkome zu den Carcinomen

Mesenchymale Gewebe stellen über 80% der Körpermasse, auf ihrem Boden entstehen, eine entsprechend hohe mittlere Lebenserwartung vorausgesetzt, aber nur rund 5% der malignen Geschwülste, während epitheliale Gewebe mit rund 15% die rund 90% Carcinome liefern (K. H. BAUER 1949), 5% kommen auf Kosten der Leukämien. Dem liegen zweifelsohne bedeutungsvolle Unterschiede der Krebsverursachung zugrunde. Neben dieser summarischen Feststellung lassen sich auch bei einzelnen Organkrebsen markante, gesetzmäßige Unterschiede in der Relation der beiden hauptsächlichsten Geschwulstformen feststellen.

Aufschlußreich ist die Verteilung unserer Sarkomfälle der *Verdauungsorgane* innerhalb des Magen-Darmkanals (Tabelle 4). Es ist unverkennbar, daß sich hier die *Sarkomhäufigkeit entsprechend der unterschiedlichen Zahl mesenchymaler Zellen* auf die einzelnen Abschnitte des Verdauungstraktes *verteilt.* Dünndarmsarkome stellen demzufolge die häufigsten Sarkome.

Die Verteilung der Sarkomhäufigkeit folgt anderen Gesetzen als die Carcinomhäufigkeit. Letztere, alles spricht für eine vorwiegende Auslösung durch per oral zugeführte cancerogene Noxen, lokalisieren sich ungleich häufiger in dem Sammelbecken aller mit der Nahrung zugeführten Noxen, zugleich mit der längsten Verweildauer, dem Magen.

Das Magencarcinom stellt noch immer den häufigsten Organkrebs überhaupt. Bei 103404 Krebstodesfällen 1956 in Westdeutschland starben allein 24333 an Magenkrebs, das sind 23,5%. Maligne Neubildungen der Verdauungsorgane stellen rund die Hälfte aller Krebstodesfälle.

Als Folge dieser unterschiedlichen Gesetze der Häufigkeitsverteilung muß *dort, wo die Carcinomhäufigkeit besonders hoch*, der Anteil an mesenchymalen Zellen aber relativ niedrig ist, auch das *Verhältnis Carcinom zu Sarkom zugunsten der Carcinome verschoben sein*, d.h. *der Sarkomanteil* in der Häufigkeit eines Organkrebses *ist um so niedriger, je häufiger ein Organ überhaupt an Krebs erkrankt*. Eine Nachprüfung dieser theoretisch zu fordernden Gesetzmäßigkeit an dem klinischen Beobachtungsgut der Chirurgischen Universitätsklinik Heidelberg an Hand der häufigsten hier beobachteten Organkrebse bestätigt die Gültigkeit dieses Grundgesetzes der Cancerisierung (s. Tabelle 4), bedenkt man nicht nur die unterschiedliche Krebshäufigkeit, sondern zugleich den unterschiedlichen Gehalt an mesenchymalen Zellen.

Tabelle 4. *Häufigkeit der Carcinome und Sarkome bei verschiedenen Organen*

Die Häufigkeit der Sarkome entspricht etwa dem unterschiedlichen Gehalt an mesenchymalen Zellen dieser Organe. Der prozentuale Anteil der Sarkome an allen Krebsfällen ist um so niedriger, je häufiger ein Organ überhaupt an Krebs erkrankt (die hier angegebenen Zahlen betreffen die Beobachtungen der Chirurgischen Universitätsklinik Heidelberg von 1943—1959).

| Lokalisation | Zahl der Krebsfälle | Zahl der Sarkomfälle | *Sarkomanteil in %* |
|---|---|---|---|
| Magen | 1672 | 7 | *0,4* |
| Dünndarm | 29 | 11 | *3,8* |
| Colon und Sigma | 446 | 5 | *1,1* |
| Rectum | 1305 | 5 | *0,4* |
| Lunge | 1296 | 12 | *0,9* |
| Brustdrüse | 1216 | 13 | *1,1* |
| Schilddrüse | 110 | 8 | *7,3* |
| Insgesamt | 6074 | 61 | *1,0* |

RABINOVITCH u. Mitarb. (1947, 1950) finden im Dünndarm ein Verhältnis von 1:5,3, im Dickdarm 1:275,4 und im Mastdarm von 1:577. Diese Zahlen vereinbaren sich gut mit den aufgezeigten Gesetzmäßigkeiten.

Der Anteil der *Magensarkome* unter den malignen Magentumoren wird von den meisten Autoren mit 0,3—3% angegeben (O'DONOGHUE 1942, HERZOG 1943, SPENZER u.a. 1947, SPELLBERG u.a. 1949, WALL 1950, EKER u.a. 1956, RABINOVITCH 1950, GÜTGEMANN und SCHREIBER 1960). Höhere Werte wurden beinahe ausschließlich bei kleinerem Beobachtungsgut mitgeteilt. Eine Ausnahme bilden THORBARJARNASON u.a. (1959), die unter 670 Magencarcinomen 50 (7,4%) Sarkome, und MARSHALL u.a. (1959), die unter 1930 Magenkrebsfällen 83 (4,2%) Sarkome beobachteten, sowie OCHSNER und OCHSNER (1955), die unter 298 Carcinomen insgesamt 17 (5,7%) Sarkome feststellten. Im eigenen Beobachtungsgut fanden sich 7 Fälle (0,4%) unter 1672 malignen Magentumoren. Unter allen Sarkomerkrankungen stellen sie einen Anteil von 0,5—3% (PALMER 1950, ZEITLER 1959, SZTANKAY u.a. 1960), unter unseren 780 Fällen stellten sie 1% der beobachteten Fälle.

ELIAS, LUND und YONEMOTO (1954) fanden unter 16 malignen *Dünndarmtumoren* 5 Sarkome, RAGINS und SHIVELY (1940) entsprechend unter 10 insgesamt 3 Sarkome, PAPRIKOFF (1948) findet sogar 2 Dünndarmsarkome pro Carcinomfall (s. Abb. 12). Zweifelsohne ist der Dünndarm nur sehr selten primärer Sitz eines Carcinoms, die Relation der Sarkom- zur Carcinomhäufigkeit ist daher hier besonders augenfällig zugunsten der Sarkome verschoben.

*Colonsarkome* sind ebenfalls recht selten. Sie wurden unter anderen bereits von ORTH (1890) beschrieben. Nach STEINER und PALMER (1949) wurden bis dahin 400 Fälle mitgeteilt, 95% davon waren Lymphosarkome. Wir selbst sahen 5 Fälle unter insgesamt 446 malignen Dickdarmtumoren (1,1%) von 1943—1959.

Die verschiedensten Autoren geben für das *Rectumsarkom* eine Häufigkeit von 0,3—2,04% an (STELZNER 1948), in der Mehrzahl der Fälle jedoch unter 1%. So fand beispielsweise GOETZE unter rund 1000 Rectumtumoren 3 (0,3%) Sarkome, RIEDEN ebensoviel unter 931 Fällen (0,32%), MOSKOWITZ (1948) unter 200 nur 1 (0,5%).

Dementsprechend sind auch *Sarkome der extrahepatischen Gallenwege* äußerst selten. REIFERSCHEID (1948) konnte unter 892 Gallengangscarcinomen nur 1 Sarkom ermitteln. DE GAETANI konnte bis 1933 nur insgesamt 37 Fälle aus dem Weltschrifttum zusammenstellen. RAFFAUF (1952) faßt insgesamt 33 Gallenblasensarkome zusammen.

Diese statistischen Gesetze haben nicht nur für die Verdauungsorgane *Gültigkeit*, sondern wahrscheinlich *für alle Organsarkome.*

Bei der Brustdrüse ist das weibliche Carcinom eine der häufigsten Krebserkrankungen überhaupt, demgegenüber sind *Brustdrüsensarkome* bei Frauen selten. Zwangsläufig ist die Relation Sarkom zu Carcinom beachtlich hoch. Bei Männern ist das Brustdrüsencarcinom aber ebenfalls selten, das Verhältnis Sarkom zu Carcinom verschiebt sich bei ihnen weitgehend zugunsten der Sarkome. Nun enthält aber die weibliche Brustdrüse entsprechend ihrem größeren Volumen auch eine ungleich größere Zahl mesenchymaler Zellen als die des Mannes. Die Zahl der weiblichen Brustdrüsensarkome gegenüber den männlichen ist entsprechend ungleich größer. Ein augenfälliger Prüfstein für die allgemeine Gültigkeit der aufgezeigten Gesetzmäßigkeiten. — In unserem Beobachtungsgut fanden sich 11 Brustdrüsensarkome bei Frauen gegenüber nur 2 beim Manne. Die 11 weiblichen Sarkome fanden sich unter 1200 Carcinomen (0,9%), die 2 männlichen unter 16 Carcinomen (12,5%). Die Relation Sarkom zu Carcinom beträgt somit bei den epithelzellreichen Brustdrüsen der Frau 1:109, beim Manne dagegen 1:8.

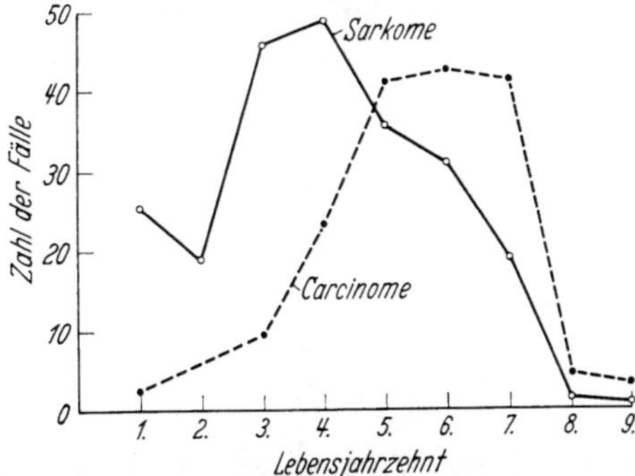


Abb. 12. Altersverteilung maligner Dünndarmgeschwülste nach einer Sammelstatistik der Weltliteratur (552 Fälle nach PAPRIKOFF 1948). Bis zum 40. Lebensjahr sind Sarkome häufiger als Carcinome

Der Sarkomanteil an der gesamten Brustkrebshäufigkeit wird von DERRA und BLITTERSDORF (1940) mit 1,6%, von BRUCK und LORBECK (1954) mit 0,25%, von GRIMES u.a. mit 1,2%, von PERASALO und VAPAAVUORI (1956) mit 1—4%, von RIBI (1958) mit 1,06%, von ROUKKULA (1959) mit 0,9% angegeben. Die 5 Fälle von ROUKKULA (1959) waren ausnahmslos Frauen. KAY (1955) berichtet über ein Lymphosarkom, BRECKENRIDGE über ein Liposarkom der Brustdrüse. SCHOTTENFELD (1954) veröffentlichte eine weitere Beobachtung, STUCKE (1946) berichtet sogar über ein doppelseitiges männliches Brustdrüsensarkom; ROSE (1936) beobachtete 16 weibliche (2,1% aller malignen Mammatumoren) und 2 männliche (neben 12 Carcinomen) Brustdrüsensarkome; PRICOLO (1956) 19 weibliche bei einem männlichen Tumor.

Mehrere Autoren bestätigen die Beobachtung, daß das Brustdrüsensarkom, bezogen auf die Gesamtzahl der Mammatumore, beim Mann häufiger ist; folgende Werte für den Mann wurden angegeben: PACK und LEFÈVRE 5%, SCHULTZ-BRAUNS (1933) 8%, D'AUNOY und WRIGHT (1930) 10%, STUCKE (1946, 1948) 10,5%.

Beim *Schilddrüsenkrebs* finden sich identische Verhältnisse. Auch dieses Organ entartet vorwiegend carcinomatös, unzweifelhaft häufiger bei Strumen, jedoch ist der Anteil der Sarkome unter den malignen Strumen auffallend hoch gegenüber anderen Organsarkomen (s. Tabelle 4). Nun finden sich Strumen ganz bevorzugt bei Frauen, dementsprechend ist der Schilddrüsenkrebs bei Frauen häufiger und die Relation Carcinom zu Sarkom bei Frauen zugunsten der Carcinome verschoben, die Sarkomerkrankungen der Schilddrüse insgesamt aber bei Frauen häufiger als beim Manne (s. auch S. 470).

DE COURCY (1954) fand 2 Sarkome unter 22, KINGSBURY (1956) 4 unter 91 und KLOSE (9212) 2 unter 20 Schilddrüsenkrebsen.

Ähnliches läßt sich für viele anderen Organsarkome aufzeigen.

Das *Lungensarkom* wird, nach der genannten Gesetzmäßigkeit ist dies auch zu fordern, bei Männern und Frauen gleich häufig gefunden. Unter unseren 12 Lungensarkomen fanden sich 6 Frauen. Zwangsläufig ist auch die Relation Carcinom zu Sarkom bei den viel häufigeren männlichen Bronchialcarcinomen beim Mann zugunsten der Carcinome verschoben.

Die bislang größte Sammelstatistik mit 77 Lungensarkomen veröffentlichten HOCHBERG und CRASTNOPOL (1956), 45 Männer und 32 Frauen. Überwiegend wurden Fibrosarkome (35%) gefunden. NYLANDER und AUKEE (1955) fanden bei 643 Bronchialcarcinomen 3 Sarkome (0,4%). Rhabdomyosarkome (GORDON und BOSS 1955) und Chondrosarkome (LOWELL und TUHY 1949) wurden ebenfalls vereinzelt primär in der Lunge gefunden.

Zweifelsohne bringen diese Gesetze eine Fülle von Beobachtungen auf einen *Generalnenner:* Die Cancerisierung von Zellen unterliegt statistischen Gesetzmäßigkeiten. Die Chance zur malignen Entartung hängt nicht von der Summation cancerogener Noxen alleine ab, sie steigt zugleich gesetzmäßig mit der Zahl der exponierten Zellen (und wie weitere Untersuchungen zeigen werden, mit deren Proliferationsgeschwindigkeit).

Über geographische Unterschiede der Carcinom- zur Sarkomhäufigkeit s. S. 464.

Zur unterschiedlichen altersabhängigen Häufigkeitsverteilung der Sarkome und Carcinome s. S. 460.

*Zusammenfassend* kann man feststellen:

1. Die Sarkomhäufigkeit verschiedener Organe verteilt sich entsprechend deren Gehalt an mesenchymalen Zellen. Die Carcinomhäufigkeit folgt anderen Gesetzen.
2. Bei Organen mit besonders hohen Carcinomzahlen, hierzu aber relativ niedrigem Gehalt an mesenchymalen Zellen, ist die Relation Carcinom zu Sarkom zugunsten der Carcinome verschoben.
3. In jüngeren Altersklassen sind Sarkome relativ häufiger gegenüber Carcinomen. Daher ist auch das mittlere Erkrankungsalter bei Sarkomfällen wesentlich niedriger als bei Sarkomen.
4. In Bevölkerungen mit relativ niedriger mittlerer Lebenserwartung ist der Anteil der Sarkome an der Krebshäufigkeit insgesamt höher, als in solchen mit höherer mittlerer Lebenserwartung.

## 7. Geschlechtsverteilung der Sarkome

Krebsmortalitätsstatistiken lassen in allen Ländern erhebliche *Unterschiede der Geschlechtsverteilung* erkennen. Diese gehen *fast ausschließlich zu Lasten der Carcinomerkrankungen.*

So starben *in Westdeutschland 1956* rund 8mal soviel Männer am Kehlkopfkrebs, rund 6mal soviel am Lungenkrebs, über 4mal soviel am Lippenkrebs, knapp 3mal soviel am Speiseröhrenkrebs und noch 10% mehr am Magenkrebs als Frauen. Im Gegensatz hierzu sind Krebserkrankungen der Gallengänge und insbesondere der Brustdrüse bei Frauen wesentlich häufiger (Abb. 13).

Demgegenüber sind *Geschlechtsunterschiede bei Sarkomerkrankungen verschwindend.* Soweit sie feststellbar sind, ist es bislang ungeklärt, inwieweit dieselben auf unterschiedliche Exposition durch Beruf, Nahrungs-, Genußmittel, Lebensgewohnheiten u. a. zu beziehen sind, inwieweit es sich um echte Geschlechtsunterschiede handelt.

Unter den 780 Fällen der Heidelberger Klinik überwiegen insgesamt die Männer mit 423 Fällen, das sind 54,2%. Doch dürften diese Geschlechtsunterschiede *weitgehend durch eine höhere männliche Bevölkerungszahl im Einzugsgebiet der Klinik bedingt* sein.

Von den meisten Autoren wird ein Überwiegen des männlichen Geschlechts festgestellt. Hoch (1950) ermittelte unter 1113 Sarkompatienten 668 (60,1%) Männer. In Japan beträgt der Sarkomanteil der Männer für 1948—1952 ohne maligne Melanome rund 60,1% (Segni u. Mitarb. 1957), in Dänemark 1943—1953 finden sich genau 50% (Clemmesen u. Nielsen 1956) und in Finnland 50,5% Männer (Roukkula 1959). Seltener wird ein leichtes Über-

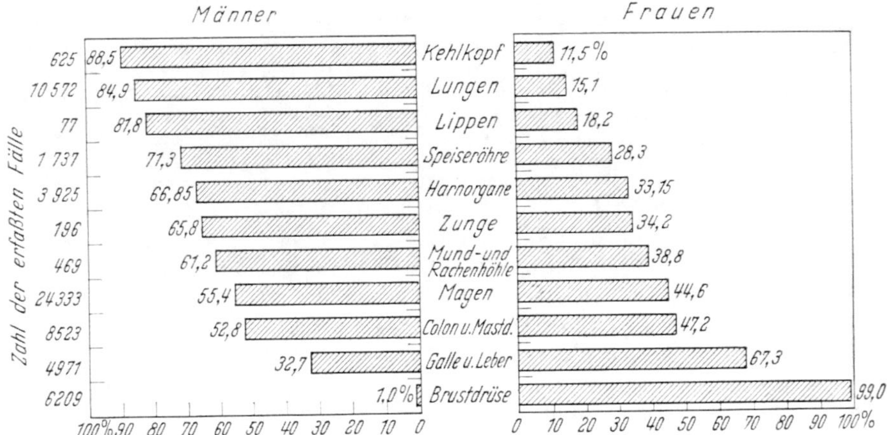


Abb. 13. Prozentuale Verteilung der Todesfälle bei verschiedenen Organkrebsen bei Männern und Frauen in Westdeutschland 1956 (nach Angaben des Statistischen Bundesamtes Wiesbaden). Die erheblichen Unterschiede gehen fast ausschließlich zu Lasten der Carcinomerkrankungen

wiegen der Frauen angegeben (Crone-Münzebrock u. Pope 1954, Ottmeyer 1938, Fischer 1954 u.a.). Zeitler (1959) berechnete die Sarkomhäufigkeit auf die gleichgeschlechtlichen Bevölkerungszahlen und findet, daß etwa 0,032% aller Frauen und rund 0,031% aller Männer an einem Sarkom erkrankt sind.

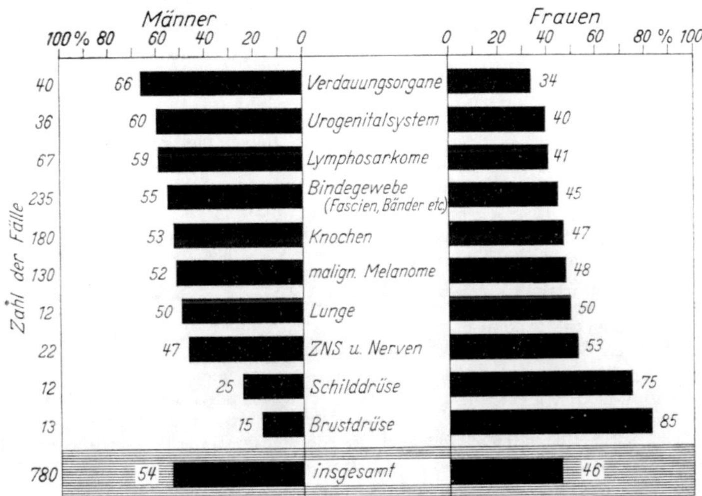


Abb. 14. Prozentuale Verteilung der Sarkome verschiedener Gewebe, Organsysteme und Organe bei Männern und Frauen. Mit Ausnahme der Schilddrüsen- und Brustdrüsensarkome, die überwiegend bei Frauen auftreten, verteilen sich Sarkome weitgehend gleichmäßig auf beide Geschlechter. (Beobachtungen der Chirurgischen Universitätsklinik Heidelberg)

*Signifikante Geschlechtsunterschiede* bestehen demnach in der Häufigkeit der Sarkomerkrankungen insgesamt im Gegensatz zu den Carcinomen *nicht*.

Bei den 780 Patienten mit Sarkomen der Heidelberger Chirurgischen Universitätsklinik findet sich, wie auch bei der allgemeinen Krebssterblichkeit in

Westdeutschland, eine Häufung beim Manne im kindlichen, jugendlichen und hohen Alter, während in den mittleren Lebensdezenien etwas mehr Frauen an Sarkomen erkrankten (Abb. 6, S. 460). Allerdings sind die Unterschiede gering, so daß sie als Schwankungen zu kleiner Beobachtungszahlen angesehen werden können.

BETZLER (1951) findet bei 330 Sarkompatienten fast regelmäßig einen Anstieg der Sarkomhäufigkeit bei den Männern in verschiedenen Altersklassen beim gleichzeitigen Rückgang der Häufigkeit bei Frauen und umgekehrt. Dies deutet er als Hinweis auf eine biologische Steuerung von Geschwulstauslösung und Wachstum. Ähnlich dem früher auftretenden Carcinomgipfel soll hierbei ein zum Teil geschlechtsgebundener weiblicher Mechanismus zu verschiedenen Zeitpunkten in Gang kommen. Die starken Unregelmäßigkeiten in der altersabhängigen Altersverteilung dürften aber hier weitgehend durch die Aufgliederung bis zu 5-Jahresgruppen bei einer hierfür viel zu kleinen Beobachtungszahl vorgetäuscht sein. Jedenfalls konnten bei unseren 780 Fällen keine derartigen Zusammenhänge festgestellt werden.

Bei einer Berechnung der *prozentualen Verteilung der Sarkome verschiedener Organe und Gewebe auf beide Geschlechter* (Abb. 14) zeigt sich ebenfalls eine weitgehende *Konstanz in der Geschlechtsverteilung* gegenüber den großen Diskrepanzen bei Carcinomen (Abb. 13). Ein leichtes Überwiegen des männlichen Geschlechts findet sich bei den Sarkomen der Verdauungsorgane, des Urogenitalsystems und der Lymphosarkome, während das weibliche Geschlecht eindeutig bei den Schilddrüsen- und Brustdrüsensarkomen überwiegt.

Wie die beim weiblichen Geschlecht viel größere Zahl mesenchymaler Zellen der Brustdrüse mit ihrer dementsprechend höheren Chance zur malignen Entartung diese Diskrepanz weitgehend erklären dürfte, so darf man die *bei Frauen* wesentlich *häufigere Struma* mit ihrer Zellvermehrung nicht nur als Präcancerose, sondern auch als *Präsarkomatose* betrachten. Von unseren 9 weiblichen Patienten mit Schilddrüsensarkomen hatten bereits 6 seit Jahren eine Struma, auch bei den Männern bildete sich in allen 3 Fällen das Sarkom auf dem Boden einer alten Struma.

Diese Geschlechtsunterschiede sind mehrfach bestätigt. So fand bereits SIMON (1926) das Schilddrüsen-, Brustdrüsen- und auch Gallenblasensarkom bevorzugt bei Frauen, während das männliche Geschlecht beim Nasen-, Rachen-, Larynx-, Oesophagus-, Darm- und Lungensarkom überwiegen soll.

ROUKKULA (1959) findet ein Überwiegen des männlichen Geschlechts bei Sarkomen der Verdauungs- und Respirationsorgane sowie bei Weichteil-, Lympho- und Knochensarkomen, während das weibliche häufiger an Haut- und *Brustdrüsensarkomen* erkrankt.

FUCHS (1949) konnte in ausgesprochenen Kropfgebieten Bayerns entsprechend der bei beiden Geschlechtern gleich hohen Strumaquote bei Frauen und Männern eine gleiche Häufigkeit der *Schilddrüsensarkome* ermitteln, während die Frauen in kropfarmen Gebieten mit dem hier häufigen weiblichen Kropf auch öfters am Schilddrüsensarkom erkrankten. Auch in Dänemark sind eindeutig Frauen häufiger (16 Fälle) als Männer (3 Fälle) erkrankt (zit. nach ROUKKULA 1959). Dagegen fand WALTHER (1939) im Züricher Beobachtungsgut 17 männliche bei nur 11 weiblichen Schilddrüsensarkomen.

BETZLER (1951) findet *Magensarkome* im Gegensatz zum Magencarcinom, das bekanntlich beim männlichen Geschlecht bevorzugt beobachtet wird, bei Männern und Frauen gleich häufig. Im jugendlichen Alter sollen dagegen Frauen häufiger an einem Knochensarkom erkranken. Auch sollen sich hinsichtlich der Histologie, der Lokalisation und des klinischen Verlaufs Unterschiede feststellen lassen. So findet er beim Manne im 1. und bei Frauen im 6. Lebensjahrzehnt einen protrahierten Krankheitsverlauf, während in diesen Altersklassen jeweils das andere Geschlecht die kürzesten Überlebenszeiten aufweist. Eine Überprüfung dieser Ergebnisse an einem größeren Beobachtungsgut steht noch aus. — In unserem Beobachtungsgut überwiegt bei den Sarkomen der Verdauungsorgane eindeutig das männliche Geschlecht, wie auch TAYLOR (1939), CHONT (1940), SNODDY (1952), JENKINSON u.a. (1954), v. REDWITZ (1956) u.a. feststellen konnten.

Das *Lungensarkom* findet sich ganz im Gegensatz zu den Carcinomen bei Mann und Frau gleich häufig (HAVARD und HANBURY 1960), 6 unserer 12 Fälle waren Männer.

Das *Kaposi-Sarkom* soll in 95% der Fälle bei Männern zu beobachten sein (GRANDBOIS und GAUMOND 1956).

Bislang ungeklärt ist das beim Manne so wesentlich häufigere *Paget-Sarkom.* Nach GERSTEL und JANKER (1933) sind etwa 58% der Knochen-Paget-Erkrankungen Männer, dagegen findet sich die maligne Entartung dieser Präsarkomatose beim Manne etwa 12mal so häufig. Auch unter unseren 180 Knochensarkomen fanden sich 2 Paget-Sarkome, beides Männer.

*Zusammenfassend* läßt sich folgendes feststellen:

1. Sarkomerkrankungen finden sich bei Mann und Frau nahezu gleich häufig.

Bei der Mehrzahl der Organ- und Gewebssarkome lassen sich auch keine Häufigkeitsunterschiede bei beiden Geschlechtern feststellen.

2. Eine signifikante Bevorzugung eines Geschlechts in Abhängigkeit vom Alter ist nicht nachweisbar. Entsprechende altersabhängige Geschlechtsunterschiede sind auch bei den Sarkomen der verschiedenen Organe und Gewebe nicht gesichert.

Das Brustdrüsen-, Schilddrüsen- und wahrscheinlich auch das Gallenblasensarkom ist bei Frauen, das Paget-Sarkom beim Manne häufiger. Sonstige geschlechtsgebundene Häufigkeitsunterschiede sind nicht gesichert.

3. Geschlechtsgebundene Unterschiede im Krankheitsverlauf, der Prognose, den histologischen Tumorformen u.a. sind bislang nicht gesichert.

## 8. Gewebs- und Organverteilung der Sarkome

Eine Gruppierung der Sarkome entsprechend der getroffenen Einteilung der Sarkome (S. 442) zeigt große Unterschiede in der Häufigkeit der sarkomatösen Entartung verschiedener vom Mesenchym sich ableitender Gewebe sowie in der Verteilung auf die einzelnen Organsysteme und Organe.

Zunächst fällt die Häufigkeit der *Bindegewebs- und Knochensarkome* (53,1%) auf. Daß es sich dabei *nicht* um eine *reine Volumenabhängigkeit* handelt, zeigt die extreme Seltenheit der *Sarkome des Muskelgewebes.* Während die Muskulatur durchschnittlich rund 50% der Gewebe mesenchymaler Herkunft ausmachen, zählen die Leiomyo- und Rhabdomyosarkome zu ausgesprochenen Seltenheiten, sie machen nur etwa 0,4% aller Sarkome aus.

Nach einer Sammelstatistik von GOES (1951) über 7154 Sarkomerkrankungen der Jahre 1900—1950 entfallen 31% der Fälle auf die Knochensarkome, allerdings schwanken die Werte bei den insgesamt 21 Autoren zwischen 7 und 48%.

Recht selten gelangen auch Sarkome mit hochausdifferenzierten Zellen wie *Lipo- und reine Myxosarkome* zur Beobachtung. In 35 Jahren konnten unter 780 Sarkomen nur 5 Liposarkome beobachtet werden. Man darf diese Sarkomformen aber nicht unmittelbar in Beziehung zu den fett- und schleimbildenden Geweben setzen, da dieselben sicherlich häufiger Sarkome, allerdings mit weit stärker entdifferenzierten Zellstrukturen liefern dürften, die dann unter den übrigen Bindegewebssarkomen erfaßt sind. Bevorzugte Lokalisation dieser fettbildenden Sarkome sind die unteren Extremitäten und der Retroperitonealraum. Relativ häufig sind *maligne Melanome,* die hier vergleichsweise miterfaßt wurden, bedenkt man das zur Körpermasse doch recht geringe Volumen melaninbildender Gewebe. Die *Lymphosarkome* dürften mit 8,6% in dem Beobachtungsgut einer chirurgischen Klinik kein reelles Spiegelbild der tatsächlichen Häufigkeit geben, nur zu oft sind dieselben bereits multipel oder systemartig und gelangen sogleich in strahlentherapeutische und interne Kliniken (s. auch S. 454). Die 22 neurogenen Sarkome stellen keine einheitliche Gruppe dar, sind doch dabei die Sarkome der Hirn- und Rückenmarkshäute mit den von den Schwannschen Zellen ausgehenden Sarkomen peripherer Nerven zusammengefaßt. Die Tumoren der Nervenzellen und Hirnsubstanz selbst wurden entsprechend der Einteilung (s. S. 443) nicht miterfaßt.

*Organsarkome* verdienen aus klinischer Sicht besondere Beachtung (s. S. 453). Gemessen an der Häufigkeit der Sarkome insgesamt sind sie selten. Große

Diskrepanzen bestehen hier zu den viel häufigeren Carcinomen dieser Organe (siehe S. 466). Die epithelialen Gewebe, die unmittelbare Kontaktfläche zu den Einflüssen der Umwelt, bilden vorwiegend den Boden der Krebsentstehung, demgegenüber sind Sarkome selten. Offensichtlich sind die mesenchymalen Zellen weitgehend geschützt vor den meisten exogenen krebsauslösenden Noxen durch die Kampflinie der Epithelien.

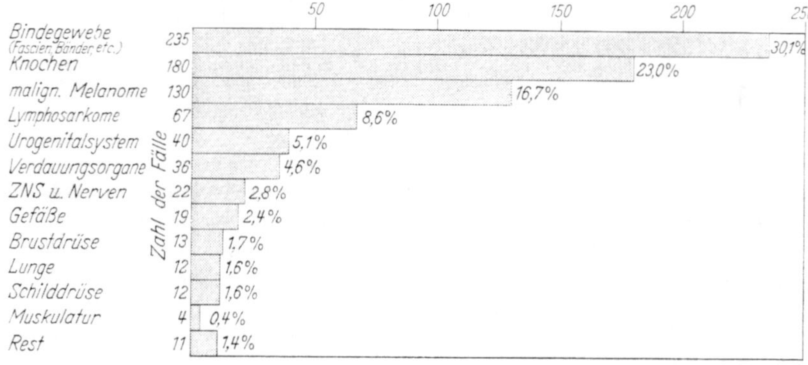


Abb. 15. Gewebs- und Organverteilung der Sarkome (780 Fälle der Chirurgischen Universitätsklinik Heidelberg)

Vergleicht man die Untersuchungen aus verschiedenen Ländern, so findet man eine auffallende Ähnlichkeit in der prozentualen Verteilung der Sarkome auf die verschiedenen Gewebe und Organsysteme. Als Beispiel seien hier die Ergebnisse für Finnland und Dänemark angeführt, die weitgehend mit den eigenen Beobachtungen übereinstimmen. Bereits diese Gegenüberstellung läßt die weitgehende Konstanz der Organ- und Gewebsverteilung der Sarkome in verschiedenen Ländern (Frey 1949) erkennen.

Tabelle 5. *Prozentuale Verteilung der Sarkome auf verschiedene Gewebe und Organe in Dänemark und Finnland* (Werte nach Roukkula 1959)

| Lokalisation | Dänemark 3304 Fälle | Finnland 305 Fälle |
|---|---|---|
| Weichteilsarkome . . . | 29,3 | 18,0 |
| Verdauungsorgane . . . | 12,7 | 8,9 |
| Knochensarkome . . . | 11,2 | 18,7 |
| Respirat.-Organe . . . | 9,8 | 3,0 |
| Lymphosarkome. . . . | 9,1 | 22,0 |
| Weibliche Genitalorgane | 8,8 | 10,5 |
| Mundhöhle und Pharynx | 5,8 | 5,2 |
| Haut ohne maligne Melanome . . . . . | 2,8 | 10,5 |

Tabelle 6. *Prozentuale Verteilung histologisch weitgehend gleichartiger Sarkome bei 235 Sarkomen der Fascien-, Bänder- und Füllgewebe*

| | Zahl der Fälle | % |
|---|---|---|
| Spindelzell- und Fibrosarkome . | 107 | 45,5 |
| Rundzellensarkome . . . . . . | 39 | 16,7 |
| Polymorphzellige Sarkome . . . | 42 | 17,8 |
| Rest . . . . . . . . . . . . | 47 | 20,0 |

Die Sarkomgruppen verschiedener Gewebs- und Organsarkome zeigen zudem typische *Häufigkeitsunterschiede im Vorkommen bestimmter, histologisch gleichartiger Sarkome.*

Die 235 *Sarkome der Fascien und Bänder* im eigenen Beobachtungsgut zeigen insgesamt eine gewaltige Variationsbreite, kaum ein Tumor gleicht ganz dem anderen. Teilt man sie in verschiedene Gruppen auf, so finden sich ganz *überwiegend Spindelzell- und fibroplastische Sarkome* (Tabelle 6).

Unter den Bindegewebssarkomen sind hier auch in der Gruppe „Rest" die Lipo- und Myosarkome miterfaßt, beide in ausdifferenzierter Form relativ selten, lassen sie sich in weitgehend entdifferenzierten Formen nur schwerlich von den übrigen entdifferenzierten Weichteilsarkomen abgrenzen.

Betzler (1960) findet bei 170 Weichteilsarkomen ein Überwiegen der unreifzelligen Sarkome in den tieferen Weichteilen gegenüber den mehr oberflächlich gelegenen.

Unter den 180 *Knochensarkomen überwiegen* eindeutig die *Osteosarkome*, wohingegen die periostalen Spindelzell- und Fibrosarkome, sowie die myologenen Ewing- und Reticulozellsarkome relativ selten sind (Tabelle 7).

Die Histologie der *malignen Melanome* s. S. 451, die der *Lymphosarkome* s. S. 453.

Die *Sarkome des Verdauungstraktes* zeigen histologisch die ganze Skala der Weichteilsarkome: Fibro-, Myxo-, Spindelzell-, Retothel-, Myo-, selbst Melanosarkome wurden beobachtet.

Unter den *Schilddrüsensarkomen* finden sich histologisch recht unterschiedliche Formen, wie auch unsere 12 Fälle zeigen (Abb. 57). Das bislang größte Beobachtungsgut (28 Fälle) wurde von Walther (1939) zusammengestellt. Saxen (1951) beobachtete 3 Fibro- und 2 Lymphosarkome.

Bei den *Brustdrüsensarkomen* soll es sich in 60—70% um Fibro- oder Spindelzellsarkome handeln (Harrington u. Miller 1940, Stucke 1946), wir sahen unter 13 Fällen 8 Spindelzell- oder Fibrosarkome (Abb. 54). Placentini (1951) konnte 55 Reticulosarkome aus dem Schrifttum zwischen 1887 und 1951 zusammenstellen. Miller und MacCarty (1939) teilten allein 37 Fälle von Mammasarkomen mit, die sie selbst beobachten konnten. Wir sahen insgesamt 13 Fälle unter 1216 Mammacarcinomen (1%).

Tabelle 7. *Prozentuale Verteilung histologisch gleichartiger Sarkome bei 180 Knochensarkomen*

| | Zahl der Fälle | % |
|---|---|---|
| Bösartige Riesenzelltumoren . | 8 | 4,4 |
| Osteosarkome . . . . . . . | 113 | 62,8 |
| Ewing-Sarkome und Reticulozellsarkome . . . . . . . | 28 | 15,6 |
| Spindelzell- und Fibrosarkome | 15 | 8,3 |
| Rest . . . . . . . . . . . | 16 | 8,9 |

Sicherlich häufiger als es die spärliche Zahl von Mitteilungen vermuten läßt, dürften *Lungensarkome* sein. Wir konnten immerhin allein 12 Fälle beobachten. Nielson (1951) berichtet über 12 weitere Patienten. Jverson (1954) konnte bei 3 eigenen Fällen 16 weitere aus dem Schrifttum mitteilen. Hochberg und Crastnopol (1956) berichten für 1944—1954 bereits über 71 Fälle aus dem Schrifttum. Spindelzell-, Fibro-, Reticulozell-, Lympho-, Leiomyo-, Chondro-, Lipomyxo- und Angiosarkome sind beschrieben. Hanbury (1960) findet allein 28 Leiomyosarkome der Lunge im Schrifttum, neben einem eigenen erfolgreich operierten Fall.

Unter den *Herzgeschwülsten* sind nur etwa 6% als Primärtumoren anzusprechen, von denen wiederum $^2/_3$ gutartig sind. Sonst wurden Lympho-, Rhabdomyo-, Angio- und seltener auch Fibrosarkome beobachtet (Donzelot und Eman-Zade 1941).

Milzsarkome s. S. 479.

*Sarkome der weiblichen Genitalorgane* sind in unserem Beobachtungsgut zahlenmäßig gering. Gleichermaßen wie Nasen-, Larynx- und Pharinxsarkome, Sarkome der Orbita u.a. kommen sie überwiegend an Spezialkliniken entsprechender Fachdisziplinen zur Beobachtung.

Genitalblutungen und Schmerzen im Bereich des Unterbauches sind bei *Uterussarkomen* meist Leitsymptom. Sie kommen vorwiegend nach dem 40. Lebensjahr zur Behandlung, doch werden sie vereinzelt auch schon im Kleinkindes-, Kindes- und Jugendalter beobachtet (Krieger 1952, Roukkula 1959, Ober u. a. 1958). In der Mehrzahl der Uterussarkome handelt es sich um undifferenzierte Sarkome und Myosarkome, seltener um Fibrosarkome. Nach Novak und Novak (1958) machen sie rund 4,5% aller malignen Uterusgeschwülste aus. In den meisten Fällen entstehen sie sekundär aus Uterusmyomen, nach Kimborough (1934) sind es 0,76% aller Myome, nach Meyer (1934) 0,5—2%, 0,56% nach Novak und Anderson (1937). Geschickter (1934) fand 54 Sarkome unter 6000 Myomen, wobei die histologischen Kriterien der Malignität ohne nachweisbare Metastasierung schwerfällt (Evans 1920, McFarland 1935). Meist liegen diese Tumoren intramural (Schiller 1953), seltener im Endometrium (Anderson 1952, Kinnunen und v. Numers 1956). Gelegentlich gelangen auch Rhabdomyosarkome zur Beobachtung (Clay, Evans und Snyder 1952, Kulka und Douglas 1952, Peckham und Greene 1952). Reich (1949) fand 9 Fälle unter 1627 bösartigen Tumoren von Cervix und Uterus.

Weniger als 1% der bösartigen *Ovarialtumoren* sind Sarkome (Schiller 1953). Fibrosarkome, Rhabdomyosarkome (Sandison 1955) und auch osteogene Sarkome (Stowe und Watt 1952) wurden unter anderen beobachtet. Gelegentlich können sie zum Geburtshindernis werden (Maruoka 1934).

*Sarkome der Vulva und Vagina* sind eine ausgesprochene Seltenheit (Diehl und Haught 1946; Ober, Smith und Rouillard 1958) im Gegensatz zu malignen Melanomen.

*Sarkome der männlichen Genitalorgane.* Maligne *Hodengeschwülste* bedingen in Westdeutschland etwa 0,4% der männlichen Gesamtkrebssterblichkeit. Schottenfeld, Grayzel und Trattler (1952) errechneten 0,58%. Die Sarkomhäufigkeit wird hierbei unterschiedlich angegeben. DIXON und MOORE (1953) fanden nur 1 Fall unter 1030 Hodentumoren. Wir fanden im eigenen Beobachtungsgut unter 77 erfaßten Hodentumoren immerhin 3 primäre Hodensarkome (0,4%) (EHLERS, OTT, SODER 1960), in einem Fall trat das Rundzellensarkom beidseitig auf (HARTMANN 1956). Sarkome lymphatischer Gewebe wurden von COHEN, CAPLAN, LIBER und ROSWITT 1955 beschrieben, entsprechende Fälle von ABESHOUSE, TIONGSON und GOLDFARB 1955; VARNEY 1955. SCHOTTENFELD u. Mitarb. beschreiben ein Myosarkom bei einem 53jährigen Patienten.

Wir konnten selbst ein *Nebenhodensarkom* (s. oben) beobachten (EHLERS, OTT, SODER 1960), über entsprechende 20 Fälle einer Sammelstatistik berichten JESSEN und STROM (1955). SCALFI (1940) konnte im Schrifttum 34 *Sarkome des Samenstrangs* finden, neben einer eigenen Beobachtung.

*Penissarkome*, meist mit Priapismus vergesellschaftet (ASHLEY und EDWARDS 1957), sind ebenfalls sehr selten. WATTENBERG (1944) konnte 8 Fälle, ASHLEY und EDWARDS (1957) 55 Fälle aus der Literatur zusammenstellen. Meist handelt es sich um Fibrosarkome. Gelegentlich wurden sie bereits bei Jugendlichen beobachtet (CLEVANT 1944).

*Prostatasarkome* sind nicht so selten, sie machen etwa 1% der Prostatakrebse aus. MELICOW, PELTON und FISCH (1943) HAGEMANN (1953), LONGLEY (1955) und ROMEO (1958) berichten jeweils über etwas mehr als 200 Fälle aus dem Schrifttum. Meist handelt es sich um Fibrosarkome. Sie treten vorwiegend bereits vor dem 20. Lebensjahr auf, im Gegensatz zu den Prostatacarcinomen. Gelegentlich werden diese Sarkome sogar im kindlichen Alter beobachtet (RAY 1935, HILLENBRAND 1942, HAGEMANN 1953, WALLGREN 1954 u.a.).

*Sarkome der Harnorgane* sind insgesamt — sieht man von den hier miterfaßten Wilms-Tumoren ab — recht selten.

*Nierensarkome* machen nur etwa 2—3% der malignen Geschwülste dieses Organs aus (POWELL und CLARK 1949). FOOT, HUMPHREY und WHITMORE (1951) fanden dementsprechend 9 Sarkome unter 271 malignen Nierentumoren. Meist finden sich Fibrosarkome (JUDD und DONALD 1932), seltener Lymphosarkome (GIBSON 1948), DAVIS und OLIVETTI 1951), osteogene Sarkome (HUDSON 1956) und Leiomyosarkome (FREHLING und LEO 1956).

Ein *Sarkom der Urethra* beobachtete ROUKKULA (1959), ein weiterer Fall wurde von BAILEY (1944) veröffentlicht, der auch 8 weitere Fälle aus der Literatur zusammenstellte.

151 *Blasensarkome* konnten CRANE und TREMBLAY (1943) aus dem Schrifttum zusammenstellen, 56 Fälle erfaßte LONGLEY (1955). Er konnte dabei selbst nur einen Fall unter 2300 Blasengeschwülsten feststellen. Fibro-, Leio-, Rhabdomyo-, Myxo-, osteogene und Lymphosarkome wurden beobachtet. Gelegentlich können sie im Bereich der Vulva prolapieren (O'DONEL BROWNE 1935). WARD (1958) beobachtete ein Spindelzellsarkom in einem Blasendivertikel, 3 entsprechende Fälle aus dem Schrifttum werden von ihm mitgeteilt.

In der Verteilung der Sarkome auf verschiedene Gewebe und Organe, sowie in der unterschiedlichen Häufigkeit bestimmter histologischer Sarkome sind kaum Gesetzmäßigkeiten zu erkennen. Insgesamt scheint es uns, daß die Häufigkeit dieser Tumoren parallel zu ihrer Häufigkeit mesenchymaler Zellen und deren Gewebsproliferation geht. Je häufiger sich Zellen teilen, desto höher ist die Chance zur malignen Entartung. Die seltenen Zellteilungen der Fettgewebe, die weitgehend fehlende vollständige Zellteilung von Muskelzellen stehen mit der Seltenheit der davon sich ableitenden Sarkome im Gegensatz zu den relativ häufigen Zellteilungen und damit häufigeren sarkomatösen Entartung melaninbildender und lymphatischer Zellen oder auch der Spindelzellen. Die bevorzugte Lokalisation (s. S. 477) z.B. der Knochensarkome in den Wachstumszonen der langen Röhrenknochen, sprechen ebenfalls für eine solche Gesetzmäßigkeit (s. S. 484).

*Zusammenfassend* ist festzustellen:

1. Die vom Mesenchym abstammenden Gewebe zeigen erhebliche Unterschiede in der Häufigkeit der auf ihrem Boden entstehenden Sarkome. Die Bindegewebs- und Knochensarkome stellen bei weitem die häufigsten Sarkome, gefolgt von den Melano- und Lymphosarkomen, während die hoch ausdifferenzierten Zellen des Muskel- und Fettgewebes nur selten maligne entarten.

2. Die Sarkome innerer Organe sind, gemessen an der Carcinomhäufigkeit, selten. Im Gegensatz zu diesen verteilen sie sich wesentlich gleichmäßiger auf die einzelnen Organe des Verdauungs-, Respirations- und Urogenitaltraktes.

3. In verschiedenen Ländern zeigt sich eine weitgehende Konstanz in der Sarkomhäufigkeit einzelner Gewebe und Organe.

4. Die Sarkome zeigen eine unterschiedliche Häufigkeit histologisch gleichartiger Sarkome. Bei den Bindegewebssarkomen sind so z. B. die spindelzell- und fibroplastischen Sarkome die häufigsten, gefolgt von polymorphzelligen und Rundzellensarkomen.

## 9. Lokalisation der Sarkome

Eine Reihe von Veröffentlichungen beschäftigt sich mit der Verteilung der Sarkomhäufigkeit auf die verschiedenen Körperabschnitte. Dabei wird meist der Standpunkt vertreten, daß die verschiedenen Körperzellen, die letztlich vom Mesenchym abstammen, eine verschieden hohe Wahrscheinlichkeit zur malignen Entartung zeigen.

Goes (1951) findet bei 521 Sarkomfällen des Frankfurter Röntgeninstituts und Betzler (1952) bei 330 Fällen der Tübinger Chirurgischen Universitätsklinik eine auffallende *Bevorzugung der rechten Seite.* Nach Simon (zit. bei Betzler 1952) sollen auch die retroperitonealen Sarkome vorwiegend rechts lokalisiert sein. Goes deutet diese Beobachtung als Ausdruck der größeren physischen Belastung der rechten Seite.

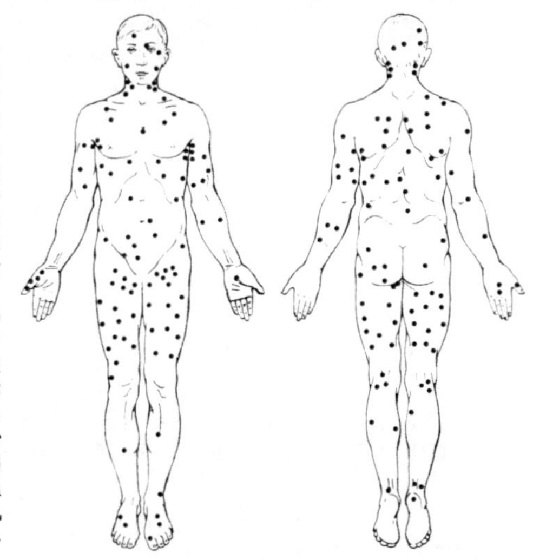

Abb. 16. Die Lokalisation der Primärherde von 189 Bindegewebssarkomen auf die Körperoberfläche projiziert (außer 19 retroperitonealen, 12 mediastinalen Sarkomen und 3 Sarkomen des Mesenteriums)

Mehrfach bestätigt ist die bevorzugte Lokalisation der Weichteilsarkome im Bereich der unteren Extremitäten. Brodex u. Mitarb. (1939) finden 43,4% von 152 Weichteilsarkomen im Bereich der Oberschenkel und Knie unter Bevorzugung der Beugeseite. Ebenso finden Heller (1950) und Cade (1951) die unteren Extremitäten besonders häufig betroffen. Hellriegel (1947) untersuchte die Verteilung von insgesamt 525 Weichteilsarkomen, 9 Myosarkome zeigten keine Besonderheiten in ihrer Lokalisation, 8 Reticulo-, 55 Lympho- und 55 Rundzellensarkome fanden sich gehäuft im Mund-, Nasen- und Rachengebiet, während Fibro-, Spindelzell- und polymorphzellige Sarkome die Extremitäten bevorzugten. So fanden sich z. B. 31% der Fibrosarkome an den unteren Extremitäten, wobei die Oberschenkel fast doppelt so häufig wie die Unterschenkel betroffen waren.

Betzler (1958) findet bei einer Zusammenstellung von 1020 Fibrosarkomen verschiedener Reifegrade eine volumenspezifische Verteilung auf die verschiedenen Körperabschnitte, wobei sich diese Sarkome folgendermaßen verteilten: Oberschenkel 36%, Oberarme 16%, Unterschenkel 11%, Schultergürtel 11%, Rumpf 7%, Unterarm 5%, Gesäß 5%, Hals und Nacken 2%, Hände und Finger 1,5% und Zehen 0,5%. Ein entsprechendes Verteilungsmuster bei insgesamt 153 Fällen ermittelte auch Cade (1951).

Um zu diesen verschiedenartigen Befunden Stellung nehmen zu können, überprüften wir die Lokalisation des Primärherdes bei den häufigsten Sarkomgruppen in unserem Beobachtungsgut.

Die primäre *Lokalisation der 189 Bindegewebssarkome* (ohne 19 retroperitoneale, 3 mesenteriale und 12 mediastinale Sarkome) sind in Abb. 16 auf die Körperoberfläche projiziert, die Tabelle 8 läßt die prozentuale Verteilung auf die verschiedenen Körperabschnitte erkennen. Es zeigt sich dabei folgendes:

1. Die Bindegewebssarkome lassen *keine Bevorzugung einer Körperseite* erkennen, 51% betreffen die linke, 49% die rechte Körperhälfte.

2. *Die Körperabschnitte mit den größten Bindegewebsmengen sind häufigster Sitz der Sarkomerkrankungen.* 34,5% der Fälle betreffen die unteren Extremitäten, wobei wiederum die Oberschenkel dementsprechend über doppelt so häufig (55 Fälle) wie die Unterschenkel (22 Fälle) betroffen sind. Weiterhin betreffen

38,1% Rumpf, Damm- und Schultergürtel, 18,4% die Arme und Achselhöhlen, 5,0% Hals und Nacken, 4,0% den Kopf (Tabelle 8).

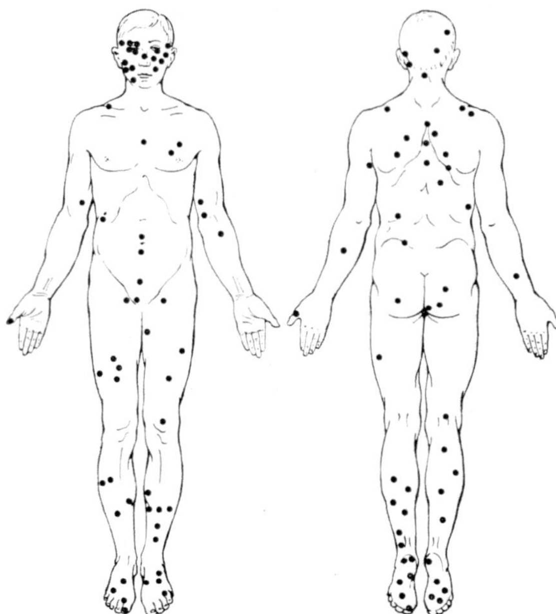

Abb. 17. Lokalisation der Primärherde von 110 malignen Melanomen, die hier vergleichsweise als Sondergruppe erfaßt wurden

Die als Sondergruppe erfaßten *malignen Melanome* zeigen gegenüber den Bindegewebssarkomen ein teilweis anderes Verteilungsmuster. Von 110 derartigen Tumoren konnten wir den primären Sitz bestimmen. In Abb. 17 sind dieselben auf die Körperoberfläche eingezeichnet. Tabelle 9 läßt die prozentuale Verteilung erkennen. Auffallend ist die *Häufung im Bereich des Gesichtes, der Unterschenkel und Füße.*

45,5% aller malignen Melanome sind an den unteren Extremitäten lokalisiert, allein 82% davon betreffen die Unterschenkel, Füße und Zehen. 18 Tumore fanden sich im Kopfbereich, davon 15 im Gesichtsbereich, 5 Geschwülste gingen von den Augen aus.

Für die bevorzugte Lokalisation der malignen Melanome wird eine chronische Traumatisierung, besonders der Füße und Unterschenkel sowie des Gesichts angeschuldigt. Von den 11 malignen Melanomen des Gesichts waren 5 Frauen, von den 6 Männern 3 unter 20 Jahre alt. Die chronische Traumatisierung durch die Rasur kann somit hier keine wesentliche Bedeutung in der Summe der Fälle haben. Hinzu kommt, daß auch die Lokalisation der benignen Melanome weitgehend dem genannten Verteilungsmuster entspricht und sicher über 50% der bösartigen Geschwülste auf dem Boden der gutartigen Melanome entstehen (Soder u. Ott 1960). Es ist naheliegend, auch hier die Lokalisationshäufigkeit in gesetzmäßigem Zusammenhang zur ungleichen Lokalisation melaninhaltiger Zellen zu sehen. Die eindrucksvollen Beispiele maligner Entartung traumatisierter oder anoperierter Naevi wären dann lediglich Ausdruck der besonders bei den

Tabelle 8. *Die prozentuale Häufigkeitsverteilung von 223 Bindegewebssarkomen auf die verschiedenen Körperabschnitte (einschließlich 19 retroperitoneale, 12 mediastinale und 3 Sarkome des Mesenteriums)*

| Lokalisation | Zahl der Fälle | % der Fälle |
|---|---|---|
| Untere Extremitäten . . | 77 | 34,5 |
| Oberschenkel . . . . . | (55) | (24,7) |
| Unterschenkel und Füße | (22) | (9,8) |
| Rumpf. . . . . . . . . | 85 | 38,1 |
| Obere Extremitäten . . . | 41 | 18,4 |
| Hals. . . . . . . . . . | 11 | 5,0 |
| Kopf . . . . . . . . . | 9 | 4,0 |
| Insgesamt | 223 | 100 |

Tabelle 9. *Die prozentuale Verteilung von 110 malignen Melanomen auf die verschiedenen Körperabschnitte*

| Lokalisation | Zahl der Fälle | % der Fälle |
|---|---|---|
| Untere Extremität . | 50 | 45,5 |
| Rumpf . . . . . . | 31 | 28,2 |
| Kopf . . . . . . . | 18 | 16,1 |
| Obere Extremität . | 9 | 8,1 |
| Hals . . . . . . . | 2 | 1,7 |
| Insgesamt | 110 | 100,0 |

Knochensarkomen (s. S. 479) aufgezeigten höheren Chance zur malignen Entartung bei schneller proliferierenden Zellen.

Eine bevorzugte Körperseite läßt sich nicht ermitteln, auf der rechten Seite waren 54, auf der linken 56 maligne Melanome lokalisiert.

*Knochensarkome* sind bevorzugt in den langen Röhrenknochen lokalisiert, wobei die distalen Femur- und die proximalen Tibia- und Humerusabschnitte besonders häufig betroffen sind, nicht so selten auch Schädel und Beckenring. Seltener finden sich Knochensarkome im Bereich der Finger, Füße, Kniescheibe und in der Schaftmitte langer Röhrenknochen (Abb. 18 und Tabelle 10).

Tabelle 10. *Die prozentuale Häufigkeitsverteilung von 180 Knochensarkomen auf die einzelnen Skeletabschnitte*

| Lokalisation | Zahl der Fälle | % der Fälle |
|---|---|---|
| *Femur* . . . . . . . | 70 | 38,9 |
| proximales Drittel | 18 | |
| mediales Drittel . | 2 | |
| distales Drittel . . | 50 | |
| *Tibia* . . . . . . . | 23 | 12,8 |
| mediales Drittel . | — | |
| proximales Drittel | 19 | |
| distales Drittel . . | 4 | |
| *Humerus* . . . . . | 13 | 7,2 |
| proximales Drittel | 10 | |
| mediales Drittel . | 1 | |
| distales Drittel . . | 2 | |
| Beckenring . . . . | 22 | 12,2 |
| Schädel . . . . . . | 17 | 9,4 |
| Schulterblätter . . . | 8 | 4,4 |
| Rippen . . . . . . | 7 | 3,9 |
| Fibula. . . . . . . | 7 | 3,9 |
| Wirbelsäule . . . . | 4 | 2,2 |
| Unterarm und Hände | 5 | 2,8 |
| Clavicula . . . . . | 2 | 1,1 |
| Fuß. . . . . . . . | 1 | 0,6 |
| Sternum. . . . . . | 1 | 0,6 |
| Insgesamt . . . . | 180 | 100,0 |

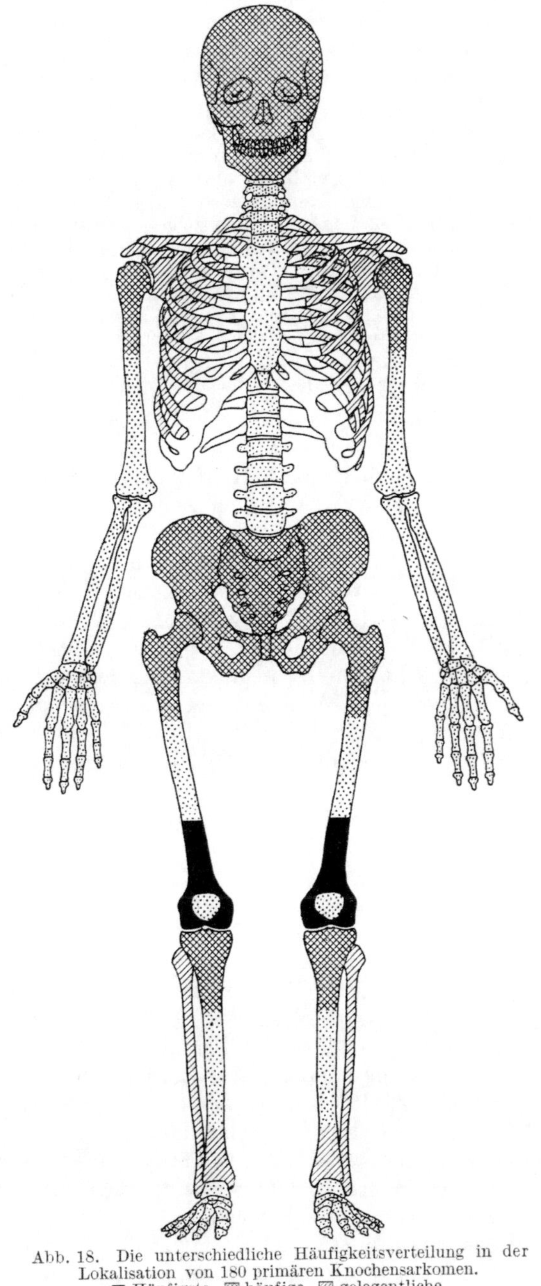

Abb. 18. Die unterschiedliche Häufigkeitsverteilung in der Lokalisation von 180 primären Knochensarkomen. ■ Häufigste, ▩ häufige, ▨ gelegentliche, ▤ seltene Lokalisation

War bei den Bindegewebssarkomen eine Häufigkeitsverteilung entsprechend der Zellzahlen dieser Gewebe feststellbar, so sind die *Prädilektionsorte* der Knochensarkome die Zonen stärksten Knochenwachstums, die Metaphysen. *Über* $^1/_3$ *aller Tumoren sind dementsprechend im Kniebereich lokalisiert.*

CONVENTRY und DAHLIN (1957) fanden über 50%, REISNER (1956) sogar 80%. TROELL (1930) beobachtete 77 Knochensarkome, von denen allein 62 von Femur oder Tibia ausgingen.

Mehrere Autoren finden auch eine *unterschiedliche Verteilung verschiedener histologisch einheitlicher Knochensarkome* (Einteilung s. HELLNER 1955).

Nach HERZOG (1937) und SIRSAT (1956) bevorzugen osteogene und Chondromyxosarkome die Metaphysen langer Röhrenknochen, wohingegen die Ewing-Sarkome die Diaphysen und multiple Myelome Wirbelkörper und Rippen bevorzugt befallen. Im Gegensatz zum Ewing-Sarkom, das die Epiphysen meist nicht betrifft, findet sich das Reticulosarkom im ganzen Bereich der langen Röhrenknochen gleich häufig (UEHLINGER, BOTSZTEJN u. SCHINZ 1948). HELLNER (1952) findet die Riesenzellgeschwülste bevorzugt in Epiphysen und platten Knochen, osteogene Sarkome in Metaphysen, Ewing-Sarkome in den Diaphysen langer Röhrenknochen und Plattenknochen. SIRSAT (1956) sieht die Ewing-Sarkome in 50% der Fälle im Bereich des Beckens und nur in 9% im Schaftteil der langen Röhrenknochen. Die Riesenzellgeschwülste sind fast ausschließlich zentral in den Epiphysen lokalisiert (PAHL 1959).

Eine nahezu deckungsgleiche Häufigkeitsverteilung osteogener Sarkome findet sich auch beim Hund (SCHULZ 1958).

Die Bindegewebs- (Abb. 16, Tabelle 8), Organsarkome (Tabelle 4) und wahrscheinlich auch die malignen Melanome (s. S. 476) verteilen sich in der Summe der Fälle entsprechend dem Zellgehalt ihrer Muttergewebe auf die verschiedenen Körperabschnitte. Die Häufigkeit der osteogenen Sarkome verteilt sich nur annähernd entsprechend dem Zellgehalt, meßbar an dem Gewicht der einzelnen Knochen, auf die verschiedenen Skeletabschnitte. Ungenauigkeiten in dieser Relation Knochengewicht: Sarkomhäufigkeit, wie auch die unterschiedliche Häufigkeitsverteilung der osteogenen Sarkome im einzelnen Knochen selbst — am Femur ist z.B. ganz überwiegend das distale Ende betroffen (Abb. 18) — erklären sich durch einen weiteren, neben der Zellzahl für die Blastogenese fundamentalen Faktor, die unterschiedliche Proliferationsgeschwindigkeit dieser Zellen. *Je rascher sich die Zellen in einem Gewebe teilen, desto höher ist die Chance zur malignen Entartung.*

Ein beweiskräftiges Beispiel für die Gültigkeit dieser Hypothese sind die Knochensarkome. Berücksichtigt man nämlich neben dem Knochengewicht die unterschiedliche Zahl der Hauptwachstumszonen einzelner Knochen, indem man die durchschnittlichen Knochengewichte durch die bekannte Zahl ihrer Hauptknochenkerne dividiert, so verhalten sich die so gefundenen Zahlen für die einzelnen Knochen zueinander wie die Häufigkeitsverteilung der Knochensarkome. In Tabelle 11 wurde so das relative Gewicht der einzelnen Knochen bestimmt, wie sie an Hand von 6 Skeleten Erwachsener ermittelt wurden (Literatur s. GOES 1953), wobei das Gewicht des Femur = 100 gesetzt wurde. Berechnet man gleichermaßen die relative Sarkomhäufigkeit, indem man die beobachteten osteogenen Sarkome des Femur = 100 setzt, so findet man eine ausnahmslose Übereinstimmung der beiden Zahlenreihen. Diese von GOES (1953) an Hand einer Sammelstatistik von CHRISTENSEN empirisch gefundene Beziehung zwischen Knochengewicht und Sarkomhäufigkeit können wir an Hand des eigenen Beobachtungsgutes erstmalig bestätigen. Der Berechnung (Näheres s. GOES 1953) wurden sinngemäß nur die osteogenen Sarkome zugrunde gelegt. — Insgesamt nimmt also die Wahrscheinlichkeit des Auftretens eines Knochensarkoms mit niedrigerem Knochengewicht ab. Je höher das Gewicht und je geringer die Zahl der Hauptknochenkerne eines Knochens ist, d.h. *je höher die Wachstumsleistung einer Epiphysenfuge ist, desto größer ist die Wahrscheinlichkeit des Auftretens eines osteogenen Sarkoms.* Die Chance zur malignen Entartung eines Knochens ist eine proportionale Funktion der Zellzahl und der Proliferationsgeschwindigkeit (Wachstumsleistung) seiner Zellen.

Diese Gesetzmäßigkeit erklärt zugleich zwanglos die unterschiedliche Sarkomhäufigkeit im einzelnen Knochen, die Wachstumsleistung des peripheren Femur

Tabelle 11

Die relative Häufigkeitsverteilung der osteogenen Sarkome auf die einzelnen Knochen (Zahl der Femursarkome = 100 gesetzt) verhält sich wie die relativen Knochengewichte dividiert durch die Anzahl der Hauptknochenkerne. Die Werte der relativen Gewichtszahlen zeigen die Streubreite bei 6 in der Literatur angegebenen Skeleten des erwachsenen Menschen (ergänzt nach einer Tabelle von GOES 1953).

| Lokalisation | Relative Gewichtszahlen dividiert durch die Zahl der Hauptknochenkerne (Femur = 100) | Zahl der Osteosarkome | | Relative Sarkomzahlen (Zahl der Femursarkome = 100) | |
|---|---|---|---|---|---|
| | | nach CHRISTENSEN 441 Fälle | eigene Beobachtungen 113 Fälle | nach CHRISTENSEN | eigene Beobachtungen |
| Femur | 100 | 174 | 40 | 100 | 100 |
| Tibia | 51—69 | 83 | 20 | 48 | 50 |
| Fibula | 8—12 | 21 | 4 | 12 | 10 |
| Humerus | 32—41 | 54 | 13 | 31 | 32,4 |
| Clavicula | 4,2—7 | 9 | 2 | 5 | 5 |
| Scapula | 6,5—11 | 14 | 6 | 8 | 15 |
| Beckenhälfte mit Kreuzbein | 15,8—23,7 | 21 | 8 | 12,1 | 20,5 |
| Brustbein | 0,6—1,6 | 2 | 1 | 1,1 | 2,5 |
| 24 Rippenknochen | 2,1—3,9 | 6 | 2 | 3,4 | 5 |
| Hals-, Brust- und Lendenwirbel | 2,7—5,1 | 6 | 2 | 3,5 | 5 |

ist eben z.B. eine ungleich höhere als die des Femurschaftes, entsprechendes gilt auch für die anderen Knochen, wie z.B. die proximale Tibia und den proximalen Humerus.

Mit großer Wahrscheinlichkeit erklären sich auch die in Abb. 15 aufgezeigten *Diskrepanzen zwischen Gewebsvolumen und Sarkomhäufigkeit* dadurch, daß neben der Zellzahl die Proliferationsgeschwindigkeit für die Wahrscheinlichkeit einer malignen Entartung von entscheidender Bedeutung ist. Bei ausgereiften Fettzellen sind z.B. kaum je Zellteilungen zu beobachten, dasselbe gilt für die Muskelzellen. Dementsprechend finden sich ungleich seltener Lipo- und Myosarkome im Verhältnis zum Gesamtvolumen der Muttergewebe. Folgt die Blastogenese aller Sarkome diesen statistischen Gesetzen, so *erklärt sich* die Seltenheit der Sarkome einzelner Gewebe, wie z.B. der Sarkome des Fett- und Muskelgewebes (aber auch z.B. der Nervenzellen), *durch die Seltenheit von Zellteilungen in diesen Geweben* (s. hierzu auch „Rückschlüsse aus der Sarkomstatistik auf die Blastogenese", S. 483).

Das Verteilungsmuster der *Lymphosarkome* läßt sich nicht bestimmen weil dieselben in der Mehrzahl der Fälle systemartig auftreten, und selbst wenn sie palpatorisch in einer Körperregion lokalisiert erscheinen, ist eine stattgehabte Systematisierung oder ein bislang unnachgewiesener Primärherd kaum je auszuschließen. Die sonstigen Sarkomgruppen sind zahlenmäßig zu klein, um daraus allgemeingültige Schlüsse zu ziehen.

In dieser Gruppe sind auch 2 von uns beobachtete Fälle *primärer Milzsarkome* miterfaßt. Diese sind insgesamt selten. Bislang wurden im Schrifttum etwas mehr als 200 Fälle mitgeteilt (CAMPELL und LUBCHENCO 1949, STREICHER 1959). Die Milz mit etwa 150 g Eigengewicht macht 0,2—0,3% des Körpergewichtes aus. Unsere 2 Milzsarkome repräsentieren etwa 0,25% aller beobachteten Sarkomerkrankungen. Auch hier hat offenbar das Gesetz Gültigkeit, nach dem die Sarkomhäufigkeit sich rein statistisch, entsprechend der mesenchymalen Zellzahl, auf die verschiedenen Organe verteilt (s. S. 475). Die immer wieder postulierte antiblastische Wirkung des Milzgewebes bedarf noch des Beweises. Histologisch finden sich meist Hämangioendotheliome, Lymphosarkome und

Retothelsarkome (Bignami 1936, Canali 1942, Adams 1954), seltener Fibrosarkome.

Lubarsch (1922) fand unter 788 Sarkomen 3 primäre Milzsarkome, Walther (1937, 1939) bei 3583 Krebssektionen in 0,14% Milztumoren.

Die Verteilung der *Sarkome innerer Organe* s. S. 466.

*Zusammenfassend* läßt sich über die Häufigkeitsverteilung verschiedener Sarkome folgendes aussagen:

1. Eine bevorzugte rechtsseitige Lokalisation der Sarkome läßt sich bei keiner Sarkomart nachweisen.
2. Die Häufigkeitsverteilung der Bindegewebssarkome auf die einzelnen Körperregionen entspricht den Zellzahlen dieser Gewebsart an den verschiedenen Körperabschnitten.
3. Die malignen Melanome finden sich bevorzugt im Gesicht, den Füßen und Unterschenkeln. Diese sind zugleich bevorzugter Sitz benigner Melanome (Naevi), aus welchen sich maligne Melanome überwiegend bilden.
4. Knochensarkome bevorzugen die Stellen erhöhter Proliferation, die Zonen stärksten Knochenwachstums: distales und proximales Femurende und die proximalen Anteile von Tibia und Humerus. — Die osteogenen Sarkome verteilen sich auf die einzelnen Skeletabschnitte entsprechend dem Gewicht der einzelnen Knochen dividiert durch deren Zahl an Hauptknochenkernen. Die Chance zur malignen Entartung eines Knochens wächst proportional dem Zellgehalt und der Proliferationsgeschwindigkeit seiner Zellen.
5. Sarkome innerer Organe verteilen sich entsprechend deren Gehalt an mesenchymalen Zellen.
6. Die zum Gesamtvolumen unterschiedliche Sarkomhäufigkeit einzelner Gewebe, wie z.B. die relative Seltenheit von Lipo- und Myosarkomen, erklärt sich wahrscheinlich durch die unterschiedliche Häufigkeit von Zellteilungen in diesen Geweben.

## 10. Multiple Sarkome und Zweiterkrankungen an Krebs

Krebs tritt in der überwiegenden Zahl der Fälle solitär auf. Eine gleichzeitige oder sukzedane 2. Krebserkrankung wird höchstens in 1—2% der Fälle beobachtet (K. H. Bauer 1949, 1961) und entspricht damit durchaus der statistischen Wahrscheinlichkeit. Rund jeder 5. Mensch stirbt derzeitig in Westdeutschland an Krebs. Fast ausnahmslos handelt es sich bei Zweiterkrankungen an Krebs um Carcinome. Bei der Seltenheit der Sarkome an und für sich, sind zwei voneinander unabhängige Sarkomerkrankungen beim selben Menschen äußerst unwahrscheinlich.

Eine Ausnahme bilden *multiple Krebse desselben Organs oder Gewebes*, die sodann allerdings meist ein Hinweis auf bestimmte exogene Noxen oder systematisierte präneoplastische Gewebsanomalien sind. So werden beispielsweise verhältnismäßig häufig multiple Hautkrebse bei chronischen Arsendermatosen, bei Teerhyperkeratosen, röntgengeschädigter Haut u.a. gesehen. Die Knochensarkome bei Leuchtzifferblattmalerinnen, bedingt durch jahrelang perorale Zufuhr kleinster radioaktiver Thoriummengen, traten ebenfalls nur zu oft multipel auf.

Auch bei angeborenen Systemanomalien bestimmter Gewebe, wie beispielsweise der Neurofibromatose Recklinghausen (Gottron 1953), bei der Brill-Simmersschen großfollikulären Lymphadenose u.a., kommt es gelegentlich zur multiplen sarkomatösen Entartung. Abzusehen ist hierbei von den Lymphosarkomen, die in der Mehrzahl multipel oder systematisiert auftreten.

Über ein primär multiples osteogenes Sarkom berichten Price und Truscott (1957), Smokvina u.a. (1961, hier weitere Literatur). Von 466 Fällen mit einer Neurofibromatosis

Recklinghausen fand sich bei 13% eine oftmals auch multiple maligne Entartung (CAROLL 1947). GESCHICKTER (1940) beobachtete 40 Patienten mit diesem Krankheitsbild, von denen 9 (22%) an einer malignen Entartung verstorben sind.

Gelegentlich wird auch das gleichzeitige Vorkommen von *Sarkomen in paarigen Organen* beobachtet.

Wir konnten so z.B. unter 77 Hodentumoren 3 Hodensarkome beobachten (EHLERS, OTT und SODER 1960), wobei ein Rundzellensarkom in beiden Hoden gleichzeitig lokalisiert war, ohne sonstige nachweisbare Metastasen. Der Fall wurde von HARTMANN (1956) veröffentlicht.

Ein beidseitiges Brustdrüsensarkom beim Mann beschriebt STUCKE (1947). SEULBERGER (1938) beschreibt Fibrosarkome beider Samenleiter, JANNOPOULES (1957) ein doppelseitiges Nierensarkom bei einer 42jährigen Frau, er konnte zudem weitere derartige Fälle aus dem bisherigen Schrifttum zusammenstellen. Wilms-Tumoren sollen nach KRETSCHMER (1940) in etwa 12% doppelseitig auftreten.

*Fall 1* (J.-Nr. 76/44). K. G. ♂. 4 Jahre alter Junge, beidseitiger Wilms-Tumor durch Sektion gesichert. Es zeigte sich bei der Sektion, daß außer den beiden Nierentumoren keine Metastasen nachweisbar waren.

Gelegentlich werden auch histologisch fast immer gleichartige *multiple sarkomatöse Herde in Hohlorganen* beobachtet. Kaum je dürfte in diesen Fällen eine canaliculäre oder andersartige Metastasierung auszuschließen sein.

*Fall 2* (J.-Nr. 4522/57). A. R. ♂, 69 Jahre. Pneumonektomie bei rechtsseitigem Lungentumor. Exitus am 2. postoperativen Tag. Bei der Sektion fanden sich außer einem histologisch gleichartigen Tumor im linken Unterlappen (Retothelsarkom) keine weiteren Metastasen.

*Fall 3* (J.-Nr. 3244/54). B. E. ♂, 54 Jahre. Nach 6 Monate langer therapieresistenter Enterocolitis 1942 Subileus. Operation: Reticulosarkom von Faustgröße im Ileocöcalbereich, 2 kleinere Herde im Ileum, Hemicolektomie und Dünndarmresektion bei schwerer Ileitis granularis. Nach mehreren Monaten Relaparotomie, dabei fanden sich mindestens 12 unterscheidbare, weitere multiple, histologisch gleichartige Sarkomherde im Bereich des Dünndarms.

Am häufigsten dürfte noch die gleichzeitige oder sukzedane *Kombination eines Sarkoms mit einem Carcinom* sein. Die Kasuistik hierzu ist groß. Bereits RIEDER (1925) beschreibt ein Femursarkom bei einer 20jährigen Patientin, bei der 19 Jahre später ein Ovarialcarcinom auftrat. Hier sei auf größere zusammenfassende Arbeiten zu diesem Thema verwiesen (JONKHEERE und VOTGUENNE 1935, SLAUGHTER 1944).

*Fall 4* (J.-Nr. 2627/28). J. Sch. 1928 im Alter von 58 Jahren Spindelzellsarkom über der linken Scapula lokal exstirpiert. 1942 nach $13^1/_2$ Jahren an Magen-Carcinom verstorben.

*Fall 5* (J.-Nr. 178/39). V. Z. ♂. Mit 59 Jahren Nephrektomie bei Hypernephrom. 7 Jahre später Ewing-Sarkom der rechten Scapula. Röntgenbestrahlungen, nach weiteren 2 Jahren infolge Metastasierung verstorben.

*Fall 6* (J.-Nr. 1743/46). A. P. ♀, 60 Jahre. Ablatio mammae bei Carcinom. Bereits 1 Jahr später osteoplastisches Sarkom linker Femur, histologisch gesichert, im selben Jahr noch verstorben.

*Fall 7* (J.-Nr. 2776/49). F. L. ♂. Mit 49 Jahren malignes Melanom am Hinterkopf, gleichzeitig Plattenepithel-Carcinom des Gesichts, Metastasen von beiden histologisch unterscheidbar, besonders im Bereich der Halslymphknoten.

*Fall 8* (J.-Nr. 3147/25). E. B. ♀. Mit 47 Jahren Mamma-Carcinom. Ablatio mammae. 6 Jahre später systematisiertes Lymphosarkom. Im selben Jahr verstorben.

*Fall 9* (J.-Nr. 471/45). E. M. ♀. Mit 62 Jahren 1945 Nephrektomie bei Hypernephrom. 1954 Angiosarkom des Sternums, Metastasen im Mediastinum, Röntgenbestrahlungen, Exitus 1957.

*Fall 10* (J.-Nr. 3603/57). F. G. ♂. Malignes Melanom der linken Ferse mit Lymphknotenmetastasen der linken Leiste. Gleichzeitig myeloische Leukämie: Unterschenkelamputation mit Leistendrüsenausräumung. Exitus nach 13 Monaten. Blutbild: Hb 66, Ery 3,28, Leuko 123000 (bei 82000 Proerythrocyten).

*Fall 11* (J.-Nr. 3642/59). T.C. ♂, 32 Jahre. Plattenepithel-Carcinom des Epipharynx, Operation und Röntgenbestrahlungen. Nach 3 Jahren Kaposi-Sarkom im Bereich des linken Unterarms.

Siehe auch Fall 47 S. 542.

Die *Kombination Sarkom und Carcinom* findet sich gelegentlich auch *im selben Organ.*

So fanden z.B. Glass u.a. (1956) gleichzeitig ein Fibrosarkom neben einem follikulären Carcinom in einer Struma.

Je älter Krebspatienten sind und je länger sie eine 1. Krebserkrankung überleben, desto größer ist die Wahrscheinlichkeit, an einem 2. Krebs zu erkranken; wobei die Kombination Carcinom—Carcinom die häufigste, Carcinom—Sarkom wesentlich seltener und die Kombination Sarkom—Sarkom eine Rarität ist. Bei der relativen Seltenheit der Sarkome dürften zwei voneinander *unabhängige*, gleichzeitige oder sukzedane *Sarkome* ausgesprochen selten sein.

*Fall 12* (J.-Nr. 478/52, 84/54 und 2102/57). A.W. ♂, 40 Jahre. Maligner Glomustumor rechter Daumen mit Axillametastasen (veröffentlicht von Randerath u. Candreviotis 1953). 7 Jahre später an der Innenseite des distalen linken Oberarmes histologisch völlig differentes Spindelzellsarkom.

Ein Fibrosarkom der Lunge 18 Jahre nach Oberschenkelamputation wegen eines Myeloidsarkoms beobachteten Saupage und Merlier (1953).

*Zusammenfassend* ist festzustellen:

1. Sarkomerkrankungen treten in rund 99% der Fälle solitär auf.
2. Multiple Sarkomerkrankungen desselben Gewebes kommen vor und sind stets verdächtig, durch gleichartige exogene Noxen oder angeborene präsarkomatöse Gewebsanomalien bedingt zu sein.
3. Sarkomatöse Entartung paariger Organe werden beobachtet.
4. Multiple Sarkome in Hohlorganen sind meist histologisch gleichartig und wohl öfters durch eine canaliculäre Metastasierung zu erklären.
5. Die Kombination eines Sarkoms mit einem Carcinom gleichzeitig oder sukzedan hat bei der relativen Häufigkeit der Carcinome statistisch die größere Wahrscheinlichkeit, als die Kombination Sarkom-Sarkom. Zwei unabhängig voneinander entstehende Sarkome sind beim selben Patienten, bei der ausgesprochenen Seltenheit der Sarkome, eine Rarität.

## 11. Beruf und Sarkome

Die Frage, ob eine Berufsexposition Bedeutung für die Sarkomentstehung hat, bedarf einer besonderen Betrachtung. Zahlreiche statistische Untersuchungen über die Sarkom- und Leukämiehäufigkeit bei Röntgenologen und deren Hilfspersonal, die Knochensarkome bei Leuchtzifferblattmalerinnen, aber auch das gehäufte Auftreten von Lebersarkomen nach chronischer Arsenintoxikation (Roth 1957) bei Moselwinzern machen solche Zusammenhänge wahrscheinlich.

Goes (1951) findet eine Häufung der Sarkomerkrankungen bei den Berufsgruppen Metall, Holz, Steine und Landwirtschaft. 89% der 286 männlichen Sarkomkranken, über die Zeitler (1958) berichtete, waren berufstätig. Er findet ebenfalls eine Häufung der Weichteilsarkome in den Berufsgruppen Metallurgie, sowie bei den Holz und Leder verarbeitenden Berufen unter Berücksichtigung der allgemeinen Häufigkeit dieser Berufe.

Unter den 423 männlichen Sarkompatienten der Heidelberger Chirurgischen Universitätsklinik befanden sich 303 Patienten, deren Beruf ermittelt werden konnte, die übrigen waren Kinder, Jugendliche, Rentner oder Patienten, von denen die Berufsanamnese nicht bekannt ist. In Tabelle 12 findet sich die Verteilung der Berufstätigen auf verschiedene Berufsgruppen.

Diese Berufsverteilung kann aber nur in Relation zur Berufsverteilung im Einzugsgebiet der Klinik Hinweise auf eine eventuelle erhöhte Sarkomgefährdung geben. Nun hat sich aber in den 35 Jahren durch Industrialisierung, Krieg, Umsiedlung, Automatisierung u.a. der prozentuale Anteil verschiedener Berufe erheblich verschoben, so daß keine gültigen Bezugszahlen für dieses Beobachtungsgut zu ermitteln sind. — Den Hauptanteil stellen Männer aus der metall- und holzverarbeitenden Industrie, sowie Kaufleute, Landwirte und Beamte. Wenn bei diesen Zahlen eine Berufsgruppe besonders heraussticht, so sind es die 12 an einem Sarkom erkrankten Ärzte. Der prozentuale Anteil von 4% an der Gesamtzahl dürfte hier weit über dem zu erwartenden Prozentsatz liegen.

*Alles in allem:* Beziehungen zwischen Beruf und Sarkomentstehung können sicherlich nur auf Grund umfassender statistischer Erhebungen festgestellt werden; es sei denn, daß in besonders gelagerten Fällen, Stichproben—wie beispielsweise bei den häufigen Knochensarkomen der Leuchtzifferblattmalerinnen — in einzelnen Betrieben eine auffällig erhöhte Sarkomrate zeigen und so zur Ermittlung sarkomauslösender Noxen und damit zur Sarkomprophylaxe führen.

Tabelle 12. *Häufigkeit von Sarkomen des Mannes in einzelnen Berufsgruppen bei insgesamt 303 berufstätigen Patienten mit Sarkomen*

(Ärzte sind hierbei mit 4% (12 Fälle) relativ stark vertreten)

| *Berufsgruppe* | *Zahl der Fälle* |
|---|---|
| Metallerzeuger und -verarbeiter | 58 |
| Handels- und Verkehrsberufe | 44 |
| Berufe des Acker-, Pflanzenbaus und Tierzüchter | 41 |
| Berufe des Erziehungs- und Verwaltungswesens | 35 |
| Holzverarbeitende Berufe | 29 |
| Bauberufe, Steingewinner und -verarbeiter | 23 |
| Gesundheits- und Körperpflegeberufe (12 Ärzte) | 19 |
| Selbständige und sonstige handwerkliche Berufe | 18 |
| Nahrungs- und Genußmittelhersteller | 17 |
| Chemiearbeiter, Färber und Anstreicher | 10 |
| Lederverarbeitende Berufe | 9 |
| *Zusammen* | *303* |

## 12. Rückschlüsse aus der Sarkomstatistik auf die Cancerogenese

Druckrey und Küpfmüller (1948) gebührt das Verdienst, an Hand umfangreicher Tierexperimente mittels des bei Ratten cancerogenen Azofarbstoffes Buttergelb eine „quantitative Analyse der Krebsentstehung" durchgeführt zu haben. Sie haben damit Zahl und Maß in die Pathogenese chemisch induzierter Tumoren gebracht. In diesen Versuchen konnte nachgewiesen werden, daß die Latenzzeit der Tumorentstehung eine Funktion der täglich gegebenen Dosis ist, daß offensichtlich eine Gesamtdosis „Buttergelb" von etwa 1 g erforderlich ist, wobei es gleichgültig ist, wie dieselbe verteilt wird, daß die Wirkung — auch kleinster Dosen — über die ganze Lebensdauer der Tiere voll summationsfähig bleibt, und daß cancerogene Noxen wie das Buttergelb somit bei dauernder Zufuhr auch in kleinsten Mengen schädlich sind. Auch bei einer Verteilung der Gesamtdosis über einen längeren Zeitraum wird dabei die Leberkrebsquote nicht kleiner. Daraus ist zu schließen, daß es keine Erholungsmöglichkeit der Zellen gegenüber cancerogenen Stoffen gibt, wie es beispielsweise von den meisten Giftstoffen bekannt ist. Die Wirkungen, auch der kleinsten Einzeldosen, summieren sich irreversibel; das ist der Kernpunkt des sog. *Summationsgesetzes* der Cancerogenese (Druckrey 1956). Die Latenzzeit ist um so kürzer, je höher die Dosis der cancerogenen Noxe ist. Diese Beziehungen wurden von den Autoren in strenge mathematische Relationen gefaßt. Die Zahl der wahrscheinlich erzeugten Krebszellen ist dabei um so höher, je größer die Anzahl der Zellen im betroffenen Organ ist.

Diese Grundphänomene der Blastogenese ließen sich später auch mittels anderer cancerogener Substanzen nachweisen, so z.B. mit dem Gehörgangscarcinome der Ratte auslösenden 4-Dimethylaminostilben (Druckrey, Schmähl und Dischler 1959, Druckrey 1960), mit Dimethylbenzanthrazen (Graffi 1953) u.a. Daß sich die Partialdosen bei der Cancerogenese addieren, wurde bereits von Teutschländer (1935) mittels Teerpinselung der Mäusehaut wahrscheinlich gemacht.

Daß die Chance einer malignen Entartung in Relation zur Zahl der Zellen wächst, die cancerogenen Noxen ausgesetzt sind, wurde z.T. bereits in früheren tierexperimentellen

Arbeiten nachgewiesen. So konnten z.B. Curtis, Dunning und Bullock (1933) in einer Übersichtsarbeit über das Lebersarkom der Ratte, hervorgerufen durch den Cysticercus fasciolaris, zeigen, daß der Prozentsatz der Sarkomträger unter den die Latenzzeit überlebenden Tieren direkt proportional der unterschiedlichen Zahl der Cysten in verschiedenen Versuchsgruppen ist. Damit wurde (hier erstmalig) dargetan, daß unter sonst gleichen Bedingungen Gesetze der Wahrscheinlichkeitsrechnung die Krebsentstehung mitbestimmen.

Diese fundamentalen Beziehungen zwischen Dosis, Zeit, Krebsnoxe und Zellzahl des exponierten Gewebes, erkannt in tierexperimenteller Fragestellung, findet in wesentlichen Punkten eine Bestätigung am klinischen Beobachtungsgut, hier der Sarkomerkrankungen.

Die epithelialen Gewebe sind die exponierte Schranke des menschlichen Körpers gegenüber der unübersichtlichen Vielfalt cancerogener Noxen unserer Umwelt. Die aus diesen Geweben entstehenden Carcinome stellen dementsprechend das Gros der malignen Geschwülste, in den meisten europäischen Ländern rund 90—95% aller malignen Tumoren. Die unterschiedliche Häufigkeit der malignen Entartung verschiedener Organe, wie sie sich in allen Krebsstatistiken widerspiegelt, ist Ausdruck einer unterschiedlichen Exposition gegenüber cancerogenen Einflüssen. Die Häufigkeit des Magenkrebses und der Geschlechtsunterschiede beim Bronchialcarcinom sind markante Beispiele hierfür (K. H. Bauer 1949, 1960).

Demgegenüber liegen die mesenchymalen Zellen jenseits der schützenden Epithelschranke (K. H. Bauer 1949). Dieser Schutz ist aber kein absoluter. So gelangen beispielsweise die peroral zugeführten Noxen ausnahmslos in Berührung mit den epithelialen Zellen des Verdauungstraktes, wenige derselben werden jedoch auch resorbiert und treffen so auf mesenchymale Zellen. Die Lebersarkome bei Winzern (Roth 1957) und die Knochensarkome bei Leuchtzifferblattmalerinnen, bedingt durch das Anfeuchten der Malpinsel mit der Zunge und hierdurch stetig per os zugeführten Thorium x-haltigen Farbstoffen, beweisen die Möglichkeit auch einer peroralen Sarkomauslösung. Durch subcutane Injektion gelangen weitere krebsauslösende Noxen an mesenchymale Zellen, wie auch jede radioaktive Strahlung entsprechender Härte. Wahrscheinlich können auch cancerogene Stoffe im mütterlichen Blut diaplacentar auf den fetalen Organismus übergehen (K. H. Bauer 1960). Alles in allem, cancerogene Noxen treffen vorwiegend epitheliale Zellen, nur ein geringer Teil trifft auch mesenchymale Zellen.

Diese unterschiedliche Exposition epithelialer und mesenchymaler Zellen spiegelt sich in zahlreichen Beobachtungen der Sarkomstatistik wieder und gibt damit Hinweise auf die *Dosisabhängigkeit* auch der malignen Geschwülste des Menschen. Dafür nur 2 Beispiele:

a) In Abhängigkeit vom Lebensalter summiert sich die größere Zahl carcinomauslösender Faktoren auch viel rascher, als die sarkomauslösenden. Die Krebsgefährdung muß daher viel stärker für Carcinome als für Sarkome mit dem Alter zunehmen. Abb. 7 S. 461 zeigt die Gültigkeit dieser Feststellung.

b) Sarkomauslösende Noxen gelangen mit dem Blut meist gleichmäßig verteilt zu allen mesenchymalen Zellen; auch cancerogene Strahlen treffen in der Mehrzahl der Fälle alle Zellen. Die Chance zur malignen Entartung steigt folglich mit der Zellzahl. Die Sarkomhäufigkeit einzelner Körperabschnitte muß sich viel eher entsprechend der Zahl mesenchymaler Zellen verteilen. Die Häufigkeitsverteilung der Bindegewebssarkome (Abb. 16, S. 475), der Sarkome des Verdauungstraktes (S. 466), der Lungensarkome bei Mann und Frau (S. 468), die unterschiedliche Häufigkeit der Brustdrüsen- (S. 467) und Schilddrüsensarkome (S. 470) u.a. sind eindeutige Argumente für die Gültigkeit dieser Gesetzmäßigkeit.

Wahrscheinlich ist auch die Häufigkeitsverteilung maligner Melanome nur Ausdruck der unterschiedlichen Häufigkeitsverteilung benigner Naevi an verschiedenen Körperabschnitten und unterliegt damit der gleichen Gesetzmäßigkeit.

Die Lokalisationshäufigkeit der Knochensarkome (Abb. 18, S. 477), die zahlreichen Beobachtungen maligner Entartungen traumatisierter Pigmentnaevi, die erhöhte Gefährdung zur malignen Entartung zunächst benigner Präsarkomatosen, zahlreiche klinische Beobachtungen von Sarkomentstehung in schneller wachsenden Geweben (z.B. Narben, Fisteln usw.) lassen vermuten, daß zumindest noch ein Faktor, der in den von DRUCKREY und KÜTTMÜLLER konzipierten Gesetzmäßigkeiten nicht berücksichtigt ist, von entscheidender Bedeutung ist. Diese klinischen, aber auch zahlreiche tierexperimentelle Erfahrungen sprechen dafür, daß die *Geschwindigkeit der Gewebsproliferation* von *Bedeutung für die Cancerogenese* ist. So zeigten z.B. die Häufigkeitsverteilung der Knochensarkome (Abb. 18, S. 477) mit ihrer eindeutigen Bevorzugung der wesentlichsten Wachstumszonen des Skelets die Abhängigkeit nicht nur von der Zellzahl, sondern auch vom Proliferationstempo.

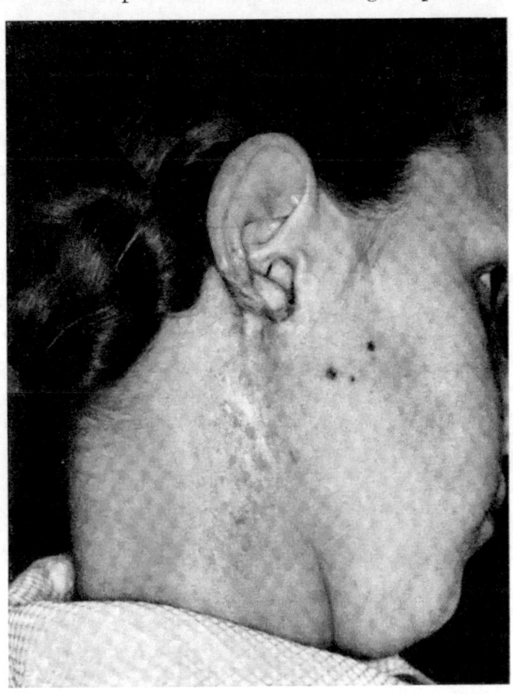

Abb. 19. 1 Jahr nach der Geburt aufgefallenes rundzelliges Sarkom des rechten Ohrläppchens. Teilresektion des rechten Ohres und Röntgennachbestrahlung. Im 10. Lebensjahr völlig beschwerdefrei

In diesem Zusammenhang erhebt sich die Frage, ob es sich nicht vielleicht um eine Anreicherung cancerogener Noxen in schneller proliferierenden Geweben mit der damit verbundenen besseren Durchblutung handelt und die hierdurch bedingte lokale höhere Dosierung cancerogener Noxen allein für die nachweisbare höhere Krebsgefährdung anzuschuldigen ist. Diese Frage ist bislang nicht beantwortet. Uns dünkt es wahrscheinlich, daß hier eine primär größere Neigung zur malignen Entartung vorliegt. Dafür ein Beispiel: Die zahlreichen klinischen Beobachtungen kongenitaler, ja fetaler Krebsgeschwülste (siehe z.B. FORMIGGINI 1954) sind nur schwerlich erklärbar, wenn man für die Cancerisierung eine einfache Beziehung zwischen Latenzzeit und Dosis gelten läßt. Diese sicher unter 9 Monaten liegende Latenzzeit bei malignen Tumoren des Menschen ist aber ohne weiteres verständlich, wenn man die erhöhte Proliferationsgeschwindigkeit fetaler Zellen als weiteren fundamentalen Faktor der Cancerisierung gelten läßt.

Daß intrauterine Strahleneinwirkungen neben dem nachweisbaren diaplacentaren Übergang cancerogener Noxen auch für Krebserkrankungen im Kindesalter von Bedeutung sind, zeigt die um 100% höhere Krebsrate bei Kindern nach einmaliger röntgenologischer Pelvimetrie bei der Mutter während der Schwangerschaft (SCHUBERT 1960).

Zahlreiche tierexperimentelle Beobachtungen sprechen ebenfalls für die Bedeutung der Zellteilung als begünstigenden Faktor der Krebsauslösung. Insbesondere die Versuche zur Frage einer Syncarcinogenese (K. H. BAUER 1949) werden so zum größten Teil verständlich. Zwei Beispiele für viele: FRIEDEWALD und ROUS (1944) betonen die Bedeutung des Lösungsmittels bei 3:4-Benzpyren-Applikation. Gelöst in Benzin, das selbst ausgesprochen wachstumsanregend wirkt, erscheinen die Tumoren um Monate früher, als nach Anwendung des Benzpyrens im Mineralöl, welches die Zellproliferation kaum fördert. — Die proliferationsfördernde Wirkung des Crotonöls hat eine syncarcinogenetische Wirkung bei gleichzeitiger Anwendung mit cancerogenen Kohlenwasserstoffen (BERENBLUM 1941, 1944, 1947), diese Wirkung läßt sich durch laufende Cortisongaben, welche die Mitoseaktivität in der Epidermis unterdrücken, fast völlig aufheben (GLADIALLY und GREEN 1954).

Weitere klinische Erfahrungen, die hierfür sprechen, sind zahlreich. Erinnert sei an den Fistelkrebs, an die Krebsentstehung bei chronischer Bronchitis, Gastritis usw., gleichfalls an die Reiztheorie und die Regenerationstheorie der Krebsentstehung, die letztlich nichts über den eigentlichen Vorgang der Krebsentstehung aussagen; all diese Beobachtungen lassen sich zwanglos auf den *Generalnenner einer erhöhten Krebsgefährdung proliferierender Zellen* bringen.

*Zusammenfassend* läßt sich feststellen:

1. Quantitative Gesetzmäßigkeiten der Cancerogenese, wie sie in Tierexperimenten gefunden wurden, haben offenbar, wie sich an Hand der Sarkomstatistik zeigen läßt, auch Gültigkeit für die Krebsentstehung beim Menschen.

2. Neben der Bedeutung cancerogener Noxen, von Dosis, Zeit der Einwirkung von cancerogenen Noxen und exponierter Zellzahl ist die Proliferationsgeschwindigkeit ein fundamentaler Faktor der Cancerogenese.

3. Auch die Cancerogenese beim Menschen unterliegt den Gesetzen der Wahrscheinlichkeitsrechnung.

## 13. Zusammenfassung der Statistik der Sarkome

Die wesentlichsten Ergebnisse der statistischen Auswertung eines großen chirurgisch-klinischen Beobachtungsgutes von 780 Fällen (einschließlich von 130 Fällen maligner Melanome) in einem Zeitraum von 35 Jahren lassen demnach folgendes erkennen:

1. Die Sarkomerkrankungen machen in einer Bevölkerung mit höherer mittlerer Lebenserwartung derzeitig rund 5% aller Krebserkrankungen aus, das sind rund 0,01—0,03% der Einwohner.

2. Wahrscheinlich nimmt die Sarkomhäufigkeit, bezogen auf die Einwohnerzahl, zu, den Hauptanteil dürften hierbei die Bindegewebs- und Knochensarkome stellen, letztere treten zunehmend im jugendlichen Alter seit etwa 10 Jahren auf.

3. Die Gefährdung, an einem Sarkom zu erkranken, nimmt mit dem Alter zu, allerdings ungleich geringer im Vergleich zu den Carcinomen. Die Relation der Häufigkeit von Carcinomen zu Sarkomen verschiebt sich demzufolge in den frühen Altersklassen zugunsten der Sarkome. Im kindlichen und jugendlichen Alter sind Sarkome sogar häufiger als Carcinome.

4. Geographische Unterschiede in der Sarkomhäufigkeit sind weitgehend durch eine unterschiedliche mittlere Lebenserwartung bedingt, denn bei niedriger mittlerer Lebenserwartung ist der Sarkomanteil an der Gesamtkrebssterblichkeit höher. Klimatische und rassische Faktoren sind dagegen von untergeordneter Bedeutung.

5. Auch die Sarkome der verschiedenen Gewebe und Organsysteme zeigen eine unterschiedliche Altersabhängigkeit, wobei histologisch einheitliche Sarkomarten in bestimmten Altersklassen bevorzugt auftreten.

6. Dementsprechend haben die verschiedenen Sarkome ein unterschiedliches mittleres Erkrankungsalter und treten in den verschiedenen Altersgruppen mit einer verschiedenen prozentualen Häufigkeit auf; diese Unterschiede sind in verschiedenen Ländern dieselben.

7. Sarkome innerer Organe zeigen eine völlig andersartige Häufigkeitsverteilung als Carcinome. Sarkome verteilen sich ziemlich gleichmäßig auf die Organe, etwa entsprechend deren Gehalt an mesenchymalen Zellen. Je höher somit die Carcinomhäufigkeit in diesen Organen ist, desto größer ist das Verhältnis Carcinom : Sarkom.

8. Sarkome finden sich bei Mann und Frau etwa gleich häufig, ohne nennenswerte Unterschiede in der Altersabhängigkeit. Bei den meisten Sarkomen der verschiedenen Gewebe und Organe ist ebenfalls keine Bevorzugung eines Geschlechtes feststellbar. Brustdrüsen- und Schilddrüsensarkome finden sich aber bei der Frau, das Sarkom bei der Pagetschen Erkrankung beim Mann häufiger.

9. Erhebliche Unterschiede finden sich in der Häufigkeitsverteilung der Sarkome auf die verschiedenen vom Mesenchym abstammenden Gewebe. Die Bindegewebs- und Knochensarkome sind die häufigsten, gefolgt von den malignen Melanomen und Lymphosarkomen. Extrem selten im Verhältnis zum Volumen des Ausgangsgewebes sind Myosarkome und Liposarkome. Diese unterschiedliche Häufigkeitsverteilung ist in verschiedenen Ländern weitgehend gleich; sie erklärt sich wahrscheinlich durch die unterschiedliche Häufigkeit von Zellteilungen in diesen Geweben.

10. Die Häufigkeit der Bindegewebssarkome verteilt sich entsprechend dem Gehalt an Bindegewebszellen auf die verschiedenen Körperabschnitte.

11. Maligne Melanome, die als Sondergruppe erfaßt wurden, treten gehäuft an den Füßen, Unterschenkeln und im Gesicht, der bevorzugten Lokalisation auch der benignen Melanome, auf.

12. Knochensarkome bevorzugen die Zonen stärksten Wachstums, besonders das distale und proximale Femurende, sowie die proximalen Tibia- und Humerusanteile. Die osteogenen Sarkome verteilen sich entsprechend dem Gewicht dividiert durch die Zahl der Hauptknochenkerne auf die einzelnen Knochen.

13. Sarkome treten beinahe immer solitär auf. Multiple Sarkome desselben Gewebes sind stets suspekt auf exogene sarkomauslösende Noxen oder präsarkomatöse Systemanomalien. Die Kombination einer Sarkom- mit einer Carcinomerkrankung hat statistisch eine höhere Wahrscheinlichkeit, als zwei voneinander unabhängige Sarkome beim selben Patienten.

14. Lehren klinische, statistische und tierexperimentelle Erfahrungen die große Bedeutung exogener Noxen, deren Art, Einwirkungsart und Zeitdauer, so zeigt die Statistik der Sarkome nicht minder bedeutungsvolle Grundgesetze der Cancerisierung auf. Häufigkeitsverteilung und Lokalisation der Sarkome zeigen eindringlich die Bedeutung von Zellzahl und Proliferationsgeschwindigkeit für die Krebsentstehung. Sie weisen darauf hin, daß die Gesetze der Wahrscheinlichkeitsrechnung von grundlegender Bedeutung auch für die Krebsentstehung beim Menschen sind.

Dritter Teil

# Klinik der Sarkome

Will man zu Anamnese, Symptomatik, Diagnostik, Krankheitsverlauf, Prognose und Heilchance der Sarkome Stellung nehmen, so muß man sich von allem Anfang an im klaren darüber sein, daß es hier beinahe keine für den Einzelfall gültigen Aussagen gibt. In der Summe der Fälle zeigen sich jedoch charakteristische Merkmale und Unterschiede bei einzelnen Sarkomgruppen, wie auch gegenüber anderen malignen Neubildungen, deren Kenntnis für die klinische und therapeutische Einstellung des Arztes von wesentlicher Bedeutung sein sollten. Stets muß er wissen, daß diese Kenntnisse nur gruppenmäßige, statistische, niemals individuelle Aussagen zulassen, auf Gesetzen der Wahrscheinlichkeitsrechnung beruhen, und damit für den konkreten Einzelfall nur wahrscheinliche, richtungweisende, niemals definitive Aussagen zulassen.

Tabelle 13. *Die wesentlichsten Erstsymptome bei Sarkomerkrankungen, die den Patienten zum Arzt führen, ihre unterschiedliche prozentuale Häufigkeit bei Sarkomen der verschiedenen Gewebe und Organsysteme*

| | Bindegewebe (Fascien, Bänder usw.) | Knochen | Maligne Melanome | Lymphatisches Gewebe | Verdauungstrakt | Urogenitalsystem | Lunge | Brustdrüse |
|---|---|---|---|---|---|---|---|---|
| Feststellung einer Geschwulst (%) . | 60 | 33 | 55 | 72 | 10 | 40 | — | 100 |
| Schmerzen (%) . . | 24 | 48 | 5 | 11 | 50 | 20 | 15 | — |
| Ulcerierung und Blutung (%) . . | — | — | 24 | — | — | — | — | — |
| Metastasen (%) . . | 5 | 2 | 9 | 2 | — | 5 | — | — |
| Allgemeine Reduzierung (%) . . | 2 | — | 1 | 6 | 6 | 17 | 15 | — |
| Sonstige häufige Symptome (%) | erhöhte BKS (5%) Fieber, thorakale Einflußstauung | Path. Fraktur (8%) Lähmungen u.a. | Fieber, Heiserkeit Elephantiasis Zufallsbefund u.a. | Entzündung Zufallsbefund u.a. | Perforation (6%) erhöhte BKS (6%) Obstip., Ileus, Blutstuhl (10%) Schluckbeschwerden | Hämaturie (17%) | Zufallsbefund (15%) erhöhte BKS (6%) Hämoptoe (20%) Atemnot Einflußstauung | — |

## 1. Anamnese und Symptomatik

Auswertungen, die auf Erhebungen einer chirurgischen Klinik beruhen, müssen sich von vornherein beschränken, sollen größere Fehlerquellen vermieden werden. Anamnese und Allgemeinbefund werden in einer vorwiegend auf die Behandlung ausgerichteten Klinik zwangsläufig weniger ausführlich sein, als in einer mehr auf die Diagnostik ausgerichteten, wie beispielsweise einer internistischen. Angaben, die zur Ermittlung ätiologischer Faktoren wesentlich sind, dürften bei Patienten, die nicht so selten mit bereits abgeklärter Diagnose zur chirurgischen Behandlung kommen, oftmals dürftig sein. Zudem machen die histologische Vielgestaltigkeit der Sarkome, das Vorkommen an nahezu allen Organen und Körperabschnitten u.a. eine einheitliche Betrachtung des klinischen Bildes der Sarkome beinahe unmöglich. Beschränkung tut not.

Erfaßt man nur die führenden Symptome, welche die Patienten gleichsam als *Leitsymptome* in die ärztliche Behandlung geführt haben, und läßt die ganze Skala und verschiedenartigsten Kombinationen von Begleitsymptomen unberücksichtigt, so dürften die sonst irreführenden Fehlerquellen kaum noch Bedeutung haben. Bereits bei solcher Betrachtungsweise fallen beachtliche Unterschiede bei verschiedenen Sarkomgruppen auf (Tabelle 13). Zwar gibt es kaum für bestimmte Sarkome ausnahmslos typische Symptome, doch finden sich bei verschiedenen Sarkomarten gleichartig führende Symptome und Verlaufstypen in unterschiedlicher Häufigkeit.

Unheimlich, wie die meisten Krebserkrankungen, macht auch die Sarkome ihre *Symptomarmut*. Unbehandelt führt die Erkrankung stets zum Tode. Für den Erfolg der

Therapie ist aber oftmals ein möglichst frühzeitiges Vorgehen ausschlaggebend. Nur zu oft sind es erst die Komplikationen der Krebserkrankung oder Rückwirkungen auf den Gesamtorganismus, die erstmals auf das Tumorgeschehen aufmerksam machen (K. H. BAUER 1949, 1961).

In der Mehrzahl aller Fälle steht die *wachsende Geschwulst*, außer bei Lymphosarkomen, zu Beginn fast immer solitär, mit geringen oder fehlenden Schmerzen und meist fehlenden entzündlichen Begleiterscheinungen, im Mittelpunkt des Beschwerdebildes. So war es bei allen 13 Mammasarkomen allein die meist zufällige Entdeckung eines schmerzlosen „Knotens" in der Brust, welcher die Patienten zum Arzt führte, bei den Lymphosarkomen noch in 72% Leitsymptom und in 60% der Bindegewebssarkome. Selbst bei Sarkomen des Urogenitalsystems war es noch bei 40% der Tumor, der die Patienten beunruhigte; oftmals besonders auch bei Wilms-Tumoren bereits von immenser Größe, wobei der aufgetriebene Leib ein charakteristisches Bild bietet (KOLLE 1959).

Bedingt durch die geschützte Lage tief im Körperinnern sind es bei den Sarkomen der Verdauungsorgane und des Respirationstraktes fast durchweg andere Symptome, die im Vordergrund stehen. *Schmerzen*, diese sonst so starken Mahner der Krankheiten, treten weitgehend in den Hintergrund. Wenn sie beobachtet werden, so — allgemeingültige Regeln lassen sich hier nicht aufstellen — meist nur mit schwacher Intensität. Bedingt ist dies durch die weitgehend fehlende Versorgung maligner Geschwülste mit Nerven. Immerhin sind Schmerzen bei den Sarkomen des Verdauungstraktes in der Hälfte aller Fälle das führende Symptom, auch bei Knochensarkomen sind es die „rheumatischen Beschwerden" in der Mehrzahl (48%), bei den Bindegewebs- und Urogenitalsarkomen noch in $^1/_4$—$^1/_5$ der Fälle.

Bei Knochensarkomen sind Schmerzen in der überwiegenden Zahl der Fälle das Leitsymptom, wie auch CODMAN (1925), MUSTAKALLIO (1946), COLEY (1949), SIRSAT (1956), MCLEOD, DAHLIN und IVINS (1957) u.a. in ihrem Beobachtungsgut feststellen konnten. Ein Tumor kann aber bei entsprechender Untersuchung in rund 90% der Fälle palpiert werden (BADGLEY und BATTS 1941, GEE und PUGH 1958).

Die *Druckempfindlichkeit* dieser Tumoren kann völlig fehlen oder in verschiedenen Graden vorkommen, selten ist sie erheblich.

Bei bösartigen Melanomen sind Schmerzen selten. Hier tritt neben der Vergrößerung eines in über 50% der Fälle seit langem vorhandenen Naevus, der plötzlich stärkeren Pigmentierung, einer Entzündung, eine *Ulcerierung* und die Neigung zu Blutungen aus nichtigen Anlässen besonders hervor. In nahezu 10% der Fälle führt erst die *Metastasierung* zum Arzt. Die *allgemeine Reduzierung* und Gewichtsabnahme ist verständlicherweise eher bei Sarkomen der inneren Organe, die insgesamt relativ spät zum Arzt kommen, Anlaß, den Arzt aufzusuchen, doch auch hier sind dies in den meisten Fällen Spätsymptome. Bei den Bindegewebssarkomen z.B. ist ein Gewichtsverlust auffallend selten, insbesondere kommt es hierbei nur vereinzelt zum Bild einer Kachexie. Sie kann oftmals bis zum Tode fehlen (BORST 1924). Bei den Knochensarkomen war es immerhin in 8% aller Fälle erst eine *pathologische Fraktur*, die auf die Krankheit aufmerksam machte.

TROELL (1930) sah dieselbe bei 13 von 77 Fällen, MEYERDING und VALS (1941) bei 40 von 424 Knochensarkomen, dabei vorwiegend bei Myelomen und Ewing-Sarkomen.

Recht selten läßt sich auch ein „*Pergamentknistern*" als Zeichen der mitbefallenen Corticalis nachweisen.

Bei Sarkomen des Magen-Darmkanals in 6% und bei denen des Bindegewebes in 5%, beinahe ausschließlich bei solchen des Retroperitonealraumes, war es eine *anhaltend erhöhte Blutsenkung*, die anläßlich anderer Erkrankungen festgestellt wurde, welche schließlich auf die Spur des Sarkoms führte. Bei erhöhten Senkungen unklarer Genese sollte stets hieran gedacht werden.

Oftmals erreichen diese Geschwülste bereits erhebliche Größen, ehe sie zur Operation kommen (MELICOW 1953, BRANDENBURG 1955, EHLERS und GRIMSEHL 1959 u.a.).

In 10—20% von Sarkomerkrankungen des Urogenitaltraktes steht eine *Hämaturie* im Mittelpunkt des Krankheitsgeschehens.

Nach KOLLE (1959) ist dies ein prognostisch ungünstiger Hinweis auf einen Tumoreinbruch in das Nierenbecken.

Bei Uterussarkomen ist die *postklimakterische Blutung* das häufigste Leitsymptom (KRIEGER 1952).

Die genaue *Krankheitsdauer bis zu Beginn der Behandlung* läßt sich in vielen Fällen kaum annähernd bestimmen. Schleichender Beginn, verschiedene Lokalisation, das unterschiedliche Wachstumstempo dieser Tumoren, Zeitpunkt und Sitz der Metastasen u.a. lassen hier kaum gültige Zeitbestimmungen zu. Für alle statistischen Berechnungen wurde daher hier der meist auf den Tag genau bestimmbare *Zeitpunkt der ersten Diagnosestellung* zugrunde gelegt, und auf dieses, eigentlich noch hinzuzurechnende, nicht exakt bestimmbare Zeitintervall verzichtet.

Schon eher faßbar wäre die *Zeit der ersten Beschwerden bis Behandlungsbeginn*. Diese Anamnesendauer beträgt durchschnittlich $^1/_2$ Jahr bei unseren Fällen, schwankt aber im Einzelfall von Tagen bis zu vielen Jahren. Etwa $^1/_3$ der Patienten kamen in den ersten 3 Monaten, rund $^3/_4$ aller Patienten binnen des 1. Jahres nach Beginn der ersten Symptome in die Klinik.

ROUKKULA (1959) findet nahezu dieselben Werte. 36,6% der Patienten kamen binnen 3, etwa 19,5% nach 3—6 Monaten und 16% nach 6—12 Monaten zur ersten klinischen Behandlung. Bei 50 Patienten mit Fibrosarkomen der Knochen, über die MCLEOD, DAHLIN und IVINS (1957) berichten, war zumeist mehr als 1 Jahr zwischen Schmerzbeginn und erster klinischer Behandlung vergangen., während bei den Fibrosarkomen der Weichteile nach HELLER und SIEBER (1950) durchschnittlich 11 Monate bis zur Diagnosestellung vergehen.

Die länger als 1 Jahr gehende Anamnesendauer war bei rund 50% der Patienten durch ärztliche Unkenntnis bedingt. Bei den übrigen war vorwiegend die Indolenz des Patienten dafür anzuschuldigen. Bei etwa 15% dieser Fälle war ein relativ langsames Wachstum verhältnismäßig gutartiger Sarkome zu finden. Nur die kleinere Zahl von Fällen ist auf das Vorbestehen eines gutartigen Tumors, der sekundär maligne entartet war, zurückzuführen.

Die gefundenen Werte stimmen mit den Beobachtungen von ZEITLER (1959) überein, der bei Weichteilsarkomen eine Verzögerung der Diagnose bei vorhandenen Symptomen in 72% feststellen konnte. WILDNER (1953) ermittelte am Beobachtungsgut der Geschwulstklinik Berlin-Buch eine Verschleppung der Diagnose aller malignen Tumoren in 71%. In 40% der Fälle von ZEITLER (1953) war diese Verzögerung dem Arzt zur Last zu legen.

Bei der Seltenheit der Sarkome nimmt es nicht wunder, daß diese Geschwulst gelegentlich mit anderen Krankheiten verwechselt wird.

In einzelnen Fällen kann das gleichzeitige Bestehen von *Präsarkomatosen* oder eine entsprechend lange *Berufsexposition* (Röntgentechniker, Radiumarbeiter u.a.) einen Hinweis für das Vorliegen einer Sarkomerkrankung geben.

Makroskopisch fällt neben dem Tumor manchmal eine *veränderte Beschaffenheit der bedeckenden Haut* auf. Bedingt durch den Tumordruck steht die Haut unter erhöhter Spannung und wird atrophisch glänzend (Abb. 20). Neben der *Unverschieblichkeit des Tumors* gegenüber benachbarten Geweben und eventuell begleitenden Ödemen, vermehrter Gefäßzeichnung, Varicenbildung und anderen *Stauungssymptomen* kann gelegentlich auch eine *örtliche Hyperthermie* festgestellt werden, besonders häufig beim sog. Ewing-Sarkom.

**Blutsenkung, Blutbild und Körpertemperatur.** Beim Aufnahmebefund interessieren besonders die auch ambulant vom Arzt leicht zu kontrollierenden

Rückwirkungen der Sarkome auf das Blut, insbesondere die Blutsenkung, die Leukocytenwerte und eventuell noch die Hämoglobinwerte.

Bei der klinischen Aufnahme, also ehe Operationstrauma oder postoperative Komplikationen die Befunde wesentlich verändern konnten, zeigte die *Blutsenkung* bei den *verschiedenen Sarkomgruppen* in der Vielzahl der Fälle einige *Unterschiede* (Tabelle 14). Auffallend ist der relativ hohe Prozentsatz annähernd

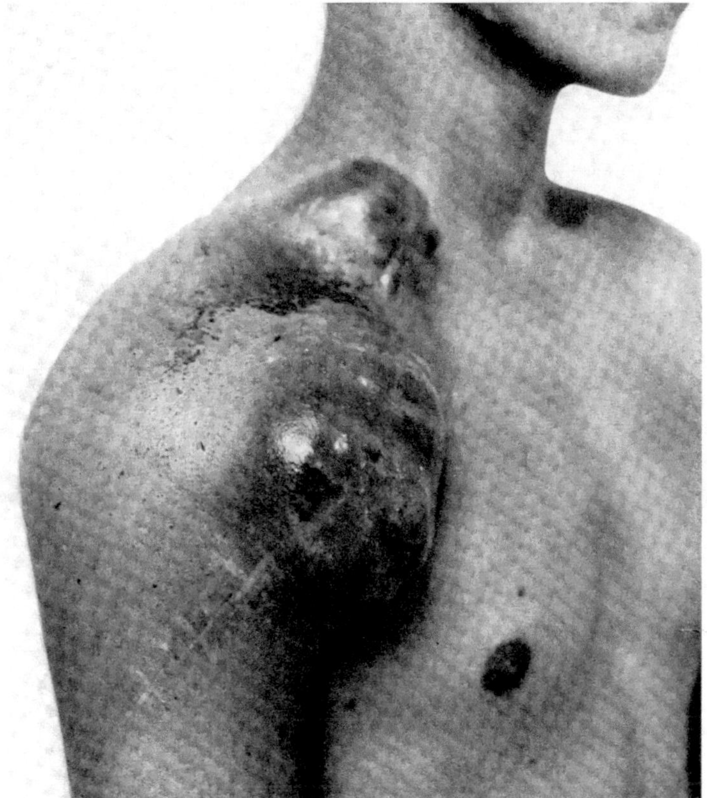

Abb. 20. Ausgedehntes Rezidiv eines osteochondroplastischen Sarkoms des rechten Humeruskopfes. Die unter starker Spannung stehende Haut ist atrophisch glänzend

normaler Senkungswerte bei Sarkomen der Brustdrüsen und malignen Melanomen. Annähernd $^1/_3$ der Fälle der Bindegewebs- und Urogenitalsarkome haben noch bei der klinischen Aufnahme weitgehend unauffällige Senkungswerte. Extrem hohe Senkungen mit Werten von über 100 in der ersten Stunde sind selten, immerhin fanden sich diese Werte bei rund 10% der Sarkome des Urogenitalsystems, bei etwa 8% der Bindegewebs- und der Lungensarkome.

v. Euler (1942) ermittelte bei Jensen-Sarkom-Ratten im Durchschnitt eine deutlich erhöhte Blutsenkungsgeschwindigkeit gegenüber dem Blut nicht krebskranker Tiere. Während sich beim Normalblut durchschnittlich ein Wert von 2 mm in der Stunde fand, betrugen die Werte bei Sarkomratten 7—20 mm in der Stunde bei einem Tumorgewicht von 15—50 g. Der Zustand des Sarkoms, besonders der Grad des proteolytischen Zerfalls, war hierbei offensichtlich mitbestimmend für die Höhe der BKS.

Die *Leukocytenwerte* sind bei der Erstuntersuchung *in der Mehrzahl* der Fälle *innerhalb der Norm.* Extreme Werte über 20000 mm³ finden sich nur selten (Tabelle 15). Erhöhte Werte finden sich am ehesten noch bei Sarkomen innerer

Tabelle 14. *Die unterschiedliche prozentuale Häufigkeit erhöhter (präoperativer) Blutsenkungswerte bei Sarkomerkrankungen*

| | | Bindegewebe (Fascien, Bänder usw.) | Knochen | Maligne Melanome | Lymphosarkome | Verdauungsorgane | Urogenitalsystem | Lunge | Brustdrüse |
|---|---|---|---|---|---|---|---|---|---|
| Höhe der BKS in % aller beobachteten Fälle | 0—10 / 0—20 | 29 | 23 | 40 | 24 | 18 | 32 | 8 | 50 |
| | 10—40 / 20—80 | 34 | 49 | 40 | 50 | 53 | 26 | 76 | 25 |
| | 40—100 / über 80 | 29 | 25 | 16 | 24 | 25 | 21 | 8 | 25 |
| | über 100 / — | 8 | 3 | 4 | 2 | 4 | 11 | 8 | — |

Organe. Im Differentialblutbild fanden sich keine gesetzmäßig vorkommenden Veränderungen (s. auch TROELL 1930), gelegentlich kommt es zu einer Abnahme der Lymphocyten.

Niedere *Hämoglobinwerte* (Tabelle 15) als Zeichen chronischer Blutverluste, oder durch das Tumorwachstum bedingter Eisenmangel (HEILMEYER und BERGMANN 1951), finden sich besonders bei Sarkomen der Verdauungsorgane und des Urogenitalsystems. So fanden sich bei ersteren in 14%, bei letzteren in 10%

Tabelle 15. *Die prozentuale Häufigkeit reduzierter Hämoglobinwerte und erhöhter Leukocytenzahlen bei den Sarkomen verschiedener Gewebe und Organsysteme zum Zeitpunkt ihrer ersten stationären Behandlung (präoperativ)*

| | | Bindegewebe (Fascien, Bänder usw.) | Knochen | Maligne Melanome | Lymphosarkome | Verdauungsorgane | Urogenitalsystem | Lunge | Brustdrüse |
|---|---|---|---|---|---|---|---|---|---|
| Höhe des Hb in % der beobachteten Fälle | >80% | 67 | 75 | 75 | 65 | 59 | 39 | 85 | 85 |
| | <80% | 33 | 25 | 23 | 33 | 27 | 51 | 15 | 15 |
| | <50% | — | — | 2 | 2 | 14 | 10 | — | — |
| Leukocytenzahl in % aller beobachteten Fälle | bis 8000 | 65 | 60 | 60 | 65 | 45 | 37 | 30 | 100 |
| | 8000 bis 20000 | 34 | 40 | 35 | 33 | 55 | 63 | 70 | — |
| | über 20000 | 1 | — | 5 | 2 | — | — | — | — |

Hb-Werte unter 50% bei der ersten stationären Aufnahme. Auch bei den Bindegewebssarkomen waren die Werte in $^1/_3$ der Fälle erniedrigt auf Werte zwischen 50—80%.

In rund der Hälfte aller Krebserkrankungen kommt es ansonsten zu erniedrigten Hb-Werten (LEIBETSEDER 1960), doch nur in 5—10% finden sich Werte unter 50%.

Die bei malignen Geschwülsten häufig feststellbare *Erniedrigung des Serumeisenspiegels* ist nach HEILMEYER und BERGMANN (1951) durch eine Abwanderung des Eisens in das RES, woselbst es im Sinne einer unspezifischen Abwehrreaktion benötigt wird, zu erklären. RATH und FINCH (1949), HILLER, JAKOB und STRAUB (1953) u.a. deuten diese Hyposiderämie und Anämie als Folge von Störungen im Gefüge der Serumeiweißkörper. Der Eisengehalt des Tumorgewebes selbst ist jedenfalls nicht erhöht (YABUSOE 1925). Stets ist hierbei aber auch an einen echten Eisenmangel infolge chronischer Blutungen zu denken (GOLDECK und REMY 1952).

Die *Bluteiweißkörper* zeigen die für alle Geschwulstkrankheiten geläufigen Veränderungen im Sinne einer Dysproteinämie (Hypoproteinämie, Abnahme der Albumine und relative Zunahme der Globuline) (ZUKSCHWERT, KNEDEL und ZETTEL 1952, MARKGRAF 1953).

Im Verlauf der Sarkomerkrankung tritt manchmal interkurrent mit dem Fortschreiten der Erkrankung *Fieber*, meist mit subfebrilen Temperaturen auf (Tabelle 16). Bei den verschiedenen Sarkomgruppen ist dies in unterschiedlicher Häufigkeit zu beobachten. Selbstverständlich sind hier Temperatursteigerungen

Tabelle 16. *Die unterschiedliche prozentuale Häufigkeit, in der bei den Sarkomen der verschiedenen Gewebe und Organsysteme Fieber oder eine Ulcerierung des Tumorgewebes auftritt.* (Die in Klammern gesetzten Prozentzahlen geben die an Operationspräparaten makroskopisch ermittelten Werte an)

| | Bindegewebe (Fascien, Bänder usw.) | Knochen | Maligne Melanome | Lymphosarkom | Verdauungstrakt | Urogenitalsystem | Lunge | Brustdrüse |
|---|---|---|---|---|---|---|---|---|
| Fieber (%) . . | 19 | 10 | 8 | 30 | 30 | 50 | 25 | 20 |
| Ulcerierung (%) | 16 | 7 | 46 | 5 | (30) | (10) | — | 10 |

durch Operationstrauma oder postoperative Komplikationen soweit es irgendwie geht, an Hand des stationären Verlaufs auszuschließen. Bei den bösartigen Melanomen und Knochensarkomen sind solche Fieberschübe relativ selten (10%), während sie in rund $^1/_5$—$^1/_4$ der Fälle bei Sarkomen des Bindegewebes, der Brustdrüse und Lungen, in etwa $^1/_3$ der Fälle von Lymphosarkomen und Sarkomen der Verdauungsorgane und in rund der Hälfte aller Urogenitalsarkome zu beobachten sind. Hierbei ist bemerkenswert, daß die erhöhte Körpertemperatur nach der operativen Tumorentfernung sich meist normalisiert (SIMON 1928) und vorher durch Antibiotica praktisch nicht beeinflußbar ist. Höhe und Typus des Fiebers sind uncharakteristisch, erschweren aber gelegentlich die Differentialdiagnose.

Eine *lokale Hyperthermie* ist charakteristisch für das Ewing-Sarkom und führt leicht zu Verwechslungen mit einer Osteomyelitis.

Betrachtet man in diesem Zusammenhang die *Häufigkeit von Ulcerierungen* oder makroskopisch an den Operationspräparaten erkennbarem nekrotischem Zerfall, so fallen auch hier erhebliche Diskrepanzen auf (Tabelle 16), die allgemein zitierte Erklärung des Fiebers als Folge des Eiweißzerfalls und der Eigenintoxikation erscheint bei der z.T. erheblichen Diskrepanz der Werte wenig überzeugend. Eher dürften unmittelbare Störungen des Stoffwechsels infolge des Krebswachstums bedeutungsvoll sein. Die fehlende Beeinflußbarkeit der erhöhten Körpertemperaturen durch Antibiotica schließt die Beteiligung einer Infektion in diesen Fällen weitgehend aus.

Nach BETZLER (1952) soll Fieber vorwiegend bei Prozessen in Erscheinung treten, bei denen ein rascher Gewebsabbau stattfindet, wie z.B. bei osteolytischen und Ewing-Sarkomen. Eindrucksvolle klinische Beispiele bei Ewing-Sarkomen beschreiben KÖNIG und SEIFERT (1937) und PRATSICAS (1939).

Bei den Sarkomen endokriner Drüsen fehlen regelmäßig die Zeichen einer Überfunktion, so findet man z. B. bei Schilddrüsensarkomen keine Anzeichen für eine Hyperthyreose (NOVAES 1955).

In einem relativ hohen Prozentsatz krebskranker Patienten findet sich eine *Hypotonie*. Inwieweit hier der niedere Blutdruck Folge der Erkrankung, inwieweit evtl. zur Krebserkrankung disponierend ist, bedarf der Klärung, ehe eine Prophylaxe hypotoner Kreislaufstörungen als krebsvorbeugende Maßnahme (KÜRTEN 1959) diskutiert werden kann.

*Zusammenfassend* läßt sich feststellen:

1. Es gibt keine typischen, regelmäßig anzutreffenden Symptome der Sarkome, wie auch die Anamnese je nach Lokalisation, Tumorart u.a. verschieden ist.

2. Bestimmte Sarkomgruppen lassen aber in der Summe der Fälle richtungweisende rein statistische Unterschiede in Anamnese und Symptomatik erkennen.

3. Als Leitsymptom der Krankheit dominiert bei den meisten Sarkomen die meist schmerzlose, wachsende Geschwulst, bei den Knochensarkomen rheumatische Schmerzen, bei malignen Melanomen Ulcerierung und Blutung. Eine Reduzierung, insbesondere Kachexie, wird auffallend selten bei Bindegewebssarkomen beobachtet. Bei 2—10% sind Metastasen der erste Hinweis der Erkrankung. Insbesondere bei den klinisch meist stummen retroperitonealen Sarkomen kann eine erhöhte BKS führendes Symptom sein.

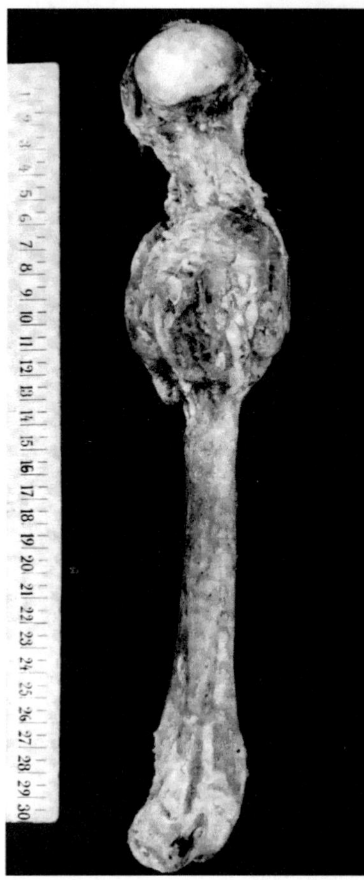

Abb. 21. Osteolytisches Sarkom des Humerus bei 63jährigem Mann. Nach einem adäquaten Trauma Fraktur; röntgenologisch unverdächtiger Frakturbefund. Nach mehreren Wochen feststellbarer osteolytischer Prozeß. Das Operationspräparat läßt die vorwiegend verdrängende Wuchsform auch dieser Sarkome erkennen. Makroskopisch z. T. Ausbildung einer Pseudokapsel

4. Die Blutsenkung ist uncharakteristisch. Extrem hohe Werte kommen äußerst selten vor. Leicht erhöhte Werte finden sich in etwa $^1/_2$—$^3/_4$ der Fälle.

5. Die Leukocytenwerte sind ebenfalls ganz überwiegend im Bereich der Norm. Erhöhte Werte finden sich am ehesten noch bei Sarkomen innerer Organe.

6. Die Hämoglobinwerte sind uncharakteristisch. Erniedrigte Werte finden sich besonders bei latenten, meist chronischen Blutungen innerer Organe.

7. In etwa 20—30% aller Fälle finden sich im Verlauf der Sarkomerkrankungen meist subfebrile Fieberschübe, die auch ohne Ulcerierung oder nekrotischen Zerfall des Tumors auftreten können und die nicht infektiös bedingt sind, zumal Antibiotica ohne Einfluß hierauf sind.

8. Die durchschnittliche Zeit vom Beginn der Beschwerden bis zum Aufsuchen der Klinik beträgt 5 Monate, schwankt aber zwischen Tagen und Jahren. Rund $^3/_4$ der Kranken kommt innerhalb des 1. Jahres zur Klinik. Etwa die Hälfte der verspätet zur Behandlung kommenden Fälle sind vom Arzt „verschleppte Fälle“.

## 2. Ausbreitung und Metastasierung der Sarkome

Für eine chirurgische und auch strahlentherapeutische Behandlung, für die Klinik und Prognose maligner Geschwülste ist die Neigung, der Zeitpunkt nach Krankheitsbeginn, sowie die bevorzugte Lokalisation der Metastasenbildung von entscheidender Bedeutung. Neben dem infiltrativen Wachstum ist eine Metastasierung ein entscheidendes Kriterium der Malignität einer Geschwulst. Tumorwachstum und *Metastasierungsfreudigkeit* zeigen bei verschiedenen Sarkomgruppen *erhebliche Unterschiede.*

Die *Wuchsform der Sarkome* ist oftmals weit weniger infiltrierend und destruierend als bei zahlreichen anderen bösartigen Geschwülsten. Viel stärker wird beispielsweise die Wachstumsrichtung der Weichteilsarkome von dem umgebenden Gewebswiderstand bestimmt. Fasciensarkome breiten sich gerne entlang der Muskelscheiden aus, Brustwandsarkome ragen oft nur geringgradig über die Körperoberfläche und überraschen den Operateur, wie auch die Weichteilsarkome durch ihre Ausdehnung in der Tiefe oder der weniger Widerstand bietenden Brust- oder Bauchhöhle (s. Abb. 35). Derartige „Eisbergtumoren" zwingen nur zu oft den Operateur zu unerwartet ausgedehnten Operationen. Auch Knochensarkome verdrängen oft eher die umgebenden Weichteile, als daß sie dieselben durchwachsen

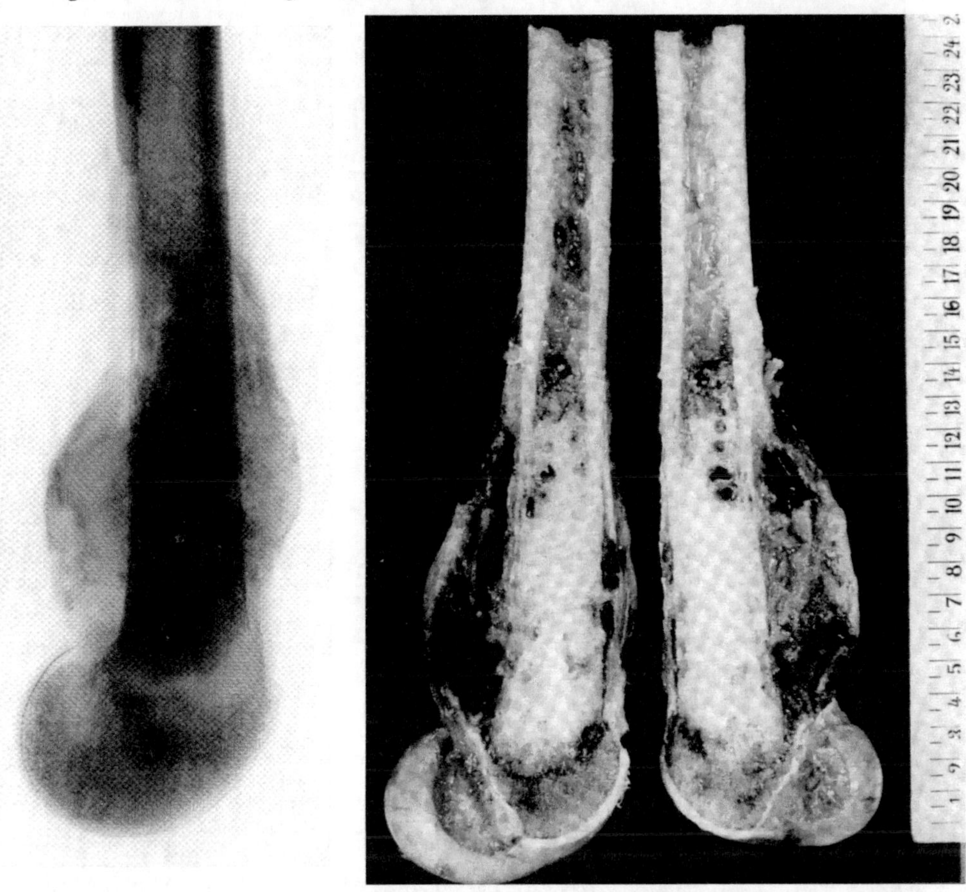

a b

Abb. 22a u. b. Osteochondroplastisches Sarkom des distalen Femur. a Die Röntgenaufnahme des Operationspräparates zeigt die osteo- und chondroplastischen Tumoranteile, eine subchondrale Osteoporose und zugleich wie b im makroskopischen Präparat den Stop des Tumorwachstums an der Epiphysenlinie, die relativ scharfe Begrenzung im Markraum bei weitgehender Zerstörung der Corticalis (26jähriger, ♂)

(s. Abb. 21 und 22). Nur zu oft scheinen zudem Sarkome ähnlich gutartigen Geschwülsten makroskopisch von einer *bindegewebigen Pseudokapsel* abgegrenzt zu sein und verleiten den Operateur zur nicht radikalen Operation. Erst die mikroskopische Untersuchung zeigt dann die Kernpolymorphie und das infiltrative Wachstum auf und erklärt das spätere Rezidiv.

Wegen der Ausbildung einer Art bindegewebiger Kapsel werden diese Weichteilsarkome auch im angelsächsischen Schrifttum als „encapsulated sarcomas" bezeichnet. Die Rezidivneigung trotz Exstirpation „in toto" ist sehr groß. So sah z.B. Caroll (1947) bei 246 entsprechenden Fällen mindestens in 62% Rezidive. Bis zu 17 lokale Rezidive konnten wir im eigenen Beobachtungsgut feststellen (s. Abb. 41). Sicherlich ist die Durchbrechung dieser Kapsel durch Tumorzellen die häufigste Ursache des Rezidivs, eine lokale lymphogene Metastasierung, eine multizentrische Entstehung, wie auch die Implantation von Tumorzellen während der Operation besonders bei elektrochirurgischem Vorgehen dürfte demgegenüber selten sein. Die letztere Möglichkeit besteht aber durchaus, beweisend ist hier z. B. die Übertragung eines Fibrosarkoms der Ferse auf den Oberschenkel beim Versuch einer Deckung des Defektes durch eine Stiellappenplastik (MARELLU u.a. 1940).

So wachsen beispielsweise Sarkome auch entlang den Gefäßscheiden, die Gefäßwände eher ummauernd, als durchwachsend, einmal aber ins Gefäßlumen eingebrochen, können sie innerhalb derselben über weite Strecken weiterwachsen (SIMON 1928). HENLINE (1941) sah z. B. ein Fibrosarkom der Niere bei einer 46jährigen Frau, das im Lumen der Vena renalis bis weit in die Vena cava vorgewachsen war. Bei der Operation ließ sich das Tumorgewebe leicht von der Intima auf der ganzen Länge lösen. Meist findet sich jedoch keine Kontinuitätsdurchtrennung oder Wandzerstörung der Gefäße, selbst nicht bei nachweisbarer Metastasierung (FISCHER 1943). — Magensarkome können sich intramural, exogastrisch oder auch gestielt intragastrisch ausbreiten (KONJETZNY 1921, CALAME 1956). Grundsätzlich können Sarkome hier von allen Gewebsschichten ihren Ausgang nehmen. Für die Wachstumsrichtung sind die unterschiedliche Dichte benachbarter Gewebestrukturen, sowie der Gegendruck anliegender Organe von entscheidender Bedeutung. Der subserös gelegene Tumor entwickelt

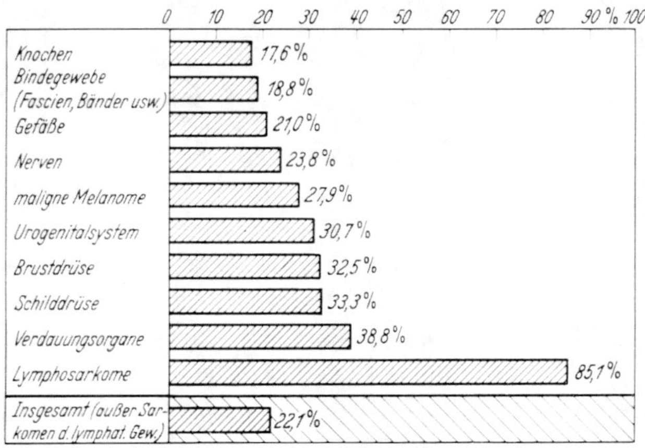


Abb. 23. Prozentualer Anteil der Sarkomfälle, bei denen bereits bei der ersten Diagnosestellung Metastasen klinisch feststellbar waren

sich vorwiegend exogastrisch, während die wesentlich häufigeren submucösen Tumoren eher flächenhaft infiltrierend oder intragastrisch wachsen (GÜTGEMANN und SCHREIBER 1960). Die Häufigkeit der submucösen Sarkome stimmt mit dem hier lokalisierten Reichtum an lymphatischem Gewebe überein, histologisch werden dementsprechend überwiegend Lymphosarkome gefunden (CARBONERA u.a. 1958, RICHARDS 1955, SNODDY 1952, REZEK 1954, REISSIGL und SCHIRMER 1955).

*Häufigkeit und Zeitpunkt klinisch feststellbarer Metastasierung.* Nur relativ selten sind Metastasen das Erstsymptom einer Sarkomerkrankung (s. Tabelle 13). Immerhin noch so häufig, daß es sich lohnt zu überlegen, ob ein feststellbarer Tumor nicht eventuell als Metastase eines bislang unbekannten Primärtumors aufzufassen ist.

Kommen die Patienten erstmals zur klinischen Durchuntersuchung, so ist der Prozentsatz von Patienten mit bereits feststellbaren Metastasen relativ hoch, wobei sich markante Unterschiede bei verschiedenen Sarkomgruppen finden. Die meist systemartig oder multipel auftretenden Lymphosarkome bleiben hier unberücksichtigt, denn nur in etwa 10% der Fälle sind diese Geschwülste überhaupt noch lokalisiert. Bei mehr als *einem Fünftel der Sarkomfälle sind bereits bei der klinischen Erstuntersuchung Metastasen nachweisbar* (Abb. 23). Selbstverständlich sind derartige Feststellungen nur bedingt verwertbar, sie lassen aber im Vergleich mit anderen malignen Geschwülsten, wie beispielsweise den Carcinomen, Rückschlüsse auf den Malignitätsgrad und andere Unterschiede biologischer Wachstumseigenschaften zu.

Bei 180 Knochensarkomfällen der Heidelberger Chirurgischen Universitätsklinik konnten in 17,6% der Fälle bei der ersten Behandlung Metastasen nachgewiesen werden, bei den Bindegewebssarkomen in 18,8%, bei den Mammasarkomen in 32,5% und bei Sarkomen des Verdauungskanals sogar in 38,8%. Besonders zu erwähnen ist die hohe Neigung zur Metastasierung bei der Sondergruppe der malignen Melanome, die doch infolge ihrer oberflächennahen Lokalisation, der häufigen Ulcerierung und Neigung zu bluten relativ früh diagnostiziert werden.

Auch Wilms-Tumoren lassen in etwas weniger als 50% der Fälle zum Zeitpunkt der ersten klinischen Exploration bereits Metastasen erkennen (KOLLE 1959).

Noch auffälliger werden diese Unterschiede bei einer Auswertung der klinisch überhaupt festgestellten *Metastasen in Abhängigkeit von der Zeit nach der ersten Diagnosestellung*. Faßt man alle festgestellten Metastasen in den einzelnen Sarkomgruppen als 100% zusammen und errechnet in den einzelnen Zeitabschnitten die beobachtete prozentuale Metastasenhäufigkeit nach der ersten Malignomdiagnose, so zeigen sich charakteristische Unterschiede (Abb. 24).

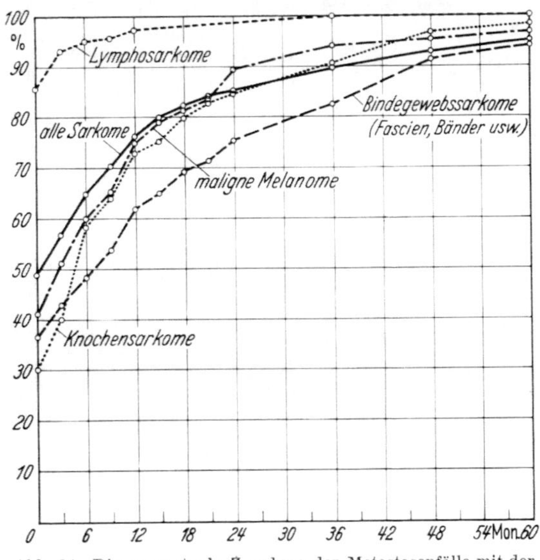


Abb. 24. Die prozentuale Zunahme der Metastasenfälle mit der Zeit bezogen auf alle klinisch beobachteten Metastasenfälle = 100%

Die meist schon generalisierten Lymphosarkome und Retothelsarkome des lymphatischen Gewebes hatten in den relativ seltenen Fällen eines lokalisierten Auftretens durchweg nach spätestens 3 Jahren, soweit keine Heilung erzielt wurde, metastasiert. Die Knochensarkome haben einen relativ geringen Anteil primär nachweisbarer Metastasen: Binnen 4 Jahren metastasieren sie aber so rasch, daß sie selbst maligne Melanome überflügeln. Bindegewebstumoren metastasieren demgegenüber auffallend langsam, über 7% aller Metastasenfälle treten erstmalig nach über 5 Jahren Krankheitsdauer auf.

Es erhellt jedoch sogleich, daß eine derartige Berechnung der Metastasierungsneigung von Sarkomen mit zahlreichen Mängeln behaftet ist: a) Man erkennt nicht den unterschiedlichen Anteil der Sarkome, die überhaupt nicht metastasieren; b) auch der prozentuale Anteil der bei der Erstuntersuchung festgestellten Metastasen ist hier nicht auf die Gesamtzahl der beobachteten Fälle, sondern auf die weniger aussagende Gesamtzahl von Metastasenfällen bezogen. Kurz, derartige Berechnungen geben nur ungenaue Vorstellungen von der Metastasierung.

Einer Berechnung, die alle diese Faktoren erkennen läßt, die also weitgehend die tatsächlich klinisch feststellbare Metastasierung in Abhängigkeit von der Beobachtungszeit wiedergibt, stehen zahlreiche Schwierigkeiten entgegen. Von einem hohen Prozentsatz der Patienten ist zwar der Todestag und die Todesursache zu ermitteln, wurden sie aber metastasenfrei aus der stationären Beobachtung entlassen, so ist nachträglich meist nicht mehr Zeitpunkt, Lokalisation u.a. einer eventuell doch noch stattgehabten Metastasierung ermittelbar. Die Zahl der an postoperativen Komplikationen Verstorbenen mindert die Zahl der eventuell später beobachteten Metastasen. Stets ist zudem ein Teil der Patienten durch Umzug, Auswanderung u. a. verschollen. Kurz, eine einigermaßen gültige Berechnung klinisch festgestellter Metastasierung hat solch variable Faktoren zu berücksichtigen. (Selbstverständlich bleiben damit Faktoren, wie unterschiedliche Untersuchungsmethoden, Intensität der Kontrolluntersuchungen usw. immer noch unberücksichtigt.)

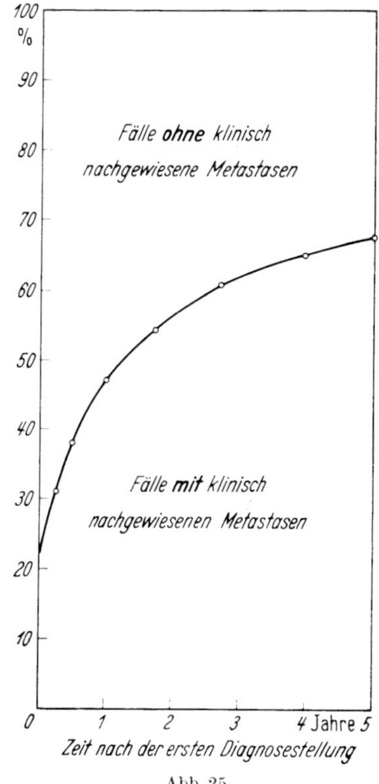


Abb. 25

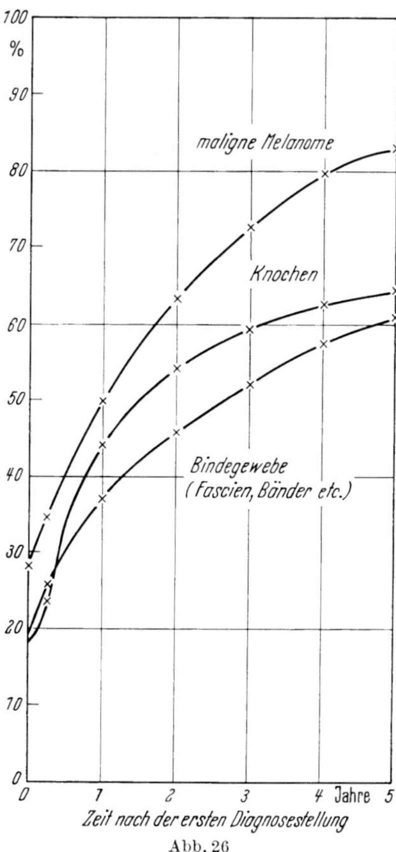


Abb. 26

Abb. 25. „Bereinigte Metastasierungskurve" klinisch beobachteter Sarkomerkrankungen. Die Metastasenfälle sind hierbei in Prozent der bis zur selben Zeit in klinischer Überwachung gestandenen Sarkomfälle (einschließlich der bis dahin gestorbenen oder verschollenen Sarkomfälle mit Metastasen) und der Sarkomtodesfälle ohne klinisch nachweisbare Metastasen (soweit sie bis zu ihrem Tode in klinischer Kontrolle standen) angegeben (Näheres s. Text)

Abb. 26. Prozentuale Häufigkeit klinisch feststellbarer Metastasenfälle in Abhängigkeit von der Zeit nach der ersten Diagnosestellung („bereinigte Metastasierungskurven" s. Text) bei Bindegewebs-, Knochensarkomen und malignen Melanomen

Wir versuchten nun an Hand der an der Heidelberger Chirurgischen Universitätsklinik beobachteten Fälle unter Berücksichtigung aller genannten Faktoren *„bereinigte Metastasierungskurven"* zu berechnen. Die Lösung des Problems: Die Zahl der klinisch festgestellten Metastasen darf stets nur auf die Zahl der bis zum entsprechenden Zeitpunkt klinisch beobachteten Patienten bezogen werden.

Prozentuale Häufigkeit von Fällen mit Metastasen = 100 mal alle bisherigen Metastasenfälle: alle noch klinisch beobachteten Fälle + Metastasenfälle, die später verstorben oder verschollen sind + alle bis zum Sarkomtod klinisch beobachteten Fälle

Berechnet man so die Metastasierung der Sarkome in Abhängigkeit von der Beobachtungszeit, so findet man eine für Sarkome charakteristische *„bereinigte*

*Metastasierungskurve*" (Abb. 25), die zunächst den Prozentsatz der bei der ersten Diagnosestellung bereits festgestellten Metastasen (22,1%) und die stets mit der Zeit, besonders aber im 1. Beobachtungsjahr statthabende prozentuale Zunahme der klinisch feststellbaren Metastasen erkennen läßt. Daneben ist der prozentuale Anteil der in verschiedenen Zeiten noch metastasenfreien Fälle unmittelbar zu erkennen.

Crone-Münzebrock und Poppe (1954) fanden bei 210 beobachteten Sarkompatienten; einen Gipfel in der Metastasierungshäufigkeit während der ersten 3—6 Monate nach Beginn der Krankheitserscheinungen.

Selbstverständlich ist eine derartige *Metastasierungskurve* als Summation der Metastasierungskurven verschiedener Sarkomgruppen zu verstehen. In Abb. 26 wurden die Kurven für die Bindegewebs-, Knochensarkome und malignen Melanom errechnet, die anderen Gruppen sind für derartige Berechnungen zu klein.

Man erkennt die schon in Abb. 23 aufgezeigten unterschiedlichen prozentualen Anteile der bereits bei der ersten Diagnosestellung feststellbaren Metastasenfälle, sowie die *unterschiedliche Geschwindigkeit und Häufigkeit der Metastasierung verschiedener Sarkomgruppen.*

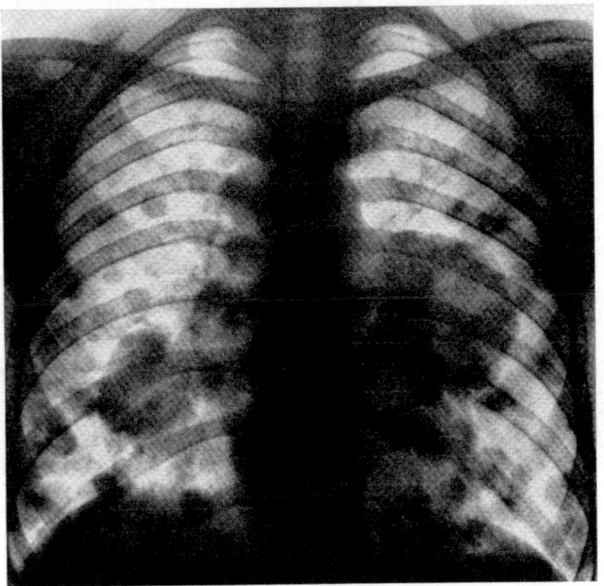

Abb. 27. Multiple Lungenmetastasen eines Spindelzellsarkoms des linken Oberschenkels 13 Jahre nach Krankheitsbeginn (Fall 13)

Von den zahlreichen Patienten, die nach mehr als 5jähriger Krankheitsdauer noch an ihrem Sarkom verstorben sind — 36 Patienten konnten wir über mehr als 10 Jahre beobachten, 7 davon sind bislang noch an ihrem Sarkom verstorben — finden sich auch einige bemerkenswerte Fälle von *Spätmetastasen.* Hier traten meist regionale Metastasen erst viele Jahre nach der Radikaloperation des Primärtumors in Erscheinung. Offenbar können verschleppte Tumorzellen auch viele Jahre ohne wesentliche Wachstumstendenz verharren. Irgendwann, die Gründe hierfür sind kaum je ersichtlich (Schwangerschaft, Traumen?), beginnen sie oft plötzlich zu wuchern. Nicht so selten handelt es sich aber auch um sehr langsam, aber stetig proliferierende Metastasen, meist aus höher ausdifferenzierten Zellen aufgebaut, die erst später eine solche Größe erreichen, daß sie klinisch feststellbar werden. Dafür *einige Beispiele:*

*Fall 13* (J.-Nr. 3616/48). N. B. ♂, 21 Jahre. 1936 *Spindelzellsarkom* im Bereich des proximalen linken Oberschenkels exstirpiert. 1937, 1938, 1942 und 1945 Rezidivoperationen z.T. mit Röntgennachbestrahlungen. Juli 1948 wieder doppelfaustgroßer Tumor, Exartikulation im Hüftgelenk. März 1949 erneutes lokales Rezidiv, nach über *13jähriger Krankheitsdauer* nunmehr *Lungenmetastasen* (Abb. 27). Cytostatica (Colchicin, Arsen, Stickstoff-Lost), Röntgenbestrahlungen. Exitus Juni 1949.

*Fall 14* (J.-Nr. 5079/56). E. Sch. ♀, 45 Jahre. 1949 faustgroßes *Fibromyxosarkom* aus dem linken Oberarm exstirpiert. August 1956 kleinapfelgroße derbe Metastase linker Rücken intracutan gelegen; mehrere linsengroße Metastasen rechte Mamma, rechter Unterarm, rechter Ober- und Unterschenkel. BKS 10/21. Exstirpation aller feststellbaren Metastasen. Histologisch handelt es sich wiederum um Fibromyxosarkome (Prof. Dr. RANDERATH). Bis 1961 rezidiv- und beschwerdefrei(!).

*Fall 15* (J.-Nr. 3259/57). R. G. ♀, 31 Jahre. 1947 im Bereich der linken Hüfte gänseeigroßes *Spindelzellsarkom* exstirpiert. Röntgennachbestrahlung in 21 Sitzungen. 1955 Rezidivoperation. Oktober 1956 erneutes Rezidiv, das auf Röntgenbestrahlungen zunächst kleiner wurde, dann aber stetig wuchs. Februar 1957 etwa kindskopfgroßer Tumor, jetzt multiple Lungenmetastasen. Außerhalb durchgeführte cytostatische Behandlung ohne erkennbaren Erfolg. Mai 1957 Hypophysenausschaltung durch Implantation von 40 mC Radiogold. Danach Besserung des subjektiven Wohlergehens. Keine feststellbare Eindämmung des Tumorwachstums. Juli 1957 475 mC Radiogold in den Tumor lokal implantiert. August 1957 elektrochirurgische Abtragung des Tumors, der z.T. nekrotisch zerfallen ist. September 1957 Abtragung der bereits wieder mannskopfgroßen Tumormassen. Röntgenologisch feststellbare Vergrößerung der Lungenmetastasen. Exitus November 1957.

*Fall 16* (J.-Nr. 7296/58). E. E. ♂, 39 Jahre. Mai 1951 Exstirpation eines 3,5 kg schweren *Lipomyxosarkoms* des Retroperitoneums, das wahrscheinlich von der Nierenkapsel ausging Oktober 1958 große Metastase in der Lunge. Röntgenbestrahlung. Exitus im selben Monat.

*Fall 17* (J.-Nr. 847/52). E. K. ♀, 41 Jahre. 1941 Exstirpation eines knotigen *Spindelzellsarkoms* der rechten Ellenbeuge. 1944 Rezidiv, Rückbildung auf Röntgenbestrahlung. Erneutes Rezidiv 1950 exstirpiert. Februar 1952 erneutes Rezidiv elektrochirurgisch exstirpiert. Multiple Lungenmetastasen nach nunmehr über 11 Jahre gehender Sarkomerkrankung. Exitus Juli 1952.

*Fall 18* (J.-Nr. 3717/49). D. B. ♀, 47 Jahre. 1932 *malignes Melanom* am rechten Fuß zwischen 1. und 2. Zehelokal exstirpiert, Röntgennachbestrahlung. 1943 lokales Rezidiv, Ablatio pedis im Lisfrancschen Gelenkspalt. August 1949, *17 Jahre nach Krankheitsbeginn, ausgedehnte Lungenmetastasen* mit einer Pleuritis sarcomatosa. Trotz Cytostatica (Dichloren, Colchicin, Arsen) und Röntgenbestrahlungen nach vorübergehender Besserung des Allgemeinbefindens Exitus Januar 1950.

*Fall 19* (J.-Nr. 3047/59). M. F. ♂, 47 Jahre. 1947 Enucleation des linken Auges wegen eines *malignen Melanoms.* Mai 1959 Operation einer kirschgroßen Metastase eines melanotischen Tumors im Bereich der rechten Glandula submandibularis. *Röntgenologisch:* faustgroße Tumormetastase des linken Mediastinums.

*Fall 20* (J.-Nr. 3846/53 und 6865/56). L. B. ♂, 75 Jahre. 1946 Exenteration der rechten Orbita wegen eines *malignen Melanoms.* 7 Jahre später, Juli 1953, Exstirpation einer kleinapfelgroßen melanotischen Metastase der rechten Parotis. November 1956 große, tief in die Halsweichteile infiltrierte melanotische Metastase der rechten Halsseite, inoperabel. Melaninprobe negativ. Nicht radikale Exstirpation, Röntgennachbestrahlungen. Exitus April 1954.

*Spätmetastasen der Knochensarkome* sind wesentlich *seltener* als bei Bindegewebssarkomen oder malignen Melanomen. Sie kommen fast nur bei hoch ausdifferenzierten Geschwulstformen vor.

*Fall 21* (J.-Nr. 1078/58). K. St. ♀, 54 Jahre. 1952 Exartikulation im linken Hüftgelenk wegen eines Fibromyxosarkoms des linken Schenkelhalses. Februar 1958 bemerkt Patientin Druckgefühl im linken Unterbauch. Hier großer Tumor palpabel. Röntgenologisch links paravertebraler großer Tumor, der den linken Ureter bis zur Mitte der Wirbelsäule verdrängt. Probelaparotomie: gut kindskopfgroße inoperable retroperitoneale Metastase. Exitus Juli 1959.

Lokalrezidive und Spätmetastasen sollen nach BETZLER (1953) häufiger bei spindelzelligen Sarkomen, seltener bei rein fibroplastischen Formen zu beobachten sein.

Bereits BORST (1902) fand bei metastatisch verschlepptem Zellmaterial maligner Tumoren in einer bestimmten Zone des degenerierenden Transplantats eigenartige Kleinzellen, von denen aus das weitere Wachstum erfolgt. FISCHER (1949) diskutiert die Möglichkeit, daß es sich hierbei ähnlich der Sporenbildung um eine Art Ruhezellen handelt, die gegen Abbauvorgänge wesentlich widerstandsfähiger sind, aus denen eventuell nach jahrelanger Ruhe Spätrezidive hervorgehen könnten. Die Beobachtung, daß aber gewisse Fälle mehrmals und stets in langen Intervallen rezidivieren (Abb. 28) und es sich hierbei ursprünglich meist um gut ausdifferenzierte Tumoren handelt, spricht nach unserer Auffassung eher dafür, daß es sich wenigstens zum Teil um primär äußerst langsam proliferierende Geschwülste handelt.

Für die Diagnostik und Therapie wesentlich ist nicht nur die Feststellung stattgehabter Metastasierung, sondern auch Unterschiede in den *Metastasierungsbahnen.* Eine chirurgische und Bestrahlungstherapie wird sich in der Summe der Fälle bei Sarkomen, die vorwiegend lymphogen über regionale Lymphknoten-

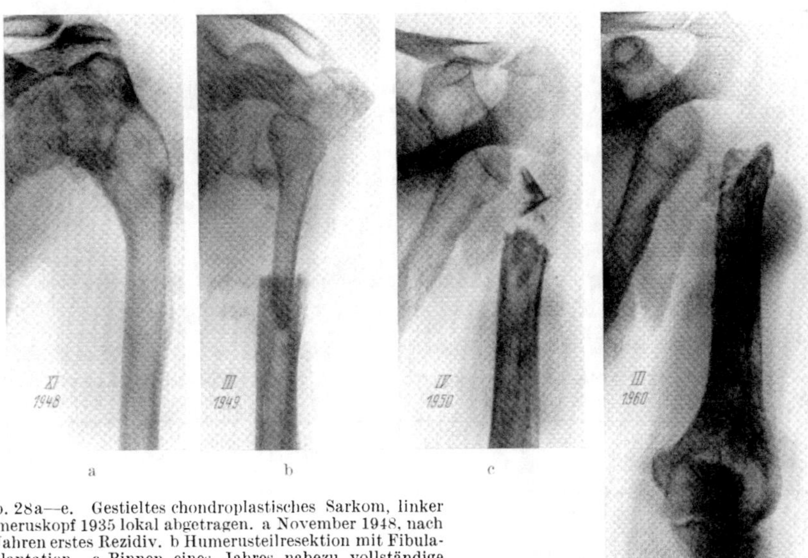


a b c d

Abb. 28a—e. Gestieltes chondroplastisches Sarkom, linker Humeruskopf 1935 lokal abgetragen. a November 1948, nach 13 Jahren erstes Rezidiv. b Humerusteilresektion mit Fibulaimplantation. c Binnen eines Jahres nahezu vollständige Resorption der Fibula. d 1960 nach insgesamt 25 Jahren zweites Rezidiv im Humerusstumpf. e Operationspräparat des exstirpierten Humerusstumpfes zeigt das ausgedehnte Rezidiv, der Tumor hat stellenweise die Corticalis durchbrochen. — Gute Unterarm- und Handfunktion mit Schienenhülsenapparat

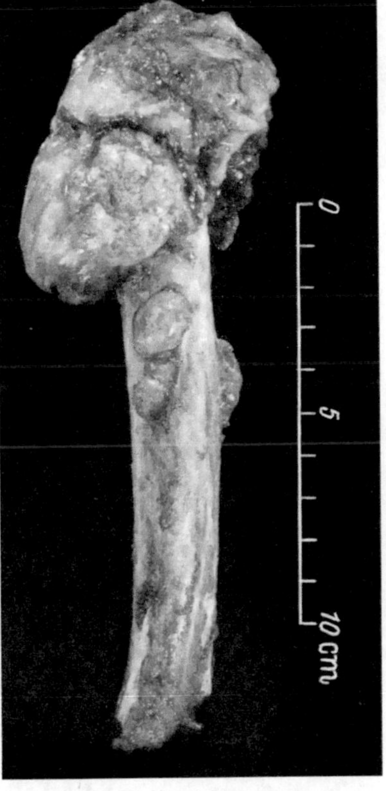


e

filter verläuft, weitgehend anders ausrichten als bei Sarkomen, die beinahe ausschließlich hämatogen metastasieren.

Ein Melanom der Fußsohle, ausschließlich mit Inguinalmetastasen, ein Magensarkom mit paraaortalen Metastasenknoten usw. sind Beispiele einer lymphogenen Metastasierung. Knochen- und Bindegewebssarkome, ohne Mitbefall zwischengeschalteter Lymphknoten, mit Lungenmetastasen, sind charakteristisch für eine hämatogene Metastasierung. Selbstverständlich bleibt stets ein gewisser Prozentsatz, bei dem die Lokalisation der Metastasen oder die bereits ausgedehnte Metastasierung Rückschlüsse auf den Metastasierungsweg nicht mehr zuläßt. Auch kann einmal lymphogen verschlepptes Zellmaterial über den Ductus thoracicus unmittelbar ins Blut gelangen. Ist ein Sarkom in die Pleura- oder Peritonealhöhle eingebrochen und hat allein hier zu (multiplen) metastatischen Absiedlungen geführt oder findet sich eine Metastasierung innerhalb des Cerebrospinalkanals, so lassen sich diese Metastasen als canaliculäre Ausbreitung deuten. Selbstverständlich waren stets nur die ersten feststellbaren Metastasen auswertbar, die gelegentlich fulminanten Metastasierungen ante finem ließen klinisch kaum Rückschlüsse auf den Metastasierungsweg zu.

Immer wieder wurden *Unterschiede im bevorzugten Metastasierungsweg der Sarkome gegenüber Carcinomen* betont.

Ursprünglich wurde so z.B. für die Sarkome eine bevorzugt hämatogene Ausbreitung festgestellt (Lücke 1869). Nach Borst (1902) sind hierbei die Sarkomzellen dem Blutstrom eher zugekehrt als bei den Carcinomen. Ewing (1928) begründet diese Feststellung mit der Hypothese, daß Sarkomzellen fester fixiert seien. Walther (1939) findet immerhin bei 150 Sarkomen in 36% auch Metastasen im Bereich der regionalen Lymphknoten, in 50% bei anderen Krebserkrankungen. Noch Nelson u. Mitarb. (1956) betonen die vorwiegend hämatogene Sarkommetastasierung. Demgegenüber lehnt bereits Tischer (1943) u.a. diese Berechnungen entschieden ab.

Solche summarischen Feststellungen haben nur sehr beschränkt Gültigkeit und Wert. Sie sind sehr stark von der Zusammensetzung des untersuchten Beobachtungsgutes abhängig.

Tabelle 17. *Der bevorzugte Metastasierungsweg bei 251 klinisch beobachteten Fällen von Metastasen bei verschiedenen Sarkompatienten, sowie die Unterschiede bei einzelnen Sarkomgruppen*

| Sarkomgruppe | | Sarkome der Fascien und Bänder | Knochensarkome | Maligne Melanome | Rest | Insgesamt |
|---|---|---|---|---|---|---|
| Zahl der Fälle | | 74 | 44 | 74 | 59 | 251 |
| davon metastasierten % vorwiegend | hämatogen | 50 | 70,5 | 12,2 | 23,7 | 31,4 |
| | lymphogen | 43,3 | 25 | 82,4 | 61 | 61,4 |
| | nicht sicher zu entscheiden | 6,8 | 4,5 | 5,4 | 15,3 | 7,2 |

Aus Tabelle 17 ist zu erkennen, daß die Sarkome in den von uns beobachteten Fällen insgesamt etwa doppelt so häufig lymphogen metastasieren (61,4%), wie hämatogen (31,4%). Die verschiedenen Sarkomgruppen zeigen aber ganz erhebliche Differenzen. Die *bösartigen Melanome,* als eigene Gruppe vergleichsweise erfaßt, metastasieren so z.B. in über 80% zunächst *lymphogen* in die regionale Haut und die zugehörigen Lymphknoten, wohingegen *Knochensarkome* in über 70% *hämatogen,* vorwiegend in die Lunge metastasieren, während *Sarkome der Fascien und Bänder* etwa *ebenso häufig hämatogen* (50%) *wie lymphogen* (43,2%) metastasieren. Die Bedeutung solcher Feststellungen für eine gezielte Therapie und erweiterte Krebschirurgie steht außer Zweifel. Eine Excision möglichst weit im Gesunden bei einem malignen Melanom unter gleichzeitiger Entfernung der regionalen Lymphabflußgebiete empfiehlt sich z.B. nach diesen Befunden zwangsläufig, während ein entsprechendes Vorgehen bei Knochensarkomen wenig sinnvoll ist.

Eine vorwiegend hämatogene Metastasierung der Knochensarkome betont auch Willis (1953), dasselbe gilt für die parostalen Tumoren (Schinz und Damm 1949). Falls maligne Melanome hämatogen metastasieren, so bevorzugen sie Lunge, Leber, Knochen und Gehirn (Selby, Sherman und Pack 1956.)

Weniger bekannt ist die Tatsache, daß auch die Sarkome innerer Organe recht häufig auf dem Lymphwege metastasieren, so z.B. die Magensarkome in die perigastrischen Lymphknoten und in die Lymphknoten der Leber und des Retroperitonealraumes (Walter 1948, Bingold und Trummert 1953, Palmer 1950, Gütgemann und Schreiber 1960).

Eine Metastasierung durch Einbruch und Aussaat von Tumorgewebe in die Peritoneal- oder Pleurahöhle, oder durch canaliculäre Ausbreitung mit der Cerebrospinalflüssigkeit oder intracanaliculär im Respirations-, Urogenital- oder Verdauungstrakt ist bei Sarkomen selten, jedoch möglich (Rössle 1949) und besonders im Zusammenhang mit der Frage einer multiplen Entstehung zu bedenken (Reichenbach und Niederer 1954).

Zu erwähnen sind noch Beobachtungen, die für eine *retrograde Metastasierung* sprechen, eine Geschwulstabsiedlung entgegen dem Blut- oder Lymphstrom (Maier 1940) sowie die Tatsache, daß gelegentlich einmal hämatogene Metastasen im großen Körperkreislauf ohne nachweisbare Absiedlung im Filtersystem des Lungenkreislaufs beobachtet werden, eine Beobachtung, die unter anderem auch bei Mammacarcinomen gemacht wird. Nur zum Teil ist hierbei ein offenes Foramen ovale anzuschuldigen, größere Bedeutung haben hierbei arterio-venöse Anastomosen der Lunge (s. hierzu WENZ und SCHWEITZER 1959, WALTHER 1937, 1939).

Eine für maligne Melanome, aber auch intracutane Sarkome ganz charakteristische und gar nicht so selten zu beobachtende Eigenschaft ist die *regionale Metastasierung in die Haut.* Wenige Zentimeter in der Umgebung des Primärtumors finden sich meist kleine multiple neue Herde. Hier handelt es sich um einen *Sonderfall der retrograden Metastasierung.* Innerhalb der Lymphcapillaren und Gewebsspalten wachsen gegen den Säftestrom die Krebszellen in Form einer Lymphangiosis sarcomatosa weiter und bilden in Form kleiner Knötchen (scheinbare) Hautmetastasen. Die schlechte Prognose dieser Tumoren rührt daher, daß es nur besonders malignen Geschwülsten gelingt, sich derartig entgegen dem Säftestrom auszubreiten (K. H. BAUER 1961).

Selbstverständlich sind bei derartigen Untersuchungen und Berechnungen auch eventuelle *Prädilektionsorgane* bestimmter *Sarkommetastasen,* eine Wahlverwandtschaft der Krebsmetastasen (FISCHER 1943), zu bedenken. So werden bei bösartigen Melanomen selten Knochenmetastasen beobachtet. Doch bleiben derartige detaillierte Untersuchungen wegen zahlreicher Fehlerquellen auf Sektionsbeobachtungen angewiesen. Für das Krebsproblem dürften solche Untersuchungen jedoch mancherlei Wesentliches bringen. Bislang ist dieses altbekannte Problem ungelöst.

Die *Größe des Primärtumors* ist offenbar auch bei Sarkomen ohne wesentliche Bedeutung für die Wahrscheinlichkeit stattgehabter Metastasierung und Größe der Metastasen (CHKJUTIN 1960). Bereits kleine Primärherde können generalisiert Metastasen setzen, die z.T. bedeutend rascher wachsen als der ursprüngliche Tumor. Dementsprechend ist auch die Heilchance, abgesehen vom größeren Operationsrisiko, ohne erkennbaren Zusammenhang mit der Tumorgröße.

Immer wieder wird versucht, den *histologischen Bau* einer Geschwulst *in Beziehung zu dessen biologischen Wachstumseigenschaften* zu setzen. Man will gewissermaßen der morphologischen Struktur sog. „Malignitätsgrade" zuordnen (s. auch S. 514). Die bekannte Erfahrung, daß ein höherer Differenzierungsgrad der Geschwulstzellen häufig mit vermindertem Wachstumstempo, Metastasierungsneigung usw. einhergeht, sprechen hierfür. Die Bösartigkeit einer Geschwulst ist aber sicherlich nicht nur vom histologischen Feinbau, sondern noch von zahlreichen anderen Faktoren, so z.B. vom organischen Bau der Tumoren (HUECK 1941), eventuell auch von der Disposition des Organismus u.a. abhängig. Die wünschenswerte Aufstellung eines derartigen Malignitätsindex ist demzufolge unzuverlässig. Für den Einzelfall sind keine schlüssigen Prognosen auf morphologischem Wege möglich, die zahlreichen gleichartigen statistischen Auswertungen lassen aber durchaus sog. „Gruppenprognosen" zu, erkennbar an Häufigkeit und Tempo der Metastasierung, Wachstumsgeschwindigkeit, mittlerer Überlebenszeit, Heilchance u.a.

*Zusammenfassend* kann man feststellen:

1. Sarkome wachsen zu einem Großteil vorwiegend verdrängend und viel weniger infiltrierend als Carcinome, meist entlang vorgebildeter Gewebsspalten.

2. Besonders Weichteilsarkome sind oft von einer bindegewebigen Pseudokapsel umgeben, die aber stellenweise bereits von Tumorzellen infiltriert ist. makroskopisch aber den Operateur zum nicht radikalen „Ausschälen" verleitet.

3. Rund $^1/_5$ der Sarkompatienten haben bereits zum Zeitpunkt der ersten klinischen Behandlung Metastasen, Knochen- und Bindegewebssarkome seltener, häufiger maligne Melanome und Sarkome innerer Organe.

4. Die Berechnung sog. „Metastasierungskurven" zeigt eine unterschiedliche Geschwindigkeit und Häufigkeit der Metastasierung verschiedener Sarkomgruppen als Folge verschiedener biologischer Wachstumseigenschaften. Maligne Melanome und Knochensarkome metastasieren häufig und rasch, Bindegewebssarkome demgegenüber spät und wesentlich seltener. Über 7% der Bindegewebssarkome treten erstmalig nach über 5jähriger Krankheitsdauer auf.

5. Verschiedene Sarkomgruppen bevorzugen unterschiedliche Metastasierungswege. Maligne Melanome metastasieren so in über 80% der Fälle zunächst lymphogen in die regionalen Lymphknoten oder regionale Haut. Knochensarkome zeigen eine ganz überwiegend hämatogene Metastasenaussaat, während Bindegewebssarkome etwa gleich häufig hämatogen wie lymphogen metastasieren.

## 3. Diagnostik der Sarkome

Der *makroskopische Befund* bei der klinischen Untersuchung kommt nur selten über die Feststellung eines Tumors hinaus. Abgesehen von relativ wenigen Tumoren, wie z.B. ulcerierenden malignen Melanomen oder durch den Röntgenbefund einzelner Knochensarkome, ist der *histologische Befund* für die Diagnosestellung *unerläßlich*. Derselbe gibt zugleich Aufschluß über die besondere histologische Sarkomart und damit wesentliche Hinweise für die einzuschlagende Behandlung und die voraussichtliche Heilchance.

In der Regel sind zur Stellung der Sarkomdiagnose *cytologische Befunde*, z.B. aus Punktionsflüssigkeiten, nicht ausreichend, weil die Polymorphie solcher Einzelzellen oft keine so weitgehenden Bestimmungen gegenüber anderen malignen Zellen zuläßt. Hierfür ist die Struktur des Zellverbandes meist unerläßlich. Amaki (1954) untersuchte die cytologischen Kriterien für eine Differentialdiagnose zwischen Sarkom und Carcinom.

Pack (1954) mißt der *Diagnose durch Aspiration* von Gewebe aus Weichteiltumoren besonderen Wert bei, vorausgesetzt, daß die Beurteilung des gewonnenen Zellmaterials in Händen eines hierfür besonders eingearbeiteten Pathologen liegt. Nach Guilleminet u.a. (1955) hat sich diese Aspirationsbiopsie bei Knochentumoren nicht bewährt.

Für die Diagnostik und Differentialdiagnostik der Sarkome sind Sitz, Ausdehnung und Metastasierung einer Geschwulst vor allem bestimmend, zu ihrer Erkennung ist oftmals das ganze Rüstzeug moderner Diagnostik erforderlich. Hier muß auf die einschlägige Literatur verwiesen werden.

Zur *Röntgendiagnostik* der Knochensarkome sei besonders auf die Werke von Hellner (1950, 1959) und Kienböck (1936) verwiesen. Auch hier hat sich herausgestellt, daß eine Reihe von Röntgenbefunden, die früher für bestimmte Geschwulstarten als kennzeichnend angesehen wurden, wie z.B. die Spiculae bei Osteosarkomen und die zwiebelschalenartigen Verknöcherungen beim Ewing-Sarkom, sehr wohl auch bei anderen Knochentumoren, ja gelegentlich sogar bei entzündlichen Prozessen zu beobachten sind (Lexer 1931; v. Seemen 1933; Langenskiöld 1942; Bromer 1952; Pais und Zanasi 1956; Ruland 1956; Maurer und Noetzli 1959). Von besonderem Wert haben sich hier auch Kleinfocus- und Schichtaufnahmen gezeigt (Vallebona 1955). Mehr und mehr werden auch die Arteriographie, die Serienangiographie und auch die Lymphangiographie zur Differentialdiagnostik von Knochen- und Weichteiltumoren herangezogen (Schobinger u.a. 1958, Mucchi 1960).

Durch *Lymphangiographien* lassen sich z.B. Tumorinfiltrationen in Lymphknoten nachweisen (Fuchs, Rüttimann und del Buono 1960, hier auch weitere Literatur), eine Indikation hierfür dürfte jedoch relativ selten gegeben sein, weil Palpationsbefund und Anamnese meist ausreichen, ein positiver Befund im Lymphogramm aber oft noch der histologischen Bestätigung bedarf.

Über angiographische Besonderheiten des Angiosarkoms berichtet HOLDER (1954). Eigenpulsation und kommunizierende Gefäßräume im Kontrastbild des Tumors werden als Kardinalsymptome eines Angiosarkoms angesehen.

Ein neuartiges Kopierverfahren zur Verbesserung des Detailkontrastes von Röntgenaufnahmen, die *Logetronographie*, bewährt sich besonders bei Weichteiltumoren mit deren geringen Dichteunterschieden. Sie liefert nicht nur eine erhöhte Erkennbarkeit von Details (Kalkeinlagerungen, nekrotische Zerfallshöhlen), sondern gibt auch Aufschluß über die Ausdehnung des Tumors in der Tiefe, insbesondere bei den sog. „Eisbergtumoren" (WERNER, BADER, BUTTENBERG und ZEITZ 1959; WENZ, BADER und WERLICH 1959) (Abb. 29 und 30).

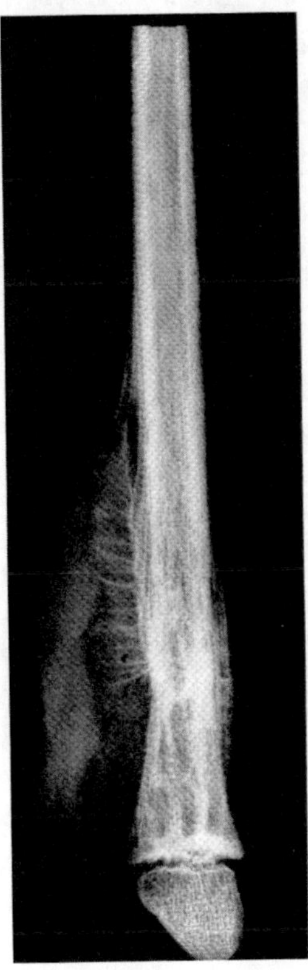

Abb. 29

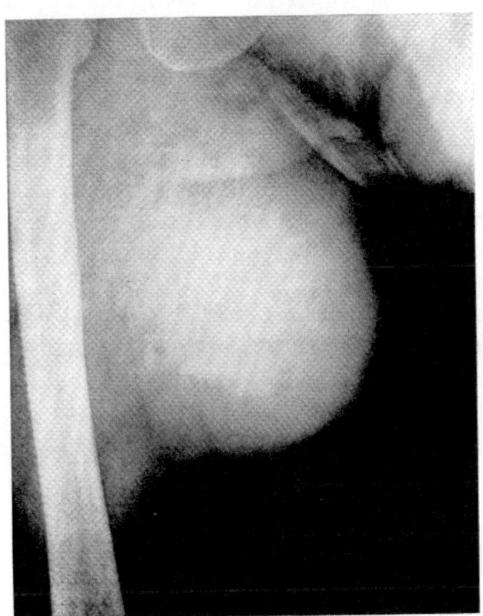

Abb. 30

Abb. 29. Logetronographie eines Ewing-Sarkoms der Fibula bei 8jährigem Jungen. Zwiebelschalenartige Aufsplitterung der Corticalis, aber auch radiär gestellte „Spiculae" (Präparataufnahme)

Abb. 30. Logetronographie eines kindskopfgroßen Spindelzellsarkoms des Oberschenkels bei einer 72jährigen Frau

Durch die Logetronographie gelingt es bei normaler Betrachtungsweise nicht differenzierbare Helligkeitsunterschiede im Röntgenbild sichtbar zu machen. Bei diesem elektronischen Kopierverfahren werden die durch eine Kathodenstrahlröhre erzeugten Elektronen auf einem Fluorescenzschirm sichtbar gemacht. Der hier entstehende Lichtfleck dient als Lichtquelle beim Kopiervorgang. Eine Photozelle, über Originalfilm und Kopiermaterial angebracht, reguliert die Helligkeit des Lichtstrahles. Eine zweite Photozelle reguliert die Belichtungszeit über einen elektronischen Schaltmechanismus (WENZ, BADER und WERLICH 1959).

Zweifelsohne läßt sich bei den folgenschweren therapeutischen Konsequenzen, welche die Feststellung eines Sarkoms oftmals nach sich zieht, eine *Probeexcision* nicht in allen Fällen vermeiden. Grundsätzlich ist sie bei malignen Melanomen abzulehnen; hier ist die primär radikale Exstirpation des Tumors weit im Gesunden das Mittel der Wahl (K. H. BAUER 1949; SODER und OTT 1960). Auch bei Weichteilsarkomen sollte sie, wegen der Gefahr der Zellverschleppung und unvermeidlichen Eröffnung von Blut- und Lymphbahnen im Tumorbereich, möglichst vermieden und die primäre Radikaloperation bevorzugt werden. Wo sie unumgänglich ist, wie gelegentlich bei Fällen von Knochensarkomen der Extremitäten, ist dieselbe möglichst in Blutleere vorzunehmen und, falls die Schnelldiagnose ein Sarkom ergibt, unmittelbar anschließend die Radikaloperation durchzuführen.

Goes (1953) kommt auf Grund der Untersuchungen von 302 Kranken mit Weichteilsarkomen demgegenüber zu der Feststellung, daß die Probeexcision keine hämatogene und wahrscheinlich auch keine lymphogene Metastasierung provoziert. Die posttherapeutischen Ergebnisse bei metastasenfreien Fällen mit und ohne Probeexcision zeigten jedenfalls keine Unterschiede. Zahlreiche klinische Beobachtungen beweisen aber zumindestens die direkte Überimpfbarkeit von Geschwulstzellen. Marrellu u.a. (1940) beobachteten so z.B. die Überimpfung auf die Entnahmestelle eines Hauttransplantates zur Deckung eines sarkomatösen Ulcus. Reisner (1956) empfiehlt eine Röntgenvorbestrahlung vor der Probeentnahme zur Vermeidung einer hämatogenen Aussaat.

Relativ häufig ist aber auch die histologische Auswertung der Probeexcision unbefriedigend, gelegentlich sogar falsch. Die Hauptursache hierfür dürfte darin liegen, daß Übergänge von gutartigen zu bösartigen Tumorformen bei hoch ausdifferenzierten Geschwulstzellen schlecht zu beurteilen sind; gelegentlich können nekrotische Zerfallsherde entzündliche Prozesse vortäuschen. Besonders bei sekundär maligner Entartung gutartiger Geschwülste kann die Probeentnahme aus benignen Geschwulstpartien erfolgen. Bei Knochengeschwülsten findet sich fast regelmäßig in den Randzonen des Tumors polymorphzelliges Gewebe reaktiven Charakters, das bei einer zu oberflächlichen Probeexcision zu Fehldiagnosen führen kann (Bespalon 1955). Kurz, bei der Diagnosestellung sind stets zusätzlich Anamnese, klinische Beobachtung und Röntgenbefund als gleichwertig anzusehen. Zusammenarbeit zwischen Kliniker, Röntgenologen und Pathologen ist auch für die Sarkomdiagnostik in vielen Fällen unerläßlich (Brailsford 1940, 1947, Bromer 1952, Conventry 1950). Wichtig ist, daß ein bei der Probeexcision entnommenes Gewebsstück sicher aus dem Tumorbereich, möglichst aus der Randzone und nicht zu klein entnommen wird wegen der sonst oftmals erheblichen Schwierigkeiten bei der histologischen Diagnostik. Der *Nadelbiopsie*, bei Weichteltumoren z.B. von Pack (1954) zur Sicherung der Diagnose empfohlen, stehen wir ablehnend gegenüber.

Dieselbe Erfahrung vertreten unter anderem auch Hellner (1950), Ehalt (1952) u.a.

Besonders bei Tumoren innerer Organe und des Retroperitoneums ist gelegentlich die *Probefreilegung* zeitraubender diagnostischer Abklärung vorzuziehen, zumal sich die operative Behandlung empfehlenswerterweise in derselben Sitzung durchführen läßt.

Mehr und mehr wird auch die unterschiedliche Speicherfähigkeit von Tumorgewebe für *radioaktive Isotope* und deren leichte Nachweisbarkeit mittels eines Zählrohres zur Tumordiagnostik verwendet.

Beim Schilddrüsencarcinom findet sich, soweit es seine hormonelle Leistungsfähigkeit beibehalten hat, eine Speicherung von $J^{131}$, die meist bei entdifferenzierten Tumorzellen, grundsätzlich aber bei allen Schilddrüsensarkomen fehlt (Novaes 1955). Im Szintillogramm grenzt sich das Tumorgewebe durch die fehlende Radioaktivität gegenüber dem normalen Schilddrüsenparenchym ab. Andere Sarkome, wie alle schnell proliferierenden Geschwülste, zeichnen sich durch eine besonders reichliche Anreicherung von $P_{32}$, radioaktiv markiertes Fluorescin, $Ga_{72}$ und $Ga_{67}$ (Mulry und Dudley 1951; Auguein und Guelfi 1952; Desgrez u.a. 1957), $Ca_{47}$ u.a. aus. Doch fehlt all diesen Untersuchungen letztlich die Beweiskraft, da diese Isotopenspeicherung nicht tumorspezifisch ist. Sie ist vielmehr Ausdruck gesteigerter Stoffwechselprozesse und findet sich somit auch bei entzündlichen und posttraumatischen Gewebsproliferationen.

*Fluorescinnatrium*, intravasal appliziert, reichert sich ebenfalls in schnell proliferierenden Geweben an und läßt so das Tumorgewebe im Ultraviolettlicht (Quecksilberdampflampe mit vorgeschaltetem Woodschem Filter) fluorescieren (Abb. 31). Ähnliches gilt für das Tetracyclin

(McLeay u.a. 1960, Dunn u.a. 1960). Doch ist diese Eigenschaft ebenfalls nicht für Tumorgewebe spezifisch (Winkel 1957). Nach Becker und Stork (1952) sollen auch durch die verminderte quantitative Urinausscheidung solcher Stoffe in der Tiefe lokalisierte Tumoren diagnostizierbar sein. Bemerkenswert ist in diesem Zusammenhang, daß bereits v. Gaza (1925) durch *Vitalfärbung mit Trypanblau* an einem Knochensarkom nachweisen konnte, daß sich Sarkomzellen durch ein Nichtspeicherungsvermögen dieses Farbstoffes von den histogenetisch verwandten mesenchymalen Zellen unterscheiden, wobei die schließlich doch feststellbare Mortalfärbung im besonderen der Kerne das früheste und sicherste morphologische Anzeichen des eingetretenen Zelltodes darstellt.

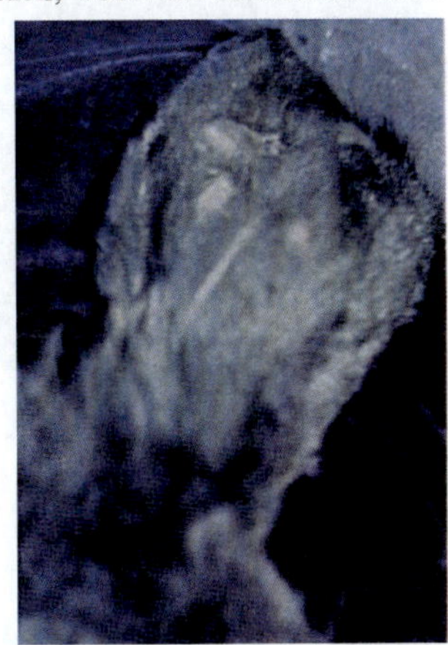

Abb. 31. Fluorescinnatrium-Anreicherung in den Heterotransplantaten eines malignen Melanoms des Menschen, 21 Tage nach der subcutanen Transplantation in ein Kaninchenohr (nach Ganzkörperbestrahlung des Kaninchens und laufenden Cortisongaben). Die Anreicherung des intravenös verabreichten Fluorescinnatriums läßt sich im Ultraviolettlicht (Quecksilberdampflampe mit vorgeschaltetem Woodschen Filter) nachweisen. Neben den beiden Tumortransplantaten leuchtet aber auch noch die relativ frische Operationsnarbe auf

*Serodiagnostik.* Des öfteren ist bei osteogenen Sarkomen eine vermehrte alkalische Serumphosphatase zu beobachten, während ein Bence-Jonesscher Eiweißkörper auf ein Myelom hinweist. In Zweifelsfällen sollte stets auch eine Wassermannsche Reaktion geprüft werden. Eine Arthritis urica kann gelegentlich bei einer Lokalisation im Bereich der Zehengelenke differentialdiagnostische Schwierigkeiten machen.

Cade, MacLagan und Townsend (1940) finden eine Erhöhung der alkalischen Phosphatase bei osteoplastischen, nicht aber bei osteoblastischen Prozessen; eine Kontrolle dieser Werte soll auch für den Therapieerfolg bedeutungsvoll sein (Papa 1941). Alle sonstigen serologischen Untersuchungsmethoden der Krebsdiagnostik sind unzuverlässig und meist nur bei ausgeprägten, weit fortgeschrittenen Krankheitsstadien überhaupt auswertbar (s. hierzu K. H. Bauer 1961).

Dasselbe gilt z.B. auch von der Melaninprobe im Urin von Patienten mit malignen Melanomen. Insgesamt bei 32 Patienten mit später histologisch gesicherten malignen Melanomen wurde diese Probe in mehreren Fällen wiederholt gemacht, nur drei positive Befunde (also bei rund 10%), stets bei Patienten mit multiplen Metastasen, wurden gefunden.

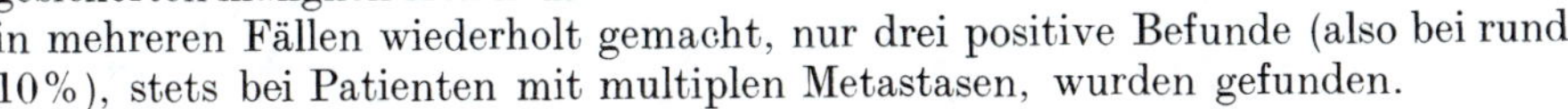

Sarkomgeschwülste des Retroperitoneums und Abdomens verursachen eigenartigerweise, der Wirkungsmechanismus ist bislang nicht geklärt, gelegentlich *Hypoglykämien* (Nevius u. Friedman 1960, Zuckschwert 1961).

Vierter Teil

# Therapie und Prognose der Sarkome

Heilchancen maligner Tumoren können nicht an Hand klinischer Beobachtungen von Bestrahlungskliniken festgestellt werden. Die hier vielfach getroffene Feststellung, daß Sarkomerkrankungen nur geringe Heilchancen bieten, kann nicht Anspruch auf Allgemeingültigkeit erheben. In Bestrahlungskliniken findet sich überwiegend eine negative Auslese von Patienten mit Tumoren, bei denen Lokalisation, Ausdehnung oder Metastasierungen Radikaloperationen nicht mehr zulassen. Fast ausnahmslos sind die *Heilziffern eines chirurgischen Beobachtungsgutes höher*, ohne daß man deshalb wie es so häufig geschieht, ohne entsprechende Gruppierung, aus diesen Vergleichszahlen Rückschlüsse auf den Wert verschiedenen therapeutischen Vorgehens ziehen darf.

So starben z.B. von insgesamt 1113 Sarkompatienten einer Strahlenklinik bereits 57,2% im 1. Jahr nach Behandlungsbeginn, und nur 29% dieser Patienten blieben überhaupt über

1 Jahr symptomfrei (Hoch 1960). Ein Großteil der von Roukkula (1959) beobachteten Sarkompatienten eines strahlentherapeutischen Institutes in Helsinki hatten für Sarkome und Carcinome annähernd dieselben Heilchancen.

In zahlreichen Untersuchungen der verschiedensten Organkrebse ist die Bedeutung von Tumorgröße, Wachstumsgeschwindigkeit, Ausdehnung, Lokalisation, Histologie und Behandlung für die Prognose einer Krebsgeschwulst betont worden. Relativ kleine Beobachtungszahlen lassen bei einer statistischen Untersuchung keine so weitgehende Unterteilung zu, weil ansonsten die Schwankungsbreite zu kleiner Zahlen zu mancherlei Trugschlüssen führt. Erst unter Berücksichtigung dieser Faktoren jedoch können verschiedene Behandlungsverfahren miteinander verglichen werden. Unabdingbare Voraussetzung für derartige Untersuchungen ist eine große Zahl von Beobachtungen, wie sie bislang nur für Knochensarkome durch umfassende Erhebungen im Rahmen der „Bone Registry of the American College of Surgeons" geschaffen wurde.

Zweifelsohne ist auch unser Krankengut in vielen Fällen zu klein; alle diese Ergebnisse sind daher als vorläufige abwägende Diskussion zu betrachten. Sicher aber hat auch die Sarkombehandlung entsprechend der Sonderstellung der Sarkome ihre eigenen Probleme, wie auch die Prognose der Sarkome einer gesonderten Betrachtung bedarf.

## 1. Berechnung der Heilziffern eines klinischen Beobachtungsgutes

Der Berechnung von Heilziffern auf Grund klinischer Beobachtungen stehen zahlreiche Schwierigkeiten entgegen. Die in der Literatur angegebenen Werte sind in der Mehrzahl der Fälle nicht vergleichbar, weil eine Vielfalt hereinspielender Faktoren unterschiedlich in die Berechnungen einbezogen wird. So werden beispielsweise die Überlebenden a) auf die Zahl der diagnostizierten Fälle, b) die Zahl der klinisch als geheilt Entlassenen c) oder der bis zu einem bestimmten Zeitpunkt ermittelten und beobachteten Fälle bezogen. Die postoperativen Todesfälle werden verschieden definiert. Die an intra- und postoperativen Komplikationen Verstorbenen, die bei längeren Beobachtungszeiten hereinspielenden anderweitigen Todesursachen, die mit der Beobachtungszeit steigende Zahl von Patienten, deren weiteres Schicksal nicht mehr ermittelt werden kann u.a. werden unterschiedlich berücksichtigt und geben insgesamt eine erhebliche Fehlerbreite.

Hierbei sind allerdings die an anderen Todesursachen Verstorbenen in den ersten Beobachtungsjahren zahlenmäßig gering. Verschieden kombinierte Todesursachenstatistiken zeigen, daß neben einer anderen Haupttodesursache ein maligner Tumor als Nebenbefund unter 1% der Fälle gefunden wird (Freudenberg 1957).

Um von der Bedeutung dieser Faktoren eine Vorstellung zu bekommen, wurde das Beobachtungsgut der Heidelberger Chirurgischen Universitätsklinik näher analysiert. In Abb. 32 wurde in der oberen Kurve der prozentuale Anteil der sicher an der Sarkomerkrankung Verstorbenen ohne Berücksichtigung der verschiedenen anderen Faktoren auf die bis zur entsprechenden Beobachtungszeit insgesamt behandelten Sarkompatienten ermittelt. In der unteren Kurve wurden gleichermaßen die Werte für die sicher noch Lebenden ermittelt. Das schraffierte Feld zeigt somit die insgesamt mögliche Fehlerbreite je nach Art der Berechnung an. Dieselbe ist durch folgende Faktoren nicht berücksichtigter Fälle bedingt: a) Verschollene, b) an Operationsfolgen Verstorbene, c) an anderen Todesursachen Verstorbene, d) Verstorbene, bei denen die Todesursache nicht zu ermitteln war. Die Schwankungsbreite ist so erheblich, daß sie z.B. bei der 5-Jahres-Heilziffer rund 20% ausmacht. Hier bedarf es einer allgemeingültigen Berechnungsart unter Berücksichtigung aller hereinspielenden Faktoren.

a) Relativ einfach wäre es, den *Mittelwert dieser beiden Kurven* zu nehmen unter der stillschweigenden Annahme, daß man sich dabei der gesuchten tatsächlichen Absterbekurve nähert. Hierbei ist zu bedenken, daß — bedingt durch die an intra- und postoperativen Komplikationen Verstorbenen — die gesuchte Kurve in den ersten Monaten sicher näher bei der oberen Kurve liegt, während sie mit zunehmender Beobachtungszeit, bedingt durch die größere Zahl der Verschollenen, weiter bei der unteren Kurve zu suchen sein dürfte. Derartige Mittelwerte sind also sicherlich ungenau.

b) *Die 5-Jahres-Heilziffern und entsprechend ermittelte Absterbekurven.* Am zuverlässigsten ist immer noch die Berechnung der 5-Jahres-Ziffern, wenn hierbei die binnen 5 Jahren gesicherten Krebssterbefälle nur auf die über die gleiche

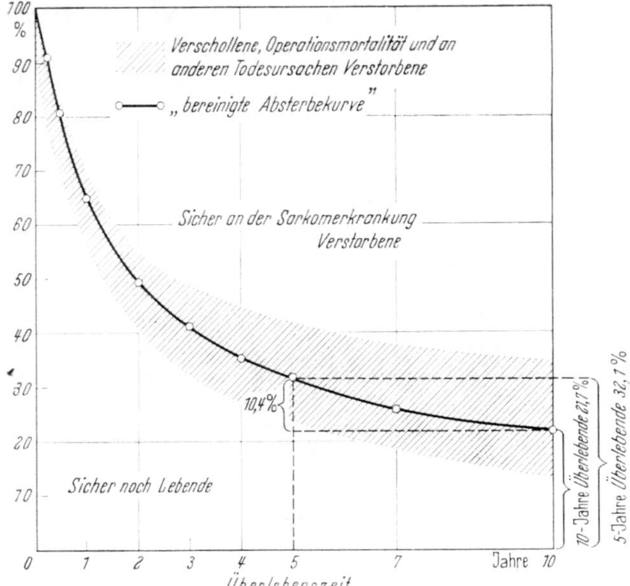


Abb. 32. Absterbekurven von insgesamt 780 Sarkompatienten je nach Berechnungsart. Das schraffierte Feld zeigt die hierdurch bedingte Fehlerbreite an. Die stark ausgezogene Linie wurde als „bereinigte Absterbekurve" ermittelt (s. Text)

Zeitspanne kontrollierte und beobachtete Patientenzahl bezogen wird. Also abzüglich der in der Zwischenzeit Verschollenen, der an anderen Ursachen Verstorbenen und abzüglich der Operationsmortalität. Derartig berechnete Werte geben die besten Vergleichsmöglichkeiten. Sinngemäße Berechnungen auch für kürzere Beobachtungszeiten lassen Absterbekurven ermitteln, die miteinander vergleichbar sind und — hohe Beobachtungsziffern vorausgesetzt — das einzig richtige Berechnungsverfahren darstellen.

c) *Bereinigte Absterbekurven.* Die Auswertung eines klinischen Beobachtungsgutes leidet aber gerade in vielen Fällen an der unabdingbaren Voraussetzung jeglicher Statistik: großen Zahlen. So kann z.B. zur Berechnung der 5-Jahres-Heilziffer für ein Beobachtungsgut bis 1959 nur die Zahl der Fälle, die vor 1955 zur Behandlung kam, der Berechnung zugrunde gelegt werden. In vielen Fällen sind dafür die Zahlen zu klein. Oftmals kam der größere Teil der Fälle erst in den letzten Jahren zur Beobachtung und läßt hierbei besonders eklatante Sterbe- oder auch wahrscheinliche Heilziffern erkennen, ohne daß sich diese neueren Beobachtungen wesentlich im Verlauf der Absterbekurve nach den bereits genannten Berechnungsverfahren widerspiegeln würden.

Nachfolgend wurden hier für Sarkomerkrankungen sog. „bereinigte Absterbekurven" ermittelt, wobei jeweils *vom gesamten Beobachtungsgut* bis 1959 *ausgegangen* wurde. Alle gesicherten Sarkomsterbefälle bis zum Ende des zu berechnenden Beobachtungsjahres (einschließlich der, deren Krankheitsbeginn noch gar nicht so lange zurückliegt) werden hierbei auf die sicher noch Lebenden, einschließlich Gesamtkrebstodesziffer am Jahresbeginn, bezogen. Die inzwischen Verschollenen, die Operationssterbefälle, die an anderen und ungeklärten Todesursachen Verstorbenen sowie die Überlebenden, deren Beobachtungszeit kürzer ist, werden in dieser Berechnung ausgeschaltet (s. Formel).

*Berechnung „bereinigter Absterbekurven"*

$$\text{Überlebende (\%)} = 100 - \frac{100 \times \text{Gesamtkrebstote (bis zum Jahresende) (a)}}{\text{Überlebende} + \text{Gesamtkrebstote (am Jahresbeginn) (b)}}$$

(a) = alle gesicherten Krebstodesfälle bis zum Ende des zu berechnenden Beobachtungsjahres
= Gesamtzahl der Fälle (Überlebende + Verschollene + Todesfälle anderer und ungeklärter Ätiologie + Fälle, bei denen die Gesamtbeobachtungszeit endete [am Ende des zu berechnenden Jahres])

(b) = Überlebende + Gesamtkrebstote (am Beginn des zu berechnenden Jahres)
= Gesamtzahl der Fälle (Verschollene + Todesfälle anderer und ungeklärter Ätiologie + Fälle, bei denen die Gesamtbeobachtungszeit endete [am Beginn des zu berechnenden Jahres])

Dadurch, daß alle, auch die erst jüngst verstorbenen Sarkomtodesfälle jeweils mit enthalten sind, lassen sich die gefundenen Werte nicht mit denen ohne weiteres vergleichen, die entsprechend den 5-Jahres-Heilziffern ermittelt wurden. Zwangsläufig sind bei einer höheren Krebssterblichkeit der jüngsten Beobachtungszeit die Heilziffern der bereinigten Absterbekurve niedriger, als die in üblicher Weise ermittelten 5-Jahres-Heilungen.

*Zusammenfassend* läßt sich aber feststellen, daß derartig berechnete „bereinigte Absterbekurven", ausgehend vom gesamten Beobachtungsgut, unter Einbeziehung der Sterbeziffern auch der jüngsten Beobachtungszeit durchaus miteinander vergleichbar sind und weitgehend Annäherungswerte der tatsächlichen Krebssterblichkeit darstellen. So ermittelte Werte für die 5-Jahres-Grenze dürfen nicht den 5-Jahres-Heilziffern gleichgesetzt werden.

## 2. Überlebenszeit und Heilchance der Sarkome

### a) Die mittlere Überlebenszeit

Errechnet man die mittlere Überlebenszeit der Sarkompatienten nach der ersten Diagnosestellung bis zum Todestag, also unter Ausschaltung der Geheilten, der an anderen Todesursachen oder postoperativen Komplikationen Verstorbenen usw., so findet man eine mittlere Krankheitsdauer von rund 21 Monaten (Abb. 33).

BETZLER (1951) errechnete eine mittlere Krankheitsdauer für Frauen von 33 und für Männer von 31 Monaten, wobei er allerdings nicht vom Zeitpunkt der Diagnosestellung, sondern vom Beschwerdebeginn ausgeht. Auch scheint nach seinen Befunden die Heilquote bei Frauen höher zu sein. Bei 147 kontrollierten männlichen und 127 weiblichen Kranken (ohne Melanosarkome) lebten nur 7 Männer gegenüber 16 Frauen länger als 10 Jahre. SHIMKIN u.a. (1954) fanden für Lymphosarkome eine mittlere Überlebenszeit von 34 Monaten, STOUT (1953) für Rhabdomyosarkome von 30,2 Monaten.

Selbstredend spielen Lokalisation, Allgemeinbefinden, Zeitpunkt der Diagnosestellung u.a. hierbei eine entscheidende Rolle. Läßt man diese unbeachtet und gruppiert man die Sarkome allein entsprechend ihrer histologischen Abkunft, so erhellen recht unterschiedliche Wachstumstendenzen. An der Spitze der Malignität stehen die Wilms-Tumoren, ihre Struktur erlaubt nur bedingt eine Zuordnung zu den Sarkomen, sie zählen zu den Mischgeschwülsten, durchschnittlich 6 Monate nach der Diagnosestellung starben die Kinder, von 22 bisher 21. Auch hier darf der Chirurg die geringe Chance nicht ungenützt lassen. So konnte an der Heidelberger Chirurgischen Universitätsklinik ein Kind nunmehr über 5 Jahre metastasenfrei bei gutem Wohlergehen nach der Nephrektomie beobachtet werden (Fall 50).

Auch in der Literatur mehren sich Beobachtungen von Dauerheilungen bei Wilms-Tumoren durch eine vorwiegend chirurgische Therapie (s. S. 543).

Demgegenüber haben Sarkome der Gefäße mit 33,1 Monaten und die der nervalen Stützgewebe mit 32,9 Monaten eine wesentlich längere mittlere Krankheitsdauer bis zum Tode. Auch die bösartigen Melanome, allenthalben zu den bösartigsten Krebsarten gerechnet, führen mit 27,7 Monaten erst relativ spät zum Tode, teilweise bedingt durch die relativ frühe Diagnosestellung bei ihrer leicht erkennbaren Lokalisation. Die Bindegewebs- (23,4 Monate) und Knochensarkome (20,9 Monate) stehen etwa in der Mitte, während die Schilddrüsensarkome, durch ihre engen Beziehungen zur Trachea, Speiseröhre und anderen lebensnotwendigen Organen, sehr frühzeitig (8 Monate) zum Tode führen, wie auch die relativ spät diagnostizierten Sarkome des Verdauungstraktes (7,6 Monate).

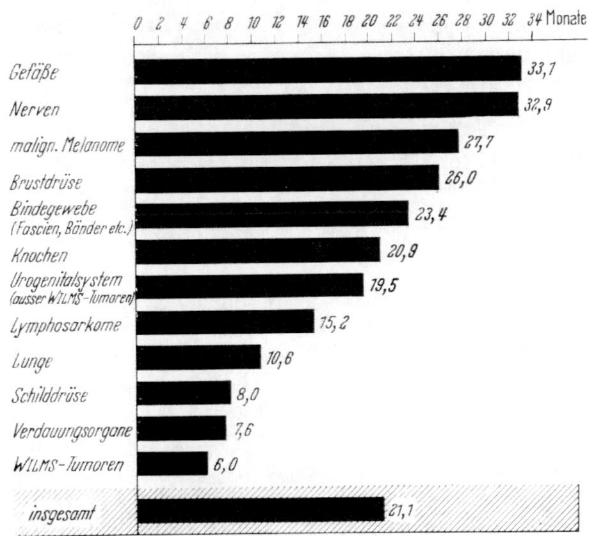


Abb. 33. Mittlere Überlebenszeit aller verstorbenen Sarkompatienten sowie bei Sarkomen verschiedener Gewebe und Organe vom Tage der ersten Diagnosestellung gerechnet

## b) Die 5-Jahres-Heilungen

Es ist angebracht, die nach bekanntem Verfahren ermittelten 5-Jahres-Heilziffern zu berechnen (s. Tabelle 18). Ausgegangen werden kann dabei nur von den Beobachtungen, bei denen vor 1955 die erste Behandlung unternommen werden konnte. Von 1925—1954 einschließlich waren dies 510 Patienten, von denselben konnten wir das Spätschicksal von 454, das sind 89%, aufklären. Von diesen 454 Patienten sind binnen 5 Jahren nach der ersten Diagnosestellung 296 an ihrem Sarkom verstorben, 23 Patienten sind in der gleichen Zeitspanne noch an postoperativen Komplikationen oder anderen, nicht mit der Sarkomerkrankung in unmittelbarem Zusammenhang stehenden interkurrenten Erkrankungen verstorben. *Die 5-Jahres-Heilung beträgt somit für Sarkome insgesamt 31,4%.*

In der bereinigten Absterbekurve wurden demgegenüber 32,1%, also ein Wert mit einer Differenz von 0,7% gegenüber der 5-Jahres-Heilung, ermittelt (Abb. 32).

Schinz (1939) ermittelte bei 201 röntgenbestrahlten Sarkompatienten eine 5-Jahres-Heilziffer von 13%; Roukkula (1959) fand für insgesamt 568 Sarkomerkrankungen 19,7%.

Die Absterbekurve (Abb. 32) läßt zwar eine hohe Sterblichkeit im ersten Jahr nach der Diagnosestellung erkennen, ohne daß ein merklicher Knick zur Horizontalen in den folgenden Jahren festzustellen wäre. Sollte aber bei den Sarkomen ebenfalls die 5-Jahres-Grenze ein Maßstab endgültiger Heilung sein, so wäre dies

Tabelle 18. *Die 5-Jahres-Heilung der Sarkome insgesamt sowie der Sarkome verschiedener Gewebe* (Beobachtungen der Chirurgischen Universitätsklinik Heidelberg)

| | Sarkome der Fascien und Bänder | Knochensarkome | Maligne Melanome | Sarkome des lymphatischen Gewebes | Rest | Insgesamt |
|---|---|---|---|---|---|---|
| Zahl der Patienten vor 1955 | 158 | 132 | 73 | 50 | 97 | 510 |
| Verschollen | 20 | 8 | 11 | 14 | 3 | 56 |
| Postoperative Todesfälle und Sterbefälle infolge anderer Todesursachen binnen 5 Jahren | 10 | 2 | 2 | 1 | 8 | 23 |
| verbleiben | 128 | 122 | 60 | 35 | 86 | 431 |
| Sterbefälle infolge der Sarkomerkrankung binnen 5 Jahren | 82 | 83 | 36 | 31 | 64 | 296 |
| *5-Jahres-Heilung* (%) | *35,9* | *31,9* | *40,0* | *11,4* | *25,6* | **31,4** |

unbedingt zu fordern. Ein erheblicher Prozentsatz, in unserem Beobachtungsgut sind es immerhin noch 10,4% (Abb. 32), stirbt erst 5—10 Jahre nach Krankheitsbeginn. Ja, von den 36 bisher über 10 Jahre beobachteten Patienten starben bisher noch 7 an ihrer ersten Sarkomerkrankung. Auch bei Carcinomen stirbt ein kleiner Prozentsatz noch nach 5 Jahren am selben Tumorleiden. Die Absterbekurve der Carcinome nähert sich aber trotzdem weitgehend einer horizontalen Geraden. Die 5-Jahres-Grenze bietet somit eine relativ hohe Sicherheitsgarantie für Carcinompatienten. Was bei Carcinomen weitgehend eine Rarität ist, der Krebstod nach über 5 Jahren Krankheitsdauer, ist bei Sarkomen durchaus keine Seltenheit. *Die 5-Jahres-Heilung* hat *für Sarkome* viel *weniger prognostischen Wert als für* die meisten *Carcinome.*

Es ist nicht ohne weiteres zulässig, eine solche Sammelfeststellung als Grundlage zu nehmen, um die Heilchance gegenüber Carcinomen insgesamt zu beurteilen. Wie aus Tabelle 18 ersehen werden kann, sind die Heilchancen verschiedener Sarkomgruppen recht unterschiedlich. Es kommt somit darauf an, wie sich das Gesamtbeobachtungsgut zusammensetzt. In den Beobachtungen einer strahlentherapeutischen Klinik z.B. sind durchweg Sarkome des lymphatischen Gewebes ungleich zahlreicher. Bei ihrer schlechten Prognose quo ad vitam fällt natürlich die 5-Jahres-Heilziffer aller Sarkome wesentlich niedriger aus, und die irrtümliche Schlußfolgerung einer wesentlich schlechteren Prognose der Sarkome gegenüber den Carcinomen liegt nahe. Derartige Schlußfolgerungen dürfen demnach höchstens bei auslesefreien Beobachtungen oder nur für entsprechende, möglichst viele Faktoren berücksichtigende Gruppen gleicher Organkrebse gezogen werden.

Spätmetastasen und Spätrezidive sind bei allen malignen Tumoren beschrieben. Der Ausdruck Dauerheilung wird deshalb besser durch die Bezeichnung 5-Jahres-Heilung ersetzt, da selbst nach mehr als 10 Jahren noch Spätererscheinungen des Tumors auftreten können. Ein tumorkranker Patient muß, auch wenn er keine Symptome bietet, in regelmäßigen Abständen nachuntersucht werden.

Bei den 5-Jahres-Heilziffern der Sarkome verschiedener histogenetischer Abkunft überrascht besonders die hohe Heilquote bei den vergleichsweise erfaßten *malignen Melanomen,* nach unserer Auffassung bedingt durch die vorwiegend chirurgische Behandlung unter Einhaltung bestimmter Richtlinien (s. S. 535), 40% betrug bei ihnen die 5-Jahres-Heilung insgesamt (s. hierzu auch S. 532).

Die *Sarkome der Bindegewebe* zeigten insgesamt eine 5-Jahres-Heilung von 35,9%. In der Mehrzahl der Fälle handelte es sich um Fibro- oder Spindelzellsarkome (Tabelle 6, S. 472), die zwar eine hohe Rezidivquote aufweisen, aber ausgesprochen selten und dann meist erst spät metastasieren. Eine chirurgische

Therapie (s. S. 525) ist bei diesen meist nur langsam proliferierenden Tumorzellen in der Regel das Mittel der Wahl.

*Knochensarkome* sind in der Mehrzahl der Fälle an den Extremitäten lokalisiert (Abb. 18, S. 477). Falls nicht bereits Metastasen vorhanden sind, sind sie durch Amputation, Exartikulation oder Teilresektion radikal zu operieren. Die 5-Jahres-Heilziffer von *31,9*% beweist die Berechtigung zu einer vorwiegend chirurgischen Einstellung bei diesen Geschwülsten (s. S. 530). Zahlreiche klinische Beobachtungen zeigen aber auch eindrucksvolle Beispiele einer strahlentherapeutischen Behandlung, meist bei myelogenen Tumoren (Ewing-Sarkom, Reticulozelltumoren), weniger bei den langsam proliferierenden ausdifferenzierten Tumoren, bei denen sich gelegentlich im klinischen Verlauf die Grenzen zu benignen Geschwulstformen weitgehend verwischt (s. Fall 31 und Abb. 28).

In der Summe der Fälle verschlechtert sich die Prognose rapide, wenn eine bereits stattgehabte Metastasierung (s. S. 523) oder die systemartige Ausbreitung der Geschwülste eine chirurgische Behandlung unmöglich macht. Ein eindrucksvolles Beispiel hierfür bieten die *Sarkomerkrankungen des lymphatischen Gewebes*, die nur in etwa 10% der Fälle (Abb. 23, S. 496) klinisch als Solitärtumor zur ersten Behandlung kommen. Die 5-Jahres-Heilung beträgt bei ihnen insgesamt 11,4%. Die Behandlung mit Cytostatica hat diese Zahl wesentlich erhöhen können (s. S. 537).

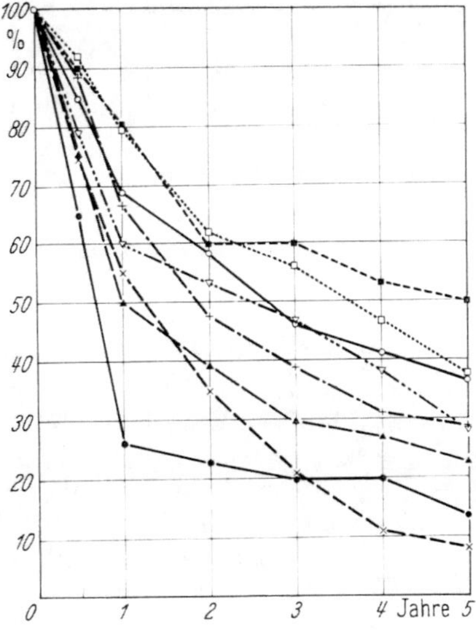


Abb. 34. Bereinigte Absterbekurven von Sarkomen verschiedener Gewebe und Organsysteme. o——o Sarkome der Fascien, Bänder usw.; +—·—+ Knochensarkome; □·····□ maligne Melanome; ×———× Lymphosarkome und Retothelsarkome; ■-----■ neurogene Sarkome; ▽—···—▽ Sarkome der Gefäße; ▲——▲ Sarkome der Verdauungsorgane; ●——● Sarkome des Urogenitalsystems

Bei *allen übrigen Sarkomgruppen insgesamt* konnten wir eine 5-Jahres-Heilung von *25,6*% erzielen. Für die Berechnung der 5-Jahres-Heilziffern der hier zusammengefaßten verschiedenartigsten Sarkome im einzelnen sind die Zahlen zu klein. Sicher ist dabei die Prognose für Wilms-Tumoren, Lungen- und Schilddrüsensarkome besonders schlecht, während sie, nach den relativ wenigen Fällen unseres Beobachtungsgutes zu schließen, z.B. für die Mammasarkome und neurogenen Sarkome durchaus günstig sein dürfte.

## c) Bereinigte Absterbekurven

Viel mehr als die 5-Jahres-Heilziffern lassen diese in Abhängigkeit von der Zeit nach Diagnosestellung ermittelten Werte die Unterschiede im Krankheitsverlauf und in der Prognose einzelner Sarkomgruppen erkennen (Abb. 34). Die bereinigte Absterbekurve aller Sarkomfälle (Abb. 32, S. 509) läßt beispielsweise die Häufigkeit der Todesfälle im ersten Erkrankungsjahr an dem raschen Abfall der Kurve erkennen, sowie die gegenüber Carcinomen nur geringe Gültigkeit der 5-Jahres-Grenze als Kriterium der Heilung an dem doch noch erheblichen Abfall der Kurve nach mehr als 5 Jahren. Entsprechende Unterschiede für einzelne Sarkomgruppen läßt Abb. 34 erkennen. Sarkome des Urogenitalsystems z.B. führen sehr rasch, bedingt durch die hohe Zahl der miterfaßten Wilms-Tumoren, in nahezu 75%

der Fälle binnen des ersten Jahres zum Tode. Sarkome des lymphatischen Gewebes haben insgesamt gemessen an der 5-Jahres-Grenze keine bessere Prognose, doch führt diese Erkrankung meistens wesentlich später zum Tode, so daß die Überlebenschance z.B. für die 2-Jahres-Grenze wesentlich höher liegt. Knochensarkome enden rascher und häufiger tödlich als Bindegewebssarkome.

## 3. Bedeutung der Histologie der Sarkome für die Prognose

Die mittlere Krankheitsdauer der Sarkome läßt bereits erhebliche Unterschiede im Krankheitsverlauf je nach Gewebsabkunft der Sarkome erkennen (Abb. 33). Die Chance einer Dauerheilung ist zudem bei Sarkomen verschiedener histogenetischer Abkunft recht unterschiedlich. Ein Vergleich der bereinigten Absterbekurven der häufigsten Gewebssarkome (Abb. 34) zeigt folgendes:

a) In der Summe der Fälle führen verschiedene Gewebssarkome unterschiedlich rasch zum Tode.

b) Die Heilchance insgesamt bei vorwiegend chirurgisch ausgerichteter Behandlung ist ebenfalls unterschiedlich hoch.

c) Die unterschiedlich hohe Absterberate der verschiedenen Sarkomgruppen im 1. und 2. Beobachtungsjahr sowie die unterschiedliche Heilchance spiegelt weitgehend den unterschiedlichen Malignitätsgrad wider, wie er bereits in Abb. 33, S. 511, in der mittleren Überlebenszeit zum Ausdruck kommt.

Die Chance eines Patienten, der an einem Lymphosarkom erkrankt ist, die 5- bzw. 10-Jahres-Grenze zu überleben, ist wesentlich geringer als beispielsweise bei einem Fasciensarkom. Eine geringe Chance bieten hiernach die Sarkome des Urogenitalsystems, bedingt durch die äußerst malignen, hier miterfaßten Wilms-Tumoren. Die bösartigen Melanome sind dagegen durchaus nicht so maligne, wie oftmals betont wird. Die Knochensarkome bieten zwar eine relativ hohe Heilchance, doch sterben die tödlich verlaufenden Krankheitsfälle ziemlich rasch, so daß hier die Absterbekurve bald einen annähernd horizontalen Verlauf nimmt. Hier bietet die 5-Jahres-Grenze offensichtlich eine wesentlich höhere Sicherheit für eine Dauerheilung als bei den meisten übrigen Sarkomgruppen.

Klinischen Bedürfnissen entsprechend wurde in zahlreichen Untersuchungen versucht nach morphologischen Gesichtspunkten den Malignitätsgrad verschiedener Geschwulstformen in sog. *Malignogrammen* zu bestimmen. Bislang haben sich dieselben nicht bewährt. Die hier festgestellten unterschiedlichen mittleren Überlebenszeiten und Heilchancen bei verschiedenen Sarkomgruppen sind nur statistisch feststellbare Gruppengesetzmäßigkeiten, die für den Einzelfall, wegen der großen Variationsbreite unterschiedlicher Krankheitsverläufe kaum prognostische Aussagen zulassen. Green und Whitely (1952), Toolan (1954), Petrea (1958) u.a. versuchten durch Überpflanzen menschlicher Geschwülste in die vordere Augenkammer von Nagetieren, ins Gehirn, intraperitoneal oder subcutan bei anderen Laboratoriumstieren, die röntgenvorbestrahlt wurden oder unter laufenden Cortisongaben standen, Aussagen über den Malignitätsgrad oder die Autonomie dieser Geschwülste machen zu können. Dieser biologische Test ist jedoch recht unsicher, so konnten auch wir bei einer großen Serie entsprechender Versuche bei Ratten, Meerschweinchen und Hasen nur in einem ganz geringen Prozentsatz ein aktives Wachstum der Implantate beobachten (s. Abb. 31, S. 507). Der geringe Prozentsatz positiver Ergebnisse macht auch diese Methode für die Klinik unbrauchbar. Die Bestimmung von quantitativen Wachstumskurven, wie sie bei Ascitestumoren der Maus von Klein und Révész (1953), Shelton und Rice (1958) ermittelt wurden, lassen hier berechtigte Hoffnungen zu. Mit Hilfe von Diffusionskammern, die einen Austritt von Zellelementen nicht zulassen, gelingt es auch beim krebskranken Menschen, nach subcutaner Einbringung dieser mit Krebszellen gefüllten Beobachtungskammern, ein unterschiedliches Wachstumstempo zu beobachten (Gummel und Wittig 1960).

*Alles in allem*, die Heilchancen der Sarkomerkrankungen sind insgesamt durchaus nicht geringer, als die der Carcinome. Sie sind für verschiedene Sarkome unterschiedlich hoch, am höchsten für Bindegewebs- und Knochensarkome sowie maligne Melanome, am geringsten für Wilms-Tumoren, Schilddrüsensarkome und Lymphosarkome. Die durchschnittliche mittlere Überlebenszeit spiegelt diese Heilchance weitgehend wieder.

## 4. Die Bedeutung der Behandlungsmethoden bei verschiedenen Sarkomen für deren Prognose

Die Grundlagen jeder Sarkombehandlung sind, wie bei allen Krebskrankheiten, bislang die *operative Behandlung*, die *Strahlentherapie* und evtl. eine zusätzliche *Chemotherapie*. Ihre verschiedene Indikation und Art der Kombination ist auch bei Sarkomerkrankungen durchaus umstritten. Für die meisten Sarkomgruppen ist zweifelsohne, wenn irgend möglich, die chirurgische Behandlung das Mittel der Wahl, wenn die Voraussetzungen hierfür erfüllt sind. Sie garantiert am schnellsten und zuverlässigsten die Ausrottung der Geschwulst, denn zu Beginn sind auch Sarkome stets ein örtliches Leiden.

### a) Operation und Elektrokoagulation

Für eine chirurgische *Radikaloperation* müssen nachfolgende Bedingungen erfüllt sein. Der Tumor darf nur als örtliche Geschwulst auftreten, dessen völlige Entfernung mit dem Leben des zu Operierenden zu vereinbaren ist. Bereits stattgehabte Metastasierung muß auf die regionalen Lymphabflußbahnen allem Anschein nach beschränkt sein, so daß eine en-bloc-Exstirpation noch erfolgversprechend erscheint. Fernmetastasen sollten nur in den Ausnahmefällen einer solitären Spätmetastase angegangen werden. Die operative Radikalbehandlung hat dort ihre Grenzen, „wo in der Summe der Fälle mehr Lebenszeit geopfert als gewonnen wird“ (K. H. Bauer 1961).

Auch mehrmalige *Rezidivoperationen* haben durchaus ihre Berechtigung, ganz besonders bei den sog. Weichteilsarkomen, bis zu 17 lokale Rezidive wurden bei ein und demselben Patienten mit Erfolg exstirpiert, auch nach 10, ja 13 Rezidivoperationen konnten Dauerheilungen erzielt werden (s. S. 527 u. S. 531).

In den anderen Fällen kommt höchstens eine *Palliativoperation* in Frage, um Komplikationen oder bedrohliche Begleiterscheinungen einer Geschwulsterkrankung zu entfernen, ohne allerdings eine Dauerheilung anstreben zu wollen. Der tödliche Ausgang infolge des Rezidivs oder der Metastasierung bleibt so letztlich unbeeinflußt. Art und Möglichkeiten derartiger Operationen variieren je nach Lokalisation, Größe, Allgemeinzustand des Patienten u.a.

Sarkome bieten meist eine relativ günstige Chance für eine *lokale Radikalexstirpation*, weil sie meist gut abgegrenzt und weniger infiltrierend als verdrängend entlang den Bahnen des geringsten Gegendrucks wachsen. Dies gilt besonders für höher ausdifferenzierte Bindegewebssarkome, aber auch für Knochen- und andere Sarkome, wobei allerdings maligne Melanome eine Ausnahme bilden, indem diese gerne und frühzeitig metastasieren. Selbstverständlich ist hierbei der bevorzugte *Metastasierungsweg von Bedeutung*. Vorwiegend lymphogen metastasierende Tumoren, wie beispielsweise die malignen Melanome, sollten — wenn möglich — stets mit einer en-bloc-Exstirpation der regionalen Lymphknoten verbunden sein. Demgegenüber bieten Metastasenoperationen vorwiegend hämatogen metastasierender Geschwülste, wie beispielsweise Knochensarkome, kaum noch eine Operationschance. Allgemein sind die Operationschancen bei stattgehabter nachweisbarer Metastasierung wesentlich geringer, daher empfiehlt sich auch die *Operation* grundsätzlich *zu einem möglichst frühen Zeitpunkt*.

Gesicherte Fälle einer *solitären Lungenmetastasierung*, insbesondere bei den seltener metastasierenden Geschwulstformen, bieten noch reelle Chancen einer Dauerheilung durch eine Segmentresektion, Lobektomie oder Pneumonektomie (Edwards 1946, Alexander und

Haight 1947, K. H. Bauer 1951, Strieder 1956, Zwicker 1959, Knothe 1959), Jaffe 1953; Murphy und Ackermann 1956). Dick (1959) stellte 155 Resektionen von Lungensolitärmetastasen verschiedener Geschwülste aus dem Weltschrifttum zusammen. Überlebenszeiten von mehr als 10 Jahren und die beachtliche Zahl von 5-Jahres-Heilungen beweisen die Berechtigung zu dieser Operation.

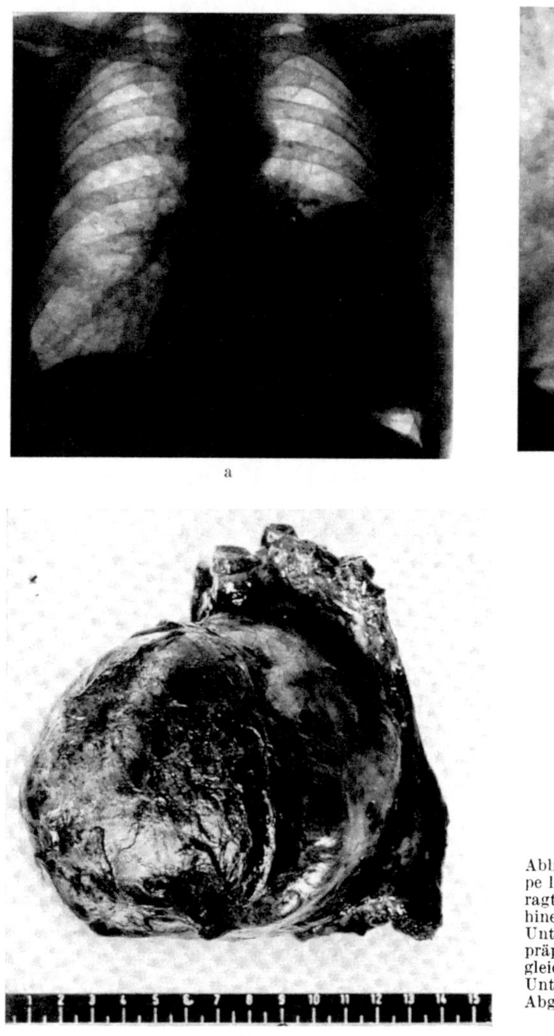

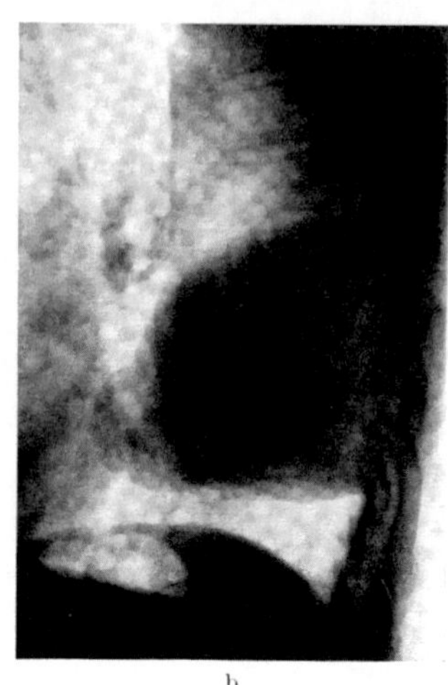

Abb. 35a—d. Fibrosarkom der 7. Rippe links (a u. b), der „Eisbergtumor" ragt weit in die linke Brusthöhle hinein und hat bereits den linken Unterlappen infiltriert. c Operationspräparat nach Brustwandresektion bei gleichzeitiger Lobektomie des linken Unterlappens. Auch hier scheinbare Abgrenzung des Tumors durch eine bindegewebige Pseudokapsel

Will man die Leistungsfähigkeit einer Behandlungsmethode mittels statistischer Methodik prüfen und gar in Parallele setzen mit anders behandelten Fällen, so türmt sich eine Anzahl von Schwierigkeiten auf, die nur zum Teil und nur mittels einer strengen, weit detaillierten Gruppierung bei großen Zahlen zu Annäherungswerten führt, wobei zahlreiche Faktoren wie gleiche Histologie, Lokalisation, Größe, Alter, Geschlecht, Metastasierung u.a. berücksichtigt werden müßten. So sind z.B. die umstrittenen Überlebenszeiten rein chirurgischer oder rein strahlentherapeutischer Behandlung nicht ohne weiteres vergleichbar; oftmals gelangen erst Rezidive oder Metastasen, insgesamt also eine negative Auslese zum Strahlentherapeuten. Schlüsse über den größeren Wert einer dieser

Behandlungsverfahren können aus den Heilziffern nicht ohne weiteres gezogen werden. Die nachfolgenden Angaben, ermittelt an einem Beobachtungsgut von insgesamt 780 Fällen, dürfen daher nur als abwägende Diskussion angesehen

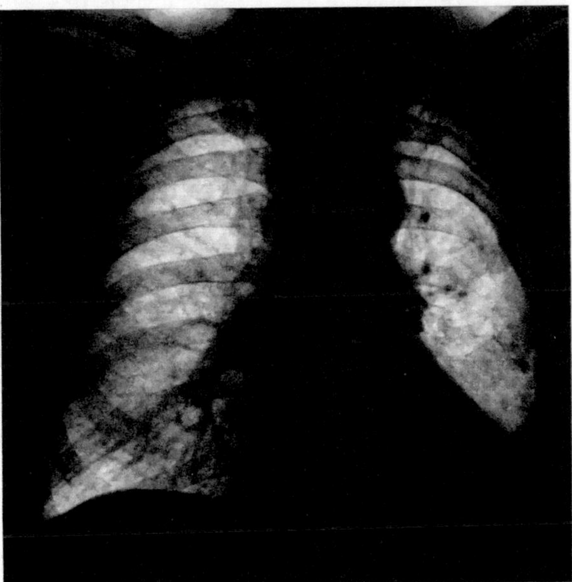

Abb. 35d. Zustand nach 11 Jahren, vollkommen beschwerdefrei

werden. Um gültige Heilziffern zu erlangen, sind bislang die zu berücksichtigenden Faktoren zu vielfältig bei einer zu geringen Zahl der Beobachtungen. Zumindest sollten aber stets die verschiedenen histologischen Hauptgruppen der Gewebs- und Organsarkome getrennt betrachtet werden.

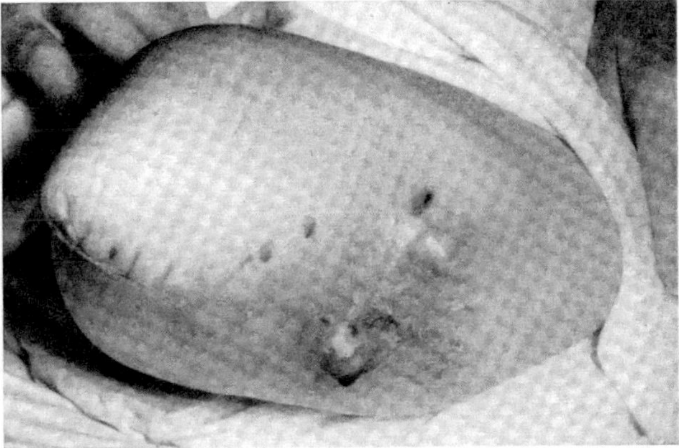

Abb. 36. Ulcerierendes Rezidiv nach Ablatio femoris wegen eines Osteosarkoms des distalen Femur

Für den Behandlungserfolg ist zweifelsohne das weitere Schicksal das entscheidende Kriterium. Um vergleichbare Werte hierfür zu bekommen, bietet sich sowohl die 5-Jahres-Heilziffer aller länger als 5 Jahre zurückliegenden Beobachtungen an, legt man aber das wesentlich größere Gesamtbeobachtungsgut zugrunde, so empfehlen sich hier ganz besonders „bereinigte Absterbekurven" (s. S. 513).

Die Fortschritte in der allgemeinen Chirurgie haben auch die Krebschirurgie erfolgreicher werden lassen, einfach weil sie die Operationen risikoärmer, ausgedehnter und wesentlich radikaler durchführen lassen. Stets handelt es sich auch bei den Sarkomen zunächst um ein örtliches Leiden, dies beweisen indirekt die Dauerheilziffern, wie sie auch in den von uns beobachteten Fällen z.T. über Jahrzehnte gehend nach Radikaloperationen beobachtet werden konnten.

Die örtliche Beseitigung eines bösartigen Tumors durch (thermoelektrische!) Excision, Exartikulation oder Amputation oder die Zerstörung durch Elektrokoagulation ist bis heute die wichtigste Behandlungsart geblieben. Denn durch die radikale Entfernung sämtlicher Geschwulstzellen aus dem Körper ist am ehesten eine Heilung möglich. Bleibt jedoch nur eine einzige teilungsfähige Zelle zurück, sei es am Ort der Geschwulst, sei es in der Blutbahn oder als Absiedlung in entfernten Organen, so kommt es zum Rezidiv bzw. zur Metastase. In beiden Fällen sinken die Heilungsaussichten stark ab.

Eine große Zahl der Patienten kommt so spät zur Behandlung, daß eine radikale Entfernung des Tumors wegen seiner Größe oder wegen bereits vorhandener Absiedlungen in inneren Organen oder im Skeletsystem nicht mehr möglich ist, hier bringt oftmals die Palliativoperation noch einen segensreichen und oft auch lebensverlängernden Effekt neben der Strahlen- und Chemotherapie. Auch durch aufklärende Vorträge für ein größeres Laienpublikum sind wohl keine entscheidenden Fortschritte mehr zu erzielen. Nur in diesem Sinne besteht der Ausspruch Thierschs ,,Solange wir glauben, den Krebs allein mit dem Messer heilen zu können, werden wir unterliegen“ auch für das Sarkom zu Recht. Die entscheidende Schlacht gegen den Krebs wird aller Wahrscheinlichkeit nach nicht durch eine Forcierung der operativen Eingriffe, Verfeinerung der Strahlentherapie, Entwicklung von Cytostatica oder Verbesserung der Frühdiagnostik geschlagen, viel eher erfolgversprechend dürfte eine gezielte umfassende Prophylaxe durch Ausschaltung bekannter exogener Noxen in Nahrungs-, Genuß- und Arzneimitteln und sonst in der Umwelt sein (K. H. Bauer 1961). Hierbei ist die Krebsstatistik eine der wertvollsten Hilfsmittel zur Aufdeckung der Vielfalt von cancerogenen Einflüssen.

### b) Die Strahlenbehandlung

Die nächstwichtigste Behandlungsart der Sarkome deren Methoden in den letzten Jahren immer mehr ausgebaut wurden, ist die Bestrahlung mit Röntgen- und Radiumstrahlen. Die kurzwelligen Röntgen- und Gammastrahlen und die Corpuscularstrahlen können bei genügend hoher Dosierung lebende Zellen zerstören. Die Tumorzellen sind infolge ihrer raschen Vermehrung und ihrer Minderwertigkeit (Kataplasie) empfindlicher gegen die Strahleneinwirkung als normale Körperzellen. Auf dieser Differenz der Empfindlichkeit beruht die Möglichkeit der selektiven Schädigung der Tumorzellen ohne wesentliche Beeinträchtigung der gesunden Körperzellen. Die Aufgabe und Kunst des Radiologen beruht auf der richtigen Konzentrierung und Dosierung der Strahlen, um sämtliche Tumorzellen zu vernichten ohne die übrigen Gewebe entscheidend zu schädigen. Durch Verteilung der zugeführten Strahlenmengen hinsichtlich Raum und Zeit (Chaoul und Coutard) und durch Verwendung harter, stark gefilterter Strahlen kann die zugeführte Strahlenmenge gesteigert werden, ohne das gesunde Gewebe mehr als zulässig zu schädigen. Auch durch Wechsel der Bestrahlungsquelle konnten die Erfolge noch gesteigert werden. Die einzelnen Sarkomarten sprechen sehr unterschiedlich auf die Bestrahlung an. Die raschwachsenden, verhältnismäßig undifferenzierten Typen (Ewing-Sarkom, Rundzellensarkom) sind hochempfindlich, während die reiferen Geschwulstformen (osteoplastisches und chondroplastisches Sarkom) fast völlig strahlenresistent sind.

Wenn auch bei den Sarkomen mit der Bestrahlung allein Dauerheilungen nur in vereinzelten Fällen (9,4% nach BECKER) beobachtet wurden, so kommt doch der Bestrahlung eine große Bedeutung zu insbesondere als Ergänzung und zusätzliche Waffe zur Operation in Form der Nachbestrahlung oder als Palliativmaßnahme bei inoperablen Tumoren. Zum mindesten können hierdurch die Heilungsaussichten oftmals verbessert und bei nicht mehr beeinflußbaren Leiden monatelange Linderungen erzielt werden.

Stets sollte sich aber auch die Strahlentherapie der *Grenzen ihrer Indikation* bewußt bleiben. K. H. BAUER (1961) stellte hierfür folgende Richtlinien auf: 1. Die radiotherapeutische Heilchance muß höher als bei anderen Behandlungsmethoden sein. 2. Der zu erwartende Nutzen muß größer sein als der sichere Schaden. 3. Bei eindeutig unheilbaren Krebsen muß mindestens Schmerzlinderung oder Lebensverlängerung den Strahleneingriff rechtfertigen. 4. Die Strahlenbehandlung darf keine Leidensvergrößerung, keine Leidens- oder Sterbeverlängerung bringen.

Es kann an Hand eines chirurgischen Beobachtungsgutes selbstverständlich nicht zur Leistungsfähigkeit der Strahlentherapie bei Sarkomen insgesamt und zu dem unterschiedlichen Wert der zahlreichen Variationen in Strahlenart, Dosis und Bestrahlungsmethoden im besonderen Stellung genommen werden. Hier sind uns nur sehr summarische Feststellungen mit entsprechend eingeschränkter Gültigkeit möglich; soweit es die Beobachtungen der Chirurgischen Universitätsklinik Heidelberg zulassen, werden diese in den verschiedenen Abschnitten über die Behandlung der Sarkome verschiedener Gewebe und Organe mitgeteilt.

### c) Behandlung mit radioaktiven Isotopen

Die physikalische Therapie hat immer wieder den Versuch gemacht, neuentdeckte Naturkräfte für die Krankenbehandlung auszuwerten. Die Tatsache, daß mit den obengenannten Verfahren durchschnittlich nur 30% der Sarkomkranken geheilt werden konnten, ist unbefriedigend. Im folgenden werden einige Methoden beschrieben, die vielleicht einen Fortschritt in der Tumorbehandlung erhoffen lassen.

Die Wirkung der Bestrahlung könnte noch wesentlich gesteigert werden, wenn es gelänge, die Strahlenquelle noch näher an den Tumor heranzubringen, als es bisher durch Kontaktröntgenbestrahlung oder Spickung mit Radiumnadeln möglich war. Durch die heute mögliche künstliche Herstellung radioaktiver Isotopen fast aller Elemente können Stoffe, die sich selektiv im Tumor ablagern, in Form ihrer radioaktiven Isotope, welche sich chemisch und biologisch-chemisch dem nicht radioaktiven Element gleich verhalten, speziell im Tumorgewebe gespeichert werden. Hierdurch ist z.T. eine direkte intracelluläre Bestrahlung jeder einzelnen Tumorzelle möglich. Durch die Kenntnis der Halbwertzeit und die genaue Messung der zugeführten Menge ist eine exakte Dosierung der Strahlenintensität hinsichtlich Dauer und Stärke der Einwirkung möglich. Die zunehmende Bedeutung der radioaktiven Isotope als Spurensucher, Indicatoren und zur Markierung von Molekülen in der Physiologie, Biochemie und Pharmakologie soll hier nur erwähnt werden.

So wurden Therapieversuche mit zahlreichen radioaktiven Substanzen unternommen. Insbesondere mit radioaktiven Isotopen, die sich in gelöster Form intravenös appliziert im Tumorgebiet anreichern ($Ga_{67}$ u. $Ga_{72}$, $P_{32}$ u.a.) (HUGUENIN und GUELFI 1952, DIAMOND, CRAVER und WOODARD 1957, DESGREZ, GUERIN

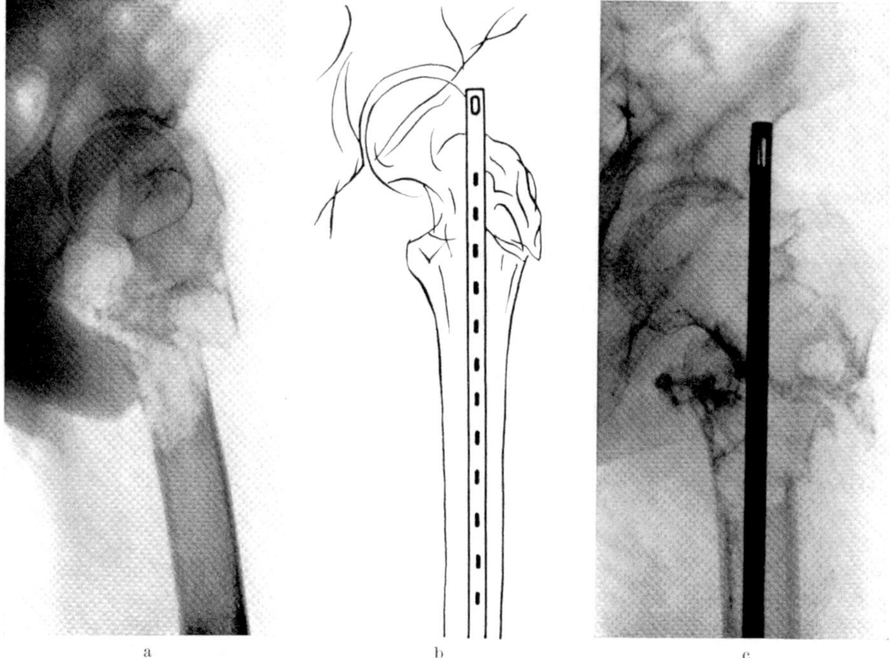

a b c

Abb. 37. a Hämangiosarkom des Femurs bei einem 54jährigen Manne mit ausgedehnter Knochenzerstörung und Spontanfraktur (es besteht bereits eine Sternummatastase). b Lage von radioaktiven Goldstückchen im Zentralkanal des Küntscher-Nagels, gleichmäßig auf den Knochenherd verteilt. c Resultat 6 Monate nach Nagelung und Goldeinbringung in den Nagelkanal (Abbildung nach K. H. Bauer 1960)

und Guerin 1958 u.a.), oder aber als sog. „Seeds" direkt (Abb. 38), oder durch den Zentralkanal des Marknagels bzw. Schenkelhalsbolzens bei pathologischen Frakturen in den Tumor eingebracht werden (Abb. 37, K. H. Bauer 1960). Diese Behandlungsverfahren sind aber noch nicht lange genug in Anwendung, um über deren Bedeutung für die Prognose Endgültiges aussagen zu können.

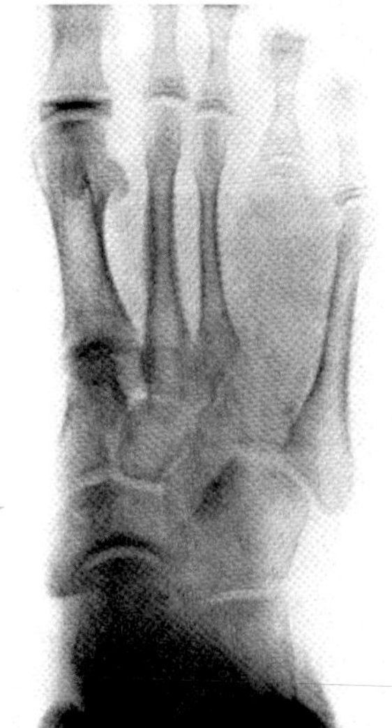

Abb. 38a. Ewing-Sarkom des 4. Metatarsalknochens, Vorfußamputation 1953

### d) Chemotherapie

Zahllose Substanzen, Extrakte und Mischungen sind und werden als Heilmittel gegen maligne Tumoren geprüft. Keine dieser Bemühungen haben bislang zu dem erhofften Ergebnis einer für alle bösartigen Geschwülste spezifisch tumorzerstörenden Wirkung geführt. Man hat jedoch verschiedene bemerkenswerte Tatsachen gefunden und Einzelerfolge erzielt. Die Tumorzellen besitzen eine kurze Lebensdauer und nur geringe Resistenz gegen schädliche Einflüsse. Deswegen machen sich Stoffe, welche den Stoffwechsel oder die Zellteilung ungünstig beeinflussen, in krebskranken Individuen in erster Linie am Tumor geltend. Langjährige Laboratoriumsversuche haben den Beweis erbracht, daß fast alle Impftumoren bei Laboratoriumstieren einer chemotherapeutischen Behandlung zugänglich sind. Chemische Verbindungen mit antitumoraler Wirkung beeinflussen jedoch nicht alle Geschwülste der Tiere gleichmäßig. Es ist so z. B. eine Reihe von Verbindungen bekannt, die nur auf Impftumoren der Mäuse und Ratten, besonders bei Behandlung im Inkubationsstadium, eine deutliche Wirkung ausüben.

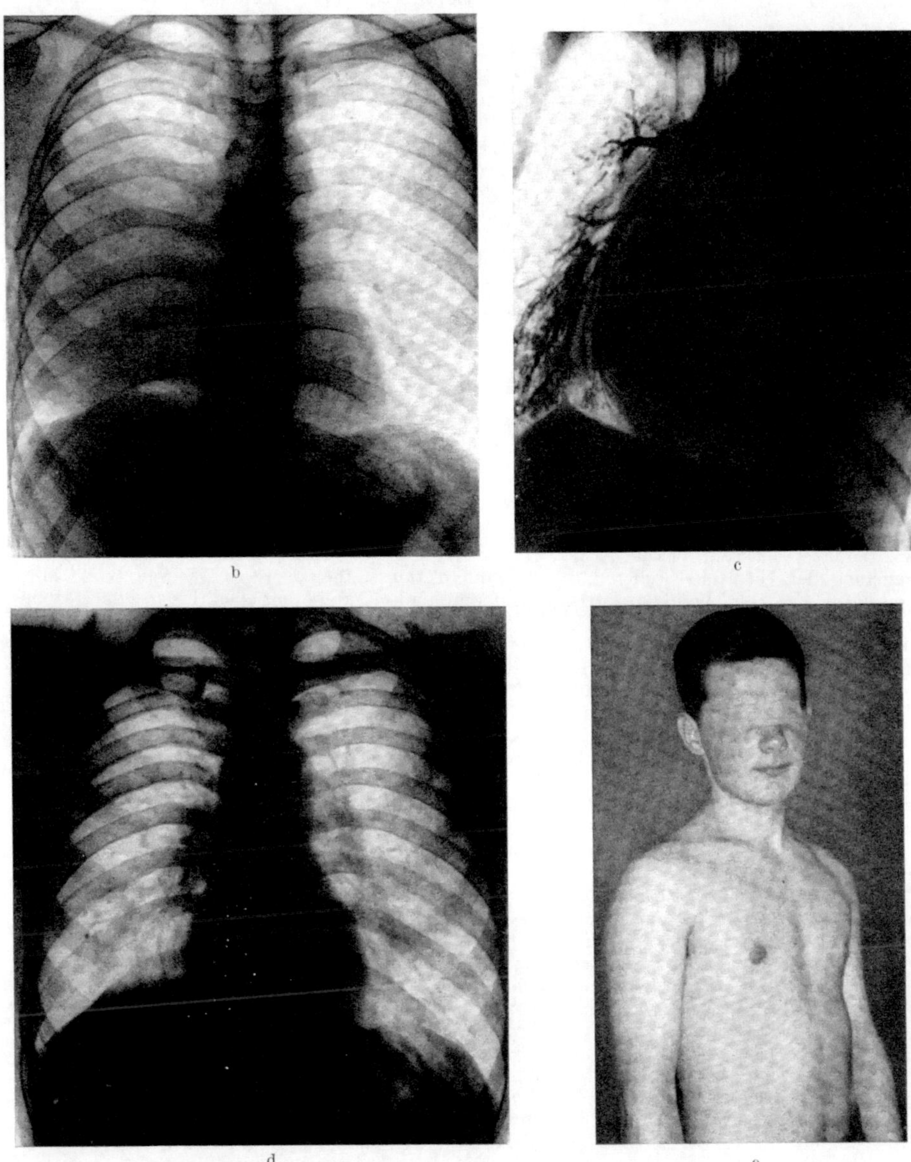


Abb. 38 b u. c. Große Metastase rechte Lunge, welche den Bronchialbaum weitgehend nach ventral abdrängt. Implantation kleiner Radiogoldstückchen in den Tumor. Intensive Strahlenbehandlung (Czerny-Klinik Heidelberg, Direktor Prof. Dr. BECKER). d 1960: die Verschattung hat sich beinahe vollständig aufgehellt, die Radiogoldstückchen sind in der Originalaufnahme gut nachweisbar. e Gutes Allgemeinbefinden des jugendlichen Patienten

Zuerst gilt es noch, aus den chemischen Krebsmitteln, deren ungeheure Zahl im umgekehrten Verhältnis zu ihrem praktischen Wert steht, die wenigen für den Menschen bedeutungsvollen herauszusuchen. Fast alle diejenigen Einwirkungen, welche als ätiologisch bedeutungsvoll für die Sarkomentstehung beschrieben wurden, sind auch in der Lage, eine therapeutische Wirkung auf Tumoren zu entfalten. Strahlen erregen Krebs, und Strahlen können in höherer Dosierung Krebs wieder heilen. Benzpyren erzeugt Krebs, und Benzpyren kann auch, wie K. H. BAUER an theoretisch bedeutungsvollen Versuchen am Menschen gezeigt hat, Krebs heilen.

Für die Chemotherapie des Krebses ist es von grundlegender Bedeutung, daß die verschiedenen angewandten Mittel einen unterschiedlichen Angriffspunkt in der Zellphysiologie der Tumorzellen haben, eine Kombinationsbehandlung dieser Mittel ist daher wesentlich erfolgversprechender als die Anwendung eines einzigen cytostatischen Stoffes (syncarcinolytische Krebsbehandlung, K. H. BAUER 1949.

Nicht zu übersehen ist, daß die Unzahl von chemotherapeutischen Krebsmitteln, die im Tierexperiment (Impftumoren) z.T. eine phantastische Wirksamkeit erweisen, beim Menschen außer bei Leukämien, Lympho- und Reticulozellsarkomen (s. S. 537) mit wenigen Ausnahmen kaum je einen nennenswerten Erfolg haben.

### e) Die Ultraschallbehandlung des Sarkoms

Nachdem der Nachweis einer Schädigung bzw. Abtötung einzelner Zellen und Mikroorganismen durch eine vorausgegangene Ultraschalleinwirkung erbracht werden konnte, hat man die Ultraschallwellen auch zur Zerstörung von Krebszellen anzuwenden versucht. Die ersten Versuche über den Einfluß von Ultraschallwellen auf maligne Tiertumoren gehen auf die japanischen Forscher NAKAHARA und KOBAYASHI (1934) zurück; eine Beeinflussung von subcutanen Mäusetumoren konnte von diesen Autoren nicht festgestellt werden, dagegen wurde das Wachstum des intracutan implantierten Mäusetumors durch eine einzige Verabreichung der Ultraschallwellen auf die Implantationsstelle angeregt. Weitere kurze Mitteilungen, die sich ebenfalls auf Impfcarcinome und -sarkome beziehen, liegen von HAYASI (1938), HIROHASI und HYASI (1938) sowie NAMIKAWA (1938) vor. Während die erstgenannten Autoren die Tumorentwicklung bei Ratten je nach Intensität der einwirkenden Ultraschallwellen in einigen Fällen beschleunigt und in anderen gehemmt bzw. den Tumor resorbiert fanden, kommt NAMIKAWA auf Grund seiner Untersuchungen zu dem Schluß, daß Hühnersarkome am Hühnerkörper durch Ultraschallwirkung zerstört werden können. BECK und KRANTZ (1940) untersuchten die Wirkung wiederholter Ultraschallapplikationen auf das Wachstum des Walker-Sarkoms 319 mit einer Frequenz von 300 kHz und konnten durch Vergleichsmessungen des täglichen Wachstums und des Tumorgewichtes eine Neigung zur Wachstumshemmung beobachten. 1942 haben AULER und WOITE gezeigt, daß Ultraschallwellen von 1000—1500 kHz-Frequenz beim Ascitescarcinom der Maus in vitro histologisch eine Zerstörung der Krebszellen hervorrufen. Die Schädigung der Zellelemente nimmt nach diesen Untersuchungen mit der Schallintensität, der Einwirkungszeit und dem Verdünnungsgrad proportional zu. Während bei kleineren Intensitäten und kürzerer Einwirkungszeit nur sehr wenig zerstückelte Zellen gefunden wurden, zeigten größere Intensitäten und längere Einwirkungszeit eine völlige Zerstückelung sämtlicher Zellelemente, nur die vorhandenen Erythrocyten ließen keine morphologische Schädigung erkennen. Dem Verdünnungsgrad wird insofern eine Bedeutung zugeschrieben, als die Beschallung von dickflüssigem Material sehr rasch eine Verklumpung hervorruft, die eine Zerreißung der Zellen erschwert. Diese Veränderungen wurden auch im Überimpfversuch nachgewiesen.

Die Zellzerstörung trifft nach AULER und WOITE zunächst den Kern, der platzt, während seine Trümmer in das Zellplasma hinein- und später auch über die Zellgrenze hinausgeschleudert werden. Erst dann wird das Cytoplasma angegriffen. Die Zellmembran reißt strahlig in Fetzen auf, und Granula werden in die Umgebung gestreut. Sie stellten fest, daß, trotz der im Material gemessenen Temperatur von 50° keineswegs eine reine Hitzewirkung vorliegt.

Die Anwendung der Ultraschallwellen war bis jetzt ausschließlich auf Tierexperimente beschränkt, und die Ergebnisse hier waren nicht besonders ermutigend. Durch die bei Ischias erzielten günstigen Erfolge nach POHLMANN, RICHTER und PAROW untersuchte I. HORVATH [Strahlentherapie **75**, 119 (1944)] die therapeutische Wirkung der Ultraschallwellen bei menschlichen Tumoren. Bei einem Fall eines generalisierten *Retrothelsarkoms* mit zahlreichen Hautmetastasen konnten verschiedene metastatische Tumoren nach Beschallung mit einer Frequenz von 800 kHz und einer Schalleistung von 15 W durch eine einmalige Beschallung von 15 min Dauer geheilt werden. Wenn auch irgendwelche gesetzmäßigen Beziehungen nicht festgestellt werden konnten, so wurde doch beobachtet, daß sowohl die initialen objektiven Reaktionen als auch der Tumorschwund eine weitgehende Abhängigkeit von der Beschallungszeit und Schallintensität aufwiesen. Mit steigender Intensität steigert sich die Reaktion. Histologisch wurde durch die Ultraschallbehandlung die einzelne Sarkomzelle nachweisbar zerstört, und zwar auf dem Wege einer Zellfragmentierung, die selektiv nach primärer schalltraumatischer Destruktion der Zellstabilität und ihrer Garanten als Folge dieser Störung eintritt.

Der Ultraschall stellt eine differente Behandlungsmethode dar, deren Wirkungsmechanismus, physikalische Grundlagen, Neben- und Spätwirkungen noch wenig geklärt sind und so *bislang in der klinischen Krebstherapie keinen Eingang* gefunden hat.

### f) Hormonbehandlung

Im Tierversuch konnte v. EULER nach Injektion von 50—200 iE Prolan aus Schwangerenharn Hemmung und Rückbildung des transplantierten Jenssen-Sarkoms beobachten. Über die Spezifität dieser Wirkung ist damit allerdings noch nichts ausgesagt. Nach den Erfahrungen AUGUST MAYERs wird die Entwicklung eines malignen Tumors auch beim Menschen durch die Schwangerschaft gehemmt. v. EULER untersuchte den Einfluß der Gravidität auf die Sarkomentwicklung. Sämtliche Ratten wurden in der 2. Woche der Gravidität mit Jenssen-Sarkom geimpft. Die Entwicklungshemmung durch die Schwangerschaft war anfangs erheblich, hörte jedoch später auf. Nach den Untersuchungen v. EULERs macht sich eine starke Hemmung der Sarkomentwicklung geltend, wenn man Ratten in der 2. und 3. Woche der 21 Tage dauernden Schwangerschaft ein Jenssen-Sarkom transplantiert. Andererseits wird keine Hemmung der Geschwulst dadurch erreicht, daß sarkomtragende Ratten gepaart werden. RAREI und GUMMEL haben beobachtet, daß beim Rous-Sarkom, also einem Virustumor, die Kastration einen ebenso deutlich wachstumshemmenden Effekt hat wie bei den Implantations-, Spontan- und Reiztumoren. Auch bei der Vorbehandlung mit Placentazellen beobachtete BARON eine deutliche Verzögerung im Wachstum der später implantierten Jenssen-Sarkome.

Besonders beim Prostata- und Mammacarcinom hat sich die Hormonbehandlung beim Menschen bereits bewährt. *Bei Sarkomen* liegen über diese Behandlungsart bisher *nur negative Ergebnisse* vor. Die Behandlung von Sarkomen der Geschlechtsorgane und Brustdrüse mit Hormonen zeigte keine Erfolge. Der Versuch einer Kastration und Hormonbehandlung mit andersgeschlechtlichem Hormon bei einem männlichen Patienten mit Sarkom der Orbita zeitigte weder subjektiv noch objektiv eine Beeinflussung des Leidens. Auch bei der Sektion konnte keine Wirkung der Hormonbehandlung festgestellt werden.

## A. Behandlung und Prognose der Sarkome des Bindegewebes

Von insgesamt 235 Patienten mit Sarkomerkrankungen, ausgehend von den Fascien, Bändern und subcutanen Geweben, kamen 158 vor mehr als 5 Jahren zur ersten Behandlung (Tabelle 19), wobei von 138 das Spätschicksal bekannt ist. Von diesen starben innerhalb der 5-Jahres-Grenze 10 Patienten an postoperativen Komplikationen oder anderen, mit der Sarkomerkrankung nicht zusammenhängenden Erkrankungen. Von den verbleibenden 128 Patienten sind 82 binnen 5 Jahren verstorben. Die *5-Jahres-Heilung* beträgt somit *35,9*% (Tabelle 19), von den Überlebenden 46 Patienten sind aber bislang noch 10 infolge ihres Sarkomleidens verstorben.

Die 5-Jahres-Heilziffer der Bindegewebs- und Weichteilsarkome wird von BURKE (1939) mit 19% bei 201 Patienten angegeben. PACK (1954) ermittelte 41,3% bei 400 Fällen, JVINS, DOCKERTY und GHORMLEY (1950) bei 78 Fibrosarkomen der Extremitäten 38%.

Durch Berechnung der 5-Jahres-Heilziffern sowie durch Vergleich der bereinigten Absterbekurven bei verschiedener Behandlung und unterschiedlichen Krankheitsstadien suchten wir, die unterschiedlichen Heilchancen zu ermitteln, ohne dabei allerdings Lokalisation und histologischen Befund verschiedener Untergruppen zu berücksichtigen.

Insgesamt gesehen, haben diese Sarkome eine relativ gute Heilchance, falls bei Therapiebeginn noch *keine Metastasen* nachweisbar sind, und falls sie einer *Radikaloperation* zugeführt werden. Immerhin beträgt die *5-Jahres-Heilung* dieser Fälle *52,5*%. Wurde das Sarkom wegen seiner Ausdehnung, Lokalisation, bei fehlender Einwilligung des Patienten nicht mehr einer Radikaloperation zugeführt, oder

Tabelle 19. *5-Jahres-Heilziffern der Bindegewebssarkome bei verschiedenen Behandlungsverfahren*

| | A Radikal-operation | B Radikal-operation + Bestrahlung | A + B Alle Radikal-operationen | C Strahlen-behandlung | D Fälle mit klinisch nachweisbaren Metastasen und andere inoperable Fälle | C + D Alle nicht primär radikal operierten Fälle | Insgesamt |
|---|---|---|---|---|---|---|---|
| Zahl der Fälle vor 1955 . . . . . | 60 | 32 | 92 | 16 | 50 | 66 | 158 |
| davon verschollen. . . . . . . | 5 | 3 | 8 | 4 | 8 | 12 | 20 |
| Sterbefälle an intra- und postoperativen Komplikationen und anderen Todesursachen . . . . . . | 5 | 1 | 6 | 1 | 3 | 4 | 10 |
| verbleiben . . . . . . . . . . . | 50 | 28 | 78 | 11 | 39 | 50 | 128 |
| Überlebende über mehr als 5 Jahre | 26 | 15 | 41 | 0 | 5 | 5 | 46 |
| nach mehr als 5 Jahren noch am Sarkom verstorben . . . . . . | 8 | 1 | 9 | — | 1 | 1 | 10 |
| 5-Jahres-Heilung in Prozent . . . | 52,0 | 53,4 | 52,5 | 0 | 12,8 | 10,0 | 35,9 |

waren bereits regionale oder Fernmetastasen bei der ersten Diagnosestellung nachweisbar, so verminderte sich die Heilchance erheblich. Nur 5 dieser Patienten (10%) überlebten noch die 5-Jahres-Grenze.

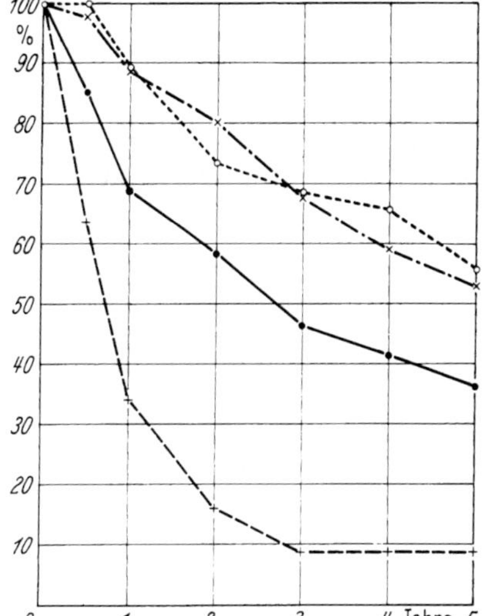


Abb. 39. Bereinigte Absterbekurven ●——● der Bindegewebesarkome insgesamt, ×—·—× der radikaloperierten Fälle mit o-----o und ohne zusätzliche Röntgenbestrahlungen sowie +——+ der inoperablen Fälle und der Patienten, die bei der Erstbehandlung klinisch nachweisbare Metastasen hatten

*Fall 22* (J.-Nr. 1345/34). M. H., ♂, 23 Jahre. 1934 über faustgroßer Tumor rechts im Bereich der Scapula mit multiplen Metastasen der Axilla rechts. Histologisch großzelliges Rundzellensarkom. Teilresektion der Scapula mit en-bloc-Ausräumung der rechten Achselhöhle. Im Februar 1960, nach 26 Jahren (!) noch vollkommen beschwerdefrei und arbeitsfähig.

*Fall 23* (J.-Nr. 2102/57 und 478/52). A. W., ♂, 59 Jahre (veröffentlicht durch Randerath u. Candreviotis 1953). Es handelt sich dabei um den ersten bislang veröffentlichten malignen Glomus-Tumor, ausgehend vom rechten Daumen mit Metastasen in die rechte Axilla, en-bloc-Ausräumung der rechten Axilla, 1957 zweimalige Rezidive exstirpiert, September 1959 Tumor an der Innenseite des linken Oberarmes. Histologisch völlig anderer Tumor vom Typ eines Spindelzellsarkoms, offenbar der äußerst seltene Fall eines zweiten Sarkoms beim selben Patienten. Radikaloperation Februar 1960.

*Fall 24* (J.-Nr. 2722/53). ♂, 15 Jahre. 1934 außerhalb ein periostales Sarkom des rechten Oberschenkels röntgenologisch diagnostiziert, nicht histologisch gesichert. Röntgenbestrahlung. Röntgenulcus Mai 1953 im selben Bereich. Tumor mit Leistendrüsenmetastasen. Amputation nach Röntgenbestrahlung. Cortison, März 1954 nach insgesamt 20 Jahren infolge generalisierter Metastasierung verstorben. (Retrospektiv erhebt sich hier allerdings die Frage, ob es sich 1934 tatsächlich um ein Sarkom gehandelt hat, ob nicht vielmehr erst 1953 auf dem Boden der Röntgenbestrahlungen, die Latenzzeit von 19 Jahren würde dafür sprechen, das Sarkom entstanden ist.)

*Fall 25* (J.-Nr. 460/54). V. F., ♂, 47 Jahre. Gut pflaumengroßer Tumor unterhalb rechtem Knie mit multiplen Lymphdrüsenmetastasen in der rechten Leistenbeuge. Lokale Exstirpation mit Lymphdrüsenausräumung der rechten Inquinalgegend. Histologisch Rundzellensarkom. Röntgenbestrahlungen, Arsen. 1960, also nach 6 Jahren noch vollkommen beschwerdefrei.

*Fall 26* (J.-Nr. 3343/55). F. M., ♂, 73 Jahre. 1955 Tumor von Hühnereigröße am rechten Unterarm mit Metastase der rechten Axilla. Lokale Exstirpation des Tumors und Ausräumung der rechten Axilla. Histologisch Spindelzellsarkom. 1959 lokales Rezidiv am rechten Unterarm, Amputation des Unterarms. 1960 beschwerdefrei.

Bemerkenswerterweise handelte es sich jedesmal noch um regionale Metastasen, die offenbar stets radikal operiert werden konnten. Zweifelsohne, auch bei den Bindegewebssarkomen *verschlechtert* sich die *Prognose mit dem Krankheitsstadium* ähnlich wie bei den malignen epithelialen Geschwülsten. Bei *lokalen Metastasen* besteht aber eine *gewisse Chance durch Radikaloperationen*, eine Dauerheilung zu erzielen. Bei primär feststellbaren Fernmetastasen konnten wir keine 5-Jahres-Heilung mehr beobachten. Ganz außergewöhnlich dürfte der mitgeteilte Fall 14 S. 499 sein, bei dem im Gegensatz zu den hier berichteten 5 Fällen erst im weiteren Krankheitsverlauf 7 Jahre nach der bis dahin einzigen Exstirpation eines Fibromyxosarkoms am linken Oberarm multiple Hautmetastasen aufgetreten sind, die alle lokal exstirpiert wurden. Diese Frau ist nach 5 weiteren Jahren bislang rezidiv- und beschwerdefrei.

Es ist jedoch nicht nur eine Metastasierung von wesentlicher Bedeutung für die Prognose, sondern auch die *Ausdehnung des Tumors bezogen auf das Organ* selbst (Oeser 1954, Denoix 1955, Hellriegel 1957, Zeitler 1959, Betzler 1960 u.a.).

Betzler (1960) weist besonders auf die unterschiedliche Prognose der epi-, intra- und subfascialen Weichteilsarkome hin und fordert daher auch eine entsprechend detaillierte Klassifizierung dieser Tumoren.

Nach Oesser (1954) stellt neben der Tumorgröße die Anamnesenzeit (Wachstumsgeschwindigkeit) den wesentlichsten Faktor für einen Malignitätsindex einer Geschwulst. Insgesamt unterscheidet er 4 Stadien (Stadium 1: örtlicher Tumor, Stadium 2: örtlicher Tumor mit regionaler Metastasierung, Stadium 3: örtlicher Tumor mit Fernmetastasen, Stadium 4: systemartige, generalisierte Ausbreitung), wobei die Stadien 1—3 noch durch 3 Gruppen verschiedener Tumorgröße unterteilt werden (kirsch-, hühnerei- und faustgroße Tumoren.)

Hellriegel (1957) unterteilt die Weichteilsarkome in Tumorgrößen von 3, 5 und 10 cm Durchmesser.

Zeitler (1959) unterscheidet 3 Stadien unter Berücksichtigung der Tumorgröße, der Anamnesenzeit und eventueller Metastasierung (Stadium 1: lokalisierter, gut abgrenzbarer Tumor ohne Metastasierung von unter 5 cm Größe bei unter 1jähriger Anamnesenzeit, Stadium 2: alle übrigen lokal begrenzten Tumoren sowie isolierte Metastasen bei unter 1jähriger Anamnesenzeit, Stadium 3: Metastasenfälle und Generalisierung mit Ausnahme der im Stadium 2 erfaßten Fälle. Im Stadium 1 konnten gute 5-Jahres-Heilziffern (66,6%) erzielt werden, während im Stadium 3 keine Heilungen erzielt wurden.

Wie bereits erwähnt (s. S. 514), ist auch die *Histologie* der Geschwülste von wesentlicher prognostischer Bedeutung, wobei sich allgemein sagen läßt, daß Fibro-, Spindelzell- und Myxosarkome, also die höher ausdifferenzierten Tumoren, prognostisch wesentlich günstiger zu beurteilen sind als polymorphzellige und entdifferenzierte Rundzellsarkome (Goes 1953, Zeitler 1959 u.a.).

Auch unter den Fibrosarkomen soll die Prognose für die zellärmeren faserreichen Formen besser als für die zellreichen Tumoren sein (Broders, Hargrave und Meyerding 1939). Hautnahe Lokalisation ist dabei prognostisch günstiger (Pasquales 1941, Goes 1953, Saltzman 1950); Betzler (1960) bestätigt diese Beobachtung an Hand von 132 Weichteilsarkomen, bei den meist unreifzelligen Sarkomen der tiefen Weichteile ist nur vereinzelt eine Dauerheilung zu erzielen. Roukkula (1959) ermittelte für die höher ausdifferenzierten Tumorformen eine 5-Jahres-Heilziffer von 30% gegenüber den entdifferenzierten mit 14%. Enterline u. a. (1960) konnten bei 53 Liposarkomen eine 5-Jahres-Heilziffer von 32% feststellen, wobei myxomatöse Tumorformen eine wesentlich günstigere Prognose hatten.

Welche *Bedeutung* hat die *Art der durchgeführten Behandlung* für die Prognose, insbesondere welcher Wert ist prä- und postoperativen Röntgenbestrahlungen beizumessen?

Unter Zugrundelegung der Beobachtungen der Heidelberger Klinik findet sich bei klinisch metastasenfreien Patienten, die primär nur radikal operiert wurden, eine 5-Jahres-Heilziffer von 52%, bei den zusätzlich mit Röntgenstrahlen vor- oder nachbestrahlten Patienten eine solche von 53,4%, während bei 16 Patienten, die vor 1955 zur Beobachtung kamen und nur einer Bestrahlungsbehandlung zugeführt wurden, keiner die 5-Jahres-Grenze erreichte (Tabelle 19). Hiernach scheint eine zusätzliche *Bestrahlungsbehandlung* bei diesen häufig nur langsam proliferierenden Geweben in der Summe der Fälle *ohne wesentliche Bedeutung* für die Heilchance zu sein, was sich auch in der bereinigten Absterbekurve dieser Beobachtungsgruppen (Abb. 39) ausdrückt.

Entgegen dieser Feststellung findet ZEITLER (1959) bei metastasenfreien Primärtumoren durch zusätzlich zur Operation durchgeführte Röntgenbestrahlungen von mindestens 4000 r Herddosis eine wesentliche Verbesserung der Behandlungserfolge. Bei Tumoren unter 5 cm

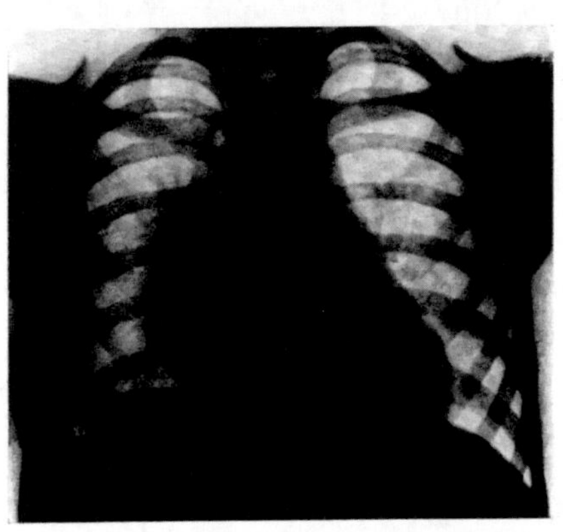

a

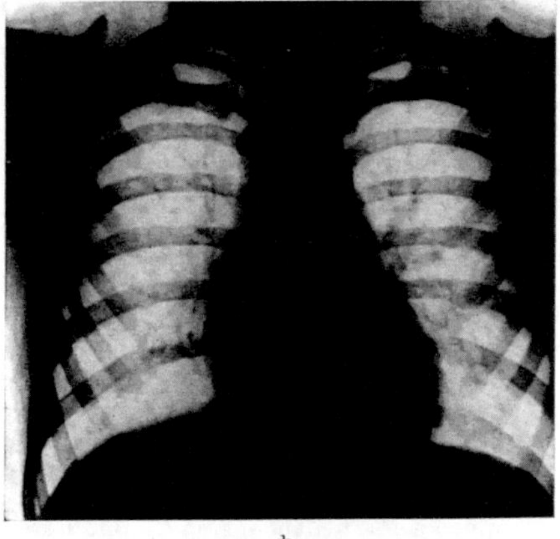

b

Abb. 40a u. b. a Gut faustgroßer inoperabler Mediastinaltumor rechts. Histologisch: Rundzellensarkom. b Sechs Monate nach Bestrahlung mit dem Gammatron (Czerny-Klinik, Direktor Prof. Dr. BECKER)

Durchmesser (26) konnte eine 5-Jahres-Heilziffer von 80,7% erzielt werden, und von insgesamt 54 über 5 Jahre beobachteten Patienten überlebten 27 (50%) die 5-Jahres-Grenze. — HELLRIEGEL (1957) ermittelte eine „optimale Herddosis" für die Weichteilsarkome von 4000 bis 5000 r. BETZLER (1958), CRONE-MÜNZEBROCK und POPPE (1954), GOES (1951, 1953), WALTER (1939) u. a. sehen ebenfalls in der Kombination von chirurgischer und strahlentherapeutischer Behandlung das optimale Verfahren. ROUKKULA (1959) beobachtete immerhin 5 unter 52 Patienten, welche die 5-Jahres-Grenze nach alleiniger Strahlentherapie überlebten.

Diese summarische Feststellung hat aber nur teilweise Gültigkeit. Sie ist bedingt durch das starke Überwiegen der Spindelzell- und Fibrosarkome, die meist nur langsam proliferieren und dementsprechend wenig strahlenempfindlich sind (TAVERNIER 1939). Histologisch *entdifferenzierte Tumoren, wie* z.B. die *Rundzellen- und Retothelsarkome sind oftmals ausgesprochen strahlensensibel.* Die Heilchance einer alleinigen oder zusätzlichen Strahlentherapie ist abhängig von dem Grad der Zelldifferenzierung. Dafür 2 Beispiele:

*Fall 27* (J.-Nr. 765/60). G. M., ♂, 7 Jahre. Seit etwa $^1/_2$ Jahr gelegentlich Schmerzen in der rechten Thoraxseite und Schulter. Gewichtabnahme, BKS 42/88, Hb 90, Ery. 4,7, Leuko 4500, Rö.: Großer Tumorschatten rechtes Mediastinum. Probethorakotomie (12.2.60): Gut faustgroßer Tumor, der weit ins Mediastinum und bereits in den Herzbeutel eingewachsen ist und den Hauptbronchus und Hilus rechts umwachsen hat; multiple Drüsenmetastasen palpabel. Probeexcision (Prof. Dr. RANDERATH): *Rundzelliges Sarkom.* Bestrahlungsbehandlung in der Czerny-Klinik (Direktor Prof. BECKER) mit dem Gammatron. Besserung des Allgemeinbefundes. Die röntgenologische Kontrolle 6 Monate später zeigt eine nahezu vollständige Rückbildung des Tumors (Abb. 40a und b).

*Fall 28* (J.-Nr. 10304/1942). A. E., ♀, 28 Jahre. Die Patientin bemerkte während einer Schwangerschaft unter zunehmenden Kopfschmerzen das Wachsen einer Geschwulst am Hinterkopf. Nach 8 Wochen wurde über der Hinterhauptschuppe ein faustgroßer cystischer Tumor mit eigroßem Knochendefekt festgestellt. Die Probeexcision (Prof. SCHMINKE) ergab: *Spindelzellsarkom mit weitgehender Zellpolymorphie.* Die Schwangerschaft wurde nicht unterbrochen und die Patientin im Samariterhaus 6 Monate lang regelmäßig bestrahlt. Die Geschwulst bildete sich darauf zurück, die Patientin gebar ein gesundes Kind. Die Nachuntersuchung nach 5 Jahren ergab an der Stelle der ehemaligen Geschwulst einen talergroßen Knochendefekt mit angedeuteter Randwulstbildung. Örtliche oder allgemeine Beschwerden bestanden nicht, auch keine Blutbildveränderungen oder Metastasen.

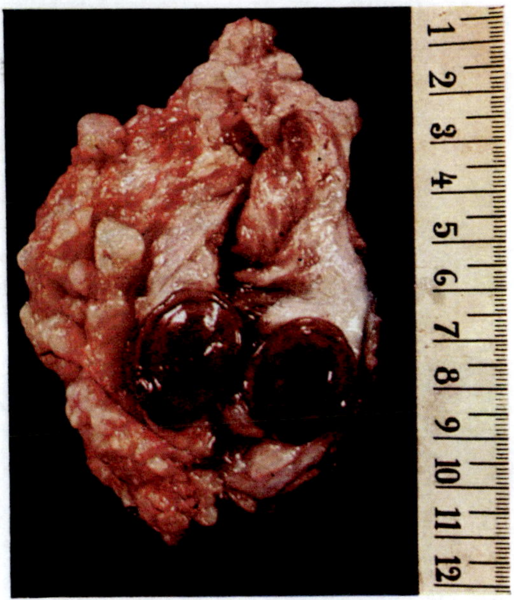

Abb. 41. 16. Rezidiv eines Myxosarkoms des rechten Oberschenkels, aufgeschnittenes Operationspräparat; bislang ohne klinisch nachweisbare Metastasierung. Auch hier scheint das Tumorgewebe makroskopisch durch eine bindegewebige Pseudokapsel abgegrenzt zu sein (Fall 29)

Auf eine Besonderheit der Weichteilsarkome ist noch nachdrücklich hinzuweisen, auf die große *Rezidivneigung der Fibrosarkome*. Hierfür ist sicherlich eine Eigentümlichkeit zahlreicher Sarkome mitverantwortlich, die bei dieser Geschwulstform meist ganz besonders deutlich ausgeprägt ist: die Ausbildung einer Geschwulstkapsel; diese ist allerdings auch oft bei anderen Sarkomarten, wie z. B. Rhabdomyosarkomen, deutlich ausgebildet (PACK und EBERHART 1952). Diese Kapselbildungen verleiten den Operateur nur zu leicht, die Geschwulst entlang dieser Bindegewebskapsel „auszuschälen". Mikroskopisch zeigt sich aber, daß diese Schranke meist von den Tumorzellen bereits durchbrochen ist. Sicherlich bedingen die so zurückbleibenden Geschwulstzellen die Hauptursache der beängstigenden Rezidivhäufigkeit, denn beim stets zu empfehlenden, rein elektrochirurgischen Vorgehen dürfte eine Implantation von Tumorzellen während der Operation von untergeordneter Bedeutung sein.

CARROLL (1947) beobachtete mindestens in 62% der 246 Fälle trotz der Exstirpation „in toto" ein Rezidiv, SIRSAT in 71% bei 146 Fällen. Nach BETZLER (1953) sind Lokalrezidive wie auch Spätmetastasen bei spindelzelligen Sarkomen häufiger, seltener bei rein fibroplastischen Formen, insgesamt konnten auch wir *Lokalrezidive bei rund 60% der Weichteilsarkome* beobachten.

*Fall 29* (1968/59). G. F. ♂, 63 Jahre. 1951 erstmals Tumorexstirpation am rechten Oberschenkel. 1. und 2. Rezidivoperation 1952 und 1953, histologisch jeweils als Myxom angesprochen. Röntgenbestrahlungen zeigten keinen Effekt. In Abständen von jeweils einem halben Jahr Rezidive. Oktober 1958 erneutes Rezidiv operiert, bereits im Dezember erneuter Tumor im Narbenbereich, der histologisch nun erstmals als Myxosarkom angesprochen wurde. Der Tumor wird zum 14. Male lokal im April 1959 exstirpiert. Bereits Juni 1960 erneute Rezidivoperation. Juni 1960 nunmehr bereits bis zum Rand der Beckenschaufel reichende Rezidive. August 1960 nunmehr 17. Tumorexstirpation (Abb. 41), bislang ohne Anhalt für Metastasen, nach nunmehr über 9 Jahre gehender Anamnese.

Jedes Rezidiv vermindert die Heilchance.

JVINS, DOCKERTY und GHORMLEY fanden unter den 5-Jahres-Heilungen 63% Lokalrezidive, unter den an Metastasen Verstorbenen fanden sich dieselben jedoch in 94% (!). BETZLER (1956) beschreibt Sarkomerkrankungen, bei denen sicher die Metastasierung vom Rezidiv ausgegangen sein muß.

Als praktische Konsequenz dieser Beobachtung ist die Excision möglichst weit im Gesunden, ohne daß die „Tumorkapsel" auch nur teilweise freigelegt wird, zu fordern, wann immer es sich nur machen läßt. Die „Ausschälung" dieser Tumoren ist unzureichend.

Bei der Unmöglichkeit der Entfernung weit im Gesunden ist die Amputation angezeigt. Dieselben Richtlinien dürften auch für Rezidivoperationen gelten; eine Dauerheilung ist auch hierbei noch möglich, weshalb nicht grundsätzlich, wie es manche Autoren fordern, in solchen Fällen die Amputation durchgeführt werden muß.

*Zusammenfassend* kann man feststellen:

1. Insgesamt haben Bindegewebssarkome eine relativ hohe Heilchance. Wir konnten eine 5-Jahres-Heilziffer von 35,9% erzielen.

2. Sind diese Tumoren noch lokalisiert und werden sie einer Radikaloperation zugeführt, so ist die 5-Jahres-Heilziffer über 50%.

3. Eine prä- oder postoperative Bestrahlung bedingt in der Summe der Fälle keine Verbesserung der Heilchance, doch gilt dies allein für die überwiegende Anzahl der wenig strahlenempfindlichen hochausdifferenzierten Sarkome; Rundzellen- und Retothelsarkome des Bindegewebes zeigen z.T. eine hohe Strahlenempfindlichkeit.

4. Die Prognose verschlechtert sich erheblich bei feststellbaren regionalen oder Fernmetastasen; doch besteht bei regionalen Metastasen und solitären Spätmetastasen noch eine gewisse Chance, durch Radikaloperationen eine Dauerheilung zu erzielen.

5. Ausdifferenzierte Sarkome wie Fibro-, Myxo- und auch Spindelzellsarkome haben höhere Heilchancen als weitgehend entdifferenzierte Geschwulstarten.

6. Alle Bindegewebssarkome zeichnen sich durch eine hohe Rezidivneigung aus. Makroskopisch findet sich häufig eine bindegewebige Pseudokapsel um die Geschwülste, welche mikroskopisch aber oft bereits von Tumorzellen durchwachsen ist. Ein operatives „Ausschälen" der Tumoren kann daher meist nicht als Radikaloperation gelten.

7. Die Heilchance vermindert sich bei Rezidivoperationen, doch sind hier durchaus Heilungen auch ohne Amputationen möglich, werden dieselben weit im Gesunden exstirpiert.

## B. Behandlung und Prognose der Knochensarkome

In den Jahren 1925—1959 kamen insgesamt 180 Patienten mit malignen primären Knochentumoren zur stationären Behandlung, von denen bei 132 die Diagnosestellung vor mehr als 5 Jahren erfolgte, 2 dieser Patienten verstarben an postoperativen Komplikationen, von 8 konnte das Spätschicksal oder die Todesursache nicht mehr ermittelt werden. Von den verbleibenden 122 Patienten überlebten 39 mehr als 5 Jahre. Die *5-Jahres-Heilziffer* beträgt insgesamt *31,9%*. Von den Überlebenden sind bislang noch 8 nach mehr als 5 Jahren an der Sarkomkrankheit verstorben.

Die Prognose der Knochengeschwülste hat sich zweifelsohne in den letzten Jahrzehnten wesentlich gebessert. In unserem eigenen Krankengut beobachteten wir bis 1950 eine 5-Jahres-Heilziffer von 21,4% (Frey 1951) gegenüber nunmehr 31,4%. In Tabelle 20 sind einige Ergebnisse aus der Weltliteratur zusammengefaßt.

White und Elkin (1951) konnten unter 93 Knochensarkomen nur 7 Patienten mit einer 5-Jahres-Heilung beobachten; Cooley, Bradley und Peel (1940) unter 89 insgesamt 29.

Unter Berücksichtigung der durchgeführten Behandlung verschiedener Krankheitsstadien und z.T. der Lokalisation wurde durch Ermittlung der 5-Jahres-Heilziffern sowie der bereinigten Absterbekurven versucht, die Bedeutung dieser Faktoren für die Prognose abzuschätzen (Tabelle 21, Abb. 42). Nur selten kann sich der Operateur mit einer tangentialen Abmeißelung gestielter Knochensarkome begnügen, häufiger tritt die Kontinuitätsresektion mit primärer oder sekundärer Knochentransplantation in ihr Recht, meist aber ist die Amputation oder Exartikulation unumgänglich. Die Indikation zu einem bestimmten Eingriff ist im Einzelfall durchaus noch nicht geklärt.

Tabelle 20. *5-Jahres-Überlebensziffern bei Knochensarkomen*

| Autor | Zahl der Fälle | 5-Jahres-Heilungen % |
|---|---|---|
| SIMON (Breslau) | 350 | 27,1 |
| CODMAN (USA) | 500 | (17 Fälle) |
| BECK (Kiel) | 100 | 11,0 |
| HINTZE (Berlin) | 400 | 30,3 |
| MEYERDING (Rochester) | 216 | 21,2 |
| SCHINZ (Zürich) | 201 | 13,0 |
| BRAILSFORD (USA) | 1500 | 5,0 |
| BECKER (Heidelberg) | 176 (nur bestrahlt) | 9,9 |
| FREY (Heidelberg) | 100 | 21,4 |
| CONVENTRY und EL DAHLIM (Rochester) | 430 | 20,0 |
| ROUKKULA (Helsinki) | 45 | 13,3 |
| OTT und FREY (Heidelberg) | 180 | 31,4 |

Eindeutig verschlechtert sich die Heilchance mit dem *Krankheitsstadium*, während bei den klinisch metastasenfrei zur Behandlung gekommenen Fällen eine 5-Jahres-Heilung von 48,3% erzielt werden konnte, überlebte von den inoperablen Fällen meist infolge bereits feststellbarer Fernmetastasen nur 1 Patient die 5-Jahres-Grenze, ohne daß hierbei die Metastasierung gesichert werden konnte.

*Fall 30* (J.-Nr. 1363/47). G. N. ♂, 57 Jahre. 1947 polymorphzelliges Sarkom der Scapula mit Verdacht auf Lungenmetastase. Teilresektion der Scapula. Röntgenbestrahlungen. 1958, nach über 11 Jahren, verstorben (Todesursache unbekannt).

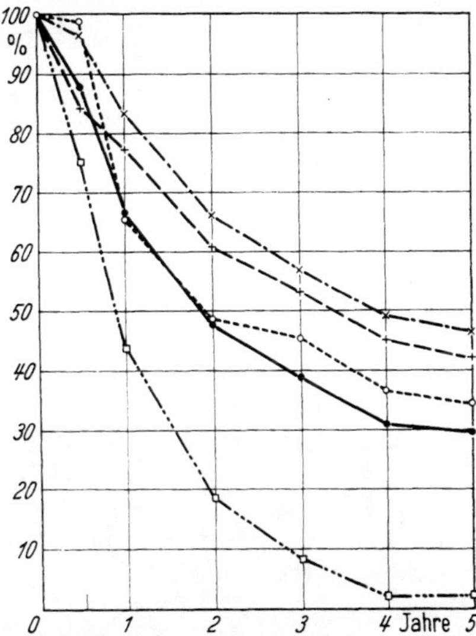

Abb. 42. Bereinigte Absterbekurven ●——● der Knochensarkome insgesamt, ×—·—× bei lokaler Exstirpation oder Amputation im gleichen Knochen, ○----○ bei proximaler Exartikulation oder Amputation im proximal gelegenen nächsten Knochen, +——+ bei Radikaloperierten insgesamt und □-·-·-□ bei inoperablen Fällen (meist mit Fernmetastasen)

Nicht ohne Bedeutung für die Prognose dürfte auch die *Lokalisation* von Knochensarkomen sein. — So fand sich bei Tibiakopfsarkomen, die einer Oberschenkelamputation zugeführt wurden (Tabelle 21 D), eine wesentlich schlechtere 5-Jahres-Heilziffer, als bei distalen Femursarkomen, die einer entsprechenden Amputation zugeführt wurden (Tabelle 21 C). Es ist denkbar, daß Femursarkome, eingehüllt in die Weichteilmassen des Oberschenkels, nicht so früh metastasieren als die gegenüber Traumatisierungen wesentlich gefährdeteren Tibiakopfsarkome.

Prognostisch besonders ungünstig waren in unserem Beobachtungsgut Wirbel- und Beckensarkome. Bei letzteren ist die oftmals notwendige Hemipelvektomie mit einer recht hohen Operationsmortalität belastet, allerdings werden bei den Überlebenden z.T. recht gute 5-Jahres-Heilziffern angegeben; so blieben nach

Tabelle 21. *5-Jahres-Heilziffern der Knochensarkome je nach Lokalisation bei unterschiedlichem operativem Vorgehen*

| | A Resektion (mit und ohne Knochentransplantation) | B Proximale Exartikulation | C Distales Femursarkom — Oberschenkelamputiert | D Tibiakopf-Sarkom — Oberschenkelamputiert | E Inoperable Fälle (meist mit Fernmetastasen) | A — D Operierte metastasenfreie Fälle insgesamt | A + C Resektion oder Amputation im selben Knochen | B + D Proximale Exartikulation oder Amputation im weiter proximal gelegenen Knochen | A — E Insgesamt |
|---|---|---|---|---|---|---|---|---|---|
| Zahl der Fälle vor 1955 | 49 | 17 | 14 | 8 | 44 | 88 | 63 | 25 | 132 |
| Verschollen | 2 | — | 1 | 1 | 4 | 4 | 3 | 1 | 8 |
| Prä- und postoperative Sterbefälle und andere Todesursachen | 1 | 1 | — | — | — | 2 | 1 | 1 | 2 |
| verbleiben | 46 | 16 | 13 | 7 | 40 | 82 | 59 | 23 | 122 |
| 5-Jahres-Grenze Überlebende | 23 | 7 | 7 | 1 | 1 | 38 | 30 | 8 | 39 |
| bislang nach mehr als 5 Jahren am Sarkom verstorben | 7 | — | — | — | 1 | 7 | 7 | — | 8 |
| 5-Jahres-Heilung (%) | 50,0 | 43,7 | 53,8 | 14,3 | 2,5 | 48,3 | 50,8 | 34,8 | 31,9 |

Palumbo (1949) immerhin 21 von 45 erfolgreich operierten Kranken über 5 Jahre rezidivfrei.

Geschickter und Copeland beobachteten bei Knochensarkomen der Extremitäten 5-Jahres-Heilungen in 10—35% der Fälle, während Wirbel- und Knochensarkome keine Heilchancen boten. Schädelsarkome sind ebenfalls prognostisch ungünstig (Geschickter und Copeland 1949), mit Ausnahme der Unterkiefersarkome (Roukkula 1959). Entgegen unseren Beobachtungen soll bei Sarkomen der Extremitäten nach Coley und Pool (1940) sowie Price (1952) die Prognose um so günstiger sein, je peripherer ein Sarkom lokalisiert ist.

Die *Art der Operation* bei Sarkomen des Extremitätenskelets scheint demgegenüber von untergeordneter Bedeutung. Lokale Resektionen der befallenen Knochenpartien und Amputationen im selben Knochen zeigen in der Summe der Fälle keine schlechtere Prognose als die Totalentfernung des ganzen Knochens durch eine proximale Exartikulation oder eine Amputation im weiter proximal gelegenen Knochen (Tabelle 21, Abb. 42). Die lokale Exstirpation eines Knochensarkoms mit eventueller Knochentransplantation, soweit sie sich radikal genug durchführen läßt, bietet demnach die gleiche Heilchance wie Amputationen und Exartikulationen. Für die so überaus häufigen distalen Femursarkome hat die Oberschenkelamputation keine prognostischen Nachteile gegenüber der Exartikulation im Hüftgelenk.

Coley und Pool (1940) finden in 35% 5-Jahres-Heilungen bei solchen Fällen, bei denen Amputationen an primär befallenen Knochen vorgenommen wurden, in 36%, bei denen die Amputation einen Knochen weiter proximal durchgeführt wurde. Nach Troup und Bickel (1960) bietet die mehr und mehr durchgeführten ausgedehnteren Exartikulation, wie die Hemipelvektomie und Amputatio interthoraco-scapularis bei proximalem Tumorsitz der Extremitäten, sowohl bei Weichteil- wie auch bei Knochensarkomen, eine bessere Prognose gegenüber der Schulter- oder Hüftgelenksexartikulation.

Zweifelsohne hat auch die *Histologie* der Knochensarkome *Bedeutung für die Prognose*, wobei hier die Beobachtung zu machen ist, daß die Prognose mit dem Differenzierungsgrad der Tumorzellen günstiger wird (s. Fall 31), auch hier kann es zu häufigen lokalen Rezidiven kommen (s. auch vergleichsweise Abb. 28, S. 501).

*Fall 31* (J.-Nr. 221/50, 3492/52, 80/54, 6349/57). R. H. ♀, 24 Jahre alt. Seit Frühjahr 1947 zunehmend rheumatische Schmerzen re. Schulter und Oberarm. September 1949 außerhalb Probeexcision aus der re. Scapula, histologisch Chondrom. Januar 1950 subtotale Resektion der Scapula bis auf einen schmalen Rest des Coracoids, Acromions und des Acetabulum scapulae, histologisch noch kein Anhalt für Malignität. Rezidivoperationen Januar, April und November 1951, März und Juni 1952, Juni und Oktober 1953. Januar 1954 erneutes Rezidiv exstirpiert, Röntgennachbestrahlungen, Cortison in hohen Dosen, bereits November 1954 erneute Rezidivoperation. Histologisch wurde der Tumor erstmalig im Januar 1954 als *Chondrosarkom* bezeichnet (Prof. Dr. STAEMMLER, Aachen, Prof. Dr. RANDERATH, Pathol. Institut Heidelberg). Pat. nunmehr 4 Jahre rezidivfrei. Mai und Juli 1958 erneute Rezidivoperationen. Bereits im August 1958 erneut ein Rezidiv feststellbar, bislang ohne Metastasen; bei diesem 13. Rezidiv wurde eine Exarticulatio interthoraco-scapularis re. durchgeführt. Nachbestrahlung mit dem Betatron (Czerny-Klinik, Direktor Prof. Dr. BECKER). Glatter postoperativer Verlauf.

Nach THOMSON und TURNER-WARWICK (1955) bilden die Osteosarkome die prognostisch ungünstigsten Geschwulstformen. Je nach Differenzierungsgrad dieser Geschwülste schwankten die 5-Jahres-Heilziffern im Beobachtungsgut von COLEY, BRADLEY und PEEL (1940) zwischen 15 und 40%.

Bei parostalen Tumoren geben Rundzellen- die schlechtesten, Fibrosarkome die besten Resultate (SCHINZ und DAMM 1949, CALANDRIELLO 1954). SAMMONS, SARKISIAN und KREPELA (1958) finden so bei den parostalen Sarkomen eine 5-Jahres-Heilziffer von 90% gegenüber 10% bei Patienten mit osteogenen Sarkomen. MELFOD, DAHLIN und JVINS (1957) finden dagegen bei Fibrosarkomen der Knochen keinen nennenswerten Unterschied in den 5-Jahres-Heilziffern (26,8%) gegenüber osteogenen Sarkomen. Prognostisch günstig sind auch die Chondrosarkome (MORTON und MIDER 1947, SCOTT 1950). COLEY u. a. (1950) finden die besten Heilziffern bei Reticulumzellsarkomen der Knochen.

Gefährlich ist die Röntgenbestrahlung benigner Riesenzelltumoren, da diese hierdurch, wie auch durch nicht radikale Operationen, pathologische Frakturen usw. zur malignen Entartung gebracht werden können (HELLNER 1952, 1958, PAHL 1959). Diese Geschwulstform, von KONJETZNY (1922) von den Knochensarkomen abgegrenzt, kann als primär maligne Geschwulst auftreten, häufiger entsteht sie aus benignen Riesenzelltumoren, und zwar in 10—33% aller benignen Tumoren (PAHL 1959). Sie zählen zu den häufigsten gutartigen Knochengeschwülsten (HERZOG 1937).

Besonders schlecht ist die Prognose bei sekundären osteogenen Sarkomen auf dem Boden einer Ostitis deformans (PAGET). HELLNER (1951), sicherlich einer der besten Kenner der Probleme der Knochengeschwülste überhaupt, konnte im Schrifttum keine einzige 5-Jahres-Heilung finden.

Schlecht ist auch die Heilchance bei Ewing-Sarkomen. MCSWAIN, BYRD und JMMAN (1949) finden bei einer Literaturzusammenstellung von 386 Fällen 48 (12,4%) 5-Jahres-Heilungen. Bei Reticulosarkomen sollen die Ergebnisse wesentlich besser sein (HELLNER 1951).

Die erfolgversprechendste Art der Therapie ist nicht nur in der Wahl des Operationsverfahrens umstritten, unklar ist auch die Frage, ob nicht der Bestrahlungstherapie gelegentlich primär der Vorzug zu geben sei.

Die Mehrzahl der Autoren, wie auch wir selbst, treten für eine *möglichst frühe Radikaloperation* bei klinischer Metastasenfreiheit ein (BEHRING 1931; K. H. BAUER 1949, PREVO 1950; PHEMISTER 1951; O'NEAL und ACKERMANN 1952; CONVENTRY und DAHLIN 1957; GEE und PUGH 1958 u.a.).

Die *alleinige Strahlentherapie* zeigte nur geringe Erfolgschancen (MAGNUSON 1931; COLEY und POOL 1940). Gelegentliche Erfolge sind jedoch bei vereinzelten strahlenempfindlichen Sarkomformen möglich (COLEY 1935; SWENSON und STOUT 1943; SCOTT 1950; WEISS 1952; WANG und SCHULZ 1953; FRANCIS u.a. 1954; KOHLER 1956; AYRE und BROOK 1956; DIETHELM 1959).

FERGUSON (1940), TUDWAY (1953), LEBRUN (1954), FRANCIS u. Mitarb. (1954), MACCHI und PAPAGANI (1958) u.a. treten für eine *präoperative Strahlentherapie* ein. Unter 400 beobachteten osteogenen Sarkomen betrug die 5-Jahres-Heilung bei den frühzeitig Operierten 8%, 29% dagegen bei den Spätamputierten; wobei allerdings unter den letzteren eine große Zahl der prognostisch günstigeren sekundären Chondrosarkomen miterfaßt sind (FERGUSON 1940). *Präoperative Bestrahlungen* empfehlen auch BLOODGOOD (1935), HIGINBOTHAM und COLEY (1942),

Poppe (1949), Cade (1951, 1955), Kohler (1956). Leb (1956) empfiehlt dafür 2500—3000 r bei einer Bestrahlungsserie. Über weniger erfolgreiche Ergebnisse berichten Francis u. Mitarb. (1954). Coley und Pool (1940) finden keine markanten Unterschiede gegenüber der operativen Behandlung ohne oder mit Röntgenbestrahlungen. Zweifelsohne hat aber die Strahlenbehandlung insbesondere bei den Ewing-Sarkomen beachtliche Erfolge aufzuweisen (Wang und Schulz 1953).

Nach Coley und Pool (1940) haben auch das *Lebensalter und Geschlecht* Bedeutung für die Prognose der osteogenen Sarkome. Von 116 histologisch gesicherten Sarkomen zeigten Frauen eine 5-Jahres-Heilziffer von 28%, Männer nur von 18%. Im Alter zwischen 20 und 40 war die Prognose am günstigsten.

Bei entsprechender Lokalisation wurde auch versucht, den tumortragenden *Knochenanteil zu resezieren* und das gewonnene Präparat, nachdem es sowiet wie möglich von Tumormassen befreit und etwa 10 min im Autoklaven *ausgekocht* wurde, zu *reimplantieren*. Die Fixation wird im allgemeinen mit einem Küntscher-Nagel erreicht (Ehlert 1953). Wir selbst versuchten dieses Vorgehen bislang bei 3 Fällen, allerdings sind die Beobachtungszeiten zu kurz und die Zahlen der Operationen zu klein, um zu dem Wert dieses Operationsverfahrens Stellung zu nehmen.

Zur Indikation und Technik der Knochengeschwulstoperationen sei besonders auf die Arbeiten von Hellner (1948, 1951, 1955, 1960) hingewiesen.

*Zusammenfassend* ist festzustellen:

1. Die Art der Operationsmethode ist bei Knochensarkomen von untergeordneter Bedeutung. Teilresektionen mit oder ohne Knochentransplantation, Amputationen im gleichen oder im nächsten, weiter proximal gelegenen Knochen und Exartikulation bieten etwa die gleichen Heilchancen.

2. Für die Prognose bedeutungsvoll ist die Lokalisation. Wirbel- und Knochensarkome sind prognostisch wesentlich ungünstiger als Knochensarkome der Extremitäten. Femursarkome bieten eine höhere Heilchance als Tibiasarkome.

3. Die Heilchance mindert sich mit dem Krankheitsstadium. Während bei klinisch metastasenfreien Fällen insgesamt eine 5-Jahres-Heilziffer von 48,3% erzielt werden konnte, überlebte in unserem Beobachtungsgut nur 1 Patient mit einer primären Metastasierung die 5-Jahres-Grenze.

4. Die Prognose ist um so günstiger, je ausdifferenzierter die Geschwulstzellen sind. Die besten Chancen bieten Chondrosarkome und hoch ausdifferenzierte Mischformen.

5. Die alleinige Strahlentherapie bietet nur geringe Heilchancen. Doch wurden Dauerheilungen besonders bei Ewing- und Reticulozellsarkomen beobachtet. Der Wert einer präoperativen Röntgenbestrahlung ist umstritten.

## C. Behandlung und Prognose maligner Melanome

Vielfach werden die malignen Melanome zu den bösartigsten Tumoren überhaupt gezählt. Ihre Zuordnung zu den Sarkomen ist umstritten. Sie wurden daher hier nur vergleichsweise als Sondergruppe erfaßt. Wie kaum bei einer anderen Geschwulstart ist das einzuschlagende Behandlungsverfahren umstritten. Berichte über Mißerfolge nach chirurgischen Eingriffen, die Gefahr der Malignisierung eines noch gutartigen Melanoms durch einen operativen Eingriff oder die hierdurch bedingte Metastasierung veranlaßte eine große Reihe von Autoren, Röntgenbestrahlungen als Mittel der Wahl zu empfehlen (Perussia 1951, Knoll 1951, Chaoul 1954, Sommer 1956 u.a.). Andere lehnten dieselbe weitgehend ab und treten eher für eine chirurgische Therapie ein (K. H. Bauer 1949; Pack 1948; Jäger 1953; Rode 1953; Fritz-Niggli 1959; Nosko und Tappeiner 1954, Soder und Ott 1960 u.a.).

Von 1925—1959 wurden an der Chirurgischen Universitätsklinik Heidelberg insgesamt 130 Patienten mit einem malignen Melanom behandelt. Über 50% derselben waren auf dem Boden eines meist seit Geburt bekannten gutartigen Melanoms entstanden. Von 114 Patienten (87,7%) konnte das Spätschicksal ermittelt werden.

Von den 130 Patienten mit malignen Melanomen kamen 73 vor mehr als 5 Jahren zur ersten Behandlung. Elf von diesen Patienten sind später verschollen, einer starb infolge postoperativer Komplikationen, ein weiterer ist binnen 5 Jahren an einer anderen Todesursache verstorben. Von den verbleibenden 60 Patienten starben 36 binnen 5 Jahren. Die *5-Jahres-Heilziffer* beträgt somit *40*%, allerdings sind auch nach dieser hypothetischen Heilgrenze bisher noch 9 Patienten infolge des malignen Melanoms verstorben (Tabelle 22).

Ackermann (1948) gibt 19%, Sylven (1949) 23,7%, Lund und Ihnen (1955) 26% an. Scharnagel (1953) findet bei einer vorwiegend chirurgisch ausgerichteten Behandlung bei insgesamt 1190 Fällen bei Fällen ohne nachweisbare Metastasen eine 5-Jahres-Heilung von 40,5%, bei vorhandenen Metastasen von 14,1%, Nosko und Tappeiner (1954) bei insgesamt 80 Fällen 31,6%. Pack (1948) gibt für Fälle ohne Metastasen 18% und für solche mit Metastasen 15% an. Die Prognose soll bei Kindern und Jugendlichen besonders schlecht sein (Ackermann 1948, Sylven 1949, Clarke 1952, Cade 1957). Wir konnten keine nennenswerten altersabhängigen Unterschiede im Krankheitsverlauf bei unseren Fällen feststellen. Offenbar sind in den frühen Altersklassen histologisch eher Fehldiagnosen im Sinne einer Malignität eines Naevus möglich (McWorter und Wollner 1954).

Tabelle 22. *5-Jahres-Heilziffern maligner Melanome mit oder ohne Röntgenbestrahlungen bei Radikaloperierten und bei bereits metastasierten Fällen*

| | A Radikaloperierte (ohne Rö.-Bestrahlung) | B Radikaloperierte + Rö.-Bestrahlung | AB Radikaloperierte insgesamt | C Fälle mit lokalen oder Fernmetastasen | Insgesamt |
|---|---|---|---|---|---|
| Zahl der Fälle vor 1955 | 45 | 9 | 54 | 19 | 73 |
| Verschollen | 7 | — | 7 | 4 | 11 |
| Spät- und postoperative Sterbefälle und andere Todesursachen | 1 | — | 1 | 1 | 2 |
| verbleiben | 37 | 9 | 46 | 14 | 60 |
| 5-Jahres-Grenze Überlebende | 16 | 4 | 20 | 4 | 24 |
| bislang nach mehr als 5 Jahren am Sarkom verstorben | 8 | — | 8 | 1 | 9 |
| 5-Jahres-Heilung (%) | 43,2 | 44,4 | 43,5 | 28,5 | 40,0 |

Auch bei malignen Melanomen ist die Heilchance *abhängig vom Krankheitsstadium*. Fälle ohne klinisch nachweisbare Metastasen haben bei vorwiegend radikaler chirurgischer Behandlung immerhin eine relativ hohe 5-Jahres-Heilziffer von 43,5%, während bei nachweisbaren, vorwiegend regionalen Metastasen noch 28,5% die 5-Jahres-Grenze überlebten. Dasselbe zeigen auch die bereinigten Absterbekurven (Abb. 43).

*Fall 32* (J.-Nr. 844/32). F. Z. ♂, 59 Jahre. 1928 ulcerierender melanotischer Tumor am linken Knie. Multiple bis kleinapfelgroße Metastasen im Bereich der linken Leiste. Melanotische Herde der Haut ganz umschrieben im Bereich des linken Knies. Radikale Exstirpation mit Lymphdrüsenausräumung. Rezidivoperationen im Bereich des Knies und der linken Leiste 1930 und 1932. 1939 Tod infolge generalisierter Metastasen nach beinahe 11 Jahren.

*Fall 33* (J.-Nr. 5104/50). V. B. ♂, 62 Jahre. Ulcerierendes malignes Melanom des rechten Daumenendgliedes mit hühnereigroßer Metastase der rechten Axilla 1950. Daumengliedamputation, Ausräumung der rechten Axilla. Röntgennachbestrahlung. 1954 Rectum-Carcinom, sacroabdominelle Rectumexstirpation. 1960 im Alter von 72 Jahren völlig beschwerdefrei, klinisch keine Metastasen nachweisbar (s. Abb. 44).

*Fall 34* (J.-Nr. 1714/52). K. H. ♂, 45 Jahre. 1952 streichholzkopfgroßes malignes Melanom an der linken Mamille bei geringer Berührung leicht blutend mit multipler Metastasierung in der linken Axilla. Radikaloperation mit en-bloc-Exstirpation der Axilla. Bis heute über 8 Jahre ohne Beschwerden.

Eine ganze Reihe von Autoren empfiehlt die *radiologische Behandlung* als Mittel der Wahl, manche betrachten das chirurgische Vorgehen sogar als ausgesprochenen Kunstfehler. Wir selbst stehen der radiologischen Behandlung *äußerst skeptisch* gegenüber, denn a) die mitgeteilten Heilziffern sind dürftig, b) gutartige Melanome ulcerieren durch die Bestrahlung — eine histologische Diagnose wird ja zuvor nicht durchgeführt — und werden eventuell nun erst maligne, c) trotz höchster Be-

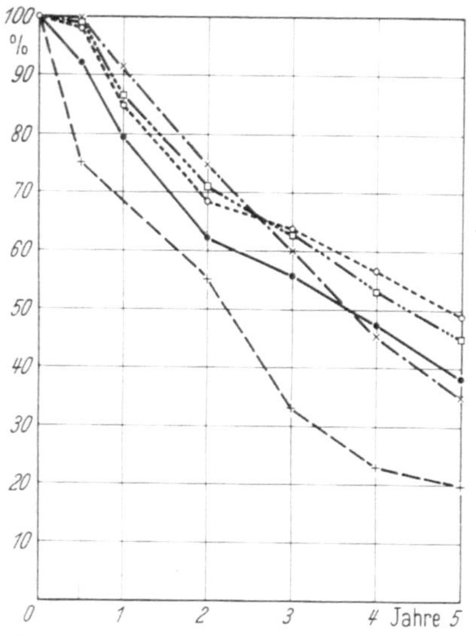


Abb. 43. Bereinigte Absterbekurven ●——● maligner Melanome insgesamt. ○----○ bei lokaler Exstirpation des Tumors ohne oder ×—·—× mit Röntgenbestrahlung. □—----—□ aller Radikaloperierten und +——+ der inoperablen Fälle

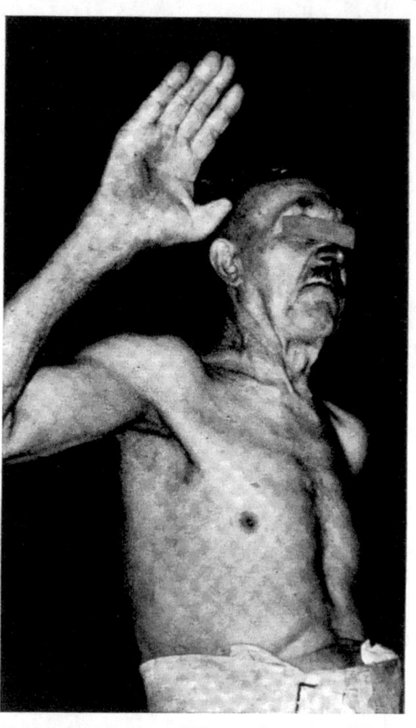

Abb. 44. 1950 malignes Melanom des rechten Daumens mit hühnereigroßer Metastase der rechten Axilla. Daumenamputation, Ausräumung der Axilla. 1954 Adenocarcinom des Rectums. Sacro-abdominale Rectumexstirpation. 1960 völlig beschwerdefrei (Fall 33)

strahlungsdosen geht in der Tiefe des Melanoms nur zu oft die Neubildung von Geschwulstzellen weiter. Zweifelsohne handelt es sich bei den oft gerühmten Bestrahlungserfolgen oft nur um temporäre Scheinerfolge. Bei unseren primär ohne Metastasen zur Behandlung gekommenen Fällen zeigte sich kein Unterschied in der Heilchance, ob die Patienten zusätzlich prä- oder postoperative Röntgenbestrahlung erhielten. Bei 45 Patienten ohne zusätzliche Bestrahlungen betrug die 5-Jahres-Heilziffer 43,2 %, bei solchen mit einer entsprechenden Bestrahlung 44,4 %. Operable Fälle, die nur bestrahlt worden waren, kamen nicht zur Beobachtung.

Die *Melanomzellen* haben nur zu oft eine *hohe Strahlenresistenz*. Die relativ hohen Heilziffern histologisch gesicherter maligner Melanome rechtfertigen eine vorwiegend chirurgische Einstellung bei diesen Geschwülsten, wobei aber unbedingt folgende Vorsichtsmaßnahmen geboten sind (Soder und Ott 1960):

1. *Niemals örtliche Umspritzung* (Gefahr einer Verletzung, Möglichkeit der Abschwemmung der Geschwulstzellen), *stets Allgemeinbetäubung.*

2. *Vermeidung* jeglicher *instrumentellen Verletzung* der Geschwulst (Gefahr einer Überimpfung).

3. Excision des Melanoblastoms weit im Gesunden ohne Rücksicht auf Deckung des Defektes, da die makroskopisch sichtbare Pigmentation eines Melanoms meist nicht der Ausdehnung der Melanomzellen entspricht (Gefahr einer *Verletzung* von *isoliert liegenden Geschwulstzellen*, eventueller Anstoß zur malignen Entartung).

Die ungenügend radikalen Exstirpationen haben ein im Bereich der Narbe liegendes Rezidiv zur Folge, das sich aus zurückgebliebenen Geschwulstzellen entwickelt und das auf dem durch die Excision hyperämisierten Gewebe einen außerordentlich günstigen Nährboden findet. *Jedes Rezidiv ist der sichere Beweis einer nicht radikal ausgeführten Excision* oder einer instrumentellen Überimpfung von Geschwulstzellen.

4. Stets *elktro-chirurgisches* Vorgehen als absoluter Schutz gegen Zellverimpfung und zugleich wegen des Koagulationsverschlusses aller Blut-Lymphbahnen.

5. Die vorwiegend regionale Metastasierung (s. hierzu S. 502) zeigt außerdem die Notwendigkeit einer *frühzeitigen en-bloc-Exstirpation der gesamten regionalen Lymphknoten*, die bislang wohl viel zu selten ohne palpatorischen Nachweis von Metastasen durchgeführt wird.

Ausnahmslos infaust ist die Prognose beim Nachweis von primären Fernmetastasen; wir selbst konnten nicht einen Fall beobachten, der danach noch die 5-Jahres-Grenze erreicht hätte. Die gelegentlich zu beobachtenden Änderungen im klinischen Verlauf einer Schwangerschaft (HERGARTEN 1951, GILSTON 1952 u. a.), Pigmentanomalien bei endokrinen Störungen, die guten Erfolge bei multiplen Metastasierungen von Mammacarcinomen (K. H. BAUER 1956; K. H. BAUER und KLAR 1958; KLAR 1960 u. a.) veranlaßten uns, bei diesen Fällen eine Hypophysenausschaltung durch Elektrokoagulation oder mittels Radiogold (K. H. BAUER 1949; K. H. BAUER und KLAR 1958; KLAR 1960) zu versuchen. Bis 1959 wurden 20 Patienten so operiert. Wie aus Abb. 45 zu ersehen ist, starben die meisten Patienten binnen weniger Wochen bis Monate nach der Hypophysenausschaltung, 1 Patient überlebte noch rund 2 Jahre, 1 weiterer lebt nunmehr 9 Jahre danach noch vollkommen beschwerdefrei. Bei diesem wurden aber die einzig nachweisbaren regionalen Metastasen ausgeräumt, so daß der Erfolg nicht ohne weiteres der Hypophysenausschaltung zugeschrieben werden kann. Auch auf den Verlauf der Erkrankung scheint dieser Eingriff keinen lebensverlängernden Einfluß zu haben. Die Zeitspanne von der ersten Diagnosestellung bis zum Tode betrug bei den tödlich verlaufenden Krankheitsfällen durchschnittlich 27 Monate (Abb. 33, S. 511), bei den 19 Patienten mit einer Hypophysenausschaltung nur 22,3 Monate. Die Operation selbst verlief in allen Fällen komplikationslos. Todesfälle infolge der Operation wurden nicht beobachtet. Auch auf die Pigmentierung der Tumoren, die Häufigkeit von Leukometastasen und Wachstumsgeschwindigkeit der Metastasen konnte kein Einfluß festgestellt werden.

SHIMBKIN u. Mitarb. (1952) berichteten über einen 32jährigen Mann mit multiplen Melanommetastasen, bei dem eine operative Hypophysektomie durchgeführt wurde. Bereits 9 Wochen später kam der Patient ad exitum. Eine Wirkung auf das Geschwulstwachstum ließ sich nicht feststellen.

*Zusammenfassend* ist festzustellen:

1. Maligne Melanome sind unter Einhaltung bestimmter Richtlinien zu operieren, die reine Strahlentherapie dieser Tumoren hat sich nicht bewährt.

2. Die vorwiegend lymphogene Metastasierung in die regionalen Lymphknoten der malignen Melanome läßt eine frühzeitige en-bloc-Exstirpation derselben angezeigt erscheinen.

3. Bei klinisch nachweisbaren Metastasen vermindert sich die Heilchance erheblich, doch bietet die Radikaloperation regionaler Metastasen noch relativ gute Chancen für eine Dauerheilung.

4. Die Hypophysenausschaltung bei generalisierter Metastasierung zeigt keinen lebensverlängernden Effekt.

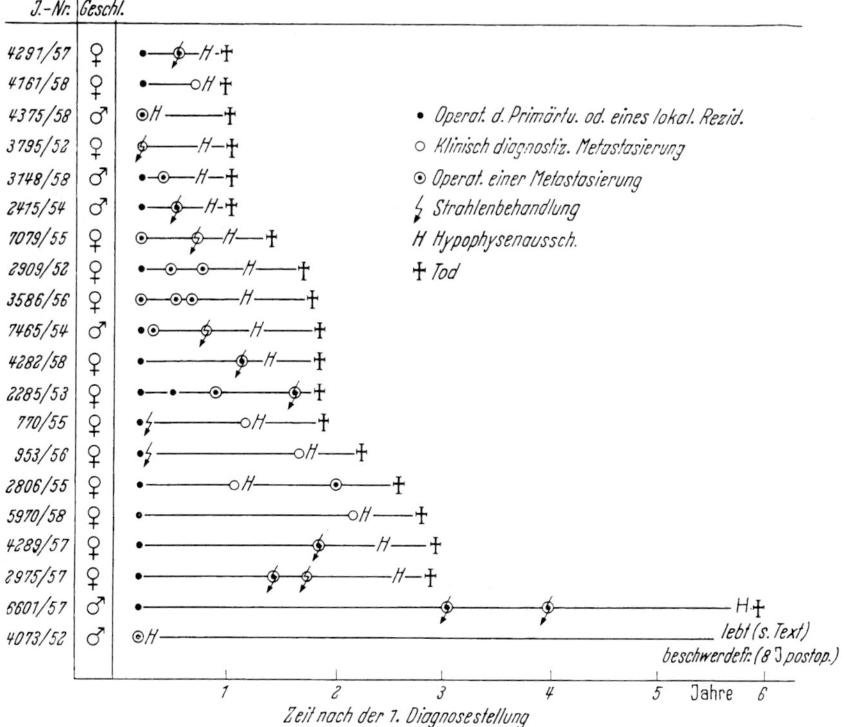


Abb. 45. Der Krankheitsverlauf von 20 Patienten mit meist multiplen Fernmetastasen eines malignen Melanoms, bei denen die operative Hypophysenausschaltung mittels Radiogold oder Elektrokoagulation ausgeführt wurde

## D. Behandlung und Prognose der Lymphosarkome und Reticulozellsarkome des Lymphgewebes

67 Patienten mit derartigen Sarkomerkrankungen kamen 1925—1959 zur klinischen Beobachtung, von denen bei 50 Kranken der Krankheitsbeginn länger als 5 Jahre zurückliegt. 14 Patienten sind verschollen, 1 Patient ist an einer anderen Todesursache verstorben (nach Abschluß der stationären Behandlung). Von den verbleibenden 35 Patienten starben 31 binnen 5 Jahren. Die *5-Jahres-Heilziffer* beträgt somit nur *11,4%*, wobei einer noch 9 Jahre nach Krankheitsbeginn verstorben ist. War bei den Sarkomen der Fascien und Bänder sowie den malignen Melanomen die Strahlentherapie von untergeordneter Bedeutung, so verbietet bei diesen in der Mehrzahl der Fälle systemartigen Krankheitsbildern die Generalisierung eine chirurgische Behandlung, es sei denn, um durch sog. Palliativoperationen (s. S. 515) Einflußstauungen, Kompressionssyndrome u.a. zu lindern. Bei den generalisierten Erkrankungen bieten sich bislang Strahlen- und Chemotherapie als lebensverlängernde Behandlungsverfahren an. Wie bereits S. 496 ausgeführt, waren die sarkomatösen Herde bereits bei 85% der Patienten bei Beginn der ersten Behandlung multipel oder gar generalisiert, nur bei 10 Kran-

ken (15%) war palpatorisch offenbar die Sarkomerkrankung noch lokalisiert und bot sich so einer chirurgischen Behandlung an.

Von den 8 verbleibenden klinisch isoliert sarkomatösen Entartungen des lymphatischen Gewebes kamen allein 6 nach 1955 zur Beobachtung. 3 Patienten sind hiervon bereits verstorben; auch die beiden anderen Patienten sind nach 6 Monaten bzw. $1^1/_2$ Jahren an ihrer Sarkomerkrankung verstorben. Bislang konnten wir somit noch keinen Fall einer 5-Jahres-Heilung eines klinisch solitär anmutenden Reticulosarkoms oder Lymphosarkoms des lymphatischen Gewebes beobachten.

57 (85%) Patienten insgesamt kamen erstmalig mit bereits multipel oder generalisierten Metastasen zur ersten klinischen Behandlung, 46 davon vor 1955, von denen 15 nicht mehr erfaßt werden konnten. Immerhin, von den 31 Verbleibenden überlebten 4 Patienten die 5-Jahres-Grenze.

*Fall 35* (J.-Nr. 4421/47). J. M. ♂, 43 Jahre. 1947 multiple Lymphknotenvergrößerung der rechten Leiste. Mehrmalige hochdosierte Röntgenbestrahlungen der rechten Leiste. Nunmehr über 12 Jahre beschwerdefrei. Probeexcision histologisch: Lymphosarkom.

*Fall 36* (J.-Nr. 3687/50 und 1224/53). Ch. G. ♂, 52 Jahre. 1950 generalisierte Lymphknotenvergrößerungen bis zu Apfelgröße. Histologisch: Großfollikuläre Lymphoblastomatose (Brill-Symmers) mit sarkomatös entarteten Anteilen. Mehrmalige Röntgenbestrahlungen und syncarcinolytische Behandlung mit Cytostatica (Dichloren, Arsen und anderen). Lebt nach über 10 Jahren noch. 1960 erneute Tumoren, jetzt zunehmendes stark reduziertes Allgemeinbefinden.

*Fall 37* (J.-Nr. 4641a/50, 7559/54, 1460/55). H. Sch. ♀, 44 Jahre. 1950 bis pflaumengroße Tumoren in beiden Leistenbeugen mit elephantiatischer Vergrößerung des einen Beines. Insgesamt 7mal bis 1956 in stationärer Behandlung. In den letzten Jahren in laufender Weiterbehandlung am Heimatort. Histologisch: Lymphosarkom. Bislang stets überraschend guter Rückgang der Herde durch kombinierte Behandlung mit Röntgenbestrahlung und syncarcinolytischer Behandlung mit Cytostatica (Arsen, Colchicin, Stickstoff-Lost, Urethan und anderen).

*Fall 38* (J.-Nr. 1223/52 und 4318/53). J. Sch. ♂, 11 Jahre. 1945 multiple Lymphknotenvergrößerungen durch mehrfache Röntgenbestrahlungen behandelt. 1952 zusätzlich Arsen, Dichloren und Colchicin, später Decortin. Überraschend gutes Ansprechen der Tumoren. Hebung des Allgemeinbefindens. Exitus Dezember 1953. Die Sektion zeigte einen erheblichen Ascites und multiple Lebermetastasen neben der generalisierten Ausbreitung der malignen, histologisch nicht eindeutig klärbaren malignen Lymphadenose ohne pathologischen Befund des peripheren Blutes.

Zweifelsohne kann hier die *Strahlentherapie*, aber auch die *cytostatische Behandlung* in vielen Fällen über gute Erfolge berichten (Abb. 47). Die *Heilchance* hat sich *seit Einführung einer zusätzlichen cytostatischen Behandlung wesentlich gebessert* (Tabelle 23), wie auch aus den bereinigten Absterbekurven aller Fälle, der ohne und der mit Cytostatica behandelten Fälle, ersehen werden kann. Als Krankheitsbeginn wurde jeweils der Tag der ersten Diagnosestellung gewertet. Die Zahl der Fälle, die insgesamt die 5-Jahres-Grenze mittels cytostatischer Behandlung überleben, hat sich nahezu verdreifacht, auch ist der prozentuale Anteil der 1, 2 und 3 Jahre Überlebenden hierdurch wesentlich erhöht worden, wie man aus der Aufbauchung der beiden bereinigten Absterbekurven (Abb. 47) für diese Zeitabschnitte schließen kann.

*Fall 39* (J.-Nr. 845/52). E. H. ♀, 41 Jahre. Februar 1952 reduziertes Allgemeinbefinden, Dyspnoe, erhebliche thorakale Einflußstauung mit ausgeprägten Kollateralvenenstauungen der Brust- und Bauchwand. Erhebliche Vorwölbung des Brustbeins (Abb. 48a). Exstirpation eines supraclaviculären Lymphknotens rechts, histologisch (Prof. Dr. Randerath): Retothelsarkom. Röntgenologisch großer Mediastinaltumor mit parahilärer Verschattung beiderseits. Blutstatus unauffällig. Dichloren, auffallend rasche Besserung des Allgemeinbefindens. Zusätzliche Röntgenbestrahlungen (Czerny-Klinik, Direktor: Prof. Dr. Becker). Deutliche Rückbildung der Vorwölbung des Brustbeins, der Venenstauungen und der Dyspnoe (Abb. 48b). Bis September 1952 wieder berufstätig, Gewichtszunahme. Neu aufgetretene Tumoren linke Halsseite bilden sich unter Urethangaben und Röntgenbestrahlungen nahezu vollständig zurück. BKS 55/90. Exstirpation eines subpectoralen Knotens rechts. Gewichtszunahme, Leuko 3500, Hb 80%. Exitus Januar 1953.

GRETENER (1955) beobachtete unter 61 Fällen 13, die über 5 Jahre symptomfrei blieben. SUGABAKER und CRAVER (1940) finden 10,6%, STOUT (1942) 7,0%, ROUKKULA (1959) 6%. Die außergewöhnlich hohe Überlebensziffer von 24% im Beobachtungsgut von SHIMKIN u. a. (1954) ist dadurch bedingt, daß auch die großfollikulären Lymphome und Lymphosarkome innerer Organe, die meist nicht generalisiert auftreten, mit erfaßt sind. — CATLIN (1948) findet bei lokalisierten Lymphosarkomen eine bessere Prognose als bei generalisierten.

Tabelle 23. *5-Jahres-Heilziffern der Sarkome des lymphatischen Gewebes insgesamt, der mit und der ohne cytostatischer Behandlung*

| | Patienten ohne cytostatische Behandlung | Patienten mit cytostatischer Behandlung | Insgesamt |
|---|---|---|---|
| Zahl der Fälle vor 1955 | 26 | 24 | 50 |
| Verschollen | 7 | 7 | 14 |
| Prä- und postoperative Sterbefälle und verstorben an anderen Todesursachen | 1 | — | 1 |
| verbleiben | 17 | 18 | 35 |
| 5-Jahres-Grenze überlebend | 1 | 3 | 4 |
| Bislang nach mehr als 5 Jahren noch verstorben | — | 1 | 1 |
| 5-Jahres-Heilungen (%) | 5,9 | 16,6 | 11,4 |

Nicht berücksichtigt in diesen Berechnungen sind die verschiedenen histologischen Formen der Sarkome der lymphatischen Gewebe. Dies läßt sich unmöglich durchführen, weil z. B. die reticulocellulären Sarkome erst in den dreißiger Jahren überhaupt als eigene Geschwulstform abgegrenzt wurden. Nicht mit erfaßt sind die Morbus Hodgkin-Fälle, lymphatische Leukämien und die großfollikulären Lymphadenopathien (Morbus Brill-Symmers). Bei der Unsicherheit der Zuordnung, der fehlenden Unterscheidung dieser Krankheitsfälle vor 1930, wurde daher eine Unterteilung in Gruppen verschiedener Histologie unterlassen (s. hierzu auch S. 452).

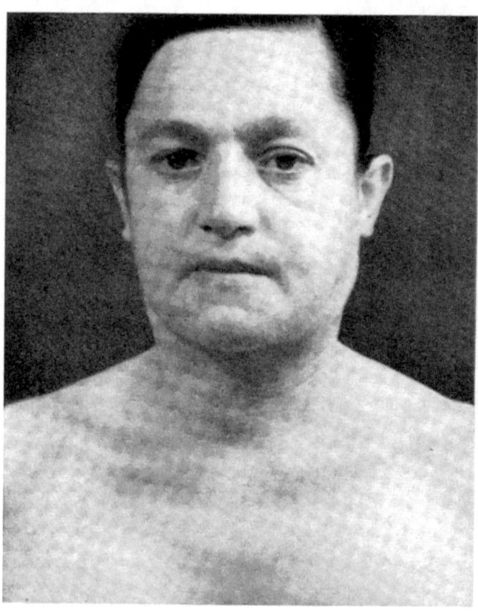

a

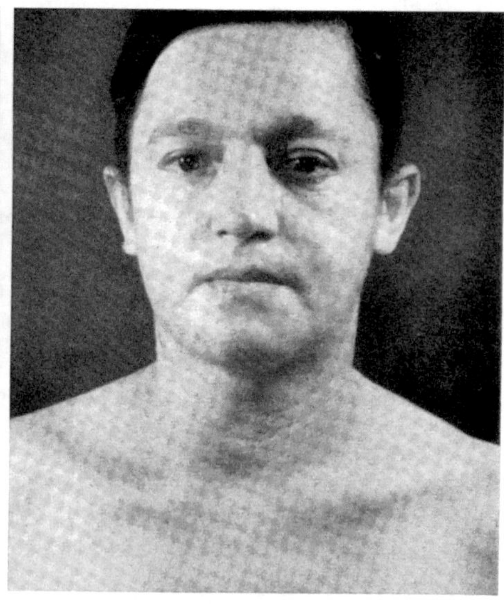

b

Abb. 46a u. b. Systematisiertes Reticulozellsarkom des lymphatischen Gewebes bei 37jähriger Frau. a Vor der Behandlung, b einen Monat nach syncarcinolytischer Behandlung

Nach STOUT (1949) soll klinisch kein wesentlicher Unterschied weder in der Prognose noch in der Behandlung zwischen Lymphosarkomen und Reticulozellsarkomen bestehen. Demgegenüber finden SHEEL und MYRHE (1953) eine etwas bessere Prognose bei den Lymphosarkomen. WEISHAAR (1958) konnte unter 20 Patienten mit einem Retothelsarkom 4 mit einer 5-Jahres-Heilung beobachten, 2 davon überlebten sogar 15 Jahre, wobei besonders Einzeitbestrahlungen nach WINTZ erfolgreich waren. GRETENER (1955) empfiehlt die intensive Röntgenbestrahlung mit 2250—2400 r über 20 Tage, R. BAUER (1953) fordert eine Herddosis von 3000—4000 r, GOES (1953) von 2500 r, PORTMANN (zit. nach GOES) von 3000—5000 r.

Die Cytostatica zeigen ganz unverkennbar in zahlreichen Fällen einen Erfolg. Nach ODENTHAL (1950) sprechen die Retothelsarkome besonders auf Stickstofflost, TEM und Urethan an. BÖTTNER (1948) sah keine wesentlichen Erfolge nach Urethan. SCHULTE und LINGS (1949) konnten nach Urethangaben mehrfach eine Strahlenresistenz dieser Tumoren feststellen.

Eine Retothelsarkommetastase der Haut konnte mittels Ultraschallbehandlung binnen 6 Wochen restlos zum Verschwinden gebracht werden (DYROFF und HORVATH 1944).

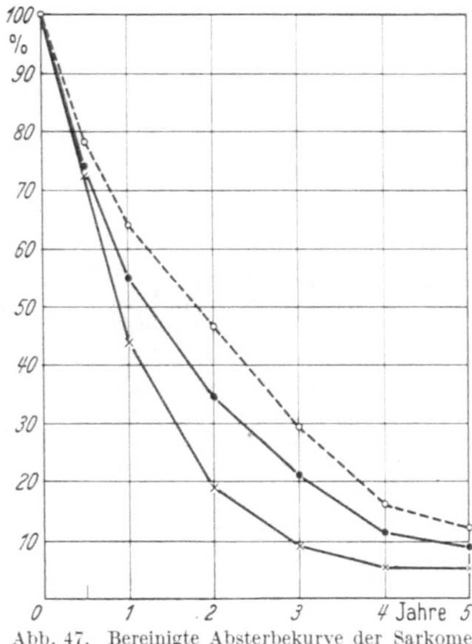


Abb. 47. Bereinigte Absterbekurve der Sarkome des lymphatischen Gewebes insgesamt, mit oder ohne zusätzliche cytostatische Behandlung. ●——● insgesamt; ×——× Patienten ohne zusätzliche cytostatische Behandlung; o-----o Patienten mit zusätzlich cytostatischer Behandlung

*Milzsarkome* sind meist bereits inoperabel, die Operationsmortalität beträgt 20—50%. STREICHER (1959) findet 58 operierte Fälle unter 150 aus dem Schrifttum,

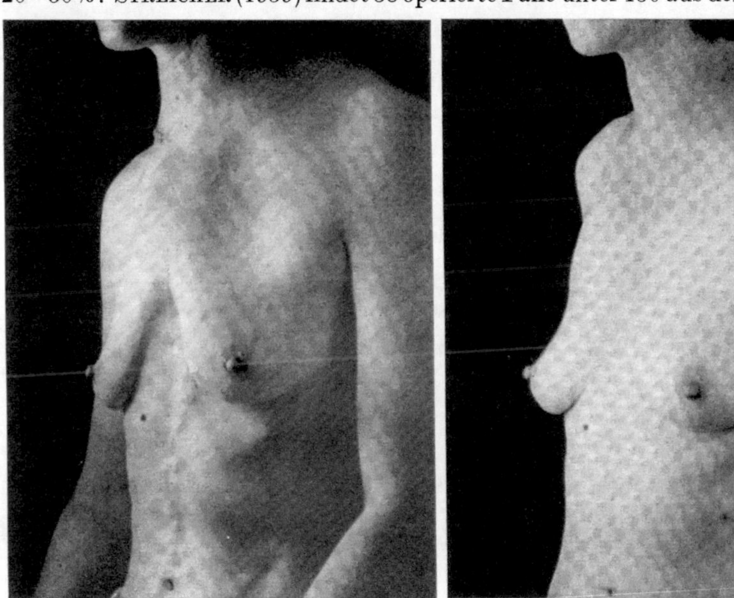

a b

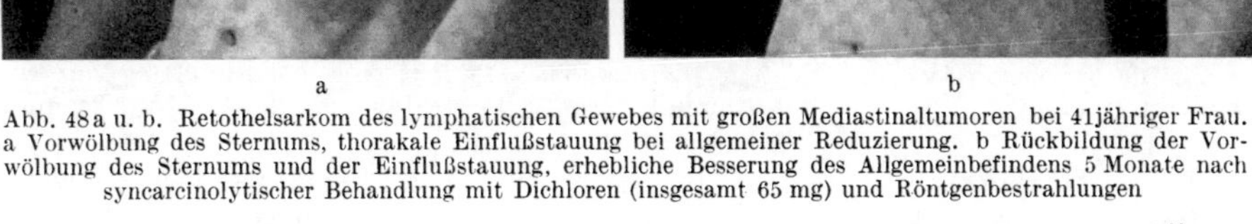

Abb. 48a u. b. Retothelsarkom des lymphatischen Gewebes mit großen Mediastinaltumoren bei 41jähriger Frau. a Vorwölbung des Sternums, thorakale Einflußstauung bei allgemeiner Reduzierung. b Rückbildung der Vorwölbung des Sternums und der Einflußstauung, erhebliche Besserung des Allgemeinbefindens 5 Monate nach syncarcinolytischer Behandlung mit Dichloren (insgesamt 65 mg) und Röntgenbestrahlungen

von denen 11 postoperativ starben, 14 an Rezidiven und nur 33 eine längere Überlebenszeit hatten. Bislang wurden nur vereinzelt 5-Jahres-Heilungen beobachtet.

*Alles in allem:*

1. Die Sarkome des lymphatischen Gewebes sind in rund 90% der Fälle bereits bei der ersten Diagnosestellung multipel oder gar generalisiert. Die 5-Jahres-Heilziffern sind insgesamt nieder (11,4%).

2. Strahlentherapie und Cytostatica haben oftmals einen ausgezeichneten Erfolg. Seit Einführung einer syncarcinolytischen Behandlung hat sich die 5-Jahres-Heilziffer, viel mehr noch aber die 2-, 3- und 4-Jahres-Heilziffer verbessert. Die 5-Jahres-Heilziffer betrug bei Patienten ohne cytostatische Behandlung 5,9%, mit einer zusätzlichen cytostatischen Behandlung 16,6%.

## E. Behandlung und Prognose der Sarkome der Nerven und der Hirnhäute

Sarkome der peripheren Nerven, es wird angenommen, daß sie meist von den Zellen der Schwanschen Scheide ausgehen (MURRAY und STOUT 1940, s. auch S. 452), sind relativ selten. Wir konnten immerhin 15 derartige Tumoren in der Zeit von 1925—1959 beobachten. Sieben weitere gingen von den Hirnhäuten aus, nur 12 kamen vor 1955 zur stationären Behandlung, eine Patientin verstarb binnen 3 Monaten an einer Thrombose der Vena cava. Von den verbleibenden 11 Patienten überlebten immerhin 5 die 5-Jahres-Grenze (45,4%), 4 davon sind allerdings bislang noch an ihrem Sarkom verstorben. Nur 1 Patient mit einem sarkomatös entarteten Neurinom des rechten Daumens lebt nach nunmehr über 7 Jahren noch beschwerdefrei.

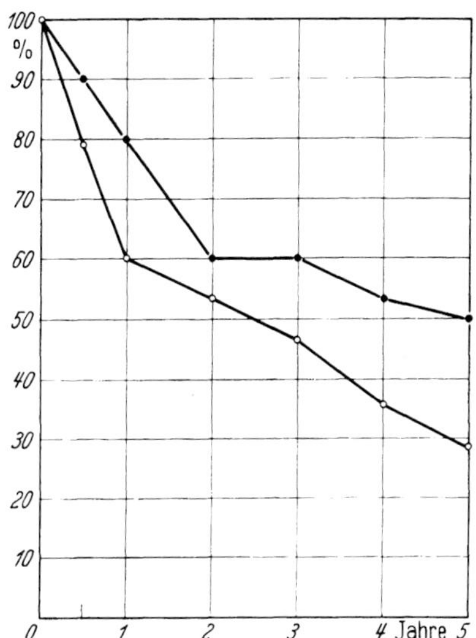

Abb. 49. Bereinigte Absterbekurven der Sarkome der Gefäße und derjenigen der Nerven und der Hirnhäute. ●——● Sarkome der peripheren Nerven und Hirnhäute; ○——○ Sarkome der Gefäße

*Fall 40* (J.-Nr. 429/55 und 7728/57). K. H. ♂, 56 Jahre. Februar 1949 Tumor der linken Wange lokal exstirpiert, mit Röntgennachbestrahlung. Histologisch: sarkomatös entartetes Neurinom. Juli 1955 lokales Rezidiv erneut exstirpiert mit Röntgennachbestrahlung. November 1957 Elektrokoagulation des Ganglion Gasseri, Verdacht auf Hirnmetastasen. März 1958, also nach insgesamt über 9 Jahren, Exitus.

*Fall 41* (J.-Nr. 2399/47, 1449/48, 6247/50). L. D. ♂, 54 Jahre. 1947 Laminektomie wegen Rundzellen-Sarkom der Rückenmarkshäute etwa 10. BWK. 3malige Rezidivoperationen 1948 mit beginnender Aussaat im Rückenmarkskanal, Röntgennachbestrahlungen. 1949 bis 1951 weitere 7 Palliativoperationen wegen lokalen Rezidivs oder Metastasen, besonders im Bereich der Brustwand. Teilweise gute Ansprechbarkeit der cytostatischen Behandlung mit Dichloren, Arsen, Urethan, Colchicin. Exitus 1952 nach über 5 Jahren Krankheitsverlauf.

*Fall 42* (J.-Nr. 900/25). G. Z. ♂, 65 Jahre. Gering differenziertes rundzelliges Sarkom der occipitalen Dura oder Falx cerebri. Dezember 1924 und Rezidiv Mai 1925 operiert. Exitus August 1930.

*Fall 43* (J.-Nr. 8888/41). E. K. ♂, 29 Jahre. 1935 Spindelzellsarkom, ausgehend von der Dura mater des sacralen Rückenmarkskanals. Röntgenbestrahlungen. 1941 Laminektomie. 3 Monate post operationem Exitus.

Es kann daraus geschlossen werden, daß diese Sarkome meist relativ langsam proliferieren, in den meisten Fällen aber doch letal enden, weil nur zu oft Lokalisation und Ausdehnung eine Radikaloperation ausschließen.

## F. Behandlung und Prognose der Sarkome der Gefäße

In dieser Gruppe wurden nur die malignen Hämangioendotheliome (13 Fälle), die malignen Hämangiopericytome (3 Fälle), die malignen Lymphangiotheliome (1 Fall) und das sog. Kaposi-Sarkom (2 Fälle) zusammengefaßt, wobei die Ätiologie des letzteren und seine Zuordnung zu den Sarkomen bislang umstritten sind.

Von den insgesamt 19 Patienten mit derartigen Sarkomen kamen 12 vor 1955 zur stationären Behandlung. Von den 11, deren Spätschicksal ermittelt werden konnte, überlebten 3 (27,3%) die 5-Jahres-Grenze, einer von diesen ist allerdings noch nach beinahe 10jähriger Krankheitsdauer verstorben.

*Fall 44* (J.-Nr. 2485/31). J. V. ♀, 61 Jahre. 1927 Tumor des Unterschenkels subcutan gelegen mit mehreren Metastasen in der Leistenbeuge. Lokale Exstirpation mit Lymphknotenausräumung. Histologisch: wahrscheinlich Hämangioendotheliom. 1931 Rezidiv der Leistenbeuge exstirpiert. 1934 Hautmetastasen exstirpiert, Röntgennachbestrahlung. Exitus infolge der Metastasierung 1937 nach beinahe 10 Jahren Krankheitsverlauf.

*Fall 45* (J.-Nr. 2245/51, 1678/53, 6594/56). G. Sch. ♂, 54 Jahre. 1951 fingernagelgroßer Tumor der linken Ellenbeuge im Bereich des Epicondylus radialis exstirpiert. Histologisch malignes Hämangioendotheliom. 1952 und 1953 jeweils ein lokales Rezidiv exstirpiert. November 1953 solitäre Metastasen exstirpiert. Januar und Juni Rezidivoperationen im Bereich der früheren Metastasen. Oktober 1956 Rezidiv im Bereich des Primärtumors und ein zweites im früheren Metastasenbereich operiert. Juli 1958 Rezidiv des metastatischen Tumors. 1960 beschwerdefrei.

Beweisen die häufigen Rezidive, daß die Operation jeweils nicht radikal war, so spricht aber die nunmehr 2 Jahre anhaltende Rezidivfreiheit nach insgesamt 9 lokalen Exstirpationen für eine Dauerheilung.

Unsere Fälle maligner Hämangioperitheliome wurden von Hess und Daum (1960) publiziert. Lidholm (1956) beschreibt ebenfalls 2 Fälle.

## G. Behandlung und Prognose der Sarkome innerer Organe

Hier sind die Zahlen zu klein, die Krankheitsstadien bei einzelnen Organsarkomen zu vielfältig, die durchgeführten Behandlungsformen zu vielgestaltig, um bei den meisten auch nur annähernd vergleichbare Überlebensziffern zu ermitteln. Prinzipiell wären auch hier ein großes Beobachtungsgut vorausgesetzt, bei einheitlicher, möglichst viele Faktoren berücksichtigender Gruppierung, die 5-Jahres-Heilziffern und bereinigte Absterbekurven als wertvollste Prüfsteine der Prognose und durchzuführenden Behandlung anzusehen.

Die einzelnen Fälle sollen hier in ihrem jeweiligen Verlauf graphisch wiedergegeben werden. Über die 5-Jahres-Heilziffern unserer zahlenmäßig größeren Gruppen unterrichten die bereinigten Absterbekurven Abb. 34, allerdings ohne Berücksichtigung der verschiedenartigen Therapie.

Bei diesen Patienten wird die *Diagnose* sicherlich in der Regel relativ *spät gestellt*. Durchweg ist daher der prozentuale Anteil derjenigen Fälle, die erst mit nachweisbaren Metastasen zur ersten Behandlung kommen, höher als bei Bindegewebs-, Knochen-, Angio-, neurogenen Sarkomen und selbst bei malignen Melanomen (s. Abb. 23, S. 496). Dennoch bieten diese Tumoren insgesamt noch eine beachtliche Chance für eine chirurgische Therapie, wie die zahlreichen 5-Jahres-Heilungen unseres Beobachtungsgutes zeigen.

Zeitler (1959) konnte nur 9 Sarkomfälle innerer Organe erfassen, nur eine Patientin mit einem Sarkom des Ovars überlebte 3 Jahre, ein weiterer Patient mit einem polymorphzelligen Sarkom des Mesosigmas überlebte bisher 1 Jahr. Alle 9 Patienten waren bereits Metastasenfälle (Stadium II).

### 1. Die Sarkome des Verdauungstraktes

Wie bereits ausgeführt wurde (s. S. 466), verteilt sich die Lokalisationshäufigkeit der Sarkome innerhalb des Verdauungstraktes nach ganz anderen

Gesetzmäßigkeiten als diejenige der Carcinome. Während bei den Carcinomen ganz überwiegend der Magen und schließlich Dick- und Mastdarm erkranken, verteilt sich die Sarkomhäufigkeit weitgehend entsprechend der mesenchymalen Zellzahl auf die einzelnen Darmabschnitte. Insgesamt kamen bei uns 36 derartige Sarkome zur Beobachtung (1 Zunge, 2 Oesophagne, 10 Magen, 12 Dünndarm, 5 Dickdarm, 6 Mastdarm).

Von den 36 Patienten kamen 23 vor 1955 zur Behandlung, 3 Patienten verstarben an postoperativen Komplikationen. Von den verbleibenden 20 Patienten verstarben 16 innerhalb der 5-Jahres-Grenze, die 5-Jahres-Heilziffer beträgt somit 20%.

*Fall 46* (J.-Nr. 671/25). M. V. ♀, 24 Jahre. 1925 *präpylorisches Sarkom.* Magenresektion nach Billroth II, 1960, also *nach 35 Jahren,* noch vollkommen *beschwerdefrei.*

*Fall 47* (J.-Nr. 887/25). F. K. ♂, 51 Jahre. *Ulcerierendes polymorphzelliges Sarkom* präpylorisch an *der kleinen Kurvatur* gelegen. Fraktionierter Magensäuretest ergab normacide Werte. Im Stuhl okkultes Blut. Seit etwa 18 Monaten Magenbeschwerden. Magenresektion nach Billroth II. 1943, 18 Jahre nach der Operation, an einer Lungenerkrankung (Pneumonie?) im Alter von 68 Jahren verstorben.

*Fall 48* (J.-Nr. 120/55). K. M., ♂ 3 Wochen alter *Säugling.* Seit Geburt häufiges Erbrechen. Januar 1955 plötzlich akutes Abdomen. Bei der Operation findet sich eine stärkere Blutung in die Bauchhöhle bei perforiertem, etwa kirschgroßem Tumor *des oberen Dünndarms.* Dünndarmresektion von 2 cm Länge mit End-zu-Endnaht. Histologisch: *Spindelzellsarkom.* April 1960 beschwerdefrei; normale Entwicklung.

*Fall 49* (J.-Nr. 3747/55 und 6912/56). R. Sch. ♀, 23 Jahre. Februar 1955 zunehmende Obstipation, palpabler abdominaler Tumor. Kindskopfgroßer Tumor im Bereich des *Dünndarms* (Mesenterium?) nur teilweise reseziert. Histologisch: *Retothelsarkom* (Prof. Dr. RANDERATH). Röntgenbestrahlungen, Cytostatica, Sanamycin, Dichloren, Stickstoff-Lost, stetige Rückbildung des Tumors. 1956 Relaparotomie, Tumor nicht mehr nachweisbar. April 1960, nach über 5 Jahren noch, völlig beschwerdefrei.

Wenn auch die Sarkome innerer Organe prognostisch insgesamt ungünstig sind, weil sie relativ spät erst Beschwerden machen und diagnostiziert werden, so finden sich doch auch hier eindeutige Heilchancen, wie es Überlebenszeiten bis zu 35 Jahren augenfällig demonstrieren (Fall 46). Offenbar kann man bei sehr schnell proliferierenden Sarkomen, wie es die Retothelsarkome sind, auch allein durch die Bestrahlungstherapie und cytostatische Behandlung überraschende Therapieerfolge erzielen. Wenn irgend möglich, gilt allerdings der operative Eingriff als Mittel der Wahl.

Eine zusammenfassende Übersicht über die Therapie und Prognose der *Magensarkome* findet sich bei GÜTGEMANN und SCHREIBER (1960). Demnach haben auch bei diesen Geschwulstformen die Fortschritte der allgemeinen Chirurgie gewaltige Besserungen in der Prognose gebracht. An Hand einer Literaturzusammenstellung errechneten die Autoren eine 5-Jahres-Heilziffer der Magensarkome von 22,4% (184 von insgesamt 821 Fällen). Auch durch eine palliative Resektion soll gelegentlich ein deutlicher Effekt zu erzielen sein.

Leiomyosarkome des Magens sollen eine besonders günstige Prognose haben (BRADLEY, COOK und KLEIN 1954, SZTANKAY und MESTER 1960), insbesondere bei radikaler operativer Behandlung (OCHSNER und OCHSNER 1955). MARSHALL und MEISSNER (1950) geben für insgesamt 41 Fälle eine 5-Jahres-Heilziffer von 44% an. 1948 Fälle wurden von PALMER (1950) zusammengestellt. Spätrezidive im Magenstumpf 23 Jahre nach Magenresektion wegen eines Leiomyosarkoms und 25 Jahre nach einem Lymphosarkom beobachteten DIXON und KRATZER (1951).

## 2. Sarkome des Urogenitalsystems

Unter den insgesamt 40 Patienten mit derartigen Sarkomen wurden auch die bislang prognostisch so überaus malignen Wilms-Tumoren mit erfaßt. Diese 22 Fälle zählen eigentlich zu den Mischgeschwülsten und dürfen nur unter Vorbehalt den Sarkomen zugeordnet werden. Zweifelsohne ist die besondere Verlaufsform der bereinigten Absterbekurve (Abb. 50) durch diese Tumoren bedingt, denn nur eines dieser Kinder überlebte bisher die Nephrektomie über längere Zeit und ist 5 Jahre nach der Operation noch völlig beschwerdefrei.

*Fall 50* (J.-Nr. 7695/56). H. W., 11 Monate alter Knabe, fiel der Mutter wegen Appetitlosigkeit auf. Doppelfaustgroßer Tumor der rechten Niere. Histologisch: Wilms-Tumor. Nephrektomie 1956, bislang 5 Jahre nach der Operation gutes Allgemeinbefinden, altersgemäße Entwicklung.

Alle anderen Kinder verstarben im ersten Jahr nach der Diagnosestellung, durchschnittlich nach 6 Monaten, nur 1 Kind lebte noch beinahe 3 Jahre, obgleich keine Nephrektomie mehr durchgeführt werden konnte.

*Fall 51* (J.-Nr. 6959/52). E. M. ♂, 2 Jahre. Dezember 1950 häufiger Temperaturanstieg bei auffallend zunehmendem Leibesumfang. Männerkopfgroßer Wilms-Tumor der linken Niere, inoperabel, Tod August 1953.

Vor Einführung der Antibiotica, modernen Narkoseverfahren, Schockbekämpfung usw. war die Nephrektomie in diesen Fällen mit einer Operationsmortalität bis zu 95% belastet (Campbell 1951). Seither mehren sich nun Berichte über erfolgreiche 5-Jahres-Heilungen, insbesondere in Kombination mit einer Bestrahlungsbehandlung (Harvey 1950; Scott 1954; Flaks und Kadesky 1958; Brinkmann 1958; Gross 1953; Kolle 1959 u. a.), wobei die Überlebenschance günstiger ist, wenn die Kinder im 1. Lebensjahr zur Operation kommen (Harvey 1950; Scott 1954; Gahagan und Yearwood 1949; Taylor 1950; Garret u. Mertz 1953).

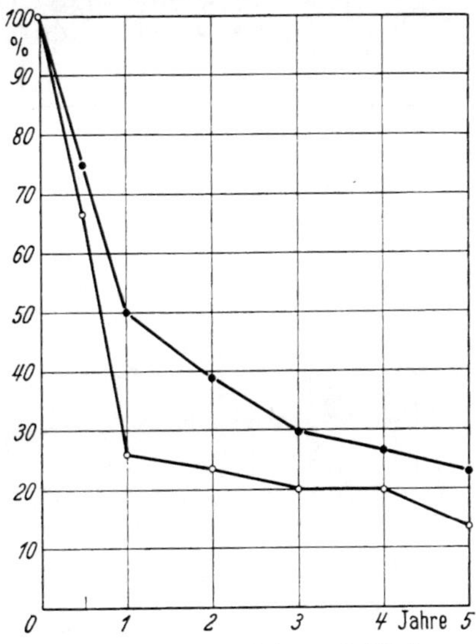

Abb. 50. Bereinigte Absterbekurven bei Sarkomen des Magen-Darmkanals und des Urogenitalsystems.
●——● Sarkome der Verdauungsorgane;
○——○ Sarkome des Urogenitalsystems

Außer den genannten 21 Wilms-Tumoren kamen noch weitere 18 Sarkome des Urogenitalsystems zur Beobachtung. Es waren dies 4 *Nierensarkome* (1 Fibro-, 1 Spindelzell-, 1 Lipomyxo- und ein polymorphzelliges Sarkom), von denen 3 noch im ersten Jahr verstorben sind; nur 1 Patient lebte noch über 7 Jahre, ehe er an der Sarkomerkrankung verstorben ist.

Von insgesamt 5 *Sarkomerkrankungen der Blase* (3 Spindelzell-, 1 myxoplastisches und 1 weitgehend entdifferenziertes Sarkom) starben ebenfalls 4 noch im ersten Jahr. Ein Patient lebt aber nunmehr 15 Jahre nach der Radikaloperation noch vollkommen beschwerdefrei.

*Fall 52* (J.-Nr. 1730/45). J. Sch. ♀, 38 Jahre. Juni 1945 Blasenwandresektion eines Tumors. Histologisch: *myxoplastisches Sarkom*. 1960 im Alter von 53 Jahren noch vollkommen beschwerdefrei.

Nach Dakan (1950) soll die totale Cystektomie bei Sarkomen prognostisch günstiger als bei Carcinomen sein.

Drei *Hodensarkome*, wobei ein Rundzellsarkom doppelseitig auftrat, wurden bereits veröffentlicht, ebenso ein weiteres Sarkom der Hodenhüllen (Ehlers, Ott und Soder 1960).

Außer einem Prostata- und 3 *Uterussarkomen* kamen noch 3 primäre Ovarialsarkome zur Behandlung. Nur eine Patientin mit einem Myosarkom des Uterus überlebte nach der Uterusexstirpation mit Röntgenbestrahlung die 5-Jahres-Grenze, starb aber im 6. Jahr infolge einer generalisierten Metastasierung.

*Fall 53* (J.-Nr. 4947/54). L. K. ♀, 55 Jahre. Juni 1949 Uterusexstirpation und Röntgennachbestrahlungen. Histologisch: Myosarkom bei ziemlich reduziertem Allgemeinzustand. 1954 mediastinale Metastasen. Exitus Januar 1955.

An der Heidelberger Universitäts-Frauenklinik kamen 1938—1951 25 Patientinnen mit einem Uterussarkom zur Behandlung. Von 17 Patientinnen, bei denen der Krankheitsbeginn länger als 5 Jahre zurückliegt, haben 4 (23,5%) die 5-Jahres-Heilung erreicht (Krieger 1952). Nach Williams, Jones und Bancroft-Livingstone (1952) ist die Prognose ungünstiger bei gefäßreichen und polymorphzelligen Geschwülsten. Insgesamt ist jedoch die Heilchance günstig (LANGSTADT und JAVERT 1955); 30% geben NOVAK und NOVAK (1958), 34,3% KIMBOROUGH (1934) an.

## 3. Lungensarkome

Insgesamt konnten wir bisher 12 Sarkomerkrankungen der Lunge beobachten und dies unter 1296 Lungenkrebsfällen, das sind 0,9%. Nur 6 von diesen kamen vor 1955 zur Behandlung, von denen nur einer die 5-Jahres-Heilung erreichte. Einer starb binnen 4 Jahren, einer im 2. Jahr, alle übrigen noch im 1. Jahr ihrer Erkrankung. Von den 6 Patienten, die nach 1955 zur Operation kamen, überlebte einer nunmehr 4 Jahre die Lobektomie (Abb. 51).

Histologisch wurden 5 Spindelzell- oder Fibrosarkome, 3 Rundzellsarkome und je ein Retothel-, Hämangioendothel- (11 Jahre altes Mädchen), polymorphzelliges und ein weitgehend entdifferenziertes Sarkom festgestellt.

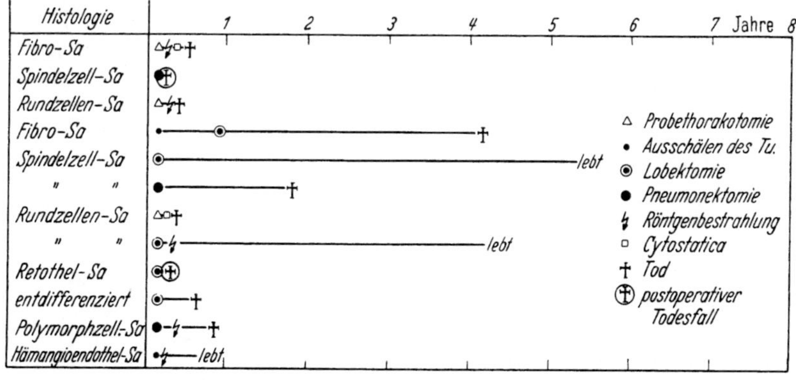


Abb. 51. Der Krankheitsverlauf von 12 Patienten mit einem primären Lungensarkom

Entsprechende Beobachtungen wurden auch von ROUKKULA (1959) mitgeteilt. WATSON und ANLYAN (1954) berichten über 6 primäre Leiomyosarkome der Lunge, von denen 3 erfolgreich operiert wurden. HOCHBER und CRASTNOPOL (1956) stellten 71 Fälle aus dem Schrifttum zusammen, die Überlebenszeit betrug im Mittel 2 Jahre, wobei Überlebenszeiten bis zu 8 Jahren beobachtet wurden.

*Fall 54* (J. Nr. 1565/54 und 189/55). J. K. ♂, 54 Jahre. Bereits August 1953 bei Röntgenuntersuchung, die wegen anhaltender erhöhter BKS (um 30/70) durchgeführt wurde, kleiner Rundschatten des rechten Unterfeldes aufgefallen; März 1954 deutlich größer, ohne sonstige Symptome. Bronchographie zeigt keinen Zusammenhang des Herdes mit dem Bronchialsystem (Abb. 52a). Bei der Thorakotomie findet sich ein kirschgroßer Knoten, der sich leicht ausschälen läßt und offensichtlich bindegewebig abgekapselt erscheint. Patient hat den Eingriff gut überstanden. *Histologisch* (Prof. Dr. RANDERATH): dicht gelagerte, lange spindelige Zellen, stellenweise stärkere Bildung kollagener Fasern, stellenweise ist aber der Tumor faserfrei, die Zellen sind hier heller, weniger spindelig, fast rundlich, relativ häufig Mitosen. Keine sichere bindegewebige Kapsel feststellbar. Diagnose: Fibrosarkom (Abb. 52b). — Januar 1955 im rechten Unterfeld erneut rundliche pflaumengroße Verschattung. Lobektomie des rechten Unterlappens. Operation gut überstanden. Patient wird nach insgesamt 6 Wochen beschwerdefrei entlassen. Histologisch findet sich (Prof. Dr. RANDERATH) derselbe Befund. Zelldichte und Mitosenreichtum lassen an der Malignität keinen Zweifel. Diagnose: überwiegend spindelzelliges Sarkom. Der Patient starb im April 1958 nach insgesamt über 4 Jahren Krankheitsdauer infolge Tumormetastasierung (veröffentlicht HAAG 1961).

Dieser Fall demonstriert deutlich, was so charakteristisch bei anderen Weichteilsarkomen festzustellen ist, daß diese Tumoren makroskopisch durch eine bindegewebige Kapsel als benigne anmuten und zur lokalen Ausschälung sich anbieten. Das lokale Rezidiv aber beweist die fehlende radikale Exstirpation.

Nahezu identische Fälle bindegewebig abgegrenzter und leicht ausschälbarer Fibrosarkome der Lunge beschreiben GRAY und WHITESELL jr. (1950), die 3 weitere Fälle aus dem Schrifttum mitteilen.

*Fall 55* (J.-Nr. 4420/55). D. W. ♀, 13 Jahre. Anläßlich einer Röntgenuntersuchung wurde zufällig ein mannsfaustgroßer Tumor im rechten Unterlappen festgestellt; sonst beschwerdefrei. Die Röntgenaufnahme läßt eine zentrale Zerfallshöhle erkennen. Juli 1955 Lobektomie, glatter Heilverlauf. Histologisch (Prof. Dr. RANDERATH): spindelzelliges Sarkom. Glatter Heilverlauf. Über 5 Jahre nach der Operation noch vollkommen beschwerdefrei.

*Fall 56* (J.-Nr. 5359/55). J. C. ♂, 35 Jahre. Mai 1955 unter dem klinischen Bild einer Pneumonie erkrankt; erhöhte BKS von 49/75. Die röntgenologischen Verlaufskontrollen zeigten einen sich vergrößernden Tumor (Abb. 53a). Ein 4 cm langes expektorierter Gewebsbröckel ergab bei der histologischen Untersuchung ein überwiegend spindelzelliges Sarkom. August 1955 Pneumonektomie. Billardgroßer, am Hilus nach hinten gelegener Tumor vom rechten Unterlappen ausgehend. Histologisch (Prof. Dr. RANDERATH): Spindelzellsarkom (Abb. 53b), stellenweise fibroplastisch. Glatter Heilverlauf. Im Februar 1957 im Ausland verstorben (veröffentlicht HAAG 1961).

GRIMES, WEIRICH und STEPHENS (1954) empfehlen bei Lungensarkomen die Pneumonektomie unter Mitentfernung der mediastinalen Drüsen und Röntgennachbestrahlung. NYLANDER und AUKEE (1955) empfehlen ebenfalls die primäre Resektion mit Röntgennachbestrahlung. NOEHREN und MCKEE (1954), JEVERSON (1956) u. a. halten diese Sarkome bei operativer Behandlung für prognostisch günstiger als die Carcinome. EERLAND (1959) findet in der Regel keinen Dauererfolg bei einem chirurgischen Eingriff.

**Pleuratumoren,** besonders mit einer diffusen rasenartigen Wuchsform, größere oder kleinere Partien der Pleura einnehmend, erlaubten meist nur Palliativoperationen, der Ausgang, auch bei Dekortikationsversuchen, war stets letal (LOB 1953, STUCKE 1953, BRUNNER 1958), abgesehen von selteneren lokalisierten, gelegentlich sogar scheinbar bindegewebig abgekapselten Wuchsformen (EHRENHAFT u. a. 1960). Neuerdings wird eine Radikaloperation auch dieser oftmals lange Zeit rein intrapleural wachsenden Tumoren in Form einer Pleuropneumonektomie eventuell unter Mitnahme großer Teile des Zwerchfells und des Perikards versucht (HARRIS 1959, SALZER 1959).

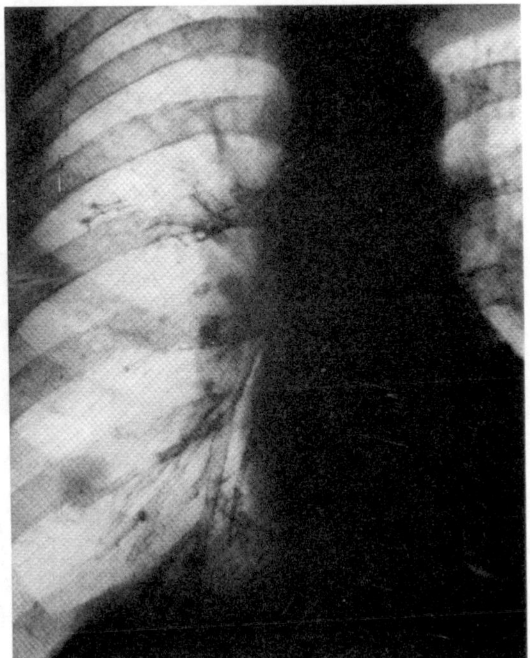

a

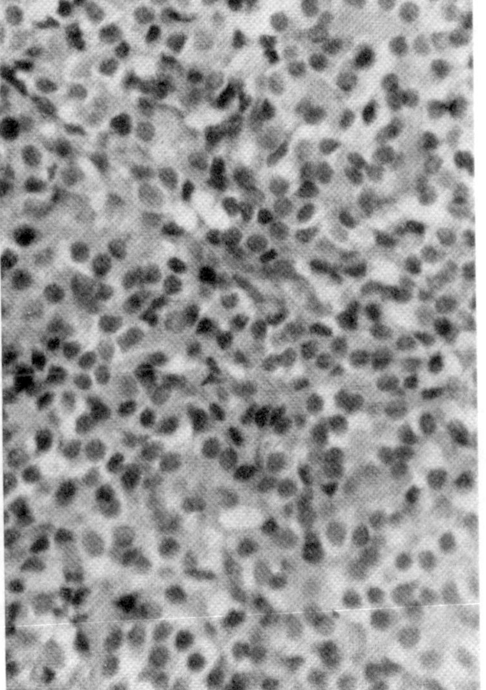

b

Abb. 52a u. b (Fall 54). a Kirschgroßes Fibrosarkom des rechten Unterlappens, bronchographisch ohne Beziehung zum Bronchialsystem; b histologisch zelldichtes, mitosenreiches, überwiegend spindelzelliges Sarkom, teilweise fast rundliche Zellen

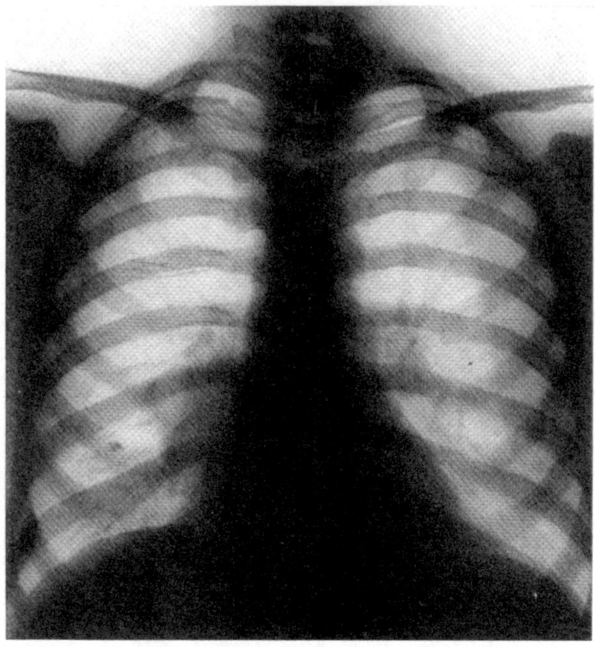

a

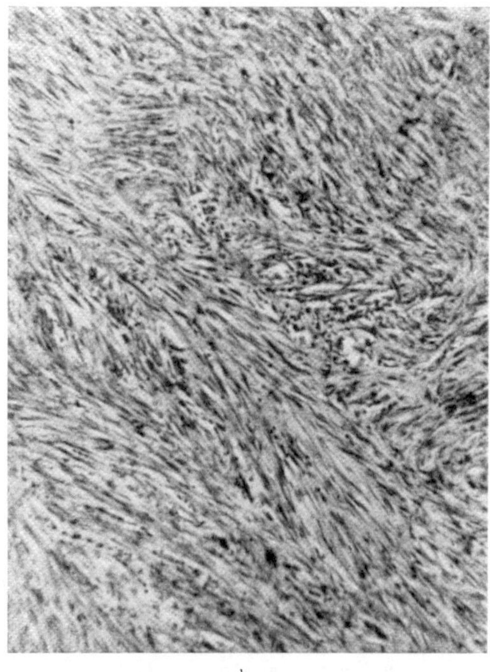

b

Abb. 53a u. b. a Lungensarkom des rechten Unterlappens im Hilusbereich; b histologisch teilweise fibroplastisches Spindelzellsarkom (Fall 56)

## 4. Sarkome der Brustdrüse

Wie aus Abb. 54 zu ersehen ist, kamen insgesamt 13 Patienten mit Mammasarkomen zur operativen Behandlung, 11 Frauen und 2 Männer. Histologisch

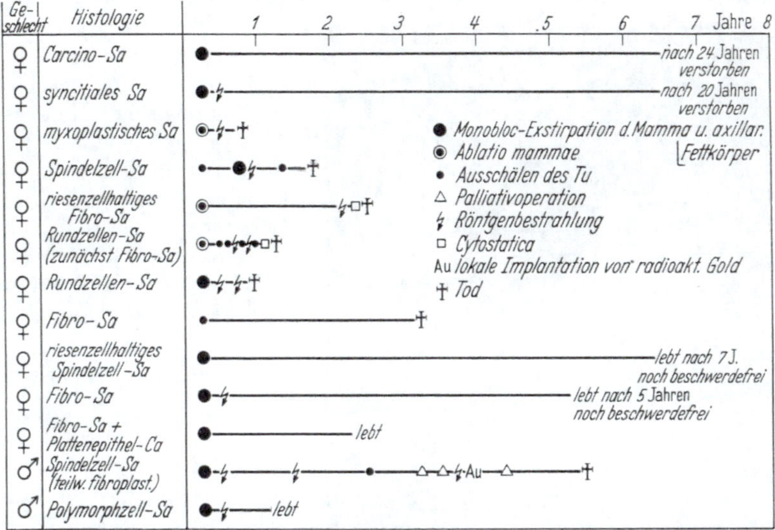


Abb. 54. Der Krankheitsverlauf von 13 Patienten mit einem primären Brustdrüsensarkom

handelte es sich 6mal um Spindelzell- oder Fibrosarkome, 2mal um Rundzellen, 2mal um Carcinosarkome und je 1mal um ein polymorphzelliges, syncitiales und ein myxoplastisches Sarkom.

Bei 11 dieser Patienten liegt die erste Diagnosestellung mehr als 5 Jahre zurück. Eine Patientin verstarb binnen 3 Jahren an einem Uteruscarcinom. Von den verbleibenden 10 Patienten starben 5 (50%) binnen der 5-Jahres-Grenze, eine weitere allerdings noch im 6. Jahr (Abb. 54). Eine Patientin ist erst 24 Jahre, eine weitere nach insgesamt 20 Jahren an einer anderen Todesursache verstorben. Insgesamt scheinen diese Sarkome — darf man unsere wenigen Fälle als Test nehmen — bei vorwiegend chirurgischer Behandlung prognostisch günstig zu sein.

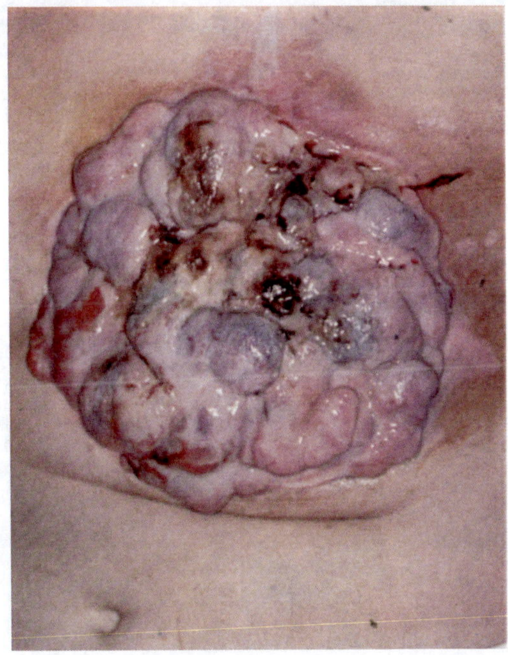

Abb. 55. Ulceriertes Fibromyxosarkom der Brustdrüse bei 50jähriger Patientin. Mehrmals elektrochirurgisch abgetragen. Exitus nach etwa $1^1/_2$ Jahren Krankheitsdauer infolge Hirnmetastasen

Schottenfeld (1954), Peräsalo und Vapaavuori (1956) halten die Prognose der Brustdrüsensarkome sogar für günstiger als für Carcinome. Roukkula (1959) beobachtete eine 5-Jahres-Heilung bei einem 15jährigen Mädchen, nach Radikalexstirpation mit Röntgennachbestrahlung, Rose (1936) berichtet über 71% Dauerheilungen. Bei Pricolo (1956) überlebten von 20 operierten Patienten 16, davon 8 noch 7—18 Jahre. Momoyer (1953) gibt eine 5-Jahres-Heilziffer von 55% an. Die zusätzliche Strahlenbehandlung wird auch von Peräsalo und Vapaavuori (1956) empfohlen. Grampa (1952) beobachtete ein Reticulosarkom der Brustdrüse bei einer Frau, 7 weitere Fälle aus dem Schrifttum werden mitgeteilt.

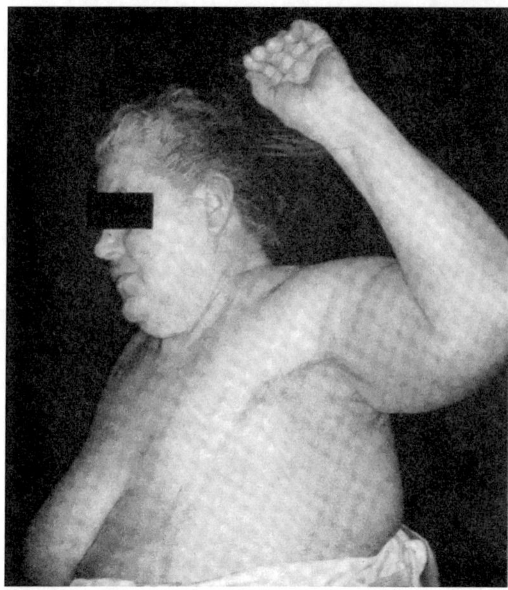

Abb. 56. Zustand 7 Jahre nach Ablatio mammae mit Monobloc-Exstirpation des axillären Fettkörpers bei 60jähriger Patientin wegen eines Spindelzellsarkoms. Starke Gewichtszunahme

An der Chirurgischen Universitätsklinik Heidelberg wird fast ausnahmslos bei gesicherter histologischer Diagnose die Ablatio mammae mit en-bloc-Exstirpation des ganzen axillären Fettkörpers durchgeführt. Besonders beim Nachweis von Metastasen sollte stets eine Röntgennachbestrahlung durchgeführt werden.

## 5. Schilddrüsensarkome

Bedingt durch die Lokalisation in engster Beziehung zur Halsschlagader, Trachea und Oesophagus haben die Schilddrüsensarkome neben den Wilms-Tumoren bislang die schlechteste Prognose. Von insgesamt 12 Patienten starben 10 bereits im ersten Jahr ihrer Erkrankung, 1 Patient überlebte die 2-Jahres-Grenze und verstarb im 3. Jahr seiner Erkrankung, eine weitere Patientin lebte 23 Jahre lang noch, obgleich keine Radikaloperation durchgeführt wurde und das polymorphzellige Sarkom nur einer intensiven Strahlenbehandlung zugeführt wurde.

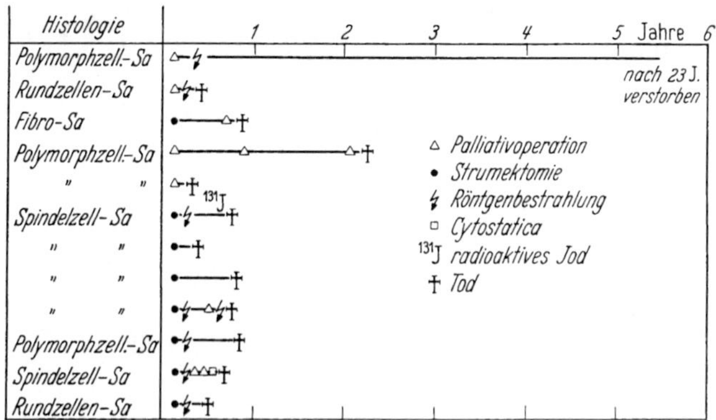


Abb. 57. Der Krankheitsverlauf von 12 Patienten mit einem primären Schilddrüsensarkom

Histologisch fanden sich 6 Spindelzell- oder Fibrosarkome, 4 polymorphzellige und 2 Rundzellensarkome.

*Fall 57* (J.-Nr. 16611/42). G. Sch. ♂, 52 Jahre. 1933 Strumektomie. 1942 in den letzten Monaten plötzlich rasche Vergrößerung der Rezidivstruma. Röntgenologisch multiple Skeletmetastasen. Die histologische Untersuchung einer Probeexcision ergab ein polymorphzelliges

Sarkom mit einzelnen Riesenzellen. 1942—1944 insgesamt dreimalige Abtragung des exulcerierenden Tumors, Pleuritis sarcomatosa. Exitus Mai 1944.

*Fall 58* (J.-Nr. 252/37). F. K. ♀, 57 Jahre. Patientin hatte schon seit ihrer Jugend einen geringfügigen Kropf. Seit 1 Jahr bemerkte sie eine Zunahme der Schilddrüsenvergrößerung. Bei der Aufnahme wurde ein über faustgroßer derber, mit der Muskulatur verwachsener Tumor des linken Schilddrüsenlappens festgestellt. Drüsenmetastasen bestanden nicht; der Allgemeinzustand war jedoch reduziert, die Trachea eingeengt und nach rechts verdrängt. Bei der Operation (19. 1. 37) ließ sich der Tumor von den großen Halsgefäßen nicht lösen. Es wurde deshalb nur eine Probeexcision ausgeführt, welche ein spindelzelliges Sarkom ergab (Prof. Dr. SCHMINCKE). Die Patientin wurde im Heidelberger Strahleninstitut (Samariterhaus) nachbestrahlt mit 1500 r in 10 Sitzungen. Darauf ging der Tumor zurück, die Patientin war nach 3 Monaten wieder arbeitsfähig. 9 Jahre lang keine Beschwerden von seiten ihres Halses, ihrem Beruf nachgegangen. 1959, 23 Jahre nach Beginn dieser Erkrankung, verstorben (Todesursache unbekannt).

Die äußerst schlechte Prognose wird auch durch frühere Beobachtungen bestätigt, von 28 Fällen überlebte nicht einer die 5-Jahres-Grenze (WALTHER 1939). Auch von den 2 Lympho- und 3 Fibrosarkomen der Schilddrüse, über die SAXEN (1951) berichtet, überlebte keiner, ebensowenig wie die 8 Patienten aus dem Beobachtungsgut von DINSMORE, DEMPSEY und HAZARD (1949) und die 3 polymorphzelligen Schilddrüsensarkome von NOVAES (1955).

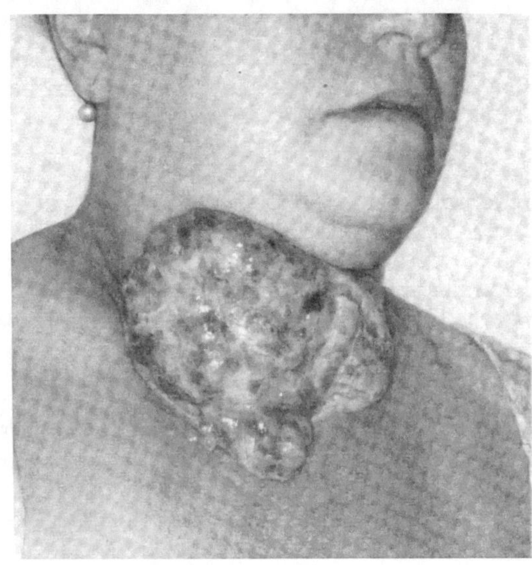

Abb. 58. Ulceriertes Spindelzellsarkom der Schilddrüse bei einer 51jährigen Patientin

Nur selten bietet sich überhaupt noch die Chance zur Radikaloperation, meist sind nur noch Palliadivoperationen, Abtragung der ulcerierenden Tumormassen (Abb. 58), eine Tracheotomie usw. möglich. Röntgenbestrahlungen, Spikkung mit Radium zeigen in den fortgeschrittenen Fällen kaum noch einen Effekt. Gaben von radioaktivem $J^{131}$ sind bei der fehlenden Speicherungsfähigkeit aller Sarkomzellen für Jod ohne Erfolg.

## Schlußbetrachtung

Der Sarkombegriff ist bislang nicht einheitlich definiert. Eine international standardisierte *Nomenklatur* und *Klassifizierung* dieser bösartigen Geschwülste, die pathologisch-morphologischen, klinischen und statistischen Bedürfnissen gerecht wird, eine unabdingbare Voraussetzung aller vergleichenden Untersuchungen, fehlt. Umfassende *statistische Erhebungen* einer größeren Bevölkerung über längere Zeiträume liegen nicht vor. Manches andere liegt ebenfalls im argen.

Hier kommt den *Beobachtungen einer allgemeinen chirurgischen Klinik* besondere Bedeutung zu. Sie ist der vorgeschobene Posten in der Erfassung und Behandlung bösartiger Geschwülste. In anderen Kliniken findet sich nur ein Teil meist bestimmter Organsarkome, in strahlentherapeutischen Kliniken kommt überwiegend eine negative Auslese dieser Fälle zusammen. Der Pathologe sieht fast ausschließlich das Ende, der Chirurg den Anfang, Verlauf, die Behandlung und evtl. Heilung dieser Erkrankungen. Die klinische Statistik hat so immer, die chirurgische beim Sarkomproblem eine besondere Berechtigung.

*780 histologisch gesicherte Beobachtungen* an der Chirurgischen Universitätsklinik Heidelberg in den Jahren 1925—1959 lassen unter Berücksichtigung der umfangreichen Literatur bereits zahlreiche Gesetzmäßigkeiten bei diesen bösartigen Geschwülsten erkennen, die Rückschlüsse auf die Blastogenese zulassen, Hinweise auf ihre Ätiologie geben — eine zusammenfassende Bearbeitung dieses Themas steht noch aus —, Richtlinien für Diagnostik, Therapie und Prognose zeigen und eine ganze Reihe neuer Fragen erkennen lassen. Zweifelsohne sind diese Befunde zugleich ein Prüfstein der zahlreichen Krebstheorien: Nur die Anschauung kann Anspruch auf Allgemeingültigkeit erheben, die auch diese Ergebnisse lückenlos zu interpretieren vermag.

Die *wesentlichsten Ergebnisse der Sarkomstatistik.* Vieles spricht für eine Zunahme der Sarkomgefährdung der Menschen, besonders der Knochensarkome, seit Beginn der Atombombenversuche mit dem hierdurch bedingten raschen Anstieg des radioaktiven Strontiumgehaltes vor allem im wachsenden Skelet. Über 80% des Körpergewichtes stellen die mesenchymalen Gewebe, aber nur rund 5% aller bösartigen Geschwülste entstehen auf ihrem Boden bei relativ hoher mittlerer Lebenserwartung. Binde- und Knochengewebe stellen die häufigsten Sarkome in allen Ländern. Mit dem Lebensalter steigt die Sarkomgefährdung, jedoch wesentlich langsamer als die Carcinomgefährdung. Im Kindes- und Jugendalter sind Sarkome sogar häufiger als Carcinome. In Bevölkerungen mit einer relativ niedrigen mittleren Lebenserwartung ist daher der Anteil der Sarkome an der Gesamtkrebssterblichkeit höher. Sarkomgruppen verschiedener Gewebe- oder Organsysteme zeigen eine unterschiedliche Altersabhängigkeit, einzelne histologisch gleichartige Sarkome, wie beispielsweise die Ewing-Sarkome, bevorzugen bestimmte Altersklassen. Dementsprechend findet man ein unterschiedliches mittleres Erkrankungsalter bei diesen Sarkomen und eine unterschiedliche prozentuale Häufigkeitsverteilung in Abhängigkeit vom Alter. Geschlechtsunterschiede finden sich kaum, sie sind auf wenige Organe wie Brust- und Schilddrüse beschränkt. Im Gegensatz zu den Carcinomen verteilt sich die Sarkomhäufigkeit einzelner Gewebe, Organsysteme und Organe etwa entsprechend dem Gehalt an mesenchymalen Zellen auf die einzelnen Körper- und Organabschnitte. Je höher die Carcinomhäufigkeit eines Organs ist, desto größer ist das Verhältnis Carcinome: Sarkome. Einzelne Gewebe, wie z.B. Muskel- und Fettgewebe, bilden eine Ausnahme, nur relativ selten gehen von ihnen Sarkome aus. Auch im Skelet finden sich ausgesprochene Prädilektionsorte der Knochensarkome, über 50% sind allein im Bereich des distalen Femur und der proximalen Tibia lokalisiert. Diese Beobachtungen weisen eindeutig auf die Bedeutung der Proliferationsgeschwindigkeit der Gewebezellen für die Blastogenese hin. Je höher z.B. die Wachstumsleistung einer Epiphysenfuge ist, desto höher ist die Chance, daß von hier ein osteogenes Sarkom ausgeht. Alles in allem: An Hand eines großen klinischen Beobachtungsgutes ist eine quantitative Beurteilung der Blastogenese möglich. Auch beim Menschen *folgt die Blastogenese den Gesetzen der Wahrscheinlichkeitsrechnung*, wobei mehrere Faktoren, neben cancerogenen Einflüssen auch Zellzahl und Proliferationsgeschwindigkeit, von Bedeutung sind.

Die *Klinik der Sarkome* läßt kaum bindende Aussagen für den Einzelfall zu. Insgesamt bilden sich bei histologisch verschiedenen Sarkomen aber gruppenstatistische Unterschiede, die wertvolle Richtlinien für Diagnostik, Therapie und Prognose dieser Tumoren geben.

*Diagnostisch* bieten verschiedene Sarkome z.T. eigene methodische und differentialdiagnostische Schwierigkeiten. Sie haben weitgehend ihre eigenen Probleme.

Einzelne *Symptome* finden sich in der Anamnese verschiedener Sarkomgruppen mit unterschiedlicher Häufigkeit. Die Geschwulst steht überwiegend beim Mamma-, Lympho- und Bindegewebssarkomen, aber auch bei zahlreichen malignen Melanomen im Vordergrund. Schmerzen unterschiedlicher Intensität sind meist führendes Symptom bei Sarkomen des Skelets und der inneren Organe. Ulcerierungen, Blutungen, pathologische Frakturen, Metastasen, gelegentlich auch eine erhöhte Blutsenkung können in Einzelfällen Anlaß zur ersten ärztlichen Behandlung sein. Eine allgemeine Reduzierung, insbesondere eine Kachexie, findet sich bei Sarkomen auffallend selten. Die Blutsenkung ist oftmals nicht erhöht, je nach Sarkomgruppe finden sich erhöhte Werte in unterschiedlicher Häufigkeit, extreme Werte sind ausgesprochen selten. Entsprechendes gilt für das Blutbild. In einem gewissen Prozentsatz kommt es im Verlauf der Krankheit zu therapeutisch kaum beeinflußbaren Fieberschüben.

Die *biologischen Wachstumseigenschaften* der Sarkome haben eine große Variationsbreite. Insgesamt wachsen sie eher verdrängend als infiltrierend und scheinen häufig von einer bindegewebigen Kapsel („encapsulated sarcomas") begrenzt zu sein. Diese ist mikroskopisch meist von Tumorzellen durchbrochen. Ein „Ausschälen" der Tumoren führt nur zu oft zum Rezidiv. Höher ausdifferenzierte Sarkome können gelegentlich über Jahrzehnte gehend Rezidive bilden, ohne Metastasen zu setzen. Rund ein Fünftel aller Sarkompatienten hat bereits bei Beginn der Erstbehandlung klinisch nachweisbare Metastasen, maligne Melanome und Sarkome innerer Organe wesentlich häufiger. Die Tochterabsiedelungen treten im Krankheitsverlauf bei histologisch differenten Sarkomgruppen unterschiedlich rasch, insgesamt unterschiedlich häufig auf und bevorzugen jeweils verschiedene Metastasierungswege und Organe. Die mittlere Krankheitsdauer, die Heilchance und Prognose in Abhängigkeit von der Art der Behandlung, zeigt enge Beziehungen zu den biologischen Wachstumseigenschaften dieser bösartigen Geschwülste.

Operation, Bestrahlung und Chemotherapie sind auch bei Sarkomen die 3 Säulen der *Behandlung*. Die erfolgversprechendste Art und eventuelle Kombination der Therapie im Einzelfall ist in vielen Fällen umstritten und muß es bleiben, bis umfangreiche Beobachtungen vorliegen, die weitgehend detailierte Gruppierungen unter Berücksichtigung zahlreicher Faktoren für allgemein verbindliche Aussagen zulassen. Einschränkungen in der Wahl des therapeutischen Vorgehens sind notwendig, sollen nicht die gefährdenden Nebenwirkungen größer als die Erfolgschancen sein.

Die unterschiedliche *Prognose* einzelner Sarkomgruppen, erkennbar an den 5-Jahres-Heilziffern und „bereinigten Absterbekurven" in Abhängigkeit von Histologie, Behandlung, Lokalisation und Krankheitsstadium, können hier als Grundlage zur Diskussion gelten. So hat beispielsweise eine syncarcinolytische Chemotherapie bei den Lympho- und Reticulosarkomen des lymphatischen Gewebes nicht nur in Einzelfällen, sondern auch insgesamt bei den von uns beobachtenden Fällen einen wesentlich lebensverlängernden Effekt und eine erhöhte 5-Jahres-Heilziffer gebracht. Eine 5-Jahres-Heilziffer von 31,4% bei den Sarkomen insgesamt, von 52% z.B. bei den primär radikal operabel anmutenden Bindegewebssarkomen zeigt aber, daß die Heilchance der Sarkome insgesamt bei entsprechender Therapie durchaus nicht geringer ist, als wie bei den übrigen bösartigen Tumoren.

Eigentümlichkeiten der Morphologie, der biologischen Wachstumseigenschaften, Statistik, Klinik, Ätiologie, Therapie und Prognose kennzeichnen so die Sarkome als *Sonderproblem*.

# Namenverzeichnis

Die *kursiv* gesetzten Seitenzahlen beziehen sich auf die Literaturhinweise

# Sachverzeichnis

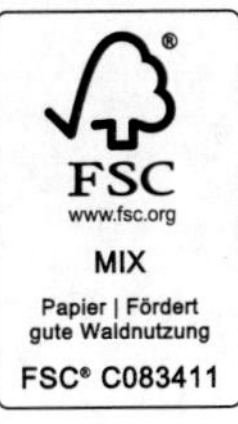


Zeitfracht Medien GmbH
Ferdinand-Jühlke-Straße 7
99095 Erfurt, Deutschland
produktsicherheit@kolibri360.de